U0199447

Agache 皮肤测量学

Agache's Measuring the Skin

无创检测，生理学，正常参数

Non−invasive Investigations,
Physiology, Normal Constants

第 **2** 版 | 上卷

主 编　Philippe Humbert　Ferial Fanian
　　　　Howard I. Maibach　Pierre Agache
主 译　李 利 何 黎 赖 维
主 审　刘 玮

人民卫生出版社
·北 京·

版权所有，侵权必究！

First published in English under the title
Agache's Measuring the Skin: Non-invasive Investigations, Physiology, Normal Constants (2nd Ed.)
edited by Philippe Humbert, Ferial Fanian, Howard I. Maibach and Pierre Agache
Copyright © Springer International Publishing Switzerland, 2017
This edition has been translated and published under licence from Springer Nature Switzerland AG.

图书在版编目（CIP）数据

Agache 皮肤测量学：全 2 卷 /（法）菲利普·亨伯特主编；李利，何黎，赖维主译 . — 北京：人民卫生出版社，2021.4
ISBN 978-7-117-31402-2

Ⅰ. ① A… Ⅱ. ①菲… ②李… ③何… ④赖… Ⅲ. ①皮肤 – 测量学 Ⅳ. ①R322.99

中国版本图书馆 CIP 数据核字（2021）第 056617 号

人卫智网	www.ipmph.com	医学教育、学术、考试、健康，购书智慧智能综合服务平台
人卫官网	www.pmph.com	人卫官方资讯发布平台

图字：01-2019-5539 号

Agache 皮肤测量学（全 2 卷）
Agache Pifu Celiangxue（Quan 2 Juan）

主　　译：李利　何黎　赖维
出版发行：人民卫生出版社（中继线 010-59780011）
地　　址：北京市朝阳区潘家园南里 19 号
邮　　编：100021
E - mail：pmph @ pmph.com
购书热线：010-59787592　010-59787584　010-65264830
印　　刷：北京盛通印刷股份有限公司
经　　销：新华书店
开　　本：787 × 1092　1/16　总印张：107
总 字 数：3071 千字
版　　次：2021 年 4 月第 1 版
印　　次：2021 年 6 月第 1 次印刷
标准书号：ISBN 978-7-117-31402-2
定价（上、下卷）：858.00 元

打击盗版举报电话：010-59787491　E-mail：WQ @ pmph.com
质量问题联系电话：010-59787234　E-mail：zhiliang @ pmph.com

▌译者名单 ▌

译 者（按姓氏笔画排序）

四川大学华西医院

王　琳　王婷婷　左　颖　丛天昕　吕　玲　吕小岩　华　薇
刘　莲　刘宏杰　孙本森　李　利　李　桐　李仲桃　李远西 *
李祎铭　李焰梅　张　南　张　舒　陈　伟 *　陈名华　陈妍静
周蓉颖 *　赵　倩　栾　梅 *　唐　洁　唐教清　唐新月　蒋　献
舒晓红　温蓬飞　谢　丽　熊丽丹　黎安琪　薛　丽　薛斯亮
戴　茹 *

四川省人民医院

毛玉洁　魏宇佩 *

四川省广元市中心医院

范林明

昆明医科大学第一附属医院

冯家祺　孙东杰　李　艳　杨正慧　吴文娟　何　黎　顾　华
涂　颖　曹　灿　曾子珣　颜仕立

中山大学附属第三医院

叶聪秀　郑　跃　夏　悦　赖　维

---

* 研究生或住培生。

空军军医大学特色医学中心

王清玉　刘　丹　刘　玮　刘海军　李　强　李艺鹏　杨世飞
陈　红　孟如松

中国中医科学院广安门医院

孟　晓

中国医科大学

王　彬　李远宏

上海市皮肤病医院

马　黎　王佩茹　王建玟　付　琴　江长清　江文才　许德田
邹　颖　张沂祎　拓　江　秦　鸥　袁　超　徐雅菲　高延瑞
谈益妹　程　英　樊国彪

复旦大学附属华山医院

曾炫皓

江苏省人民医院

马委委　刘厚芳　许　阳　周炳荣

重庆医科大学

曾　庆

安利（中国）研发中心有限公司

王小娟　刘建伟　陈银杯

德之馨（上海）有限公司

王银娟

欧莱雅（中国）研发和创新中心

王　杨　王文娜　叶成达　朱再凌　朱婷婷　刘履杰　苏峰杰
李舒婷　邱梅红　周治君　段诗悦　蒋　晴

联合利华上海研发中心

杜　铮　杜雅萍

上海拜思丽实业有限公司

梅鹤祥

上海中翊日化有限公司

廖筝筝

上海聚研荟网络科技有限公司

郝　宇

亚什兰（中国）投资有限公司（上海）

江月明　李亚男　赵小敏　赵云珊　鲁文嘉

北京金宏帆商贸有限责任公司

王　芳

科蒂美国研发中心

张书良

美国安利公司科技创新部 (Innovation & Science, Amway Corporation)

孔　嵘　曲　镝　吴子奇

北京泰美丽格医疗美容诊所

毕世鹏

校稿与索引编制（按姓氏笔画排序）

刁　萍　万若愚　甘怀欣　左　颖　庄　成　李　宇　李世琴　肖　青
何海伦　陈宇凌　陈妍静　林芸智　周润珂　赵灵运　唐泽先　董　鑫
谢　丽　焦　彬　黎安琪

秘　书

谢　丽

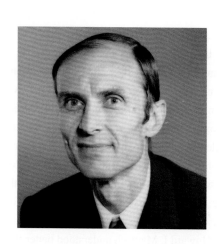

"本书是为了纪念它的创造者 Pierre Agache 教授，
本书每一页都留下了他的指纹。"

/ Foreword for Chinese Version /

I am very pleased that *Agache's Measuring the Skin* is first published in another language in non-English speaking countries. This book, created by Prof. Pierre Agache and first published in 2004, has been hailed as the "bible" in the field of skin engineering biology. Although Prof. Agache has been passed away from us in 2003, his contributions are still respected by researchers, scientists, dermatologists and permit to Besançon, a middle size town located at east of France, along the Swiss barrier, to be known over the world.

Meanwhile, there were dermatologists who stood out for their contributions to this new field. In parallel at the other side of the ocean, in the United States, professor Albert Kligman presented the need for tools capable of measuring even invisible dermatoses and published a lot of research results in this field. Professor Howard I. Maibach understood better than anyone that instrumentation in this area would be of great use in environmental disciplines and professional skin damage. There was Professor Ronnie Marks in Wales UK developing very huge knowledges on the stratum corneum. There was Professor Hachiro Tagami in Japan, very rigorous and many contributions... I cannot quote every famous person who participated in the development of skin engineering biology. But you will find them in the different chapters.

Around 2000, five Chinese dermatologists were invited to my lab in Besançon and spend a year or more. They are Doctor Ziliang Yang from Suzhou, Doctor Li Li from Chengdu, Doctor Wei Zhu from Beijing, Doctor Yuanhong Li from Shenyang, and Doctor Guli Ayi from Xinjiang. They imported knowledge of this new discipline to China, in order to spread and develop skin biometrology. In about 2015, Ms. Yinjuan Wang from Kunming and Ms. Chao Yuan from Shanghai obtained their PhD in Besançon, which further contributed to the noninvasive skin measurement technique spreading.

This Chinese version is translated from the second edition *Agache's Measuring the Skin*. Due the incredible energy of Dr Ferial Fanian belonging to my department, and Prof. Howard I. Maibach, along with over one hundred scholars all over the world, they transformed the first version constituted with 84 Chapters and 784 pages in a new book in two Volumes, with no less than 160 Chapters and 1652 pages.

I am particularly proud to see that the whole work represented by this book has been translated in Chinese. I gratefully acknowledge the help of Prof. Li LI, Prof. Li HE and all the people involved in translation. Such a gigantic project needs to give tough effort and labor. To my great delight, the non-invasive skin detection, which is also the core technology of skin bioengineering, would be conducive to the improvement of Dermatology diagnostic level and the research and development (R&D) level of Aesthetic Medicine and Cosmetology Industry in China.

Lastly, I want to say it has been pleasant to meet and work with all the future Professors from China who had spent one year or more in my Lab, Besançon. To my pride, the students have surpassed their mentors! I look forward to more accurate skin characterization, more precise measurement and more scientific comparison in the future! China is becoming the new field of application of technologies developed for the skin. The third version of the book could be in Chinese and then translate in English.

Prof. Philippe Humbert, MD, PhD

Ex-Head of Department of Dermatology, University Hospital

Director of Laboratory of Skin Engineering Biology

Director of Center for Study and Research on Tegument (CERT)

University of Franche-Comté

Besançon, France

Jun 30, 2020

▌中文版序 ▌

Agache's Measuring the Skin，被誉为皮肤工程生物学领域的"圣经"，首次以中文出版令我倍感高兴。此书最初由 Pierre Agache 教授牵头主编，甫一面世即受到皮肤科临床医师、研究人员的推崇和赞赏。尽管 Agache 教授在 2003 年就离开了我们，但他的贡献仍然受到研究者、科学家和皮肤科医生的尊重，使得贝桑松，这座毗邻瑞士国境线的法国东部城市为世界所瞩目。

同时期在多个国家，都有皮肤科学家因为涉猎这个新兴领域后脱颖而出。在大洋彼岸的美国，Albert Kligman 教授深感对测量肉眼看不见的皮肤问题的工具的需求，在此领域发表了诸多研究成果；Howard I. Maibach 教授则指出此类仪器设备将在环境科学和职业性皮肤损伤中发挥巨大作用；英国威尔士的 Ronnie Marks 教授拓宽了人们对于角质层认识的边界；日本的 Hachiro Tagami 教授也因其对皮肤测量严谨的态度和诸多贡献而被人铭记。我不能在此一一列举在皮肤工程生物学科发展路上每一位参与者，但是身为读者的你将会在本书的不同章节与他们相逢。

先后有 5 位中国皮肤科医生在 2000 年前后来到贝桑松我的实验室研修。他们分别是：苏州的杨子良医生、成都的李利医生、北京的朱威医生、沈阳的李远宏医生和新疆的阿依古丽医生。他们将所学的知识带回中国，传播和发展了皮肤无创测量这一新技术。2015 年前后，上海的袁超医生和昆明的王银娟医生继续到贝桑松攻读博士学位，使该领域在中国不断发展和传播。

此中文版是基于第 2 版的 *Agache's Measuring the Skin* 翻译而来。我的富有激情的同事 Ferial Fanian 博士与美国的 Howard I. Maibach 教授耗费无数精力，我们联合世界各国上百位作者一起，吸收这一领域的最新进展和研究成果，将英文第 1 版 84 章、784 页扩展为上下两卷、160 章、1 652 页的新版本。

我为本书被翻译成中文而感到由衷的骄傲。我要向李利教授、何黎教授，以及参与本书翻译的每一个人表示衷心的感谢！完成如此庞大的工程需要付出辛勤的劳动。我非常欣喜地看到，皮肤工程生物学的核心技术——皮肤无创测量将帮助中国的皮肤科、医学美容以及化妆品行业提升临床诊断和研发水平。

最后我想说的是，我在 Besançon 实验室里接待过的所有未来的年轻教授们，能认识他们，和他们一起工作，我感到很自豪，学生们已经超越了导师！我期待未来能够对皮肤进行更准确的表征、更精密的测量和更科学的比较！中国正在成为皮肤相关技术应用和开发的新沃土，本书的第 3 版也许将先是中文版，再是英文版！

Philippe Humbert 教授
大学附属医院皮肤科前主任
皮肤工程生物学实验室主任
皮肤科学研究中心 (CERT) 主任
法国贝桑松 Franche-Comté 大学
2020 年 6 月 30 日

（万若愚 译，李利 校／审）

❚ 译者前言 ❚

皮肤是人体最浅表的器官，看似"一目了然"，实则结构复杂，功能纷繁庞大。其他临床学科各种常规的生物学及理化检测技术很难精确地反映局部体表皮肤的变化，而皮肤活检这一金标准也因术后遗留瘢痕、不能再现活体皮肤状况而受限。

近 30 年来，随着声光电技术和计算机信息科学的发展，能够无创性地检测活体皮肤各种生理学功能、搜集皮肤各层次影像数据的仪器设备不断开发面世，已经成为皮肤生理病理机制研究、各种药品 / 化妆品和仪器设备的安全和功效评价不可或缺的技术手段，推动了皮肤科学、医疗美容和化妆品等行业的发展。所以，无创性皮肤检测技术逐渐成为皮肤科学、医疗美容和化妆品相关领域的从业人员需要学习掌握的基本技术。

Pierre Agache 教授是世界著名的无创性皮肤检测技术的先驱和奠基人之一，本书的前两个版本倾注了他的心血和热情，更是他学识渊博的见证。他的学生 Philippe Humbert 教授继续他的事业，不仅使本书的第一个英文版本得以成功发行，并在这个领域有更多的开拓和建树，还将新版本的书名冠以 Agache 姓氏，以表示对前辈的敬意。

我与本书结缘于 2000 年，当时受教育部国家留学基金管理委员会（China Scholarship Council）委派，前往法国贝桑松大学（Université de Besançon）研修，当我走进皮肤工程生物学实验室的那一瞬间，多种多样无创性皮肤检测的仪器设备便吸引了我的全部注意。同年本书法文版 *Physiologie de la Peau et Explorations Fonctionnelles Cutanées* 甫一面世，Pierre Agache 教授便郑重地将此书赠予我，在首页签名鼓励我将其译为中文版，还联系了翻译版权等事宜。自那时起，我便与皮肤无创检测技术结下了不解之缘。但由于我对法语的畏难心理，翻译则迟迟未启动。2005 年，在我的博士学位答辩会上，适逢本书英文版 *Measuring the Skin* 面市，我的导师，本书主编之一，Philippe Humbert 教授再次赠我此书，全体同事在扉页上签名留念以资鼓励，我也准备回国后就开始翻译。可日常临床、教学和科研工作让我的翻译计划再次搁置。2017 年，我和何黎教授受邀参加 Philippe Humbert 教授的博士生学位答辩，又逢本书英文版第 2 版 *Agache's Measuring the Skin* 正式发行。一方面，作为本书主编的学生，我不能再次辜负老师们的嘱托；另一方面，中国相关领域的同行们，也急需皮肤无创检测技术的系统知识。因此在确定好翻译版权事宜后，我们立即组织国内外的专家学者启动了本书的翻译工作。

本书分为上下两卷，共 160 章，包括皮肤各层次 / 各附属器的结构和功能。按皮肤检测参数的性质分为：①皮肤生理学指标，如皮肤的颜色、pH、表面油脂、角质层水含量、经表皮的水分丢失、皮肤湿润度、透皮氧 / 二氧化碳分压等；②皮肤机械物理学指标，如皮肤弹性、黏弹性、硬度、摩擦力等；③皮肤影像学指标，如皮肤表面拓扑学、皮肤镜 / 毛发镜 / 共聚焦显微镜、磁共振、高频超声、红外热成像等；④皮肤功能性指标如皮肤屏障功能、光保护、感觉功能、血液微循环、淋巴循环等；⑤量表和常数：疾病临床评分、朗格线、皮肤物理常数等。本书内容浩瀚丰富，代表了当前最高的国际水平，是迄今为止皮肤无创测量领域中涵盖最全面、最详尽的专著之一。

尽管皮肤无创性检测技术应用了高科技的仪器和设备，具有客观、量化和实时在体检测等优势，但由于是通过声光电等数据或影像学转化间接获得的数值，不可避免地存在系统误差和人为误差。因此要严格遵守操作规则，谨慎地解释和应用所测数据。

参与翻译的人员主要来自各大学附属医院从事皮肤医学美容和化妆品相关工作的皮肤科教授、临床医师和研究生；国内外多个著名化妆品公司从事皮肤测量工作的专家和学者。首先由个人初译，各单位内部互校，再由各单位团队之间互校互审，最后统一格式后交出版社。翻译工作力求"信、达、雅"，在充分尊重原著的基础上，尽量符合中文阅读习惯。

在本书中文版即将面世之际，我要对参与翻译的各位专家教授、临床医师、技术人员和研究生们表示深深的感谢！全体人员在繁忙的工作之余，去完成繁重而琐碎的翻译和校对审核工作。我也要衷心感谢出版社的老师和编辑们热心细致的工作，使本书得以出版发行。

尽管我们做了最大的努力，相信诸多错误之处仍在所难免。希望读者不谙指正，并请发邮件至 lilihx_scu@scu.edu.cn，我们将不胜感激。

最后，希望本书的翻译出版能为无创性皮肤测量在国内相关领域的应用和推广助上一臂之力，让我们对皮肤不仅"一目了然"，还要从宏观到微观，从主观到客观，有数据有影像，知其然更知其所以然。

李利　博士

四川大学华西医院皮肤科教授

化妆品评价中心技术负责人

2020 年 6 月 30 日

原著序言

我们生活在一个信息迅速增长的世界中。媒体和学者常常会对这个现状感到悲观——他们常常形容我们的世界已经"超负荷"了。大部分人都已经认识到这个现象及其对日常生活和工作的影响。但几乎没有人能驾驭信息时代迅速增长的信息。

谷歌搜索引擎为我们处理"超负荷"的信息提供了巨大的帮助。

电脑的发明已经将信息的获取划分为两个不同的时代,而电子搜索引擎及索引又对信息时代的发展有着巨大的推动作用。然而,已经加入索引并能在网上获取的图书资源还远远不能满足现代人的需求,谷歌已经开始尝试改善这个现状。

尽管先进的电子技术为本书带来了巨大的革新和帮助,我们仍然不能忘记一位令人敬仰的学者——已故的 Pierre Agache——在本书的前一版所做的开创性贡献。Agache 教授是一位敬业、思想敏锐、学风严谨的学者,他的杰出贡献使本书成为提供给皮肤科学领域(包括皮肤、头发、指甲和其他器官)所有工作者的最有价值的专业书之一。

本书是基于 Agache 教授主编的上一版完成的。

在这个版本中——也就是新版中——我们加入了 Agache 教授在世时尚未出现的新技术。

斯普林格出版社已经承诺本书可以随时更新,甚至可以每天更新(需要的时候)。读者现在可以在电子版和按需印刷版中获得最新信息。

我们非常感谢 S. Klemp 博士为此书提供的创造力和帮助。我们也感谢斯普林格团队在编写过程中提供的卓有成效的技术支持。

主编们感谢您的更正和建议,并且可以通过电子邮件随时和他们联系。

Howard I. Maibach

(魏宇佩 译,曾炫皓 校,李利 审)

/ 原著前言 /

皮肤测量：皮肤科学的新视野

现在通过测量皮肤的技术可以有效地观察或检查皮肤。

许多临床医生在皮肤病学的诊断上仅限于描述皮肤体征和皮损。除了简单的视诊，对皮肤基本功能是否完备的判断都被忽略了。例如，皮肤干燥表现与皮肤屏障功能的损伤密切相关。在美容学已经发展出通过靶向调节细胞和细胞核功能，进而开发出调节皮肤生理功能的新型活性成分的基础上，生物测量学家开发了新的仪器设备，这些设备可以精确评估皮肤非常细微的变化。

皮肤的一些指标，如粗糙度/平滑度、干燥度/湿度、硬度/松弛度、弹性、延展性、抵抗力、光泽度/暗淡度、温度等，可以通过方便易行的直接观察、触碰和气味进行分析，现在我们还可以进一步通过可视化的方法来对皮肤中的真皮、血管、附属器等结构进行定量测定。

皮肤测量学的第一次大发展开始于20世纪70年代。在过去的50年中，皮肤生理学和解剖学在飞速发展，以至于我们今天无法想象过去在该领域存在的问题有那么多。

尽管活检可能会改变皮肤的原始形态，目前为止组织学仍然是皮肤形态学研究的金标准。如今随着超声波和光学技术的进步，我们可以对活体内真实的皮肤结构进行精细准确的分析，从而实现无创光学活检。这些进展在医学的不同领域有许多临床应用，例如癌症诊断。

由于这些新技术需要我们熟悉新的皮肤模式和征象，因此一个与之对应的新的符号学（数字和影像，译者注）出现了。新一代的研究者和皮肤科医生需要熟悉不同解剖部位的正常皮肤和病变皮肤在常用生物测量学技术中的图像特点。

过去仅用于科研人员和工程师的新技术现在也被临床医师和生理学家使用。这些方法提供了对同一皮肤部位进行重复性组织计量检测的可能性。

新的更先进的方法不仅使得炎症性疾病、水疱性皮肤病和皮肤肿瘤的观察变得更方便，还可以用于疗效的评价。由于生物计量学能够观察活性成分的疗效，它应该被应用于皮肤药理学领域。

皮肤老化是另一个令药剂师、美容师、医生、研究人员以及普罗大众都感兴趣的领域。事实上，皮肤随着年龄衰老的表现，不仅是皮肤皱纹和松弛，也体现在皮肤湿度和光泽度的变化。生物计量学评估能判断皮肤老化过程相关的内外因素间的关系。皮肤屏障功能可以通过越来越先进的多种方法进行定性评价，这些方法可以不同程度地获取皮肤水合作用相关的数据。此外，拉曼（RAMAN）等新技术有助于定性和定量地判断皮肤的结构；无创成像技术显著提高了皮肤疾病的诊断率，也使临床医生更好地对患者皮肤状态进行管理，同时为皮肤科学家和相关领域的专家提供了探索和评估皮肤未知和不可见部位的新方法。

编写本书新版的目的是为医生、研究者、化妆品从业者/化妆师和皮肤测量相关领域的人员提供工具以及在皮肤测量中应用这些工具的方法。在医学的任何领域中都没有像这样一本书的存在。由于皮肤裸露在外易于触及，所有的检查方法和设备都可以用于皮肤上，来探究皮肤的所有功能。当Pierre Agache 教授和我本人在 2004 年首次撰写这本书时，我们难以想象新版本会带来如此多的新知识，并发现这么多新的研究方向。

对于希望了解如何对皮肤的特性进行描述，以及希望获取更多皮肤生理学新进展的人，这本书就是为你们量身定做的专业基础书。同时也为纪念我的导师 Pierre Agache 教授，我为能在他的带领下加入这个由他开创和发展的皮肤学领域而感到自豪。

Philippe Humbert

（魏宇佩 译，曾炫皓 校，李利 审）

/ 原著致谢 /

没有我们的同事的帮助，这项工作永远无法完成。

本书全体作者向所有给予他们宝贵支持和帮助的下列人员表达最深切的感谢：

– Adeline Jeudy，Thomas Lihoreau，Sophie Mac-Mary，Jean-marie Sainthillier，Alexandre Guichard 和 Ahmed Elkhyat，他们根据最新的出版物，帮助我们更新目录和新作者。

–感谢 Makan Rahshenas 博士为与作者进行沟通提供了很大的帮助。

–感谢 Isabelle Bruey 在参考书目方面提供的帮助。

–感谢 Agnès Fontaine 和 Brigitte Boissenin 为我们组织工作会议提供了宝贵的帮助。

–感谢 Elisabeth Homassel 在一些章节的英文翻译中提供了宝贵的帮助。

–感谢 Hui Xiaoying 博士和 Tita F. Reyes 博士及 Maibach 教授在旧金山的同事为内容的更新提供了大量的帮助。

–非常感谢 Springer 团队在编写过程的耐心和高效。

–纪念上海市皮肤病医院副院长王学民教授，他在本版中撰写了两篇精彩的关于皮肤微生物学的章节。不幸的是，他已经于 2016 年 2 月逝世，没能看到本书出版。

–特别感谢巴黎 Lavoisier 出版社的编辑部主任 Emmanuel Leclerc 先生及编辑部助理 Sylvie Cortes 女士，他们将本书的英文版权授权给了 Springer。

–最后，向在此书漫长的编撰过程中对作者 / 合著者提供帮助而未署名的秘书、同事、合作者以及医院和大学的工作人员致谢。

Philippe Humbert

Ferial Fanian

Howard I. Maibach

（魏宇佩 译，曾炫皓 校，李利 审）

原著介绍
Ferial Fanian

在阅读本书后，初版的读者都能通过 Pierre Agache 和 Philippe Humbert 的工作成果对皮肤的所有参数进行测量。2003 年，我们痛失 Pierre Agache 教授，由他领衔主编的本书英文版第 1 版由 Springer 于 2004 年出版，这个版本是由 Pierre Agache 教授亲自编写的法语版本翻译而来，并对翻译内容进行了修正。法语版 *Physiologie de la peau et explorations fonctionnelles cutanées* 最早由 Lavoisier 于 2000 年出版。

遗憾的是本书英文版第 2 版的编写工作由于多个行政上的原因被延误，因而直到 2011 年我才被安排负责这个大项目。尽管主编本书是我的主要职责，但我非常荣幸能够和知名作者以及两名出色的主编共同工作。这两位出色的主编是 Howard I. Maibach 和 Philippe Humbert，他们总是给我建设性的建议，并在很长一段时间中对我的工作给以热情的支持。

我在此对所有的作者和主编，还有我在致谢部分提到的所有朋友和同事表示由衷的感谢。

我尤其想对 Aude Agache 博士表示感谢，她是 Agache 教授的女儿，也是一名值得我尊敬的人，是她帮助我们排除了在本书编写过程中遇到的行政上的障碍。

最后，我想表示将这本书献给我的父母 Saeideh Bashirazami 和 Mohamadali Fanian，感谢他们一直以来对我不断学习的支持和鼓励；我亲爱的教授 Yahya Dowlati 和 Alireza Firooz，感谢他们给了我科学的视角，并激励我不畏艰险地前进；最后我要感谢我的丈夫 Massoud Salari 一直以来对我的支持和鼓励并伴我度过这个期间的悲欢时刻，以及我的儿子 Sepanta Salari，感谢他能在我主编此书的这段时间中耐心地理解我。

本书结构

为了添加与皮肤生理学、生物测量学、生物物理学、影像学和临床评分相关的最新技术，正文中相关表格内容已经按照顺序进行了修订。每个板块的作者都根据各个领域最新发表的文章挑选内容。

新版一共有 160 个章节，共 1 652 页，而初版仅有 84 个章节和 784 页，本书新版基本囊括了绝大部分研究者在本领域的需求。

幸运的是，我们这本书已成为 Springer 在线参考文献库的一部分，Springer 在线参考文献库包括了超过 400 本的主要参考书和超过 500 000 的条目 / 章节。这意味着本书不仅仅是一本静态的书，还是一本能够随时在线更新的"活着的"书。这样的在线更新对本书非常重要，因为本领域发展十分快速。

本书内容

在第 1 版中，我们希望章节标题按照解剖学位置层层深入，因而读者可以随着书页增加由浅入深从皮肤的表面开始了解相关内容。接着，读者又可以通过不同的功能途径探索不同的测量技术。接下来，读者可以了解标准化的量表（我们会在下一个版本继续完善这部分内容）。最后，本书由皮肤图谱结尾。

我们保留了绝大部分 Pierre Agache 教授贡献的珍贵内容，尽管时间已经过去 10 年之久，但是这些内容依然有很强的科学价值。

非常欢迎读者向我们提出宝贵的意见。

我谨代表主编邀请所有对"皮肤测量"有兴趣的研究人员和学者与我们联系，介绍全球该领域中的新方法。

（曾炫皓 译，黎安琪 校，李利 审）

∥ 主编介绍 ∥

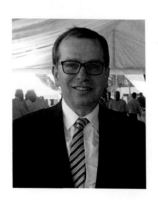

Philippe Humbert

皮肤科
贝桑松大学医院
贝桑松，法国

Humbert 教授于 1993 年 34 岁时受聘为大学教授。Humbert 教授不仅是皮肤科的专家，研究领域也涉及内科学、变态反应学、临床免疫学和皮肤肿瘤学，并在皮肤药理学取得了 Ph.D 学位。

在 1993—2015 年担任贝桑松大学医院皮肤科主任期间，他将科室发展为一个包括变态反应、皮肤外科、激光、内科治疗、肿瘤、儿童皮肤病、光生物学、生物测量学等多个亚专业综合性科室。

与此同时，他组建了皮肤生物学实验室，带领团队研发了用于药理学研究的新型皮肤模型和细胞模型（角质细胞、成纤维细胞、黑素细胞等）。

以临床研究的视野，他创建了 CERT（Center for Study and Research on Tegument，皮肤科学研究中心），这个中心的团队由工程师、医生、药师、技术员等组成，在这里他主持药物或化妆品的临床研究。

在皮肤计量学领域，他在 2005 年到 2010 年期间被选为 ISBS（International Society for Bioengineering and Imaging of the Skin，国际皮肤生物工程和影像协会）的主席（他于 2009 年在贝桑松主持了 ISBS 的国际会议），同时也是国际皮肤药理学会的主席。他还是 ESCAD（欧洲皮肤美容与整形学协会）2011 年的主席。

Humbert 教授发表了超过 350 篇文章和 5 本专著。

Philippe Humbert 教授曾受到多个学术组织的表彰，包括法国皮肤科学会、法国皮肤研究学会和法国美容学协会。

他的慷慨和人道主义在学界人人皆知，他欢迎外国的留学生或教授到他那里进行访问学习，他尤其为自己指导过 6 位中国学生而自豪，现在他们已成为知名教授。他和全世界的多个大学均有合作。他信任自己学生的创造力，并帮助他的学生创建了 3 个初创公司，包括皮肤测量领域的 Skinexigence^R、皮肤生物领域的 Bioexigence^R 和皮肤药理领域的 Proviskin^R。

他是 Agache 教授的学生，他担任本书主编一方面是向他的导师致敬，另一方面也是把自己的研究工作成果贡献给这个皮肤科的新领域。

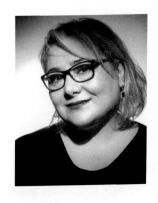

Ferial Fanian

皮肤研究与学习中心
皮肤科
贝桑松大学医院
贝桑松，法国

Ferial Fanian 作为法国 - 波斯皮肤科医生任职于贝桑松大学皮肤科研究中心。她对皮肤激光的应用有丰富的经验，同时也一直从事皮肤生物测量学的相关研究。

她同时也对光学组织活检方法特别熟悉，尤其擅长活体共聚焦显微镜的应用，因此她是法国皮肤病协会组建的 ICNI（Non-Invasive Cutaneous Imaging thematique Grou，无创皮肤影像技术协会）董事会的一员。她在博士期间的研究方向是黑素细胞的活性和形态。她分别于 2012 年和 2013 年在法国取得了 Laser and Cosmetic Dermatology 和 Innovative Chronic Wound Healing 2 个学术认证。

现在她是多个英语或法语的皮肤病、美容医学和皮肤测量领域杂志的审稿人或特约作者，如 *JEADV, Archives of Dermatology, Journal of Cosmetic Dermatology, Case Reports in Dermatological Medicine, Medical Staff Dermatologie,*

Réalités Thérapeutiques en Dermato-Vénérologie。

研究领域：

皮肤科的进展和新技术

抗衰老

美容皮肤科学

皮肤科的无创和有创操作

皮肤科学研究

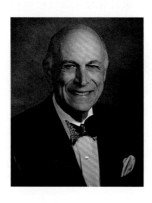

Howard I. Maibach

皮肤科

加利福尼亚大学医学院

旧金山，加利福尼亚州，美国

职位： 教授

教育经历：

杜兰大学，新奥尔良，洛杉矶，获 A.B.

杜兰大学，新奥尔良，洛杉矶，获 M.D.

美国公共卫生署，宾夕法尼亚大学医院，任住院医师

荣誉学位：

1985：巴黎大学，法国 Ph.D

2008：克劳德·伯纳德·里昂大学，法国 Ph.D.

2010：南丹麦大学 M.D.

Howard I. Maibach 博士在 1961 年作为助理教授进入了加利福尼亚大学，现任该大学的皮肤科教授。

Maibach 博士是接触性皮炎和职业性皮炎的专家，他在旧金山加州大学皮肤科的环境性皮肤病诊室坐诊。他在学术界常活跃的领域是皮肤药理学、皮肤毒理学和环境皮肤病学。他从事人类皮肤病研究已经超过 45 年。

他被超过 30 个科学期刊聘为编委。他曾经发表超过 2 790 篇文章和 100 本专著。

他是 19 个专业学会的成员，包括美国皮肤科协会（American Academy

of Dermatology，AAD）、旧金山皮肤科协会（San Francisco Dermatological Society，SFDS）、北美接触性皮肤病小组（North American Contact Dermatitis Group，NACDG）、美国接触性皮肤病协会（American Contact Dermatitis Society，ACDS）、国际接触性皮肤病研究小组（International Contact Dermatitis Research Group，ICDRG）、毒理学协会（Society of Toxicology，SOT）及国际职业卫生委员会（International Commission on Occupational Health，ICOH）。他被世界各地的政府、学术界及公司聘请为顾问。

2013 年，Howard I. Maibach 博士在美国佛罗里达迈阿密召开的第 71 届美国皮肤病协会年会上被授予皮肤科杰出医师奖。这是只有对皮肤科领域和美国皮肤病学会做出杰出贡献的学者才能得到的荣誉。

2015 年 4 月，因为 Maibach 博士为皮肤病研究做出了巨大的贡献，在教学上为美国和其他 60 个国家培养了大量的人才，作为对他在国内外皮肤病领域取得成就的表彰，国际皮肤科医学会联盟（International League of Dermatological Societies，ILDS）将 2014 年的杰出贡献奖授予了他。

（曾炫皓 译，黎安琪 校，李利 审）

编者名单

Ahlam Abdou Department of Dermatology, Ibn Sina Hospital, Rabat University Hospital, Rabat, Morocco

Denise M. Adams Hemangioma and Vascular Malformation Center, Cincinnati Children's Hospital Medical Center, Cincinnati, OH, USA
Department of Pediatrics, College of Medicine, Cincinnati Children's Hospital Medical Center, Cincinnati, OH, USA

Yasser Afifi Private Clinic, Rabat, Morocco
e-mail: yaafifi@yahoo.fr

Pierre Agache Department of Dermatology, University Hospital of Besançon, Besançon, France
e-mail: aude.agache@free.fr; ferial.fanian@chu-besancon.fr; ferial.fanian@certbesancon. com

Marina Agozzino San Gallicano Dermatological Institute, Rome, Italy
e-mail: ardigo@ifo.it

Tamara Al-Bader Oriflame Skin Research Institute, Stockholm, Sweden
Oriflame R & D Ltd, Bray, Co Wicklow, Ireland
Department of Medical Sciences, Dermatology and Venereology, Uppsala University, Uppsala, Sweden

Peter Altmeyer Department of Dermatology and Allergology, Ruhr University Bochum, Bochum, Germany

Hajar Amarouch Department of Dermatology, Ibn Sina Hospital, Rabat University Hospital, Rabat, Morocco

---

Pierre Agache: 已逝

Marco Ardigò San Gallicano Dermatological Institute, Rome, Italy
e-mail: ardigo@ifo.it

Lars Arendt-Nielsen Department of Health Science and Technology, Faculty of Medicine, Center for Sensory-Motor Interaction (SMI), Aalborg University, Aalborg, Denmark

Javier Arnáiz Lastras Faculty of Sciences for Physical Activity and Sport (INEF), Universidad Politécnica de Madrid, Madrid, Spain

Sophia Arndt Department of Dermatology, Venereology and Allergology, Center of Experimental and Applied Cutaneous Physiology, Charité - Universitätsmedizin Berlin, Berlin, Germany

Philippe Assouly Centre Sabouraud, Saint-Louis Hospital, Paris, France
e-mail: philippe.assouly@orange.fr

Sébastien Aubry University Hospital of Besançon, Besançon, France
Department of Radiology, I4S Laboratory, INSERM EA4268, University of Franche-Comte, Besançon, France
e-mail: radio.aubry@free.fr

Luis Bagatolli Membrane Biophysics and Biophotonics group/MEMPHYS Center for Biomembrane Physics, Department of Biochemistry and Molecular Biology, University of Southern Denmark, Odense, Denmark

Nawel Baghdadli L'Oréal Research and Innovation, Aulnay-Sous- Bois, France

P. Bahadoran Department of Dermatology, Nice CHU Hôpital Pasteur, Nice Cedex 3, France
e-mail: Philippe.BAHADORAN@unice.fr

Chiara Baldini Dipartimento di malattie muscolo-scheletriche e cutanee, U.O. Reumatologia, Pisa, Italy
e-mail: c.baldini@med.unipi.it

Mathurin Baquié Scientis Pharma SA, Geneva, Switzerland

Robert Baran Nail Disease Center, Cannes, France
e-mail: baran.r@wanadoo.fr

Gladimir V. G. Baranoski Natural Phenomena Simulation Group, University of Waterloo, Waterloo, ON, Canada
e-mail: gvgbaran@cs.uwaterloo.ca

André O. Barel Faculty of Physical Education and Physiotherapy, Vrije Universiteit Brussel, Brussel, Belgium
e-mail: anbarel@vub.ac.be

Fernanda Naspolini Bastos Universidade Luterana do Brasil, Canoas, Brazil

Jean-Claude Beani Clinique Universitaire de Dermato-Vénéréologie, Photobiologie et Allergologie, Pôle Pluridisciplinaire de Médecine, CHU de Grenoble, Grenoble, France
e-mail: jeanclaudebeani@gmail.com; jcbeani@chu-grenoble.fr

Philippe Benech Faculté de Médecine Secteur Nord, UMR 7259 (NICN) CNRS – Aix-Marseille Université, Marseille, France
e-mail: philippe.benech@univ-amu.fr

Bruno A. Bernard L'Oréal Research and Innovation, Clichy, France
e-mail: bbernard@rd.loreal.com

Jean-claude Bernengo Non Invasive Technologies, Paris, France
e-mail: bernjc@free.fr

Jacques Bittel Cepa, CNRS, Strasbourg Cedex, France

Stefano Bombardieri Dipartimento di malattie muscolo-scheletriche e cutanee, U.O. Reumatologia, Pisa, Italy
e-mail: s.bombardieri@int.med.unipi.it

S. Boutefnouchet Unité de Préparation et de Contrôles des Médicaments, Service Pharmaceutique – Groupement Hospitalier Edouard Herriot-Hospices Civils de Lyon, Lyon cedex 03, France

Emilie Brenaut Department of Dermatology, University Hospital of Brest, Brest, France

Ma Julia Bujan Faculty of Medicine and Health Science, Universidad de Alcalá de Henares, Campus Universitario, Ctra. Barcelona, Madrid, Spain

Shona A. Burkes Skin Sciences Program, Division of Plastic Surgery, Department of Surgery, Cincinnati Children's Hospital Medical Center, College of Medicine, University of Cincinnati, Cincinnati, OH, USA
James L. Winkle, College of Pharmacy, University of Cincinnati, Cincinnati, OH, USA

Francisco M. Camacho School of Medicine, Medical-Surgical Dermatology Department, Hospital Universitario Virgen Macarena, University of Seville, Seville, Spain
e-mail: fmcamacho@us.es; camachodp@medynet.com

Victor Candas Ex Research Director at CNRS, Strasbourg Cedex 2, France
e-mail: v.candas@orange.fr

Massimiliano Cazzato Dipartimento di malattie muscolo-scheletriche e

cutanee, U.O. Reumatologia, Pisa, Italy
e-mail: m_cazzato@virgilio.it

Tenn F. Chen Natural Phenomena Simulation Group, University of Waterloo, Waterloo, ON, Canada
e-mail: t4chen@cs.uwaterloo.ca

Audris Chiang UC Irvine School of Medicine, Berkeley, CA, USA Department of Dermatology, University of California, San Francisco, CA, USA
e-mail: audrisc@uci.edu

Peter Clarys Faculty of Physical Education and Physiotherapy, Vrije Universiteit Brussel, Brussel, Belgium
e-mail: pclarys@vub.ac.be

Carol Courderot-Masuyer Bioexigence, Besançon, France
e-mail: bioexigence@wanadoo.fr

Razvigor Darlenski Department of Dermatology and Venereology, Tokuda Hospital Sofia, Sofia, Bulgaria
e-mail: darlenski@gmail.com

Maxim E. Darvin Department of Dermatology, Venereology and Allergology, Center of Experimental and Applied Cutaneous Physiology, Charité – Universitätsmedizin Berlin, Berlin, Germany
e-mail: maxim.darvin@charite.de

J. P. Delage U688 Physiopathologie mitochondriale, Université Victor Segalen-Bordeaux 2, Bordeaux Cedex, France

Alessandra Della Rossa Dipartimento di malattie muscolo-scheletriche e cutanee, U.O. Reumatologia, Pisa, Italy
e-mail: a.dellarossa@ao-pisa.toscana.it

Heinrich Dickel Department of Dermatology and Allergology, Ruhr University Bochum, Bochum, Germany
e-mail: h.dickel@klinikum-bochum.de

Valentina Dini Department of Dermatology, University of Pisa, Pisa, Italy

Stéphane Diridollou L'Oreal Research and Innovation, Chevilly, Larue, France
e-mail: sdiridollou@rd.loreal.com

Van Neste Dominique Skinterface Tournai and Brussels' Hair Clinic, Tournai, Belgium
e-mail: info@skinterface.be

Yahya Dowlati Center for Research and Training in Skin Diseases and Leprosy, Tehran University of Medical Sciences, Tehran, Iran e-mail: dowlatiy@yahoo.com

Peter D. Drummond School of Psychology and Exercise Science, Murdoch University, Perth, WA, Australia
e-mail: p.drummond@murdoch.edu.au

L. Duteil CPCAD (Centre de Pharmacologie Clinique Appliquée à la Dermatologie), Hôpital L'ARCHET 2, Nice Cedex 3, France
e-mail: philippe.BAHADORAN@unice.fr

Vanessa Ecarnot CERT, Department of Dermatology, CHRU Besançon, Besançon, France

Claudia El Gammal Dermatology, Medical Care Center, Diakonie Klinikum Jung-Stilling, Siegen, Germany

Stephan El Gammal Dermatological Clinic, Diakonie Klinikum Bethesda, Freudenberg, Germany
e-mail: stephan@ElGammal.de

Ahmed Elkhyat Center for Research and Studies on the Integument (CERT), Department of Dermatology, Clinical Investigation Center (CIC BT506), Besançon University Hospital, INSERM UMR1098, FED4234 IBCT, University of Franche-Comté, Besançon, France
e-mail: aelkhyat@chu-besancon.fr

Ramona Enea L'Oréal Research and Innovation, Aulnay-Sous- Bois, France

Françoise Falson ISPB-Faculté de Pharmacie, University of Lyon, Lyon, France
e-mail: francoise.rieg-falson@univ-lyon1.fr

Ferial Fanian Center for Study and Research on the Integuments, Department of Dermatology, University Hospital of Besançon, Besançon, France
e-mail: ferial.fanian@chu-besancon.fr; ferial.fanian@cert-besancon.com; fanian@gmail.com

Ismael Fernández-Cuevas Faculty of Sciences for Physical Activity and Sport (INEF), Universidad Politécnica de Madrid, Madrid, Spain
e-mail: ismael.fernandez@upm.es

Hugo Ferreira Faculty of Sciences, Institute of Biophysics and Biomedical Engineering, Universidade de Lisboa, Lisboa, Portugal

Davide Filingeri Environmental Ergonomics Research Centre, Loughborough Design School, Loughborough University, Loughborough, UK
e-mail: davidefilingeri@hotmail.it

Alireza Firooz Center for Research and Training in Skin Diseases and Leprosy, Tehran University of Medical Sciences, Tehran, Iran
e-mail: firozali@sina.tums.ac.ir

Joachim W. Fluhr Department of Dermatology, Charité – Universitätsmedizin Berlin, Berlin, Germany
e-mail: Joachim.Fluhr@charite.de

Annette Friedrich Department of Dermatology, Venereology and Allergology, Center of Experimental and Applied Cutaneous Physiology, Charité - Universitätsmedizin Berlin, Berlin, Germany

Bernard Gabard Lörrach, Germany
e-mail: b.gabard@iderma.ch

Thilo Gambichler Department of Dermatology and Allergology, Ruhr University Bochum, Bochum, Germany

Parisa Gazerani Department of Health Science and Technology, Faculty of Medicine, Center for Sensory-Motor Interaction (SMI), Aalborg University, Aalborg, Denmark
e-mail: gazerani@hst.aau.dk

Edgar Gentilhomme French Army Health Research Department, La tronche, France
e-mail: edgargentilhomme@crssa.net

Nicola Gerrett Institute of Sport and Exercise Science, University of Worcester, Worcester, UK
e-mail: n.gerrett@worc.ac.uk

Marion Ghibaudo L'Oréal Research and Innovation, Aulnay-Sous- Bois, France

E. Gilbert EA 4169 "Aspects Fondamentaux, Cliniques et Thérapeutiques de la Fonction Barrière Cutanée", Laboratoire de Pharmacie Galénique Industrielle – Faculté de Pharmacie., Université Claude Bernard Lyon 1, Lyon cedex 08, France

Johanna M. Gillbro Oriflame Skin Research Institute, Stockholm, Sweden
Oriflame R & D Ltd, Bray, Co Wicklow, Ireland
Department of Medical Sciences, Dermatology and Venereology, Uppsala University, Uppsala, Sweden
e-mail: johanna.gillbro@oriflame.com

Pedro Gómez Carmona Faculty of Sciences for Physical Activity and Sport

(INEF), Universidad Politécnica de Madrid, Madrid, Spain

Salvador Gonzalez Dermatology Service, Memorial Sloan-Kettering Cancer Center, New York, NY, USA
Medicine Department, Alcalá University, Madrid, Spain

G. S. Goriparthi Department of Pharmaceutics, UCL School of Pharmacy, London, UK

Alexandros Goulioumis Department of Anesthesiology, Intensive Care and Pain Therapy, The Knappschaftskrankenhaus Dortmund, Dortmund, Germany

Marcella Guarrera Department of Health Sciences-Section of Dermatology, University of Genoa, Genoa, Italy
e-mail: guarrera@unige.it

Alexandre Guichard Center for Research and Studies on the Integument (CERT), Department of Dermatology, Clinical Investigation Center (CIC INSERM 1431), Besançon University Hospital; INSERM UMR1098, FED4234 IBCT, University of Franche-Comté, Besançon, France
e-mail: guichard.alexandre@gmail.com

J. C. Guimberteau Institut Aquitain de la Main, Bordeaux-Pessac, France
e-mail: adf.guimberteau@wanadoo.fr

Stefan F. Haag Department of Dermatology, Venereology and Allergology, Center of Experimental and Applied Cutaneous Physiology, Charité - Universitätsmedizin Berlin, Berlin, Germany

Farhaan Hafeez Department of Dermatology, University of California, San Francisco, San Francisco, CA, USA
e-mail: farhaanhafeez@gmail.com; farhaan.hafeez@yale.edu

Marek Haftek Laboratoire de Recherche Dermatologique, EA 4169, Faculté de Médecine et de Pharmacie, Université Claude Bernard Lyon 1, Lyon, France
e-mail: marek.haftek@univ-lyon1.fr

Eva Hagforsen Oriflame Skin Research Institute, Stockholm, Sweden Oriflame R & D Ltd, Bray, Co Wicklow, Ireland
Department of Medical Sciences, Dermatology and Venereology, Uppsala University, Uppsala, Sweden

Steffi Hansen Department Drug Delivery, Helmholtz Institute for Pharmaceutical Research Saarland (HIPS), Helmholtz Center for Infection Research, Saarbruecken, Germany
e-mail: steffihansen@web.de

Farina Hashmi School of Health Sciences Research, University of Salford, Manchester, UK
e-mail: F.Hashmi@salford.ac.uk

Hournaz Hassanzadeh Center for Research and Training in Skin Diseases and Leprosy, Tehran University of Medical Sciences, Tehran, Iran
e-mail: hasanzadeh.hoornaz92@gmail.com

Kathryn L. Hatch Department of Agricultural and Biosystems Engineering, University of Arizona, Tucson, AZ, USA
e-mail: khatch@ag.arizona.edu

George Havenith Environmental Ergonomic Research Centre, Loughborough Design School, Loughborough University, Loughborough, UK
e-mail: G.Havenith@lboro.ac.uk

Trinh Hermanns-Lê Laboratory of Skin Bioengineering and Imaging (LABIC), Liège University, Liège, Belgium
Service de Dermatopathologie, CHU du Sart Tilman, Liège, Belgium
Department of Dermatopathology, Unilab Lg, University Hospital of Liège, Liège, Belgium
e-mail: Trinh.hermanns@chu.ulg.ac.be; Trinh.le@ulg.ac.be

Camile L. Hexsel Brazilian Center for Studies in Dermatology, Porto Alegre, Brazil

Doris Hexsel Brazilian Center for Studies in Dermatology, Department of Dermatology, Pontificia Universidade Catolica do Rio Grande do Sul (PUC-RS), Porto Alegre, RS, Brazil
e-mail: doris@hexsel.com.br

Simon Hodder Environmental Ergonomics Research Centre, Loughborough Design School, Loughborough University, Loughborough, UK
e-mail: S.Hodder@lboro.ac.uk

Golara Honari Department of Dermatology, Stanford School of Medicine, Redwood City, USA
e-mail: Honari@stanford.edu

Magdalena Hoppel Department of Pharmaceutical Technology and Biopharmaceutics, Faculty of Life Sciences, University of Vienna, Vienna, Austria
e-mail: magdalena.hoppel@univie.ac.at

Philippe Humbert Department of Dermatology, University Hospital of

Besançon, Besançon, France
e-mail: philippe.humbert@univ-fcomte.fr

Alia Arif Hussain Department of Dermatology, Roskilde Hospital, University of Copenhagen, Roskilde, Denmark
e-mail: alia.arif.hussain@gmail.com

Soeren Jaspers Research and Development, Beiersdorf AG, Hamburg, Germany
e-mail: Soeren.Jaspers@beiersdorf.com

Gregor B. E. Jemec Department of Dermatology, Roskilde Hospital, University of Copenhagen, Roskilde, Denmark
e-mail: gbj@regionsjaelland.dk

Adeline Jeudy Research and Studies Center on the Integument (CERT); Clinical Investigation Center (CIC BT506), Department of Dermatology, Besançon University Hospital, Besançon, France
e-mail: ajeudy@chu-besancon.fr

Jessica W. Y. Jor Auckland Bioengineering Institute, University of Auckland, Auckland, New Zealand
e-mail: j.jor@auckland.ac.nz

Jakob Mutanu Jungersted Department of Dermatology, University of Copenhagen, Copenhagen, NV, Denmark
e-mail: jungersted@gmail.com

Raphaela Kästle Department of Dermatology and Allergology, General Hospital Augsburg, Augsburg, Germany

Karsten König Department of Biophotonics and Laser Technology, Saarland University, Saarbruecken, Germany
JenLab GmbH, Jena, Germany
e-mail: k.koenig@blt.uni-saarland.de

Jeanette Kamphowe Department of Dermatology and Allergology, Ruhr University Bochum, Bochum, Germany

Behrooz Kasraee Scientis Pharma SA, Geneva, Switzerland
e-mail: behroozkasraee@yahoo.com

Rachid Kechidi University Hospital of Besançon, Besançon, France
e-mail: r.kechidi@live.fr

Katsuko Kikuchi Department of Dermatology, Tohoku University Graduate School of Medicine, Sendai, Japan e-mail: kkikuchi@med.tohoku.ac.jp

Victoria Klang Department of Pharmaceutical Technology and Biopharmaceutics, Faculty of Life Sciences, University of Vienna, Vienna, Austria
e-mail: victoria.klang@univie.ac.at

Fanny Knorr Department of Dermatology, Venereology and Allergology, Center of Experimental and Applied Cutaneous Physiology, Charité - Universitätsmedizin Berlin, Berlin, Germany
e-mail: fanny.knorr@charite.de

Laurence Kocher Service d'Explorations Fonctionnelles Neurologiques, Centre Hospitalier Lyon Sud, Hospices Civils de Lyon, Pierre-Bénite, France
e-mail: laurence.kocher@chu-lyon.fr

Nikiforos Kollias Johnson & Johnson Consumer and Personal Products Worldwide, Skillman, NJ, USA

Charles B. Kromann Department of Dermatology, Roskilde, Zealand University Hospital, University of Copenhagen, Copenhagen, Denmark
e-mail: charles.kromann@gmail.com

Oliver Kuss Institute for Biometry and Epidemiology, German Diabetes Center, Leibniz Institute for Diabetes Research at Heinrich Heine University Düsseldorf, Düsseldorf, Germany

Jürgen Lademann Department of Dermatology, Venereology and Allergology, Center of Experimental and Applied Cutaneous Physiology, Charité – Universitätsmedizin Berlin, Berlin, Germany
e-mail: juergen.lademann@charite.de

Cheng-Che Eric Lan Department of Dermatology, Kaohsiung Medical University, Kaohsiung, Taiwan

Helene M. Langevin Department of Neurological Sciences, University of Vermont, College of Medicine, Burlington, VT, USA
e-mail: helene.langevin@med.uvm.edu

Anna-Christina Lauer Department of Dermatology, Venereology and Allergology, Center of Experimental and Applied Cutaneous Physiology, Charité - Universitätsmedizin Berlin, Berlin, Germany

Youssef Lboutounne CIC-BT CHU, Besançon, France
e-mail: youssef-lboutounne@hotmail.fr

Won-Soo Lee Department of Dermatology, Institute of Hair and Cosmetic Medicine, Yonsei University Wonju College of Medicine, Wonju, Gangwon-

Do, Republic of Korea
e-mail: leewonsoo@yonsei.ac.kr

Christina Lee Johnson & Johnson Consumer and Personal Products Worldwide, Skillman, NJ, USA
e-mail: CLee56@its.jnj.com

Jackson Leong Dermatology Department, University of California, San Francisco, San Francisco, CA, USA
e-mail: jacksonleong@gmail.com

Dominique Leroy Dermatologist, Department of Dermatology, University Hospital centre, Caen, France
e-mail: dominique.leroy10@wanadoo.fr

Li Li Department of Dermatology,West China Hospital, Sichuan University, Chengdu, China

Yuanhong Li Department of Dermatology, No.1 Hospital of China Medical University, Shenyang, People's Republic of China
e-mail: liyuanhong@vip.sina.com

Thomas Lihoreau Center for Research and Studies on the Integument (CERT), Department of Dermatology, Clinical Investigation Center (CIC INSERM 1431), Besançon University Hospital; INSERM UMR1098, FED4234 IBCT, University of Franche-Comté, Besançon, France
e-mail: tlihoreau@chu-besancon.fr

Shari R. Lipner Department of Dermatology, Weill Cornell Medical College, New York, NY, USA
e-mail: shl9032@med.cornell.edu

Caterina Longo Dermatology and Skin cancer Unit, Arcispedale Santa Maria Nuova-IRCCS, Reggio Emilia, Italy
e-mail: longo.caterina@gmail.com

Gustavo S. Luengo L'Oréal Research and Innovation, Aulnay-Sous- Bois, France
e-mail: gluengo@rd.loreal.com

Sophie Mac-Mary Skinexigence SAS, Bioparc, Besançon, France
e-mail: smac@skinexigence.com

Howard I. Maibach Department of Dermatology, School of Medicine, University of California, San Francisco, CA, USA
e-mail: maibachh@derm.ucsf.edu

M. Malathi Department of Dermatology, Jawaharlal Institute of Post Graduate Medical Education and Research, Gorimedu, Puducherry, India
e-mail: mmalathi.dr@live.com

George Man Department of Dermatology, Dermatology Service, Veterans Affairs Medical Center San Francisco, University of California San Francisco, School of Medicine, San Francisco, CA, USA
e-mail: georgeisman@gmail.com

Mao-Qiang Man Department of Dermatology, Dermatology Service, Veterans Affairs Medical Center San Francisco, University of California San Francisco, School of Medicine, San Francisco, CA, USA
e-mail: mqman@hotmail.com

Joao Carlos Marins Human Performance Laboratory – LAPEH, Universidade Federal de Viçosa (Brazil), Minas Gerais Código, Viçosa, Brazil

Slaheddine Marrakchi Department of Dermatology, Hedi CHAKER Hospital, Sfax, Tunisia
e-mail: slaheddine.marrakchi@tunet.tn

Alain Mavon Oriflame Skin Research Institute, Stockholm, Sweden Oriflame R & D Ltd, Bray, Co Wicklow, Ireland
Department of Medical Sciences, Dermatology and Venereology, Uppsala University, Uppsala, Sweden

Sylvie Meaume Department of Geriatrics, Wound Care Unit, Rothschild Hospital, Paris, France
e-mail: sylvie.meaume@rth.aphp.fr

Annette Mehling BASF Personal Care and Nutrition GmbH, Düsseldorf, Germany
e-mail: annette.mehling@basf.com

Martina C. Meinke Department of Dermatology, Venereology and Allergology, Center of Experimental and Applied Cutaneous Physiology, Charité – Universitätsmedizin Berlin, Berlin, Germany
e-mail: martina.meinke@charite.de

Eve Merinville Oriflame Skin Research Institute, Stockholm, Sweden Oriflame R & D Ltd, Bray, Co Wicklow, Ireland
Department of Medical Sciences, Dermatology and Venereology, Uppsala University, Uppsala, Sweden

Shahram F. Mevaloo Health Studies Group, Center for Strategic Research, I.R.I Ministry of Sport and Youth, Tehran, Iran e-mail: sfaradjzadeh@yahoo.com

G. Milcovich Department of Pharmaceutics, UCL School of Pharmacy, London, UK

Laurent Misery Department of Dermatology, University Hospital of Brest, Brest, France
e-mail: laurent.misery@chu-brest.fr

Hiroyasu Mizuno L'OREAL, KSP Research and Innovation center, Kawasaki, Japan

Mette Mogensen Department of Dermatology and Venereology, Bispebjerg Hospital, University of Copenhagen, Copenhagen, Denmark
e-mail: mogensen.mette@gmail.com

Garrett Moran Oriflame Skin Research Institute, Stockholm, Sweden Oriflame R & D Ltd, Bray, Co Wicklow, Ireland
Department of Medical Sciences, Dermatology and Venereology, Uppsala University, Uppsala, Sweden

Marta Mosca Dipartimento di malattie muscolo-scheletriche e cutanee, U.O. Reumatologia, Pisa, Italy
e-mail: marta.mosca@med.unipi.it

D. Moyal La Roche-Posay Laboratoire Dermatologique, Asnieres Sur Seine, France
e-mail: dominique.moyal@loreal.com

S. Murdan Department of Pharmaceutics, UCL School of Pharmacy, London, UK
e-mail: s.murdan@ucl.ac.uk

Patrice Muret Engineering and Cutaneous Biology Laboratory, UMR 1098, University of Franche-Comte, Besançon, France
Clinical Pharmacology Department, University Hospital, Besançon, France
e-mail: patrice.muret@univ-fcomte.fr; p1muret@chu-besancon.fr

Shohreh Nafisi Department of Chemistry, Central Tehran Branch, IAU, Tehran, Iran
Department of Dermatology, University of California, San Francisco, CA, USA
e-mail: drshnafisi@gmail.com

Martyn P. Nash Auckland Bioengineering Institute, University of Auckland, Auckland, New Zealand
Department of Engineering Science, University of Auckland, Auckland, New Zealand

Yves Neveux Livernon, France
e-mail: yves.neveux@free.fr

Poul M. F. Nielsen Auckland Bioengineering Institute, University of Auckland, Auckland, New Zealand
Department of Engineering Science, University of Auckland, Auckland, New Zealand

Jesper B. Nielsen Department of Public Health, University of Southern Denmark, Odense, Denmark
e-mail: jbnielsen@health.sdu.dk

Thomas A. Nielsen Department of Health Science and Technology, Faculty of Medicine, Center for Sensory-Motor Interaction (SMI), Aalborg University, Aalborg, Denmark

Mia Nilsson Oriflame Skin Research Institute, Stockholm, Sweden Oriflame R & D Ltd, Bray, Co Wicklow, Ireland
Department of Medical Sciences, Dermatology and Venereology, Uppsala University, Uppsala, Sweden

Lars Norlén Department of Cell and Molecular Biology (CMB), Karolinska Institutet, and Dermatology Clinic, Karolinska University Hospital, Stockholm, Sweden
e-mail: lars.norlen@ki.se

Yacine Ouzzahra Institute for Health and Behaviour, University of Luxembourg, Walferdange, Luxembourg
e-mail: Yacine.Ouzzahra@uni.lu

Lídia Palma CBIOS – Research Center for Health Science and Technologies, Universidade Lusófona, Lisbon, Portugal

Salvatore Panduri Department of Dermatology, University of Pisa, Pisa, Italy

Matthew D. Parker Auckland Bioengineering Institute, University of Auckland, Auckland, New Zealand

David D. Pascoe School of Kinesiology, Auburn University, Aubur, Al, USA
e-mail: Pascodd@auburn.edu

Paola Pasquali Dermatology Department, Pius Hospital de Valls, Valls, Spain
e-mail: pasqualipaola@gmail.com

J. Pauchot Orthopedic Surgery, Traumatology, Plastic Aesthetic, Reconstructive Surgery, and Hand Surgery Department, EA 4268, IFR 133 INSERM I4S, Besançon University Hospital, Besançon, France e-mail: julien.pauchot@gmail.com

Giovanni Pellacani Dermatology Unit, University of Modena and Reggio Emilia, Modena, Italy

Gérald E. Piérard Laboratory of Skin Bioengineering and Imaging (LABIC), Liège University, Liège, Belgium
Service de Dermatopathologie, CHU du Sart Tilman, Liège, Belgium
e-mail: Gerald.pierard@ulg.ac.be

Claudine Piérard-Franchimont Laboratory of Skin Bioengineering and Imaging (LABIC), Department of Clinical Sciences, Liège University, Liège, Belgium
e-mail: Claudine.franchimont@ulg.ac.be

Fabrice Pirot EA 4169 "Aspects Fondamentaux, Cliniques et Thérapeutiques de la Fonction Barrière Cutanée", Laboratoire de Pharmacie Galénique Industrielle – Faculté de Pharmacie., Université Claude Bernard Lyon 1, Lyon cedex 08, France
Unité de Préparation et de Contrôles des Médicaments, Service Pharmaceutique – Groupement Hospitalier Edouard Herriot-Hospices Civils de Lyon, Lyon cedex 03, France
e-mail: fabrice.pirot@univ-lyon1.fr

Johan L. Du Plessis Occupational Hygiene and Health Research Initiative, North-West University, Potchefstroom, South Africa
e-mail: Johan.DuPlessis@nwu.ac.za

Anne Potter L'Oréal Research and Innovation, Aulnay-Sous- Bois, France

Pascale Quatresooz Laboratory of Skin Bioengineering and Imaging, Department of Dermatopathology, University Hospital of Liège, Liège, Belgium
Department Histology, University of Liège, Liège, Belgium
e-mail: Pascale.quatresooz@chu.ulg.ac.be

Ali Rajabi-Estarabadi Center for Research and Training in Skin Diseases and Leprosy, Tehran University of Medical Sciences, Tehran, Iran
e-mail: dralirajabi@yahoo.com

Adriana Rakowska Department of Dermatology, Medical University of Warsaw, Warsaw, Poland
e-mail: adriana.rakowska@gmail.com

Loïc Rambaud French Institute for Public Health Surveillance, Saint Maurice, France
e-mail: l.rambaud@invs.sante.fr; l-rambaud@wanadoo.fr

Alfredo Rebora Department of Health Sciences-Section of Dermatology, University of Genoa, Genoa, Italy

Pascal Reygagne Centre de Santé Sabouraud, Hôpital Saint Louis, Paris, France
e-mail: p.reygagne@centresabouraud.fr

Corinne Reymermier BASF Beauty Care Solutions France S.A.S, Lyon, France
e-mail: corinne.reymermier@basf.com

Jean de Rigal L'Oréal Recherche, Chevilly Larue, France
e-mail: jderigal@rd.loreal.com; jderigal@bbox.fr

Francis J. Ring Medical Imaging Research Unit, University of SouthWales, Pontypridd, UK
e-mail: efring@glam.ac.uk

MªAngélica Roberto Plastic Surgery Service, Rua José António Serrano, Lisboa, Lisbon, Portugal

Luís Monteiro Rodrigues CBIOS – Research Center for Health Science and Technologies, Universidade Lusófona, Lisbon, Portugal
Department of Pharmacological Sciences, Universidade de Lisboa – School of Pharmacy, Lisbon, Portugal
e-mail: monteiro.rodrigues@ulusofona.pt; monteirorodrigues@sapo.pt

Marco Romanelli Department of Dermatology, University of Pisa, Pisa, Italy
e-mail: m.romanelli@med.unipi.it

Catarina Rosado Universidade Lusófona (CBIOS – Research Center for Health Science and Technologies), Lisbon, Portugal

K. Roussel CPCAD (Centre de Pharmacologie Clinique Appliquée à la Dermatologie), Hôpital L'ARCHET 2, Nice Cedex 3, France

L. Roussel EA 4169 "Aspects Fondamentaux, Cliniques et Thérapeutiques de la Fonction Barrière Cutanée", Laboratoire de Pharmacie Galénique Industrielle – Faculté de Pharmacie., Université Claude Bernard Lyon 1, Lyon cedex 08, France

Patricia Rousselle Tissue Biology and Therapeutic Engineering Unit, Institute of Protein Biology and Chemistry, UMR 5305 – CNRS, University of Lyon, Lyon, France
e-mail: patricia.rousselle@ibcp.fr

Lidia Rudnicka Department of Dermatology, Medical University of Warsaw, Warsaw, Poland e-mail: lidia.rudnicka@dermatolodzy.com.pl

MarkW. Rutland KTH, Royal Institute of Technology, Stockholm, Sweden
e-mail: mark@kth.se

Eduardo Ruvolo Johnson & Johnson Consumer and Personal Products Worldwide, Skillman, NJ, USA
e-mail: eruvolojr@gmail.com

Jean-Marie Sainthillier Skinexigence, Besançon, France
e-mail: jmsainthillier@skinexigence.com

D. Salmon EA 4169 "Aspects Fondamentaux, Cliniques et Thérapeutiques de la Fonction Barrière Cutanée", Laboratoire de Pharmacie Galénique Industrielle – Faculté de Pharmacie., Université Claude Bernard Lyon 1, Lyon cedex 08, France
Unité de Préparation et de Contrôles des Médicaments, Service Pharmaceutique – Groupement Hospitalier Edouard Herriot-Hospices Civils de Lyon, Lyon cedex 03, France
e-mail: damien.salmon01@chu-lyon.fr

Osvaldo Santos Faculty of Medicine, Public Health Preventive Medicine Institute and Environmental Health Institute, Universidade de Lisboa, Lisbon, Portugal

Elke Sattler Department of Dermatology, Ludwig Maximilian University Munich, Munich, Germany

E. Sawaya Institut Aquitain de la Main, Bordeaux-Pessac, France

Julia J. Scarisbrick Department of Dermatology, Queen Elizabeth Medical Centre, University Hospitals Birmingham NHS Foundation Trust, Queen Elizabeth Hospital, Birmingham, UK
e-mail: juliascarisbrick@doctors.net.uk

Monika Schäfer-Korting Institute of Pharmacy, Pharmacology and Toxicology, FreieUniversität Berlin, Berlin, Germany

Sabine Schanzer Department of Dermatology, Venereology and Allergology, Center of Experimental and Applied Cutaneous Physiology, Charité - Universitätsmedizin Berlin, Berlin, Germany
e-mail: sabine.schanzer@charite.de

Richard K. Scher Department of Dermatology, Weill Cornell Medical College, New York, NY, USA
e-mail: scherri@med.cornell.edu

Christian Schulze Research and Development, Beiersdorf AG, Hamburg, Germany
e-mail: Christian.Schulze@beiersdorf.com

Hamm-Ming Sheu Department of Dermatology, National Cheng Kung University College of Medicine and Hospital, Tainan, Taiwan
e-mail: hmsheu@mail.ncku.edu.tw

Manuel Sillero Quintana Faculty of Sciences for Physical Activity and Sport (INEF), Universidad Politécnica de Madrid, Madrid, Spain

Henrique Silva CBIOS – Research Center for Biosciences and Health Technologies, Universidade Lusófona, Lisboa, Portugal
Department of Pharmacological Sciences, Universidade de Lisboa – School of Pharmacy, Lisbon, Portugal

Iqbaljit Singh Department of Dermatology, UCSF, Fremont, CA, USA
e-mail: gill1606@gmail.com

Mariana Soirefmann Dermatology Department, Pontificia Universidade Catolica do Rio Grande do Sul (PUC-RS), Porto Alegre, Brazil

Zhenhhua Song L'Oréal Research and Innovation, Aulnay-Sous- Bois, France

Aleksandr B. Stefaniak Centers for Disease Control and Prevention, National Institute for Occupational Safety and Health, Morgantown,WV, USA
e-mail: AStefaniak@cdc.gov

Tomasz J. Stefaniak Department of General, Endocrine and Transplant Surgery, Medical University of Gdansk, Gdansk, Poland
e-mail: wujstef@gumed.edu.pl

Markus F. C. Steiner GO Health Services, NHS Grampian, Aberdeen, UK
e-mail: m.steiner@abdn.ac.uk; m.steiner@nhs.net

Andrew J. Taberner Auckland Bioengineering Institute, University of Auckland, Auckland, New Zealand
Department of Engineering Science, University of Auckland, Auckland, New Zealand

Hachiro Tagami Department of Dermatology, Tohoku University Graduate School of Medicine, Sendai, Japan
e-mail: hachitagami@ybb.ne.jp

Liliana Tavares CBIOS – Research Center for Health Science and Technologies, Universidade Lusófona, Lisbon, Portugal

Devinder Mohan Thappa Department of Dermatology and STD, The Jawaharlal

Institute of Postgraduate Medical Education and Research, Pondicherry, Puducherry, India
e-mail: dmthappa@gmail.com

Lotte Themstrup Department of Dermatology, Roskilde Hospital, University of Copenhagen, Roskilde, Denmark
e-mail: lotte.themstrup@gmail.com

Pierre Treffel Pharmaceutical laboratory, Codexial Dermatologie, Vandoeuvre-lès-Nancy, France
e-mail: Pierre.treffel@codexial-dermatologie.com

Jui-Chen Tsai Institute of Clinical Pharmacy and Pharmaceutical Sciences, National Cheng Kung University, College of Medicine, Tainan, Taiwan

Claudia Valenta Department of Pharmaceutical Technology and Biopharmaceutics, Faculty of Life Sciences, University of Vienna, Vienna, Austria
e-mail: claudia.valenta@univie.ac.at

Daniel Varchon Laboratoire de Mécanique Appliquée R. Chaléat, University of Franche-Comté, Besançon, France
e-mail: daniel.varchon@univ-fcomte.fr

Céline Viennet Engineering and Cutaneous Biology Laboratory, UMR 1098, University of Franche-Comte, Besançon, France
e-mail: celine.viennet@univ-fcomte.fr

Martine Vigan Department of Dermatology, University Hospital of Besançon, Besançon, France
e-mail: martine.vigan@gmail.com

Marty O. Visscher Skin Sciences Program, Division of Plastic Surgery, Cincinnati Children's Hospital Medical Center, Cincinnati, OH, USA
Department of Surgery, College of Medicine, University of Cincinnati, Cincinnati, OH, USA
e-mail: marty.visscher@gmail.com

Michael Vogt Institute for High Frequency Techniques of the Ruhr-University, Bochum, Germany

Xuemin Wang Shanghai, China

Hans-Jürgen Weigmann Department of Dermatology, Venereology and Allergology, Center of Experimental and Applied Cutaneous Physiology, Charité -

Xuemin Wang: 已逝

Universitätsmedizin Berlin, Berlin, Germany
e-mail: hweinet@alice-dsl.net

JuliaWelzel Department of Dermatology and Allergology, General Hospital Augsburg, Augsburg, Germany
e-mail: julia.welzel@klinikum-augsburg.de

Alexander Witkowski Dermatology Unit, University of Modena and Reggio Emilia, Modena, Italy

Ximena Wortsman Department of Radiology and Department of Dermatology, Institute for Diagnostic Imaging and Research of the Skin and Soft Tissues, Clinica Servet, Faculty of Medicine, University of Chile, Santiago, Chile
e-mail: xworts@yahoo.com

Perry Xiao School of Engineering, London South Bank University, London, UK
e-mail: xiaop@lsbu.ac.uk

Sang Woong Youn Department of Dermatology, Seoul National University Bundang Hospital, Seongnam, Gyeonggi-do, South Korea
e-mail: swyoun@snu.ac.kr

Chao Yuan Department of Skin and Cosmetic Research, Shanghai Skin Disease Hospital, Shanghai, China
e-mail: dermayuan@163.com

Hamed Zartab Center for Research and Training in Skin Diseases and Leprosy, Tehran University of Medical Sciences, Tehran, Iran
Tissue Engineering and Wound Healing Lab, Department of Surgery, Division of Plastic Surgery, Brigham and Women's Hospital – Harvard Medical School, Boston, USA
e-mail: hzartabmd@yahoo.com; hzartab@partners.org; hzartabmd@gmail.com

目 录

下 卷

1

人类皮肤概述

Pierre Agache, Thomas Lihoreau, Sophie Mac-Mary,
Ferial Fanian, and Philippe Humbert

内容

人类皮肤·体温调控·化学屏障·弹性·水合作用·免疫功能·机械保护·微循环·皮肤维持和修复·感觉功能·性功能·皮肤附件·皮肤地貌变异

1 一些关于皮肤的参数

面积（area）：1.8m²

平均厚度（average thickness）：1.2mm

平均体积（average volume）：3.5dm³=0.035m³

联同血液的重量（weight with blood）：4.7kg

皮肤的净重（weight without blood）：4.2kg

面积厚度比（ratio area/thickness）=150 000

皮肤（skin）参与了人体大量生理病理活动，这一方面是因为人体的内环境与大面积的皮肤有着相互联系，另一方面也是由于皮肤本身包含了大量的组织。皮肤常常可以反映人体内部的病变，不同疾病反映在皮肤上的表现各不相同，不少疾病在皮肤上的病变还具有一定的特异性。

2 皮肤结构

皮肤由4层组织构成，从顶层到底层分别是角质层（stratum corneum）（厚度8～20μm，在掌跖部位可以厚达1.5mm）、生长上皮（viable epidermis）（30～80μm）、真皮层（dermis）（1～2mm）及皮下组织（hypodermis or subcutis）（厚度0.1cm至数厘米）（图1）。皮肤的每一层都有自己的生理构造和独特功能，并且这些功能和结构会随着人的生命周期发生改变。

2.1 皮肤附属器

皮肤是一个异质器官（包括衰亡的组织、上皮组织、结缔组织和肌肉组织等），同时包括了4种独立的微小器官，这些器官也被称为皮肤附属器：

– 甲（nail），指甲的生长速度为每月3mm，

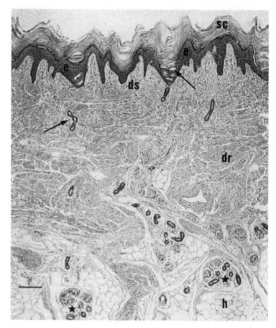

图1　足底皮肤的纵切面。dr，真皮网状层；ds，浅表真皮组织；e，生长上皮；h，真皮下层和脂肪组织；sc，角质层。星号标示部位为盘绕的汗腺（包括分泌部和下段导管）；箭头标示了汗腺导管；主要足底皮肤增厚（厚度1.8mm，其他部位皮肤的平均厚度约1mm），缺失毛囊和皮脂腺，角质层显著增厚伴大量的汗腺。这块被切除的组织与活体时相比缩小了15%左右。刻度尺=200μm。（From Degos and Civatte 1977）

趾甲的生长速度为每月1～1.5mm，随着年龄的增长，甲的生长速度逐渐下降（Scher and Daniel 2007）

– 毛囊皮脂腺和毛发（pilosebaceous follicles and hair）：头皮上大约有90 000～130 000根毛发，一般终毛的直径大约为40～120μm，具体的直径大小取决于毛发的类型。每天有60～100根毛发自然脱落。头发的生长速度为每天0.35～0.44mm（每月1cm，每年12cm）（Blume-Peytavi 2008; Guichard et al. 2013）

– 小汗腺（eccrine sweat glands），大约有300万个

– 顶泌汗腺（apocrine sweat glands, ASG），分布于腋窝和会阴

2.2 皮肤的变异

不同位置的皮肤结构和功能存在显著的差异，包括头皮、颜面部、足背和手背、掌跖部位、腋窝以及会阴部。这些特殊部位的皮肤在解剖学、功能和活动度上有着不同的特性（Tagami 2008；Sandby-Møller et al. 2003；Wallerand and Maibach 2006）。简单举例说明，在常温和适宜条件下（20～22℃，40%～60%），皮脂腺分泌皮脂量（skin sebum excretion）从 0（手或者腿等）到 2 000μg/cm² （前额等油脂分泌旺盛部位），水合指数（hydration index）可以从 10（如腿部等干燥部位的皮肤）到 100（如水合较好的前额等部位的皮肤）。

老化（aging）（内源性和外源性）会显著影响皮肤的结构（Lévêque and Agache 1993）：局部解剖学水合作用（hydration）在 20～40 岁之间达到峰值，之后逐渐下降。

- 皮肤的弹性（elasticity）是衡量皮肤老化程度的物理指标：皮肤的弹性从头部到足底逐渐下降，并随着年龄的增长逐渐下降，同时皮肤也会在老化的过程中逐渐下垂，皮肤老化与日晒有着相关性。
- 全身不同部位皮肤的细微纹理、粗糙度、皱纹（skin microrelief, roughness and wrinkles）的程度并不相同，取决于拓扑学（如重力、表情等）或者环境因素（日晒、烟草等）(Guinot et al. 2006) topology。
- 微循环（microcirculation）：尽管身体不同部位的密度不一样（平均 60～70/mm²），毛细血管密度和结构是先天形成的。毛细血管会随着老化的过程发生变化，并最终会形成紊乱的异质化（大小、形状变异）的毛细血管网，这种变化的特征是毛细血管的密度下降到 30/mm² 及以下。

种族与性别也会影响皮肤的特性，甚至面部对侧的皮肤也可以有不同（Mac-Mar et al. 2010），环境因素（季节、天气等等）也可以决定皮肤的特性（Fanian et al. 2013）。

由于这些皮肤变异的存在，已发表的文献大都通过治疗前后皮肤的变化作为衡量皮肤的参数，而不是笼统地将其与"正常的"或者"病理的"值进行比较。

3 皮肤功能

3.1 特异性的功能

- 自我维护和修复（self-maintenance and self-repair）（但是皮肤附属器无法修复）
- 机械屏障（mechanical protection）：包括抵抗正向和切面的冲击力，缓冲外部的压力，通过可逆的形变维持身体的外形，掌跖部位的黏附力
- 化学屏障（chemical barrier）：包括限制外来物质渗透入体内，防止水分和内源性液体流失
- 抵御紫外线
- 抵御环境中存在的病原微生物
- 表现人体的体态和表情来维持正常的社交和心理需求

3.2 与人体其他器官的协同作用

- 感觉功能（sensory function）：包括触 - 压觉，对温度、疼痛、甚至光的感觉功能（腘窝）（Campbell and Murphy 1998）
- 体温调控（body temperature control）：尤其是对散热的调节作用
- 免疫功能（immune function）：在免疫过程中，皮肤处于信息传递与防御的第一线，尤其是迟发型免疫反应
- 骨化（ossification）：合成维生素 D（维生素 D 与肠道内钙的吸收相关）
- 性功能（sexual function）：将睾酮转化为二氢睾酮

（曾炫皓 译，黎安琪 校，李利 审）

参考文献

Blume-Peytavi U. Hair Growth and disorders: with 85 tables. Springer: Berlin; 2008.

Campbell SS, Murphy PJ. Extraocular circadian phototransduction in humans. Science. 1998; 279: 396–9.

Degos R, Civatte J, editors. Dermatologie. Paris: Flammarion; 1977.

Fanian F, Mac-Mary S, Jeudy A, Lihoreau T, Messikh R, Ortonne J, Sainthillier JM, Elkhyat A, Guichard A, Hejazi K, Humbert P. Efficacy of micronutrient supplementation on skin ageing effects and seasonal variation. Clin Interv Aging. 2013;8:1–11.

Guichard A, Humbert P. Développement et déploiement d'une expertise trichologique au sein du service de Dermatologie du CHRU de Besançon. Thèse d'exercice en pharmacie, Université de Franche-Comté, 2013.

Guinot C, Latreille J, Mauger E, Ambroisine L, Gardinier S, Zahouani H, Gue´henneux S, Tschachler E. Reference ranges of skin micro-relief according to age in French Caucasian and Japanese women. Skin Res Technol. 2006;12:268–78.

Lévêque JL, Agache P. Aging skin, properties and functional changes. Dekker: New york; 1993.

Mac-Mary S, Sainthillier JM, Jeudy A, Sladen S, Williams C, Bell M, Humbert P. Assessment of cumulative exposure to UVA through the study of asymmetrical facial skin aging. Clin Interv Aging. 2010;5:277–84.

Sandby-Møller J, Poulsen T, Wulf HC. Epidermal thickness at different body sites: relationship to age, gender, pigmentation, blood content, skin type and smoking habits. Acta Derm Venereol. 2003;83: 410–3.

Scher RK, Daniel CR. Onychologie. Diagnostic, traitement, chirurgie. 3rd ed. Paris: Elsevier; 2007.

Tagami H. Location-related differences in structure and function of the stratum corneum with special emphasis on those of the facial skin. Int J Cosmet Sci. 2008;30:413–34.

Waller J, Maibach H. Thickness of aging skin. Cosmet Toiletries. 121(11). Nov 2006; 295–299.

2

人类皮肤的测量：
为什么和怎样做？

Pierre Agache

内容

关键词

高斯分布·良好的测量实践·区间尺度·比较测量·MKSA 单位制·名义尺度·非高斯序列·有序尺度·参数评估·序贯分析·标准差·田口设计

在实验科学中，因为试验是通过对某一特定原因的效应的定量估计来建立现象规律，所以测量现象是关键（Bernard 1984）。

1 测量（measurements）的相关性

测量学是一门测量科学，是对其要求、局限性和解释进行评估的科学。在皮肤无创性研究中使用计量学的基本原因是它代表了研究进展的数据来源，这不仅是因为主观印象被客观事实所取代，定性描述被定量评估所取代，而且还因为新事实的揭示。即使是最简单的现象在测量时也会变得复杂；从一个事实开始，然后发现其可能的组成部分和变化，这就引出了新的假设，为新知识开辟了道路。过去物理学只能通过测量方法的发展而获得进步。19 世纪人类生理学先于现代医学并使其发展的显著进步是因为发现和量化的双重过程。皮肤测量学提供了许多例子。对皮脂分泌的测量以校正从表面除去脂质的情况，很快表明所测量的现象不是所期望的，测量的是毛囊贮液器的部分排空，而以前忽略了毛囊贮液器的存在。银屑病表皮转换率的测定为了解银屑病提供了一个飞跃。

生物现象变化多端，难以量化。初看，观察可能优于测量，但需要尺寸的概念来研究结构和变化量。病理学家必须决定在可视化皮肤切片中，组织成分的尺寸和数量是否因病理过程而改变。此外，正常特征因解剖部位而异，但尚未量化；因此，病理学家仍然无法得出结论，除非看到重大变化。当非侵入性解剖或功能调查是定量的时候，它们提供具有低主观性的测量。临床医生评价新药物时，希望快速准确地评估治疗效果；这一目标只能通过量化临床症状来实现。因此，有必要了解测量是否

准确（精确度和可变性），以及是否真正反映目标现象。

血液样本检查的数值结果是标准做法。在未来的几年里，大多数临床症状可能都是这样的。在今天检测和证实细微变化是可能的（例如老化，Escoffiler et al. 1989；Larner et al. 1994）或者治疗慢性疾病如硬皮病的效果（Humbert et al. 1993）。最近十年的分子遗传学进展强调收集日常医疗实践提供的数据可能产生的巨大效益，在未来几年，从业人员肯定会参与收集和处理这些数据。此类信息需要使用统计参数进行分类、证实和处理。一些非皮肤病学专业也利用皮肤测量，例如生理学（内分泌学、体温调节、免疫学等），其中因为皮肤可访问性，皮肤是容易进行无创检查的效应器官。美容研究也是如此，其中无害性和有效性标准可能因为其微妙性而在视觉上无法达到，需要仪器测量来评估。

2 测量的类型

在选择适当的评估方法之前，有必要查看数据的性质。如果它们涉及个体或类别，因而不可能将其转换为数字，则评价要求采用名义尺度。如果数据可以转换为数字，但在区间未知或不均匀的尺度上，只能对其进行排序。最后，如果在具有均匀间隔的连续尺度上测量变化，则使用传统的评估：所谓的参数评估（parametric evaluation）（Siegel 1956）。

2.1 名义尺度（nominal scales）

这是衡量类别、事实或状态的唯一方法，用一个词或一个表达式来命名，而不是用数字来表示，例如恶化、脱皮、60 岁以上的受试者等。名义尺度使用数字或总数的百分比。如果测量的类别是系列的一部分，则可以用一个数字替换以便更容易地展示，但不需要排序。

鉴于其边界不确定性应使用百分比和其标准偏差（standard deviation，SD）。后者由公式 $SD=[p(1-p)/n]^{1/2}$ 计算，其中 p 是百分比（从 0 到 1），n

图1 如图所示，当更大或更小数量偶然发生的概率限制为5%，如果样本量为120，则30%的95%置信区间为22%～39%。如果样本量为40，则30%的95%置信区间为18%～47%

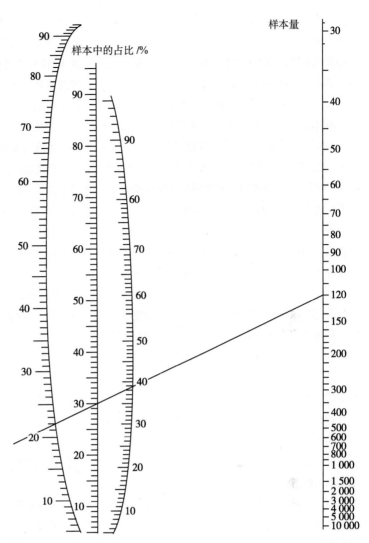

是数据总数。在 p 两侧的发生概率小于5%的置信区间在两个标准误内。统计教科书中有 p 值的5%置信区间的统计表。可以使用计算尺（图1）获得近似估计。

2.2 有序尺度（ordinal scales）

有序尺度仅提供排序。选择这种类型的尺度有两个原因：或者数据是不连续系列的一部分，因此无法对其应用数字；或者数据来自连续系列，但其尺度未知，无法确定被测对象之间的距离是否相等或成比例：仅能识别秩。例如，不存在的、轻微的、良好的和非常好的改进可以被评定为0、1、2

和3，且知道数字3并不意味着改进是3倍好于数字1。为了描述这种类型的序列，适当的参数是中位数和极值。应避免使用渐进尺度（尤其是当系列由平均值组成时），因为该尺度可能错误地用于参数测量，而不是更准确地应用于等级测量。这种类型的分类在心理感觉评估中特别突出，在这种评估中，所研究的现象不连续地或连续地变化，但其间隔未知。

2.3 区间尺度（interval scales）

区间尺度最常用于连续序列中数字的评价。如果尺度相同，则可以改变单位（例，相同序列中的温度可以从摄氏度转换成华氏温度，反之亦然）。如果数据具有高斯（或正态）分布，则它们可以用均值及其标准误差（即均值的标准差）来描述；否则，适当的参数是中位值和极值。

如果先验已知研究参数具有高斯分布，可以推断样本量等于或大于 30 的样本均数也是正态分布。在比较评价中，每一主题往往有可能是自己的参照；这避免了个体间变异来源（在生物学中很重要），并使得可能对配对样本使用统计学检验。

2.3.1 对立法（opposition method）

对立法，也称为零法（zero method），用于获得比直接测量更高的精度。其基本原理是仅测量未知量与另一个非常接近且已经精确已知值之间的差值。差异的测量可以更精确，因为它处理的量要小得多。因此，与待测量的初值相关的精度变得更准确。

例如，为了称量放置在载玻片上的皮脂，将载玻片放置在一对天平的一个盘上，并且将具有非常精确已知的类似重量的标准质量（例如，没有皮脂的载玻片）放置在另一个盘上。

然后在较轻的一侧添加重量以弥补差异，这就测量了差异。国际度量衡局具有专门为这种差异称重设计的秤。

2.3.2 心理感觉评估

对于所研究的现象以连续和均匀的方式（等间距）变化的心理感觉评估（视觉模拟评估，译者注），每个测量都使用一个非渐进线性尺度。通常，这种测量由 10cm 长的水平线组成，左端为 0，右端为 10；测量由小的垂直刻度指示。渐进尺度不太合适，因为它们倾向接近渐进尺度的偏向值来扭曲评分，而操作员受指示值影响。但是，操作人员应清楚地了解尺度的极端值（0 和 10），这两个值确定了测量的极限值；因此其可变性减小。减少可变性的另一种方式是用比较测量代替绝对测量：待比较的对象彼此相邻放置，使得它们几乎同时被感知；时间和空间越近，测量就越准确。操作员培训也很重要。

3 选择合适的单位

单位可以是任意的（例如，用于心理感觉测量的线性直尺的毫米），或者任意的相关国际物理单位（例如，通过多普勒仪以伏特测量的皮肤血流量），或者是绝对的（例如，通过上皮氙清除率测量皮肤每分钟每 100g 软组织的血流量 ml 值）。物理单位总是优于任意单位，并且绝对单位优于其他相关物理现象 [例如，以 ml/（cm² · h）为单位测量角质层水分消耗，与减小的电阻抗相比更优]。当可以使用国际认可的单位时，应避免产生皮肤学或生物学单位，这样便于皮肤结构和性质保持在所有其他材料的物理范围内而易于比较，同时有机会利用物理和化学定律进行解释，从而大大提高测量的效益，这对于科学进步也是必要的。

我们建议以国际单位制（International System of Units，SI）为单位进行测量，也称为 MKSA 单位制（MKSA stsytem），其 4 个基本单位是米（m）、千克（kg）、秒（s）和安培（A）。皮肤面积通常以平方厘米为单位，其厚度以毫米为单位等。对于导出的单位，厘米 - 克 - 秒（CGS）单位制、MKSA 单位制或其他单位制的单位转换通常是错误的来源。请参阅第 160 章中的转换表。

4 数据展示（data presentation）

面对数据变异或分布，第一步准备的是图形展示：曲线或直方图。眼睛会立刻理解、解释和处理信息所必需的一系列特征，例如分布的正态或非正态特征、关系的线性或非线性特征，以及测量的绝对水平。误解往往源于跳过这一步。

研究直方图时，因为此时数据的处理和解释比较容易，第一个问题是"它是否符合众所周知的分布？"钟形、对称的高斯分布意味着数据彼此独立，并且该分布很可能是数据汇总的结果。具有两个峰的分布可能对应于两个交错的正态曲线。为了快速检查分布是否为正态分布，使用正态概率图纸（如果横坐标为对数，则是正态对数图纸）是合适的：它提供了对这种类型分布调整的快速计算。不对称直方图可能指示二项分布。明显的不对称意味着泊松分布（二项分布的一种特殊情况）。非对称分布有时可以通过使用数据的对数变换为正态分布。

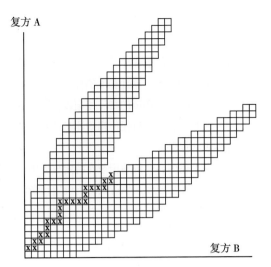

图2 序贯试验。第一位患者复方A比复方B更有效，因此黑色上方的第一个垂直框被选中。第二个患者复方B比复方A更有效，因此下一个水平框被选中。在本例中，出口位于网格的两翼之间，表明两种复方之间的有效性没有显著差异。显著性将由翼外侧的出口指示

7.2 田口设计（Taguchi designs）

田口设计（译者注：又称为正交设计）是应用最广泛的实验设计，其目的是用最少的实验来达到期望的结果（Taguchi and Wu 1980年）。

例如，为了研究3个参数（每个参数具有两种可能性）的影响，可以执行四个实验而不是对应的八个可能组合的实验。这些设计分类中，主要类型有：

- 具有2个参数的设计，每个参数具有两个模式（L4设计）
- 具有3～5个参数的设计，每个参数具有两个模式（L8设计）
- 具有3种模式的参数设计（L9设计）
- 将两个模式的1个参数与3个模式的参数相结合的设计（L18设计）
- 交叉设计，即组合控制参数（如上述设计）和不受控制的所谓外部参数

8 好的测量实践

任何测量，特别是生物学中的测量，由于被测量现象的性质以及测量仪器和操作者，都具有一定

程度的不确定性。只有在控制了后两个因素的情况下，才能获得测量的可靠性（reliability）。

市场上的设备必须符合技术标准。但是，随着时间的推移，性能可能会因气候、磁性或其他因素而减弱；我们建议定期将设备放置在测试台上（例如每年）以检查其技术性能的准确性。例如，当设备使用多个压力时，显示的压力是否正确？一个铸件是否注定会随着时间的流逝而缩小其形状？每年通过测量等效标准皮肤来完全检查设备可能是明智的。例如，通过测量层状材料层的厚度来检查超声成像设备的可靠性。这些方法很少使用，但应成为普遍做法。事实上，很难找到长期可靠的标准材料。制造商应在此问题上协助用户。

大多数错误是由操作员而不是设备造成的。错误易于发生于操作者不系统地询问：我是否已彻底阅读并理解设备说明书？我是否遵从了这些建议？不可能立即成为一个好的操作员；耐心、批判的头脑和经验是必需的。

第二个问题与进行测量的条件有关。环境条件：房间的温度和相对湿度一定要记下来。其他条件具体取决于测量类型（例如，用于热成像）。应重视与受试者相关的生理条件：最低限度15分钟适应室温，休息，放松（当测试是无创时更容易），舒适的室温，没有出汗。当采用受试者自身对照时，第三个问题出现了：测试部位合适吗？如果所选部位不适宜，对称性不能保证（Treffel et al. 1994），也并不是近似（Panisset et al. 1992）。用对照部位和试验部位的随机排列消除这个问题。最后，一个强制性的程序要求总是写下日期和时间、环境条件、以及测试对象的识别标志，包括对照对象。计量方面的良好做法意味着每个设备都应保存一份手册或电脑日志。

可能的误差来源于以下情况（Serup 1994）：

（1）研究设计（战略错误）

（2）测量仪器（技术误差）

（3）设备的使用（操作误差）

（4）测量条件（实验室设施不足）

（5）受试者的选择和预处理（受试者相关误差）

（6）数据采集、存储和处理（数据误差）

（7）报告和发表（解释性错误）

即使遵守这些规则，了解其他人获得的结果也是有用的。经常发生的情况是，实验室组中的设备给出的值与另一组中的类似设备给出的值不完全相同。当新设备实施时，操作团队应检查其在相同对象上测量的可靠性，并了解至少30人样本中测量参数的变化系数（标准差/均值）。在使用这种方法的比较研究中，对于预测必须招募的受试者（属于测试样本）的数量也是必要的。

对于两个独立样本，此数量由下式给出：

$$N \geq 2[(z_\alpha + z_\beta)s/\Delta]^2$$

其中z_α是当认为真实差异Δ不存在时可接受的概率限（风险α）

通常取z_α=1.96表示≤5%的出错风险。z_β是忽略了存在真实差异的风险（风险β）：通常选择数字为：z_β=1.28表示≤10%的出错风险。

如果样本是配对的（即，每一个体具有各自对照），相应公式是：

$$N \geq [(z_\alpha + z_\beta)s/\Delta]^2$$

曲解是可以原谅的。错误往往是因为对实际测量的内容一无所知。获得结果后，操作员必须问以下两个问题：

（1）在正式测量的物体之外，什么是真正的现象，例如所谓的皮脂排泄率？可能的答案是：

– 毛囊潴留池排泄率

– 皮脂腺分泌率

– 吸纸吸收率

– 分离层吸收率

或者测量方法的原理是什么，例如通过超声测量皮肤厚度。可能的答案是超声波前进和后退的时间除以它假设的恒定速度。

（2）测量单位是什么，为什么？例如，由于无法对仪器进行绝对校准，因此多普勒以伏特为单位测量皮肤血流量。测量技术中的偏倚可能改变解释。它可以由受试者和/或操作者的主观性或有偏倚的样品选择引起。前者通过使用单盲或双盲设计来规避，后者通过随机化样本或测试部位来消除未知的生理变化（坚持使用算法生成的随机数表）。

9 结论

操作员应遵循以下程序：

（1）确定设备的可靠性和准确性。

（2）严格按照制造商的指示使用设备。

（3）建立实验室，以便使精确测量的材料和生理条件得到常规保证。

（4）将上述内容系统地记录在特定日志中。

（5）最好在常规使用该方法之前确定设备测量值的变化。

致谢

作者感谢法国贝桑松医学与药学学院〔Faculty of Medicine and Pharmacy Besancon（France）〕统计学教授 Mariette Mercier 女士，她修订了本章并提供了 Welch 检验的相关信息。

（曾庆 译，李利 校/审）

参考文献

Bernard C, editor. Introduction à l'étude de la médecine expérimentale. Paris: Flammarion; 1984. p. 185. Paris, 1865.

Escoffier C, De Rigal J, Rochefort A, Vasselet R, Lévêque J-L, Agache P. Age-related mechanical properties of human skin: an in vivo study. J Invest Dermatol. 1989;93:353–7.

Humbert P, Dupond JL, Agache P, et al. Treatment of scleroderma with oral 1,25-dihydrovitamin D3: evaluation of skin improvement using non-invasive techniques. Acta Derm Venereol. 1993;73:449–51.

Larnier C, Ortonne JP, Venot A, Faivre B, Beani JC, Thomas P, Brown TC, Sendagorta E. Evaluation of cutaneous photodamage using a photographic scale. Br J Dermatol. 1994;130:167–73.

Panisset F, Treffel P, Faivre B, Brunet-Lecomte P, Agache P. Transepidermal water loss related to volar forearm sites in humans. Acta Derm Venereol. 1992;72:4–5.

Serup J. Bioengineering and the skin: from standard error to standard operating procedure. Acta Derm Venereol Suppl. 1994;185:5–8.

Siegel S, editor. Nonparametric statistics for the behavioral sciences. London: McGraw-Hill; 1956.

Taguchi G, Wu Y, editors. Introduction to off line qualitycontrol. Nagoya: Central Japan Quality Control Association; 1980.

Treffel P, Panisset F, Faivre B, Agache P. Hydratation, transepidermal water loss, pH and skin surface parameters: correlations and variations between dominant and non-dominant forearms. Br JDermatol. 1994;130:325–8.

Whitehead J. The design and analysis of sequential clinical trials. 2nd ed. Chichester: Wiley; 1997.

推荐阅读

Altman DG, editor. Practical statistics for medical research. London: Chapman & Hill; 1993.

Armitage P, Berry G, editors. Statistical methods in medical research. 2nd ed. Oxford: Blackwell Scientific Publications; 1987.

Bailar JC, Mosteller F, editors. Medical uses of statistics.

Waltham: NEJM Books; 1986 (This is a general statistical handbook devoted to biologists and physicians, and written in simple language that would be understood even by readers who had no education in biostatistics).

Beyer WH, editor. Handbook of tables for probability and statistics. 2nd ed. Boca Raton: CRC Press; 1968.

Box GEP, Hunter WG, Hunter JS, editors. Statistics for experimenters. New York: Wiley; 1978.

Salsburg DS, editor. The use of restricted significance tests in clinical trials. Berlin/Heidelberg/New York: Springer; 1992.

3

皮肤的时间生物学：皮肤的时钟和生物节律

Annette Mehling and Corinne Reymermier

内容

关键词

生物节律·时间生物学·昼夜节奏的·时钟·皮肤

1 简介

对时间的认知及其对植物和动物周期性行为模式的影响可以追溯到很多世纪以前（reviewed by Reinberg and Smolensky 1983；Moser et al. 2006；Halberg et al. 2001）。在对生物系统中发现周期性的、基于时间的关系研究中，产生了"时间生物学（chronobiology）"——研究和客观量化生物时间结构的现象和机制的科学，包括生命的节律性表现（美国医学时间生物学和时间治疗学协会，American Association for Medical Chronobiology and Chronotherapeutics，www.aamcc.net/glossary.htm）。生物节律通过为生物过程提供时间结构，对生物体产生深远的影响。为了"报时"，大多数活的生物体都使用"生物钟"的计时机制（time-keeping mechanisms）。这些"时钟"协调我们的生理和行为功能，从而优化对环境的适应和与环境的相互作用。在过去的几十年里，已经发现了数百种不同的时钟／周期，再次激发了人们对时间生物学的兴趣。此外，随着对时间生物学效应带来的意义的认知越来越深入，并且现在认为这些具有真正的机制和治疗意义（例如生物钟疗法；Kaur et al. 2013；Librodo et al. 2012）。图1简单描述了典型的生物节律。

虽然生物振荡器（biological oscillators）的基础科学是错综复杂的，还不能完全理解，但我们的主时钟很可能是根据世界上最可靠的计时器——太阳而定的。昼夜节律（circadian rhythms），即每日循环，可能是最明显的，因此也是研究得最好的。光被认为是最重要的授时因子，是对节律进行调节的外部刺激，控制着昼夜节律的同步。哺乳动物的昼夜节律系统是有组织的一个复杂的层次结构网络，由下丘脑的视交叉上核（suprachiasmatic nucleus，SCN）作为主要的起搏器。SCN接收来自视网膜的特定细胞的光信号，视网膜神经节细胞通过谷氨酰胺神经支配和／或基于黑视蛋白的光感

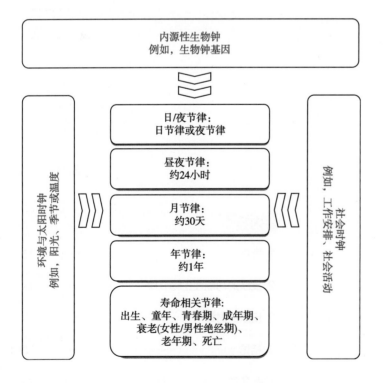

图1　典型的生物节律和受其影响的各种时钟示意图

内源性生物钟
例如，生物钟基因

环境与太阳时钟
例如，阳光，季节或温度

社会时钟
例如，工作安排，社会活动

日／夜节律：
日节律或夜节律

昼夜节律：
约24小时

月节律：
约30天

年节律：
约1年

寿命相关节律：
出生、童年、青春期、成年期、衰老(女性/男性绝经期)、老年期、死亡

受器系统调节 SCN 的光暗循环。这反过来会触发昼夜节律，例如，通过释放褪黑激素或促肾上腺皮质激素（ACTH; Berson et al. 2002; Hastings et al. 2003; Luboshitzky 2000），这影响了在人类细胞中普遍存在的外围时钟。虽然确切的功能还没有很好地阐明，但合理的假设是，外围的时钟将负责生理微调，从而优化对环境和内部事件和过程的响应。生物周期也可以受其他环境因素的影响，例如，月亮周期，但也受日常社会节奏的影响，例如工作。有趣的是，如果不受干扰，人类的"自由运行"的昼夜节律大约是 25 小时（可能是受作为二次同步器的月球影响，因为这段时间与月球的轨道时间相对应，与之对应的是每 12 小时 25 分钟发生的潮汐峰）。一个不应该忘记的方面是生命本身就是一种生物节律。生物钟的功能失调会导致各种疾病，包括高血压、睡眠、心身障碍，以及许多在老年人群中出现的生物钟紊乱（Mishima et al. 2000; Pagani et al. 2011; Chang and Guarente 2013）。皮肤是身体和环境的界面。因此，它在维持机体内稳态的过程中起着至关重要的作用。虽然季节的变化和生命固有的阶段也起着作用（Mehling and Fluhr 2006），但在接下来的研究中，我们将会对在皮肤中发现的时间生物学效应进行概述，主要关注昼夜节律（在这方面包括了次昼夜节律，等等）和皮肤时钟。

2 皮肤的功能性生物节律

最初的系统和全面的研究中，实际上关注的是自然的"健康"，在皮肤功能中发现的时间生物学效应出现在 Yosipovitch 等（1998）和 Le Fur 等（2001）进行的研究中。Yosipovitch 等进行了一项研究，他们比较了皮肤表面参数的节律性：皮肤 pH、皮肤表面水分、皮肤屏障功能 [（经皮肤水分丢失（transepidermal water loss，TEWL）] 和皮肤温度。在环境控制条件下，24 小时内，对 7 名女性和 9 名男性，在 4 个不同的位置（前额、前臂、上背部和胫骨），每 2 小时一次进行测量。在大多数部位都观察到 TEWL、温度和 pH 的可辨别节律。使用 TEWL 作为皮肤屏障功能的量度，皮肤

屏障在早晨呈现改善的状态，该状态在傍晚下降。这与皮肤温度的升高并不相关，尽管夜间皮肤温度也升高了。虽然在下午 4 点左右，皮肤的水合程度没有显著性差异，但应用电容法测量的皮肤表面水分有轻微的升高。在随后的研究中，Yosipovitch 等（2004）还研究了可的松（cortisone）治疗刺激性和非刺激性皮肤对血流量（blood flow）、皮肤温度和 TEWL 昼夜节律的影响。血流呈现昼夜节律和次昼夜节律，与皮肤温度显著相关，但不与 TEWL 相关。午后 / 傍晚和睡眠开始之前血流量最高，早上最低。

Le Fur 等（2001）在标准测量环境下，在 48 小时内，观察每 4 小时面部和前臂皮肤的时间依赖性节律改变。除了 Yosipovitch 等报道的皮肤参数外，还测量了皮脂分泌。唾液皮质醇（salivary cortisol）水平作为血浆皮质醇（plasma cortisol）的替代指标，以确保志愿者的同步。总的来说，这些结果证实了 Yosipovitch 等发现的生理节律：皮脂分泌（面部）、经表皮失水率（面部和前臂）、皮温（前臂）、pH（面部）和水分含量（前臂）。此外，对于皮脂分泌，发现了 8 小时的次节律，对于经表皮失水率（面部和前臂）为 8 小时和 12 小时，对于皮温（前臂）为 12 小时。皮肤 pH 在上午最高，皮脂分泌在中午达到高峰，前臂（而非面部）的皮肤温度在中午前后最低，在下午 4 点和凌晨 4 点表现出两个高峰。由 TEWL 评估的皮肤屏障功能（面颊）在上午 8 点和下午 4 点最低。

Denda 和 Tsuchiya（2000）在一天（30 小时）的不同时间点研究了前臂皮肤的屏障功能恢复（通过 TEWL 测量）。皮肤表面温度在凌晨 2～3 点达到峰值，并且在整个上午保持轻微升高。通过胶带撕拉来人为破坏皮肤屏障，胶带撕拉后 1 小时，用 TEWL 值评估恢复率。发现与其他时间点相比，20 点至 23 点之间的恢复率降低，呈现出时间依赖效应。在此期间，与皮温没有显著相关性。在约 3 点 [33.6℃ 和 0.30mg/（cm² · h）] 观察到 TEWL 基础值，表明皮肤屏障修复的时间依赖性差异与皮肤温度的变化无关。

"不同步"时钟也与特应性皮炎（atopic

dermatitis）、银屑病（psoriasis）、接触性超敏反应（contact hypersensitivity）和皮肤癌（skin cancer）有关（Wood and Hrushesky 1996；Gelfant et al. 1982；Li et al. 2013；Takita et al. 2013；Gaddameedhi et al. 2011；Cermakian et al. 2013；Muñoz-Hoyos et al. 2007）。对变应原的皮肤免疫应答在一天中不同，例如 Reinberg 等（1965）观察到皮肤试验的反应性存在昼夜变化。Zak-Nejmark 等（2006）研究了健康和特应性个体对组胺的皮肤反应性，并观察到健康个体在夜间具有最低的反应性。相反，特应性个体在晚上表现出最高的反应性。组胺与淋巴细胞和中性粒细胞的结合也在昼夜之间表现出变化。由于特应性皮炎在夜间更容易受到瘙痒的困扰，夜间哮喘也会增加，因此这可能会对时间治疗方法有提示意义。昼夜节律过程可能在皮肤癌恶化中起作用。当在凌晨 4：00 用 UVB 照射时，小鼠的浸润性鳞状细胞癌（invasive squamous cell carcinoma）比在下午 4：00 时增加 5 倍。据报道，低剂量中波紫外线（Ultraviolet B，UVB）下调时钟基因并改变其表达，从而调节昼夜节律（Kawara et al. 2002）。维持光明与黑暗之间的适当平衡以及由此产生的益处（例如维生素 D 生成）或紫外线的破坏性作用（例如光损伤）（Desotelle et al. 2012）可能对细胞功能和对皮肤癌的易感性具有显著的影响。在皮肤肿瘤活检中观察到时钟基因的下调，表明其可能在皮肤肿瘤发生中起保护作用（Lengyel et al. 2013），可能归因于对 DNA 损伤（DNA damage）（包括修复，检查点和细胞凋亡）的异常细胞反应。时钟基因在毛发循环中起作用，胡须毛囊内有位于 PER1 和 PER3 的内源性钟，时钟基因功能障碍可能在年龄相关性脱发中发挥作用（Watanabe et al. 2012；Geyfman and Andersen 2010）。这些仅仅是在皮肤过程中起作用的时间生物学节律的一些例子。

我们已观察到皮肤功能的昼夜节律存在差异，这可能是由于过去评估参数时，存在时间间隔导致。在一些研究中，每 2 小时测量一次参数，其他的每 4 小时测量一次，等等。根据采样时间和生物体所显示的昼夜节律，可以识别超级节奏或错过某些昼夜节律。其他参数（如环境温度和湿度及季节）也可能导致对自然生物节律或不同夹带的掩蔽。性别（如女性的月经周期）和年龄（儿童往往睡眠时间较长，而老年人最有可能患有缺陷的时钟）等也可能发挥作用。

3　皮肤的时钟（clocks）

虽然昼夜节律是由主要受太阳支配的外部时间信号所导引，但在细胞水平上也会产生生理周期振荡，并在身体的大部分细胞中发生。这些分子时钟不总是直接与 SCN 发出的信号相关联，细胞也存在自主时钟。这些也许与间接和太阳相关的生理代谢过程相关，例如，与食物摄取或温度变化如潜在的授时因子相关的代谢过程。振荡的编制受一个错综复杂的转录和翻译反馈环路网络所控制。其中最突出的例子是正转录调控因子基因生物钟（circadian locomotor output cycles kaput，Clock）和脑及肌肉多环芳烃受体核转位因子样蛋白 1（brain and muscle aryl hydrocarbon receptor nuclear translocator-like protein-1，Bmal1），驱动目标基因如周期基因［period（Per）］1～3 基因和隐色花素［cryptochrome（Cry）]1 和 2 基因的表达。自调节负反馈环的发生是通过形成 PER/CRY 蛋白质复合物形成进而阻止转录因子 CLOCK/BMAL1 自己从而抑制转录。这是怎么发生的？调节反馈环的正臂是由异二聚体 CLOCK/BMAL1 组成，它与靶基因如 Per、Cry、ROR（与视网膜相关的孤儿受体，retinoid-related orphan receptor）和 REV-ERB（orphan nuclear receptor，孤核受体）的 E-box 序列结合，从而刺激它们的转录。这些基因的产物，CRY 和 PER，可以形成异质二聚体，通过抑制 CLOCK/BMAL1 诱导转录，进而起到的抑制转录因子的作用，从而形成调控反馈回路的负臂。进一步的"振荡"是通过核受体转录因子 ROR 和 REV-ERB 调控 Bmal1 的表达来实现。通过结合出现在 Bmal1 基因上游区域的 RORE 元件，ROR 上调 Bmal1 的表达，REV-ERB 则下调其表达（图 2）。

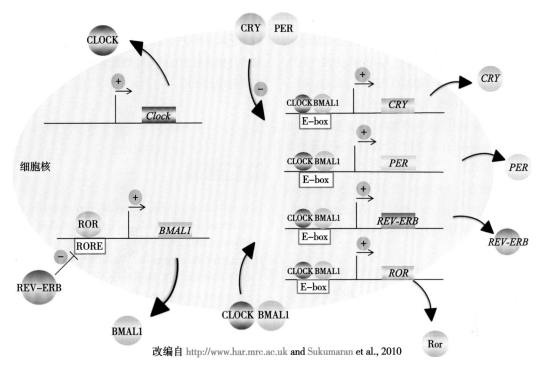

改编自 http://www.har.mrc.ac.uk and Sukumaran et al., 2010

图2 调节细胞节律的反馈机制示例。在细胞质中，CLOCK 和 BMAL1 在转移到细胞核之前结合为异质二聚体，它们能够与靶基因如 *Per*、*Cry*、*ROR* 和 *REV-ERB* 的 E-box 序列结合，从而刺激它们的转录。CRY 和 PER 作为转录因子形成负调节环。它们能够在转移到细胞核之前在细胞质中形成异质二聚体，在该处阻止 CLOCK/BMAL1 复合物的作用。此外，核受体转录因子 ROR 和 REV-ERB 对 *Bmal1* 基因具有相反的控制。通过结合出现在 *Bmal1* 基因上游区域出现的 RORE 元件，ROR 进而上调 *Bmal1* 的表达，REV-ERB 下调其表达

此外，不受时间限制的蛋白质（timeless protein，TIM）可以通过结合特定区域来控制 PER 在细胞质中保持稳定，从而共调节亚细胞定位，防止 PER 降解，或者激活对 CLOCK/BMAL1 功能的抑制（Sukumaran et al. 2010）。上述细胞的时钟发条也在皮肤中被发现，据估计，高达 10% 的基因表现出一种昼夜节律的表达（Desotelle et al. 2012）。

人类的生物钟基因 *Clock*、*Tim*、*Per1*、*Cry1* 和 *Bmal1* 的表达，在口腔黏膜和皮肤中均有发现，并且通常与视交叉上核控制的昼夜节律的情况一致。这些模式与在小鼠中发现的模式密切相关，提示皮肤本身可能是昼夜节律的另一个起搏器（Bjarnason et al. 2001）。基因 *Per1*、*Cry1* 和 *Bmal1* 的表达在早晨、傍晚和夜间达到高峰。此外，黏膜细胞周期蛋白的表达与一些时钟基因的表达一致，例如，*Per1* 表达与 G_1 期同时发生，表明基因产物相互作用。培养的人类皮肤细胞，如角质形成

细胞和成纤维细胞，以及角质细胞系 HaCaT 和黑素瘤 A375，已经显示出生物钟基因 *Clock* 和 *Per1* 的表达（Zanello et al. 2000）。HaCaTs 具有良好的昼夜节律表达模式，这与在小鼠体内发现的成纤维细胞系 NIH3T3 相关良好。在最近的一项研究中，Spörl 等（2011）研究了温度周期对皮肤时钟节律的影响。正如 Yosipovitch 等（1998）已经报道的对于人类皮肤，温度是细胞时钟的一种有效的授时因子，如 PER2（主要角质形成细胞和培养的细胞系）。从而将它们与环境信号所给予的生理影响联系起来。有节律的 PER2 表达也被 Tanioka 等（2009）描述，他们观察到这种蛋白质在制造外周生物钟的昼夜振荡中起着至关重要的作用。温度甚至可以用来同步化细胞。有趣的是，他们也观察到了 *Insig2a* 的昼夜节律转录。这一基因对胆固醇稳态，角质形成细胞分化，角质套膜发展，皮肤的屏障功能都起着至关重要的作用。如果存在胆固醇

缺乏症，甾醇调控元件结合蛋白（SREBPs）被释放并激活胆固醇的从头合成（例如，通过 *Hmgcr*）或增强其摄取（例如，通过 *Ldl* 受体基因产物），这两种基因都展示出有趣的昼夜节律。最近，同一组人应用了全基因组转录分析的方法。在一整天的过程中，用全基因组微阵列来描述人发疱表皮的基因表达谱（Spörl et al. 2012）。超过 300 个基因表现出白天依赖性的表达，其中许多基因在体外也有相同的表达，如 Krüppel 样因子 9（Krüppel-like factor 9，*Krf9*）表现出一种意义深远的昼夜节律，这种节律是皮质醇依赖性的，与角质细胞的分化和增殖相关。

据报道，HaCaT 细胞的增殖（proliferation HaCaT cells）也受到褪黑素的影响，褪黑素的分泌有明显的昼夜节律（Hipler et al. 2003；Fischer et al. 1999）。HaCaT 细胞中的时钟基因表达是通过低剂量的 UVB 辐照（Kawara et al. 2002）调控的，这表明在角质形成细胞中，生物钟基因的表达因褪黑素依赖机制受太阳辐照的影响。这些研究进一步表明，皮肤生理遵循时间生物学模式，皮肤暴露于紫外线照射和 / 或光线可能与通过生物钟基因表达方式来进行的昼夜节律调节有关。另观察到皮肤癌也受昼夜节律的控制。例如，核苷酸切除修复基因遵循昼夜节律模式（Gaddameedhi et al. 2011；Sancar et al. 2010）。进一步指出了时间生物学过程对生物体的重要作用。

4 结论

皮肤屏障功能对于保护身体避免水分过度流失，抵御病原体和外源性物质入侵至关重要。上述研究表明皮肤具有明显的昼夜节律。对已观察到的时间依赖性模式的解释是，它们暗示皮肤适应白天，以提高其保护功能才能抵御环境威胁；然后在傍晚和夜间的过程中进行再生。由于皮肤似乎对傍晚和夜间更具反应性和渗透性，所以这些作用可以用于优化化妆品和医用活性物质的递送和功效。时钟贯穿整个身体的细胞中 / 细胞分子水平，这表明对于适应多种不同的环境信号和细胞因子时维持身

体内稳态所需的微调是非常重要的。时间药物学和时间化妆品学的概念不只是模糊不清的想象 - 他们在设计更有效和有针对性的药物和皮肤护理方案方面有合理的作用。

（刘建伟 译，王银娟 校，袁超 审）

参考文献

Berson DM, Dunn FA, Takao M. Phototransduction by retinal ganglion cells that set the circadian clock. Science. 2002;295:1070–3.

Bjarnason GA, Jordan RC, Wood PA, Li Q, Lincoln DW, Sothern RB, Hrushesky WJ, Ben-David Y. Circadian expression of clock genes in human oral mucosa and skin: association with specific cell-cycle phases. Am J Pathol. 2001;158:1793–801.

Cermakian N, Lange T, Golombek D, Sarkar D, Nakao A, Shibata S, Mazzoccoli G. Crosstalk between the circadian clock circuitry and the immune system. Chronobiol Int. 2013;30:870–88.

Chang HC, Guarente L. SIRT1 mediates central circadian control in the SCN by a mechanism that decays with aging. Cell. 2013;153:1448–60.

Denda M, Tsuchiya T. Barrier recovery rate varies timedependently in human skin. Br J Dermatol. 2000;142:881–4.

Desotelle JA, Wilking MJ, Ahmad N. The circadian control of skin and cutaneous photodamage. Photochem Photobiol. 2012;88:1037–47.

Fischer TW, Wigger-Alberti W, Elsner P. Melatonin in dermatology. Experimental and clinical aspects. Hautarzt. 1999;50:5–11.

Gaddameedhi S, Selby CP, Kaufmann WK, Smart RC, Sancar A. Control of skin cancer by the circadian rhythm. Proc Natl Acad Sci U S A. 2011;108:18790–5.

Gelfant S, Ozawa A, Chalker DK, Smith Jr JG. Circadian rhythms and differences in epidermal and in dermal cell proliferation in uninvolved and involved psoriatic skin in vivo. J Invest Dermatol. 1982;78:58–62.

Geyfman M, Andersen B. Clock genes, hair growth and aging. Aging (Albany NY). 2010;31:122–8.

Halberg F, Cornélissen G, Otsuka K, Katinas G,

Schwartzkopff O. Essays on chronomics spawned by transdisciplinary chronobiology. Witness in time: Earl Elmer Bakken. Neuro Endocrinol Lett. 2001;22:359–84.

Hastings MH, Reddy AB, Maywood ES. A clockwork web: circadian timing in brain and periphery, in health and disease. Nat Rev Neurosci. 2003;4:649–61.

Hipler UC, Fischer TW, Elsner P. HaCaT cell proliferation influenced by melatonin. Skin Pharmacol Appl Skin Physiol. 2003;16:379–85.

Kaur G, Phillips C, Wong K, Saini B. Timing is important in medication administration: a timely review of chronotherapy research. Int J Clin Pharm. 2013;35:344–58.

Kawara S, Mydlarski R, Mamelak AJ, Freed I, Wang B, Watanabe H, Shivji G, Tavadia SK, Suzuki H, Bjarnason GA, Jordan RC, Sauder DN. Low-dose ultraviolet B rays alter the mRNA expression of the circadian clock genes in cultured human keratinocytes. J Invest Dermatol. 2002;119:1220–3.

Le Fur I, Reinberg A, Lopez S, Morizot F, Mechkouri M, Tschachler E. Analysis of circadian and ultradian rhythms of skin surface properties of face and forearm of healthy women. J Invest Dermatol. 2001;117: 718–24.

Lengyel Z, Battyáni Z, Szekeres G, Csernus V, Nagy AD. Circadian clocks and tumor biology: what is to learn from human skin biopsies? Gen Comp Endocrinol. 2013;1:67–74.

Li WQ, Qureshi AA, Schernhammer ES, Han J. Rotating night-shift work and risk of psoriasis in US women. J Invest Dermatol. 2013;133:565–7.

Librodo P, Buckley M, Luk M, Bisso A. Chronotherapeutic drug delivery. J Infus Nurs. 2012;35:329–34.

Luboshitzky R. Endocrine activity during sleep. J Pediatr Endocrinol Metab. 2000;13:13–20.

Mehling A, Fluhr JW. Chronobiology: biological clocks and rhythms of the skin. Skin Pharmacol Physiol. 2006;19:182–9.

Mishima K, Okawa M, Hozumi S, Hishikawa Y. Supplementary administration of artificial bright light and melatonin as potent treatment for disorganized circadian rest-activity and dysfunctional autonomic and neuroendocrine systems in institutionalized demented elderly persons. Chronobiol Int. 2000;17:419–32.

Moser M, Frühwirth M, Penter R, Winker R. Why life oscillates–from a topographical towards a functional chronobiology. Cancer Causes Control. 2006;17 (4):591–9.

Muñoz-Hoyos A, Espín-Quirantes C, Molina-Carballo A, Uberos J, Contreras-Chova F, Narbona-López E, Gutiérrez-Salmerón MJ. Neuroendocrine and circadian aspects (melatonin and beta-endorphin) of atopic dermatitis in the child. Pediatr Allergy Immunol. 2007;18:679–86.

Pagani L, Schmitt K, Meier F, Izakovic J, Roemer K, Viola A, Cajochen C, Wirz-Justice A, Brown SA. Eckert A serum factors in older individuals change cellular clock properties. Proc Natl Acad Sci U S A. 2011;108:7218–23.

Reinberg A, Smolensky MH. Introduction to chronobiology, Biological rhythms and medicine topics in environmental physiology and medicine. 1983. Springer New York, p. 1–21. doi 10.1007/978-1-4613-9496-9.

Reinberg A, Ghata J, Sidi E. Circadian reactivity rhythms of human skin to histamine or allergen and the adrenal cycle. J Allergy. 1965;36:273–83.

Sancar A, Lindsey-Boltz LA, Kang TH, Reardon JT, Lee JH, Ozturk N. Circadian clock control of the cellular response to DNA damage. FEBS Lett. 2010;584:2618–25.

Spörl F, Schellenberg K, Blatt T, Wenck H, Wittern KP, Schrader A, Kramer A. A circadian clock in HaCaT keratinocytes. J Invest Dermatol. 2011;131:338–48.

Spörl F, Korge S, Jürchott K, Wunderskirchner M, Schellenberg K, Heins S, Specht A, Stoll C, Klemz R, Maier B, Wenck H, Schrader A, Kunz D, Blatt T, Kramer A. Krüppel-like factor 9 is a circadian transcription factor in human epidermis that controls proliferation of keratinocytes. Proc Natl Acad Sci U S A. 2012;109:10903–8.

Sukumaran S, Almon RR, DuBois DC, Jusko WJ. Circadian rhythms in gene expression: relationship to physiology, disease, drug disposition and drug action. Adv Drug Deliv Rev. 2010;62:904–17.

Takita E, Yokota S, Tahara Y, Hirao A, Aoki N, Nakamura Y, Nakao A, Shibata S. Biological clock dysfunction exacerbates contact hypersensitivity in mice. Br J Dermatol. 2013;168:39–46.

Tanioka M, Yamada H, Doi M, Bando H, Yamaguchi Y, Nishigori C, Okamura H. Molecular clocks in mouse skin. J Invest Dermatol. 2009;129:1225–31.

Watanabe M, Hida A, Kitamura S, Enomoto M,

Ohsawa Y, Katayose Y, Nozaki K, Moriguchi Y, Aritake S, Higuchi S, Tamura M, Kato M, Mishima K. Rhythmic expression of circadian clock genes in human leukocytes and beard hair follicle cells. Biochem Biophys Res Commun. 2012;425:902–7.

Wood PA, Hrushesky WJ. Circadian rhythms and cancer chemotherapy. Crit Rev Eukaryot Gene Expr. 1996;6:299–343.

Yosipovitch G, Xiong GL, Haus E, Sackett-Lundeen L, Ashkenazi I, Maibach HI. Time-dependent variations of the skin barrier function in humans: transepidermal water loss, stratum corneum hydration, skin surface pH, and skin temperature. J Invest Dermatol. 1998;110:20–3.

Yosipovitch G, Sackett-Lundeen L, Goon A, Huak CY, Goh CL, Haus E. Circadian and ultradian (12 h) variations of skin blood flow and barrier function in non-irritated and irritated skin – effect of topical corticosteroids. J Invest Dermatol. 2004;122:824–9.

Zak-Nejmark T, Nowak IA, Kraus-Filarska M. Circadian variations of histamine binding to lymphocytes and neutrophils and skin reactivity to histamine in atopic and healthy subjects. Arch Immunol Ther Exp (Warsz). 2006;54:283–7.

Zanello SB, Jackson DM, Holick MF. Expression of the circadian clock genes clock and period1 in human skin. J Invest Dermatol. 2000;115:757–60.

4

皮肤表面生态系统：全景呈现

Thomas Lihoreau and Pierre Agache

内容

关键词

皮肤表面·微生物群·微生物区系·微生物群落·
微生物学·角质层·生态系统·细菌·生态失调

皮肤表面是一个生态系统（ecosystem）：以剥脱的角质层（分离层）为基础，上面生长着常驻细菌和真菌群，它们在由表皮细胞和皮脂腺分泌的油脂、桥粒和细胞间蛋白酶降解产物、表皮水分和汗液构成的复杂环境中不断增殖。物理化学因素（表面张力、电化学）对这个系统中的影响相当大。尽管每天都有该生态系统约三分之一厚的角质层脱落，但是它还能够不断地再生，并保持一定的稳态。过去几年中，皮肤表面微生态一直是皮肤生理学的重要内容和课题，吸引了皮肤病学、微生物

学、免疫学以及分子和基因领域的专家投身其中。

1 皮肤形貌

皮肤形貌（skin relief）（也被称为微地貌、微形态、皮肤表面纹理、皮肤粗糙度）随解剖部位和自身特点的变化而变化。它是由皮纹、毛孔或汗孔和微凸的角质层构成的（图1）。在大多数部位，主要皮纹（furrows）又称为基础线（Wolf 1940；Hanusova 1938；Tring and Murgatroyd 1974），深70～200μm，至少沿着两个方向，根据不同区域划分出不同形状的皮野（Chinn and Dobson 1964；Sarkany and Caron 1965）。毛孔位于这些皮纹的连接处，但汗孔（图2和图3）主要位于皮野上（Johnson et al. 1970）或在一些深约20～70μm的表面皮

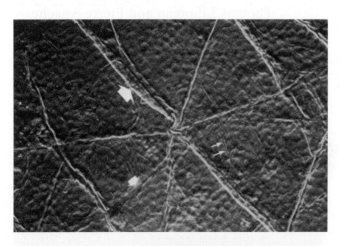

图1　前臂曲侧皮肤表面粗箭头：一阶沟。中等大小的箭头：二阶沟。小箭头：三阶沟。在皱纹之间是很容易辨认的由角质细胞铺陈的小平台（bumps）。电子显微境扫描图。（由 Boleslav Turek 医生提供）

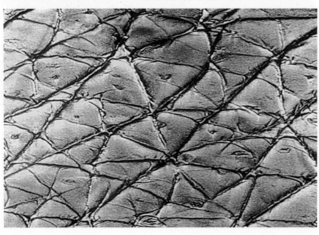

图2　前臂曲侧皮肤表面在一些皮野上可以看到汗孔。扫描电子显微照片。（由 Boleslav Turek 医生提供）

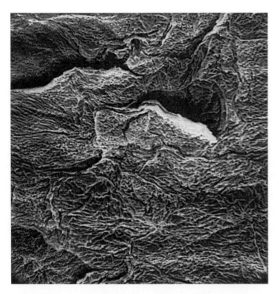

图3 汗管口 Silflo（译者注：一种硅胶）印模电子显微镜扫描图（×2000）。（皮肤生物物理学实验室 Besançon）

纹处（第二皮纹线）。第三种皮纹是多变的，可以粗略地分隔出角质细胞群。

这种皮纹网从出生就存在（Tchernoff 1985），并且一直到青春期它的深度会随着年龄的增加而逐渐加深（Makki et al. 1984）。在成人，女性的皮纹会浅一些（Makki et al. 1984）。在脸上，会有一些小皱纹（深约 0.2mm）随着年龄的增长会出现

更深的（深度＞1mm）皱纹。在其他区域，最深的皱纹逐渐增加，细小的皱纹消失，皮肤表面逐渐变得膨隆（Makki et al. 1984；Corcuff et al. 1983；Zahouani and Vargiolu 2004）。皮沟的主要功能是机械性的，通过部分松弛皮沟可以使得皮表和表皮延伸。他们的解剖分布反映了每个部位皮肤纹理机械约束力的方向。在前臂曲侧，这种对抗松弛作用的抵抗力约占整个皮肤拉伸阻力的 50%（Panisset et al. 1993）。皮沟还可以作为皮脂和汗液存储和流动通道。它们优先捕获并存储涂抹在皮肤上的物质：它们可能是经皮吸收的优选位置。

在手掌和脚掌上，皮沟弯曲的形状形成了皮纹。皮野被同心脊替代，上面是规律排列的汗孔（图4）。这种结构很好地契合了手足附着于地面和物体表面的需求。主要通过 3 个因素来实现：皮纹形状、缓慢但持续的汗液分泌保证皮肤表层持续保湿（这大大增加了摩擦系数）（Highley et al. 1977）以及在有心理压力的情况下，手掌足底突然出现大量汗液分泌（心理性出汗）。这些功能对于在热带草原上裸体生活的原始人来说至关重要。皮脂（和脂肪物质类似）和毛发都能减小摩擦系数，可能正是因为这个原因，手掌和足底没有毛囊皮脂腺（Elkhyat et al. 2014）。

图4 手指垫皮肤表面同心脊上被邻苯二甲醛染色的汗孔。（皮肤生物物理学实验室 Besançon）

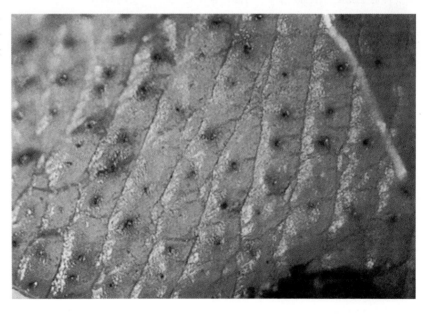

2 皮肤表面的微生物学

皮肤表面生态学的一个主要方面是有细菌群（定居在我们皮肤表面的细菌有 1 010 多种）、真菌（可能还有病毒）的定植；它们的存在和正常功能对确保皮肤健康至关重要（Kloos 1981）。大量的研究致力于探索这些微生物在人类健康和疾病中的作用；这一研究领域得到了诸如美国国立卫生研究院（US National Institutes of Health UNIH）等机构的支持，该机构于 2007 年启动了人类微生物组计划（HMP，www.hmpdacc.org），并且运用目前的先进技术，如微生物群基因表型宏基因组测序（Schloss 2014）或是分子基因分析，来鉴定物种或生物类型（Dekio et al. 2005）。

2.1 皮肤菌群习性

过去几年的研究数据揭示了皮肤定植菌群的特性和分类（表 1）。这些微生物大多定植在鳞状上皮的附着物中。主要是在皮肤表面的沟纹、毛囊皮脂腺的漏斗部和表皮（剥离层）处。

典型的皮肤定植菌群（微球菌，痤疮丙酸杆菌，需氧棒状杆菌，糠疹癣菌）的长期生存习性意味着它在原位可持续定植，并受到该区域内的营养素（特别是脂质）、湿度、pH、可能还有其他一些因素，如温度、氧含量和二氧化碳压力的影响，并暴露于紫外线照射中。细菌菌群主要受一些局部因素影响。例如，其密度（每表面单位微生物的数量）几乎是恒定的。它在搔抓、洗浴或清洗甚至消毒后很快会再生（Johnston et al. 1987）。每天洗澡与 3 周不清洗不会有什么区别（Hartmann 1990）。

暂时定植（temporarily resident）的特征（暂居菌群）是指潜在致病菌［金黄色葡萄球菌，微棒状杆菌，革兰氏阴性菌（变形杆菌、克雷伯杆菌、铜绿假单胞菌、大肠杆菌），非亲脂性酵母菌（白色念珠菌），皮肤癣菌］。它们来自环境或从邻近区域（鼻前庭、直肠）侵入皮肤。并且只有在局部或免疫条件有利的条件下才会增殖。因此，它们优先定植在褶皱处（腋窝、会阴、脚趾之间）或生存于一些个体和患病皮肤中。通常，它们的数量很少

（如果细菌密度超过 10^6 个 /cm²，可能伴有"金黄色葡萄球菌感染"）。在某些情况下，皮肤上的暂居菌群来自环境（医院病房、水槽中的污染物）；例如，花瓶和花盆中有大量的革兰氏阴性杆菌；B 组链球菌可能是咽部或直肠来源的。

表 1 健康皮肤上的细菌

1. 革兰氏阳性球菌（Gram+ cocci）

它们产生一种可以与链球菌相鉴别的过氧化氢酶。有两个主要属：

葡萄球菌，能够在厌氧条件下发酵葡萄糖。它们主要包括白色葡萄球菌（凝固酶阴性）及其 9 个属种：主要种类是表皮葡萄球菌、人葡萄球菌和解糖葡萄球菌，可以通过其表型和 DNA 来区分（Kloos 1981）。它们可以生长于各个部位的皮肤上

金黄色葡萄球菌（凝固酶阳性）有时可以在健康皮肤上稳定存在，特别是在鼻前庭（鼻载体）中。它属于暂居菌群

微球菌（严格有氧）有 8 种，以其表型、可能的遗传特征以及部分的 DNA 为特征（Kloos 1981；Marples 1981）。它们可以驻存在各个部位的皮肤上

2. 需氧棒状杆菌（Aerobic corynebacteria）（Tring and Murgatroyd 1974；Pitcher and Jackman 1981）

这种细菌呈棒状，为革兰氏阳性，并且不产生孢子。培养基在紫外线下能发出珊瑚色荧光。该菌种的特征是细胞壁中有戊糖和棒状杆菌酸。在皮肤上可以产生刺激性的酸性气味。主要有两类：

体外（会阴区、腋下）非亲脂性的：

极小棒杆菌

干燥棒杆菌

表皮短杆菌（由于产生 CH3SH 而导致脚臭）

体外亲脂性的：

亲脂菌（足部、会阴、腋下）

杰氏棒状杆菌（又名 JK 棒状杆菌）和解脲棒杆菌（又名棒状杆菌 D2）都是暂居菌群的一部分

3. 丙酸杆菌（Propionibacteria）

这些是体外厌氧棒状杆菌。它们具有亲脂性和脂解性，存于脂溢性区域和毛囊皮脂腺中

痤疮丙酸杆菌 = 短小棒状杆菌（可增强免疫）

颗粒丙酸杆菌

贪婪丙酸杆菌（有蛋白水解性）

4. 革兰氏阴性菌（Gram-negativebacteria）（Somerville and Noble 1970）

醋酸钙不动杆菌（腋下、足趾部）

续表

暂居菌群包括假单胞菌、变形杆菌和克雷伯菌：位于腋下，鼻孔，腹股沟，会阴和足趾部

5. 酵母菌（Yeasts）

糠秕孢子菌（P. ovale=P. orbiculare = 糠秕马拉色菌），有亲脂性和脂溶性，多存于脂溢性区域

直肠来源的非亲脂性酵母菌（假丝酵母属，红酵母菌属，球拟酵母属，隐球菌属）属于会阴暂居菌群

6. 皮肤癣菌（Dermatophytes）为来自环境的暂居菌，包括：红色毛癣菌，牙龈卟啉单胞菌，絮状表皮癣菌，小孢子菌

新生儿通过产道接触定植皮肤菌群。在出生后的 3 天内，皮肤从子宫内的无菌液态环境过渡到气态环境，菌群愈加多样化（尤其是表皮葡萄球菌的出现）并以持续的微生物间相互作用和细胞增殖为特征（Capone et al. 2011）。婴幼儿和儿童（出生后 6 个月至 6 岁之间）的皮肤定植菌主要是微球菌、白色葡萄球菌、棒状杆菌、革兰氏阴性杆菌、链球菌和金黄色葡萄球菌（定植在鼻前庭），这些菌群的比例在第一年不断变化；早期的微生物定植对于皮肤屏障和免疫功能以及全身免疫系统的发展是很重要的。老年人全身的皮肤定植菌群会减少，特别是丙酸杆菌。

2.2 菌群分布的变化

菌群分布的变化表明环境是影响微生物繁殖的重要因素。即使在健康人群中，因种族、皮肤 pH、年龄、体重身高指数（BMI）的不同，微生物的位置和数量也有所不同。即使是结合饮食、卫生、环境、宿主生理学、遗传学和早期微生物暴露（Schommer and Gallo 2013；Grice and Segre 2011；Grice et al. 2008），仍不能充分解释这些波动。感谢基因组学和分子生物学的快速发展，我们依靠对 16S 核糖体 RNA 基因组（存在于所有细菌和古细菌中）的分析。似乎那些非优势低丰度微生物（而非那些主要菌群）的组成比，才能更好地区分个体差异（Schloss 2014）。

皮肤接受到的许多重要因素都可能会影响它的表面特性。而且，身体的不同部位也会接触到不同

的细胞类型（Sanford and Gallo 2013）。

微生物的三种定植部位各不相同。富含油脂的部位（头皮，面部，肩膀，胸部）的主要标志是分泌皮脂，甘油三酯是丙酸杆菌和糠秕孢子菌生长所必需的。因此，痤疮丙酸杆菌的密度随着不同年龄段"皮脂排泄率"的变化或维甲酸的治疗而变化（Leyden et al. 1991）。皮脂的分泌能够抑制化脓性链球菌和亲水性物种（表3和表4）；因此令人惊讶的是，头皮上皮脂腺的阻塞并不会改变菌群，也不会增加细菌密度（Leyden et al. 1991）。潮湿的部位多是水分难以经皮排出的身体皱褶部位，这些部位的角质细胞易降解，后者可以为皮肤癣菌提供所需的蛋白。其他无毛部位多是一些适宜干燥环境的菌群，其中干燥是细菌密度低的主要原因。第三个菌群定植地是鼻孔（鼻前庭），它在皮肤菌群定植中有重要作用。

表2、表3和表4列出了人体主要部位的主要菌种分布。这只是一个大概，因为我们可以在许多邻近部位找到菌群差异，并且这种差异取决于皮肤厚度、皱褶、毛囊和腺体密度。例如，在皮脂腺毛囊内发现了糠秕孢子菌，在上漏斗处发现白色葡萄球菌，在漏斗内发现厌氧丙酸杆菌（痤疮丙酸杆菌）。

2.3 增殖

由于角质层每天大约脱去一个细胞层，因此对常驻菌来说，持续增殖是必需的。由每日不断剥离的单层角质层形成的分离层，以及尤其是毛囊皮脂腺漏斗部形成了菌群的储藏器。

表2　不同部位皮肤菌群的变化

1. 油性生存环境（皮脂丰富的）

头皮：糠疹癣菌属＞丙酸杆菌（痤疮丙酸杆菌＞颗粒丙酸杆菌＞卵白丙酸杆菌）＞白色葡萄球菌（表皮葡萄球菌，溶血性葡萄球菌）

其他区域：丙酸杆菌＞糠疹癣菌属＞白色葡萄球菌

2. 潮湿的环境

腋窝：需氧棒状杆菌、卵白丙酸杆菌＞颗粒丙酸杆菌、痤疮丙酸杆菌、白色葡萄球菌（表皮葡萄球菌，人葡萄球菌）、醋酸钙不动杆菌（Chinn 1964）、± 金黄色葡萄球菌、革兰氏阴性杆菌

续表

腹股沟区：需氧棒状杆菌、卵白丙酸杆菌、白色葡萄球菌 ± 革兰氏阴性杆菌
会阴区：白色葡萄球菌 ± 金黄色葡萄球菌、革兰氏阴性杆菌、乙型链球菌
指间区：卵白丙酸杆菌、需氧棒状杆菌、醋酸钙不动杆菌（Johnston et al. 1987）± 革兰氏阴性杆菌微细棒状杆菌
3. 干性环境
上肢：白色葡萄球菌（表皮葡萄球菌、人葡萄球菌、溶血性葡萄球菌）、亲脂性棒状杆菌
下肢：白色葡萄球菌
手（不可能通过消毒去除）：白色葡萄球菌 ± 金黄色葡萄球菌（皮肤科医师）、JK 组的棒状杆菌（肿瘤科医师）、革兰氏阴性杆菌、白色念珠菌
4. 鼻前庭
卵白丙酸杆菌、**表皮葡萄球菌**、需氧棒状杆菌 ± 金黄色葡萄球菌（20% 为终生携带者）、革兰氏阴性杆菌

菌群的主要生长因子是可利用的营养素、湿度和热量。这为高微生物密度的增加提供了合理的解释（表 3 和表 4）。局部封包 24 小时可以使细菌密度增加 1 000 倍：首先是葡萄球菌和微球菌数量增加，然后是非亲脂性棒状杆菌和革兰氏阴性杆菌的增加。水分是白色念珠菌生长所必需的。在热带丛林环境中，非亲脂性棒状杆菌和革兰氏阴性杆菌很容易增殖。然而，季节对温带气候国家的影响很小。对于早产儿来说，培养箱相对高的湿度和温度也会增加残留脐带上铜绿假单胞菌增殖的风险。

不利因素或选择性因素也是存在。汗水通过其中的乳酸抑制一些微球菌和葡萄球菌菌落的形成。痤疮丙酸杆菌（和痤疮）通过小幅增加皮肤表面 pH（从 5.5 增加到 6.0）而增殖，但葡萄球菌却不可以（Korting and Schmid 1995）。pH 5.0 可以抑制表皮短杆菌的生长（Korting and Schmid 1995）。每种细菌黏附素都有特定的底物（例如，金黄色葡萄球菌通过磷壁酸和蛋白质 A 黏附于纤连蛋白和纤维蛋白原上）。

一些细菌会抑制外源微生物的繁殖（细菌干扰）。糠秕孢子菌（通过产生苯乙醇）和需氧棒杆菌可以抑制大部分革兰氏阴性菌的生长。表皮葡萄球菌可以抑制化脓性链球菌和一些微球菌菌落的生长。消除定植菌群可以延长金黄色葡萄球菌的寿命，但对白色念珠菌、化脓性链球菌和铜绿假单胞菌没任何影响。皮肤癣菌能够产生青霉素和链霉素（因此会有选择性耐药球菌）。短杆菌属细菌可以（通过产生甲硫醇）抑制皮肤癣菌的生长。

表 3　皮肤菌群的区域性变化（粗体字：区域的典型特征）

头皮（Ref. Leyden et al. 1991）	前额（无头皮糠疹）	肢体末端（有头皮糠疹）		上肢	下肢
总数 /（个·cm^{-2}）[a]	1×10^6	1.2×10^6	4.4×10^6	1.7×10^3	4.4×10^3
球菌 /%	23.1	18.1	7.2	**93.1**	**87.8**
亲脂性球菌 /%	2.3	0.9	0.02	3.9	5.0
非亲脂性球菌 /%	0	0.1	0	0	7.1
丙酸杆菌 /%	27.5	6.1	**83.5**	3.0	0.01
糠疹癣菌属 /%	**46.7**	**73.9**	9.2	0	0

[a] 平均数。

表 4　皮肤菌群的区域性变化（粗体字：区域的典型特征）

腋窝（Leyden et al.1991）	足部		会阴	正常皮肤	有皮肤癣菌
	无异味的	有异味的			
总数 /（个·cm^{-2}）[a]	4.8×10^3	1.3×10^6	4.3×10^7	1.4×10^7	2.9×10^7
球菌 /（cfu·cm^{-2}）	**86.6**	25.7	14.2	22.7	12.9
亲脂性球菌 /%	10.9	54.7	**58.0**	**75.1**	**78.1**

续表

腋窝（Leyden et al.1991）	足部		会阴	正常皮肤	有皮肤癣菌
	无异味的	有异味的			
非亲脂性球菌 /%	0.3	**16.9**	**26.4**	2.1	8.8
丙酸杆菌 /%	1.1	2.4	0	0	0
革兰氏阴性杆菌 /%	1.1	0.3	7.7	0.05	0.06
假丝酵母菌属 /%	0	0	0.06	0.02	0.02
皮肤癣菌（患病率 /%）	0	0	0	0	84.6

[a] 平均数。

清洁皮肤会有什么影响呢（Brandberg and Andersson 1981）？即使一周没有清洗也不会增加皮肤微生物的总数。过度清洗几乎没有作用。淋浴可能会导致较高菌群密度区域的微生物数量暂时减少，而促进较低菌群密度区域的微生物数量增加，其中的原理可能和菌群打散、分离有关。用抗菌剂清洗几乎可以引起菌群完全消失，但并不持久。这种抵抗性机制之一可能是由于菌群表面保护膜（生物膜）的形成。Kramer（1999）最近发表了所测试洗涤剂、防腐剂和消毒剂功效的结果。

2.4 皮肤菌群的作用

- 皮肤常驻菌群对阻止致病或有害菌群的定植有重要作用。这种作用可以通过生理脱屑而增强：鳞状上皮更容易携带致病菌。微生物也可通过调节皮肤中数以亿计的 T 细胞（Grice and Segre 2011）或在免疫系统中发挥作用，帮助预防过敏或炎症（Fyhrquist et al. 2014）。
- 皮肤表面理化环境的特征之一就是丙酸杆菌能将甘油三酯转化为游离脂肪酸。这种菌群有助于维持其酸度和低表面能。
- 痤疮丙酸杆菌是免疫增强剂。在 20 世纪 70 年代，当时还以小棒状杆菌（Corynebacterium parvum）为名称，即已经被用于改善黑素瘤患者的晚期超敏反应。这种作用可能是通过经皮吸收一些细菌产物来发挥作用的，这些细菌产物通过调节皮肤活性组织产生细胞因子。

2.5 病理学

皮肤菌群的异常升高、减少、缺失或出现新寄生菌，不仅在皮肤上，而且可能在整个生物体上都会引起病理性疾病。

"菌群失调（dysbiosis）"是微生物失衡的专用术语，并用于描述多种病理状态时。但目前尚不清楚这种情况是否是，或者以何种比例是某种相关疾病的原因或后果（Schommer and Gallo 2013；Grice and Segre 2011；Grice et al. 2008），更多的是因为微生物与宿主之间复杂而呈动态变化的相互作用网络。

在这种情况下，研究人员以一种比较准确或不准确，但却众所周知的方式，描述了与微生物生态系统功能紊乱相关的疾病（Zeeuwen et al. 2013）：

- 在特应性皮炎（atopic dermatitis）中，皮疹与金黄色葡萄球菌的定植和感染有关，但也与某些表皮功能和环境因素有关。
- 在脂溢性皮炎（seborrheic dermatitis）（头皮上的"头皮屑"）中，对病理状态有效的杀真菌剂的靶目标是（健康皮肤中也有的）马拉色菌和产生头皮屑的球形马拉色菌。
- 没有微生物与慢性斑块型银屑病（psoriasis）直接相关，尤其是考虑到遗传因素的潜在影响；然而，Fry 等在银屑病和正常皮肤之间的微生物群中检测到一些不同［菌群多样性和葡萄球菌（Fry et al. 2014a，b）］，也可能是因为皮肤对微生物群免疫耐受的崩溃，但这种假设尚未得到验证。

- 痤疮的炎症反应与毛囊皮脂腺中痤疮丙酸杆菌（青春期时会增多的一种亲脂性微生物）引起的损伤相关，并且似乎痤疮患者的毛囊中含有痤疮丙酸杆菌，表皮葡萄球菌和棒状杆菌（痤疮丙酸杆菌只存活于健康的毛囊中）（Murillo and Raoult 2013）。

- 存在于健康皮肤上的蠕形螨（Demodex）在丘疹脓疱型玫瑰痤疮患者的皮肤上显著增加。蠕形螨可以利用由于遗传、免疫和年龄变化引起的微生物群落生态系统的转变，表达一些诱导炎症免疫应答的抗原（Yuan et al. 2014；Lacey et al. 2007）。

- 表皮葡萄球菌和宿主通常是共生的，但在某些情况下，例如使用侵入性医疗器械可以引起院内感染和疾病。

- 共生微生物（不能很容易识别的菌种）也能引起慢性伤口的感染，它会趁机入侵皮肤，表现为屏障功能缺陷、伤口难以愈合（Canesso et al. 2014）。

- 当前还在研究微生物组在敏感性皮肤综合征，疱疹病毒或特定区域，如头皮微生物群（斑秃，脂溢性皮炎头皮屑，头虱炎）中的作用。

因此，更好地了解皮肤微生物群以及与许多其他因素间的相互作用，是了解和辨认菌群失衡相关皮肤病所必需的。这也有助于研发新的诊疗手段以及调控皮肤微生物的新方法。对于体外研究，选用的皮肤替代物必须要考虑到组织中的微生物群。此外，抗衰老研究对了解微生物组在皮肤下垂或皱纹发展中的作用非常感兴趣。

3 理化状态

3.1 pH

1892年，Heuss发现了皮肤表面酸度，后来Schade和Marchionini（1928）强调了皮肤表面酸度的保护作用，并称之为"酸性地幔（acidic mantle）"。而且，它在很大程度上控制着表面定植菌，并防止了致病菌种在皮肤的定植（Marchionini

and Hausknecht 1938；Korting et al. 1987）。由于最适合角质层水解酶的pH是5.6（Öhman and Vahlquist 1993），这有利于角质颗粒的降解和脱落。除了前额之外，皮肤pH介于4.2和6.1之间，这些值的分布呈现为高斯分布（Braun-Falco and Korting 1986；Zlotogorski 1987）。与性别差异相关的皮肤酸度研究结果是相互矛盾的（Zlotogorski 1987，Dikstein and Zlotogorski 1989，Elhers et al. 2001）。Yosipovitch等认为这与昼夜变化有关，在中午会出现一个峰值（Yosipovitch et al. 1998），但它也可能与气候因素有关（Elhers et al. 2001）（见附件4，昼夜节律）。

在酸性皮肤表面有一些"生理孔（physiological holes）"（Marchionini and Hausknecht 1938），其pH接近7。这些部位是腋窝、会阴、指间区、脚趾和腿。即使大部分未遮盖部位皮肤都是酸性，局部pH差异也有助于一些特殊菌群的存在。前额部的pH略低于面颊部（Zlotogorski 1987；Dikstein and Zlotogorski 1989）。在一项关于长时间使用碱性肥皂和酸性洗涤剂对前额pH和菌群影响的交叉比较研究中，Korting等（1987）、Schmid和Korting（1995）的研究表明，pH的微小增加（从5.5到6.0）可以激活痤疮丙酸杆菌的增殖，而影响葡萄球菌，同时会加剧痤疮。相反，相同程度的pH下降会显著改善痤疮症状（$P < 0.000\,01$）。

皮肤酸度的起源主要是由于表面生态系统游离脂肪酸的含量（Ansari 2014）。无论何种皮肤清洁，甚至使用酸度高于皮肤的肥皂，都会增加皮肤pH（Korting et al. 1987；Gfatter et al. 1997）。角质层剥离与pH的急剧上升有关（Öhman and Vahlquist 1998）。新生婴儿皮肤pH介于6和7之间，且皮肤表面游离脂肪酸含量低于成人（Braun-Falco and Korting 1986；Gfatter et al. 1997；Behrendt and Green 1958；Beare et al. 1960）。出生后第1天，婴儿身体所有部位（脚底、背部、腹部、手掌、前臂、前额）的pH均高于成人，其中值分别是：7.1 ± 0.17（婴儿）、5.7 ± 0.16（成人）（$n=44$）。到第二天，虽然pH降低，但仍与成人皮肤pH有统计学差异（Beare et al. 1960）。直到出生后第四天才达到成人的状态。汗液（pH 介于 4.0 和 6.8 之间）可以影响表面酸度？但它对基线 pH 水平似乎没有影响；持续出汗的部位 pH 也较高。

口腔黏膜上的 pH 通常接近 7，在硬腭上最高（见"第 156 章皮肤主要生物学常数"）（Yosipovitch et al. 2000）。

3.2 皮肤表面张力

液滴的形成，或反过来液体在表面上的扩散，取决于液固界面能（图 5）。当液滴保持稳定时，其接触角 θ 服从 Young 方程：$\Gamma_{sv}=\Gamma_{sl}+\Gamma_{vl}\cos\theta$，其中 Γ_{sv}、Γ_{sl} 和 Γ_{vl} 分别为固体 - 气体、固体 - 液体和气体 - 液体界面能。一般而言，气体元素是指空气并不被提及，因此简化公式 $\Gamma_s=\Gamma_{sl}+\Gamma_l\cos\theta$，其中 Γ_s 是固体的表面能，Γ_l 是液体的表面张力，Γ_{sl} 是固 - 液界面能。当 $\Gamma_s<\Gamma_l+\Gamma_{sl}$ 时，不能形成液滴，但液体在固体上展开，直至形成单个分子层（理论上）。在这种情况下，我们认为 $\cos\theta=1$。表面的疏水性或亲水性主要与界面能 Γ_{sl} 相关。

整个皮肤表面是疏水性的。因此，放置在前臂掌侧上的水滴能够保持 15 分钟以上［皮肤湿润度的试验（Elkhyat et al. 2014）］。这种长期以来已知的特性（即液体的最大表面张力仍然能够保持液滴完全展开在该表面上）（Jacobi 1949）以低表面润湿临界张力为特点，前臂掌侧为 27.5 ± 2.4dyn/cm（水的表面张力是 72.8dyn/cm，橄榄油是 32dyn/cm）（Elkhyat et al. 1996）。在这方面，皮肤表面与塑料物质相似。前臂的表面自由能为 38.7 ± 6.4mJ/m²，略高于塑性物质，非极性成分为 35.6 ± 5.8mJ/m²，极性成分为 4.2 ± 3.0mJ/m²，酸性极性成分为 0.8 ± 0.7mJ/m²。从电化学角度来看，皮肤表面主要是单极性的（Mavon et al. 1997）。

在皮脂腺丰富的区域，皮肤表面疏水性较差，其润湿度临界张力超过 50dyn/cm。这个值较高与皮脂腺丰富有关；用乙醚清洗前额后可以将其降至 29dyn/cm（Elkhyat et al. 1996）。同样地，由于大部分基本极性组分（28.3mJ/m²）依次与皮脂腺中大量游离脂肪酸相结合，所以前额的表面自由能（42.5 ± 3.9mJ/m²）要高于前臂（Mavon et al. 1997）。用乙醚给前额脱脂脱水可以减少表面自由能和基本极性组分。

皮肤疏水性有助于保持低渗透性。因此，汗液有足够的时间蒸发，从而发挥其在体温调节中的作用。在大量出汗时，过量的汗液滴落，但不会与油脂形成乳液。即使在更稳定和更长时间的条件下，以及在体外试验中，虽然两种液体的表面张力很接近（相差不足 2dyn/cm），并且界面张力仅为 1.1dyn/cm，仍不会形成皮脂 - 汗液乳剂（Mavon 1997）。

而且，由于其产生的巨大力量，表面张力在微生物对其支持物（角质细胞、毛发）的黏附、自发皮脂排泄以及清洁后皮肤表面再恢复中具有重要作用（见第 13 章）。

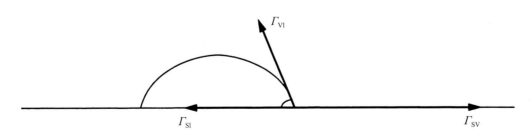

图 5 固体表面上平衡点下降的理论图。以界面能方向为向量方向。根据定义，接触角始终在液滴内。Γ_{sv}、Γ_{sl} 和 Γ_{vl} 分别是固体 - 气体、固体 - 液体和气体 - 液体界面能

4 社会文化功能

皮肤对于社会和文化的影响是相当大的，但是由于该功能的"非有机"性质，所以经常在出版物中被忽视。它涉及种族、种族、年龄和"外观健康"并影响每个人的心理。它可以影响自我意识和你留给其他人的形象。该功能依赖于皮肤形貌、光学特性、颜色和机械特性。干性皮肤脱屑比油性皮肤更明显。角质层半透明性可以淡化不平整的皮肤表面或是小的皱纹（Creidi et al. 1994），因此仪器测量皮肤光滑度的可靠性更高。同样，为了掩盖皱纹，油性化妆品比遮盖类化妆品更好。半透明角质层能更好地显露皮下血色，从而呈现出容光焕发的肤色。此外，角质层机械性能的变化取决于其表层的水合作用；在皮肤上，干燥状态形成的微裂缝在健康受试者中会产生令人不愉快的紧绷感，在特应性受试者中会产生瘙痒症状。

（马委委 周炳荣 译，袁超 校，梅鹤祥 审）

参考文献

Ansari SA. Skin pH and skin flora. In: Handbook of cosmetic science and technology. 4th ed. Boca Raton, CRC Press; 2014. pp. 163–74.

Beare JM, Cheeseman EA, Gailey AAH, Neill DW, Merrett JD. The effect of age on the pH of the skin surface in the first week of life. Br J Dermatol. 1960;72:62–6.

Behrendt A, Green M. Skin pH pattern in the newborn infant. J Dis Child. 1958;95:35–41.

Brandberg A, Andersson I. Preoperative whole body disinfection by shower bath with chlorhexidine soap: effect on transmission of bacteria from skin flora. In: Maibach HI, Aly R, editors. Skin Microbiology: relevance to clinical infection. New York: Springer; 1981. p. 92–7.

Braun-Falco O, Korting HC. Der normale pH-Wert der menschlichen Haut. Hautarzt. 1986;7:126–9.

Canesso MC C, Vieira AT, Castro TBR, Schirmer BGA, Cisalpino D, Martins FS, Barcelos, LS. Skin wound healing is accelerated and scarless in the absence of commensal microbiota. J Immunol. 2014;193: 5171–80.

Capone KA, Dowd SE, Stamatas GN, Nikolovski J. Diversity of the human skin microbiome early in life. J Invest Dermatol. 2011;131(10):2026–32.

Chinn HD, Dobson RL. The topographic anatomy of human skin. Arch Dermatol. 1964;89:267–73.

Corcuff P, De Rigal J, Lévêque JL, Makki S, Agache P. Skin relief and aging. J Soc Cosmet Chem. 1983;34:177–90.

Creidi P, Faivre B, Agache P, Richard E, Haudiquet V, Sauvanet JP. Effect of a conjugated oestrogen (Premarin) cream on ageing facial skin. A comparative study with a placebo cream. Maturitas. 1994;19:211–23.

Dekio I, Hayashi H, Sakamoto M, Kitahara M, Nishikawa T, Suematsu M, Benno Y. Detection of potentially novel bacterial components of the human skin microbiota using culture-independent molecular profiling. J Med Microbiol. 2005;54(Pt 12):1231–8.

Dikstein S, Zlotogorski A. Skin surface hydrogen ion concentration (pH). In: Lévêque J-L, editor. Cutaneous investigation in health and disease: non invasive methods and instrumentation. New York: Marcel Dekker; 1989. p. 49–58.

Ehlers C, Ivens UI, Moeller UM, Senderovitz T, Serup J. Females have lower skin surface pH than men. A study on the influence of gender, forearm site variation, right/left difference and time of the day on the skin surface pH. Skin Res Technol. 2001;7:90–4.

Elkhyat A, Mavon A, Leduc M, Agache P, Humbert P. Skin critical surface tension: a way to assess the skin wettability quantitatively. Skin Res Technol. 1996;2:91–6.

Elkhyat A, Fanian F, Mac-Mary S, Guichard A, Lihoreau T, Jeudy A, Humbert P. Skin wettability and friction. In: Handbook of cosmetic science and technology. 4th ed. Boca Raton, CRC Press; 2014. pp. 337–44.

Fry L, Baker BS, Powles AV, Fahlen A, Engstrand L. Is chronic plaque psoriasis triggered by microbiota in the skin? Br J Dermatol. 2013;169:47–52.

Fry L, Baker B, Powles A, Engstrand L. Psoriasis is not an autoimmune disease? Exp Dermatol. 2015; 24:241–4.

Fyhrquist N, Ruokolainen L, Suomalainen A, Lehtimäki S, Veckman V, Vendelin J, Alenius H.

Acinetobacter species in the skin microbiota protect against allergic sensitization and inflammation. J Allergy Clin Immunol. 2014;134:1301–9.

Gfatter R, Hackl P, Braun F. Effects of soap and detergents on skin surface pH, stratum corneum hydration and fat content in infants. Dermatology. 1997;195:258–62.

Grice EA, Segre JA. The skin microbiome. Nat Rev Microbiol. 2011;9(4):244–53.

Grice EA, Kong HH, Renaud G, Young AC, Bouffard GG, Segre JA, et al. A diversity profile of the human skin microbiota. Genome Res. 2008;18(7):1043–50.

Hanusova S. Hautrelieftypen (Skin relief types). Arch Klin Exp Dermatol. 1938;208:1–23.

Hartmann AA. Composition of the skin flora. In: Braun- Falco O, Korting HC, editors. Skin cleansing with synthetic detergents. Berlin: Springer; 1990. p. 83–6.

Highley DR, Coomey M, DenBeste M, Wolfram LJ. Frictional properties of skin. J Invest Dermatol. 1977;69:303–5.

Jacobi O. Neue Erkenntnisse über die hygroskopischen Eigenschaften und die Benetzbarkeit der Keratinsubstanz. Kolloid Z. 1949;114:88–103.

Johnson C, Dawber R, Shuster S. Surface appearances of the eccrine sweat duct by scanning electron microscopy. Br J Dermatol. 1970;83:655–60.

Johnston DH, Fairclough JA, Brownt EM, Morris R. Rate of bacterial recolonization of the skin after preparation: four methods compared. Br J Surg. 1987;74:64.

Kloos WE. The identification of *staphylococcus* and *micrococcus* species isolated on human skin. In: Maibach HI, Aly R, editors. Skin microbiology. Relevance to clinical infection. New York: Springer; 1981. p. 3–12.

Korting HC, Schmid MH. The concept of the acid mantle of the skin: its relevance for the choice of skin cleansers. Dermatology. 1995;191:276–80.

Korting HC, Kober M, Müller M, Braun-Falco O. Influence of repeated washings with soap and synthetic detergents on pH and resident flora of the skin of forehead and forearm. Acta Derm Venereol. 1987;67:41–7.

Kramer A. Hand disinfection and antiseptics of skin, mucous membranes and wounds. In: Gabard B, Elsner P, Surber C, Treffel P, editors. Dermatophar-macology of topical preparations. Berlin: Springer; 1999. p. 121–34.

Lacey N, Delaney S, Kavanagh K, Powell FC. Mite-related bacterial antigens stimulate inflammatory cells in rosacea. Br J Dermatol. 2007;157(3):474–81.

Leyden JJ, Nordstrom KM, McGinley KJ. Cutaneous microbiology. In: Goldsmith LA, editor. Physiology, biochemistry and molecular biology of the skin. 2nd ed. New York: Oxford University Press; 1991. p. 1403–24.

Makki S, Agache P, Mignot J, Zahouani H. Statistical analysis and three-dimensional representation of the human skin surface. J Soc Cosmet Chem. 1984;35:311–25.

Marchionini A, Hausknecht W. Säuremantel der Haut und Bakterienabwehr. 1. Mitteilung. Die regionäre Verschiedenheit der Wasserstoffionenkonzentration der Hautoberfläche. Klin Wochenschr. 1938;17:663–6.

Marples RR. Coagulase-negative staphylococci: classification and problems. In: Maibach HI, Aly R, editors. Skin microbiology. Relevance to clinical infection. New York: Springer; 1981a. p. 13–8.

Marples RR. Newer methods of quantifying skin bacteria. In: Maibach HI, Aly R, editors. Skin microbiology: relevance to clinical infection. New York: Springer; 1981b. p. 45–9.

Mavon A. Energie libre de surface de la peau humaine, in vivo: Une nouvelle approche de la sehorrhee. Besançon: Thèse Sciences de la Vie et de la Santé; 1997.

Mavon A, Zahouani H, Redoules D, Agache P, Gall Y, Humbert P. Sebum and stratum corneum lipids increase human skin surface free energy as determined from contact angle measurements: a study on two anatomical sites. Colloids Surf B: Biointerfaces. 1997;8:147–55.

Murillo N, Raoult D. Skin microbiota: overview and role in the skin diseases acne vulgaris and rosacea. Future Microbiol. 2013;8(2):209–22.

Öhman H, Vahlquist A. In vivo studies concerning a pH gradient in human stratum corneum and upper epidermis. Acta Derm Venereol. 1993;74:375–9.

Öhman H, Vahlquist A. The pH gradient over the stratum corneum differs in X-linked recessive and autosomal dominant ichthyosis: a clue to the molecular origin of the "Acid Skin Mantle"? J Invest Dermatol. 1998;111:674–7.

Panisset F, Varchon D, Pirot F, Humbert Ph, Agache P. Evaluation du module d'Young du stratum corneum in vivo. Congrès Annuel de Recherche Dermatologique, Nîmes, 14–16 Oct 1993.

Pitcher DG, Jackman PGH. The current status of aerobic cutaneous coryneform bacteria. In: Maibach HI, Aly R, editors. Skin microbiology. Relevance to clinical infection. New York: Springer; 1981. p. 19–28.

Sanford JA, Gallo RL. Functions of the skin microbiota in health and disease. Semin Immunol. 2013;25(5):370–7.

Sarkany L, Caron GA. Microtopography of the human skin. Studies with metal-shadowed replicas from plastic impressions. J Anat. 1965;99:359–64.

Schade H, Marchionini A. Der Säuremantel der Haut (nach Gaskettenmessung). Klin Wochenschr. 1928;7:I2–4. Schloss PD. Microbiology: an integrated view of the skin microbiome. Nature. 2014;514(7520):44–5.

Schmid MH, Korting HC. The concept of acid mantle of the skin: its relevance for the choice of skin cleansers. Dermatology. 1995;191:276–80.

Schommer NN, Gallo RL. Structure and function of the human skin microbiome. Trends Microbiol. 2013;21 (12):660–8. and Consortium, T. H. M. P. Structure, function and diversity of the healthy human microbiome. Nature. 2012;486(7402):207–14.

Somerville DA, Noble WC. A note on the gram negative bacilli of human skin. Eur J Clin Biol Res. 1970; l5:669–71.

Tchernoff M. Le relief de la surface cutanée chez le nouveau- né. Etude quantitative. (Skin surface relief in Neonates. A quantitative study). Med.Thesis N° 85–124, Besançon; 1985.

Tring FC, Murgatroyd LB. Surface microtopography of normal human skin. Arch Dermatol. 1974;109:223–6.

Wolf J. Das Oberflächenrelief der menschlichen Haut (Skin surface relief in man). Z Mikr Anat Forsch. 1940;47:351–400.

Yosipovitch G, Xiong GL, Haus E, Sackett-Lundeen L, Ashkenazi I, Maibach HI. Time-dependent variations of the skin barrier function in humans: transepidermal water loss, stratum corneum hydration, skin surface pH, and skin temperature. J Invest Dermatol. 1998;110:20–3.

Yosipovitch G, Maayan-Metzger A, Merlob P, Sirota L. Skin barrier properties in different body areas in neonates. Pediatrics. 2000;106:105–8.

Yosipovitch G, Kaplan I, Calderon S, David M, Chan YH, Weiinberger A. Distribution of mucosal pH on the bucca, tongue, lips and palate: a study in healthy volunteers and patients with lichen planus, Behcet's disease and Burning Mouth syndrome. Acta Derm Venereol. 2001;81:178–80.

Yuan C, Wang XM, Guichard A, Lihoreau T, Mac-Mary S, Khyat L, Ardigo M, Humbert P. Comparison of reflectance confocal microscopy and standardized skin surface biopsy for three different lesions in a pityriasis folliculorum patient. Br J Dermatol. 2015;172:1440–2.

Zahouani and Vargiolu. Skin line morphology: tree and branches. In: Handbook of Measuring the skin. 1st edn. Berlin: Springer; 2004. pp. 40–59.

Zeeuwen PLJM, Kleerebezem M, Timmerman HM, Schalkwijk J. Microbiome and skin diseases. Curr Opin Allergy Clin Immunol. 2013;13(5):514–20.

Zlotogorski A. Distribution of skin surface pH on the forehead and cheek of adults. Arch Dermatol Res. 1987;279:398–401.

5

皮肤颜色和色素沉着

L. Duteil, K. Roussel, and P. Bahadoran

内容

1 简介

皮肤颜色是评估皮肤的不同性质和状况时常用的一个参数。它主要取决于色素含量、照明光线的光谱及皮肤表面的特性。照到皮肤上的光线有百分之几被表面直接反射（镜面反射），而进入皮肤的光子则被皮肤各层中不同的分子和结构吸收或者散射。皮肤内的色素又称发色团，主要代表有表皮层的黑素和真皮层的血红蛋白。其他分子，如胆红素、氨基酸、核酸、卟啉和内源类胡萝卜素，也可能在不同程度上参与了吸收和反射光的过程。皮肤的色素沉着和角质形成细胞内黑素的含量相关。角质形成细胞内不同的黑素含量导致了不同人种之间皮肤颜色的相当大的差异。人类有两类黑素，一类棕色到黑色的色素叫真黑素，一类黄色到红棕色的色素叫褐黑素（Fitzpatrick et al. 1979）。黑素对光线的吸收从紫外光到可见光逐渐减弱。同时，真皮微血管中的血红蛋白也对皮肤的总体颜色有贡献，其中氧合血红蛋白导致红色，还原血红蛋白导致蓝红色。同样的，血红蛋白对皮肤颜色的贡献也取决于角质形成细胞内类似于中性滤色器的黑素的含量。例如在浅肤色人群中血红蛋白的作用很明显，但是在很深的肤色的人群中基本上就很难体现（Stamatas et al. 2008；Diffey and Robson 1992）。

很多领域需要对皮肤颜色和色素沉积进行评估，如皮肤美容学（包括对防晒霜、着色或增白产品、防衰老产品和彩妆的评估）和临床皮肤病学来表征各种类型的色素相关皮损。虽然人眼可以分辨几百种颜色，但是视觉评估的结果还是属于主观定性，而且很多时候重复性很差。

过去数十年一些客观的测量皮肤颜色的方法和技术已经被发展起来（Taylor et al. 2006；Takiwaki et al. 1994；Fullerton et al. 1996），其中有一些已经被使用到商业化的仪器中。目前主要有两类皮肤颜色的探测系统存在。一类是基于对皮肤反射光的光谱信息的各种分析方法。另一类是基于皮肤成像技术，在颜色和光谱以外还考虑到空间信息，如病灶的边缘和类似脸部这样的大面积部位皮肤的异质性。第一类也是最早的一类系统是基于对皮肤的反射光的分光光度分析。它的照明光可以是连续光谱，如白光（Andersen and Bjerring 1990；Lock-Andersen et al. 1998a），也可以是单个波段，如黑素和血红蛋白吸收光谱（Lock-Andersen et al. 1997；Feather et al. 1988）。反射光三色色度计可以把颜色在三维空间进行表达（Weatherall and Coombs 1992；Piérard 1998）。这些客观方法很容易使用，但是只能获得小范围内（$0.5 \sim 1cm^2$）的颜色信息。不过这些方法对皮肤药理学很有用，因为这类测试只需要很小的表面上测试皮肤红斑和色素沉着强度的信息。

随着光学仪器和数字成像技术以及专业图像分析处理技术的发展，皮肤颜色的空间成分已经可以成为测量的一部分（Alghamdi et al. 2012；Liu et al. 2012）。最近皮肤镜的发展也显示可以提高皮肤色素皮损检测的精确度（Celebi et al. 2009）。其中的一些技术，如多光谱成像技术，同时考虑了光谱和空间信息，致力于判断皮肤疾病的严重性。最后，随着数字图像分析技术的提高和高质量摄像机的发展，皮表透光显微镜包括皮肤镜和反射式共聚焦显微镜（Smith and MacNeil 2011），成为非常有潜力的新工具的代表。这些工具允许皮肤学专家们进行非常准确的无创色素皮肤病灶分析。

2 皮肤颜色和色素沉着的视觉评估

眼睛是皮肤专家首要的诊断工具。对颜色的感官是可见光被眼睛收集并且被大脑理解的结果。所以颜色的感官包括物理的和生理心理的各个方面。人类的眼睛对颜色的色调（shade）和色相（hue）有很强的分辨能力（Wassermann 1971；Bornstein 1968）。对皮肤色素沉着的视觉评估，不光取决于观察者对颜色的主观感受，也取决于发光体的性质和观察者相对于皮肤表面的几何位置。而且，对于颜色的视觉记忆随着时间的推移并不稳定，导致重复评估往往不是很可靠。

人们已经发展了不同的尺度和指数以减少潜在的观察者之间的差异，从而实现对皮肤色素沉着的更客观的评估。例如说在黄褐斑的例子中，黄褐斑严重程度指数（melasma area severity index，MASI）（Kimbrogh-Green et al. 1994）就是根据涉及的面积（A）黄褐斑的黑度（D）以及色素过度沉着的均匀度（H）计算出来的。

在一个标准化的环境下对皮肤颜色用标准的颜色参照物（如 Munsell 标准）或者非常精确的评分尺度或颜色图表（Taylor et al. 2006；de Rigal et al. 2007）进行分级，可以得到可靠的视觉颜色评估。

3 反射三色 CIE 比色法

三色比色法系统（colorimetry tristimulus system）是基于下面两个原则。第一，每种颜色都可以用适当比例的特定的 3 种光辐射混合起来进行匹配。第二，如果两个颜色可以基于 3 种光辐射进行匹配，那么在适当的光学方法下这两种颜色的混合具有可叠加性。1931 年国际照明委员会（Commission Internationale de l'Eclairage，CIE）对"普通观察者"的颜色混合特性进行了标准化，发展出一个关于颜色规范的标准框架。一系列的观察者对 400～700nm 光波的颜色由三原色进行适当混合匹配，由这些数据得到了代表了所谓的标准观察者的函数。在这个系统里，每种颜色由一组三原色数值来进行定义（X，红色；Y，绿色；Z，蓝色）。CIE 1931 颜色系统的一个缺点是，在色度图中相等的距离不代表人类眼睛感知到的颜色的相等的距离。1976 年 CIE L*a*b* 系统改正了这个问题，使之更加接近代表人类的眼睛对光的敏感度。在 L*a*b* 色彩空间中，L* 是亮度，范围从零（黑色）到一百（白色），a* 是红色（正值）和绿色（负值）的一个平衡，b* 是黄色（正值）和蓝色（负值）的一个平衡。

大量利用比色法对皮肤颜色的测量结果显示，在某个身体部位（如背部）的所有的不同类型的基础皮肤颜色（稳定状态）都集中在 L*a*b* 颜色空间里的一个竖直的拱形三维体内（图 1）（Chardon et al. 1993；Chardon et al. 1991）。在这个三维体内，从上到下各颜色点的分布反映黑素强度，没有黑素化的皮肤（白化病）在上，非常黑的皮肤在下。这些点形成的黑素化轴成为这个三维体的长轴，而各种皮肤色素（黑素、血红蛋白、类胡萝卜素等）混合形成的色相（hue）和色品（chroma）则分布在这个拱形体的切面上。图 1 也表明，在三维体中颜色变化的方向也取决于与皮肤颜色差异相关的反应中涉及的皮肤色素。例如，UVA 照射导致的立即晒黑反应（immediate pigment darkening，IPD）并不沿着黑素化轴走，反而因为 IPD 是皮肤中早已存在的被光氧化的黑素生成蓝色的缘故而走另外一条线路。这个蓝色表现在 b* 成分的减少。另一方面，引入红斑会导致皮肤颜色点离开黑素化轴而趋向于比色坐标上的血红蛋白（L* ≈ 45，a* ≈ 45，b* ≈ 18）。

因为白种人皮肤含有黄色和橙色的成分，他们皮肤的色素组成可以用 L* 和 b* 平面进行很好的表述。他们肤色种类的扇形区就可以大致分开并且对应于皮肤的 Fitzpatrick 分类（Fitzpatrick 1988；Chardon et al. 1991）。这些扇形区被以 L*=50 和 b*=0 为圆心的半径分开，从而形成相对于 b* 轴的不同角度。这样被试者就可以用所谓的的个体类型角（individual typology angle，ITA°）进行表征。ITA° 可以按照以下公式计算：ITA°=Arctangent $((L*-50)/b*) \times 180/\pi$。以下是被提议的对应于不同皮肤类型的角度的分界：极淡色皮肤 > 55° > 淡色皮肤 > 41° > 中度色皮肤 > 28° > 晒黑的皮肤 > 10°。目前已经被证实，使用 ITA° 可以帮助我们判断导致最小红斑的紫外线剂量范围（Masson et al. 1992）[即没有事先照射的情况下最小红斑剂量（minimal erythema dose，MED）的测定]。

比色法已经被大量的使用在评估紫外线导致的色素过度沉着（Park et al. 1999），皮肤类型学（Roh et al. 2001）和光保护因素等过程中（Andreassi et al. 1990；Ferguson et al. 1996；Chardon et al. 1988；Moyal et al. 2000）。图 2 使用 ITA° 角度对紫外线导致的色素沉积进行测量从而展示了去色素治疗的效果（四天照射的剂量范围在 0.75 到 1.5MED）。

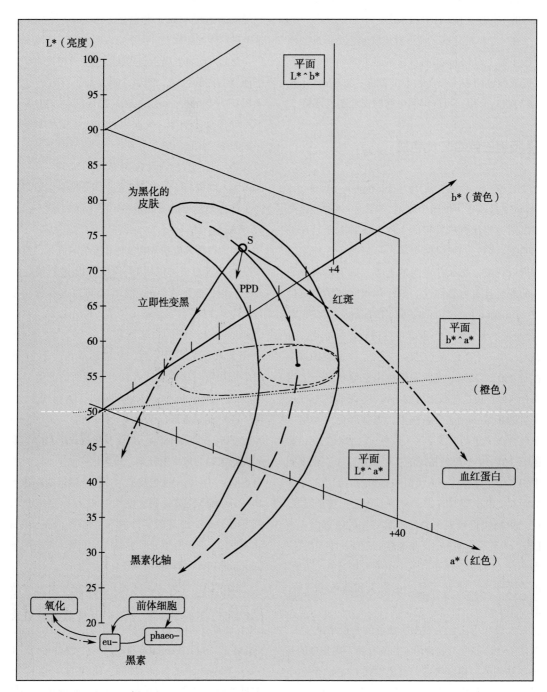

图 1　CIE L*a*b* 颜色空间中的肤色三维体。(经 Chardon et al. 1991 许可)

图2　UV 引起的色素沉着过程中 ITA° 角度（标准化到 UV 照射前的基线）的演变（从 D01 到 D04 的紫外线照射，剂量范围 0.75 ～ 1.5MED）。脱色剂（depigmenting agent）的效果与氢醌（hydroquinone）和赋形剂（vehicle）相比。（由 GALDERMA 研发实验室提供）

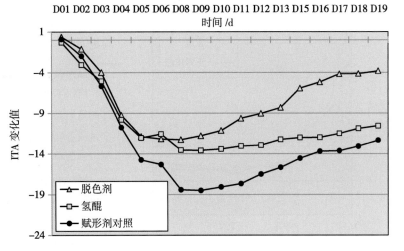

4 反射分光光度法

4.1 反射光谱学

扫描反射光谱学（scanning reflflectance spectroscopy，Andersen and Bjerring 1990；Stamatas et al. 2004）通常对在 400 ～ 700nm 之间的皮肤反射光光谱进行分析，从而测量皮肤颜色和获得关于皮肤内色团成分的信息。皮肤的光学性质是由光在撞击和穿透不同的皮肤结构时的光谱吸收、反射和散射决定的。扫描反射分光光度计可以被用于测量漫反射光，也就是在皮肤内部被吸收、反射和散射并从皮肤重新释放的那部分光。这种技术也称为漫反射光谱（diffuse reflectance spectrophotometry，DRS）（Stamatas et al. 2004）。仪器设置包括一个光源（如氙弧灯或卤钨灯），一个积分球测头，一个分解和分析重新释放光线的光学系统（单色仪或类似设备），和一个测量不同波段波长的光强度的光电探测器。光学导引系统（光纤束）将光从光源导引到皮肤，再从皮肤导引到单色器和光电探测器。在一些手持设备中（例如，Minolta 2600d，大阪，日本），光源与皮肤表面之间的距离较短（约 10cm），反射光由双光束单色仪进行衍射，并由光电二极管阵列进行测量。

不同的皮肤建模仿真已经被用于分析光谱数据（Haggblad et al. 2010；Meglinski 和 Matcher 2003）。

例如，可见光和近红外（near infrared，NIR）光谱区人类皮肤的反射光谱已经被蒙特卡罗技术（Monte Carlo technique）计算过（Wang et al. 1995），同时介质表面的镜面反射和内部反射也被考虑进去了。皮肤是一种复杂的非均匀多层高散射和高吸收的介质，因此该模型也考虑了血液的空间分布、血氧饱和度指数、水的体积分数和发色团含量等的各种变化。

图3 给出了一个皮肤 DRS 反射光谱的例子（以吸收光谱的样子呈现）。在这个图上，严重色素化的皮肤病灶（雀斑）和深度血管化病灶（凸起红色斑点）与正常皮肤的光谱相比的差异是显而易见的。利用不同的模型和算法，可以从 DRS 光谱中计算出黑素、氧合血红蛋白和脱氧血红蛋白的含量。色素沉着和红斑指数也可以从这些计算中推算到。图4 显示了在同一个研究中用三色分光光度计（tristimulus spectrophotometer）（Konica Minolta CM 700d）获得的反射光谱以及推算出的黑素浓度。

Wallace 等（2000）致力于记录色素性皮损的光反射（范围 320 ～ 1 100nm）特征，以评估其对于改善恶性黑素瘤和良性色素性皮损的鉴别诊断的潜力。他们对良性和恶性病灶的光谱特征差异进行了研究，并显示了这些特征在组织学上的不同病灶组间存在显著性差异。这一简单的客观技术表现的

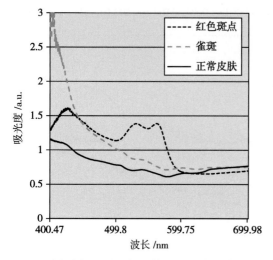

图3 3种皮肤类型的漫反射光谱仪吸收光谱：色素化雀斑（典型黑素吸收曲线的形状），凸起的红色斑点（典型血红蛋白吸收曲线的形状，在542～577nm可见氧合血红蛋白的吸收峰）和一个正常的皮肤区域。测量使用了漫反射光谱仪（Canfield Scientific System）

几乎和皮肤科专家医生一样，从而可以帮助提高非专家如实习生和全科医生的诊断准确性。

4.2 窄谱反射光谱（narrow-band reflectance spectroscopy）

众所周知，反射分光光度仪相对昂贵而且笨重，所以不太适合常规临床使用。因为对分光光度计测量结果的分析往往是对某些对应于皮肤色团的窄谱或者峰值光谱进行分析，所以更简单和廉价的可以进行窄谱分析的仪器被开发了出来。

Mexameter MX16®（Courage-Khazaka Elelectronik，Koln，德国）配备了16个环形配置的发光二极管（LED）以发射568nm（绿色），660nm（红色）和880nm（红外）的光。发射极和接收端的位置保证了只有漫射和散射光被测量到。随着发射出的光量的确定，可以计算出皮肤吸收的光量。该系统基于 Diffey 和他的同事所描述的原理（1984）。黑素指数（melanin index，mx）是用两个波长（660和880nm）测量的。这些波长被选中是因为可以计算不同的黑素吸光率。对于红斑指数（erythema index，ex）也利用两种不同的波长来测量皮肤的

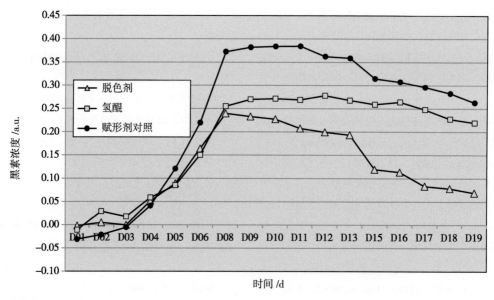

图4 紫外线引起的色素沉着过程中黑素浓度的演变（从 D01 到 D04 的紫外线照射，剂量范围0.75～1.5MED）。脱色剂的效果与氢醌和赋形剂相比。（由 GALDERMA 研发实验室提供）

吸收能力。其中一种波长对应于血红蛋白的光谱吸收峰（568nm），另一个波长（660nm）被选中以避免其他颜色的影响（例如胆红素）。测量区域的直径为 5mm（$0.2cm^2$）。其他类型的窄谱分光光度计，例如 Derma Spectrometer（Cortex Technology, Hadsund，丹麦）是基于以绿色（568nm）和红色（655nm）波段为中心的两个 LED。红斑指数可以从红色和绿色的反射光强度的比值计算出来，而黑素指数是从反射光强度的倒数推算出来的。

已有多项研究（Clarys et al. 2000；Tian et al. 2011）对窄谱分光光度法和三色色度计进行了比较。结果显示，两种仪器都能检测到皮肤颜色的相当细微的变化。实验结果也表明，两种仪器在 L* 以及黑素指数测量上有中度相关性，而在 a* 以及红斑指数测量上则具有良好的相关性。最近一项关于瘢痕的研究（Van der Wal et al. 2013）显示，Mexameter，Colorimeter 和 DSL II 色度计都能提供正常皮肤和瘢痕的可靠的颜色数据。

窄谱分光光度法（narrow-band spectropho-tometers）测定皮肤色素沉着已经被运用到各种类型的评估中，如紫外线诱导色素沉着（Lim et al. 2008；Seitz and Withmore 1988），脱色剂的功效（Yoshimura et al. 2001；Hurley et al. 2002）和白癜风的防护（Gniadecka et al. 1996；Park et al. 2006）。皮肤类型学（Hermanns et al. 2001；Anderson et al. 1998）和流行病学（lockandersen et al. 1998c）也有大量的研究。另外在回顾性皮肤癌病例对照研究中，由于没有合适的客观测量方法，估计受试者的一生中的太阳照射量很困难。

5 皮肤镜和皮肤成像系统

皮肤镜（dermoscopy）（皮肤显微镜、电光显微镜、入射光显微镜、皮肤表面显微镜）已成为诊断黑素瘤（melanoma）和其他色素性皮肤病（Celebi et al. 2009；Park et al. 2006）的一种重要的体内无创诊断技术。随着手持式光学技术和数字成像技术的进步，近年来皮肤镜的发展已被证明可以提高色素性皮肤病的诊断准确性。

皮肤镜技术设置包括放大光学系统（表面显微镜、立体显微镜、手持显微镜）用于放大病灶图像。病灶上覆盖有浸没油或其他一些液体，包括水和酒精，用以消除照射光的表面反射。这使得角质层呈半透明状，导致色素性的表皮结构以及真皮表皮交界和浅表乳头状真皮结构等通常肉眼无法观察到的结构被可视化。同时浅血管丛的血管也可以被观察到。

多种诊断系统已被提出来用于评估皮肤镜图像。所有这些系统都考虑到了本地和全局特征。例如，在用于黑素瘤诊断的 ABCD 系统中，研究者必须对不对称度（A）、边界（B）、颜色（C）和皮肤镜下不同结构的数量（D）进行打分。对于所有的诊断系统，色素沉着病灶的颜色方面是至关重要的，其中包括不同的颜色的数目，色素网络，色素的分布，以及色素性区域的边缘形状。

然而，皮肤镜的使用仅限于有经验和训练有素的皮肤科医生，而且即使他们的皮肤病灶诊断率也不超过 85%。近十年来，为了最大限度地提高诊断的准确性，许多计算机化的图像分析模型被提了出来，特别是在病灶边界检测（Celebi et al. 2009；Abbas et al. 2013；Garnavi et al. 2011），颜色量化（Lee et al. 2012；Shakya et al. 2012），模式分类（Abbas et al. 2012）等领域。

最后，利用黑光灯（Woods light）进行传统摄影也是对皮肤色素沉着进行可视化的一种有效方法（Fulton 1997；Garcia and Fulton 1996；Asawanonda and Taylor 1999）。该技术是基于通过 UVA 带通滤波器对闪光灯灯光进行滤波。由于黑素大量吸收 UVA 光线，所以像日晒斑这样的色素沉着区域与正常皮肤相比在黑白图像中显得更黑。另一方面，像白癜风这样的脱色病灶则显示为皮肤上的白色区域（Paraskevas et al. 2005）。在这里，通过专用的灰度分析软件处理此类图像可以提高该技术的客观量化水平。

6 反射式共焦显微镜：一种测量皮肤颜色的新工具?

反射式共聚焦显微镜（reflectance confocal microscopy，RCM）是一种最近的皮肤成像技术，可以在体内无创实时进行类似组织学的皮肤成像（Hofmann-Wellenhoff et al. 2012）。共聚焦显微镜技术是一种可以对感兴趣的对象实现虚拟光学切片的技术。共聚焦显微镜在生物学上最早被应用于细胞器的可视化，并在最近应用于临床实践领域，特别是在皮肤学。反射是指由内源性分子反射激光而得到图像。由于黑素是皮肤中最强的造影剂，RCM 特别适合研究皮肤色素沉着。黑素化的结构在 RCM 图片里看起来非常亮，所以可以很容易在 RCM 光学切片中看到明亮的黑素化角质形成细胞环绕暗淡的非色素化的真皮乳头形成的真皮表皮边界（图 5）。有趣的是，基于形态学标准，RCM 可以区分不同的皮肤色素细胞群体（Busam et al. 2001）。RCM 对色素沉着病灶的诊断尤其是色素沉着肿瘤的研究已被广泛报道（Kang et al. 2010a）。RCM 对白癜风（Kang et al. 2010b，图 6）或黄褐斑（Kang et al. 2010c）等色素沉着紊乱的评估也很有意义。对于正常皮肤，最近有报道称 RCM 也可能有助于量化皮肤中色素的变化（Lagarrigue et al. 2012）。这项工作的目的之一是寻找能够量化表皮色素沉着的 RCM 参数以应用在临床研究中。这项研究包括了 111 名健康的肤色在 I 到 IV 类之间的女性志愿者。作者提出了一种称为"乳头区对比度"的指数，定义为真皮乳头区周围的细胞环与中央真皮乳头区之间的亮度差异。平均乳头区对比度（PC）可以从以下函数估计出来（图 5 和图 6）：

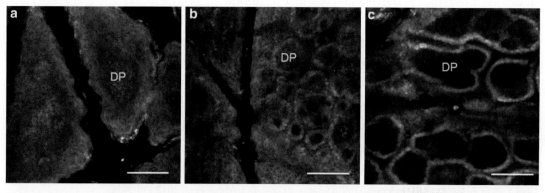

图 5 RCM 评估正常色素沉着。DP：真皮乳头。在真皮表皮交界处的共焦图像（500μm × 500μm）显示光型 II（a）、III（b）和 V（c）的皮肤之间的真皮乳头外环细胞的亮度差异。比例尺：125μm。未暴露的腹部皮肤。（由 P. Bahadoran 提供）

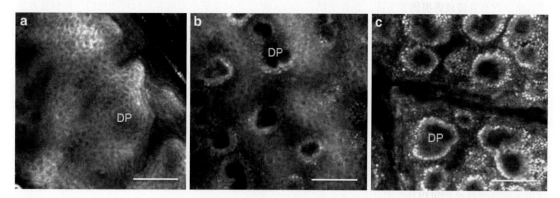

图 6 RCM 评估白癜风色素沉着。DP：真皮乳头。在真皮表皮交界处的共焦图像（500μm × 500μm）显示白癜风病灶（a），病灶周边皮肤（b）和远处正常皮肤（c）的真皮乳头外环细胞的亮度依次增加。比例尺：125μm。未暴露的腹部皮肤。（改编自 Kang et al. 2010b）

$$PC = \frac{\sum (\overline{B\_ring} - \overline{B\_center})}{Nb\_pap}$$

PC，乳头区对比度；B_ring，真皮乳头区外环亮度；B_center，真皮乳头区中央亮度，Nb_pap，真皮乳头的数量。

在真皮表皮交界处测量的乳头区对比度看起来是表皮色素沉着的可靠标记，并且与临床上使用的 Fitzpatrick 分类评估的皮肤色素沉着有很强的相关性。然而，在未来还需要进一步对 RCM 与现有的皮肤颜色测量方法（如比色法）进行对比，以确定这种方法的效果。另一个值得考虑的限制是，尽管它可以用于其他用途，RCM 设备的价格大约要 10 万欧元。尽管存在这些局限性，RCM 还是代表了色素测量领域的一个显著进展，因为它允许对黑素进行定量分析的同时还可以对黑素化细胞进行形态学鉴定。

7 光谱成像和图像处理

光谱成像（spectral imaging）是光谱学与空间性测量的结合，因此它可以通过测量图像每一点的频谱来将图像扩展到光谱学中。如前所述（见第 5 节），光谱学可以生成定量信息并扩展我们对皮肤色素沉着的认识。图像则提供形态学信息，如病灶纹理、边界、面积。所以，皮肤表面的光谱成像是一种同时获得色素性病损这两个关键方面的方法。

光谱成像获得的信息与临床医生所获得的信息相似。因此，光谱成像提供了足够丰富的全局性的信息来支持诊断。此外，这些信息是定量的、客观的、可重复的。光谱信息比人眼或者彩色图像提供的信息更详细。

人类的眼睛就像皮肤镜一样（见第 5 节），只能用它的传感器捕捉红、绿、蓝三种光谱波段（RGB）。而多光谱成像（multispectral imaging, MSI）可以捕获从几十个到一百个不同波长（高光谱成像 hyperspectral imaging, HIS）的光谱信息。高清晰度的皮肤光谱可以达到可见光之外的范围，从而提供一种新的识别和定量描述皮肤病灶的可能性，进而达到更精确和可靠的诊断。

虽然存在不同类型的光谱成像测量方法，它们中的大多数都意味着需要连续拍照。光谱成像方法可分为四种不同的方法。波长扫描法使用可变滤波器对图像进行一次一个波长的测量。空间扫描方法使用光栅或棱镜逐行进行整个光谱的测量。时间扫描法是以测量光的干涉为基础，使用迈克尔逊系统或其他干涉仪获得干扰信息，然后在拍照结束时通过傅里叶变换将数据转换为实际的光谱图像。第四种方法是同时测量整个光谱图像，但在光谱和空间分辨率上有折衷，包括将 CCD 数码相机表面分成几个小块，每个小块收集不同的波长（Garini et al. 2006）。选择最合适的方法取决于拍照的限制（例如时间、样本移动、分辨率需要）。波长数目越大或者空间分辨率越高，拍照的时间就越长。

多光谱技术在皮肤学上的应用主要是黑素瘤的无创诊断。它也被提出来用于分析皮肤瘀伤（Randeberg et al. 2006）、血管性皮损（Kuzmina et al. 2010）、痤疮（Fujii et al. 2008）、以及各种色素性皮损，包括黄褐斑（Prigent et al. 2012）、痣和色素性皮肤癌（Diebele et al. 2012a）。

对于无创黑素瘤的诊断，光谱成像的波带选择已经经过了测试。一些作者使用了预先设好的一组波段（Dhawan et al. 2009; Kuzmina et al. 2010; Diebele et al. 2012b; Elbaum et al. 2001）。然而，这些波段组在不同的出版物（Elbaum et al. 2001）之间存在差异，并且可能存在争议，因为它们是基于假定的光谱信息（黑素和血红蛋白吸收光谱）而不是实际包含在光谱图像中的信息。而这些信息实际上并没有考虑多光谱技术提供的全局信息。其他作者也应用了来自图像处理领域的方法和算法（Garini et al. 2006）。

多光谱信息的合成包括在保留所有相关信息的同时减少数据量。最有利的方法是基于对每个皮肤病灶收集到的光谱信息进行分析。目前被提出来的方法还包括识别最相关的特性，从而允许对收集的数据进行描述。这些特征可以被估算为不同波长的线性组合，从而成为"光谱指纹"。

目前最常用的方法是 Tsumura 等（1999）在计算机化皮肤分析中引入的独立成分分析（independent component analysis，ICA）。他们的目的是分离出与黑素和血红蛋白发色团相关的光谱成分。这个方法的原理是获得图像的空间上独立的光谱成分，并且寄希望于这些独立的特征与皮肤中存在的某些分子相对应。黑素和血红蛋白是皮肤光谱中涉及的两种主要的独立分布的发色团。Tsumara 等证明了由 ICA 获得的两个特征对应了代表健康皮肤光谱指纹的这两种皮肤发色团。ICA 通常被用于寻找皮肤色素性病理特征的多光谱成像，例如黄褐斑诊断（Prigent et al. 2012）。

大量的文献还提出了不同的方法，包括基于盲源分离（blind source separation，BSS）非负矩阵分解（non-negative matrice factorization，NMF）统计方法的黑素和血红蛋白量化（Galeano，et al. 2012）、基于支持向量机（support vector machine，SVM）机器学习算法的波段选择（Quinzan et al. 2013）和几何学方法等。

尽管我们仍然需要做进一步的研究，多光谱成像已经被证明是一个有效的获取对皮肤学有用的信息的工具。

8 结论

皮肤颜色和色素沉着可以用各种各样的技术来评估，最终的选择取决于研究者的目标。目前主要有两类方法。第一类是与皮肤颜色和色素沉着的整体测量相关，例如在临床药理学中只需要在小的测试表面测量皮肤红斑或色素沉着的信息。与之相关的技术是基于不同的对皮肤反射光的分析并且仅仅提供光谱信息。第二类关注的是色素性皮损的诊断性评估。在这样的评估中，对色素性病灶结构的色相和色品的精确测量是非常重要的。从这个意义上说，皮肤镜检查已经被证明可以提高色素性皮肤疾病的诊断准确性。其他一些同时考虑到光谱和空间信息相结合的技术，如多光谱成像，目前仍在发展中。最后，由于数字图像处理技术的改进和现有的高质量光学技术，像皮肤镜和反射式共聚焦显微镜这样的表皮发光显微镜技术代表了一类非常有前途的工具，可以帮助皮肤科医生对着色素性皮肤病进行非常准确的无创诊断。

（孔嵘 译，华薇 校 / 审）

参考文献

Abbas Q, Celebi ME, Fondon GI. Computer-aided pattern classification system for dermoscopy images. Skin Res Technol. 2012;18:278–89.

Abbas Q, Fondon Garcia I, Celebi ME, Ahmad W, Mushtaq Q. Unified approach for lesion border detection based on mixture modeling and local entropy thresholding. Skin Res Technol. 2013;19:314–9.

Alghamdi MA, Kumar A, Taïeb A, Ezzedine K. Assessment methods for the evaluation of vitiligo. JEADV. 2012;26:1463–71.

Andersen PH, Bjerring P. Nonivasive computerized analysis of skin chromophores in vivo by reflectance spectroscopy. Photodermatol Photoimmunol Photomed. 1990;7:249–57.

Andreassi L, Casini L, Simoni S, et al. Measurement of cutaneous colour and assessment of skin type. Photodermatol Photoimmunol Photomed. 1990;7:20–4.

Asawanonda P, Taylor CR. Wood's light in dermatology. Int J Dermatol. 1999;38:801–7.

Bornstein M. Color and its measurements. J Soc Cosmet Chem. 1968;19:649–67.

Busam KJ, Charles C, Lee G. Halpern AC Morphologic features of melanocytes, pigmented keratinocytes, and melanophages by in vivo confocal scanning laser microscopy. Mod Pathol. 2001;14(9):862–8.

Celebi ME, Schaefer G, Iyatomi H, Stoecker WV. Lesion border detection in dermoscopy images. Comput Med Imaging Graph. 2009;33(2):148–53.

Chardon A, Dupont G, Hourseau C, et al. Colorimetric determination of sun-protection-factor. Poster. 15th IFSCC Congress. London. Preprints A/A24. 1988. p. 313–22, 9.

Chardon A, Cretois I, Hourseau C. Skin colour typology and suntanning pathways. Int J Cosmet Sci. 1991;13:191–208.

Chardon A, Moyal D, Bories MF, et al. Comparing suntans from actual sun using various SPF sunscreens. Cosmet Toiletries. 1993;79:9.

Clarys P, Alewaeters K, Lambrecht R, et al. Skin color measurements: comparison between three instruments: the Chromameter®, the DermaSpectrometer® and the Mexameter®. Skin Res Technol. 2000;6:230–8.

de Rigal J, Abella ML, Giron F, Caisey L, Lefebvre MA. Development and validation of a new Skin Color Chart. Skin Res Technol. 2007;13:101–9.

Dhawan AP, D'Alessandro B, Patwardhan S, Mullani N. Multispectral optical imaging of skin-lesions for detection of malignant melanomas. Conf Proc IEEE Eng Med Biol Soc. 2009;2009:5352–5. doi:10.1109/IEMBS.2009.5334045.

Diebele I, Bekina A, Derjabo A, Kapostinsh J, Kuzmina I, Spigulis J. Analysis of skin basalioma and melanoma by multispectral imaging. Proc SPIE. 2012; 8427, Biophotonics: Photonic Solutions for Better Health Care III, 842732. 2012 June 1. doi:10.1117/ 12.922301.

Diebele I, Kuzmina I, Lihachev A, Kapostinsh J, Derjabo A, Valeine L, Spigulis J. Clinical evaluation of melanomas and common nevi by spectral imaging. Biomed Opt Express. 2012b;3(3):467–72.

Diffey BL, Robson J. The influence of pigmentation and illumination on the perception of erythema. Photodermatol Photoimmunol Photomed. 1992;9(2):45–7.

Diffey BL, Oliver RJ, Farr PM. A portable instrument for quantifying erythema induced by ultraviolet radiation. Br J Dermatol. 1984;III:663–72.

Elbaum M, Kopf AW, Rabinovitz HS, Langley RG, Kamino H, Mihm Jr MC, Sober AJ, Peck GL, Bogdan A, Gutkowicz-Krusin D, Greenebaum M, Keem S, Oliviero M, Wang S. Automatic differentiation of melanoma from melanocytic nevi with multispectral digital dermoscopy: a feasibility study. J Am Acad Dermatol. 2001;44(2):207–18.

Feather J, Ellis DJ, Leslie G. A portable reflectometer for the rapid quantification of cutaneous haemoglobin and melanin. Phys Med Biol. 1988;33:711–22.

Ferguson J, Brown M, Alert D, et al. Collaborative development of a sun protection factor test method: a proposed European standard. Int J Cosmet Sci. 1996;18:203–18.

Fitzpatrick TB. The validity and practicality of sun-reactive skin type I through VI (Editorial). Arch

Dermatol. 1988;77:219–21.

Fitzpatrick TB, Szabo G, Seiji M, et al. Biology of the melanin pigmentary system (section 3, Chapter 14). In: Fitzpatrick TB, Eisen AZ, Wolff K, editors. Dermatology in general medicine. New-York: Mc Graw Hill; 1979. p. 131.

Fujii H, Yanagisawa T, Mitsui M, Murakami Y, Yamaguchi M, Ohyama N, Abe T, Yokoi I, Matsuoka Y, Kubota Y. Extraction of acne lesion in acne patients from multispectral images. Conf Proc IEEE Eng Med Biol Soc. 2008;2008:4078–81. doi:10.1109/IEMBS.2008.4650105.

Fullerton A, Fischer T, Lahti A, et al. Guidelines for measurements of skin colour and erythema. Contact Dermatitis. 1996;31:1–10.

Fulton JE. Utilizing the Ultraviolet (UV Detect) camera to enhance the appearance of photodamage and other skin conditions. Dermatol Surg. 1997;23:163–9.

Galeano J, Jolivot R, Marzani F. Quantification of melanin and hemoglobin in human skin from multispectral image acquisition: use of a neuronal network combined to a non-negative matrix factorization. Appl Comput Math, special issue on Applied Artificial Intelligence and Soft Computing. 2012;11(2):257–70.

Garcia A, Fulton JE. The combination of glycolic acid and hydroquinone or kojic acid for the treatment of melasma and related conditions. Dermatol Surg. 1996;22:443–7.

Garini Y, Young IT, McNamara G. Spectral imaging: principles and applications. Cytometry A. 2006;69A:735–47.

Garnavi R, Aldeen M, Celebi ME, Varigos G, Finch S. Border detection in dermoscopy images using hybrid thresholding on optimized color channels. Comput Med Imaging Graph. 2011;35:105–15.

Gniadecka M, Wulf HC, Mortensen N, et al. Photoprotection in Vitiligo and Normal Skin. Acta Derm Venereol. 1996;76:429–32.

Häggblad E, Petersson H, Ilias MA, Anderson CD, Salerud EG. A diffuse reflectance spectroscopic study of UV-induced erythematous reaction across well-defined borders inhumanskin. Skin Res Technol.2010;16:283–90.

Hermanns JF, Petit L, Hermanns-Lê T, et al. Analytic quantification of phototype-related regional skin complexion. Skin Res Technol. 2001;7:168–71.

Hofmann-Wellenhoff R, Pellacani G, Malvehy J, Soyer HP, editors. Reflectance confocal microscopy for skin diseases. Berlin: Springer; 2012.

Hurley ME, Guevara IL, Gonzales RM, Pandya AG. Efficacy of glycolic acid peels in the treatment of melasma. Arch Dermatol. 2002;138:1578–82.

Kang HY, Bahadoran P, Ortonne JP. Reflectance confocal microscopy for pigmentary disorders. Exp Dermatol. 2010a;19(3):233–9.

Kang HY, le Duff F, Passeron T, Lacour JP, Ortonne JP, Bahadoran P. A noninvasive technique, reflectance confocal microscopy, for the characterization of melanocyte loss in untreated and treated vitiligo lesions. J Am Acad Dermatol. 2010b;63(5):e97–100. No abstract available.

Kang HY, Bahadoran P, Suzuki I, Zugaj D, Khemis A, Passeron T, Andres P, Ortonne JP. In vivo reflectance confocal microscopy detects pigmentary changes in melasma at a cellular level resolution. Exp Dermatol. 2010c;19(8):e228–33. doi:10.1111/j.1600-0625.2009. 01057.x.

Kimbrough-Green CK, Griffiths CE, Finkel LJ, Hamilton TA, Bulengo-Ransby SM, Ellis CN, et al. Topical retinoic acid (tretinoin) for melasma in black patients. A vehicle-controlledclinical trial. Arch Dermatol. 1994;130:727–33.

Kuzmina I, Diebele I, Asare L, Kempele A, Abelite A, Jakovels D, Spigulis J. Multispectral imaging of pigmented and vascular cutaneous malformations: the influence of laser treatment.Proc SPIE. 2010; 7376, Laser Applications in Life Sciences, 73760J. 2010 Nov 24. doi:10.1117/12.873701.

Lagarrigue SG, George J, Questel E, Lauze C, Meyer N, Lagarde JM, Simon M, Schmitt AM, Serre G, Paul C. In vivo quantification of epidermis pigmentation and dermis papilla density with reflectance confocal microscopy: variations with age and skin phototype. Exp Dermatol. 2012;21(4):281–6.

Lee G, Lee O, ParkS MJ, Oh C. Quantitative color assessment of dermoscopy images using perceptible color regions. Skin Res Technol. 2012;18:462–70.

Lim S, Kim SM, Lee YW, Ahn KJ, Choe YB. Change of biophysical properties of the skin caused byultraviolet radiation-induced photodamage in Kore. Skin Res Technol. 2008;14:93–102.

Liu Z, Sun J, Smith M, Smith L, Warr R. Unsupervised sub-segmentation for pigmented skin lesions. Skin Res Technol. 2012;18:77–87.

Lock-Andersen J, Therkildsen P, de Fine Olivarius F, et al. Epidermal thickness, skin pigmentation and constitutive photosensitivity. Photodermatol Photoimmunol Photomed. 1997;13:153–8.

Lock-Andersen J, Gniadecka M, de Fine OF, et al. Skin temperature of UV-induced erythema correlated to laser Doppler flowmetry and skin reflectance measured redness. Skin Res Technol. 1998a;4:41–8.

Lock-Andersen J, Wulf HC, Knudstorp ND. Skin pigmentation in Caucasian babies is high and evenly distributed throughout the body. Photodermatol Photoimmunol Photomed. 1998b;14:74–6.

Lock-Andersen J, Knudstorp ND, Wulf HC. Facultative skin pigmentation in caucasians: an objective biological indicator of lifetime exposure to ultraviolet radiation ? J Med Invest. 1998c;44(3–4):121–6.

Masson P, Mérot F. Phototype and ITA° parameters as predictive for determination of MED and SPF in tanned or untanned subjects. Poster; Preprints 17th IFSCC congress, Yokohama, Oct 1992.

Meglinski IV, Matcher SJ. Computer simulation of the skin reflectance spectra. Computer Methods Programs Biomed. 2003;70:179–86.

Moyal D, Chardon A, Kollias N. UVA protection efficacy of sunscreens can be determined by the persistent pigment darkening (PPD) method (Part 2). Photodermatol Photoimmunol Photomed. 2000;16:250–5.

Paraskevas LR, Halpern AC, Marghoob AA. Utility of the Wood's light: five cases from a pigmented lesion clinic. Br J Dermatol. 2005;152:1039–44.

Park SB, Suh DH, Youn JI. A long-term time course of colorimetric evaluation of ultraviolet light-induced skin reactions. Clin Exp Dermatol. 1999;24:315–20.

Park ES, Na JI, Kim SO, Huh CH, Youn SW, Park KC. Application of a pigment measuring device – Mexameter – for the differential diagnosis of vitiligo and nevus depigmentosus. Skin Res Technol. 2006;12:298–302.

Piérard GE. EEMCO guidance for the assessment of skin colour. J Eur Acad Dermatol Venerol. 1998;10:1–11.

Prigent S, Descombes X, Zugaj D, Petit L, Dugaret AS, Martel P, Zerubia J. Skin lesion evaluation from multispectral images. Hal-00757039, version 1–26

Nov 2012 – INRIA research report no 8196 – Nov 2012, 20 p.

Quinzán I, Sotoca JM, Latorre-Carmona P, Pla F, García-Sevilla P, Boldó E. Band selection in spectral imaging for non-invasive melanoma diagnosis. Biomed Opt Express. 2013;4(4):514–9. doi:10.1364/BOE.4.000514. Epub 2013 Mar 4.

Randeberg LL, Baarstad I, Løke T, Kaspersen P, Svaasand LO. Hyperspectral imaging of bruised skin. Proc SPIE 6078, Photonic Therapeutics and Diagnostics II, 60780O. 2006 Feb 22. doi:10.1117/12.646557.

Roh K-Y, Kim D, Ha S-J, et al. Pigmentation in Koreans: study of the differences from Caucasians in age, gender and seasonal variations. Br J Dermatol. 2001;144:94–9.

Seitz JC, Withmore CG. Measurement of erythema and tanning response. The time course of UVB and UVC erythema. J Invest Dermatol. 1988;91:454–7.

Shakya NM, LeAnder RW, Hinton KA, Stricklin SM, Rader RK, Hagerty J, Stoecker WV. Discrimination of squamous cell carcinoma in situ from seborrheic keratosis by color analysis techniques requires information from scale, scale-crust and surrounding areas in dermoscopy images. Comput Biol Med. 2012;42:1165–9.

Smith L, MacNeil S. State of the art in non-invasive imaging of cutaneous melanoma. Skin Res Technol. 2011;17:257–69.

Stamatas GN, Zmudzka BZ, Kollias N, Beer JZ. Noninvasive measurements of skin pigmentation in situ. Pigment Cell Res. 2004;17:618–26.

Stamatas GN, Zmudzka BZ, Kollias N, Beer JZ. In vivo measurement of skin erythema and pigmentation: new means of implementation of diffuse reflectance spectroscopy with a commercial instrument. Br J Dermtol. 2008;159:683–90.

Takiwaki H, Overgaard L, Serup J. Comparison of narrowband reflectance spectrophotometric and tristimulus colorimetric measurements of skin color. Skin Pharmacol. 1994;7:217–55.

Taylor S, Westerhof W, Im S, Lim J. Noninvasive techniques for the evaluation of skin color. J Am Acad Dermatol. 2006;54:282–90.

Tian Y, Wang YX, Gu WJ, Zhang P, Sun YEY, Liu W. Physical measurement and evaluation of skin color changes under normal condition and post-ultraviolet radiation: a comparison study of Chromameter CM 2500d and Maxmeter MX18. Skin Res Technol. 2011;17:304–8.

Tsumura N, Haneishi H, Miyake Y. Independent component analysis of skin color image. J Opt Soc Am A. 1999;16:2169–76.

Van derWal M, Bloemen M, Verhaegen P, Tuinebreijer W, et al. Objective color measurements; clinimetric performance of three devices on normal skin and scar tissue. J Burn Care Res. 2013;34(3):187–94.

Wallace VP, Crawford DC, Mortimer PS, et al. Spectrophotometric assessment of pigmented skin lesions: methods and feature selection for evaluation of diagnostic performance. Phys Med Biol. 2000;45(3):735 51.

Wang L, Jacques SL, Zheng L. MCML – Monte Carlo modeling of light transport in multi-layered tissues. Comput Methods Programs Biomed. 1995;47(2):131–46.

Wassermann HP. The colour of human skin. Spectral reflectance versus skin colour. Dermatologica. 1971;143:166–73.

Weatherall IL, Coombs BD. Skin color measurements in terms of CIELAB color space values. J Invest Dermatol. 1992;99:468–73.

Yoshimura K, Harii K, Masuda Y, Takahashi M, Aoyama T, Iga T. Usefulness of a narrow-band reflectance spectrophotometer in evaluating effects of depigmenting treatment. Aesthetic Plast Surg. 2001;25(2):129–33.

6

皮肤颜色的测量

Behrooz Kasraee

内容

关键词

皮肤颜色·皮肤黑素含量·色度计·CIE XYZ 颜色空间·CIELAB·CMYK 模型·Derma-catch·皮肤分光光度计·皮肤黑素和血红素测试仪·RGB 颜色空间·皮肤色度学

人类皮肤的颜色由其黑素含量、含氧和脱氧血红蛋白含量、内源性或外源性色素如胆红素和胡萝卜素所决定（Andreassi et al. 1999）。皮肤颜色的测量对于皮肤学和化妆品领域的研究人员和临床医生来说都是非常重要的。例如表皮黑素含量的无创性测量，这对涉及皮肤的脱色和复色的人体研究是必要的。皮肤红斑值被视为一个炎症和皮肤血管生成/扩张的指标并已经被应用于若干皮肤治疗方法的效果评估。第一次对皮肤颜色的定量评价是在 1939 年由 Edwards 和 Edwards 完成的，他们获得了不同类型的皮肤色素沉着的比色数据（Edward and Duntley 1939）。其他作者随后使用类似的工具来评价不同种族的肤色。在 20 世纪 80 年代，比色技术大大发展，并促生了适合皮肤使用的精密仪器（Andreassi et al. 1999）。

值得注意的是，虽然物体颜色测量可以通过几种比色仪来可靠地完成，但对量化测定人体皮肤颜色"变化"的过程似乎更复杂，因为皮肤红斑的波动会影响黑素的值，反之亦然（Baquie and Kasraee 2014）。因为黑素在很大范围内吸收光（包括绿色、红色和近红外光），比色仪器对黑素和红斑之间的区别的混淆则很容易发生。

为了区分黑素和皮肤红斑，具有不同可靠性水平的皮肤颜色测定技术被一一开发。一些色度计是基于扫描反射分光光度法（Andreassi et al. 1999），而另一些则依赖于三色刺激（3 种特定波长）的色度学，如 Chromameter（Minolta）（Andreassi et al. 1999），或窄谱反射比色法，如 Mexa-meter（Courage-Khazaka，Germany）（Andreassi et al. 1999；Baquie and Kasraee 2014）。

为了了解不同的颜色测量技术，在这里有必要了解不同的颜色体系。

1 RGB 颜色空间

这个模型的名字来源于 3 种原色的首字母：红色、绿色和蓝色。这是一个加色模型，其中红色、绿色和蓝色的光以不同的方式加在一起，以产生广泛而不同的颜色。现在 RGB 颜色模型的主要用途是计算机等电子设备中表现和显示图像。它也被用于传统摄影。在电子时代之前，RGB 颜色模型（RGB color model）已经有了一个强大的理论支持，即基于人类对颜色的感知（国际色彩联盟2006）。

RGB 是一种依赖于设备的颜色模型，即不同的设备以不同的方式再现或检测给定的颜色值，因其颜色元素以及对具体 R、G 和 B 程度的反应可能会因不同的制造商，甚至相同仪器不同时间，而有所不同。因此，RGB 值不能定义不同仪器中的同一颜色（国际色彩联盟2006）。

2 CMYK 模型

CMYK 模型（CMYK model）是一个减色化模型，与加色的 RGB 颜色模型形成对比。

该模型常用于彩色印刷，其特点是部分或完全掩盖了较淡（通常是白色）的背景色。其颜色组成为青色（C）、品红色（M）、黄色（Y）和键控颜色（K；黑色）。CMYK 也是一种依赖于设备的颜色模型（国际色彩联盟2006）。

3 CIE-L*a*b*（CIELAB）

这是国际照明委员会指定的最完整的颜色空间。它描述了人眼可见的所有颜色，并作为不依赖于设备的模型供参考（国际色彩联盟2006）。

CIELAB 的 3 个坐标分别代表颜色的光亮度（L*=0：黑色；L*=100：白色）、红/绿色之间的位置（a*，负值表示绿色，正值表示红色）和黄/蓝色之间的位置（b*，负值表示蓝色，正值表示黄色）（Andreassi et al. 1999；国际色彩联盟2006）。

4 CIE XYZ

CIE XYZ 颜色空间包含了一般人可以体验到的所有感觉色彩。它被用于定义许多其他颜色空间的标准参考。人的眼睛有 3 种锥体细胞，它们能在短（S，420～440nm）、中（M，530～540nm）和长（L，560～580nm）波长的光谱敏感峰段感知光。这些锥体细胞是中高等亮度下人的颜色感知的基础。CIE 模型通过定义 Y 为亮度来利用这个事实。Z 是准等于蓝色刺激，或 S 锥体响应，X 是一个选择为非负值的，混合的（线性组合）锥体响应曲线。因此，XYZ 三色刺激值类似但不等于人类眼睛的 LMS 锥体反应（LMS cone responses）（Andreassi et al. 1999；国际色彩联盟 2006）。

5 皮肤色度学的基础

光学性质研究的基础是运用反射分光光度法记录在整个可见光光谱（400～700nm）中物体表面对许多窄谱波长反射的光强度（Takiwaki 1998）。CIE-L*a*b* 值最常用于肤色的量化（Weatherall and Coombs 1992）。还有其他一些作者提出并使用的其他公式（Dawson et al. 1980；Kollias and Bager 1985；Feather et al. 1989；Andersen and Bierring 1990）将反射数据转换成不同的指数来显示表皮黑素的相对量以及真皮上层血管丛中的含氧和脱氧血红蛋白（Takiwaki 1998）。根据达森理论，通过计算在指定的若干波长下测量的皮肤的反射率或吸光度来读取这些指数，以明确目标发色团数量的信息（Takiwaki 1998）。在实际使用中，反射光谱仪既昂贵又笨重，并且需要连接到计算机。因此，一些便携式光学电子仪器已被开发并广泛使用（Serup and Agner 1990；Westerhof 1995；Takiwaki and Serup 1995；Feather et al. 1988；Pearse et al. 1990；Kopola et al. 1993）。

6 Chromameter®

色度计（chromameter，Minolta，大阪，日

本）是一种基于扫描反射分光光度法的三色刺激比色仪。它包含一个作为光源的氙气灯，光电探测器，一个微型计算机和彩色滤光器，后者与 CIE 比色标准观察者曲线相匹配（Westerhof 1995）。符合 CIE 颜色系统（L*a*b，或 XYZ）的颜色值在这种仪器中自动计算及产生。测量时将探头放置在皮肤上，轻轻按动按钮即获得数据。这些结果（L*a*b，XYZ 或最新的色度计中的黑素指数）会立即显示在展示结果的屏幕上（Takiwaki 1998）。

色度计有以下缺点：

- 皮肤颜色容易受到测试时探头对皮肤所施的压力和设备直立状况的影响（Takiwaki et al. 1994；Queille-Roussel et al. 1991；Takiwaki and Serup 1994）。为了避免测量方式差异的影响，Fullerton 等（1996）提出了使用这些仪器进行皮肤颜色测量的标准化指南。

- 小于探头（8～11mm）的物体的颜色不能精确测量（Takiwaki 1998）。

- 不能对测试区域内皮肤颜色的图案或分布进行评估（Takiwaki 1998）。色度计测到的值是整个测试区域的平均值。这些问题可以通过计算机辅助的方法分析皮肤彩色图像来解决（Takiwaki 1998）。然而，当测量对象的颜色取决于照明和设备特征来记录图像，如 CCD（电荷耦合装置），用图像分析获得的颜色值不是绝对而是应该被视为相对数据，仅在使用相同的系统和同样的操作条件下可以相互比较（Takiwaki 1998）。

- 据我们所知，目前还没有数据表明，色度计测得的皮肤红斑及黑素值是否相互影响。

7 Derma-spectrphotometer®

皮肤分光光度计（derma-spectrophotometer，DSM；Cortex Technology，丹麦）是一种以高强度白光 LED 为光源的窄谱皮肤色度计。DSM 可以在 L*a*b*、RGB、CMYK 和 XYZ 颜色模型中显示皮

肤颜色，同时也可以显示黑素和红斑值。为了便于操作，探头配备了引导灯以便在测量时照亮目标。由于特殊的设计，操作时探头压力对颜色测量的影响很小。然而，该仪器的一个重要缺陷是环境光会影响测量结果。目前尚不清楚皮肤红斑的变化是否会对皮肤分光光度计测量的黑素值产生错误的影响，反之亦然。该装置的设计比 Chromameter 更符合人体工程学。

8 Mexameter®

皮肤黑素和血红素测试仪（Mexameter，Courage-Khazaka，德国）是一个窄谱简单反射比色仪，分析面积为 20mm²，即皮肤上一块直径 5mm 的面积。该设备包含 16 个二极管，位于光电探测器的周围（Baquie and Kasraee 2014）。二极管发出 568、660 和 880nm 频率的光，分别对应绿色、红色和红外光。检测到的绿和红色的反射光用来计算皮肤血红蛋白含量（红斑指数，任意单位），而对红光和近红外波段反射光的分析提供了皮肤黑素含量（黑素指数，任意单位）。L*a*b、RGB 或 CMYK 值在仪器上没有显示（Baquie and Kasraee 2014）。

当将探头放置在皮肤表面并移除时，仪器自动进行颜色测量。为了保证测量精度，动作必须垂直和轻柔（Baquie 和 Kasraee 2014）。皮肤黑素和血红素测试仪的缺点包括以下几个方面：

- 测量可受到环境光的影响。因此，颜色测量应该在暗室进行。
- 如果探头不是垂直放置在皮肤表面或移除太快，测量精度会受到影响。
- 测量受到探头对皮肤施加的压力的影响（Baquie and Kasraee 2014）。
- 最近一项关于皮肤黑素和血红素测试仪敏感性和特异性的研究证实，皮肤红斑水平的变化会错误地影响黑素的测量值，反之亦然（Baquie and Kasraee 2014）。

一些临床研究对三色刺激和窄谱比色装置进行了比较。Shriver 和 Parra 发现黑素指数（MI）和 L* 值之间存在很强的相关性，其结论是这两种类型的仪器都能准确测量欧洲、亚洲和非洲裔美国人的皮肤和头发颜色（Shriver and Parra 2000）。

在一个比较三色刺激色彩色差仪和窄谱分光光度计（Mexameterand Derma-Spectrophotometer）对各种皮肤颜色变化的评价（红斑、刺激、美白、人工和紫外线美黑）时，发现所有设备的灵敏度和再现性都是可以接受的。Mexameter 表现出最弱的灵敏度，但对于黑素测量的日常重复性来说，窄谱分光光度计表现得更好（Clarys et al. 2000）。

9 Dermacatch®

Dermacatch 是瑞士 Colorix 公司最近开发的一种新型比色装置。Dermacatch 是一种可见光谱反射比色计，它是由可发出"全可见光光谱"的发光二极管构成（Baquie and Kasraee 2014）。光电探测器测量全反射光以计算红斑及黑素值（与皮肤黑素和血红素测试仪不同的任意单位）。测量范围为直径 5.5mm 的圆形，即 24mm²。

在一个广泛的，包含 18 000 次人体和体外测量数据的研究中，对 Dermacatch 和 Mexameter 的重复性、灵敏度和特异性做了比较。结果显示 Dermacatch 比 Mexameter 的测量值有更显著的重复性（Baquie 和 Kasraee 2014）。与 Mexameter 相比，Dermacatch 也在测量体内黑素和红斑值时更加敏感和特异（Baquie and Kasraee 2014）。红斑水平的变化并不影响黑素的值，反之亦然，也就是说，与 Mexameter 不同的是，Dermacatch 可以精确地区分这两个参数（Baquie 和 Kasraee 2014）。据称，环境光不会影响 Dermacatch 测量；然而，这在上述研究中没有得到评价。Dermacatch 的缺点如下：

- 测量数据只显示在仪器显示屏上，不能打印出来或自动转移到计算机上。
- 小于仪器探头孔（直径 =5mm）的物体的颜色无法精确测量。

最近被"Delfin technology"收购，该设备已升级并以"SkinColorCatch"名称上市。

10 结论

皮肤色度学仍然是一个复杂的课题。虽然大多数色度计对颜色的体外测量（如彩色图片）有好的可重复性和可靠的结果，但在对皮肤等生物材料颜色的测量中，因为诸多因素如色素沉着，皮肤粗糙度，尤其是常改变的皮肤红斑状况，其过程要复杂得多。考虑到每个参数的变化可以显著地、错误地影响其他参数的测量值，人们应该注意，在两个不同的时间点获得的皮肤颜色"改变"的数据应该得到相当谨慎的解释。新的、更具专一性的、可以在黑素和红斑之间有更精确鉴别的色度计，可能有助于解决这个问题。

（曲镝 译，华薇 校/审）

参考文献

Andersen PH, Bjerring P. Noninvasive computerized analysis of skin chromophores in vivo by reflectance spectroscopy. Photodermatol Photoimmunol Photomed. 1990;7:249–57.

Andreassi L, et al. Practical applications of cutaneous colorimetry. Clin Dermatol. 1999;13:369–73.

Baquie M, Kasraee B. Discrimination between cutaneous pigmentation and erythema: comparison of the skin colorimeters Dermacatch and Mexameter. Skin Res Technol. 2014;20(2):218–27.

Clarys P, Alewaeters K, Lambrecht R, Barel AO. Skin color measurements: comparison between three instruments: the Chromameter, the DermaSpectrometer and the Mexameter. Skin Res Technol. 2000;6(4):230–238.

Dawson JB, Barker DJ, Ellis DJ, Grassam E, Cotterill JA, Fisher GW, Feather JW. A theoretical and experimental study of light absorption and scattering by in vivo skin. Phys Med Biol. 1980;25:695–709.

Edward A. Edwards and S. Quimby Duntley. The pigments and color of living human skin. Am J Anatomy. 1939;65:1–33.

Feather JW, Ellis DJ, Leslie G. A portable reflectometer for the rapid quantification of cutaneous haemoglobin and melanin. Phys Med Biol. 1988;33:711–22.

Feather JW, Hajizadeh-Saffar M, Leslie G, Dawson JB. A portable scanning reflectance spectrophotometer using visible wavelengths for the rapid measurement of skin pigments. Phys Med Biol. 1989;34:807–20.

Fullerton A, Fischer T, Lahti A, Wilhelm KP, Takiwaki H, Serup J. Guidelines for measurement of skin colour and erythema. Contact Dermatitis. 1996;35:1–10.

International Color Consortium, Specification ICC.1:2004–10 (Profile version 4.2.0.0) Image technology colour management – architecture, profile format, and data structure, 2006.

Kollias N, Baqer A. Spectroscopic characteristics of human melanin in vivo. J Invest Dermatol. 1985;85:38–42.

Kopola H, Lahti A, Myllyla R, Hannuksela M. Two-channel fiber optic skin erythema meter. Opt Eng. 1993;32:222–6.

Pearse AD, Edwards C, Hill S, Marks R. Portable erythema meter and its application to use in human skin. Int J Cosmet Sci. 1990;12:63–70.

Queillc-Roussel C, Pocet M, Scaffer H. Quantification of skin colour changes induced by topical corticosteroid preparations using the Minolta Chroma Meter. Br J Dermatol. 1991;124:264–70.

Serup J, Agner T. Colorimetric quantification of erythema -a comparison of two colorimeters (Lange Micro Color and Minolta Chroma Meter CR-200) with a clinical scoring scheme and laser-Doppler flowmetry. Clin Exp Dermatol. 1990;15:267–72.

Shriver MD, Parra EJ. Comparison of narrow-band reflectance spectroscopy and tristimulus colorimetry for measurements of skin and hair color in persons of different biological ancestry. Am J Phys Anthropol. 2000;112:17–27.

Takiwaki H. Measurement of skin color: practical application and theoretical considerations. J Med Invest. 1998;44:121–6.

Takiwaki H, Serup J. Variation in color and blood flow of the forearm skin during orthostatic maneuver. Skin Pharmacol. 1994;7:226–30.

Takiwaki H, Serup J. Measurement of erythema and melanin indices. In: Serup J, Jemec GBE, editors. Handbook of non-invasive methods and the skin. Boca Raton: CRC Press; 1995. p. 377–84.

Takiwaki H, Overgaard L, Serup J. Comparison of narrowband reflectance spectrophotometric and tristimulus colorimetric measurements of skin color. Skin Pharmacol. 1994;7:217–25.

Weatherall IL, Coombs BD. Skin color measurements in terms of CIELAB color space values. J Invest Dermatol. 1992;99:468–73.

Westerhof W. CIE colorimetry. In: Serup J, Jemec GBE, editors. Handbook of non-invasive methods and the skin. Boca Raton: CRC Press; 1995. p. 385–97.

7

皮肤色素沉着与红斑的辨别：皮肤色度计 Dermacatch 和 Mexameter 的比较

Mathurin Baquié and Behrooz Kasraee

内容

关键词

Chromameter · Mexameter · 红斑 · 黑素 · 皮肤颜色 · 反射比色法 · 色度计 · 肤色定量

1 简介

在皮肤化妆品研究和日常实践中，定义皮肤颜色和监测其在不同类型刺激（如药物或光测试/治疗，接触刺激物）的影响下的变化具有高度指导价值。然而，皮肤颜色变化的量化看起来很复杂，因为红斑的体内波动会影响黑素的数值，反之亦然。由于黑素在大范围波长（包括绿色、红色和近红外光）中吸收光线，色度计很容易发生混淆了黑素和红斑的情况。

为了区分黑素和皮肤红斑，各种具有不同可靠性的技术已经被开发出来。一些色度计是基于扫描反射分光光度法（Bjerring 1995；Anderson and Bjerring 1995；Wilhem and Maibach 1995；Clarys et al. 2000；Biniek et al. 2012），其他的依赖于三色比色法（如 Chromameter®，Minolta）（Clarys et al. 2000；Westerhof et al. 1986；Seitz and Whitmore 1988；Queille-Roussel et al. 1991；Chan and Li Wan Po 1993；Waring et al. 1993；Westerhof 1995；Takiwaki and Serup 1995；Elsner 1995；Rubegni et al. 2002）或窄谱反射比色法，例如 Mexameter®（Courage-Khazaka）（Clarys et al. 2000；Farr and Diffey 1984，1985；Diffey et al. 1984；Diffey and Farr 1991；Takiwaki et al. 1994；Anderson 1995；Erythema Meter 1999；DermaSpectrometer 1999；Mexameter MX 16 1999；Courage W，Khazaka G，1999，Calculation of the melanin value and erythema value for the Mexameter，personal communication；Gabard et al. 1993；Draaijers et al. 2004）。最近新推出来一个色度计叫 Dermacatch®（Colorix），它使用整个可见光谱的反射光。厂家声称它能更好地鉴别黑素和红斑。为了评估它的潜力，我们将 Dermacatch 和在皮肤学研究中最广泛使用的 Mexameter 进行比较。我们首先在标准化的颜色图上对两种设备对红斑和黑素值测量的敏感性、特异性和重现性进行评估。然后，再对受试者暴露到不同的 UVB 剂量和/或对皮肤红斑进行调节（通过应用局部血管扩张剂和血管收缩剂）之前和之后的参数进行分析。

2 材料和方法

2.1 仪器

2.1.1 Mexameter® MX 16（Courage-Khazaka，德国）

这种简单的窄谱反射色度计分析 $20mm^2$ 的面积，即直径 5mm 的圆形。该装置包含 16 个二极管，位于光电探测器的外围。二极管发出 568、660 和 880nm，分别对应绿色、红色和红外光。绿色和红色发射后的反射光的光检测可以计算皮肤血红蛋白含量（即红斑数值，任意单位），而红色和近红外光的反射光的提供了皮肤黑素含量的数值（即黑素数值，任意单位）。

2.1.2 Dermacatch®（Colorix，瑞士）

这种可见光谱反射色度计是由发射整个可见光谱的二极管组成。光电探测器测量全局反射光以计算红斑和黑素数值（与 Mexameter 不同的任意单位）。测量面积为直径 5.5mm 的圆形，即 $24mm^2$。

2.2 体外测量

这两种色度计测试了广泛使用的来自斯堪的纳维亚色彩研究所（瑞典斯德哥尔摩）的自然色彩系统（NCS）颜色表的 67 种颜色。所选的颜色主要包括：灰色（即从白色到灰色），粉色（即从浅粉色到深粉色），红色（即从浅红色到深红色），米色（即从浅米色到深米色），棕色（从浅棕色到深棕色）。尺度：NCS S 0300-N，NCS S 0500-N，NCS S 1000-N，NCS S 8000-N，NCS S 8500-N，NCS S 9000-N，NCS S 4000-N，NCS S 4500-N，NCS S 5000-N，NCS S 0505-Y20R，NCS S 1005-Y20R，NCS S 2005-Y20R，NCS S 3005-Y20R，NCS S 4005-Y20R，NCS S 5005-Y20R，NCS S 6005-Y20R，NCS S 7005-Y20R，NCS S 8005-

Y20R，NCS S 8505-Y20R，NCS S 0505-Y50R，NCS S 1005-Y50R，NCS S 2005-Y50R，NCS S 3005-Y50R，NCS S 4005-Y50R，NCS S 5005-Y50R，NCS S 6005-Y50R，NCS S 7005-Y50R，NCS S 8005-Y50R，NCS S 0505-Y80R，NCS S 1005-Y80R，NCS S 2005-Y80R，NCS S 3005-Y80R，NCS S 4005-Y80R，NCS S 5005-Y80R，NCS S 6005-Y80R，NCS S 7005-Y80R，NCS S 8005-Y80R，NCS S 8505-Y80R，NCS S 3560-Y30R，NCS S 4550-Y30R，NCS S 3560-Y40R，NCS S 4550-Y40R，NCS S 3560-Y50R，NCS S 4550-Y50R，NCS S 3560-Y60R，NCS S 4550-Y60R，NCS S 3560-Y70R，NCS S 4550-Y70R，NCS S 0580-Y80R，NCS S 1080-Y80R，NCS S 0585-Y80R，NCS S 1085-Y80R，NCS S 0580-Y90R，NCS S 1080-Y90R，NCS S 1085-Y90R，NCS S 1080-R，NCS S 6010-Y90R，NCS S 2565-R80B，NCS S 2565-G，NCSS 2070-G70Y，NCS S 0520-G80Y，NCS S 0530-G80Y，NCS S 0540-G80Y，NCS S 0550-G80Y，NCS S 0560-G80Y，NCS S 0570-G80Y，NCS S 0575-G90Y）。两种仪器对每一个颜色方格都进行 10 次测量。

2.3 体内测量

2.3.1 不同 Fitzpatrick 皮肤颜色的分析

3 组 Fitzpatrick 皮肤类型分别为 Ⅱ、Ⅲ 和Ⅳ志愿者进行了体内测试，以验证两种设备的可靠性。所分析的区域是未暴露于紫外光下的近端前臂。两种色度计都进行 10 次测量。

2.3.2 皮肤红斑和色素沉着的分析

12 名 Fitzpatrick 皮肤类型Ⅲ的平均年龄为 23 岁的男性志愿者参与了试验。在进行任何试验之前，已经得到了当地伦理委员会的批准以及志愿者的知情同意。志愿者的排除标准是在实验之前或试验间中有任何光敏性迹象（如药物引起的光敏性、日光性荨麻疹等疾病，或自身免疫性疾病），对测试中使用药物过敏，皮肤感染或发炎，在同时或之前 3 个月内参与了其他的临床试验，在试验前 4 周内或试验中暴露到紫外线辐射或受

到强烈的日晒。所有实验均在具备受控环境条件（23℃，相对湿度 40%）的同一房间内进行。每名志愿者在进行试验之前 15 分钟适应期时，相关的皮肤区域被中性润肤液彻底清洁，再进行补水并涂上 Excipial 乳膏（Spirig laboratories，瑞士）。在每一个时间点和试验条件下，在每个特定的皮肤测试区域上都用色度计进行了 10 次测量。与此同时，在每个测试区域上都用皮肤镜（Handyscope，Fotofinder）拍下照片用于专家的视觉评估。

2.3.3 前臂红斑诱导

12 名志愿者的前臂上直径为 40mm 的一个区域按照 3mg/cm² 的强度涂上 5mmol/L 的甲基烟酸乳膏（methyl nicotinate cream，MNC），保持在闭塞条件下 30 秒。MNC 乳膏是在 70℃乙醇中溶解甲基烟酸（Sigma-Aldrich）然后和 Excipial 乳膏混匀从而获得 5mmol/L 最终浓度的 MNC。在每个前臂上选择两个对照区分别单独用 Excipial 乳膏处理。任何皮肤处理部位都不能离肘前窝或手腕近于 40mm。在 30 秒的处理时间后，过量的乳膏被去除。被收集的测量数据包括处理前（即 0 分钟）和处理后（5 分钟和 10 分钟）。在每一个时间点上，每一个测试区域都进行了 10 次测量。

2.3.4 背部 UVB 照射

志愿者背部脊椎骨 L1 的两侧，3 个 20mm 长的方块被分别暴露在 450、600 和 750mJ/cm² 的 Excimer 激光（Xtrac，Photomedex）生成的 UVB 中。在处理前（也就是第 0 天）以及处理后第 2、7、14 天分别用 Dermacatch 和 Mexameter 进行测量。对于每个处理区域，一个相邻的未照射的皮肤区域被作为各自的对照区。

2.3.5 背部红斑减少

UVB 照射后 7 天，两个 750mJ/cm² 的皮肤区域之一以及其相邻的未暴露的部位，以 3mg/cm² 的皮肤皮质激素（0.05% clobetasolpropiate，Dermovate cream）闭塞 18 小时处理。处理结束后多余的乳膏被去除。治疗前（即 0 小时）及 18 小时后分别进行测量。

2.3.6 背部红斑诱导

在 UVB 照射后 14 天，背部一侧的红斑用 $3mg/cm^2$ 的 5mmol/L 的 MNC 处理 30 秒。UVB 照射过的和相邻未照射过的皮肤区域也受到相似的处理。处理前（0 分钟）和处理后（10 分钟）分别进行测量。其余操作步骤与前臂红斑诱导的实验相同。

2.4 计算和统计

在体外分析中当我们假设在视觉上标准颜色的变暗逐渐增加和变红保持不变时，考虑使用决定系数（coefficient of determination，R^2）。

相关比（correlation ratio，CR）被用于比较依赖于 Pearson 相关的两个色度计的数值。

变异系数（coefficient of variation，CV）根据如下公式计算：（处理后平均值－处理前平均值）/ 处理前平均值 ×100。平均值对应于同一时间点同一特定皮肤区域的 10 个重复测量值的平均值。

用 Bonferroni 校正的多重方差分析（ANOVA）被用来定义不同条件和时间点之间变化的统计学意义。

3 结果

3.1 体外实验

为了确定这两种色度计的可靠性，我们用国际标准的 NCS 颜色图进行了初步测试。图表的颜色被选成可以直观地显示黑色逐渐增加和红色保持不变。在分析任何类型的颜色时，Dermacatch 测出的红斑值保持不变，而 Mexameter 测出的红斑值则大幅波动（图 1a，c，e）。Dermacatch 测量出的黑素值和视觉感受相似也逐渐增加，而 Mexameter 值的增加则不一致（图 1b，d，f）。因此，Mexameter 有限的灵敏度范围导致两个设备之间相关性较弱（表 1）。但是两个色度计的重复性都很高（标准差，表 1），并且都低于供应商提供的官方标准差（即 +/-10 个单位）。

3.2 体内实验

3.2.1 不同 Fitzpatrick 肤色的分析

与体外实验结果中 Mexameter 的特异性较差不同，两种色度计的体内实验值对 3 种皮肤类型（Ⅱ型、Ⅲ型、Ⅳ型）都给出了相似的模式，也与视觉感受一致。但是，尽管标准差值低于官方值（图 2 和表 2），Mexameter 数据的可重复性仍然稍差。

3.2.2 前臂的红斑诱导

为了确定红斑的增加是否可以通过色度计检测到，前臂使用的是局部 5mmol/L 的血管扩张剂 MNC。已知 MNC 只会引起短暂的发红程度增加，因此尽管皮肤红斑会均匀性的增加，但在 MNC 使用之前和之后，黑素的值仍然是恒定的。色度计和皮肤主观评估都显示，经过 5 分钟的接触，皮肤发红程度增加然后达到了稳定值。值得注意的是，Mexameter 错误地给出了一个与皮肤发红的增加成反比的色素沉着显著减少的结果。因此，Mexameter 的黑素测量似乎受到红斑变化的影响。对 Dermacatch 的数据同时进行分析，发现其黑素值不受这种皮肤红斑诱导的影响（图 3 和表 3）。

3.2.3 皮肤的 UVB 照射

根据皮肤镜照片的视觉感受，志愿者背部的 UVB 照射后皮肤红斑在第 2 天达到最大然后逐渐减少。此外，红斑的强度似乎与应用的 UVB 剂量成正比。有趣的是，两种设备都显示了相同的红斑值模式，这种模式与 UVB 的应用剂量成比例。

在对黑素定量的时候，视觉评估一般考虑最多七天的色素沉着增加，这个增加最晚到第 14 天进入平台区。Dermacatch 在第 2 天就已经发现黑素的值略有增加，而 Mexameter 在 UVB 600 和 750mJ/cm^2 的条件下，在同一时间点的黑素值显示了不正确的显著下降。因此，在皮肤红斑增加时（图 4 和表 4），Mexameter 的一些黑素值始终存在明显的偏差。

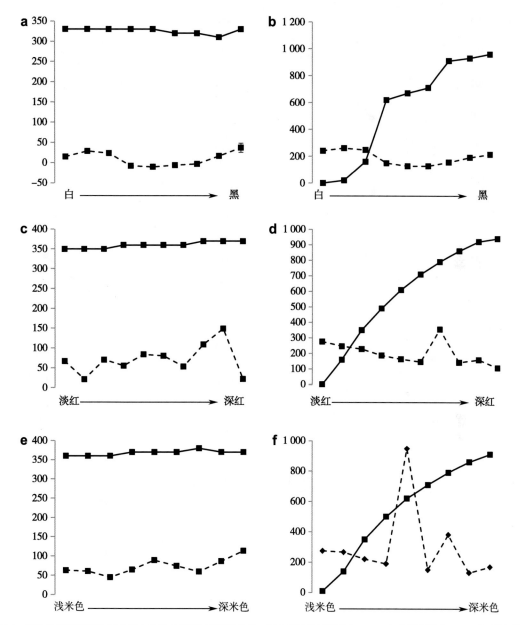

图 1 两种色度计对 NCS 颜色表上的黑素值和红斑值的比较。图中例子是红斑值（a，c，e）和黑素值（b，d，f）。图左侧到右侧的颜色变化分别是从白色到黑色（a，b），从浅红到深红色（c，d），从浅米色至深米色（e，f）。Mexameter 值以虚线表示，Dermacatch 值以实线表示

表 1 两种色度计体外实验黑素和红斑值的可靠性

	黑素值		红斑值	
	Dermacatch	Mexameter	Dermacatch	Mexameter
SD	0	2.7	0	2
R^2	0.949	0.259	0.891	0.105
CR	0.112		−0.135	

SD，standard deviation 标准差；R^2，coefficient of determination 决定系数；CR，correlation ratio 相关比。

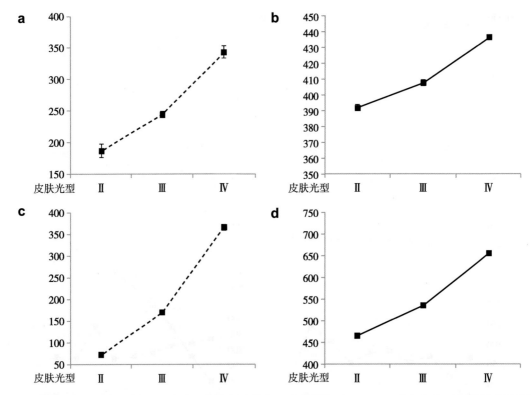

图 2 不同 Fitzpatrick 肤色的分析。红斑（a，b）和黑素值（c，d）分别从 3 组 Fitzpatrick 肤色为 Ⅱ、Ⅲ 和 Ⅳ 的志愿者用 Mexameter（a，c）和 Dermacatch（b，d）测量获得

表 2 两种色度计不同肤色的体内实验的可靠性

	黑素值		红斑值	
	Dermacatch	Mexameter	Dermacatch	Mexameter
SD	2.1	4.1	1.8	8.4
CR	1		1	

SD, standard deviation 标准差；CR, correlation ratio 相关比。

3.2.4 背部红斑减少

下面这个实验主要是在分析红斑减少对黑素值的影响。UVB 照射后的 7 天 UVB 处理的皮肤区域已经色素沉着但仍然存在红斑。背部 UVB 照射和未照射的部分用血管收缩剂 Dermovate 乳膏进行治疗。在处理 18 小时后，皮肤红斑在两种设备上都有轻微的降低，这同时也被皮肤镜的图像所证实。无论之前的皮肤暴露在 0 或 750mJ/cm² 的 UVB 中，这两种色度计测量的红斑减少率都

是非常相似的。值得注意的是，在之前暴露于 UVB 的皮肤上，Mexameter 似乎错误地检测到色素沉着的明显减少。然而，在没有暴露于 UVB 的皮肤，色素沉着减少不显著。最后，Mexameter 检测的可重复性低于 Dermacatch（图 5 和表 5）。

3.2.5 背部红斑诱导

为了进一步评价皮肤红斑对黑素值的错误影响，在 UVB 照射后的第 14 天，对背部的 UVB

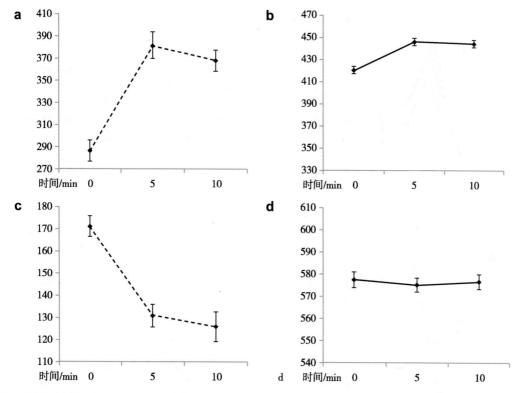

图3 前臂红斑诱导。红斑（a，b）和黑素值（c，d）由 Mexameter（a，c）和 Dermacatch（b，d）在对前臂用血管扩张剂处理后测量获得

表3 对前臂红斑诱导以后两种色度计体内实验的可靠性

时间 /min	黑素值				红斑值			
	Dermacatch		Mexameter		Dermacatch		Mexameter	
	5	10	5	10	5	10	5	10
CV	−0.37	−0.13	−23.5	−26.5	6.1	5.6	33.2	28.3
SD	3.3		5.5		3.4		3.2	
CR	0.70				1.0			

CV，coefficient of variation 变异系数；SD，standard deviation 标准差；CR，correlation ratio 相关比。

照射区域和背部相邻未照射区域进行血管扩张剂 MNC 的治疗。经皮肤镜检查证实，尽管皮肤红斑均匀增加，但在 MNC 使用之前和之后，黑素的值仍然保持不变。Mexameter 的结果显示，黑素的值明显受到红斑的影响。这种不正确的色素减少的程度与试验区域的色素沉着状况成反比。在 Dermacatch 的例子中，皮肤红斑的增加并不影响黑素的

值。无论试验区域的色素沉着状况如何，Dermacatch 在红斑诱导前和后的测量值均保持不变。此外，当 Dermacatch 量化后，在暴露于 0、450、600 或 750mJ/cm² （增加 20 个单位 +/-5 个单位）的皮肤区域之间出现的红斑增加率明显相同（根据厂家的 SD+/-10 个单位的标准）。对于 Mexameter，它的一些红斑值并没有显示出明显相似的红斑增加

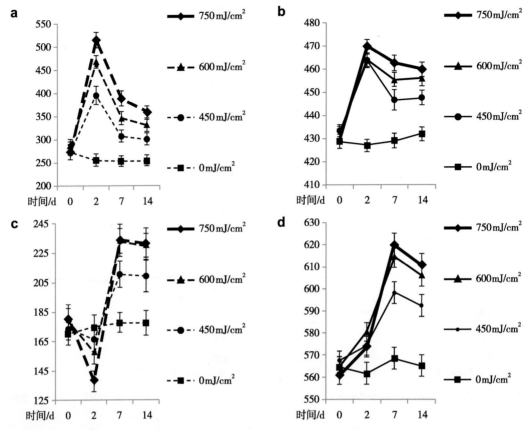

图 4　背部 UVB 照射。红斑（a, b）和黑素值（c, d）由 Mexameter（a, c）和 Dermacatch（b, d）在对背部用增加的 UVB 剂量（450、600 和 750mJ/cm^2）处理后测量获得

表 4　对背部 UVB 照射以后两种色度计体内实验的可靠性

	mJ/cm^2	黑素值		红斑值	
		Dermacatch[a]	Mexameter[a]	Dermacatch[a]	Mexameter[a]
CV	750	2.3/10.5/8.8	−23.3/29.9/28.5	9.6/7.9/7.2	89.0/42.7/31.2
	600	2.6/8.6/7.1	−12.9/28.9/27.2	7.2/5.3/5.4	63.2/20.6/15.6
	450	1.1/5.4/4.4	−4.0/21.4/20.6	7.0/3.1/3.3	40.9/9.5/7.2
	0	−0.5/0.7/0.1	2.8/5.4/4.4	−2.4/0.1/0.7	−2.4/0.1/0.7*
SD		4.7	8.5	3.1	14.6
CR	750	1		1	
	600	1		1	
	450	1		1	
	0	0.4		0.1	

　CV，coefficient of variation 变异系数；SD，standard deviation 标准差；CR，correlation ratio 相关比。[a] 3 个 CV 数值分别对应于第 2、7、14 天与第 0 天比较。
　* 译者注：这组数据可能有误。

图5 背部红斑减少。红斑（a，b）和黑素值（c，d）由 Mexameter（a，c）和 Dermacatch（b，d）在对背部用血管收缩剂处理后测量获得

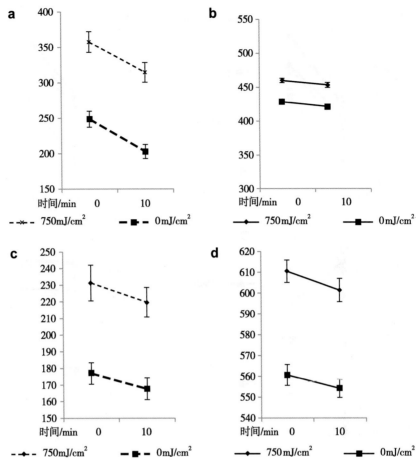

表5 对背部红斑减少以后两种色度计体内实验的可靠性

	mJ/cm²	黑素值		红斑值	
		Dermacatch	Mexameter	Dermacatch	Mexameter
CV	750	−1.5	−5.0	−1.4	−12.0
	0	−1.2	−5.2	−1.6	−18.5
SD		5.1	8.1	−1.6	12.5
CR	750	1.0		0.9	
	0	1.0		0.9	

CV，coefficient of variation 变异系数；SD，standard deviation 标准差；CR，correlation ratio 相关比。

率（当厂家 SD 为 10 个单位时，增加 109 个单位 +/-19 个单位）。最后，Mexameter 值综合在一起产生一个高于官方接受值的 SD 值，这表明该设备的可重复性是有限的。在同样的情况下，Dermacatch SD 总是低于官方定义的界限（图6 和表6）。

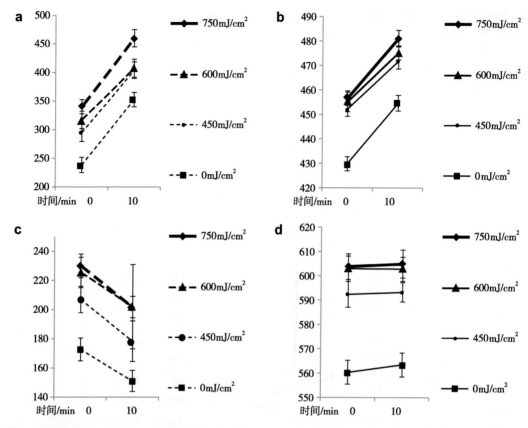

图6 背部红斑诱导。红斑（a，b）和黑素值（c，d）由 Mexameter（a，c）和 Dermacatch（b，d）在对背部用血管舒张剂处理后测量获得

表6 对背部红斑诱导以后两种色度计体内实验的可靠性

	mJ/cm²	黑素值		红斑值	
		Dermacatch	Mexameter	Dermacatch	Mexameter
CV	750	0.2	−12.3	5.4	35.2
	600	0.1	−10.5	4.4	28.5
	450	0.1	−13.8	4.3	36.9
	0	0.6	−12.5	5.8	47.9
SD		5.0	11.6	3.2	14.3
CR	750	−1		1	
	600	1		1	
	450	−1		1	
	0	−1		1	

CV，coefficient of variation 变异系数；SD，standard deviation 标准差；CR，correlation ratio 相关比。

4 讨论

由于波长的部分重叠，黑素的比色测量可能会因皮肤红斑的波动而产生偏差，反之亦然。因此，一个最佳的皮肤色度计需要能够准确分别皮肤黑素和红斑。本研究对一个新的色度计 Dermacatch 与参考仪器 Mexameter 进行了以下比较：(ⅰ)对红斑和黑素检测的敏感性；(ⅱ)红斑或黑素变化检测的特异性；(ⅲ)红斑和黑素测量的可重复性。

我们的体外评测显示两种设备和厂家的技术数据相似，都具有较高的可重复性。然而，Mexameter 的窄谱技术显示了相对不足的可靠性，尤其是在量化颜色的变暗方面（例如，从浅粉色到深粉色或浅米色到深米色）。

在体内评测中，这两种色度计都能在相同的程度上可靠地分辨出不同的皮肤类型。此外，无论色素的状态如何，皮肤红斑的特定变化都显示了 Mexameter 和 Dermacatch 红斑值与视觉感知一致。然而，Mexameter 在检测 MNC 处理后的红斑率增加时，似乎被其色素沉着状态错误地影响。此外，在所有 3 组实验中（正常皮肤的血管舒张，UVB 照射，UVB 照射后高色素皮肤的血管舒张），Mexameter 的黑素值都受到了红斑生成的错误影响。Mexameter 在每次皮肤红斑增加时黑素测量值都明显降低，而黑素值的虚假下降也与测试区域的色素沉着程度成反比。相反的，Dermacatch 可以可靠地鉴别皮肤红斑和黑素，而不存在交叉影响。

最后，在使用 Mexameter 时，它的可重复性至少比 Dermacatch 低 2 倍，这也增加了潜在的检测红斑或黑素变化的误差。

综上所述，在本研究中进行的 18 000 多次测量数据的分析表明，两种色度计的灵敏度都很高。然而，Dermacatch 看起来是一种具备更高可重复性的设备，同时也是一种更加专门的区分皮肤红斑和色素沉着的色度计。

（孔嵘 译，曲镝 校，华薇 审）

参考文献

Anderson PH. In vivo cutaneous assays to evaluate topical corticosteroids and nonsteroidal anti-inflammatory drugs using reflectance spectroscopy. In: Berardesca E, Elsner P, Maibach HI, editors. Bioengineering of the skin: cutaneous blood flow and erythema. Boca Raton: CRC Press; 1995. p. 281–91.

Anderson PH, Bjerring P. Remittance spectroscopy: hardware and measuring principles. In: Berardesca E, Elsner P, Maibach HI, editors. Bioengineering of the skin: cutaneous blood flow and erythema. Boca Raton: CRC Press; 1995. p. 231–41.

Biniek K, Levi K, Dauskardt RH. Solar UV radiation reduces the barrier function of human skin. Proc Natl Acad Sci U S A. 2012;109:17111–6.

Bjerring P. Spectrophotometric characterization of skin pigments and skin colour. In: Serup J, Jemec G, editors. In vivo examination of the skin: a handbook of non-invasive methods. Boca Raton: CRC Press; 1995. p. 373–5.

Chan SY, Li Wan Po A. Quantitative evaluation of drug induced erythema by using a tristimulus colour analysis. Skin Pharmacol. 1993;6:298–312.

Clarys P, Alewaeters K, Lambrecht R, Barel AO. Skin color measurements: comparison between three instruments: the Chromameter(R), the DermaSpectrometer (R) and the Mexameter(R). Skin Res Technol. 2000;6:230–8.

DermaSpectrometer. Operation manual. Hadsund: Cortex Technology ApS; 1999.

Diffey BL, Farr PM. Quantitative aspects of ultraviolet erythema. Clin Phys Physiol Meas. 1991;12:311–25.

Diffey BL, Oliver RJ, Farr PM. A portable instrument for quantifying erythema induced by ultraviolet radiation. Br J Dermatol. 1984;111:663–72.

Draaijers LJ, Tempelman FR, Botman YA, Kreis RW, Middelkoop E, van Zuijlen PP. Colour evaluation in scars: tristimulus colorimeter, narrow-band simple reflectance meter or subjective evaluation? Burns. 2004;30:103–7.

Elsner P. Chromametry: hardware, measuring principles and standardization of measurements. In: Berardesca E, Elsner P, Maibach HI, editors. Bioengineering of the skin: cutaneous blood flow and erythema. Boca Raton: CRC Press; 1995. p. 247–52.

Erythema Meter. Operation manual. Andover:

Diastron; 1999.

Farr PM, Diffey BL. Quantitative studies on cutaneous erythema induced by ultraviolet radiation. Br J Dermatol. 1984;111:673–82.

Farr PM, Diffey BL. The erythemal response of human skin to ultraviolet radiation. Br J Dermatol. 1985;113:65–76.

Gabard B, Juch R, Treffel P, Bieli E, Clarys P, Barel AO. Quantification of the skin blanching assay by color measurement with the Minolta Chromameter: influence of the vehicle and of the corticosteroid concentration. In: Brain KR, James VJ,Walter KA, editors. Prediction of percutaneous penetration methods, measurements, modelling, vol. 3b. Cardiff: STS Publishing; 1993. p. 511–9.

Mexameter MX 16. Operation manual. Koeln: Courage- Khazaka Electronic; 1999.

Queille-Roussel C, Poncet M, Schaefer H. Quantification of skin colour changes induced by topical corticosteroid preparations using the Minolta Chromameter. Br J Dermatol. 1991;124:264–70.

Rubegni P, Cevenini G, Stanghellini E, Andreassi M, Sbano P, Fabiani P, Andreassi L. A new device for objective assessment of skin type in Caucasians by violet light reflectance. Int J Cosmet Sci. 2002; 4:187–93.

Seitz JC, Whitmore CG. Measurement of erythema and tanning responses in human skin using a tristimulus colorimeter. Dermatologica. 1988;177:70–5.

Takiwaki H, Serup J. Measurement of erythema and melanin values. In: Serup J, Jemec G, editors. In vivo examination of the skin: a handbook of non-invasive methods. Boca Raton: CRC Press; 1995. p. 377–84.

Takiwaki H, Overgaard L, Serup J. Comparison of narrowband reflectance spectrophotometer and tristimulus colorimetric measurements of skin color. Skin Pharmacol. 1994;7:217–25.

Waring MJ, Monger L, Hollingsbee DA, Martin GP, Mariott C. Assessment of corticosteroid skin blanching: evaluation of the Minolta Chromameter CR-200. Int J Pharm. 1993;94:211–22.

Westerhof W. CIE colorimetry. In: Serup J, Jemec G, editors. In vivo examination of the skin: a handbook of non-invasive methods. Boca Raton: CRC Press; 1995. p. 385–97.

Westerhof W, Van Hasselt BA, Kammeijer A. Quantification of UV induced erythema with a portable computer controlled chromameter. Photodermatology. 1986;3:310–4.

Wilhem KP, Maibach HI. Evaluation of irritation tests by chromametric measurements. In: Berardesca E, Elsner P, Maibach HI, editors. Bioengineering of the skin: cutaneous blood flow and erythema. Boca Raton: CRC Press; 1995. p. 269–79.

8

皮肤的构造行为

J. C. Guimberteau, J. P. Delage, and E.Sawaya

内容

关键词

真皮·表皮·皮下组织·微纤维·多面体·皮肤·结构理论

1 简介

皮肤的传统治疗已延续逾 50 年不变。皮肤是一种保护膜，就像一层地毯铺在我们的表面，与外界接触，并为可能的攻击传递信息。目前已清楚阐明构成皮肤的全部成分。皮肤由栅栏状表皮细胞组成，这可更好地确保对我们的防护，表皮下方为加强防御的厚层真皮（图 1）。不过皮肤的动态层面却完全被忽视了。

作为一名整形外科医生，我一直对简单现象非常好奇，但仍不能很好地解释和总结诸如"弹性（elasticity）""柔软性（suppleness）""柔韧性（pliability）"和"灵活性（flexibility）"等词汇。这些元素在运动中是如何相互适应和相互联系的？皮肤是如何运动的？（图 2）。

事实上，皮肤在创伤时总是自然而然地回到自身原始状态。

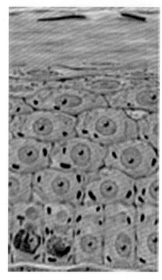

图 1　经典组织学书籍的皮肤图解

2 材料与方法

我们将讨论在使用了止血带的手术操作视频中的发现。为了阐述清楚，我们会参考传统解剖分布（图 3）。

此项研究使用视频内镜（video endoscope）和管腔镜（borescope），分别连接放大 25 倍和 80 倍的

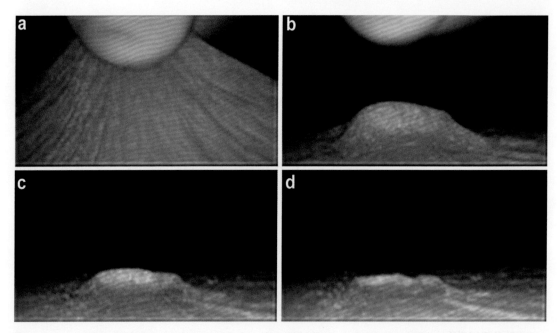

图 2　（a～d）当我们牵拉起皮肤时会感到少许抗牵引力，但皮肤不会撕裂，松手时它会回到原位，好像恢复了记忆

3.3 不规则多面体的复杂镶嵌模式

这些多面体在三维空间运动，运动期间我们甚至可以观察到其表面的改变。

当皮肤在日常活动中皱缩和伸展时，这些小的多面体会移动，其形状和外表会变化，外力消失后它们会回到初始状态。

我们日常生活无时无刻在产生着这些不被察觉的变化。不过近距离观察时，我们确实看到了那些水平和垂直方向的力线改变，并在施加压力后再次显现。

这些力线是客观存在的。当我们拉近手术显微镜（operating microscope）时，这种多样性更令人印象深刻，但当进一步拉近时由于景深减小，患者呼吸和脉动的精细运动被放大，因此拍摄和显影愈发困难。

然而，经过仔细研究，我们可以通过视频捕捉特别是在高倍和慢镜头拍摄下来观察到这些变化。

首先让我们来观察放大 10 倍的运动（图 7）。

多面体朝向右侧，按压左边后它们会以混乱的方式快速移动，其形式发生改变且力线移动至左侧。

对所施加力量的反应显而易见。多面体的灵活性、对改变形状和方向的明显的机械力作用能力还需进一步观察。

机械约束下多面体形状发生改变。力线受压力支配。

接下来将通过显微镜放大近 25 倍来阐述这些运动（图 8）。

处于休息位时让我们来检查多面体 A、B、C 和 D。

让我们轻轻下拉框架，不改变相机景深。

多面体 B、C、D 向下运动。分离线仅拉伸。

但多面体 A 一直保持静止。

然后，牵引力（traction）变强时会出现新的力线（lines of force）（E、F 和 H），力线通过现有结构朝向受约束的方向。然后，当牵引力变强时，即便是稍微改变最初的结构线，新的线条就会出现在粉红色中。增加约束会出现新的绿色线条。从 A 到 C 的距离增加了 15%。

因此，我们看到在施加力的方向上，随着新的力线相继出现，原来的力线外观和大体形状发生改变。

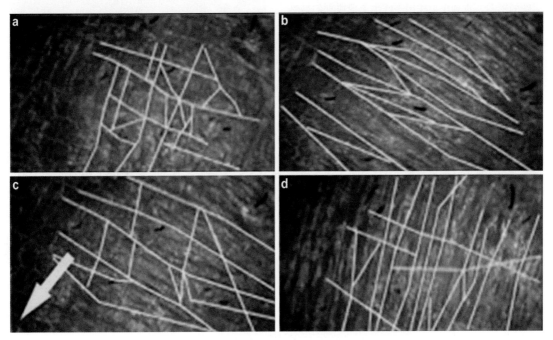

图 7 （a～d）对所施加力量的反应显而易见。图示多面体的灵活性及机械力使其改变形状和方向

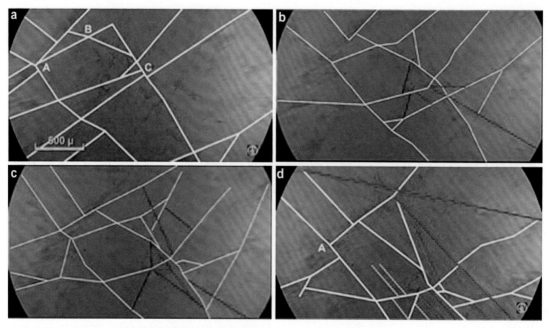

图 8 （a～d）休息位（a）和右侧局部约束，多面体形状出现改变，形成新的力线（×3）

3.4 分形化的多面体

此外，我们可以观察到每个多面体内部有其他不同尺寸和形态的亚多面体，这些亚多面体保持不活跃的形态，直到压力作用于纤维上形成它们最终的形状（图9）。

我们认为存在这样一个动力学环境，即具有较高级别的潜在结构的解决方案。液体的更高级组织。这无疑是一个分形（fractalization），使力更容易分散。这让我们想起我们曾经描述过的肌腱周围的滑动组织的现象。

这些基于分形组分的动态表现是一个极有趣的现象，很容易在长期暴露部位的皮肤观察到，例如手掌的皮肤皱纹就特别明显。

这些多面体每面 500μ，我们可以观察内部50μ 的亚多面体结构，完全呈现为个体化力学形态和力学行为，因为每个小多面体均要和同一大多面体内的邻近小多面体进行调整。

这些过程最终表明，虽然这些多面体有延伸和转化，但它们的嵴仅轻微移动。我们可以认为表皮深层存在着锚点。

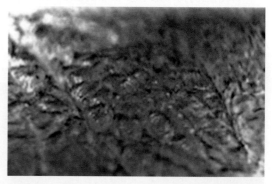

图 9 我们可以观察到每个多面体内部有其他不同尺寸和形态的亚多面体，多面体被分解了

每个顶点都可以像毛囊或者柱子那样通过纤维再增强的假说是错误的，但人们可以感觉到表皮形状取决于深层元素。

表皮有紧密的动态纤维结构体系。这种表皮结构与深层组分联系在一起，且依赖于后者。

我们的表皮不像一块平铺的瓷砖，而像是一片杂乱的马赛克。

因此，皮肤结构不是静止的，而是处于约束之中的。

4 表真皮截断

皮肤的组织张力

当我们切开皮肤（无论是真皮或筋膜）时组织张力也很明显（图 10）。观察发现存在固有的、预先存在的约束性组织张力。

当外科医生切开伤口时，皮肤边缘立即会自然地分开数毫米。

我们将继续探索，而这次使用的是接触式内镜（contact endoscope）。

这是一个放大 25 倍且能实时记录的内镜。实施过程中会进行实时分析，这样可保持完整的瞬间印象。

从一开始切开表皮和部分真皮时，就能证实我们早期的假设和观察。我们可在真皮深处发现原纤维（fibrils），其生物机制无疑是浸润真皮的细胞外基质。原纤维会穿透真皮（图 11）。

原纤维穿透真皮，对表皮表面形态产生影响。

且让我们专注于我们的观察。这些皮下组织深处的微纤维如何变成皮肤表面不规则多面体的？

根据表皮表面上的浮雕线，表皮横切面给我们留下了不同的印象。

它们有时看起来像罗马瓷砖（图 12），有时没有张力线，但我们可以立即发现表皮和真皮之间的限制，即在基底膜水平和垂直的乳头小血管处（图 13）。

表皮从底部到表面均匀，角质层是最后组分，它也参与了表皮的整体动态行为。

因此表皮会运动，另外，如果我们看得更近，可以观察到表皮中心是略微凸起的网络，曲线向下，好像被什么东西吸引住了。

因此，我们最初观察皮肤表面可能是通过切割皮肤来证实的。

表皮表面的形态受制于深层组织，其方向是随机的，但在这种特殊情况下几乎是垂直的。

原纤维交叉于致密板和基底层，使表皮及其表面成形。这种真皮与表皮间的物理联系被视频记录证实。此外，在这个过程中，乳头嵴线（papillary crest line）上存在轻微的时间延迟。这些相互关系比预期的更为复杂（图 14）。

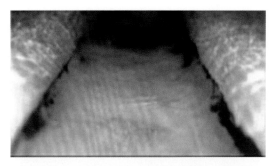

图 10 当我们切开皮肤（无论是真皮或筋膜）时组织张力也很明显

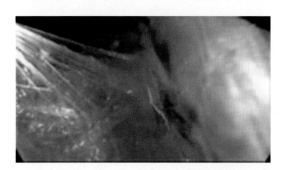

图 11 真皮深层原纤维，其生物机制无疑是浸润真皮的细胞外基质

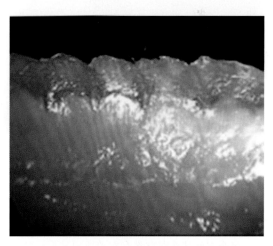

图 12 根据表皮表面上的浮雕线，表皮横切面给我们留下了不同的印象，有时它们看起来像罗马瓷砖

我们已经能够识别这些表皮内的纤维系链。

因此，有不同的轴穿过并分裂表皮，在表皮空间内相互交叉，从而使其移动成为可能。

回顾

进入下一步前让我们重温一下。

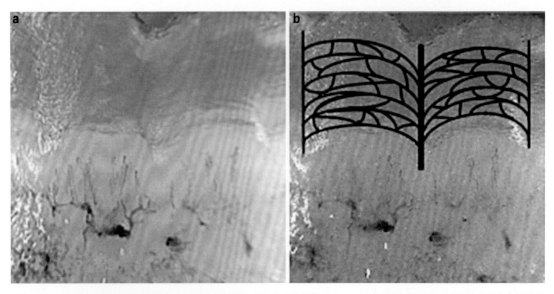

图 13 （a，b）多面体间凹槽对应于真皮深层的会聚线。表皮表面和横截面（×50）观察强调了细胞结构和连接真表皮沟槽结构间的和谐关系

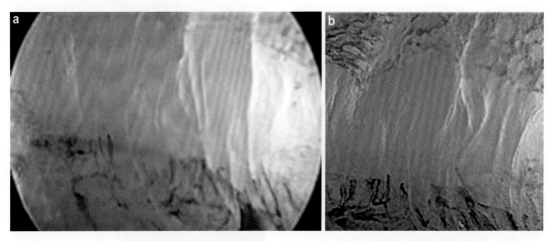

图 14 （a，b）原纤维交叉于致密板和基底层，形成表皮及其表面。这种真皮与表皮间的物理联系被视频记录证实

皮肤表面由多面体分形化为更小的单元所构成（图 15）。

每个多面体在深部都存在着决定其形状的系链，后者结构不规则、不可见，但常为垂直方向。

表皮由原纤维网构成，细胞舒适地位于这些假性支柱之中（图 16）。

在这个层次上，一切都在张力状态下不间断地流动，但没有任何血管。

我们会发现真皮内的血管形成。

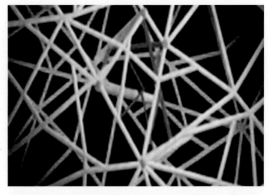

图 15 皮肤表面由多面体分形化为更小的单元

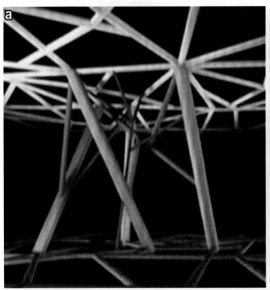
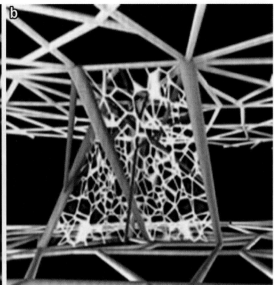

图 16　×50。皮肤表皮网状结构框架图解（a），与真皮的连接和嵌入的表皮细胞（b）

5　表真皮交界

在止血带作用下，真皮呈白色、无特殊表现，不易拍摄（图 17），再灌注后明显发红、充血。

我们通过切除表皮和部分真皮证实了最初的观察和假设，即在真皮深层基质有微纤维穿透和浸润，这会影响真皮形状。这些扎根于皮下组织的微纤维如何造成皮肤表面的不规则多面体？

在某些表皮和真皮的横截面可以明显看到原纤维穿过真皮、基底膜和表皮，并延伸至表皮多面体之间的沟纹。这些纤维对真皮及表皮进行塑形（图 18）。

原纤维跨过致密板和基底层，使表皮及表面成形。通过录像记录发现发现了这种表真皮间的物理联系的证据。

出血发生于真皮乳头层水平。

此区域血管丰富，可能终止于小血管襻，事实上后者在表皮下方形成了真实的血管网（图 19）。

据此可以解释乳头嵴的概念。在真皮表面，乳头层血管及其原纤维纹理会作用于马尔皮基氏层（Malpighian layer）并作轻微推进。

乳头嵴分布无规律，偶尔与上方表皮有关（图 20a，b）。

最令人惊讶的是来自真皮的血管网充满于表皮下并随着表皮的深度而移动。

事实上，如果仔细观察这些过程，我们就能看到表皮与真皮间的运动。

此外，这些过程中乳头嵴和表皮表面间有轻微的时间滞后。相互关系复杂性远高于预期。这很令人惊异，特别是当考虑真正的组织连续性概念时，如果现在重点观察红斑，你可以看到表皮与真皮一起移动，但延迟约半秒（图 21）。

如果表皮表面粗糙则可见乳头嵴，但有时不太

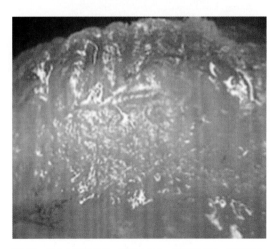

图 17　在止血带作用下，真皮呈白色、无特殊表现，不易拍摄

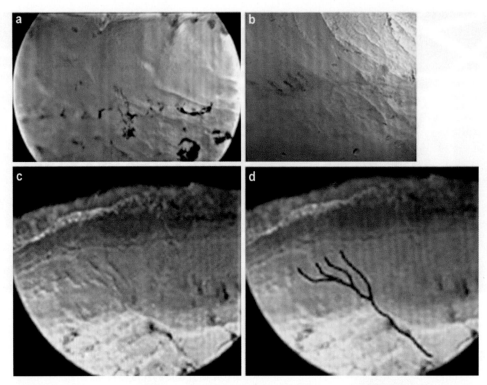

图 18 （a）×25；（b，c）×20。真皮横切面证实这些纤维的连续性，其形状和分布不规则（d）

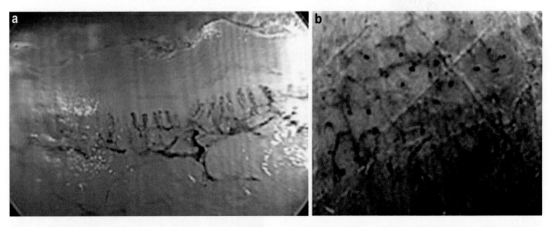

图 19 真皮乳头层。此区域血管丰富，可能终止于小血管祥（a），事实上后者在表皮下方形成了真实丰富的血管网（b）

突出。乳头嵴顶部和真皮底部间存在活动性差异（图 22）。

6 真皮

所以这些框架纤维（framing fibers）不仅修饰

表皮外形，同样影响真皮表面的形态。

在多面体和线条中会观察到相同的塑形模式，但不是完全一致，因为轴向纤维在空间分布不规则（图 23）。

真皮及表皮表面的线条印迹同样提示与真皮下方结构存在密切联系。

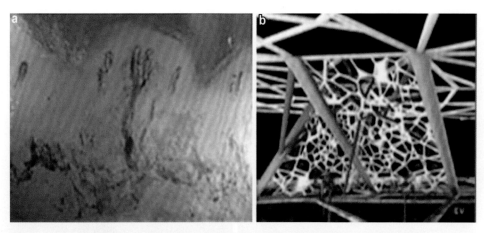

图 20 （a，b）在真皮表面，乳头层血管及其原纤维纹理会作用于马尔皮基氏层。（b）乳头层图解

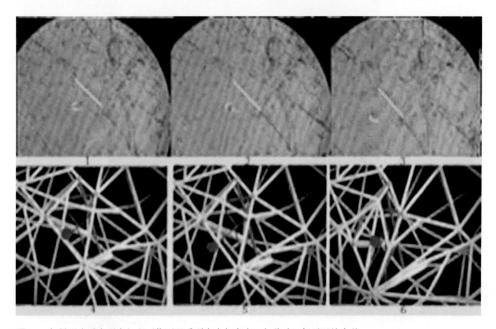

图 21 如果现在重点观察红斑，你可以看到表皮与真皮一起移动，但延迟约半秒

感谢 JP Delage 的工作，在每毫米对真皮表面进行横切后，我们可以发现这些嵴线在超过 2mm 的深度时消失。

超过此深度时细胞外基质可能表现为不同的形式（图 24）。真皮中部机械结构呈叠瓦状，故探索艰难。胶原纤维和弹性纤维的再分配看起来很杂乱，实则起主导作用。

然而真皮其他部分虽然不太分散，但同样表明组织轴的存在（图 25）。

这些更多的轴向纤维可能是微纤维和微血管系统的延续，后者来自真皮下方并向真皮内攀爬。

有时纤维会聚集呈球或编织篮的结构。

这种柔软性、流动性和可复原性的纤维机制同肌腱滑动系统遵守着相同的规则，且同时在框架网络的表皮细胞、成纤维细胞成巢，使得网络中所有细胞成分联系在一起。

我们认识到存在一个很大流动性的领域，印象最深的是表皮和真皮的柔软性，在神经和血管交织的迷宫中可任意折叠且不分层并保持组织的完整性和连续性（图 26）。

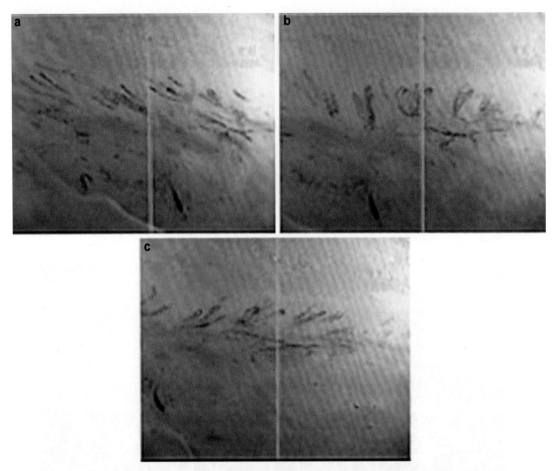

图 22 （a～c）体内皮肤横切面，来自真皮的血管网随表皮的深度运动

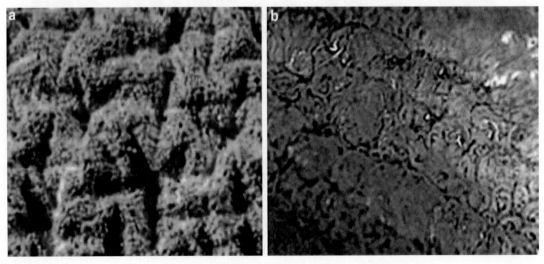

图 23 创伤后（a）在体外和（b）在体内真皮表面的框架，如同表皮表面一样（Delage 标本）×25

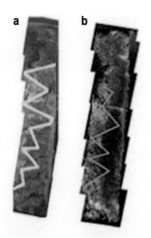

图 24 （a，b）在每隔 1mm 对真皮表面进行横切后，我们可以发现这些崤线在超过 2mm 的深度时消失。

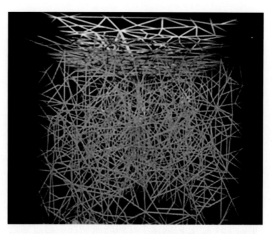

图 26 真皮层不规则高密度纤维组织连接表皮和皮下组织

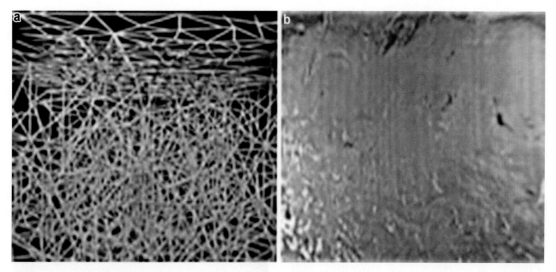

图 25 真皮中部机械结构呈叠瓦状，故探索艰难（a）；体内横切面图解（b）

然后，该过程显示了多面体的组合，它们确实与真皮深度和灵活性有关。

7 皮下组织

一旦越过了表皮与真皮就很容易连接皮下组织。

再次说明，真皮网状层和皮下组织无组织间的分层和分隔。脂肪小叶在浅静脉间的张力下迅速凸出，出现在真皮网状层横切面边缘（图 27）。

脂肪小叶镶嵌于真皮网状层，通过不间断纤维网络保持着整体的连续性（图 28）。

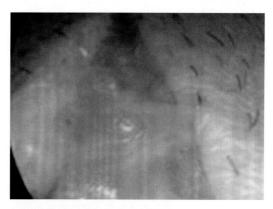

图 27 脂肪小叶在浅静脉间的张力下迅速凸出，出现在真皮网状层横切面边缘

证据显示皮下组织结构具有更大的流动性。脂肪小叶位于真皮下血管间（图29），形似橄榄状小球，直径为100μm～1cm不等，高度为数毫米至数厘米不等。虽然脂肪小叶大小差别很大，但外观常平滑且为圆形（图30）。

这些小叶包含数以百万计的脂肪细胞，后者在间隙内可为扁平、扩张和扭转状态，相互间无分离或疏远。脂肪小叶流动性大，容易从手术镊滑脱。

离开真皮的原纤维与进入脂肪小叶的原纤维是连续的——这就是纤维的连续性。原纤维见于小叶间（图31）。它们确保小叶间的流动性，通过穿透小叶让它们结构相互融合。

它们会向浅筋膜延伸，这将影响脂肪组织功能和形态特征。

通过这种方式，原纤维有助于确定小叶形状并将细胞排列于其中（图32）。

在外力作用下小叶内脂肪细胞的运动很吸引人。细胞间有着完美的和谐状态。

脂肪细胞颜色不完全相同。某些患者脂肪组织在某些区域可能为白色（图33）。也可为深浅不一的黄色，从浅黄色到黄油色再到黄褐色。从组织样本的扫描电镜研究来看，棕色细胞实际上是未成熟的多功能细胞，其细胞核大，能产生胶原。我们才刚开始了解这种细胞多样性。

皮下组织和纤维系统从真皮延伸后，我们发现了浅筋膜。通常很难区分浅筋膜和皮下组织，或很难将两者进行手术分离。浅筋膜可描述为纤维性强化物和致密的纤维状网络，但不应认为其是与其他结构分离的片状组织。很久以前一些作者已经观察到了这种连续性，他们通过在体内分离组织层进行了更为细致的观察（Richet 1877）。

邻近组织存在组织连续性，其作用可能是通过张力保持皮下组织的其他结构的稳定。切开这些组织明显会扩大真皮的切口缝隙。

然后皮下脂肪组织区域的关系是什么呢（图34）？

以前报告已描述过皮下脂肪区域的关系。皮肤覆盖着滑动系统，我们称之为多纤维性胶原和微血管吸收系统（Multifibrillar Collagenic and Microvac-

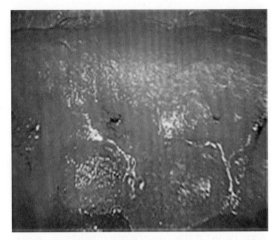

图28 脂肪小叶镶嵌于真皮网状层，通过不间断纤维网络保持着整体的连续性。无分离层

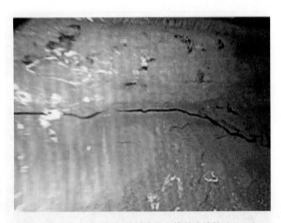

图29 真皮和皮下组织间的纤维和血管是连续的（×10）

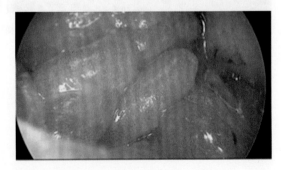

图30 脂肪小叶尺寸和形状差异巨大（×15）

uolar Absorbing System，MCVAS），也称为纤维状系统，包含了微血管，在没有连续性信息和能量传递时，由于纤维和水的运动可以保证衰减性的结构流动性。

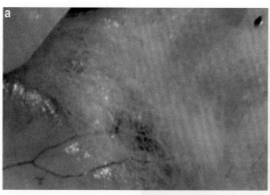 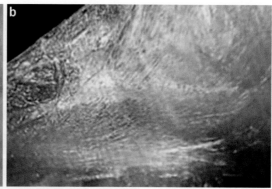

图31 （a，b）纤维框架构成脂肪小叶外形；（b）组织完全是连续的（×45）

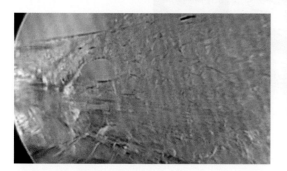 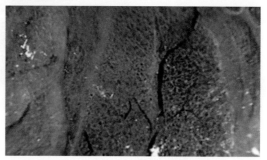

图32 纤维穿透脂肪小叶帮助脂肪细胞排列（×60）　　　图33 脂肪小叶彼此接近，可有不同颜色（×45）

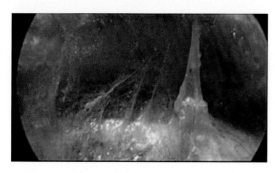

图34 皮下组织和皮下脂肪区域的组织和纤维的连续性证据

7.1 MCVAS

我们可以说，这些皮肤表面的多面体反映了下方多纤维性胶原和微血管结构，向表面的纤维连续性在深部结构完全构建了真皮和表皮结构。

7.2 模式的产生（图35）

细胞属于这个系统。正是在系统中，从DNA螺旋到细胞骨架都包含有直接连接整合素和邻近细胞的迷人组织。

一切都是连续的，一切都是相连的，一切都是运动中相适应的，一切都总在运动中回到初始位置，一切都在动并且可以被取代，一切都在组织连续性中移动。

因此，形态是可以被描述和解释的。

现在让我们来"缝合"皮肤，但我们要记住，从现在开始一定要考虑到组织结构的分形和分散模式，这种模式在我们周围的其他领域广泛存在，它们告诉我们的事实是生物学的活动性和适应性不依赖于秩序性和均衡性。

8 结论

皮肤实际上是生命体接触外界的结构，它具有保护和信息交换功能。

皮肤是生命体的组成部分，绝不能视为分离的表层。

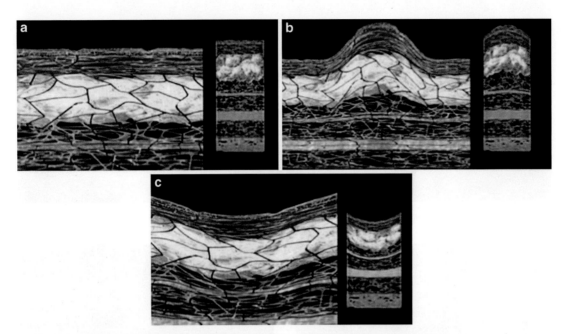

图 35 （a～c）皮肤是生命体的组成部分，不能视为分隔的表层，我们必须重新考虑传统的视觉分层

（唐教清 译，温蓬飞 校，王琳 审）

参考文献

Richet, A. (1877). Traité pratique d' anatomie (5th ed). Paris: Chamerot et Lauwereyns.

Passerieux, E., Rossignol, R., Chopard, A. et al. (2006) Structural organization of the perimysium in bovine skeletal muscle: junctional plates and associated intracellular subdomains. *J Struct Biol. 154*, 206–16. Texte.

9

皮肤表面的光学性质

Gladimir V. G. Baranoski and Tenn F. Chen

内容

关键词

皮肤 · 反射 · 透射 · 衰减 · 吸收 · 散射 · 筛孔效应 · 迂回效应 · 荧光

缩写

COHb carboxyhemoglobin **碳氧血红蛋白**
HHb deoxyhemoglobin **脱氧血红蛋白**
MetHb Methemoglobin **高铁血红蛋白**
NADH nicotinamide adenine dinucleotide **烟酰胺腺嘌呤二核苷酸**
O_2Hb oxyhemoglobin **氧合血红蛋白**
SHb sulfhemoglobin **硫血红蛋白**
UVR ultraviolet radiation **紫外辐射**

1 简介

光与人皮肤的相互作用受到皮肤这个出色的生物表面的内在光学特性的控制。在可见光下，这些相互作用决定了其外表属性，如色相和光泽度。从组织光学的角度来看，很难找到比人类皮肤更复杂的材料，这也是全球范围内人群的皮肤外表的差异巨大的原因。

光射到皮肤表面可以反射回环境或进入皮肤内部结构。反射光的量与反射的概率有关，而这个概率则取决于局部折射率的差异和入射光相对于表面法向量的入射角度。入射角越大，皮肤表面的局部折射率越高，则反射光的可能性越大。

一旦光线传播到皮肤组织中，细胞、纤维和细胞器等成分就会进一步将它减弱。光的衰减机制（mechanisms of light attenuation），即散射和吸收，改变了光在不同皮肤层之间传播的空间和光谱特征。最终，部分穿过皮肤的光线可传播回环境。

在本章中，我们从基本原理的角度来研究健康人类皮肤的光学特性。我们关注的是作用于皮肤组织的主要的光衰减结构，也就是介质。这些介质可以大致分为两组，即散射体和吸收剂。在接下来的部分中，我们将回顾这些介质在空间和光谱作用域方面的角色，并通过对光线筛孔和迂回效应来讨论它们的相互作用。我们还会简要地描述在皮肤组织中发现的重要的光发射（荧光）介质的作用。这一章的结尾是关于皮肤光学特性研究进展的现实和挑战的概述。

2 散射介质

在皮肤中发生的 3 种主要散射类型是反射 - 折射型散射（reflective-refractive scattering）、米氏散射（Mie scattering）和瑞利散射（Rayleigh scattering）（Baranoski and Krishnaswamy 2010）。这些散射形式的发生与不同的组织成分有关。反射 - 折射型散射，也叫几何散射（geometrical scattering），很大程度上是由大结构（例如，细胞）和周围介质的折射率差异所控制的。在大多数情况下，这种散射可以用射线或几何光学来描述。在皮肤组织中发生的米氏和瑞利散射（Mie and Rayleigh scattering）与小尺度的光散射介质如胶原纤维的存在有关（Jacques 1996）。在这些类型的散射中，介质的大小与撞击光的波长在一个级别上，或者在瑞利散射（McCartney 1976）中比波长还要小一些。这些散射形式的数学描述通常更复杂，它考虑到波动光学现象来确定传播光的衰减。在瑞利散射的情况下，较短的波长优先被衰减，光衰减与光波长的四次方成反比（McCartney 1976）。

皮肤最表层的干物质叫角质层（stratum corneum），主要由角蛋白（keratin）（Swanbeck 1959）组成。角蛋白是由位于表皮（van de Graaff 1995）的角质形成细胞生成的一种蛋白质。这个称为角质化的过程开始于表皮层下层。在其完成后，角质形成细胞已经迁移到角质层，变成了充满了角蛋白纤维的死细胞，被称为角质形成细胞（keratinocytes）。角蛋白纤维是双折射的，即它们的折射率取决于撞击光的偏振和传播方向（Feynman et al. 1964）。所以皮肤表面也可以呈现一定程度的双折射（～ 20%）（Swanbeck 1959）。此外，这些纤维在角质细胞内的内部定向可以不对称地影响这些细胞的光的传播（Swanbeck 1959）。

皮肤表面的反射光可能会因纹理结构和细观结构（如皱纹）（Magnenat-Thalmann et al. 2002；Sandoz et al. 2004；Sohaib et al. 2013）的存在而受到干扰。皮肤表面越粗糙，反射光的分布越接近完美的朗伯反射体（Lambertian reflector）。此外，这些结构的存在会导致入射光在皮肤表面的一些相邻点被阻挡（阻隔效应）和其他点被从视线中阻挡（掩蔽效应）。同样值得注意的是，脂质包括原生油性皮脂的存在，可能会降低皮肤表面粗糙度和增加其光泽度。

角质层下面是表皮组织：透明层（stratum lucidum）（一层薄薄的透明层，仅存在于手掌和脚底）（van de Graaff 1995）、颗粒层（stratum granulo-

sum）、棘状层（stratum spinosum）和基底层（stratum basale）（最深的表皮层）。Bruls 和 van der Leun（1984）对白种人的皮肤标本进行散射测量，观察到角质层和其他表皮层的光线前向散射行为（图1）。虽然部分光从一层到另一层可能会受到细胞的内部排列及其折射率差异的影响，我们也要考虑到其他结构如黑素体（pheomelanosomes）引起的散射。这些膜性细胞器中充满了人类皮肤中最重要的感光色素 - 黑素（Kollias et al. 1991）。因此，它与个人的色素沉着程度直接相关（例如，轻度、中度和重度色素）。通常情况下，黑素体所占的表皮的体积比例由轻度色素化标本的1.3%到深度色素化标本的43%（Jacques 1996），黑素体中黑素的含量从

图1 白种人受试者角质层和表皮散射的紫外线和可见光的累积分数。（a）角质层；（b）表皮散射数据由 Brulsandvan der Leun（1984）测量，考虑到垂直照射并假定散射光的分布方位角对称。

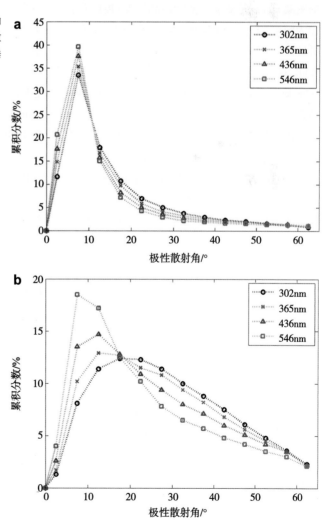

17.9% 到 72.3%（Kollias et al. 1991）。

和其他相对较小的生物结构（Latimer 1984）一样，黑素体可以导致与波动光学现象有关的光传播方向的小角度偏差。人们观察到（Chedekel 1995），当它们的大小从约 300nm 下降到一种被称为黑素尘的降解颗粒形态（Kollias et al. 1991）时，散射也从主要是前向散射变成更对称的散射行为。值得一提的是，在角质层（Kollias and Baqer 1986）中也可能存在一定量的黑素尘（Kollias and Baqer 1986），特别是在由于紫外线辐射（Kollias 1995）导致皮肤色素沉着以后。

皮肤黑素体通常出现在黑素细胞和角质细胞的长纤维中（Toda et al. 1972）。虽然这些细胞器主要分布在基底层中（Olson et al. 1973），但在不同的刺激下特别是暴露于紫外线辐射（UVR）以后，作为晒黑（Lin and Fisher 2007）这个诱导色素沉着过程的一部分，它们可以迁移到上层（Kochevar et al. 2008）。除了增加黑素的合成（黑素生成（Chedekel 1995），晒黑过程也可能导致皮肤组织的临时增厚（Lopez et al. 2004）。

在表皮（epidermis）下是一层具有不同组织学特征的皮肤层，叫做真皮（dermis）。真皮和表皮层之间的边界以真皮乳头（dermal papillae）交错进入表皮为特征。这个表皮真皮交接处的粗糙程度通常大于皮肤表面粗糙度（Federici et al. 1999）。

该交接处的高粗糙度对穿过的光的散射特性有显著的影响。

真皮可进一步细分为结构显著不同的两层：真皮乳头层和真皮网状层。这些层主要由含神经、淋巴管和血管（大的血管存在于网状层）的不规则的结缔组织组成。这种结缔组织，主要是由构成胶原纤维的纤丝形成的。胶原蛋白是一种蛋白质分子，它约占真皮干重的 70%，也是双折射的（Anderson and Parrish 1982）。除胶原纤维外，还可在真皮中发现网状纤维和弹性蛋白纤维。尽管这些结构被认为是在真皮中发生米氏和瑞利散射的原因，但这些类型的散射，特别是对于瑞利散射的来源，目前还没有被清楚地识别出来。

真皮乳头层的特点是小型的胶原纤维和纤丝的存在，而更厚和更纤维状的网状层真皮特点是大型的胶原纤维的存在，目前的假设是造成瑞利散射的更可能是乳头状结构（Jacques 1996）。尽管真皮层中这些类型散射的问题还没有完全解决，但它们的复合效应导致较长的波穿透到更深的真皮层（Anderson and Parrish 1981）。此外，尽管 Jacques 等（1987）在离体的白人真皮样本上发现光主要是前向散射（图 2），但人们也观察到，在一系列相互作用后，组织内的平行光会很快变成弥散的。

穿过真皮的光线最终可能会到达皮下组织。这种脂肪组织主要由含有大量脂质的脂肪细胞组成

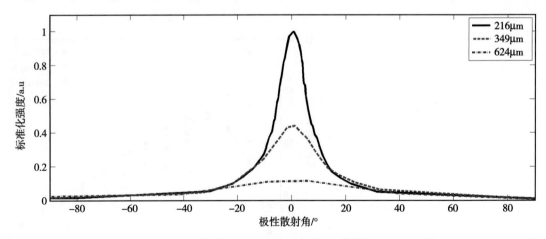

图 2 从白种人受试者获得的不同厚度的真皮样品散射光（632.8nm）的分布。散射数据由 Jacques 等（1987）测量，考虑到垂直照射并假定散射光的分布方位角对称

（Bashkatov et al. 2005）。这些脂质比通常的组织散射介质更大一些。尽管如此，皮下组织的大细胞结构对光的反射可以进一步促进真皮内光线的散射。

3 吸收介质

　　一旦光被传送到皮肤组织，它也被这些组织中的不同的吸收介质所衰减。在一个给定的皮肤层的光谱域［包括紫外线（100～380nm），可见光（380～780nm），红外光（780～3000nm）（CIE 2011；McCluney 1994）］，吸收的光量取决于该层的吸收介质的数量、分布和消光（吸收）光谱。虽然在人类皮肤中发现的大多数吸收介质都不能局限于单个皮层，但每一层的吸收谱通常与一组特定的吸收介质的存在相联系。例如，在角质层中，光的吸收主要与角蛋白（Kolmel et al. 1990）、尿刊酸（译者注：原文为 uronic acid，根据查阅引用文献应为 urocanic acid）（Olivarius et al. 1997）和 β - 胡萝卜素（Lee et al. 1975）。角蛋白和尿刊酸的特征是在紫外区域有很强的吸收（图3），而 β - 胡萝卜素的特征是在可见区域有更明显的吸收（图4）。

　　在表皮层中，光的吸收主要与两类黑素的存在有关：真黑素（eumelanin）和褐黑素（pheomelanin）（Chedekel 1995；Thody et al. 1991）。这些色素是在紫外和可见光光域（Chedekel 1995）中的主要吸收剂，对皮肤表面的颜色有巨大的影响（Alaluf et al. 2002c；Thody et al. 1991）。两者都具有相对宽广的吸收光谱（图4），同时对短波长具有更高的吸收。虽然如前所述在正常情况下也可以在角质层中发现黑素（Kollias 1995；Kollias et al. 1991），黑素吸收程度主要与（其下）表皮层中的色素量有关（Jacques 1996）。

　　表皮黑素沉积可以分为两种类型：本质性（由遗传因素决定）和获得性（外部刺激诱导，尤其是紫外辐射）（Anderson and Parrish 1982）。在人的皮肤中，褐黑素和真黑素的体积浓度比存在个体差异（Kollias and Baqer 1986；Parsad et al. 2003）。这个体积浓度比与不同光反应类型皮肤（Alaluf et al. 2002b）中黑素体的各色素的浓度不同相关（Hennessy et al. 2005）。除了黑素，表皮层中对较短的波长的吸收分布也可能受到 β - 胡萝卜素（Alaluf et al. 2002a）、在角质化过程中形成的角蛋白（van de Graaff 1995）、以及在表皮细胞中的 DNA 的影响（Sutherland and Griffin 1981；Young 1997）。然而，β - 胡萝卜素对光吸收主要是在可见光光域中，角蛋白和 DNA 实际上只在紫外光域有吸收（图3）。

　　人体各组织中血液的体积比从 0.2% 到 7% 不等（Flewelling 1995；Jacques 1996）。在真皮和皮下

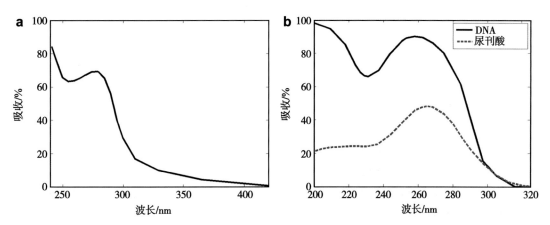

图3　人体皮肤中的主要作用于紫外线频域的光吸收体。（a）角蛋白在 4μm 的距离上的吸收（Bendit 1966）；（b）50μg/mL 的 DNA 和 15μmol/ L 的尿刊酸（urocanic acid）在 1cm 的距离上的吸收（Clendening 2002；Oudhia 2012；Sutherland and Griffin 1981；Young 1997）

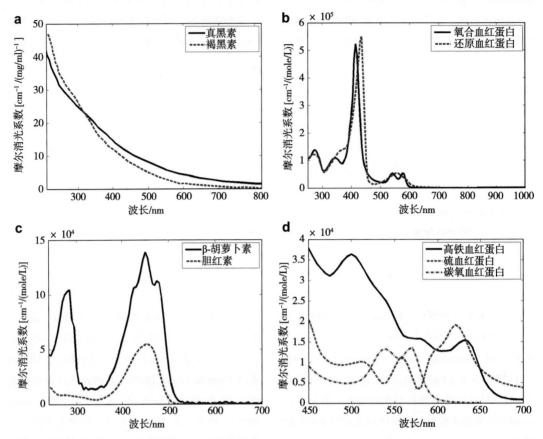

图 4 人体皮肤中的作用于紫外线和可见光频域的光吸收体。(a) 真黑素 (eumelanin) 和褐黑素 (pheomeleanin) 的摩尔消光系数 (Jacques 2001);(b) 功能性血红蛋白 (hemoglobin) 的摩尔消光系数 (Prahl 1999);(c) β - 胡萝卜素 (beta carotene) 和胆红素 (bilirubin) 的摩尔消光系数 (Prahl 2001);(d) 功能失调血红蛋白的摩尔消光系数 (Randeberg et al. 2004;Siggaard-Andersen et al. 1972;Yarynovska and Bilyi 2006)

组织这样血液灌注的组织中,紫外和可见光的光谱反应与血源性色素浓度尤其是血红蛋白的变化有关。血液中携带的大部分氧气都与储存在红细胞中的血红蛋白分子可逆地结合在一起。氧合和脱氧的血红蛋白状态对应于其两种功能形式,即氧合血红蛋白 (oxyhemoglobin O_2Hb) 和脱氧血红蛋白 (deoxyhemoglobin, HHb)。这两种蛋白对可见光光域内人类皮肤的吸收特征有更显著的影响 (图 4)。

真皮组织中血液体积比例的增加会加剧血源色素对皮肤的光谱反应的影响。这种光谱变异可能是由红斑引起的。红斑是由外部刺激引起的真皮血管扩张导致刺激部位周围出现"红肿"的现象 (Baranoski and Krishnaswamy 2010)。尽管不同类型的刺激(如机械、化学、电、热)都会引发红斑,但它主要作为对紫外线射线 (Diffey 1980) 的急性反应被广泛研究。

除了血红蛋白的功能形态外,非正常功能形态的血红蛋白也可能存在于红细胞中。这种血红蛋白不能和氧气可逆的结合,包括碳氧血红蛋白 (COHb)、高铁血红蛋白 (MetHb) 和硫血红蛋白 (SHb) (Baranoski et al. 2012)。与正常血红蛋白相似,功能失调的血红蛋白可以增加对在可见域内光线的吸收 (图 4),尽管吸收量较低。正常情况下,在人的血液中只发现少量 (< 2%) 的 COHb 和 MetHb (Cunnington et al. 2004;Haymond et al. 2005;Yarynovska and Bilyi 2006),而 SHb 则并不

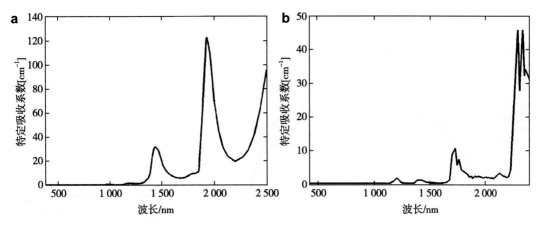

图 5　人体皮肤中主要作用于红外光频域的光吸收体。（a）水的特定吸收系数（Palmer and Williams 1974；Pope and Fry 1997）；（b）脂质的特定吸收系数（Altshuler et al. 2003；Prahl 2004；van Veen et al. 2004）

存在（Gharahbaghian et al. 2009；Yarynovska and Bilyi 2006）。然而，某些病理状态下血流中存在大量功能失调的血红蛋白。在这些例子中，其中一种症状是皮肤发蓝，这在黑素较低的人群的四肢中更加明显（Gopalacharand et al. 2005；Haymond et al. 2005）。

除了不同形态的血红蛋白以外，其他的血液色素，如胆红素（Rolinsky et al. 2001；Saidi 1992）和类胡萝卜素，包括 β-胡萝卜素、α-胡萝卜素、叶黄素、玉米黄质和番茄红素（Alaluf et al. 2002a；Sthal and Sies 2004），也可以增加皮肤的光吸收，特别是在可见光光域（见图 4）。胆红素是血红细胞被正常和非正常破坏时血红蛋白降解的衍生物，通常被肝脏从血液中过滤掉（Baranoski et al. 2012）。如果肝脏不能正常工作，血液中就可能存在过量的这种物质，导致皮肤发黄，称为黄疸或高胆红素血症（Rolinsky et al. 2001；Saidi 1992）。过量的类胡萝卜素也会使皮肤呈现出黄色的外观（Sthal and Sies 2004）。在人类皮肤中发现的类胡萝卜素中，β-胡萝卜素和番茄红素含量较高。它们具有类似的吸收光谱，只是番茄红素（Darvin et al. 2005）的光谱稍微向红色端偏移。

在红外光域，光在皮肤层的吸收主要是由脂质（Williams et al. 1988）和水（Jacquez et al. 1955b）决定。两种材料的特点是在红外光域有宽广的吸收

光谱（图 5）。Jacquez 等（1955a，b）测量的反射率显示了在紫外光，可见光和红外光域皮肤光谱特征（图 6）。他们描绘了一些主要的皮肤表面的光谱特性。例如，可以观察到，低水平的黑素沉着往往会使 500nm 左右的由氧血红蛋白的存在引起的omega 形状的光谱特征更加突出。此外，我们还可以观察到红外光域与脂质和水的最大吸收峰相关的光谱特征。

4 迂回和筛孔效应

虽然我们对皮肤的光谱反应中不同散射和吸收介质的贡献进行分析，这些反应实际上是它们共同作用的结果。例如，在可见光域中的皮肤光谱反应很大程度上取决于黑素和血红蛋白吸收了多少光。通常，这些色素通常存在于细胞器（黑素体）和细胞（红细胞），同时也会散射光。此外，当光线穿过像人的皮肤这样的混浊介质时，这些结构和周围材料之间的折射率差异可能会引起多个外部和内部的反射，从而增加光的光程长度。这一现象被称为迂回效应（detour effect）（Fukshansky 1981；Rabinowitch 1951），这个效应增加了穿越光与相关的色素相互作用的可能性。反之，光穿越混浊介质时也可能不会遇到含色素的结构，这种现象称为

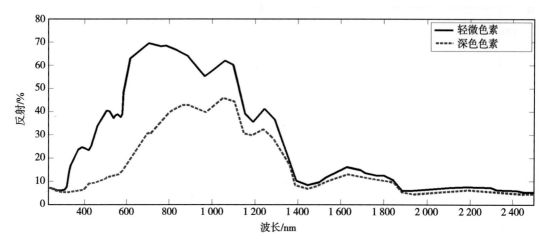

图6 轻微色素和深色色素皮肤样品的反射光谱。入射角等于 16.75°。（Jacquez et al. 1955a，b）

筛孔效应（sieve effect）（Fukshansky 1981；Rabinow-itch 1951）。

与一个同等浓度的色素的均匀溶液相比（Lovell et al. 1999；Pittman 1986），迂回效应增加了色素的光吸收概率［特别是吸收带的最小值（Butler 1964）］，筛孔效应则降低了光吸收的概率［特别是在吸收带的最大值（Latimer and Eubanks 1962）］。这两种效应的净结果取决于几种因素，如媒介中含有色素结构的分布和体积分数，以及这些结构中的色素浓度（Fukshansky 1981；Kramer et al. 1951；Pittman 1986；Rabinowitch 1951）。例如，在血细胞数较低（细胞体积比例）的全血样中，筛孔效应占主导地位，而在血细胞数较高的样本中，迂回效应倾向于占主导地位（Lovell et al. 1999；Pittman 1986；Yimet al. 2012）。在人类皮肤中筛孔和迂回效应更显著地与黑素体的存在有关。因此，在本节的后面，我们将简要回顾影响黑素体在皮肤组织中的大小、形状和分布的主要因素。

在正常生理条件下，黑素体的大小、形状和分布取决于皮肤标本的生物物理特性。深色肤色的人群具有单独分散的（Hawk and Parrish 1982；Szabo et al. 1969；Toda et al. 1972）更大、更长、更宽、更致密的黑素体（Olson et al. 1973；Szabo et al. 1969），而淡色肤色的人群具有成群的或聚集的被膜结合的囊泡环绕的（Hawk and Parrish 1982；

Szabo et al. 1969；Toda et al. 1972）较小的黑素体（Olson et al. 1973；Szabo et al. 1969）。在中度色素的个体中也可以发现单一和聚集的黑素体复合体（Hawk and Parrish 1982；Olson et al. 1973）。Olson 等（1973）的观察表明，黑素复合体的存在与单个黑素体的大小成反比。

皮肤黑素体的大小和形状的差异也与这些细胞器中黑素的种类有关（Liu et al. 2005）。Liu 等（2005）观察到黑色的头发中含有真黑素的黑素体通常呈扁椭球状，而红头发中含有褐黑素的黑素体则呈现椭球或接近完美的球体的形状，而且通常小于黑头发中的色素。Alaluf 等（2001）对深色皮肤的实验得到了类似的结果，含褐黑素的黑素体的长短轴球度从 1.0（完美球形）到 6.0（扁圆形，杆状）。

5 荧光介质

当电磁波在某一波长上传播时被某种物质所吸收，它就会使这种物质的原子或分子的轨道电子跃迁到更高的量子态。当这些电子返回到基态时，它们会在另一个通常较长的波长（Hunter 和 Harold 1987）中发射光子。这一过程被称为荧光发光，其时间尺度大约为 10^{-8} 秒或更短（ANSI 1986）。产生荧光的内源性材料被称为荧光团。荧光团的关键荧光性质是它的激发和发射光谱，激发和发射光谱的最大值为荧光团特征（Kollias et al. 1998）。

在人的皮肤中，我们发现主要是紫外线诱导的荧光介质。这些荧光团包括烟酰胺腺嘌呤二核苷酸（NADH）、角蛋白、胶原蛋白、弹性蛋白、芳香氨基酸（色氨酸和酪氨酸）、黄素和卟啉（Na et al. 2000，2001；Sinichkin et al. 1998）。人类皮肤中荧光的发生与主要的荧光团即角蛋白（角质层和表皮）、NADH（表皮）和胶原蛋白（真皮）等有关。Ehlers 等（2006）的实验表明，在表皮层尤其是在棘状层和基底层观察到的荧光，其衰减特性比角质化的角质层和具有丰富胶原的真皮要慢。Ehlers 等（2006）将这种行为归因于前面两个皮肤层里活细胞的存在。

胶原蛋白被认为是人类皮肤紫外线诱导生成自发荧光的主要荧光团（Sinichkin et al. 1998），它的激发和发射波长最大值低于角蛋白和 NADH 的激发发射最大值（Gilles et al. 2000；Na et al. 2000）。因此，皮肤的紫外照射导致的自发荧光在真皮组织中更为明显（Anderson and Parrish 1982）。值得注意的是，尽管黑素在紫外光领域的量子产率相对较低，Huang 等（2006）的实验表明，在近红外光激发下，天然黑素也可以表现出明显的荧光发射。

6 挑战和观点

尽管人们都认识到皮肤的重要性以及皮肤测量技术在不断进步，目前对人类皮肤光学特性的认识还远远不充分。可以说主要的障碍是缺乏可靠的和可以公开获得的测量数据。例如，目前对于表皮散射特征的最有用的测量数据，是 Bruls 和 van der Leun（1984）从具有相似生物物理特性的白人皮肤样本在只考虑一小组光照条件的情况下收集的。Baranoski 等（2004，2005）研究表明，那些数据经常被过度地概括为代表不同色素程度的皮肤样本和在不同光照条件下的皮肤样本的散射。类似的情况也适用于 Jacques 等（1987）对真皮样品的散射的测量数据。

其他数据障碍的重要例子包括人体皮肤中存在不同吸收介质时的吸收光谱。这些数据是在体外条件下获得的。因此，它们与体内实验的结果必然存在显著的定性和定量差异。这些差异不仅与之前概述的筛孔和迂回效应有关，还与一些实验的制约有关。例如在分光光度测量（Sardar et al. 2001）时，制备稀释溶液时通常使用溶剂。这些过程可能会改变吸光颗粒的大小和光学性质（Riesz et al. 2006）。目前，黑素等关键色素的化学结构仍在研究中，这使得测量其吸收光谱的整个过程更加困难。此外，在皮肤组织中发现的几种吸收介质的已得到的吸收光谱通常仅限于特定的光谱频域。其他数据稀缺的例子包括不同组织成分的折射率如果存在的话，通常以特定波长测量的单一值提供。

对皮肤荧光的研究也受到数据可用性问题的影响。例如，在人的皮肤中的许多荧光团，其激发发射和量子效率谱仍然还在研究中。这种类型的数据很难获得，因为荧光信号可能被黑素和血红蛋白等色素的吸收所掩盖（Na et al. 2001；Sinichkin et al. 1998）。此外，荧光测量可能会进一步受到环境和生理变化的干扰，这些变化可能改变荧光团的分子结构和它们的空间分布（Na et al. 2000；Sinichkin et al. 1998）。

在过去的几十年里，基于计算机模拟的大量工作试图促进目前对皮肤表面光学特性的理解（Baranoski and Krishnaswamy 2010；Tuchin 2007）。然而，这些模拟本身往往受到表征不同皮肤样本的散射和吸收的测量数据缺乏的限制。此外，为了使用这些模拟进行预测，需要对这些模拟进行评估，从而需要对建模的数据与实测数据进行比较。除了实验数据稀缺之外，这些数据（例如，反射率和 BRDF 曲线）很少包含用于测量的样本的特征信息（如厚度、折射率），这进一步削弱了对模拟结果的适当评价。一个重要的注意点是，这些样本的特性参数的测量也涉及相当大的体内条件下 [例如，从生理到环境含水量的差异（Chan et al. 2007）] 和体外条件下 [例如，冷冻组织导致的结晶（Schaaf et al. 2010）] 的障碍。

虽然人们不应该忽视计算机模拟对皮肤光学特性理解的贡献，但这种计算方法如果与实测数据配对才可以促进皮肤组织光学方面的更大的进步。因此，我们认为在这一领域有必要通过在定量和定性方面加强对与皮肤组织光学性质有关的基本生物物理数据的测量和分享，从而提高整个领域的实验基础。

（孔嵘 译，华薇 校／审）

参考文献

Alaluf S, Heath A, Carter N, Atkins D, Mahalingam H, Barrett K, et al. Variation in melanin content and composition in type V and type VI photoexposed and photoprotected human skin: the dominant role of DHI. Pigment Cell Res. 2001;14:337–47.

Alaluf S, Heinrich U, Stahl W, Tronnier H, Wiseman S. Dietary carotenoids contribute to normal human skin color and UV photosensitivity. J Nutr. 2002a;132: 399–403.

Alaluf S, Atkins D, Barret K, Blount M, Carter N, Heath A. Ethnic variation in melanin content and composition in photoexposed and photoprotected human skin. Pigment Cell Res. 2002b;15:112–8.

Alaluf S, Atkins D, Barret K, Blount M, Carter N, Heath A. The impact of epidermal melanin on objective measurements of human skin color. Pigment Cell Res. 2002c;15:119–26.

Altshuler GB, Anderson RR, Manstein D, inventor; The General Hospital Corp., Palomar Medical Technologies, Inc., assignee. Method and apparatus for the selective targeting of lipid-rich tissues. United States Patent US 6605080 B1. 12 Aug 2003.

Anderson RR, Parrish JA. The optics of human skin. J Invest Dermatol. 1981;77(1):13–9.

Anderson RR, Parrish JA. Optical properties of human skin. In: Regan JD, Parrish JA, editors. The science of photomedicine. New York: Plenum Press; 1982. p. 147–94.

ANSI. Nomenclature and definitions for illuminating engineering. New York: Illuminating Engineering Society of North America; 1986. Report No.: ANSI/IES RP-6-1986.

Baranoski GVG, Krishnaswamy A. Light and skin interactions simulations for computer graphics applications. Amsterdam: Morgan Kaufmann; 2010.

Baranoski GVG, Krishnaswamy A, Kimmel B. An investigation on the use of data-driven scattering profiles in Monte Carlo simulations of ultraviolet light propagation in skin tissues. Phys Med Biol. 2004;49:4799–809.

Baranoski GVG, Krishnaswamy A, Kimmel B. Increasing the predictability of tissue subsurface scattering simulations. Visual Comput. 2005;21(4):265–78.

Baranoski GVG, Chen TF, Kimmel B, Miranda E, Yim D. On the noninvasive optical monitoring and differentiation of methemoglobinemia and sulfhemoglobinemia. J Biomed Opt. 2012;17(9):097005. -1-14.

Bashkatov AN, Genina EA, Kochubey VI, Tuchin VV. Optical properties of human skin, subcutaneous and mucous tissues in the wavelength range from 400 to 2000 nm. J Phys D Appl Phys. 2005;38:2543–55.

Bendit EG. Infrared absorption spectrum of keratin. I. Spectra of α-, β-, and supercontracted keratin. Biopolymers. 1966;4:539–59.

Bruls WAG, van der Leun JC. Forward scattering properties of human epidermal layers. Photochem Photobiol. 1984;40:231–41.

Butler WL. Absorption spectroscopy *in vivo*: theory and application. Annu Rev Plant Phys. 1964;15:451–70.

Chan D, Schulz B, Gloystein K, Müller HH, Rübhausen M. *In vivo* spectroscopic ellipsometry measurements on human skin. J Biomed Opt. 2007;12(1): 014023. -1-6.

Chedekel MR. Photophysics and photochemistry of melanin. In: Zeise L, Chedekel MR, Fitzpatrick TB, editors. Melanin: its role in human photoprotection. Overland Park: Valdenmar Publishing Company; 1995. p. 11–22.

(CIE 2011) Commission Internationale de L'Eclairage. ILV: international lighting vocabulary, new. Vienna, Austria: CIE Central Bureau. 2011. Report No.: CIE S 017/E:2011.

Clendening B. UV Spectrophotometric analysis of DNA and RNA. Hofstra University; Hempstead, New York, USA; 2002.

Cunnington AJ, Kendrick SW, Wamola B, Lowe B, Newton CRJC. Carboxyhemoglobin levels in Kenyan children with Plasmodium Falciparum malaria. Am J Trop Med Hyg. 2004;71(1):43–7.

Darvin ME, Gersonde I, Meinke M, SterryW, Lademann J. Non-invasive *in vivo* determination of the carotenoids beta-carotene and lycopene concentrations in the human skin using the Raman spectroscopic method. J Phys D Appl Phys. 2005;38:2696–700.

Diffey BL. Ultraviolet radiation physics and the skin. Phys Med Biol. 1980;25(3):405–26.

Ehlers A, Riemann I, Anhut T, Kaatz M, Elsner P, König K. Fluorescence lifetime imaging of human skin and hair. In: Periasamy A, So PTC, editors. Multiphoton microscopy in the biomedical sciences VI. San Jose: SPIE; 2006. p. 60890N-1-10.

Federici JF, Guzelsu N, Lim HC, Jannuzzi G, Findley T, Chaudhry HR, Ritter AB. Noninvasive light-reflection technique for measuring soft-tissue stretch. Appl Optics. 1999;38(31):6653–60.

Feynman RP, Leighton RB, Sands M. The Feynman lectures on physics, vol. 1. Reading: Addison-Wesley Publishing Company; 1964.

Flewelling R. Noninvasive optical monitoring. In: Bronzino JD, editor. The biomedical engineering handbook. Boca Raton: IEEE Press; 1995. p. 1346–56.

Fukshansky L. Optical properties of plants. In: Smith H, editor. Plants and the daylight spectrum. London: Academic; 1981. p. 21–40.

Gharahbaghian L, Massoudian B, DiMassa G. Methemoglobinemia and sulfhemoglobinemia in two pediatric patients after ingestion of hydroxylamine sulfate. West J Emerg Med. 2009;10(3):197–201.

Gilles R, Zonios G, Anderson RR, Kollias N. Fluorescence excitation spectroscopy provides information about human skin *in vivo*. J Invest Dermatol. 2000;115 (4):704–7.

Gopalacharand AS, Bowie VL, Bharadwaj P. Phenazopyridine-induced sulfhemoglobinemia. Ann Pharmacother. 2005;39(6):1128–30.

Hawk JLM, Parrish JA. Responses of normal skin to ultraviolet radiation. In: Regan JD, Parrish JA, editors. The science of photomedicine. New York: Plenum Press; 1982. p. 219–60.

Haymond S, Cariappa R, Eby CS, Scott MG. Laboratory assessment of oxygenation in methemoglobinemia. Clin Chem. 2005;51(2):434–44.

Hennessy A, Oh C, Diffey B, Wakamatsu K, Ito S, Rees J. Eumelanin and pheomelanin concentrations in human epidermis before and after UVB irradiation. Pigment Cell Res. 2005;18:220–3.

Huang Z, Zeng H, Hamzavi I, Alajlan A, Tan E, McLean AI, et al. Cutaneous melanin exhibiting fluorescence emission under near-infrared light excitation. J Biomed Opt. 2006;11(3):034010. -1-6.

Hunter RS, Harold RW. The measurement of appearance. 2nd ed. New York: Wiley; 1987.

Jacques SL. Origins of tissue optical properties in the UVA, visible and NIR regions. In: Alfando RR, Fujimoto JG, editors. OSATOPS on advances in optical imaging and photon migration. 2nd ed. Washington, DC: Optical Society of America; 1996. p. 364–9.

Jacques SL. Optical absorption of melanin. Oregon Medical Laser Center; Portland, Oregon, USA; 2001.

Jacques SL, Alter CA, Prahl SA. Angular dependence of HeNe laser light scattering by human dermis. Laser Life Sci. 1987;1(4):309–33.

Jacquez JA, Huss J, McKeehan W, Dimitroff J, Kuppenheim HF. Spectral reflectance of human skin in the region 235–700 μ. J Appl Physiol. 1955a;8:212–4.

Jacquez JA, Kuppenheim F, Dimitroff M, McKeehan W, Huss J. Spectral reflectance of human skin in the region 0.7–2.6 μ. J Appl Physiol. 1955b;8:297–9.

Kochevar I, Taylor R, Kritmann J. Fundamentals of cutaneous photobiology and photoimmunology. In: Wolff K, Goldsmith LA, Katz S, editors. Fitzpatrick's dermatology in general medicine. New York: McGraw Hill; 2008. p. 152–8.

Kollias N. The spectroscopy of human melanin pigmentation. In: Zeise L, Chedekel MR, Fitzpatrick TB, editors. Melanin: its role in human photoprotection. Overland Park: Valdenmar Publishing Company; 1995. p. 31–8.

Kollias N, Baqer A. On the assessment of melanin in human skin *in vivo*. Photochem Photobiol. 1986;43 (1):49–54.

Kollias N, Sayre RM, Zeise L, Chedekel MR. Photoprotection by melanin. J Photochem Photobiol B. 1991;9:135–60.

Kollias N, Gilles R, Moran M, Kochevar IE, Anderson RR. Endogenous skin fluorescence includes bands that may serve as quantitative markers of aging and photoaging. J Invest Dermatol. 1998;111(5):776–80.

Kölmel KF, Sennhenn B, Giese K. Investigation of skin by ultraviolet remittance spectroscopy. Brit J Dermatol. 1990;122:209–16.

Kramer K, Elam JO, Saxton GA, Elam Jr WN.

Influence of oxygen saturation, concentration and optical depth upon the red and near-infrared light transmittance of whole blood. Am J Physiol. 1951;165(1):229–46.

Latimer P. A wave-optics effect which enhances light absorption by chlorophyll *in vivo*. Photochem Photobiol. 1984;40(2):193–9.

Latimer P, Eubanks CAH. Absorption spectrophotometry of turbid suspensions: a method of correcting for large systematic distortions. Arch Biochem Biophys. 1962;98:274–85.

Lee R, Mathews-Roth MM, Pathak MA, Parrish JA. The detection of carotenoid pigments in human skin. J Invest Dermatol. 1975;64:175–7.

Lin JY, Fisher DE. Melanocyte biology and skin pigmentation. Nature. 2007;445:843–9.

Liu Y, Hong L,Wakamatsu K, Ito S, Adhyaru B, Cheng C, et al. Comparison of structural and chemical properties of black and red human hair melanosomes. Photochem Photobiol. 2005;81:135–44.

Lopez H, Beer JZ, Miller SA, Zmudzka BZ. Ultrasound measurements of skin thickness after UV exposure: a feasibility study. J Photochem Photobiol B. 2004;73:123–23.

Lovell AT, Hebden JC, Goldstone JC, Cope M. Determination of the transport scattering coefficient of red blood cells. In: Chance B, Alfano RR, Tromberg BJ, editors. Optical tomography and spectroscopy of tissue III. San Jose: SPIE; 1999. p. 175–82.

Magnenat-Thalmann N, Kalra P, Lévêque JL, Bazin R, Batisse D, Querleux B. A computational skin model: fold and wrinkle formation. IEEE Trans Inf Technol B. 2002;6(4):317–23.

McCartney EJ. Optics of the atmosphere: scattering by molecules and particles. New York: Wiley; 1976.

McCluney R. Introduction to radiometry and photometry. Boston: Artech House; 1994.

Na R, Stender I, Henriksen M,Wulf HC. Autofluorescence spectrum of skin: component bands and body site variations. Skin Res Technol. 2000;6:112–7.

Na R, Stender I, Henriksen M,Wulf HC. Autofluorescence of human skin is age-related after correction for skin pigmentation and redness. J Invest Dermatol. 2001;116 (4):536–40.

Olivarius FF,Wulf HC, Therkildsen P, Poulsen P, Crosby J, Norval M. Uranic acid isomers: relation to the body site, pigmentation, stratum corneum thickness and photosensitivity. Arch Dermatol Res. 1997;289:501–5.

Olson L, Gaylor J, Everett MA. Skin color, melanin, and erythema. Arch Dermatol. 1973;108:541–4.

Oudhia A. UV-VIS spectroscopy as a nondestructive and effective characterization tool for II-VI compounds. Recent Res Sci Technol. 2012;4(8):109–11.

Palmer KF, Williams D. Optical properties of water in the near infrared. J Opt Soc Am. 1974;64(8):1107–10.

Parsad D, Wakamatsu K, Kanwar AJ, Kumar B, Ito S. Eumelanin and phaeomelanin contents of depigmented and repigmented skin in vitiligo patients. Brit J Dermatol. 2003;149:624–6.

Pittman RN. In vivo photometric analysis of hemoglobin. Ann Biomed Eng. 1986;14(2):1416–32.

Pope RM, Fry ES. Absorption spectrum (380–700 nm) of pure water. II. Integrating cavity measurements. Appl Optics. 1997;36(33):8710–23.

Prahl SA. Optical absorption of hemoglobin. Oregon Medical Laser Center; Portland, Oregon, USA; 1999.

Prahl SA. PhotochemCAD spectra by category. Oregon Medical Laser Center; Portland, Oregon, USA; 2001.

Prahl SA. Optical absorption of fat. Oregon Medical Laser Center; Portland, Oregon, USA; 2004.

Rabinowitch EI. Light absorption by pigments in the living cell. In: Photosynthesis and related processes. 2nd vol. Part 1. New York: Interscience Publishers; 1951. p. 672–739.

Randeberg LL, Bonesrønning JH, Dalaker M, Nelson JS, Svaasand LO. Methemoglobin formation during laser induced photothermolysis of vascular skin lesions. Laser Surg Med. 2004;34(5):414–9.

Riesz J, Gilmore J, Meredith P. Quantitative scattering of melanin solutions. Biophys J. 2006;90:4137–44.

Rolinsky B, Küster H, Ugele B, Gruber R, Horn K. Total bilirubin measurement by photometry on a blood gas analyser: potential for use in neonatal testing at point of care. Clin Chem. 2001;47(10): 1845–7.

Saidi IS. Transcutaneous optical measurement of hyperbilirubinemia in neonates [dissertation]. Houston: Rice University; 1992.

Sandoz P, Marsaut D, Armbruster V, Humbert P, Gharbi T. Towards objective evaluation of skin aspect: principles and instrumentation. Skin Res

Technol. 2004;10:263–70.

Sardar DK, Mayo ML, Glickman RD. Optical characterization of melanin. J Biomed Opt. 2001;6(4): 404–11.

Schaaf D, Eurell T, Johnson T. Cultured human keratinocytes for optical transmission measurement. J Biophoton. 2010;3(3):161–8.

Siggaard-Andersen O, Nørgaard-Pedersen B, Rem J. Hemoglobin pigments. spectrophotometric determination of oxy-, carboxy-, met-, and sulfhemoglobin in capillary blood. Clin Chim Acta. 1972;42(1):85–110.

Sinichkin YP, Utz SR, Mavliutov AH, Pilipenko HA. *In vivo* fluorescence spectroscopy of the human skin: experiments and models. J Biomed Opt. 1998;3 (2):201–11.

Sohaib A, Farooq AR, Atkinson GA, Smith LN, Smith ML, Warr R. *In vivo* measurement of skin microrelief using photometric stereo in the presence of interreflection. J Opt Soc AmA. 2013;30(3):278–86.

SthalW, Sies H. Carotenoids in systemic protection against sunburns. In: Krisnky N, Mayne ST, Sies H, editors. Carotenoids in health and disease. Boca Raton: CRC Press; 2004. p. 201–11.

Sutherland JC, Griffin KP. Absorption spectra of DNA for wavelengths greater than 300 nm. Radiat Res. 1981;86:399–409.

Swanbeck G. On the keratin fibrils of the skin. J Ultra R. 1959;3:51–7.

Szabó G, Gerald AB, Pathak MA, Fitzpatrick TB. Racial differences in the fate of melanosomes in human epidermis. Nature. 1969;222:1081–2.

Thody AJ, Higgins EM,Wakamatsu K, Ito S, Burchill SA, Marks JM. Pheomelanin as well as eumelanin is present in human epidermis. J Invest Dermatol. 1991;97:340–4.

Toda K, Pathak MA, Parrish JA, Fitzpatrick TB. Alteration of racial differences in melanosome distribution in human epidermis after exposure to ultraviolet light. Nat New Biol. 1972;236:143–5.

Tuchin VV. Tissue optics light scattering methods and instruments for medical diagnosis. 2nd ed. Bellingham: The International Society for Optical Engineering; 2007.

van de Graaff KM. Human anatomy. 4th ed. Dubuque: William C Brown; 1995.

van Veen RLP, Sterenborg HJCM, Pifferi A, Torricelli A, Cubeddu R. Determination of VIS- NIR absorption coefficients of mammalian fat, with time- and spatially resolved diffuse reflectance and transmission spectroscopy. In: Biomed Topical Meeting. Miami Beach: Optical Society of America; 2004. p. SF4.

Williams ML, Hincenbergs M, Holbrook KA. Skin lipid content during early fetal development. J Invest Dermatol. 1988;91:263–8.

Yarynovska IH, Bilyi AI. Absorption spectra of sulfhemoglobin derivatives of human blood. In: Cote GL, Priezzhev AV, editors. Optical diagnostics and sensing VI. San Jose: SPIE; 2006. p. 1–6.

Yim D, Baranoski GVG, Kimmel BW, Chen TF, Miranda E. A cell-based light interaction model for human blood. Comput Graph Forum. 2012;31(2):845–54.

Young AR. Chromophores in human skin. Phys Med Biol. 1997;42:789–802.

10

皮肤表面的微生物学

Xuemin Wang, Chao Yuan, and Philippe Humbert

内容

关键词

16S rRNA · 寻常性痤疮（AV）· 特应性皮炎
（AD）· 寻常性银屑病（PV）· 皮肤菌落 · 皮肤
微生物组 · 外阴皮肤

摘要

　　皮肤是人体的最大器官。而皮肤菌群是其重要
组成部分之一，它对皮肤健康和一些皮肤病有着重
要意义。对于个人健康而言，菌落对宿主有一定的
保护作用。另一方面，当皮肤的屏障功能受损或破
损，发生皮肤感染的风险将显著增加。这章重点讲
述关于皮肤微生物组成和分布的研究进展情况，它
们与许多皮肤病密切相关，如特应性皮炎、寻常性
痤疮和寻常性银屑病。

1 简介

　　皮肤是人体的最大器官。它保护着皮肤下面的
组织，对于入侵的病原体和外部环境的刺激，它担
负着重要的前线防御的系统角色。它是由一个独特
而复杂的微生物生态系统构成，包括细菌、真菌和
噬菌体，其中部分微生物可在特定条件下成为病原
体。皮肤微生物组是非常复杂的。皮肤表面存在着
几百种不同的微生物种类。和其他器官不同，皮肤
表面微生物组成和分布是独一无二的。在不同人群
中，皮肤微生物有着差异，而在同一个人的不同部
位也同样存在着差异。最近以 16srRNA 为基础的
检测方法也提示了类似的状况。

　　大多情况下，皮肤菌群是不致病的。它们对宿
主无害，并有很多益处。好的细菌可为机体提供很
多帮助：如病原微生物的抑制转运、竞争营养、化
学成分的选择抵抗，以及皮肤免疫系统的激活。很
多皮肤疾病和皮肤表面微生物组的成分和分布相
关，包括特应性皮炎、寻常性痤疮、寻常性银屑
病、玫瑰痤疮、头皮屑和脂溢性皮炎等。

2 皮肤菌群

　　人类皮肤菌群（skin flora），更确切的说法应
该是皮肤微生物组，它是指定居在整个人类皮肤上
的所有微生物的总和。大部分研究已对定居在 $2m^2$
的皮肤表面菌群进行了研究（人类微生物组）。其
中很多是细菌，它们大约有 1 000 个种属，来自 19
个门。人类皮肤表面的细菌总数，一般情况下大约
10^{14} 个。而它们大多数是定植在皮肤表皮浅层和毛
囊上部。

　　表皮葡萄球菌和其他凝固酶阴性葡萄球菌被
认为是人类皮肤表面最主要的定植细菌（Grice and
Segre 2011）。其他被认为是皮肤定植的微生物包括，
放线菌门中棒状细菌，比如：棒状杆菌属、丙酸杆
菌属、短杆菌属和小球菌属。革兰氏阴性细菌，除
了一些不动杆菌属，一般情况下是不能从皮肤分离
得到，但很多人认为是可以从其他污染器官的培养
中获得，如消化道（Roth and James 1988）。非细菌
类的微生物也是从皮肤中分离得到。最常分离得到
的真菌种类是马拉色菌属（*Malassezia* spp.），它在
皮脂腺区域非常普遍。蠕形螨（*Demodex*），包括
毛囊蠕形螨（*Demodex* folliculorum）和皮脂腺蠕形
螨（*Demodex* brevis），它们都是组成正常皮肤菌群
的一部分。蠕形螨的生存依赖于分泌的皮脂量。它
们在青春期人群中更加普遍，并在面部皮脂腺处容
易定植。蠕形螨以它周围的毛囊皮脂腺上皮细胞或
其他微生物（如丙酸杆菌）为食。关于共栖病毒的
作用，目前尚无发表的研究，可能研究受到病毒分
子采样以及微生物检测手段限制，因此识别和鉴定
病毒尚存在瓶颈。历史上，培养微生物是一种基础
方法，这是描述其多样性标准。时至今日，很多研
究证实只有少数细菌能够通过培养分离方法而增殖
（Dunbar et al. 2002）。此外，毛囊和皮脂腺还可为一
些厌氧微生物提供定植所需的缺氧环境。

2.1 健康皮肤

　　皮肤可以显示一个人的习惯，这非常有趣。而

环境因素也塑造了身体不同部位的微生物群落的特征。尽管目前有些研究提示,很多特定部位有相对富集的定植菌种,但其实在每一个人,每一个部位都没有固定的一成不变的定植菌种。

人体皮肤表面的菌落主要由放线菌属、变形菌属和厚壁菌属组成,一些研究发现,前臂微生物90% 以上属于这些菌属(Gao et al. 2007)。有研究发现,不同受试者前臂屈侧的微生物种类仅占一级种属分类单位(OTUs)的 2%(Gao et al. 2007),但是在手的比例就高达 13%(Fierer et al. 2008)。预测不同部位 OTUs 的种类,在前臂有 246 种(Gao et al. 2007),在手掌有超过 150 种,肘窝处有 113 种(Fierer et al. 2008)。从手臂皮肤处采样后获得的序列中,有 50% 以上是属于丙酸杆菌、棒状杆菌、葡萄球菌、链球菌和乳酸菌(Grice et al. 2008)。

2.2 特定部位的皮肤

皮肤微生物在身体体味的形成中也起着重要作用,例如外阴部位、腋下等体味的形成。关于腋下微生物的相关研究报道得并不多。Callewaert 等(2013)研究了 53 名健康受试者的腋下微生物状况。该研究对人群腋下菌群检测做了不同个体、同一个体以及不同时点的研究比较,这对该部位微生物多样性有了较为深入的认识。变性梯度凝胶电泳和下一代测序 16srRNA 相互结合应用,相互弥补不足。其中,葡萄球菌和棒状杆菌属的菌种种类丰富。女性皮肤表面比例最高的是葡萄球菌属(87%,$n=17$),而男性聚集比例更高的棒状杆菌集群(39%,$n=36$)。对于每个个体而言,腋下微生物均是独一无二的。仅一半的人群左右两侧微生物是一样的。

众所周知,外阴皮肤上的细菌菌群在不同个体或同一个体不同部位的差异是普遍存在的。Aly 等(1979)使用一种培养的方法,显示在外阴皮肤的微生物数量显著高于前臂皮肤,而金黄色葡萄球菌通常在外阴部位定植。Brown 等(2007)在

外阴部位的皮肤,使用 16S rRNA 的基因检测技术(16S rRNA gene region)得到很多细菌,如表皮葡萄球菌、金黄色葡萄球菌、痤疮丙酸杆菌、乳酸杆菌和普氏菌属等。无论是细菌总数,还是优势菌种,如表皮葡萄球菌和乳酸杆菌,阴唇上的都比其他部位要高。只有 60% 的人群可以检测到金黄色葡萄球菌。普氏菌在阴唇上的优势显著高于阴道内皮肤(Mikamo et al. 1998)。使用 16SrRNA 检测技术,发现乳酸菌属在日本女性小阴唇处是重要的优势菌种(Shiraishi et al. 2011)。另一个研究显示,有 95% 日本受试者在阴唇和腹股沟处可以检测到普氏菌属(Miyamoto et al. 2013),因此,这些研究均表明普氏菌在会阴部皮肤上有着重要的作用。

3 皮肤疾病

3.1 特应性皮炎

特应性皮炎(atopic dermatitis,AD)是一种常见的多因素导致的、有遗传倾向的且易反复发作的慢性炎症性皮肤病。AD 常与过敏性疾病,如哮喘和 IgE 介导的食物过敏有关,可由不同过敏原和各种环境因素而诱发。在过去几十年中,AD 的发生和皮肤表面微生物的相关性一直存在争议。如金黄色葡萄球菌和真菌,包括马拉色菌,糠皮孢子菌和白念珠菌。AD 患儿常会因为感染而导致疾病加重,这些症状需要使用抗生素和 / 或杀菌剂来治疗。

在抗生素治疗抵抗的情况下,最常见的感染致病菌是金黄色葡萄球菌。金黄色葡萄球菌是正常皮肤菌群的重要微生物之一。AD 患者的皮肤菌群与健康人群是不同的。

AD 皮肤环境为金黄色葡萄球菌的定植和增殖提供了良好的条件。金黄色葡萄球菌在健康儿童皮肤上定植很少,但在 AD 患儿皮疹处要比非皮疹处多很多。所有发表的相关数据均显示:在皮疹处和非皮疹处,金黄色葡萄球菌的定植存在着显著性差异($P < 0.01$)(表 1)。

表1　金黄色葡萄球菌在 AD 皮肤上定植的比例（%）

文献	皮疹部位	非皮疹部位
Miyamoto et al.（2013）	65.0	30.0
Gomes et al.（2011）	57.0	43.0
Al-saimary et al.（2005）	69.7	30.3
Pezesk et al.（2007）	42.5	57.5
Hon et al.（2005）	48.5	51.5
Matsui et al.（2005）	86.0	14.0
Guzik et al.（2005）	100.0	0

Haslund 等（2009）证实了金黄色葡萄球菌的定植在 AD 的发病中是重要的诱发加重因素之一，因为 AD 严重程度和金黄色葡萄球菌的定植量之间存在显著相关性。他们的研究结果与其他研究结果比较一致（表2）。

表2　AD 的严重度和皮肤细菌定植比例的相关性

AD 疾病严重度	Gomes et al.（2011）	Haslund et al.（2009）
轻度	46.0	48.0
中度	73.0	52.0
重度	100.0	77.5

几项研究均表明：具有超抗原的金黄色葡萄球菌在皮肤的定植情况与 AD 严重程度相关。也有研究表明，细菌本身直接生物作用或细菌产物的抗原或超抗原的免疫反应，均可能加剧 AD 恶化。

很多研究（Hill 2011；Gomes et al. 2011；Pezesk et al. 2007；Guzik et al. 2005）证实：金黄色葡萄球菌定植率在 AD 患者随着年龄增长呈上升的趋势。本研究在年轻组定植率为 41.4%（29 例中 12 例阳性），第二组为 81.8%（>2～12 岁，18 例），第三组为100%（>12 岁，合计 9 例）。

已经证实，马拉色菌参与了 AD 皮疹的发展，这个可能是临床上很多时候成人 AD 对抗炎治疗的效果不理想的可能重要原因之一。Takahata 等（2007）在 58 名 AD 患者头部和颈部区域的皮疹部位（28 名男性，30 名女性，其中 31 名儿童和 27 名成人）收集了样本，并直接提取了真菌的 DNA。

然后对马拉色菌的数量和特征用聚合酶链反应用独立分析（polymerase chain reaction-based culture-in-dependent）方法进行了高精度的分析。同时对体内抗马拉色菌的 IgE 抗体水平进行了测定。结果表明，限制型马拉色菌在儿童 AD 中占重要比例，而限制型马拉色菌和球状马拉色菌两者都在成人中占主要比例。从血清中抗马拉色菌的特异性 IgE 的反应来看，成人血清中对球状马拉色菌和限制型马拉色菌的敏感性与儿童是差不多的。

AD 病变特点是由 Th2 细胞介导的对环境中相关抗原的一种反应（Baker，2006）。变应性疾病（包括 AD）的发病率增高以及严重程度的加重，在过去 30 年内常被认为在童年时候减少了接触微生物的频率，由此而可能导致改变了的 Th1/Th2 平衡和／或降低了 T 细胞调节免疫应答能力。AD 患者表现出先天和后天免疫缺陷，而这种缺陷导致患者对细菌、真菌和其他微生物的敏感性增高。其中，最典型的就是金黄色葡萄球菌。金黄色葡萄球菌产生的毒素会加剧疾病，以及各种细胞类型的激活，包括 Th2 细胞、嗜酸性粒细胞和角质形成细胞。在某些 AD 患者，糠皮马拉色菌所表达的抗原与其发病也有着牵连。微生物在 AD 发病机制中发挥着重要作用，与疾病易感性基因相互作用，引起疾病的发生和激活。

关于 AD 的发生和特异性 IgE 抗体的相关性仍在讨论中。很多研究的重点是探讨通过 IgE 非相关因素在过敏原和 AD 发生之间的联系（Isolauri and Turjanmaa 1996）。有越来越多的证据表明，微生物与免疫异常反应有关。在儿童牛奶诱发试验中，牛奶斑贴试验阳性和延迟发病反应之间的高度相关，而牛奶特异性 IgE 抗体只与即刻反应相关。一些临床研究表明，IgE 介导的对卵形糠皮孢子菌的敏感性可以用来预测酮康唑治疗 AD 效果，而这个用卵形糠皮孢子菌的斑贴试验可能更有效。对圆形糠皮孢子菌的阳性斑贴试验反应已在特异反应患者中得到证实（Lindner et al. 2000）。在食物和尘螨过敏原阳性的测试结果中，患者可以通过避免过敏原暴露来获得症状的缓解。用含有特定益生菌菌株的产品治疗 AD 儿童，这可以降低湿疹的严重程度。

Allen 等（2008）研究发现，有些临床特征是 AD 的特殊特征，例如 AD 的粟丘疹，它引起瘙痒，这是 AD 最常见症状之一，常发生在多汗部位，有些在患者都没有意识到的区域。很多流行病学研究结果发现，出汗是加重湿疹的重要因素之一。粟粒疹是由小汗腺的汗管堵塞引起的。汗液导致管道堵塞。这是一种薄膜样结构，其中包含了汗液诱发产生的表皮葡萄球菌，胞外多聚糖物质和丝聚蛋白缺失的角质层。因此出汗和汗液潴留是疾病加重的重要原因（Mowad et al. 1995）。汗液形成薄膜样结构，可诱发表皮葡萄球菌产生亚临床的粟丘疹，这是"双重打击"现象的一部分（Serra et al. 1997），这在 AD 的发病机制中的解释中很适合。

AD 皮肤的微生物学主要研究其原因、机制、治疗和预防。这些对于我们研究和制定 AD 治疗策略的新见解非常有帮助。

3.2 寻常性痤疮

寻常性痤疮（acne vulgaris，AV）是常见的多因素慢性炎症性皮脂腺类疾病，受这个疾病困扰的人们很多。它是一种全球性疾病，在特定种族或性别上没有太大的差异。有超过 60% 人群在他们的一生中，都有因痤疮而遭受过不同程度的痛苦。关于痤疮发病机制的最经典理论包括：激素水平改变、皮脂分泌增加、毛囊角化异常，以及感染因素。最常被引用的关于痤疮发病机制的理论是，皮脂分泌增加会导致毛囊内脂质成分改变（Cunliffe 2002）。而痤疮丙酸杆菌与在痤疮发病中非常重要，是致痤疮的重要微生物之一（Bruggemann et al. 2004）。痤疮丙酸杆菌不仅引起炎性皮疹，它也是痤疮整个发病过程中的重要机制之一。痤疮丙酸杆菌可以从正常和痤疮皮肤的表面和毛囊中获取（Bruggemann et al. 2004）。皮疹内痤疮丙酸杆菌的数量与痤疮临床特征、皮疹类型和严重程度之间没有很好的相关性。但是，痤疮丙酸杆菌能将甘油三酯代谢为游离脂肪酸和甘油，这是一些免疫刺激剂和 / 或细胞毒性剂，导致毛囊上皮细胞的破裂（Higaki et al. 2000）。其他影响痤疮丙酸杆菌毒性的因子包括了参与毛囊黏附和增殖的酶（Cunliffe

2002）。另外一些常见的从毛皮脂腺单位和痤疮皮疹中发现的细菌种类，主要是表皮葡萄球菌属和短棒状杆菌属（颗粒丙酸杆菌）。它们在痤疮皮疹中往往明显少于痤疮丙酸杆菌，但其丰度似乎与痤疮的临床严重程度有关。除了细菌，另一个微生物组是真菌中的马拉色菌属，它与脂溢性皮炎和头皮屑的发病密切相关（Ro and Dawson 2005）；他们与痤疮的联系仍然是一种推测，需进一步证实。

3.3 寻常性银屑病

寻常性银屑病（psoriasis vulgaris，PV）是一种常见慢性复发性免疫介导的皮肤病，其特征为红色伴有鳞屑的斑疹、丘疹或斑块，常伴有瘙痒。银屑病皮疹的严重程度可能不同，从局部皮疹到全身遍布红斑均有。银屑病的患病率在一般人群中约为 2%～4%。临床特征是皮肤上有红色的鳞屑斑疹。银屑病的特征性表现包括角化过度、角质增生、各种免疫细胞浸润皮肤，同时伴有血管生成。皮肤上最常侵犯的部位是肘部和膝部。

有研究证实，很多细菌在银屑病的发病中发挥重要作用，主要包括金黄色葡萄球菌和链球菌。同时也包括糠皮孢子马拉色菌和白念珠菌在内的真菌，和银屑病皮疹的进展有关，并在寻常性银屑病的发病机制中发挥着作用。

银屑病皮疹处的微生物菌群的细菌多样性要高于正常皮肤处。在人类的皮肤生物群中，有三种主要细菌分布存在着显著性差异：放线菌，厚壁菌门和变形菌。厚壁菌在银屑病皮疹中被过度表达，而另外两种则表达不多。银屑病皮疹处及非皮疹处的优势菌分布见表 3。

表 3　寻常性银屑病的优势菌群种类的分布（%）
（Gao et al. 2008）

菌类	非皮疹部位	皮疹部位
放线菌	47.6	37.3
厚壁菌	39.0	46.2
丙酸菌	21.9	11.4

3.4 其他

马拉色菌属（糠疹癣菌属）被认为是人类皮肤微生物菌群中的重要一员，最近被更新为马拉色菌种。花斑癣（pityriasis versicolor, PV）是因马拉色菌感染引发的常见皮肤病之一。Salah（Salah et al. 2005）研究结果表明：球状马拉色菌是 PV（65%）皮疹中的主要种类。有 47% 病例中的马拉色菌是可以被单独隔离，18% 是有相关菌群，其中糠皮马拉色菌是 13%，合轴马拉色菌是 5%。在健康皮肤中，球状马拉色菌检测率 7.77%，与之相关的是 15.54%，其中糠皮马拉色菌占 4.44%、合轴马拉色菌占 4.44%、限制性马拉色菌占 3.33% 和斯鲁非马拉色菌占 1.11%。球状马拉色菌是 PV 发病中的主要种类，而糠皮马拉色菌是第二位。

外阴皮肤（vulvar skin）是女性的特殊部位。外阴皮肤的细菌种类主要表现为与阴道和尿道菌群相关的高丰度微生物，如乳酸菌，或在皮肤其他部位较常见细菌，如表皮葡萄球菌和金黄色葡萄球菌。Miyamoto 等（2013）研究了日本健康女性的外阴皮肤，了解角质层的微生物。40 名受试者外阴部位的细菌检测被定量化检测。该研究检查了 3 个不同位置：阴唇、腹股沟、阴阜和大腿内侧，各种不同皮肤细菌的检出率和细菌总量数量是研究重点。阴唇和腹股沟比其他部位的细菌多（＞ 10 倍）。在 3 个检测位置上，乳酸菌和表皮葡萄球菌均是主要种类，其次是金黄色葡萄球菌。在几乎所有的实验检测对象中都存在着丙酸杆菌，但其含量低于金黄色葡萄球菌，金黄色葡萄球菌在大约50% 的受试者中存在。在几乎所有的受试者的阴唇和腹股沟处，我们都发现检测到了普氏菌属，但在阴阜和大腿内侧却没有。

阴道加德纳菌（Gardnerella vaginalisi）是生殖道常见的微生物之一。Myhre 等（2002）从3773 名儿童中抽取了 278 名（99 名男孩和 179 名女孩）样本，平均年龄为 5.63 岁（年龄范围5.13 ～ 6.73），发现至少有一种细菌可以从 59 名（33.9%）女孩的外生殖器处分离出来。大多数的分离株（99 种中有 39 种）都是皮肤菌群（葡萄球菌和棒状杆菌），而草绿色链球菌和它相关的菌株位居最常见分离组中的第二名（99 个中的 31 个）。咽峡链球菌是发现的最常见的细菌种类（17 个分离株）。有 2 个女孩的生殖器中分离出脓毒链球菌来，一个女孩的生殖器中分离出肺炎链球菌来，从8 个女孩的生殖器中分离出流感嗜血杆菌。阴道加德纳菌并不能从任何女孩的生殖器部位分离得到，而是从 3 个孩子的肛管中分离出来。研究结果表明，在外生殖器附近区域可以培养分离得到大量不同的皮肤表面的需氧微生物。但是阴道加德纳菌却很少能够分离得到，而且只能从肛管中分离得到该菌。

皮肤表面菌群受到很多系统性疾病的影响（Arun and Palit 2003）。平均每个结肠单位的检出量是 160.6，前臂上达到 229.4（$P < 0.000$）。在logistic 回归分析中，在医疗重症监护病房的病人手臂上，细菌总数有可能较多（优势比，2.48；95% 置信区间，1.34 ～ 4.43；$P=0.004$），与其他种族相比，黑人的胸骨部位可能有较高的细菌总数（优势比，1.92；置信区间，1.18 ～ 3.11；$P= 0.009$）。住院患者或门诊患者中对甲氧西林金黄色葡萄球菌的患病率无差异，但住院患者更有可能携带耐甲氧西林金黄色葡萄球菌（手臂，$P=0.007$；胸骨，$P=0.02$）。在两个皮肤部位（所有 $P < 0.01$）和在胸骨部位的酵母（$P=0.007$）中，门诊病人的微球菌和革兰氏阴性菌的患病率较高。这一比较提供了数据来区分住院治疗和慢性疾病对皮肤菌群的影响。

4 皮肤表面 pH 对菌落的影响

长期以来，业内认为：皮肤表面测量的角质层 pH 是皮肤分泌腺分泌产物的结果（Rippke et al. 2002）。研究者认为"酸性地幔（acidic mantle）"是调节皮肤菌群中的细菌，并且对基础的皮肤清洁程序相对敏感。而角质层的深层 pH 变化，一样也受到机体生理或病理因素的影响。现在讨论较多的是，酸性环境最重要的作用之一是，它可作为角质层内稳态形成中的一种调节因子。这与皮肤屏障功能完整性相关，从角质层的正常成熟分化直到脱屑。pH 变化和影响 pH 的有机因素，这些都有重要价值，不仅在刺激性接触性皮炎的发病机制、预防治疗上有意义，而且还对特应性皮炎、鱼鳞病、伤口愈合等也有重要价值。在这些发现的基础上，业内形成了一个比表面"酸性地幔"理论更为广泛的概念。

应用皮肤表面微生物学，可以处理皮肤保健和某些皮肤疾病的治疗和预防。因此，健康皮肤、亚健康皮肤和皮肤疾病，以及皮肤微生物和它们的多样性都是皮肤科学的热门话题。

（袁超 译，李利 校／审）

参考文献

Allen HB, Jones NP, Bowen SE. Lichenoid and other clinical presentations of atopic dermatitis in an inner city practice. J Am Acad Dermatol. 2008;58:503–4.

Al-saimary IE, Bakr SS, Al-Hamdi KE. Staphylococcus aureus as a causative agent of atopic dermatitis/eczema syndrome (ADES) and its therapeutic implications. Internet J Dermatol. 2005;3(2):1.

Aly R, Britz MB, Maibach HI. Quantitative microbiology of human vulva. Br J Dermatol. 1979;101:445–8.

Arun C, Palit IA. The genus Malassezia and human disease. Indian J Dermatol Venereol Leprol. 2003;69:265–70.

Baker BS. The role of microorganisms in atopic dermatitis. Clin Exp Immunol. 2006;144:1–9.

Brown CJ, Wong M, Davis CC, et al. Preliminary characterization of the normal microbiota of the human vulva using cultivation-independent methods. J Med Microbiol. 2007;56:271–6.

Bruggemann H, Henne A, Hoster F, et al. The complete genome sequence of Propionibacterium acnes, a commensal of human skin. Science. 2004;305:671–3.

Callewaert C, Kerckhof FM, Granitsiotis MS, et al. Characterization of Staphylococcus and corynebacterium clusters in the human axillary region. PLoS One. 2013;8, e70538.

Cunliffe WJ. Looking back to the future – acne.

Dermatology. 2002;204:167–72.

Dunbar J, Barns SM, Ticknor LO, et al. Empirical and theoretical bacterial diversity in four Arizona soils. Appl Environ Microbiol. 2002;68:3035–45.

Fierer N, Hamady M, Lauber CL, et al. The influence of sex, handedness, and washing on the diversity of hand surface bacteria. Proc Natl Acad Sci U S A. 2008;105:17994–9.

Gao Z, Tseng CH, Pei Z, et al. Molecular analysis of human forearm superficial skin bacterial biota. Proc Natl Acad Sci U S A. 2007;104:2927–32.

Gao Z, Tseng CH, Strober BE, et al. Substantial alterations of the cutaneous bacterial biota in psoriatic lesions. PLoS One. 2008;3, e2719.

Gomes PLR, Malavige GN, Fernando N, et al. Characteristics of Staphylococcus aureus colonization in patients with atopic dermatitis in Sri Lanka. Clin Exp Dermatol. 2011;36(2):195–200.

Grice EA, Segre JA. The skin microbiome. Nat Rev Microbiol. 2011;4:245–53.

Grice EA, Kong HH, Renaud G, et al. A diversity profile of the human skin microbiota. Genome Res. 2008;18:1043–50.

Guzik TJ, Bzowska M, Kasprowicz A, et al. Persistent skin colonization with Staphylococcus aureus in atopic dermatitis: relationship to clinical and immunological parameters. Clin Exp Allergy. 2005;35(4):448–55.

Haslund P, Bangsgaard N, Jarlov J, et al. Staphylococcus aureus and hand eczema severity. Br J Dermatol. 2009;161(4):772–7.

Higaki S, Kitagawa T, Kagoura M, et al. Correlation between Propionibacterium acnes biotypes, lipase activity and rash degree in acne patients. J Dermatol. 2000;27:519–22.

Hill SE, Yung A, Rademaker M. Prevalence of Staphylococcus aureus and antibiotic resistance in children with atopic dermatitis: a New Zealand experience. Australas J Dermatol. 2011;52:27–31.

Hon KL, Lam MC, Leung TF, et al. Clinical features associated with nasal Staphylococcus aureus colonisation in Chinese children with moderate-to-severe atopic dermatitis. Ann Acad Med Singapore. 2005;34 (10):602–5.

Isolauri E, Turjanmaa K. Combined skin prick and patch testing enhances identification of food allergy in infants with atopic dermatitis. J Allergy Clin

Immunol. 1996;97:9–15.

Lindner MT, Johansson C, Scheynius A, et al. Positive atopic patch test reactions to Pityrosporum orbiculare in atopic dermatitis patients. Clin Exp Allergy. 2000;30:122–31.

Matsui K, Gilani SJ, Gonzalez M, et al. Staphylococcus aureus re-colonization in atopic dermatitis: beyond the skin. Clin Exp Dermatol. 2005;30(1):10–3.

Mikamo H, Kawazoe K, Sato Y, et al. Preterm labor and bacterial intra-amniotic infection: arachidonic acid liberation by phospholipase A2 of Prevotella bivia. Anaerobe. 1998;4:209–12.

Miyamoto T, Akiba S, Sato N, et al. Study of the vulvar skin in healthy Japanese women: components of the stratum corneum and microbes. Int J Dermatol. 2013;52:1500–5.

Mowad CM, McGinley KJ, Foglia A, et al. The role of extracellular polysaccharide substance produced by Staphylococcus epidermidis in miliaria. J Am Acad Dermatol. 1995;33:729–33.

Myhre AK, Bevanger LS, Berntzen K, et al. Anogenital bacteriology in non-abused preschool children: a descriptive study of the aerobic genital flora and the isolation of anogenital Gardnerella vaginalis. ACTA Paediatr. 2002;91:885–91.

Pezesk PFZ, Miri S, Ghasemi R, et al. Skin colonization with Staphylococcus aureus in patients with atopic dermatitis. Internet J Dermatol. 2007;5 (1). doi:10.5580/e93.

Rippke F, Schreiner V, Schwanitz HJ. The acidic milieu of the horny layer: new findings on the physiology and pathophysiology of skin pH. Am J Clin Dermatol. 2002;3:261–72.

Ro BI, Dawson TL. The role of sebaceous gland activity and scalp microfloral metabolism in the etiology of seborrheic dermatitis and dandruff. J Invest Dermatol Symp Proc. 2005;10:94–197.

Roth RR, James WD. Microbial ecology of the skin. Annu Rev Microbiol. 1988;42:441–64.

Salah SB, Makni F, Marrakchi S, et al. Identification of Malassezia species from Tunisian patients with pityriasis versicolor and normal subjects. Mycoses. 2005;48:242–5.

Serra E, Puig S, Otero D, et al. Confirmation of a double-hit model for the NF1 gene in benign neurofibromas. Am J Hum Genet. 1997;61:512–9.

Shiraishi T, Fukuda K, Morotomi N, et al. Influence of menstruation on the microbiota of healthy women's labia minora as analyzed using a 16S rRNA gene-based clone library method. Jpn J Infect Dis. 2011;64:76–80.

Takahata Y, Sugita T, Kato H, et al. Cutaneous Malassezia flora in atopic dermatitis differs between adults and children. Br J Dermatol. 2007;157:1178–82.

11

皮肤表面菌落的评价

Xuemin Wang, Chao Yuan, and Philippe Humbert

内容

关键词

16S rRNA · 接触板 · 擦拭法 · 胶带粘贴 · 清洁刮取法 · 皮肤微生物采样方法

摘要

皮肤是人体的最大器官。而皮肤菌群是其重要组成部分之一，它对皮肤健康和一些皮肤病有着重要意义。对于个人健康而言，菌落对宿主有一定的保护作用。另一方面，当皮肤的屏障功能受损或破损，发生皮肤感染的风险将显著增加。这章重点讲述关于皮肤微生物组成和分布的研究进展情况，它们与许多皮肤病密切相关，如特应性皮炎、寻常性痤疮和寻常性银屑病。

1 简介

在采样方法的选择上，研究皮肤表面的微生物，包括细菌或真菌等，大多是通过培养的方法来进行。直到除培养法之外的一些分子检测技术的兴起，皮肤表面微生物的组成和分布的研究才能得以充分发展。皮肤微生物主要检测技术包括：压痕法、擦拭法、洗脱法、粘贴法和活检法。擦拭法和粘贴法，这两种是简单、快速而无创的。压痕和洗脱法都通过摩擦皮肤表面而获得样本，而活检则是在特定情况下才选择使用。摩擦皮肤表面一般都能获取一定数量的皮肤细胞。活检虽是有创检查，但却能获得皮肤各层的微生物。还有两个特殊方法专门用于皮肤毛囊的采样。每一种采样方法还可分为不同技术。比如，压痕法就可以分为接触盘法、垫子法、透明胶带法等。洗脱法就可以再细分为清洁刮取法、无菌袋技术。以下 3 种采样技术，棉签法、刮取法和活检法，它们在获取皮肤全层的结果中是无显著性差异的（Grice et al. 2008）。对于毛囊的采样，有着特殊的方法，主要是粉刺提取法和氰基丙烯酸盐黏合剂法。

2 采样方法

皮肤表面微生物的采集有各种不同的采集方法（Tiffany and Michael 2014），选择哪种方法予以应用，这取决于细菌的数量和种类（Grice et al. 2009）。

对于所有的表面取样方法，样品采集后必须留有足够的时间来允许细菌菌群重新增殖，然后再从同一位置进行重复取样。另一种方法是在相邻的位置或从右侧和左侧的相同对应位置进行取样。

2.1 压痕法（impression methods）

2.1.1 接触盘法（contact plates）

接触板是专门的培养皿，在等到琼脂表面微凹后，可以填充不同合适的培养基。不同的细菌需要选择适当不同的培养基中，以达到最合适的培养条件。普通培养基是新鲜的血液琼脂。

接触板紧紧地贴在皮肤表面，以获取皮肤表面细菌。有一项研究是将接触盘贴在前臂和胸骨内侧，因为这两个部位属于皮肤表面的"干燥"区域，而且暴露在外，受到环境影响大（Larson et al. 2000）。这些也是静脉注射（前臂）或手术（胸骨）的常见部位。一般来说，优势侧的手臂用作取样部位，但在住院病人中，一般会注意尽量避免在静脉附近获取标本来培养。如果患者在纵隔附近有手术切口的话，那上背部将替代胸骨处进行样本采集。

该方法多局限于一种介质回收。菌落辅助计数是评估测试结果的主要方法之一。它仅给出微生物菌落数量的估计值。菌落的数量［菌落形成单位（colony-forming unit，CFU）］是通过应用一个网格粘在它的培养皿的下面从而进行计数的。该方法不是一种定量方法，因为没有分开的步骤可以将细胞聚合成更小的集群形成单元。

然而，这些方法其实都有严重的局限性，只有在寻找特定的微生物或者细菌数量很少（$\leqslant 10/cm^2$）时，它们才会被使用，而且它们可以在同样的介质中培养。这个方法适合在疑似感染性湿疹中分离出金黄色葡萄球菌。

无论是完整皮肤或是受损皮肤，该方法的使用都比较容易，并且快速。对常规患者取样，可采用接触板法进行。但它不是定量检测方法。由于这些菌落不是分离得来，所以得到的 CFU 密度与皮肤上细菌的密度可能不一致。

2.1.2 棉垫法（pads）

一般应用丝绒材质的垫子来获取皮肤表面的细菌。该方法的主要优点是，可以采集足够多的微生物，并可以将它们连续接种到不同的培养基中。但这种方法有时也很低效，只有一小部分的微生物可以成功地从转移到培养基中。由于机械的冲洗可以加快细菌的恢复增殖，所以这些棉垫将不再直接用于接种的培养基。我们可以获得细菌数量的定量计数数值。

2.1.3 胶带粘贴法（tape stripping）

胶带粘贴法是一常见的皮肤微生物采集的研究方法，因为它不仅可以获得皮肤表面微生物的标本，还可以收集到表皮上方的需氧菌。皮肤的大部分区域都分布着一定数量的毛囊皮脂腺。部分微生物可以从皮脂腺导管的上端而获得，这些细菌的数量在检测的条带中可能不会下降，就像它们在毛囊皮脂腺处一样。胶带被倒置在培养基表面。如果挪开胶带，并不是所有的微生物都可以成功地转移到培养基上。胶带粘贴和接触板组合使用是皮肤取样的常用方法。胶带用来获取皮肤表面连续的角质细胞层，而接触板用来获取暴露在外面的细菌。

2.2 擦拭法（swabbing methods）

擦拭法包括干拭子和湿拭子。干拭子收集到的微生物多数不能很好地保存。因此，湿的棉签是最常用的皮肤采样技术之一。通常情况下，固定在施药器上的棉签浸泡于含有 2% 的 Tween80 和 0.3% 卵磷脂或 Williamson-Kligman 洗涤液的磷酸盐缓冲盐水中。可以利用一些模板，将皮肤上的采样区域分隔开。使用拭子在模板内用力摩擦。然后将缓冲液倒到合适的培养基中去。每种培养的菌落数量都可以计算出来。如果 CFU 密度过高，则计数有些困难，可以在接种前进行连续的稀释操作。每个模

板的灵敏度限制一般为 4CFU。但准确定量结果是不能用擦拭法获得。

毫无疑问，湿拭子是皮肤表面取样的首选方法。它仍然是对皮肤疾病、感染或有破溃的皮肤表面进行常规取样的最常用方法。它能检测出上述皮肤病中可能存在的未知病原体。方法虽然是半定量，但该方法可应用于少量微生物存在的检测，并可准确地定义拭子区域，对于存在于表面的已知目标细菌也是很好的检测方法。换句话说，它可以通过一个棉签，结合不同的培养基来获得整个范围内的皮肤菌落，最后细菌计数可以通过培养后再通过缓冲液的震动分离，或是通过摩擦表面来获得。通常，皮肤拭子可以从皮肤疾病（如 AD）患者的皮疹处和非皮疹处以及健康对照皮肤处进行（Petry et al. 2014）收集。两组皮肤拭子分别用于检测每个患者的培养和药敏，一个取样于特应性皮炎的最严重皮疹处，另一个来自于非皮疹处的皮肤。同时还从健康儿童的皮肤上取了 15 个皮肤拭子进行对照。这种特殊棉签可以使用不同的材料，如聚乙烯醇泡沫、棉、人造丝、海藻酸钙等。当然，它们有着严重的局限性，对于寻找特定微生物或细菌数量较少时候（≤ 10cm²），它们可以再培养。它们依赖于使用的拭子类型，而这些过程常被用来转移微生物到培养基中去。在临床或实验室中，可以立即接种几种恢复介质。每种类型都需要用磷酸盐缓冲盐水湿润。样品部位的区域可以通过将模板固定在皮肤表面上，达到最好的效果。拭子用力擦拭皮肤表面的研究区域数秒，以确保可以适当获取皮肤表面微生物。在半定量的检测中，拭子常被转移到1ml 半强度洗液中，然后再将进一步的稀释。每个稀释剂的固定体积（通常为 100ml），然后将未稀释的样品涂在一个或更合适的回收介质上，并通过无菌玻璃来均匀分布。正确使用拭子是皮肤取样的最好甚至是唯一可能的方法。它们用于常规的临床或研究取样，可以从身体的任何部位取样，如背部、胸部、前额、肩膀等。这些接种物再被安置在合适的培养基中。

对于研究，擦拭法技术可以在一定程度上进行标准化，无论是在不同皮肤区域，还是破损皮

肤上，这都是可以实现的。对于早产儿，也可以通过这个方法进行有氧皮肤菌群的成分的相关鉴定。

2.3 洗脱法（washing method）

洗涤剂擦洗法（the detergent scrub technique）

洗涤剂擦洗技术是在研究领域最广泛应用的一种方法。该方法可以标准化、定量、可复制，并且高效（比如可以获取皮肤表面95%以上的需氧细菌）。在不同的研究中有些小的方案或方法的修改或调整。金属环要牢牢地固定在皮肤表面，并且该程序需要标准化，包括洗液的量、洗脱的时间、收集用的洗液等。洗脱技术有几个要点需要再讨论具体的相关细节。实验中使用的洗脱剂中都含有一定的清洁剂，这是为了促进细菌的采集。各种各样的改良是为了样本采集中尽量保证不同皮肤细菌的生存，但是还没有确定性的结论。这对于个体的研究是最好的，因为可以估算出细菌的生存时间，同时对那些特殊微生物的相关洗脱剂。有些部位比较特殊，如指甲下有大量的细菌，但是那里是很难消毒的地方之一。这种情况可以使用几种恢复介质来完善采样过程。

从采集的微生物数量或再现性上来看，洗涤剂擦洗技术更有效。从研究目的出发，当实验需要获得定量数据时，洗涤剂洗脱法应该是首选。但是，该技术方法最大的缺点就是：它对皮肤有一定的破坏，因此不能用于敏感性皮肤或是或破损的皮肤，虽然有些报道是来自湿疹患者皮肤表面的细菌研究。但是该方法适用于确定耐药性常驻葡萄球菌在皮肤的比例。

3 毛囊采样方法（follicular sampling methods）

到目前为止，许多研究者仍对毛囊皮脂腺内微生物引发皮肤疾病的发病机制非常感兴趣。下面描述的这些方法可以用于没有炎症的部位，但是不适合使用于有炎症或破损的皮肤组织上。

粉刺提取（comedone extractor）

开放粉刺可以使用粉刺针，几乎是非创伤获取。这是获取毛囊内微生物最好的方法。微粉刺更常见，但它不容易应用快速聚合氰基丙烯酸粘贴而获取。开放粉刺和微粉刺都可以无创获得。但是这种方法使用时候，对于正常毛囊和受损毛囊是不完全一样的。下面是使用方法的标准过程。第一步是用异丙醇擦拭，对皮肤进行消毒。然后整个粉刺应用粉刺针完整取出。然后用一根无菌的针把它转移到一个预先称重的微型离心管中。在离心管中装入一定量的洗涤液，细菌或微生物从组织的混合物中分离出来。根据不同的研究目的选择不同处理方法，洗脱液再被加到选择或非选择性的培养媒介中。细菌可以定量计数，并用CFU来表示。每个粉刺的细菌的检测最大值为4CFU。然而，必须明确的是，整个粉刺被完整地从皮肤里面取出，因为很多微生物存在于毛囊导管的深处。面部皮肤表面的微生物菌群的密度和组成是可以被检测和描述的。这是个简单而快捷的过程。它可以研究单个毛囊皮脂腺内含的微生物情况。它也可以反复多次接种在不同的媒介。

3.1.1 氰基丙烯酸酯胶粘贴法（cyanoacrylate glue）

快速聚合氰基丙烯酸酯胶粘贴法可以获取角质层薄层组织。这个方法可以很快进行，毛囊可以被迅速拉离皮肤表面。这方法非常简单。但不推荐该方法在正常毛囊使用。具体的方法就是将一滴胶水滴在玻璃片上，第二步是将这个压到皮肤表面，等待1分钟的胶水凝固时间。然后小心地将玻璃片从皮肤表面慢慢拉开。然后再把它涂在皮肤的表面，通过倒置的玻璃片滑过它，然后紧紧地压下去。这样，几分钟后，玻璃片移除，而皮肤表面以及相关附着物均被获取。这些里面包括微粉刺、角质细胞、皮脂和微生物等构成的混合物。更标准化的程序是使用无菌玻璃片进行取样，并且规定了特定的取样区域，并且使用一个无菌的聚四氟乙烯环来选定好相关位置，并用胶水采样两次。它可以接种好几种恢复媒介。

以上两种方法都不能对正常毛囊进行相关研究，正常毛囊只能通过皮肤活检术进行研究。它可以收集整个的粉刺或毛囊，因为毛囊的菌群深度不同而有着明显的变化。因此，可以多采集或分析几个样本，因为菌群在不同的毛囊内是不完全一样的，很多时候差异很大。

有一个成品化的商业试剂盒，如 Exolift，它里面包括一个专利皮肤胶带和氰基丙烯酸酯胶。它比玻璃片或取样器更容易使用，但要贵得多。无论采用哪种方法，只有毛囊内细菌才会被采样获得，因为表面微生物是在粘胶和角质层薄层之间进行隔离的。使用氰基丙烯酸酯胶的主要问题是不完全剥离，当胶不能很好地从皮肤表面剥离，那么获取完整的毛囊的可能性就减小。而且，很显然，这种方法不可以在眼睛附近使用。

3.1.2 影响因素

在评价皮肤表面菌落的时候，有很多重要的影响因素：如取样方法选择、细菌的定植特征、皮肤类型、细菌种类、采样位置的选择、采样技术的有效性、取样原因等诸多方面。不同的培养介质适合于不同定植皮肤菌和主要病原体的生长。例如，含 6mg/L 呋喃唑酮的脑心输液或强化梭状琼脂适合丙酸菌的培养；而热血凝固琼脂适合革兰氏阴性的葡萄球菌培养；甘露醇盐琼脂和电解质不足的半胱氨酸乳糖（cysteine lactose electrolyte deficient，CLED）适合葡萄球菌的培养；新鲜血液中含有 0.2% 葡萄糖、0.3% 酵母提取物、0.2% Tween 80 和 6mg/L 呋喃唑酮则适合于有氧棒状体的培养；新鲜血液琼脂含有 0.000 2% 结晶紫或 7.5mg/L 的萘啶酸和 17U/ml 的多黏菌素 B，适用于 A 组乙型溶血性链球菌的培养。在使用万古霉素、红霉素、庆大霉素、青霉素、氨苄西林、梭菌酸、氟氯西林这些抗生素时，可根据临床和实验室标准研究所（CLSI，2011）来进行抗生素的药敏试验。

3.1.3 新技术的应用

近年来，基于 16S RNA 分析的人类表面皮肤微生物的分子表征已在大规模进行（Gao et al. 2007）。对于真菌，如酵母菌，可以使用特定培养技术，或是进行 18S DNA 分析方法。很多研究中都应用了这些分子分析方法，不仅定性而且可以定量。采用聚合酶链反应限制片段长度多态性方法（polymerase chain reaction-restriction fragment length polymorphism method，PCR-RFLP）对新生儿皮肤表面微生物情况进行了相关的研究。结果表明，新生儿通过与母亲或医院人员的直接接触（Mourelatos et al. 2007a）获得马拉色菌。对于马拉色菌的定量分析，实时聚合酶链反应（polymerase chain reaction，PCR）检测也是可以使用的（Mourelatos et al. 2007b）。尽管稀有菌落的操作分类单元（operational taxonomic unit，OTU）是有明显不同，但其主要 OTU 常可以被所有这些方法所获取。共生细菌在人类免疫系统发育过程中起着至关重要的作用（Zomorodain et al. 2008）。

评价皮肤表面菌群的目的是研究患者的病原菌群，抗生素治疗效果，抗生素对皮肤表面菌群的影响，皮肤消毒方法的有效性，以及不同环境条件下定植皮肤菌群的生理状况。因此，了解微生物的评价方法，了解其结果的相关影响因素，并正确运用新技术是实现目标的保证。

（袁超 译，李利 校/审）

参考文献

Gao Z, Tseng CH, Pei Z, et al. Molecular analysis of human forearm superficial skin bacterial biota. Proc Natl Acad Sci U S A. 2007;104:2927–32.

Grice EA, Kong HH, RenaudG, et al. A diversity profile of the human skin microbiota. Genome Res. 2008;7:1043–50.

Grice EA, Kong HH, Conlan S, et al. Topographical and temporal diversity of the human skin microbiome. Science. 2009;324:1190–2.

Larson EL, Cronquist AB, Whittier S, et al. Differences in skin flora between inpatients and chronically ill outpatients. Heart Lung. 2000;29:298–305.

Mourelatos K, Eady EA, Cunliffe WJ, et al. Temporal changes in sebum excretion and propionibacterial colonization in preadolescent children with and without acne. Br J Dermatol. 2007;156:22–31.

Petry V, Lipnharski C, Bessa GR, et al. Prevalence of

community-acquired methicillin-resistant Staphylococcus aureus and antibiotic resistance in patients with atopic dermatitis in Porto Alegre, Brazil. Int J Dermatol. 2014;6:731–5.

Tiffany CS, Michael AF. What lives on our skin: ecology, genomics and therapeutic opportunities of the skin microbiome. Drug Discov Today Dis Mech. 2014;9:1–10.

Zomorodain K, Mirhendi H, Tarazooie B, et al. Molecular analysis of Malassezia species isolated from hospitalized neonates. Pediatr Dermatol. 2008;3:312–6.

12

皮肤表面酸度的测量 皮肤 pH 的检测

Razvigor Darlenski and Joachim W. Fluhr

内容

关键词

皮肤 pH·体内·皮肤生理·平板玻璃电极·染色·年龄·性别

缩写

β–GlucCer'ase	Beta glucocerebrosidase β–葡糖脑苷脂酶	
CD	Cornedesmosome	桥粒
FLIM	Fluorescence lifetime imaging 荧光寿命成像	
FFA	Free fatty acids	游离脂肪酸
SC	Stratum corneum	角质层
sPLA2	Secretory phospholipase A2 分泌型磷脂酶 A2	
TEWL	Transepidermal water loss 经表皮水分丢失	

1 主要内容

- 皮肤表面有特定的 pH
- 酸性环境对于维持皮肤生理状态十分重要，如表皮屏障的动态平衡、角质层的完整、抗菌防御系统等
- 在各种皮肤表面酸度的测量方法中，平板玻璃电极法仍然是测量活体皮肤 pH 最标准、可操作性最强的方法
- 个体、器材以及环境等变量会影响皮肤表面酸度的测量结果

2 简介

皮肤将我们机体内部与环境潜在的危害隔离开。皮肤屏障能抵御外源性伤害，例如物理性伤害（机械性创伤、温度变化、紫外线伤害等）、化学性伤害（表面活性剂、长时间浸泡、各种化学溶剂等）以及环境变化等（Elias and Choi 2005）。

Schade 和 Marchionini 在 80 多年前提出了皮肤酸性外膜这一概念（1928 年）。如今有越来越多的证据表明，皮肤表面的酸度在调节表皮屏障动态平衡、角质层完整性与连续性以及抗菌防御系统等方面有着至关重要的作用（Schade and Marchionini 1928；Fluhr et al. 2010；Fluhr and Elias 2002）。

自古以来人们一直为数据的定性和定量而努力。今天的生物医学研究广泛要求数据的标准化和统一化处理。在过去的几十年间，测量皮肤表面酸度的非侵入性方法已获得长足发展（Darlenski et al. 2009）。我们在本文中总结了皮肤 pH 的不同测量方法，并讨论了可能影响测量结果的相关因素。

3 皮肤表面酸度在表皮功能中的作用

角质层酸性 pH 对形成完整的皮肤屏障十分重要。尽管在出生时已具备基本的渗透屏障功能（permeability barrier function）（Behne et al. 2002），但人和多种动物模型皮肤表面 pH 在出生时却是中性的（Fluhr et al. 2004a；Hardman et al. 1998；Visscher et al. 2000）。利用粘胶法或丙酮处理造成急性屏障破坏后，新生大鼠的屏障修复显著延迟（Fluhr et al. 2004a）。进一步的动物研究排除了一系列以前认为是引起出生后角质层酸化的外源性和内源性机制（Fluhr et al. 2004b）。结果表明，在皮肤后天酸性外膜的形成中起主要作用的是两个内源性机制：分泌型磷脂酶 A2（secretory phosholipase A2）通路机制和钠的质子交换机制。皮肤表面 pH 中性化会导致皮肤渗透屏障失衡、角质层的完整性受损，两者分别因为出生后 β-葡糖脑苷脂酶（beta glucocerebrosidase，β-GlucCer'ase）的减少和丝氨酸蛋白酶活性增加而导致的（Fluhr et al. 2004a）。外源性的角质层酸化使得屏障恢复动力正常化并提高角质层完整性（Fluhr et al. 2004a）。

角质层酸度对恢复表皮屏障十分重要，当分泌细胞外角质层脂质的合成过程紊乱，而脂质分泌仍未削弱时会导致 pH 中性，从而延缓表皮屏障的恢复（Mauro et al. 1998）。屏障稳态受损是由于脂质加工关键酶（β 葡糖脑苷脂酶和酸性鞘磷脂

酶）的最适 pH 是酸性，因此 pH 升高会干扰脂质加工过程并破坏屏障稳态。此外，长时间处于高 pH 环境中，丝氨酸蛋白酶一直处于活性状态，从而使这些关键酶变性（Hachem et al. 2005）。随后的研究表明，长时间处于高 pH 环境中不仅会延缓屏障恢复，同时也会增加经表皮水分流失的基数（Hachem et al. 2005）。研究还提出，酸性 pH 能直接影响角质层细胞间复层板层的脂质 - 脂质相互作用（Bouwstra et al. 1999）。

皮肤表面酸度还调节角质层细胞的脱落，即与角质层的完整性和黏附性有关。调控完整性 / 黏附性的主要酶类，激肽释放酶（kallikrein）5（之前称为 SC 胰蛋白酶样酶，SCTE）和激肽释放酶 7（之前称 SC 糜蛋白酶样酶，SCCE），其最适 pH 是正常到偏碱性的范围（Komatsu et al. 2005；Egelrud 2000）。pH 升高会导致这两种酶活性可逆性地升高（Hachem et al. 2003）。此外，pH 升高还会导致桥粒芯蛋白 -1（desmoglein 1）变性以及角质间桥粒密度降低，促进角质细胞的脱落（Hachem et al. 2003）。皮肤表面酸化可以改善脂质加工过程，并且抑制角质间桥粒的变性（Hachem et al. 2010）。

皮肤的酸性缓冲系统对于皮肤发挥非特异性抗微生物保护功能及调节固有免疫功能（innate immunity）都十分重要（Drake et al. 2008）。pH 升高有利于皮肤表面病原菌的生长，比如金黄色葡萄球菌、白色念珠菌，而大多数正常菌群则在酸性环境中最适宜生长（Korting et al. 1990；Schmid-Wendtner and Korting 2006）。出生时缺少酸性角质层已被证明与新生儿细菌和酵母感染风险增加有关（Leyden and Kligman 1978）。这些发现的临床重要意义反映了尿布皮炎的发病机制：幼儿角质层酸化不全，再加上氨诱导的碱化激活了粪便中的酶（胰蛋白酶、脂肪酶），引起刺激并进一步破坏了皮肤屏障。皮肤表面酸性对抗菌保护作用的附加数据可以在本书皮肤表面酸性的章节中找到。

4　测量方法

测量皮肤表面酸度的方法有很多种，早期研

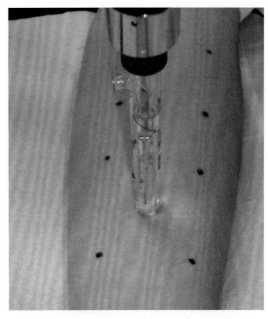

图 1　用平板玻璃电极设备皮肤 -pH- 测量仪 905 检测皮肤表面 pH。（Courage and Khazaka 电子有限公司，德国）

究主要依靠气链钟形电极（gas chain bell electrode）（Schade and Marchionini 1928），而现今主要使用平板玻璃电极法（flat glass electrode）（图 1）。

4.1　平板玻璃电极（flat glass electrodes）

许多商家都生产测量皮肤表面酸度的平面电极，任何能够适配平面电极的商业化 pH 测量设备都能用来测量皮肤表面 pH（Ehlers et al. 2001a）。电极和皮肤之间的接触部位直径约 10mm，这种测量方法是无创的。平板玻璃电极因其使用简单、轻便并可重复使用而被广泛应用（Darlenski et al. 2009）。测量时应注意以下实际操作中的问题：

- 电极面（膜）不能与硬物接触。在测量期间的短间隔，电极（或更确切地说是电极面）最好浸泡于 KCl 溶液或蒸馏水中。
- 应避免或排除任何形式的电极污染（如被脂质或蛋白污染）。
- 建议定期校准装置。
- 用于皮肤之前，电极必须浸入蒸馏水中以湿润表面。测量时将平板电极顶部轻压到皮肤表面。
- 避免重压探头。

- 外界温度以及汗液都会影响测量。建议在特定条件（例如，20～22℃）及40%～60%的相关湿度下进行测量。
- 受试者应在测试环境中放松、适应15～20分钟。
- 皮肤表面不能有化妆品残余或过多的油脂，建议轻轻地干擦去除。避免清洗因为会极大影响pH的检测结果（甚至是清水）。
- 个体皮肤清洁与测试之间最短间隔周期是3～6小时。

4.2 pH-敏感的染色（dye）

一些染料的颜色会随pH变化而变化，比如溴百里酚蓝、羧基-SNARF-1标记（Wagner et al. 2003）。其局限性包括有些染料的pH范围不能调到角质层的天然酸性并有潜在的体外毒性。平板玻璃电极法测出的数值与荧光染色标记法的相符（Wagner et al. 2003）。

4.3 试验性方法

双光子荧光寿命成像法（two-photon fluorescence lifetime imaging）运用荧光基团2',7'-双-(2-羧基乙烷-5-(和-6)-羧基荧光素在角质层预期值范围内pH依赖的寿命来评估角质层酸度（Hanson et al. 2002）。结果表明角质层pH随深度增高。作者猜想皮肤酸性外膜是源于角质层细胞外基质间的水溶酸性囊泡（Hanson et al. 2002）。

体外拉曼共聚焦显微镜（in vivo Raman confocal microscopy）为角质层深度的定量测量提供了可能性（Fluhr et al. 2010，2012；Darlenski et al. 2009）。早期的研究发现，这种方法能够发现表皮内的咪唑丙烯酸的同分异构体（Caspers et al. 2001）。正如本书前面章节所述，组氨酸-咪唑丙烯酸通路是皮肤表面酸化的内源性机制之一。拉曼光谱法能在体外检测到乳酸以及新生儿与成年人的乳酸盐谱的区别（Fluhr et al. 2012）。但体内拉曼显微扫描可能出现pH检测的误差。

5 影响测量结果的变量

许多变量都会影响pH的测量，因此需要将其考虑在内，例如解剖部位、年龄、性别、种族及昼夜节律（Fluhr and Elias 2002；Darlenski et al. 2009；Darlenski and Fluhr 2012）。

5.1 年龄

皮肤表面pH随着年龄的变化而变化，以新生儿期最为活跃。我们已发现足月新生儿皮肤表面pH平均值大约6.5，但是出生后几天内这个数值就会开始下降（Fluhr et al. 2012）。这与其他文献报道的相一致（Schmid-Wendtner and Korting 2006；Ali and Yosipovitch 2013；Yosipovitch et al. 1998）。图2

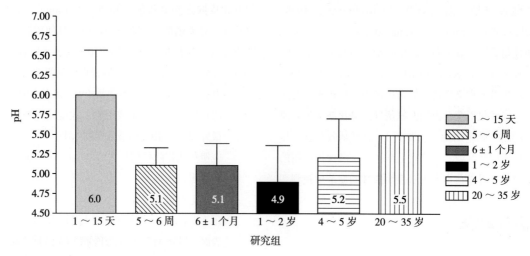

图2 不同年龄组的皮肤表面酸度数值

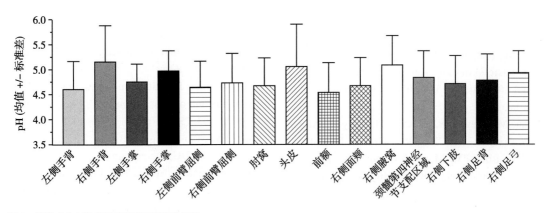

图 3 健康成人皮肤表面酸度的解剖部位差异

呈现了不同年龄组（婴儿 vs 成年人）皮肤表面酸度的差异（Fluhr et al. 2012）。皮肤表面酸化的过程贯穿于出生后的头几个月，但与婴儿的出生体重无关。人皮肤表面 pH 在一生大部分时间都比较稳定，但已观察到老年人会有所升高，80 岁的人前额、两颊部位的角质层 pH 比年轻人要高半个单位（Zlotogorski 1987）。其他团队的研究也表明年龄与 pH 成正相关（即年龄越大，皮肤表面 pH 越高）（Thune et al. 1988）。

5.2 性别

前额和脸颊的 pH 在对照研究中没有性别差异（Zlotogorski 1987）。其他组发现女性掌前臂的值更高（Yosipovitch et al. 1993a，b; Ehlers et al. 2001b）。所以可以由此猜想皮肤表面 pH 是受性激素调控的。

5.3 种族

皮肤表面酸度有种族差异性方面的数据尚有争议。大多数的研究表明肤色更深的人体角质层上部的 pH 更低（Berardesca et al. 1998; Gunathilake et al. 2009）。而 pH 更低的人表皮屏障功能更好，角质层的完整性更高，板层小体（lamellar body）以及表皮脂质含量也更丰富（Gunathilake et al. 2009）。

5.4 昼夜节律

有记录显示皮肤表面 pH 在一天之内会有变

化，Yosipovitch 等研究发现 pH 在下午 2：00—4：00 间最高（Yosipovitch et al. 1998）。凌晨 4：00pH 最低，日间相对平稳（Le Fur et al. 2001）。可推测是了受糖皮质激素分泌的调控。

5.5 解剖部位

1938 年发现 pH 在摩擦较多的部位（如腋窝、腹股沟部位）更高，这些部位被命名为酸性外膜的"生理空缺区"（Marchionini and Hausknecht 1938）。之后开展了大量关于不同解剖部位的皮肤表面酸度差异的研究。我们近期发表了全身各部位的皮肤表面 pH 图谱（图 3）（Kleesz et al. 2012）。左右上肢的 pH 没有明显差异（Ehlers et al. 2001a; Treffel et al. 1994）。

其他影响皮肤表面酸度形成的因素，如皮肤清洁、化妆品以及相关的皮肤病已在这本书的这一章中详细讨论过。

6 结论

皮肤表面 pH 可在体外通过无创并可重复的方法测量。在开始皮肤生理学相关实验之前，应当将影响 pH 的各种变量纳入考虑。诸如拉曼显微镜这种新的技术在日常应用之前应开展多中心研究进行验证。

（吴文娟 译，何黎 校 / 审）

参考文献

Ali SM, Yosipovitch G. Skin ph: from basic science to basic skin care. Acta Derm Venereol. 2013. doi:10.2340/00015555-00011531. epub ahead of print.

Behne MJ, Meyer JW, Hanson KM, Barry NP, Murata S, Crumrine D, Clegg RW, Gratton E, Holleran WM, Elias PM, Mauro TM. Nhe1 regulates the stratum corneum permeability barrier homeostasis. Microenvironment acidification assessed with fluorescence lifetime imaging. J Biol Chem. 2002;277:47399–406.

Berardesca E, Pirot F, Singh M, Maibach H. Differences in stratum corneum ph gradient when comparing white caucasian and black african-american skin. Br J Dermatol. 1998;139:855–7.

Bouwstra JA, Gooris GS, Dubbelaar FE, Ponec M. Cholesterol sulfate and calcium affect stratum corneum lipid organization over a wide temperature range. J Lipid Res. 1999;40:2303–12.

Caspers PJ, Lucassen GW, Carter EA, Bruining HA, Puppels GJ. In vivo confocal raman microspectroscopy of the skin: noninvasive determination of molecular concentration profiles. J Invest Dermatol. 2001; 116:434–42.

Darlenski R, Fluhr JW. Influence of skin type, race, sex, and anatomic location on epidermal barrier function. Clin Dermatol. 2012;30:269–73.

Darlenski R, Sassning S, Tsankov N, Fluhr JW. Non-invasive in vivo methods for investigation of the skin barrier physical properties. Eur J Pharm Biopharm. 2009;72:295–303.

Drake DR, Brogden KA, Dawson DV, Wertz PW. Thematic review series: skin lipids. Antimicrobial lipids at the skin surface. J Lipid Res. 2008;49:4–11.

Egelrud T. Desquamation in the stratum corneum. Acta Derm Venereol Suppl (Stockh). 2000;208:44–5.

Ehlers C, Ivens UI, Moller ML, Senderovitz T, Serup J. Comparison of two ph meters used for skin surface ph measurement: the ph meter 'ph900' from courage & khazaka versus the ph meter '1140' from mettler toledo. Skin Res Technol. 2001a;7:84–9.

Ehlers C, Ivens UI, Moller ML, Senderovitz T, Serup J. Females have lower skin surface ph than men. A study on the surface of gender, forearm site variation, right/left difference and time of the day on the skin surface ph. Skin Res Technol. 2001b;7:90–4.

Elias PM, Choi EH. Interactions among stratum corneum defensive functions. Exp Dermatol. 2005;14:719–26.

Fluhr JW, Elias PM. Stratum corneum ph: formation and function of the 'acid mantle'. Exog Dermatol. 2002;1:163–75.

Fluhr JW, Mao-Qiang M, Brown BE, Hachem JP, Moskowitz DG, Demerjian M, Haftek M, Serre G, Crumrine D, Mauro TM, Elias PM, Feingold KR. Functional consequences of a neutral ph in neonatal rat stratum corneum. J Invest Dermatol. 2004a;123:140–51.

Fluhr JW, Behne MJ, Brown BE, Moskowitz DG, Selden C, Mao-Qiang M, Mauro TM, Elias PM, Feingold KR. Stratum corneum acidification in neonatal skin: secretory phospholipase a2 and the sodium/hydrogen antiporter-1 acidify neonatal rat stratum corneum. J Invest Dermatol. 2004b;122:320–9.

Fluhr JW, Darlenski R, Taieb A, Hachem JP, Baudouin C, Msika P, De Belilovsky C, Berardesca E. Functional skin adaptation in infancy – almost complete but not fully competent. Exp Dermatol. 2010;19:483–92.

Fluhr JW, Darlenski R, Lachmann N, Baudouin C, Msika P, De Belilovsky C, Hachem JP. Infant epidermal skin physiology: adaptation after birth. Br J Dermatol. 2012;166:483–90.

Gunathilake R, Schurer NY, Shoo BA, Celli A, Hachem JP, Crumrine D, Sirimanna G, Feingold KR, Mauro TM, Elias PM. Ph-regulated mechanisms account for pigment-type differences in epidermal barrier function. J Invest Dermatol. 2009;129:1719–29.

Hachem JP, Crumrine D, Fluhr J, Brown BE, Feingold KR, Elias PM. Ph directly regulates epidermal permeability barrier homeostasis, and stratum corneum integrity/cohesion. J Invest Dermatol. 2003;121:345–53.

Hachem JP, Man MQ, Crumrine D, Uchida Y, Brown BE, Rogiers V, Roseeuw D, Feingold KR, Elias PM. Sustained serine proteases activity by prolonged increase in ph leads to degradation of lipid processing enzymes and profound alterations of barrier function and stratum corneum integrity. J Invest Dermatol. 2005;125:510–20.

Hachem JP, Roelandt T, Schurer N, Pu X, Fluhr J, Giddelo C, Man MQ, Crumrine D, Roseeuw D, Feingold KR, Mauro T, Elias PM. Acute acidification of stratum corneum membrane domains using polyhydroxyl acids improves lipid processing and inhibits degradation of corneodesmosomes. J Invest Dermatol. 2010;130:500–10.

Hanson KM, Behne MJ, Barry NP, Mauro TM, Gratton E, Clegg RM. Two-photon fluorescence lifetime imaging of the skin stratum corneum ph gradient. Biophys J. 2002;83:1682–90.

Hardman MJ, Sisi P, Banbury DN, Byrne C. Patterned acquisition of skin barrier function during development. Development. 1998;125:1541–52.

Kleesz P, Darlenski R, Fluhr JW. Full-body skin mapping for six biophysical parameters: baseline values at 16 anatomical sites in 125 human subjects. Skin Pharmacol Physiol. 2012;25:25–33.

Komatsu N, Saijoh K, Sidiropoulos M, Tsai B, Levesque MA, Elliott MB, Takehara K, Diamandis EP. Quantification of human tissue kallikreins in the stratum corneum: dependence on age and gender. J Invest Dermatol. 2005;125:1182–9.

Korting HC, Hubner K, Greiner K, Hamm G, Braun-Falco O. Differences in the skin surface ph and bacterial microflora due to the long-term application of synthetic detergent preparations of ph 5.5 and ph 7.0. Results of a crossover trial in healthy volunteers. Acta Derm Venereol. 1990;70:429–31.

Le Fur I, Reinberg A, Lopez S, Morizot F, Mechkouri M, Tschachler E. Analysis of circadian and ultradian rhythms of skin surface properties of face and forearm of healthy women. J Invest Dermatol. 2001;117:718–24.

Leyden JJ, Kligman AM. The role of microorganisms in diaper dermatitis. Arch Dermatol. 1978;114:56–9.

Marchionini A, Hausknecht W. Säuremantel der haut and bakterienabwehr. Klin Wochenschr. 1938;17:663–6.

Mauro T, Holleran WM, Grayson S, Gao WN, Man MQ, Kriehuber E, Behne M, Feingold KR, Elias PM. Barrier recovery is impeded at neutral ph, independent of ionic effects: implications for extracellular lipid processing. Arch Dermatol Res. 1998;290:215–22.

Schade H, Marchionini A. Der säuremantel der haut (nach gaskettenmessung). Klin Wochenschr. 1928;7:12–4.

Schmid-Wendtner MH, Korting HC. The ph of the skin surface and its impact on the barrier function. Skin Pharmacol Physiol. 2006;19:296–302.

Thune P, Nilsen T, Hanstad IK, Gustavsen T, Lovig Dahl H. The water barrier function of the skin in relation to the water content of stratum corneum, ph and skin lipids. The effect of alkaline soap and syndet on dry skin in elderly, non-atopic patients. Acta Derm Venereol. 1988;68:277–83.

Treffel P, Panisset F, Faivre B, Agache P. Hydration, transepidermal water loss, ph and skin surface parameters: correlations and variations between dominant and non-dominant forearms. Br J Dermatol. 1994;130:325–8.

Visscher MO, Chatterjee R, Munson KA, Pickens WL, Hoath SB. Changes in diapered and nondiapered infant skin over the first month of life. Pediatr Dermatol. 2000;17:45–51.

Wagner H, Kostka KH, Lehr CM, Schaefer UF. Ph profiles in human skin: influence of two in vitro test systems for drug delivery testing. Eur J Pharm Biopharm. 2003;55:57–65.

Yosipovitch G, Tur E, Cohen O, Rusecki Y. Skin surface ph in intertriginous areas in niddm patients. Possible correlation to candidal intertrigo. Diabetes Care. 1993a;16:560–3.

Yosipovitch G, Tur E, Morduchowicz G, Boner G. Skin surface ph, moisture, and pruritus in haemodialysis patients. Nephrol Dial Transplant. 1993b;8:1129–32.

Yosipovitch G, Xiong GL, Haus E, Sackett-Lundeen L, Ashkenazi I, Maibach HI. Time-dependent variations of the skin barrier function in humans: transepidermal water loss, stratum corneum hydration, skin surface ph, and skin temperature. J Invest Dermatol. 1998;110:20–3.

Zlotogorski A. Distribution of skin surface ph on the forehead and cheek of adults. Arch Dermatol Res. 1987;279:398–401.

13

皮脂生理学

Alireza Firooz, Hamed Zartab, and Ali Rajabi-Estarabadi

内容

关键词

皮脂腺细胞·皮脂·皮脂的·受体·激素·蜡酯·角鲨烯·脂肪酸

1 皮脂腺与皮脂腺细胞

皮脂腺（sebaceous gland）是一种多腺泡全浆分泌系统，全身皮肤仅掌跖无皮脂腺。皮脂腺的发育与表皮和毛囊有关（Benfenati and Brillanti 1939；Montagna 1974；Thody and Shuster 1989；Deplewski and Rosenfield 2000）。

2 胚胎学

胚胎发育至13～15周时，腺体按从头至尾方向从毛囊中分离，17周时，腺体开始合成脂质，在腺体中央可见脂滴（Fujita et al. 1972；Sato et al. 1977）。腺泡连接共同的外分泌导管。导管始于含皮脂细胞线状排列，这些细胞破裂后形成最初的毛囊皮脂腺导管，新的腺泡从导管周边部分生成（Tosti 1974）。同一单元内腺泡的分化阶段并不同步（Serri and Huber 1963）。

3 组织学

皮脂腺最外层是基底层，占腺体约40%，由有丝分裂活跃的小而扁平或立方形细胞组成，该层称为边缘区。邻近区域为成熟区，也占腺体约40%，此层细胞更大且内含脂滴。最内一层为坏死区，占腺体约20%，此层细胞已停止分裂，脂质蓄积，无亚细胞结构，当它们与导管连接时，已至分化终末状态，细胞破裂后将内容物释放入导管。细胞溶解和破裂的可能机制中包括了溶酶体酶的释放。皮脂腺细胞通过桥粒和紧密连接与周边连接。皮脂腺细胞需要21～25天再生（转接时间）（Plewig and Christophers 1974）。导管内皮脂的通过时间为14小时（Downing and Strauss 1982），腺体周围是富含胶原蛋白的结缔组织小梁。人类大部

分皮脂腺与毛囊相连（Schneider and Paus 2010），不与之连接的皮脂腺称为游离皮脂腺，包括睑板腺（眼睑）、Montgomery腺（乳头）、Tyson腺（生殖器）、耵聍腺（耳朵）和Fordyce腺（口腔上皮），这些腺体将内容物直接分泌至皮肤表面。

常用的标记皮脂腺细胞方法包括亲脂油红O染色（lipophilic dyes Oil Red O）、苏丹红Ⅳ（Sudan Ⅳ）和尼罗红染色（Nile Red），以及针对脂质相关蛋白如周脂素（perilipin）和亲脂素（adipophilin）的免疫染色。也可以通过染色脂肪酸合成酶（fatty acid synthase）、角蛋白7（keratin 7）等来标记（Schneider and Paus 2010）。

4 生理学

出生后数小时，皮脂分泌增多并在1周内达高峰（Agache et al. 1980；Henderson et al. 2000）。人类皮脂是胎脂重要组成部分。在胚胎和新生儿时期，皮脂发育受多种因素调节，包括母体雄激素、类固醇合成、生长因子、细胞黏附分子、细胞外基质蛋白、细胞内信号分子、其他激素、细胞因子、酶和维甲酸（Deplewski and Rosenfield 2000；Niemann et al. 2003）。母体与新生儿皮脂分泌速度之间存在一定联系直至分娩后的数周，之后皮脂腺变化过程类似，单位皮肤皮脂水平范围与成年后一致，提示母体激素对腺体具有重要影响。雄激素在出生前刺激皮脂分泌（Agache et al. 1980；Henderson et al. 2000），之后皮脂的分泌速度降低，肾上腺功能初现（大约9岁）后持续增高至17岁，大致达到成人水平（Pochi et al. 1977）。与毛囊周期性生长不同，皮脂腺呈持续生长。小鼠中发现皮脂腺存在功能性波动如皮脂腺细胞凋亡、皮脂腺体积变化等，这些波动与毛囊周期相关（Lindner et al. 1997）。

皮脂腺数目终身持续不变，但体积随衰老变大（Fenske and Lober 1986；Zouboulis and Boschnakow 2001）。正常成人皮脂腺与青春期前男性、性腺功能衰退男性的腺体功能一样，但体积更大（Serri and Huber 1963）。皮脂腺细胞合成和分泌皮脂需

要超过一周时间，人衰老后皮脂腺细胞更新减缓（Plewig and Kligman 1978）。因此老年人可出现面部皮脂腺增生，其他相关因素包括免疫抑制、紫外线辐射、老化相关基因 smad7 和甲状旁腺激素相关蛋白的过度表达。相反，c-Myc 过度表达可促进皮脂分泌。男性和女性血液中循环激素水平存在差异，这些激素包括 GH、IGF-1、17β-雌二醇、黄体酮、DHEA 和睾酮（Makrantonaki et al. 2006；Zouboulis and Makrantonaki 2006）。女性在更年期后皮脂水平降低，而男性至 80 岁亦无明显变化（Zouboulis and Boschnakow 2001）。

皮脂腺细胞是皮脂腺的构成成分，它合成并储存脂质（Hong et al. 2008）。促进皮脂腺细胞发育的信号包括 β-连环蛋白（β-catenin）和淋巴增强因子 -1（lymphoid enhancer factor-1，Lef-1），β-连环蛋白浓度决定干细胞的分化方向（Niemann et al. 2003；Takda et al. 2006），低浓度促进分化为表皮和皮脂腺，而高浓度则促进形成毛囊。调控干细胞定向分化的细胞内信号分子包括转录因子 -3（transcription factor 3，Tcf-3）、Lef-1、印度刺猬因子（Indian hedgehog，IHH）和音猬因子（sonic hedgehog，SHH）（Fuchs et al. 2001；Merrill et al. 2001；Nicolaides 1974；Niemann et al. 2002）。SHH 是终末分化毛发所必需，而 IHH 与其他分子参与皮脂腺细胞发育（Allen et al. 2003）。

皮脂腺具有多种功能，包括产生皮脂、调节皮肤类固醇和局部雄激素合成、与神经肽相互作用、合成具有抗菌作用脂质以及具有抗炎和促炎作用（Zouboulis et al. 2002，2003；Zouboulis 2000，2001；Fritsch et al. 2001；Thiboutot et al. 2003；Wille and Kidonieus 2003a；Böhm et al. 2002）。人体皮脂参与维持功能性表皮屏障，而其他一些作用尚未完全明确，包括对 UVB 的光保护、是一些抗氧化物质如 VitE、抗炎和促炎因子、抗菌肽和信息素的来源（Proksch et al. 2008；Zouboulis et al. 2008；Smith and Thiboutot 2008）。有证据表明膳食组成可以改变皮脂腺细胞合成。在饮食中，增加脂类和碳水化合物的摄入可促进皮脂分泌，反之则减少，碳水化合物组成变化也会改变皮脂组成（Llewellyn

1967；MacDonald 1964，1967；Downing et al. 1972；Pochi et al. 1970）。

5 皮脂腺细胞与脂肪细胞

两种细胞的相似点包括：富集脂质、相似受体类型和部分类似的脂质合成酶（Smith and Thiboutot 2008）。但两者脂质的产生、组成和分泌不同，并且起源不同，皮脂腺细胞源于毛囊角质细胞，而脂肪细胞源于间充质干细胞（Schneider and Paus 2010；Schneider et al. 2009）。

6 什么是皮脂

哺乳动物的皮脂腺合成一些相对非极性脂质的混合物，具有隔热、疏水保护作用。很多哺乳动物的皮脂腺可合成并传递信息素，在有毛哺乳动物中，皮脂也参与体温调节。不同物种的皮脂成分和功能不一（Montagna 1974；Nikkari 1974；Pochi 1982；Wheatley 1956；Thody and Shuster 1989）。例如，仓鼠皮肤皮脂腺分泌物中无角鲨烯和蜡酯，而人类皮脂中有（Ito et al. 1998）。4℃时皮脂密度（gcm^{-3}）为 0.90 ± 0.1，凝固点为 15～17℃（Burton 1970）。游离脂肪酸和甘油三酯熔点为 20～30℃（Dunner 1946）。皮脂表面张力（mN/m 或 dyne/cm）在 26.5～30℃时为 24.9 ± 2.6。皮脂黏度 O（平衡点）在 38℃时为 0.552，36℃时为 0.664（Butcher and Coonin 1949），30℃时约为 0.5（30℃时，一些成分变黏稠，皮脂黏度不规则增加）（Burton 1970）。

人类皮脂是皮脂腺脂质和细胞碎片的混合物，由蜡酯（源于脂肪酸和脂肪醇）、甘油酯、角鲨烯（胆固醇合成的中间产物，由角鲨烯合酶将两分子焦磷酸法尼脂融合而成）、胆固醇、胆固醇酯和游离脂肪酸组成（Pappas et al. 2002）。这些成分在皮脂中所占比例不同，其中甘油三酯、甘油二酯和游离脂肪酸占 57%，蜡酯占 26%～30%，角鲨烯占 12%～20%，胆固醇酯占 3%～6% 以及胆固醇占 1.5～2.5%。组成与表皮脂质不同，后者中甘油酯占 30% ～ 35%，游离脂肪酸占 8% ～ 16%，无蜡酯和角鲨烯，而胆固醇脂酶与胆固醇分别占 15% ～ 20% 和 20% ～ 25%（Schneider and Paus 2010；Smith and Thiboutot 2008；Picardo et al. 2009）。

角鲨烯和一些脂肪酸只能由皮脂腺合成（Pappas et al. 2002）。在人体中，角鲨烯和蜡酯只存在于皮脂腺细胞（Schneider and Paus 2010）。角鲨烯、蜡酯和胆固醇酯的体外合成少于体内，但花生四烯酸（arachidonic acid，AA）和亚油酸（linoleic acid，LA）可促进其体外合成（Sanders et al. 1994；Zouboulis et al. 1998）。角鲨烯可作为皮脂腺细胞终末分化的标志物（Zouboulis et al. 1998）。角鲨烯是胆固醇合成过程中的中间产物。它并不转化为羊毛甾醇，这一过程可中止胆固醇合成，促进使角鲨烯聚集，其中机制并不完全清楚，但可能与角鲨烯合成酶过度表达或活性增加或者胆固醇合成过程中其他酶活性异常有关（Smith and Thiboutot 2008）。

亚油酸的 β - 氧化为皮脂腺细胞特有，与皮脂腺细胞分化程度有关（Pappas et al. 2002）。皮脂中特有一些去饱和化的支链脂肪酸和脂质，而催化这一特征性去饱和化过程的酶为 Δ6 去饱和酶（脂肪酸去饱和酶 -2），仅存在于已分化的皮脂腺细胞，这些细胞位于皮脂腺基底层上方，故该酶可作为皮脂腺细胞分化和活性的功能标记物（Ge et al. 2003）。

棕榈亚酸和十八碳烯酸是人类所特有的主要脂肪酸（Nicolaides 1974；Pappas et al. 2002；Ge et al. 2003；Stewart et al. 1986a）。Δ6 去饱和酶将棕榈亚酸（16：0）转化为棕榈酸（16：1，Δ6）。棕榈酸占所有脂肪酸约 25%。棕榈酸增加 2 个碳单元延长后可进一步增加不饱和度，生成十八碳烯酸（18：0，Δ5，8）。Δ6 和 Δ9 不饱和脂肪酸的比例可作为皮脂腺细胞成熟度及其相关代谢过程的指数（Ge et al. 2003；Zheng et al. 1999）。棕榈亚酸对革兰氏阳性菌如痤疮丙酸杆菌具有抗菌作用（Wille and Kidonieus 2003b），动物研究提示皮脂腺细胞具有分泌抗菌蛋白和调节类固醇的作用（Nagai et al. 2005）。

头、面、颈、肩、后背和前胸乳房外区域均皮脂丰富。女性乳头周边有较大皮脂腺。在外生殖器部位，皮脂数量较少，而其他部位更少。掌跖无皮脂（Emanuel 1938）。皮脂组成随年龄和腺体活性而改变（Nikkari 1974；Ramasastry et al. 1970；Stewart and Downing 1985；Jacobson et al. 1985）。不同部位皮脂腺对雄激素敏感度不同，反应不同，最终增生程度亦存在差异（Akamatsu et al. 1992）。

皮肤表面皮脂量可用临时水准（casual level，CL）测定，即每单位皮肤表面积皮脂总量（Agache 2004；Kim et al. 2006）。根据个人主观感觉皮肤可分为 3 类：油性、中性和干性。然而，人们对面部皮肤的主观感觉比客观测定状态偏干，故简单主观分类并不实用（Youn et al. 2002）。CL 最高值区域在前额（成人正常皮脂分泌状态下 CL 值为 100 ～ 200μg/m^2）和头皮。CL 低于 50μg/m^2 为皮脂过少（Hyposeborrhea），而超过 500μg/m^2 则为皮脂过多（hyperseborrhea），后者可与皮脂产生多及皮脂腺密度高有关（Greene et al. 1970；Pierard 1987）。

CL 有日常波动，夜间值降低 6% ～ 7%，次晨恢复（Mavon 1997）。CL 随季节也有波动，初夏 CL 可较秋季高 30%（Constans et al. 1985），其原因与分泌皮脂腺数目无关（Piérard-Franchimont et al. 1990）。温度也影响 CL，外部温度 40℃时，皮脂呈液体状，CL 值与再脂化速度（re-fatting rates）均增高；而 10℃时，皮脂呈固态，CL 值较低（Dunner 1946）。大多数皮脂可经皮吸收，部分组分（尤其角鲨烯）可被角质细胞利用（Blanc et al. 1989）。

7 永生化皮脂腺细胞系

SZ95 皮脂腺细胞（SZ95 sebocytes）是一株人皮脂腺细胞系，用于皮脂相关研究。SZ95 是永生化皮脂腺细胞，可克隆增殖，具有人皮脂腺细胞的主要特点，也可出现凋亡（Wróbel et al. 2003；Zouboulis 1992；Zouboulis et al. 1991，1999）。

SZ95 皮脂腺细胞中与脂质合成相关因子包括 CCAAT/ 增强子结合蛋白转录因子、半乳凝素 -12、抵抗素和类固醇调节元件结合蛋白 1（sterol regulatory element-binding protein 1，SREBP1）（Harrison et al. 2007）。SEB-1 是第二种永久化皮脂腺细胞系，也具有人皮脂腺特征性的蛋白，胞浆可出现油红 O 染色阳性的脂滴（Thiboutot et al. 2003）。E6E7 是另一株永生化皮脂腺细胞系，与 SZ95 细胞类似，E6E7 也表达 K7 和外皮蛋白，且对一些化学物质反应也类似（Lo Celso et al. 2008）。

8 皮脂腺细胞受体

皮脂腺细胞上肽类激素和神经递质受体包括 CRH 受体 1 和 2、黑素皮质素 1（调节炎症）和 5（分化标志）受体、μ- 阿片受体（结合 β - 内啡肽并促进脂质生成）、VPAC 受体（结合血管活性肠肽）、神经肽 Y（neuropeptide Y，NY）受体（合成细胞因子）、降钙素基因相关肽（calcitonin gene-related peptide，CGRP）（与 P 物质同在）、大麻素受体 1 和 2（皮脂腺细胞分化）、组胺 1 受体（调节角鲨烯合成）、胰岛素样生长因子（insulin-like growth factor，IGF）-1 受体（皮脂细胞中脂质聚集）和生长激素（growth hormone，GH）受体（促进分化、增强 DHT 促脂质生成作用）（Zouboulis et al. 2002；Böhm et al. 2002，2004；Deplewski and Rosenfield 1999；Dobrosi et al. 2008；Krause et al. 2007；Makrantonaki et al. 2004；Pelle et al. 2008；Seiffert et al. 2000；Ständer et al. 2005；Zhang et al. 2006）。

核受体（结合特定激素反应元件）包括雄激素受体（促进增殖）和其他类型受体，雄激素受体存在于皮脂腺、小汗腺和毛囊间充质细胞。人体中皮脂腺中这些受体密度最高。基底层和分化中的皮脂腺细胞均表达雄激素受体，提示雄激素参与调节皮脂腺细胞增殖与脂质生成。其他核受体还包括孕激素受体（基底皮脂腺细胞的细胞核）、雌激素受体 α（基底层和分化早期的皮脂腺细胞）和 β（基底和部分分化的皮脂腺细胞）（极性脂质增加）、维甲酸受体（retinoic acid receptors，RARs）α 和 γ（调控增殖）、维甲酸 X 受体（可能调节脂质生成）、维生素 D 受体（调节增殖、细胞周期、脂质、IL-6 和 IL-8 分泌）、PPARs（促进脂质生成、PGE2 释放、促进环氧化酶 -2 合成与 IL-6 分泌）和肝 X 受体（促进脂质生成、减少增殖、减少环氧化物合酶 -2 和一氧化氮合酶）（Hong et al. 2008；Blaüer et al. 1991；Choudhry et al. 1992；Liang et al. 1993；Akamatsu et al. 1993；Alestas et al. 2006；Fimmel et al. 2007；Kim et al. 2001；Makrantonaki and Zouboulis 2007；Pelletier and Ren 2004；Reichrath et al. 1997，2000；Russell et al. 2007；Schmuth et al. 2005；Schuler et al. 2005；Thornton et al. 2003，2006；Tsukada et al. 2000；Zouboulis et al. 2007）。

分化中的皮脂腺细胞表达辣椒素受体，其配体（辣椒素）可降低分化（Tóth et al. 2005）。

9 激素和皮脂腺

皮脂腺细胞产生的激素包括促肾上腺皮质激素释放激素（corticotropin-releasing hormone，CRH）、雄激素、雌激素、atRA、皮质醇、维生素 D_3、类花生酸（前列腺素、环前列腺素、白三烯和花生四烯酸衍生物）（Zouboulis 2000，2005；Zouboulis et al. 2008）。皮肤中存在 CRH/ 前阿片黑素细胞皮质激素系统，可处理可能损伤细胞的一些信号（Solminski et al. 2000）。真皮中的神经和不同皮肤细胞包括皮脂腺细胞可以在前炎症因子作用下合成和释放 CRH。皮脂腺细胞中有 CRH 受体，当这些受体被激活，可调控非极性脂质和 3β - 类固醇脱氢酶 -Δ（Deplewski and Rosenfield 2000）异构酶（Zouboulis et al. 2002）的表达。体外实验中，CRH 刺激 α 黑素细胞刺激激素的分泌，进而减少 IL-8 合成（Böhm et al. 2002）。在皮脂腺细胞中，CRH 直接促进脱氢表雄酮（dehydroepiandrosterone，DHEA）经 3β -Δ 类固醇脱氢酶（3β -Δ-hydroxysteroid dehydrogenase，3β -HSD）转化为睾酮（Deplewski and Rosenfield 2000）。另外 CRH 可促进中性脂质、IL-6 和 IL-8 的合成（Fritsch et al. 2001；Zouboulis et al. 2002；Krause et al. 2007）。多种激素包括睾酮、雌激素、生长激素和其他一些激素调控上述受体表达。促肾上腺皮质激素促进皮质醇分泌（Stewart et al. 1986b）。皮肤中含有将胆固醇转化为类固醇和肾上腺前体（包括硫酸脱氢表雄酮（DHEA）和 DHEA）的所有酶（Zouboulis 2000；Thiboutot et al. 2003）。5α- 还原酶将睾酮转变为 5α- 二氢睾酮，皮脂腺、汗腺和表皮中 5α- 还原酶主要为Ⅰ型，面部和头皮皮脂腺中该酶活性最强（Luu-The et al. 1994；Thiboutot et al. 1995；Chen et al. 1998）。

　　动物试验表明皮脂腺的终级分化需要同时存在 DHT 和过氧化物酶分化激活受体（peroxisome proliferator-activated receptor，PPAR）配体（Rosenfield et al. 1998）。人皮脂腺细胞中的 PPARs 参与调节皮脂腺细胞、线粒体、过氧化物酶体、微粒体中不同脂质代谢基因（Fritsch et al. 2001；Zouboulis et al. 1998；Chen et al. 2003；Brun et al. 1996）。糖皮质激素影响皮脂腺。肾上腺皮质功能不全的患者皮脂分泌减少。糖皮质激素作用机制可能与雄激素水平降低有关（Pochi et al. 1963；Goolamali et al. 1974）。雌激素抑制皮脂腺活性，可能通过抑制促性腺激素释放或促进睾酮与球蛋白结合实现（Montagna 1974；Zouboulis and Boschnakow 2001；Zouboulis 2000；Strauss et al. 1962；Guy et al. 1996）。皮质醇、雌激素和 atRA 可减少分化、促进增殖，并且减少细胞内中性脂质聚集（Wróbel et al. 2003；Harrison et al. 2007；Chen et al. 2006）。催乳素可通过促进肾上腺雄激素产生而间接影响皮脂腺（Glickman et al. 1982）。在 SZ95 皮脂腺细胞对数生长期和分化阶段，维生素 D3 具有抗增殖作用，在仓鼠中可减少脂质生成（Sato et al. 2001；Schreiner et al. 2003）。在仓鼠和人体实验中，全反式维甲酸和雄激素均可调节脂质生成。成纤维生长因子（fibroblast growth factor，FGF）和转化生长因子（transforming growth factor，TGF）-α 和表皮生长因子（epidermal growth factor，EGF）可促仓鼠皮脂腺细胞有丝分裂，TGF-α 和 FGF 则抑制脂质生成（Zouboulis et al. 1999；Sato et al. 2001；

Akimoto et al. 2002）。

　　类花生酸可在人皮脂腺细胞中诱发炎症信号（Alestas et al. 2006）。尽管痤疮患者皮脂腺腺泡周边区域未分化皮脂腺细胞可产生 P 物质灭活剂中性内肽酶，但皮脂腺周围神经仍表达 P 物质（Makrantonaki et al. 2004）。这些患者紫外线诱导的面部荧光与日常皮脂水平相关，荧光分布随着老化开始年龄及老化过程而发生改变。痤疮皮损数目和分布与紫外线荧光数目和分布相关（Choi et al. 2012）。

（许阳 译，袁超 校，梅鹤祥 审）

参考文献

Agache P. Sebaceous function assessment. In: Agache P, Humbert P, editors. Measuring the skin. Berlin: Springer; 2004. p. 281–9.

Agache P, Blanc D, Barrand C, Laurent R. Sebum levels during the first year of life. Br J Dermatol. 1980;103:643–9.

Akamatsu H, Zouboulis CC, Orfanos CE. Control of 5-α-dihydrotestosterone is dependent on the localization of the sebaceous glands. J Invest Dermatol. 1992;99:509–11.

Akamatsu H, Zouboulis CC, Orfanos C. Spironolactone directly inhibits proliferation of cultured human facial sebocytes and acts antagonistically to testosterone and 5-alpha-dihydrotestosterone in vitro. J Invest Dermatol. 1993;100:660–2.

Akimoto N, Sato T, Sakiguchi T, Kitamura K, Kohno Y, Ito A. Cell proliferation and lipid formation in hamster sebaceous gland cells. Dermatology. 2002;204:118–23.

Alestas T, Ganceviciene R, Fimmel S, Müller-Decker K, Zouboulis CC. Enzymes involved in the biosynthesis of leukotriene B$_4$ and prostaglandin E$_2$ are active in sebaceous glands. J Mol Med. 2006;84: 75–87.

Allen M, Grachtchouk M, Sheng H, Grachtchouk V, Wang A, Wei L, et al. Hedgehog signaling regulates sebaceous gland development. Am J Pathol. 2003;163:2173–8.

Benfenati A, Brillanti F. Sulla distribuzione delle

ghiandole sebacee nella cute del corpo umino. Arch Ital Dermatol. 1939;15:33–42.

Blanc D, Saint-Leger D, Brandt J, Constans S, Agache P. An original procedure for quantitation of cutaneous resorption of sebum. Arch Dermatol Res. 1989;281:346–50.

Blaüer M, Vaalasti A, Pauli SL, Ylikomi T, Joensuu T, Tuohimaa P. Location of androgen receptor in human skin. J Invest Dermatol. 1991;97:264–8.

Böhm M, Schiller M, Ständer S, Seltmann H, Li Z, Brzoska T, et al. Evidence for expression of melanocortin-1 receptor in human sebocytes in vitro and in situ. J Invest Dermatol. 2002;118:533–9.

Böhm M, Li Z, Ottaviani M, Picardo M, Zouboulis CC, Ständer S, et al. Beta-endorphin modulates lipogenesis in human sebocytes. J Invest Dermatol. 2004;123: A 10.

Brun R, Tontonoz P, Forman B, Ellis R, Chen J, Evans RM, et al. Differential activation of adipogenesis by multiple PPAR isoforms. Genes Dev. 1996;10:974–84.

Burton JL. The physical properties of sebum in acne vulgaris. Clin Sci. 1970;39:757–67.

Butcher EO, Coonin A. The physical properties of human sebum. J Invest Dermatol. 1949;12:249–54.

Chen W, Zouboulis CC, Fritsch M, Blume-Peytavi U, Kodelja V, Goerdt S, et al. Evidence of heterogeneity and quantitative differences of the type 1 5α-reductase expression in cultured human skin cells. Evidence of its presence in melanocytes. J Invest Dermatol. 1998;110:84–9.

Chen W, Yang C-C, Sheu H-M, Seltmann H, Zouboulis CC. Expression of peroxisome proliferator-activated receptor and CCAAT/enhancer binding protein transcription factors in cultured human sebocytes. J Invest Dermatol. 2003;121:441–7.

Chen W, Liao C, Hung C, Lin T, Sheu H, Zouboulis CC. Potent corticosteroids inhibit lipogenesis in sebaceous glands. Dermatology. 2006;213:264–5.

Choi CW, Choi JW, Park KC, Youn SW. Ultravioletinduced red fluorescence of patients with acne reflects regional casual sebum level and acne lesion distribution: qualitative and quantitative analyses of facial fluorescence. Br J Dermatol. 2012;166:59–66.

Choudhry R, Hodgins MB, Van der Kwast TH, Brinkmann AO, BoersmaWJ. Localization of androgen receptors in human skin by immunohistochemistry: implications for the hormonal regulation of hair

growth, sebaceous glands and sweat glands. J Endocrinol. 1992;133:467–75.

Constans S, Makki S, Petiot F, Agache P. Sebaceous levels from 6 to 15 years: comparison with pubertal events. J Invest Dermatol. 1985;84:454–5. Abstr.

Deplewski D, Rosenfield R. Growth hormone and insulin like growth factors have differentiation. Endocrinology. 1999;140:4089–94.

Deplewski D, Rosenfield RL. Role of hormones in pilosebaceous unit development. Endocr Rev. 2000;21:363–92.

Dobrosi N, Tóth B, Nagy G, Dózsa A, Géczy L, Nagy T, et al. Endocannabinoids enhance lipid synthesis in human sebocytes via cannabinoid receptor-2-mediated signaling. FASEB J. 2008;22:3685–95.

Downing DT, Strauss JS. On the mechanism of sebaceous secretion. Arch Dermatol Res. 1982;272: 343–9.

Downing D, Strauss J, Pochi P. Changes in skin surface lipid composition induced by severe caloric restriction in man. Am J Clin Nutr. 1972;25:365–7.

Dünner M. Der Einfluss physikalischer Faktoren (Druck, Temperatur) auf die Talgabsonderung des Menschen. Dermatologica. 1946;93:249–71.

Emanuel SV. Quantitative determinations of the sebaceous gland's function, with particular mention of the method employed. Acta Derm Venereol. 1938;17:444–56.

Fenske NA, Lober CW. Structural and functional changes of normal aging skin. J Am Acad Dermatol. 1986;15:571–85.

Fimmel S, Saborowski A, Térouanne B, Sultan C, Zouboulis C. Inhibition of the androgen receptor by antisense oligonucleotides regulate the biological activity of androgens in SZ95 sebocytes. Horm Metab Res. 2007;39:149–56.

Fritsch M, Orfanos CE, Zouboulis CC. Sebocytes are the key regulators of androgen homeostasis in human skin. J Invest Dermatol. 2001;116:793–800.

Fuchs E, Merrill B, Jamora C, DasGupta R. At the roots of a never-ending cycle. Dev Cell. 2001; 1:13–25.

Fujita H, Asagami C, Murata S, Murozumi S. Ultrastructural study of embryonic sebaceous cells, especially of their serum droplet formation. Acta Derm Venereol. 1972;52:99–115.

Ge L, Gordon J, Hsuan C, Stenn K, Prouty S. Identification of the δ-6 desaturase of human sebaceous glands: expression and enzyme activity. J Invest Dermatol. 2003;120:707–14.

Glickman SP, Rodenfield RL, Bergenstal RM, Helke J. Multiple androgenic abnormalities, including elevated free testosterone, in hyperprolactinemic women. J Clin Endocrinol Metab. 1982;55:251–7.

Goolamali SK, Plummer N, Burton JL, Shuster S, Thody AJ. Sebum excretion and melanocyte stimulating hormone in hypoadrenalism. J Invest Dermatol. 1974;63:253–5.

Greene RS, Downing DT, Pochi PE, Strauss JS. Anatomical variation in the amount and composition of human skin surface lipid. J Invest Dermatol. 1970;54:240–7.

Guy R, Ridden C, Kealey T. The improved organ maintenance of the human sebaceous gland: modeling in vitro the effects of epidermal growth factor, androgens, estrogens, 13-cis retinoic acid, and phenol red. J Invest Dermatol. 1996;106:454–60.

Harrison WJ, Bull JJ, Seltmann H, Zouboulis CC, Philpott MP. Expression of lipogenic factors galectin-12, resistin, SREBP-1 and SCD in human sebaceous glands and cultured sebocytes. J Invest Dermatol. 2007;127:1309–17.

Henderson CA, Taylor J, Cunliffe WJ. Sebum excretion rates in mothers and neonates. Br J Dermatol. 2000;142:110–1.

Hong I, Lee M, Na T, Zouboulis CC, Lee M. LXRα enhances lipid synthesis in SZ95 sebocytes. J Invest Dermatol. 2008;128:1266–72.

Ito A, Sakiguchi T, Kitamura K, Akamatsu H, Horio T. Establishment of a tissue culture system for hamster sebaceous gland cells. Dermatology. 1998;197:238–44.

Jacobson E, Billings JK, Frantz RA, Kinney CK, Stewart ME, Downing DT. Age-related changes in sebaceous wax ester secretion rates in men and women. J Invest Dermatol. 1985;85:483–5.

Kim M, Deplewski D, Ciletti N, Michel S, Reichert U, Rosenfield R. Limited cooperation between peroxisome proliferator-activated receptors and retinoid X receptor agonists in sebocyte growth and development. Mol Genet Metab. 2001;74:362–9.

Kim MK, Choi SY, Byun HJ, Choi SY, Byun HJ, Huh CH, et al. Evaluation of gender difference in skin type and pH. J Dermatol Sci. 2006;41:153–6.

Krause K, Schnitger A, Fimmel S, Glass E, Zouboulis CC. Corticotropin-releasing hormone skin signaling is receptor-mediated and is predominant in the sebaceous glands. Horm Metab Res. 2007;39:166–70.

Liang T, Hoyer S, Yu R, Soltani K, Lorincz AL, Hiipakka RA, et al. Immunohistochemical localization of androgen receptors in human skin using monoclonal antibodies against the androgen receptor. J Invest Dermatol. 1993;100:663–6.

Lindner G, Botchkarev VA, Botchkareva NV, Ling G, Van der Veen C, Paus R. Analysis of apoptosis during hair follicle regression (catagen). Am J Pathol. 1997;151:1601–17.

Llewellyn A. Variations in the composition of skin surface lipid associated with dietary carbohydrates. Proc Nutr Soc. 1967;26:11.

Lo Celso C, Berta M, Braun K, Frye M, Lyle S, Zouboulis CC, et al. Characterisation of bipotential epidermal progenitors derived from human sebaceous gland: contrasting roles for c-Myc and β-catenin. Stem Cells. 2008;26:1241–52.

Luu-The V, Sugimoto Y, Puy L, Labrie Y, Lopez Solache I, Singh M, et al. Characterization, expression, and immunohistochemical localization of 5- α-reductase in human skin. J Invest Dermatol. 1994;102:221–6.

MacDonald L. Changes in the fatty acid composition of sebum associated with high carbohydrate diets. Nature. 1964;203:1067–8.

MacDonald L. Dietary carbohydrates and skin lipids. Br J Dermatol. 1967;79:119–21.

Makrantonaki E, Zouboulis CC. Testosterone metabolism to 5α-dihydrotestosterone and synthesis of sebaceous lipids is regulated by peroxisome proliferatorsactivated receptor ligand linoleic acid in human sebocytes. Br J Dermatol. 2007;156:428–32.

Makrantonaki E, Oeff M, Fimmel S, Seltmann H, Orfanos CE, Zouboulis CC. Estrogen activity on human skin involves interaction with the insulin-like growth factor- I (IGF-I) signaling pathway. J Dtsch Dermatol Ges. 2004;2:544.

Makrantonaki E, Adjaye J, Herwig R, Brink T, Groth D, Hultschig C, et al. Age-specific hormonal decline is accompanied by transcriptional changes in human sebocytes in vitro. Aging Cell. 2006;5:331–44.

Mavon A. Energie libre de surface de la peau humaine in vivo: une nouvelle approche dela séborrhée. [Thèse Sciences de la Vie et de la Santé]. Besançon,

No. 259706; 1997.

Merrill B, Gat U, DasGupta R, Fuchs E. Tcf3 and Lef1 regulate lineage differentiation of multipotent stem cells in skin. Genes Dev. 2001;15:1677–705.

Montagna W. An introduction to sebaceous glands. J Invest Dermatol. 1974;62:120–3.

Nagai A, Sato T, Akimoto N, Ito A, Sumida M. Isolation and identification of histone H3 protein enriched in microvesicles secreted from cultured sebocytes. Endocrinology. 2005;146:2593–601.

Nicolaides N. Skin lipids: their biochemical uniqueness. Science. 1974;186:19–26.

Niemann C, Owens D, Hulsken J, Birchmeier W, Watt F. Expression of DeltaNLef1 in mouse epidermis results in differentiation of hair follicles into squamous epidermal cysts and formation of skin tumours. Development. 2002;129:95–109.

Niemann C, Unden AB, Lyle S, Zouboulis CC, Toftgård R, Watt FM. Indian hedgehog and β-catenin signaling: role in the sebaceous lineage of normal and neoplastic mammalian epidermis. Proc Natl Acad Sci U S A. 2003;100 Suppl 1:11873–80.

Nikkari T. Comparative chemistry of sebum. J Invest Dermatol. 1974;62:257–67.

Pappas A, Anthonavage M, Gordon J. Metabolic fate and selective utilization of major fatty acids in human sebaceous gland. J Invest Dermatol. 2002;118:164–71.

Pelle E, McCarthy J, Seltmann H, Huang X, Mammone T, Zouboulis CC, et al. Identification of histamine receptors and reduction of squalene levels by an antihistamine in sebocytes. J Invest Dermatol. 2008;128:1280–5.

Pelletier G, Ren L. Localization of sex steroid receptors in human skin. Histol Histopathol. 2004;19:629–36.

Picardo M, Ottaviani M, Camera E, Mastrofrancesco A. Sebaceous gland lipids. Dermatoendocrinol. 2009;1:68–71.

Pierard GE. Rate and topography of follicular heterogeneity of sebum excretion. Dermatologica. 1987;175:280–3.

Piérard-Franchimont C, Piérard GE, Kligman AM. Seasonal modulation of sebum excretion. Dermatologica. 1990;181:21–2.

Plewig G, Christophers E. Renewal rate of human sebaceous glands. Acta Derm Venereol. 1974;54:177–82.

Plewig G, Kligman AM. Proliferative activity of the sebaceous glands of the aged. J Invest Dermatol. 1978;70:314–7.

Pochi P. The sebaceous gland. In: Maibach HI, Boisits EK, editors. Neonatal skin: structure and function. New York: Marcel Dekker; 1982. p. 67–80.

Pochi PE, Strauss JS, Mescon H. The role of adrenocortical steroids in the control of human sebaceous gland activity. J Invest Dermatol. 1963;41:391–9.

Pochi P, Downing D, Strauss J. Sebaceous gland response in man to prolonged total caloric deprivation. J Invest Dermatol. 1970;55:303–9.

Pochi PE, Strauss JS, Downing DT. Sebum, acne and androgens in children. Clin Res. 1977;25:531A [abstract].

Proksch E, Brandner JM, Jensen JM. The skin: an indispensable barrier. Exp Dermatol. 2008;17:1063–72.

Ramasastry P, Downing DT, Pochi PE, Strauss JS. Chemical composition of human skin surface lipids from birth to puberty. J Invest Dermatol. 1970;54:139–44.

Reichrath J, Mittmann M, Kamradt J, Müller S. Expression of retinoid-X receptors (-alpha, -beta, -gamma) and retinoic acid receptors (-alpha, -beta, -gamma) in normal human skin: an immunohistological evaluation. Histochem J. 1997;29:127–33.

Reichrath J, Classen U, Meineke V, DeLuca H, Tilgen W, Kerber A, et al. Immunoreactivity of six monoclonal antibodies directed against 1, 25-dihydroxyvitamin-D3 receptors in human skin. Histochem J. 2000;32:625–9.

Rosenfield RL, Deplewski D, Kentsis A, Ciletti N. Mechanisms of androgen induction of sebocyte differentiation. Dermatology. 1998;196:43–6.

Russell L, Harrison W, Bahta A, Zouboulis CC, Burrin J, Philpott M. Characterization of X receptor expression and function in uman skin and the pilosebaceous unit. Exp Dermatol. 2007;16:844–52.

Sanders D, Philpott M, Nicolle F, Kealey T. The isolation and maintenance of the human pilosebaceous unit. Br J Dermatol. 1994;131:166–76.

Sato S, Hiraga K, Nishijima A, Hidano A. Neonatal sebaceous glands: fine structure of sebaceous and dendritic cells. Acta Derm Venereol. 1977;57(4):279–87.

Sato T, Imai N, Akimoto N, Sakiguchi T, Kitamura K, Ito A. Epidermal growth factor and 1alpha, 25-dihydroxyvitamin D3 suppress lipogenesis in hamster sebaceous gland cells in vitro. J Invest Dermatol. 2001;117:965–70.

Schmuth M, Ortegon A, Mao-Qiang M, Elias P, Feingold K, Stahl A. Differential expression of fatty acid transport proteins in epidermis and skin appendages. J Invest Dermatol. 2005;125:1174–81.

Schneider M, Paus R. Sebocytes: multifaceted epithelia cells: lipid production and holocrine secretion. Int J Biochem Cell Biol. 2010;42:181–5.

Schneider MR, Schmidt-Ulrich R, Paus R. The hair follicle as a dynamic miniorgan. Curr Biol. 2009;19: R132–42.

Schreiner EP, Wolff B, Winiski AP, Billich A. 6-(2-Adamantan-2-ylidene-hydroxybenzoxazole)-O-sulfamate: a potent non-steroidal irreversible inhibitor of human steroid sulfatase. Bioorg Med Chem Lett. 2003;13:4313–6.

Schuler C, Seifert M, Seltmann H, Zouboulis CC, Tilgen W, Reichrath J. The sebocytes as a new target for bioactive vitamin D analogues. J Invest Dermatol. 2005;124 Suppl 5:A42.

Seiffert K, Zouboulis CC, Seltmann H, Granstein R. Expression of neuropeptide receptors by human sebocytes and stimulatory effect of their agonists on cytokine production. Horm Res. 2000;53:102.

Serri F, Huber WM. The development of sebaceous glands in man. In: Montagna W, Ellis RA, Silver AF, editors. Advances in biology of skin, vol IV: sebaceous glands. Oxford: Pergamon; 1963. p. 1–18.

Smith KR, Thiboutot DM. Thematic review series: skin lipids. Sebaceous gland lipids: friend or foe? J Lipid Res. 2008;49:271–81.

Solminski A, Wortman J, Luger T, Paus R, Solomon S. Corticotropin-releasing hormone and propriomelanocortin involvement in the cutaneous response to stress. Physiol Rev. 2000;80:979–1020.

Ständer S, Schmelz M, Metze D, Luger T, Rukwied R. Distribution of cannabinoid receptor 1 (CB1) and 2 (CB2) on sensory nerve fibers and adnexal structures in human skin. J Dermatol Sci. 2005;38: 177–88.

Stewart ME, Downing DT. Measurement of sebum secretion rates in young children. J Invest Dermatol. 1985;84:59–61.

Stewart M, Grahek M, Cambier L, Wertz P, Downing D. Dilutional effect of increased sebaceous gland activity on the proportion of linoleic acid in sebaceous wax esters and in epidermal acylceramides. J Invest Dermatol. 1986a;87:733–6.

Stewart ME, McDonnell MW, Downing DT. Possible genetic control of the proportions of branched-chain fatty acids in human sebaceous was esters. J Invest Dermatol. 1986b;86:706–8.

Strauss JS, Kligman AM, Pochi PE. Effect of androgens and estrogens on human sebaceous glands. J Invest Dermatol. 1962;39:139–55.

Takda H, Lyle S, Lazar A, Zouboulis CC, Smyth I, Watt F. Human sebaceous tumours harbor inactivating mutations in LEF1. Nat Med. 2006; 12:395–7.

Thiboutot D, Harris G, Iles V, Cimis G, Gilliland K, Hagari S. Activity of the type I 5α-reductase exhibits regional differences in isolated sebaceous glands and whole skin. J Invest Dermatol. 1995;105: 209–14.

Thiboutot D, Jabara S, McAllister JM, Sivarajah A, Gilliland K, Cong Z, et al. Human skin is a steroidogenic tissue: steroidogenic enzymes and cofactors are expressed in epidermis, normal sebocytes, and an immortalized sebocyte cell lines (SEB-1). J Invest Dermatol. 2003;120:905–14.

Thody AJ, Shuster S. Control and function of sebaceous glands. Physiol Rev. 1989;69:383–416.

Thornton M, Taylor A, Mulligan K, Al-Azzawi F, Lyon C, O'Driscoll J, et al. Oestrogen receptor-β is the predominant oestrogen receptor in human scalp skin. Exp Dermatol. 2003;12:181–90.

Thornton M, Nelson L, Taylor AH, Birch M, Laing I, Messenger A. The modulation of aromatase and estrogen receptor alpha in cultured human dermal papilla cells by dexamethasone: a novel mechanism for selective action of estrogen via estrogen receptor beta? J Invest Dermatol. 2006;126:2010–8.

Tosti A. Comparison of histodynamics of sebaceous glands and epidermis in man: a microanatomic and morphometric study. J Invest Dermatol. 1974;62:147–52.

Tóth I, Géczy T, Czifra G, Seltmann H, Paus R, Kovács L, et al. The vanilloid receptor 1 (RPV1) is expressed and functionally active on human SZ95 sebocytes. J Invest Dermatol. 2005;124 Suppl 5:A68

[Abstract].

Tsukada M, Schroder M, Roos T, Chandraratna R, Reichert U, Merk H, et al. 13-cis retinoic acid exerts its specific activity on human sebocytes through selective intracellular isomerization to all-trans retinoic acid and binding to retinoid acid receptors. J Invest Dermatol. 2000;115:321–7.

Wheatley VR. Sebum: its chemistry and biochemistry. Am Perfumer. 1956;68:37–47.

Wille JJ, Kidonieus A. Palmitoleic acid isomer (C16:1δ6) is the active antimicrobial fatty acid in human skin sebum. Skin Pharmacol Appl Skin Physiol. 2003a;16:176–87.

Wille J, Kidonieus A. Palmitoleic acid isomer (C16:1delta6) in human skin sebum is effective against gram-positive bacteria. Skin Pharmacol Appl Skin Physiol. 2003b;16:176–87.

Wróbel A, Seltmann H, Fimmel S, Müller-Decker K, Tsukada M, Bogdanoff B, et al. Differentiation and apoptosis in human immortalized sebocytes. J Invest Dermatol. 2003;120:175–81.

Youn SW, Kim SJ, Hwang IA, Park KC. Evaluation of facial skin type by sebum secretion: discrepancies between subjective descriptions and sebum secretion. Skin Res Technol. 2002;8:168–72.

Zhang L, Li W, Anthonavage M, Eisinger M. Melanocortin-5 receptor: a marker of human sebocyte differentiation. Peptides. 2006;27:413–20.

Zheng Y, Eliertsen K, Ge L, Zhang L, Sundberg J, Prouty S, et al. Scd1 is expressed in sebaceous glands and is disrupted in the asebia mouse. Nat Genet. 1999;23:268–70.

Zouboulis CC. Human skin: an independent peripheral endocrine organ. Horm Res. 1992;54:230–42.

Zouboulis CC. Human skin: an independen peripheral endocrine organ. Horm Res. 2000;54:230–42.

Zouboulis CC. Is acne vulgaris a genuine inflammatory disease? Dermatology. 2001;203:277–9.

Zouboulis CC. Acne and sebaceous gland function. Clin Dermatol. 2005;22:360–6.

Zouboulis CC, Boschnakow A. Chrono- and photoaging of the human sebaceous gland. Clin Exp Dermatol. 2001;26:600–7.

Zouboulis CC, Makrantonaki E. The role of hormones in intrinsic aging. In: Gilchrest B, Krutmann J, editors. Skin aging. New York: Springer; 2006. p. 55–64.

Zouboulis CC, Xia L, Detmar M, Bogdanoff B, Giannakopoulos G, Gollnick H, et al. Culture of human sebocytes and markers of sebocytic differentiation in vitro. Skin Pharmacol. 1991;4:74–83.

Zouboulis CC, Xia L, Akamatsu H, Seltmann H, Fritsch M, Hornemann S, et al. The human sebocyte culture model provides new insights into development and management of seborrhoea and acne. Dermatology. 1998;196:21–31.

Zouboulis CC, Seltmann H, Neitzel H, Orfanos CE. Establishment and characterization of an immortalized human sebaceous gland cell line (SZ95). J Invest Dermatol. 1999;113:1011–20.

Zouboulis CC, Seltmann H, Hiroi N, Chen W, Young M, Oeff M, et al. Corticotropin-releasing hormone: an autocrine hormone that promotes lipogenesis in human sebocytes. Proc Natl Acad Sci U S A. 2002;99:7148–53.

Zouboulis CC, Fimmel S, Ortmann J, et al. Sebaceous gland. In: Hoath SB, Maibach HI, editors. Neonatal skin: structure and function. 2nd ed. New York: Marcel Dekker; 2003. p. 59–88.

Zouboulis CC, Chen W, Thornton M, Qin K, Rosenfield R. Sexual hormones in human skin. Horm Metab. 2007;39:85–95.

Zouboulis CC, Baron JM, Bohm M, Kippenberger S, Kurzen H, Reichrath J, et al. Frontiers in sebaceous gland biology and pathology. Exp Dermatol. 2008;17:542–51.

14

皮肤表面皮脂测量

Alireza Firooz, Ali Rajabi-Estarabadi, and Hamed Zartab

内容

关键词

皮肤表面脂质·皮脂·皮脂腺·测量·皮脂分泌速率·临时水准

1 应用范围

很多情况可能影响皮脂腺功能，故测量皮脂腺功能有助于研究皮肤病发病机制、诊断疾病（如雄激素缺乏综合征），以及评价皮肤和头发护理产品功效及治疗效果。

2 测量指标

2.1 皮肤表面皮脂组成

每个人分泌的皮脂组成不同，由其年龄、激素系统及躯体区域功能决定（Wójcik et al. 2011）。皮肤表面皮脂（skin surface lipid，SSL）由皮脂腺脂质及表皮（角质形成细胞间）脂质组成。对于富含皮脂腺区域而言，表皮细胞产生的脂质占可提取皮肤表面脂质中很少比例。表皮来源的脂质像灰浆或水泥样填充于细胞间。皮脂腺脂质主要为非极性脂质包括甘油三酯、蜡酯和角鲨烯，而表皮脂质主要是神经酰胺、游离脂肪酸和胆固醇的混合物（Pappas 2009）。

皮脂腺脂质混合物组成复杂，其中50%～60%由甘油三酯、甘油二酯和游离脂肪酸组成，SSL还包括20%～30%蜡酯（wax esters）、10%～16%角鲨烯和2%～4%胆固醇酯（Picardo et al. 2009）。一般认为皮肤表面游离脂肪酸是甘油三酯部分水解的产物（Downing et al. 1969）。另外皮脂相对组成与测定时采样方法有关。尤其，在细菌将甘油三酯水解为游离脂肪酸和甘油前后取材，皮脂分析结果存在差异（Pappas 2009）。

2.2 皮脂分泌量

2.2.1 即刻皮脂测定

天然皮肤脂质在皮肤表面呈薄层不均匀分布，这一自发形成的薄层为皮肤表面脂质的"临时水准"（casual level，CL）（即刻皮脂），单位μg/cm²（Rode et al. 2000a），正常成人前额即刻皮脂为100～700μg/cm²，这是一个稳定的参数，代表了未经处理皮肤的SSL（Clarys and Barel 1995）。皮脂腺分布于除掌跖和足背外的全部皮肤（Smith and Thiboutot 2007）。皮脂腺和皮脂最多的部位为面部（T区，尤其前额）、背部和胸部，密度为400～900个/cm²（Thody and Shuster 1989）。单位面积皮肤上的皮脂腺密度和皮脂量（临时水准）因人而异，但每个人分布形状和区域保持终身一致，但皮脂腺尺寸会随着衰老而变大（Pierard 1986；Zouboulis and Boschnakow 2001）。

2.2.2 再脂化速度

皮肤表面薄层脂质可将灰尘、细胞碎片黏附于皮肤，这些污染使得测定真正皮脂分泌量较为困难。可使用溶剂去除皮肤上灰尘、细胞碎片以及多余脂质的脂滴，去除表面脂质即皮肤脱脂后，可以测定真正皮脂分泌速度。再脂化时间（refatting time）是指脱脂后至达即刻皮脂量之间的时间。较为理想的给前额、鼻部及下颏脱脂的方法是采用清洁剂温和清洗后，再使用酒精擦拭三遍，对于脸颊和上背部，温和肥皂清洁即可。无论油性程度如何，所有皮脂溢出部位2小时后可恢复即刻皮脂水平（Rode et al. 2000a）。

2.2.3 分泌速度

测定皮脂分泌一直是皮肤科医生、美容师、药师及化妆品生产商持续关注的焦点。我们可以使用不同既定方法进行测量。测定皮脂分泌速度（sebum excretion rate，SER）过程较为乏味和耗时。目前SER可以在70%乙醇溶液脱脂后1小时测定，在此期间收集的SSL，其组成与7小时收集的SSL类似。皮脂分泌的定性和定量研究均提示再脂化动力学遵循相同数学定律，而与受试者个体SER无关（Saint-Leger and Cohen 1985）。

2.2.4 皮脂更新时间

皮肤表面皮脂从清洁后至恢复到即刻皮脂值所需时间称为皮脂更新时间（sebum replacement time）。测定皮脂更新时间较为耗时且困难，故临床不常使用（Agache 2004）。

2.2.5 皮脂丰富区的密度

塑料薄膜上的点数与腺泡储备充足处的皮脂密度相关。

2.2.6 即时皮脂传递

该参数代表腺泡储备的自然分泌皮脂量，采用 sebufix 胶带（一种胶带的商品名，译者注）粘于皮肤表面数秒即可测出。

2.2.7 腺泡分泌速度

该数值用于估测皮脂从腺泡储备中分泌出来的速度。

2.3 腺体参数

腺体参数包括密度、分布和皮脂腺活性等级（Agache 2004）。

3 采集皮脂的方法

采集皮肤 SSL 有很多不同方法，尽管一些方法使用较久，但仍具实用性和操作性。

3.1 溶剂

技术基础是 SSL 可溶于溶剂。测定无毛区皮肤 SSL，可用脱脂棉片、聚氨酯海绵或者拭子从皮肤表面收集后再用溶剂提取皮脂。

测定皮肤单位表面积 SS 数量（CL）需采用杯法（cup method），使用中空圆柱形金属、玻璃或塑料杯体置于皮肤表面，精确量的溶剂倒入杯体

1～2 分钟后收集，溶剂蒸发后即可称重脂质。这种方法采集的皮脂可进一步采用高能薄层色谱法（high performance thin-layer chromatography）或密度法定量（densitometry）（Piérard et al. 2000）。

采集有毛区 SSL 的最佳办法是用溶剂（如醚）洗涤毛发，经 Whatman 纸（译者注：瓦特曼纸，一种绘图纸）过滤分离毛发与鳞屑，最后将溶剂蒸发。

然而，这种方法采集滤泡皮脂储备量没有对照，可能影响结果。另一方面，溶剂会改变角质层的生理和结构，因此测定 SSL 量不再推荐采用该方法（Piérard et al. 2000）。

常用溶剂如表 1 所示，其中醚是最方便和最佳的选择（Agache 2004）。

3.2 吸油纸垫

烟纸法（cigarette paper）是使用最为广泛的测量皮肤溢出率的方法之一，最初由 Strauss 和 Pochi 发现，Cunliffe 和 Shuster 将之改良。可用于测定皮脂分泌速度和皮脂腺指标（Agache 2004）。烟纸吸油度不一，检测过程中需确保对不同成分平均吸收且均未达吸收饱和点。

因此可采用人工脂质来进行检测（Agache 2004；Blanc and Agache 1980）。人工脂质已被用于皮肤和头发特性研究，有研究发现特定组成的脂质混合物（17% 脂肪酸、44.7% 甘油三酯、25% 单酯蜡（荷荷巴油）和 12.4% 角鲨烯）与人类皮脂极其相似。32℃暴露可保持稳定至少 48 小时，而 4℃

表 1　采集 SSL 的溶剂及其特性

溶剂	特点
醚（ether）[乙醚（diethyl ether）]	最方便、广泛应用、中度极性
醚 - 乙醇混合物（ether-ethanol mixture）	可提取几乎所有脂质
乙醇（ethanol）（EtOH）	耐受性好
石油醚（petroleum ether）	分离游离脂肪酸极性基团和水
己烷（hexane）	分离游离脂肪酸极性基团和水
丙酮（acetone）	难溶蜡
四氯化碳（carbon tetrachloride）	—
甲醇 - 氯仿混合物（methanol-chloroform mixture）	伤害较大不适合体内研究，损伤表皮

或 –20℃，无论干燥或者氯仿 / 甲醇溶液状态，可稳定至少 6 个月。这种合成脂质可用于皮肤或毛发化妆品特性研究、化学物质透皮研究以及洗涤清洁产品性能的标准化测试研究（Wertz 2009）。

首先，需清洁去除皮肤表面脂质，烟纸放置于皮肤后用布织绷带固定，3 小时后完成采集，去除烟纸，用乙醚提取脂质，采用称重法或定量薄层色谱分析法进一步定量（Sisalli et al. 2006；Downing et al. 1982）。当定量分析所提取的样品时，可在提取溶剂中加入内部标准品（如甲基神经苷酯）作为内参（Clarys and Barel 1995）。

还有一种联合使用烟纸的方法，即将烟纸至于皮肤和紫外摄像机（Visioscan VC 98，C+K Electronic，Cologne，Germany）之间，在所设定的采集时间（≥ 45 秒）之后，计算机图像分析系统可分析脂滴图像。

3.3 膨润土凝胶

膨润土可吸收皮脂。膨润土凝胶（Bentonite gel）是 15.5% 膨润土黏土和 0.2% 羧甲基纤维素的悬浮水溶液（Collison et al. 1987；Jacobsen et al. 1985a）。采用肥皂和水清洁皮肤，用浸有乙醇的纱布垫擦拭，然后局部涂抹薄层膨润土凝胶。早期研究常在黏土中按入两个直径 1.8mm 涤纶网圆盘，其上再覆盖膨润土，间隔 3 小时后，更换涤纶圆盘及黏附的膨润土，继续采样 24 小时，每个圆盘上吸附的皮脂量在前 12 小时逐步减少直至维持稳定。前 12 小时所采集脂质为腺泡储备量，当储备量耗尽后才可测定持续皮脂分泌速度（Harris et al. 1983）。

持续分泌速度等同于皮脂腺合成速度。近期研究在皮肤表面涂抹膨润土后采用可覆盖大部分皮肤的矩形涤纶网，将其按入膨润土后再覆盖新黏土。7 小时后更换前额的涤纶网，再覆盖 7 个小时（耗尽储备），采用两个圆盘状涤纶网替换矩形网，采集最后来 3 小时皮脂，这一数值可反应持续皮脂分泌速度。用乙醚提取膨润土中脂质，经定量薄层色谱分析进行分析。有一种对该方法的改进，将耗尽皮脂储备后皮脂采集时间延长到 9 小时，提取的皮

脂采用比重法定量（Harris et al. 1983）。

膨润土采集皮脂较敏感，即便皮脂很少也可应用，但主要缺点在于采集 SSL 时间超 12 小时，该方法是最烦琐、最耗时的方法（Stewart and Downing 1985）。

3.4 磨砂玻璃

Schaefer 和 Kuhn-Bussiu 发现将磨砂玻片置于皮肤上 30 秒后可通过测定透明度来测量皮脂量。当皮脂吸附于粗糙面后，可扩散填充很多微小区域，使得磨砂玻片变光滑，当有光束照射时光散射减少。定量分析所吸附脂质与透光性关系呈非线性关系。已有依据该原理的一些市售仪器。最早是欧莱雅公司的 Lipometer（Aulnay-sous-Bois，France），近期有 Courage+Khazaka 公司的 Sebumeter（Koln，Germany）。这些仪器在数分钟内可测定皮肤表面皮脂量或皮脂分泌速度。其优势在于无任何皮脂成分回收不均的风险，但计算较为困难，如未耗尽皮脂储备即进行测量，结果极为不准确（Saint-Leger et al. 1979）。该方法需要特定温度和湿度。使用前需洗净玻璃表并脱脂。皮肤表面温度需超过 30℃，因为低温时，一些脂质成分呈半固体状，改变了光密度（Wójcik et al. 2011；Saint-Leger et al. 1979）。与之前方法相比，该方法省时并可重复性较高，且对操作者要求相对较低。

3.5 塑料薄膜

3.5.1 Sebutape 脂带法

Sebutape（CuDerm Corp.，Dallas，Texas）是一种白色疏水性聚合薄膜（Kligman et al. 1986），可用于测量脂质分泌及分析皮肤毛孔分布（Pierard 1986；Nordstrom et al. 1986）。Sebutape 上有无数微小空气腔，表面有一层可透脂质的黏合剂，在采集脂质期间可使得胶带密封于皮肤。薄膜吸附来自毛囊开口处的皮脂。当皮脂到达皮肤表面时，很快被薄膜吸收，皮脂取代了微腔中空气，充满脂质的微腔可透光。每个毛囊产生的皮脂形成界限清楚的点，大小与脂滴体积相符。Sebutape 吸收脂质过程较慢，且因胶水的屏障作用，皮脂吸收并不完全

（Saint-Leger and Cohen 1985）。

首先，采用肥皂和清水清洗皮肤表面，去除碎片和脂质，为结果更精确，可采用浸有己烷的纱布垫擦拭来完全脱脂。薄膜置于前额 1～3 小时后进行电脑图像分析。当分泌的脂质被吸收后，薄膜变得透明。将薄膜置于暗处，即可见毛孔模式。可根据厂家提供图片将这些模式分为 5 类，青春期前、青春期、痤疮、成熟期或衰老（Clarys and Barel 1995）。该方法检测的皮脂也可提取后行薄层色谱法分析（Sisalli et al. 2006；Nordstrom et al. 1986）。

自黏性 Sebutape 避免了烟纸法及前述方法的困难。过程中研究区域被覆盖，采集更加标准。与烟纸技术相比，Sebutape 脂带法采集时间短，1 小时后即可测定大部分参数，并且用同一个 Sebutape 胶带即可进行大部分检测分析包括：采集阶段的动力学颜色测量、采集后图像分析、从胶带提取脂质的定性和定量分析。

3.5.2 Sebufix F16

Sebufix 仪器测定也是常用方法。与 Sebutape 类似，利用聚合物薄膜测定皮脂腺活性，采用紫外摄像机（Visioscan® VC 98，C+K Electronic，Cologne）对薄膜进行图像分析（Dobrev 2007）。Sebufix 与 Sebutape 类似，唯一不同在于 Sebufix 仅放置于测定区 30 秒而 Sebutape 需 1～3 小时（larys and Barel 1996）。因此，用 Sebufix 测定皮脂耗时更短。

这种方法不能真正定量，因为薄膜表面点面积与皮脂量关系并不确定，并且数个点会很快融合。故此方法不能测定 CL，但可估测复脂率。本方法可显示活性皮脂腺分布以及每个腺体的再脂化速度（Saint-Leger and Cohen 1985）。

3.5.3 皮脂仪 Sebumeter SM 810

该仪器使得客观测定皮肤表面皮脂更加便捷，可用于检测皮肤表面皮脂水平或分泌速度（Knaggs et al. 1999；Tagami 2003；Schaefer and Kuhn-Bussius 1970；Bergler-Czop and Brzezińska-Wcisło 2010；Biro et al. 2003）。然而它不能确定皮脂腺状态（Son et al. 2008）。为了采集所分泌的皮脂，薄膜需置于皮肤、有毛皮肤或其他部位 30 秒，然后进行分光度检测，得出皮脂指数。Sebumeter 仪器简单，操作容易，可用于干性、正常和油性皮肤的客观分类（Nouveau-Richard et al. 2007；Youn et al. 2005；Kim et al. 2006）和皮肤"生物学年龄"的评估（Jacobsen et al. 1985b；Marrakchi and Maibach 2007；Firooz et al. 2012）。

有研究发现油性和干性皮肤的皮脂量存在统计学差异，但油性和正常、干性和正常皮肤之间却无统计学差异。主观分类的皮肤类型与皮脂分泌量并不相符。因此简单和主观的皮肤分类使用范围有限，需使用客观且标准化测量工具进行再评估（Yong et al. 2002）。

与 Lipometer®（LOreal，Aulnaysous-Bios，France）相比，Sebumeter 对用户更友好，不需要在每次测量时清洁探头。Sebumeter 具有完整性、可重复性、市场有售、操作简单、测量耗时短，结果数据化，因此大部分皮脂测量研究均采用 Sebumeter（Ambroisine et al. 2007；Lee et al. 2006；Cheng et al. 2007，2009；Stinco et al. 2007；Akhtar et al. 2010）。

3.5.4 皮脂仪 Sebumeter SM 815（盒式）

此种测量法基于油斑光度法。盒式 Sebumeter 包含一个 0.1mm 厚合成胶带垫，这种胶带与皮肤表面皮脂接触后可变得透明。测定皮脂时，测量探头装入仪器盒孔内，来自光源的光透射胶带被其后方镜子反射，光电管测定两个光束后计算透明度，而透光度则代表了测量区表面皮脂含量（0～350 单位）。内置时钟控制测量时间为 30 秒。测量头表面胶带区域面积，测量时转动扳手，已经使用过的胶带会卷入盒子内部，暴露未使用过的胶带。该仪器精度约 5%，是测定有毛区域皮肤和头皮 SSL 的最佳选择。

3.5.5 Sebumeter 的应用

（1）客观皮肤分型为干性、正常及油性皮肤（Firooz et al. 2007；Davari et al. 2008；Seirafi et al. 2009；Davoudi et al. 2010）。

（2）用于研究发用和皮肤美容产品的效果。

（3）用于研究不同疾病中皮脂腺活性。

（4）用于评估皮肤疾病不同治疗方法的有效性。

3.6 皮肤表面倒模

该吸收材料是一种用熟石膏和水混合而成的光滑糊剂。皮肤表面用溶剂脱脂后，将其涂抹在皮肤表面，20分钟后凝固，进行染色后即可进行测量。锇酸（osmic acid）是常用染色剂之一（Sarkany and Gaylarde 1968）。

4 整体评估 SSL 临时水准

临时水准是一个稳定参数，代表无触碰数小时状态下皮肤表面 SSL 薄层的数量。整体化 SSL 临时水准测量的基础是在自然状态下采样皮肤表面 SSL，整体 SSL 即刻皮脂测量的基础是在皮肤表面自然状态下取样 SSL，故需在脱脂至少 5 小时后或者使用美容产品 24 小时后进行（Kligman 1963）。

两种方法用于测定即刻皮脂。

4.1 称重法

对于溶剂取样的皮脂，用氮气（nitrogen）将溶剂蒸发后，剩余皮脂用于称重。为确保结果可靠，需有严格的环境和精确度：

（1）天平敏感性：至少 0.01mg。

（2）干净区域：无空气流动影响。

（3）操作区域：置于特殊桌子或混凝土台面或石头上。

（4）减少静电：使用铝容器。

（5）稳定性：室内及天平内温度恒定、相对湿度低（硅胶干燥剂控制天平内湿度）。

用滤纸采集的皮肤表面皮脂，最初和最原始的方法是将滤纸浸泡于溶剂中数小时提取脂质。将溶剂蒸发，称量剩余脂质。所有操作需遵循精确步骤，手指的直接接触都需避免（Saint-Leger and Cohen 1985）。

4.2 光度法

所有用于 SSL 取样的材料（磨砂玻璃、Sebutape、Sebufix F16、Sebumeter 胶带）有不同的采样模量，仅能采集 SSL 中部分。采样模量由 3

个主要因素决定：

（1）材料的吸收能力。

（2）传感器上有效区域。

（3）皮肤表面脂质黏稠度。

影响材料吸收能力和传感器上有效区域的两个因素是玻片粗糙度和清洁度；影响 SSL 黏稠度的主要因素是温度；同一区域重复取样可避免测量的特征偏差。

5 再脂化速度

5.1 自由再脂化速度

脱脂 1 小时后皮肤表面脂质水平称为自由再脂化速度（free refatting rate）或皮脂更新速度。去除皮肤表面脂质后至皮脂完全恢复需 3～4 小时，但恢复一半的时间为 30 分钟。故最初 1 小时的速度即为自由再脂化速度（Agache 2004；Pie'rard-Franchimont et al. 2010）。

5.2 皮脂分泌速度

皮脂分泌速度（sebum excretion rate，SER）是代表皮脂产生速度的动态指标，单位为 $\mu g/（cm^2 \cdot min）$，是皮脂腺活性和定量指标（Rode et al. 2000b）。明确采样时间很重要，皮肤脱脂后 1 小时的 SER 等同于自由再脂化速度，然后逐步降低，在 9 小时后达稳定状态。前额部位 1 小时的 SER 值为 $0.5～2.5\mu g/（cm^2 \cdot min）$（Pie'rard-Franchimont et al. 2010）。测量 SER 可用滤纸、黏土凝胶、Sebutape 和 Sebumeter。

6 皮脂腺密度和活性

6.1 锇酸染色

该方法原理在于锇酸（OsO_4）可被不饱和脂肪酸还原成黑色的锇。此类研究中，先用吸收纸采样，然后将之放入含羊毛和数滴 OsO_4 的烧瓶，储存皮脂的毛囊口即变成黑色，再使用密度仪或计算机图像分析进行测量（Lademann et al. 2001）。

表2 皮脂腺活性参数和测量方法

皮脂腺参数	测量方法						
	溶剂	吸油纸垫	膨润土	Sebutape	sebumeter	Lipometer	sebufix
即刻皮脂含量测定	√				√	√	
皮脂分泌速度	√	√			√	√	
再脂化速度							
即时皮脂传递				√			√
毛囊分泌速度				√			√
腺体参数				√			√

6.2 Sebufix F16 和 sebutape 脂带法

该方法采用光来测量载有皮脂的薄膜。现有测量技术包括密度测定法、计算机图像分析、光度法和比色法。密度测定法是较为方便的整体统一定量测定迁移脂滴量的方法，用任意单位表示。计算机图像进行分析可以计算所有与腺体合成相关的参数，包括累积染色区域、每平方厘米皮脂点数、皮脂点平均数、皮脂点分布以及大小（Serup 1991）。

表2总结了皮脂腺活性的不同参数及相应测量方法。

（许阳 译，袁超 校，梅鹤祥、李利 审）

参考文献

Agache P. Sebaceous function assessment. In: Pierre G, Humbert P, editors. Measuring the skin. 1st ed. Heidelberg: Springer; 2004. p. 281–9.

Akhtar N, Khan BA, Mahmood T, et al. Formulation and evaluation of antisebum secretion effects of sea buckthorn w/o emulsion. J Pharm Bio Allied Sci. 2010;2:13–7.

Ambroisine L, Ezzedine K, Elfakir A, et al. Relationships between visual and tactile features and biophysical parameters in human facial skin. Skin Res Technol. 2007;13:176–83.

Bergler-Czop B, Brzezińska-Wcisło L. Assessment of the skin parameters – moisture, melanin content, pH and production of sebum in patients treated with oral isotretinoin: a preliminary report. Post Dermatol Alergol. 2010;27:83–9.

Biro K, Thaci D, Ochsendorf FR, et al. Efficacy of dexpanthenol in skin protection against irritation: a double-blind, placebo controlled study. Contact Dermatitis. 2003;49:80–4.

Blanc D, Agache P. Sebum excretion. Methods of measurement and influence of physical factors. Int J Cosmet Sci. 1980;2:243–50.

Cheng Y, Dong Y, Dong M, et al. Moisturizing and antisebum effect of cosmetic application on facial skin. J Cosmet Dermatol. 2007;6:172–7.

Cheng Y, Dong Y, Wang J, et al. Moisturizing and antisebum secretion effects of cosmetic application on human facial skin. J Cosmet Sci. 2009;60:7–14.

Clarys P, Barel A. Quantitative evaluation of skin surface lipids. Clin Dermatol. 1995;13:307–21.

Clarys PM, Barel AO. Sebumetry: a comparison between lipid collection techniques. Skin Res Technol. 1996;2:222.

Collison DW, Burns TL, Stewart ME, et al. Evaluation of a method for measuring the sustainable rate of sebaceous wax ester secretion. Arch Dermatol Res. 1987;279:266–9.

Cunliffe WJ, Shuster S. The rate of sebum excretion in man. Br J Dermatol. 1969;81:697–704.

Davari P, Gorouhi F, Jafarian S, Firooz A. A randomized investigator-blind trial of different passes of microdermabrasion therapy and their effects on skin biophysical characteristics. Int J Dermatol. 2008;47:508–13.

Davoudi SM, Sadr B, Hayatbakhsh MR, et al. Comparison of skin sebum and elasticity level in patients with sulfur mustard induced dermatitis and healthy controls. Skin Res Technol. 2010;16:237–42.

Dobrev H. Clinical and instrumental study of the efficacy of a new sebum control cream. J Cosmet Dermatol. 2007;6:113–8.

Downing DT, Strauss JS, Pochi PE. Variability in the chemical composition of human skin surface lipids. J Invest Dermatol. 1969;53:322–7.

Downing DT, Stranieri AM, Strauss JS. The effect of accumulated lipids on measurement of sebum secretion in human skin. J Invest Dermatol. 1982;79: 226–8.

Firooz A, Gorouhi F, Davari P, et al. Comparison of hydration, sebum and pH values in clinically normal skin of patients with atopic dermatitis and healthy controls. Clin Exp Dermatol. 2007;32:321–2.

Firooz A, Sadr B, Babakoohi S, et al. Variation of biophysical parameters of the skin with age, gender and body region. Sci World J. 2012;2012:386936.

Harris HH, Downing DT, Stewart ME, et al. Sustainable rates of sebum secretion in acne patients and matched normal control subjects. J Am Acad Dermatol. 1983;8:200–3.

Jacobsen E, Billings JK, Frantz RA, et al. Age-related changes in sebaceous wax ester secretion rates in men and women. J Invest Dermatol. 1985;85:483–5.

Kim MK, Choi SY, Byun HJ, et al. Comparison of sebum secretion, skin type, pH in humans with and without acne. Arch Dermatol Res. 2006;298:113–9.

Kligman AM. The uses of sebum. In: Montagna W, Ellis RA, Silver AF, editors. The sebaceous glands. Oxford: Pergamon Press; 1963. p. 110–24.

Kligman AM, Miller DL, Mcginley KJ. Sebutape: a device for visualizing and measuring human sebaceous secretion. J Soc Cosmet Chem. 1986;37: 369–74.

Knaggs H, Bajor J, Becker W. The Sebumeter and its use. Retinoids 1999;15:15–7.

Lademann J, Otberg N, Richter H, et al. Investigation of follicular penetration of topically applied substances. Skin Pharmacol Appl Skin Physiol. 2001;14:17–22.

Lee SM, Huh CH, Park KC, Youn SW. Effects of repetitive superficial peels on facial sebum secretion in acne patients. J Eur Acad Dermatol Venereol. 2006;20:964–8.

Marrakchi S, Maibach HI. Biophysical parameters of skin: map of human face, regional and age-related differences. Contact Dermatitis. 2007;57:28–34.

Nordstrom KM, Schmus HG, McGinley KJ, et al. Measurement of sebum output using a lipid adsorbent tape. J Invest Dermatol. 1986;87:260–3.

Nouveau-Richard S, Zhu W, Li YH, et al. Oily skin: specific features in Chinese women. Skin Res Technol. 2007;13:43–8.

Pappas A. Epidermal surface lipids: special focus review. Dermatoendocrinol. 2009;1:72–6.

Picardo M, Ottaviani M, Camera E, et al. Sebaceous gland lipids. Dermatoendocrinol. 2009;1:68–71.

Pie'rard-Franchimont C, Quatresooz P, Pie'rard GE. Sebum production. In: Farage MA, Miller KW, Maibach HI, editors. Textbook of aging skin. Berlin: Springer; 2010. p. 343–52.

Pierard GE. Follicle to follicle heterogeneity of sebum excretion. Dermatologica. 1986;173:61–5.

Piérard GE, Piérard-Franchimont C, Marks R, et al. EEMCO guidance for the in vivo assessment of skin greasiness. The EEMCO group. Skin Pharmacol Appl Skin Physiol. 2000;13:372–89.

Rode B, Ivens U, Serup J. Degreasing method for the seborrheic areas with respect to regaining sebum excretion rate to casual level. Skin Res Technol. 2000a;6:92–7.

Rode B, Ivens U, Serup J. Degreasing method for the seborrheic areas with respect to regaining sebum excretion rate to casual level. Skin Res Technol. 2000b;6(2):92–7.

Saint-Leger D, Cohen E. Practical study of qualitative and quantitative sebum excretion on the human forehead. Br J Dermatol. 1985;113:551–7.

Saint-Leger D, Berrebi C, Duboz C, et al. The lipometre: an easy tool for rapid quantitation of skin surface lipids (SSL) in man. Arch Dermatol Res. 1979;265:79–89.

Sarkany I, Gaylarde P. A method for demonstration of the distribution of sebum on the skin surface. Br J Dermatol. 1968;80:744–6.

Schaefer H, Kuhn-Bussius H. A method for the quantitative determination of human sebum secretion. Arch Klin Exp Dermatol. 1970;238:429–35.

Seirafi H, Farsinejad K, Firooz A, et al. Biophysical characteristics of skin in diabetes: a controlled study. J Eur Acad Dermatol Venereol. 2009;23:146–9.

Serup J. Formation of oiliness and sebum output:

comparison of a lipid-absorbent and occlusive-tape method with photometry. Clin Exp Dermatol. 1991;16: 258–63.

Sisalli S, Adao A, Lebel M, et al. Sorptive tape extraction a novel sampling method for the in vivo study of skin. LC-GC Eur. 2006;19:33–9.

Smith KR, Thiboutot DM. Thematic review series: skin lipids. Sebaceous gland lipids: friend or foe? J Lipid Res. 2007;49:271–81.

Son T, Han B, Jung B, Nelson JS. Fluorescent image analysis for evaluating the condition of facial sebaceous follicles. Skin Res Technol. 2008;14:201–7.

Stewart ME, Downing DT. Measurement of sebum secretion rates in young children. J Invest Dermatol. 1985;84:59–61.

Stinco G, Bragadin G, Trotter D, et al. Relationship between sebostatic activity, tolerability and efficacy of three topical drugs to treat mild to moderate acne. J Eur Acad Dermatol Venereol. 2007;21:320–5.

Tagami H. Development of instruments for measuring the skin. J Jpn Med Assoc. 2003;129:1405–8.

Thody AJ, Shuster S. Control and function of sebaceous glands. Physiol Rev. 1989;69:383–416.

Wertz PW. Human synthetic sebum formulation and stability under conditions of use and storage. Int J Cosmet Sci. 2009;31:21–5.

Wójcik A, Budzisz E, Rotsztejn H. Skin surface lipids and their measurements. Post Dermatol Alergol. 2011;6:498–505.

Yong SW, Kim SJ, Hwang IA, Park KC. Evaluation of facial skin type by sebumeter secretion: discrepancies between subjective descriptions and sebum secretion. Skin Res Technol. 2002;8:168–72.

Youn SW, Na JI, Choi SY, et al. Regional and seasonal variations in facial sebum secretions: a proposal for the definition of combination skin type. Skin Res Technol. 2005;11:189–95.

Zouboulis CC, Boschnakow A. Chrono- and photoaging of human sebaceous gland. Clin Exp Dermatol. 2001;26:600–17.

15

皮肤表面水合程度的测量

Peter Clarys and André O. Barel

内容

关键词

角质层·水合作用·电性能·电阻·电容量·测量原理

1 简介

充足的水分是角质层（stratum corneum）维持正常结构与功能的重要前提。皮肤的电学性能与角质层的水含量有关。皮肤电阻随着皮肤电流频率变化，测量皮肤总电阻是衡量皮肤表面水合度最常用的方法。皮肤总电阻（total impedance，Z）取决于两个因素，即阻力（resistance，R）和电容量（capacitance，C），人的皮肤就像一个不断变化的电路，有电阻也有电容（Lévêque and de Rigal 1983；Bernengo and de Rigal 2000；Tagami 2006；Barel and Clarys 2006；Gabard et al. 2006）。许多研究结果表明，角质层的电阻大小取决于角质层的水含量以及其他因素（离子、蛋白质、天然保湿因子等）。此外，在电阻的测量过程中还会受许多客观因素的影响，比如：电路的设计、电流频率、电极的外形（电极之间的距离是毫米级还是微米级）、测量深度、皮肤是否接触测量仪器、测量时的电压等。

此前已有人对不同的测量方法做了很多对比研究（Gabard et al. 2006；Clarys et al. 1999，2012；Fluhr et al. 1999；Xia et al. 2009），因此本章节的主要内容就是针对市场上的一些测量仪进行一个概述，也谈及一些近期研发出的用于测量皮肤表面水合度（skin surface hydration）的设备。

2 测量仪器

2.1 皮肤水分测试仪 CM 825

许多科研组都曾阐述过 Courage-Khazaka 所研发的这皮肤水分测试仪 CM 825（corneometer CM 825）的原理和特征（Barel and Clarys 2006；Gabard et al. 2006；Clarys et al. 1999，2012；Fluhr et al. 1999；Xia et al. 2009；Corneometer CM825，

2013；Heinrich et al. 2003）。这个仪器的平面探头上有一个网格镀金电极，网格电极表面有一层低介导的玻璃状材料，装置里弹簧系统能将使用压力控制在 1N 以内，因此测量时皮肤不会触电。测量显示，电流频率在 0.95MHz 时皮肤水合度在中等，1.15MHz 时皮肤中度干燥。皮肤表面的可变总电容以任意单位（a.u.）的皮肤水合作用进行转换，范围从 20（非常干燥）到 120（充分水合）单位。电流穿透深度约为 45mm。

2.2 DermaLab 水分测量仪

DermaLab 水分测量仪（DermaLab moisture unit）是由 Cortex Technology 基于皮肤的导电性所研发的装置（Gabard et al. 2006；Fluhr et al. 1999；DermaLab conductance instrument 2013），使用条件为单频电流 100MHz、电阻 0 ~ 10 000μS 之间。仪器上有两个探头：一个是用于正常皮肤表面的平面电极；另一个有八个探针的电极，用于非常干燥的皮肤、鳞状皮肤和头皮的测量。电极和皮肤表面之间存在电接触。弹簧系统确保探针在皮肤表面上施加恒定压力（0.9N），并触发阻抗测量。

2.3 水分测量计

水分测量计（moisture meter）是 Delfin Technologies 近期研发的新设备，其产品性能，使用说明已公开发布（Alanen et al. 2004；Moisture Meter 2013）。该设备分为 3 种类型：D 型水分测量仪，工作电流频率为 300MHz；无线型水分测量仪（工作电流频率 300MHz）；新型 SC 型水分测量仪，工作电流频率大概为 1.3MHz。D 型水分测量仪能与四种测量面积不同的探头适配，它的测量深度在 0.5 ~ 5mm 之间。两种 D 型测量仪输出的数据都以相对介电常数为单位。新型 SC 型水分测量仪为手提式，能无线传输数据，可将使用压力控制在 0 ~ 1.81N，测量深度为 2mm。这种装置通过测定皮肤介电常数从而转换得出皮肤含水量。

2.4 Nova 皮肤相位仪

Nova 皮肤相位仪（Nova dermal phase meter）

由 Nova 科技公司制造，其产品性能，使用说明已公开发布（Gabard et al. 2006；Clarys et al. 1999；Fluhr et al. 1999；Nova DPM 9003 2013）。仪器工作电流频率为 1MHz，数据以 DPM 的形式输出，与不同型号的探头适配：DPM9103 的电极直径为 8.76mm，DPM9105 的直径为 5.08mm，DPM9107 的直径为 3.81mm，弹簧系统的压力传感开关能保证使用过程中持续的、足够的压力。近期新出现了一种手提便携的测量仪（Penguin），它能够无线传输数据。这种测量仪传的数据还包括皮肤表面温度以及测量时施加的压力。

2.5 Skicon 200EX 测量仪

Skicon 200EX 测量仪由 ISB 公司生产（Tagami 2006；Gabard et al. 2006；Clarys et al. 2012；O'Goshi and Serup 2007；co.jp，skicon 200EX 2013），技术参数已公布（co.jp，skicon 200EX 2013）。工作电流频率为 3.5MHz 时，电阻的输出单位为 µS，测量的探头表面覆盖了同心圆分布的镀金电极，这些电极之间的距离大概为 200mm，测量时皮肤有电接触，弹簧系统能保证使用过程中压力持续保持在 0.5N（Clarys et al. 2012）。

3 新近研发设备

最近，出现了更多更加精确的用来测量和反映皮肤水分含量的测量仪器。

3.1 光热瞬态辐射测量仪

光热瞬态辐射测量仪（opto-thermal transient emission radiometry）由 Imhof 等开发（1984），能够测量体内波长为 13.1mm 的光热辐射量，从光热衰减曲线，可以得到人体角质层的水分分布概况，但是目前为止，这种昂贵的测量仪还没有上市。

3.2 皮肤电容成像系统

欧莱雅公司研发了以指纹感控技术为原理的皮肤电容成像（skin capacitance Imaging，SCI）系统（Lévêque and Querleux 2003）。成像传感器上有一组微小的指突状电容传感器，SCI 成像之后，电容值就由 256 个灰度组合成的图像的形式输出。图像的平均灰度呈现了皮肤的平均含水量，这个数值与角质层测量仪所测得的皮肤电容量正相关（Xhauflaire-Uhoda and Piérard 2009）。这个装置目前还在实验阶段，并未上市。

Biox Systems 所研发的 Aqualmarger 是一种接触成像装置，运用了硅指纹传感器，它 256X300 的电容感受像素（分辨率为 5µm），让皮肤水分成像以及皮肤表面微观结构成像成为可能（Xiao et al. 2011）。

Courage-Khazaka 研发的 MM100 型水分分布测量仪（Moisture Map MM100 2014），这款测量仪最近刚刚上市。它是以指纹录入技术［欧莱雅的皮肤芯片专利（Lévêque and Querleux 2003）］为原理的电容传感器，皮肤表面的水分分布图像呈现了皮肤表面的水分分布以及皮肤表面微观结构。

3.3 活体拉曼共聚焦显微镜

活体拉曼共聚焦显微镜（confocal Raman spectroscopy）现在已经逐渐上市，它通过测量活体内的拉曼光谱可以区分出角质和水分（Caspers et al. 1998）。不仅如此，通过拉曼光谱的测定还能确定皮肤深处的含水百分比（Van Der Pol and Caspers 2009）。但是 Raman 显微镜很昂贵，不作为常规测量使用。

4 结论

综合考虑这些设备的性能以及检测原理的相关性、精确度、敏感级别、测量范围、检测稳定性，我们得出结论：皮肤水分测试仪 CM 825、DermaLab 水分测量仪、Nova 皮肤相位仪、Skicon 200EX 测量仪能够准确测定皮肤角质层含水量，那些新近研发的仪器还能够探测皮肤其他性能，但是它们中的大部分还未上市。

致谢

作者感谢 Dr. Bernard Gabard 为本章作出的贡献。

（冯家祺 译，何黎 校 / 审）

参考文献

Alanen E, Nuutinen J, Nicklén K, Lahtinen T, et al. Measurement of hydration in the stratum corneum with the Moisture Meter and comparison with the Corneometer. Skin Res Technol. 2004;10:32–7.

Barel AO, Clarys P. Measurement of epidermal capacitance. In: Serup J, Jemec GB, Grove GL, editors. Handbook of non-invasive methods and the skin. Boca Raton: CRC Press; 2006. p. 337–44.

Bernengo JC, de Rigal J. Techniques physiques de mesure de l'hydratation du Stratum Corneum. In: Agache P, editor. Physiologie de la peau et explorations fonctionelles cutanée. Cachau: Editions Médicales Internationales; 2000. p. 117–62.

Caspers PJ, Lucassen GW, Wolthuis R, et al. In vitro and in vivo Raman spectroscopy of human skin. Biospetroscopy. 1998;4:S31–9.

Clarys P, Barel AO, Gabard B. Non invasive electrical measurements for the evaluation of the hydration state of the skin: comparison between the capacitance method (Corneometer), the conductance method (Skicon) and capacitive reactance method (Nova). Skin Res Technol. 1999;5:14–20.

Clarys P, Clijsen R, Taeymans J, Barel AO. Hydration measurements of the stratum corneum: comparison between the capacitance method (digital version of the Corneometer CM 825) and the impedance method (Skicon 200EX). Skin Res Technol. 2012;18:316–23.

co.jp, skicon 200 EX. 2013. www.ibs-hamamatsu. I.B.S. Co Ltd, Shizuoka-Ken.

Corneometer CM 825, 11. 2013. www.courage-khazaka. com. Courage-Khazaka, Cologne.

DermaLab conductance instrument. 2013. www. cortex.dk. Cortex Technology, Hadsund.

Fluhr JW, Gloor M, Lazzereni SL, Kleesz P, et al. Comparative study of five instruments measuring stratum corneum hydration (Corneometer CM 820 and CM 825, Skicon 200, Nova DPM 9003Derma-Lab) Part II. In vivo. Skin Skin Res Technol. 1999;5:171–8.

Gabard B, Clarys P, Barel AO. Comparison of commercial electrical measurement instruments for assessing the hydration state of the stratum corneum. In: Serup J, Jemec GB, Grove GL, editors. Handbook of non-invasive methods and the skin. Boca Raton: CRC Press; 2006. p. 351–8.

Heinrich U, Koop U, Leneveu-Duchemin MC, Osterrieder K, et al. Multicenter comparison of skin hydration in terms of physical, physiological, and product dependent parameters by the capacitive method (Corneometer CM 825). Int J Cosmet Sci. 2003;25:45–53.

Imhof RE, Birch DJ, Thornley FR, Gilchrist JT, et al. Optothermal transient emission radiometry. J Phys Sci Instrum. 1984;17:521–5.

Lévêque JL, de Rigal J. Impedance methods for studying skin moisturization. J Soc Cosmet Chem. 1983;34:419–28.

Lévêque JL, Querleux B. Skin Chip®, a new tool for investigating the skin surface in vivo. Skin Res Technol. 2003;9:313–47.

Moisture Map MM 100. 2014. www.courage-khazaka.de.

Moisture meter. 2013. www.delfintech.com. Delfin Technologies, Stamford.

Nova DPM 9003. 2013. www.novatechcorp.com. Nova technologies, Portsmouth.

O'Goshi KI, Serup J. Skin conductance: validation of the Skicon 200 EX compared to the original Skicon 100. Skin Res Technol. 2007;13:13–8.

Tagami H. Epidermal hydration: measurement of high frequency electrical conductance. In: Serup J, Jemec GB, Grove GL, editors. Handbook of non-invasive methods and the skin. Boca Raton: CRC Press; 2006. p. 329–36.

Van Der Pol A, Caspers PJ. Confocal Raman spectroscopy for in vivo skin hydration measurement. In: Barel AO, Paye M, Maibach HI, editors. Handbook of cosmetic science and technology. New York: Informa; 2009. p. 151–64.

Xhauflaire-Uhoda E, Piérard GE. Skin capacitance imaging. In: Barel AO, Paye M, Maibach HI, editors. Handbook of cosmetic science and technology. New York: Informa; 2009. p. 141–9.

Xia P, Cortea LI, Singh H, Zeng X. In vivo hydration – a comparison study of different measuring techniques. 2009. www.skin-forum.eu/posters.

Xiao P, Singh Hn Ou X, Caparnagiu AR, Kramer G, Imhof RE. In-vivo solvent penetration measurement using contact imaging and skin stripping. SCC Annual Scientific Meeting & Technology Showcase, New York. 2011.

16

新生儿的皮肤水合

Marty O. Visscher

内容

关键词

婴儿·新生儿·早产儿·皮肤屏障·角质层·水合作用·经皮水分流失量·先天免疫

1 简介

良好的水合作用对于角质层（stratum corneum）功能非常关键（Blank 1952；Gloor et al. 1998）。角质层含水量可影响其很多功能，包括脱屑、创伤后屏障功能的修复、酸化、微生物繁殖、触觉辨别、控制感染、免疫监视作用，以及对紫外线和外界刺激因素的保护等（Rawling and Leyden 2009）。最佳的水合作用取决于角质层的含水量，正常的含水量不仅有助于维持皮肤的柔韧性，还可调节角质形成细胞的终末分化（terminal differentiation）、程序性死亡（programmed cell death），以及角质层脱屑等。水分过多可导致皮肤细胞间双层脂质的破坏、桥粒降解致无定形物质的形成、角质细胞肿胀、分子运输增强以及渗透性增加（Warner et al. 1999，2003；Zimmerer et al. 1986），还可出现浸渍、刺激、炎症和荨麻疹样表现（Halkier-Sorensen et al. 1995；Hurkmans et al. 1985；Kligman 1996；Medeiros 1996；Rustemeyer and Frosch 1996；Willis 1973）。皮肤水合作用降低时，会出现干燥、鳞屑、皲裂、弹性降低、紧绷和瘙痒感。为保持平衡，角质层的水吸收能力必须足够强大，以应对外界环境的破坏作用，如摩擦、烫伤、潮湿、沐浴和局部产品的外用（Visscher et al. 2002）。此章节探讨了健康足月儿和早产儿的水合作用以及新生儿出生后影响水合作用的因素。

2 胎儿皮肤的发育

角质层中含水量是变化的（Warner et al. 1988），较外层的角质层水合作用较弱，随着深度的增加水合作用增强，而至角质层最底层水合作用又降低（Bouwstra et al. 2003）。用拉普曼光学法（Raman spectroscopy）测量含水量发现，正常皮肤含水量为 25% ～ 30%，水合的角质层为 45%，干性皮肤则为 10% ～ 15%（Boncheva et al. 2009）。

人类胎儿在发育过程中处于羊水这样的高水环境中。胎儿表皮角化以一种程序化的方式始于头部（初始，胎龄 23 周），随后向肢端、腹部、背部发展（胎龄 25 周，腹部），激素可能参与调节了这整个过程（Hoath et al. 2006；Hardman et al. 1998）。这与在表皮培养时，表皮角质层形成和角化需要相对干燥的环境形成了对比（Supp et al. 1999）。胎脂（vernix）——皮脂腺分泌物、胎毛以及表皮脱落细胞的混合物，出现于胎儿表皮角化时。胎脂附着于表皮的毛干上并遍及胎儿全身（Hardman et al. 1998）。胎脂通过形成一层疏水层可能起到了保护胎儿表皮不受羊水侵蚀的作用（Youssef et al. 2001）。尽管这其中的机制尚不明确，胎脂可能为胎儿表皮的角化提供了一个足够干燥的环境。

3 足月儿皮肤水合作用

3.1 出生

在婴儿出生的几分钟到数小时内，足月儿皮肤的水化作用随位置（胸部、背部、前额）、受热时间以及是否有胎脂的不同而不同（Visscher et al. 1999a，2005）。尽管婴儿在母体内长期浸泡于羊水中，但足月儿在出生后的第一天还是呈现皮肤低水合状态（Visscher et al. 1999b，2000，2005；Fluhr et al. 2012）。观察 30 名足月儿，发现他们在出生后第一天皮肤水合作用显著下降，然而在接下来的两周内水合作用则逐渐上升（图 1）。既往研究发现婴儿大腿角质层的水合作用在出生后第 1 个月时增加，并在接下来的 12 个月中相对恒定，但还是比他们母亲皮肤的水合作用要低（MinamiHori et al. 2014）。婴儿大腿皮肤角质层的含水量比母亲要高，但在出生后的 1 个月下降并在随后保持稳定。

这些变化说明婴儿角质层正在适应脱离母体后的干燥环境（Visscher et al. 2000）。研究结果发现，当无毛小鼠周围环境的湿度突然降低时，其 DNA 合成增加、游离氨基酸总量下降而且中间丝相关蛋

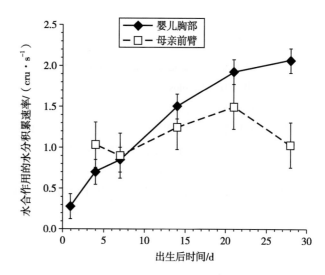

图1 出生第1个月新生儿的皮肤水合作用。在30名健康新生儿中，水合作用在第1天显著降低，随后在出生后的两周内升高

白（filaggrin）的免疫活性下降，这是因为高湿度诱导表皮透明角质颗粒（keratohyalin granules）减少进而使皮肤干燥（Visscher et al. 1999b; Denda et al. 1998; Katagiri et al. 2003; Scott and Harding 1986）。低水合作用可能与谷氨酰胺转移酶（transglutaminase）缺乏活性而导致角质层发育不全有关（Rawlings and Matts 2005）。然而这可能性并不大，因为通过对足月儿皮肤进行观察，发现其经表皮的水分丢失（transepidermal water loss，TEWL）很低，这说明其表皮屏障功能完好（Fluhr et al. 2012; Hammarlund et al. 1979; Ludriksone et al. 2014）。

3.2 胎脂

新生儿一出生皮肤即覆有胎脂，其含水量达80%，有时候在出生不久这些胎脂就会消失。在平行对照组中观察足月儿潜在水合作用，一组在分娩后即擦去胎脂，另一组则不然。在出生后4小时和24小时覆有胎脂的新生儿皮肤水合作用显著高于未覆有胎脂的（$P < 0.05$）（图 2a; Visscher et al. 2005）。覆有胎脂组的新生儿皮肤 pH 更低，这说明胎脂有利于皮肤表面酸性屏障的形成（图2b; Visscher et al. 2005）。出生后覆有胎脂组的视觉红斑值立即下降而且发生皮肤干燥的现象也更少（$P=0.10$）。

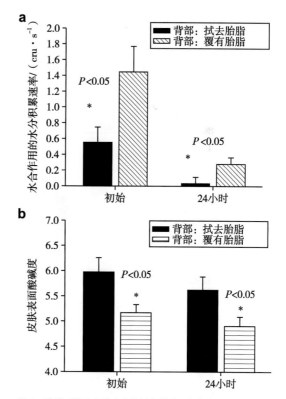

图2 胎脂对婴儿皮肤水合作用的影响。在出生时，一组健康新生儿保持皮肤表面胎脂，而另一组则拭去其表面胎脂。保有胎脂的新生儿皮肤出生后4小时及24小时皮肤水合作用显著高于另一组（$P < 0.05$）（a）。覆有胎脂组的皮肤 pH 较低，这说明胎脂有助于皮肤酸性屏障的形成（$P < 0.05$）（b）

3.3 适应及时间

新生儿皮肤显著较婴儿（1、2 和 6 个月）及其母亲的皮肤干燥（Nikolovski et al. 2008）。新生儿在产后立即出现的低角质层水合作用及皮肤干燥可能是由多种因素造成的，包括通过子宫羊水的萃取（浸泡作用）使角质层上层缺乏水结合天然保湿因子（natural moisturizing factor，NMF）（Visscher et al. 2002；Robinson et al. 2010a）或高湿度下中间丝相关蛋白水解的延迟（Scott and Harding 1986）。大约有 40% 的 NMF 由中间丝相关蛋白水解出的游离氨基酸（free amino acids，FAA）组成，用高效液相色谱分析法分析新生儿皮肤角质层表面的 FAA 水平，发现刚出生时 FAA 极其低（缺乏胎脂），出生 1 个月后有所上升但显著低于成人水平（图 3a；Visscher et al. 2011）。胎脂中含有 FAA，且其中谷氨酸和组氨酸的相对含量均高于中间丝相关蛋白水解所得到的量，这说明胎脂可能有其他可溶性氨基酸的来源。出生 24 小时后覆有胎脂的新生儿皮肤 FAA 含量显著高于擦去胎脂的新生儿皮肤，相应地其皮肤水合作用也更高（图 3b；Visscher et al. 2011）。覆有胎脂的皮肤中更多的 FAA 含量主要是来源于胎脂而非继发于环境湿度降低而发生的角质层上层中间丝相关蛋白的水解（Scott and Harding 1986）。

为了更好了解造成低水合作用的原因，在新生儿包皮及成人掌跖、前臂皮肤角质层的 10 层细胞中检测 FAA 水平。将新生儿包皮作为其皮肤对照，因为 FAA 水平可以被角质层厚度及功能影响，同成年人掌跖及前臂皮肤相比，新生儿包皮角质层中连续 10 层的 FAA 显著降低，中间丝相关蛋白中精氨酸、瓜氨酸之比相对较高，如 8：1（McKinley-Grant et al. 1989）。为促进蛋白水解成 FAA，需要使中间丝相关蛋白的精氨酸残基脱氨基成为瓜氨酸，使其从角质形成细胞的胞浆中分离出来（Chavanas et al. 2006；Kamata et al. 2009）。新生儿包皮厚度较薄，其瓜氨酸水平相对于成人较低，且精氨酸同瓜氨酸的比值相

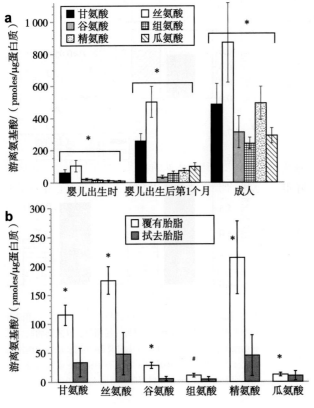

图 3 新生儿皮肤游离氨基酸水平。从新生儿表面角质层收集到的天然保湿因子中游离氨基酸（FAA）成分。出生时 FAA 水平非常低（缺乏），在出生后第 1 个月内升高，但相显著低于成年人（a）。* 说明所有组同其他组之间均有差异性（P < 0.05）。出生后 24 小时覆有胎脂皮肤的 FAA 水平显著高于无胎脂组，这同皮肤高水合作用结果相符（b）。* 说明覆有胎脂组皮肤 FAA 水平更高（P < 0.05）。# 说明覆有胎脂组皮肤 FAA 水平更低（P < 0.05）

对较高，这说明新生儿包皮角质层上方中间丝相关蛋白没有水解形成 FAA，而且这可能导致新生儿皮肤不能产生水合氨基酸而使角质层水合作用下降。

收集 3～12 个月婴儿角质层水合作用的数据，也通过拉曼共聚焦显微镜观察同成人进行对比。在皮肤 26μm 的深度，婴儿含水量较成人更高，而在 10～14μm 深度处两者含水量差异最大（Nikolovski et al. 2008）。同成人相比，婴儿角质层 NMF 水平在 12μm 处较低。通过拉普曼光学法（Raman spectroscopy）测量发现，1～15 天足月儿的角质层含水量（质量百分比）比较大的婴儿及成人要低。年龄越小的婴儿要在更深一些的角质层才能达到 60% 的水饱和度（Fluhr et al. 2012）。其中一个解释认为，鞘磷脂酶（sphingomyelinase）和 B- 神经磷脂酶（B-glucocerebrosidase）在较酸、较湿的环境中难以发挥作用，这就使得皮肤特异的疏水成分缺失而难以合成角质层脂质基质。采用衰减全反射傅里叶变换红外光谱测量发现，健康且足月产的 12 个月大的婴儿其大腿内侧上部及臀部皮肤处角质层 1～2μm 深度的 NMF 水平无明显差异（Minami-Hori et al. 2014）。

4 早产儿皮肤的水合作用

4.1 相关性

早产儿（premature infant）角质层较薄且皮肤屏障功能不健全，导致其很容易被感染，甚至死亡（Evans and Rutter 1986；Cartlidge 2000）。降低新生儿死亡率是全球健康事业的首要目标。其中包括实施基于循证医学的导管置入方法以及维持早产儿的低感染率，但其效果在一定程度上还是低于预期（Kaplan et al. 2011）。早产儿皮肤完整性的缺陷可能是其患脓毒血症（sepsis）的易感因素。

4.2 出生、胎龄的影响及适应

在胎龄 23 周时，因为角质层几乎不存在，胎儿皮肤 TEWL 值可高达 75g/（m²·h），其皮肤水合作用也很高（Sedin et al. 1983）。26 周时，胎

儿皮肤上出现少量角质层［此时皮肤的 TEWL 值相当于正常人受伤皮肤表面的 TEWL 值，大约为 45g/（m²·h）］，（Evans and Rutter 1986；Cartlidge 2000）。胎龄 29 周时，TEWL 值约为 17g/（m²·h），显著高于足月儿的 5～6g/（m²·h）。为进一步探讨角质层成熟度，采用低频阻抗光谱法（low-frequency impedance spectroscopy）（图 4），每天对 10 名胎龄 23～32 周（大部分 < 26～27 周）早产儿进行至少为期至少 67 天的皮肤水合作用及 TEWL 值的测量（Kalia et al. 1998）。出生后约 70 天的观察期间内，早产儿皮肤阻抗较低，这说明其角质层水合作用较高且水合作用随时间逐渐下降（Emery et al. 1991）。胎龄越长新生儿皮肤阻抗值越高。水合作用和 TEWL 值的变化率存在差异，正如图中分别所示胎龄 23 周（图 4a，b）及 26 周（图 4c，d）早产儿的水合作用和 TEWL 值。由于随时间推移，早产儿皮肤水合作用增加而 TEWL 减少，因此早产儿较足月儿皮肤水合作用达到正常水平（皮肤阻抗为 200）所需的时间更多。胎龄 26 周的早产儿的变化具有差异性，且达到"正常"水平更快。产后早产儿皮肤的角质层成熟可能需要长达 9 周（Kalia et al. 1998；Harpin and Rutter 1983；Agren et al. 1998；Nonato et al. 2000）。

通过观察 40 名早产儿和足月儿发现其角质层水合作用同胎龄呈反比（Okah et al. 1995）。分别对 48 名胎龄 30～37 周（平均 34.4 周）的早产儿在出生后 2～7 天（每天 1 次）及随后 7 周（每周 1 次）进行皮肤角质层水合作用测量。在测量期间早产儿水合作用是比较稳定的，且相对于下肢和额头，腹部及臀部的水合作用更高（Kanti et al. 2014）。30.3～33.7 周的早产儿角质层的水合作用较高，然而随着胎龄延长，34.0～34.8 周及 35～36.7 周的早产儿的角质层水合作用则呈下降趋势。而 35～36.7 周早产儿的腿部皮肤水合度则随胎龄的增长而上升。

出生后第 1 天，胎龄 < 30 周的早产儿角质层水合作用显著高于胎龄 > 30 周的早产儿，这是因为有大量水透过皮肤。胎龄 24～32 周早产儿同足月儿（胎龄 ≥ 37 周）相比水合作用值无明显差异

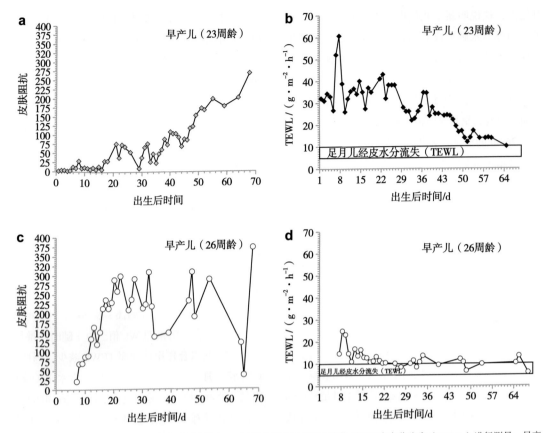

图 4 早产儿的角质层成熟度。每天对 10 名胎龄 23 ～ 32 周的早产儿皮肤水合作用和经皮水分流失（TEWL）进行测量。早产儿皮肤阻抗低，说明此时角质层水合作用高且随后逐渐下降。皮肤水合作用和 TEWL 的变化有可变性，正如胎龄 23 周（a，b）和 26 周（c，d）的新生儿所分别表现的那样。较足月儿，早产儿皮肤水合作用达到正常水平（皮肤阻抗为 200）所需的时间更长，随时间推移，早产儿皮肤水合作用增加而 TEWL 减少。胎龄为 26 周的早产儿的图表变化曲线较正常水平变化得更快

性。在恒定的环境下（早产婴儿保育箱），< 26 周的早产儿出生后第 5 天角质层水合作用显著低于第 1 天（图 5）。这说明，一旦暴露在干燥环境下早产儿角质层会很快成熟（Harpin and Rutter 1983；Okah et al. 1995）（Agren et al. 2006）。出生数周后早产儿皮肤常出现异常脱屑，提示其角质层角化过度（Okah et al. 1995；Bodak and Bodemer 2002；Visscher et al. 2009）。湿度会影响中间丝相关蛋白水解成 NMF，继而影响皮肤的水合作用（Rawlings et al. 1994）。基于一些新生动物的研究，低湿度的环境下早产儿皮肤加速生长，此时其 NMF 水平可能很低（Scott and Harding 1986）。

5 婴儿皮肤的特应性及水合作用

特应性皮炎的特点表现为表皮屏障受损、神经酰胺（ceramide）减少、中间丝相关蛋白（filaggrin）基因突变、表皮屏障渗透性增强（Imokawa et al. 1991；Ponyai et al. 2008；Weidinger et al. 2006）。特应性皮炎患者非皮损处皮肤则表现为亚临床炎症、水合作用减少、TEWL 增加、角质层代谢加快（Tagami et al. 2006）。在 < 12 个月的婴儿中，特应性皮炎患儿脸颊、胸部、背部、前臂和腿非皮损处皮肤水合作用明显低于同龄正常婴儿相同部位皮肤（Matsumoto et al. 2007）。在 1 ～ 2 岁及 2 ～ 4 岁的

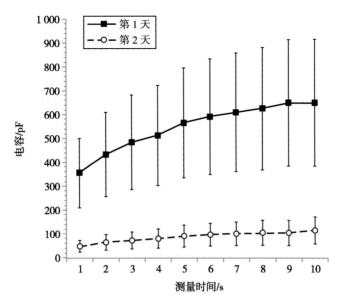

图5 早产儿角质层水合作用。出生第1天，胎龄＜30周早产儿皮肤水合作用显著高于＞30周，因为前者皮肤有大量水通过。而胎龄24～32周早产儿同足月儿（≥37周）相比，皮肤水合作用无明显差异性。胎龄＜26周早产儿出生后第5天皮肤水合作用显著低于第1天，而在此期间周围环境（早产儿保育箱）是稳定的

幼儿中，特应性皮炎患儿皮损处皮肤水合作用也低于非皮损处。

6 影响婴儿皮肤水合作用的因素

上述影响婴儿皮肤角质层水合作用的环境因素可以被看作是从宫腔内的潮湿环境过度到出生后相对干燥环境所产生的变化。日常生活中的淋浴、衣物以及局部外用材料对婴儿角质层水合作用的影响与成人一致。

6.1 暴露于水：沐浴

沐浴时，婴儿角质层从处于干燥到湿润然后又回到干燥环境，有点类似于婴儿从宫内较湿润的环境到出生后较干燥环境的转变。通过检测沐浴后15分钟皮肤的水分积累率、摩擦、可见的红斑及干燥，发现角质层的水合作用会显著降低（Visscher et al. 2002）。而皮肤水合作用恢复到沐浴前水平的时间未知。相似地，成年人浸泡于水中10分钟后，其角质层水合作用也显著下降，且可持续并超过4小时（Visscher et al. 2003）。随后的研究说明角质层水合作用的降低同角质层上层中NMF的

下降有关（Robinson et al. 2010a，b）。然而水暴露对婴儿NMF作用的影响尚未见报道，预期可能会出现与成人相似的结果。

57名健康的足月新生儿在出生后7～28天进行每周2次的水浴或用湿毛巾擦拭全身。水浴组的新生儿腹部、额部的角质层水合作用高于湿毛巾擦拭组，然而其角质层含水量较年长儿和成人更低（Garcia Bartels et al. 2009）。然而，究竟角质层水合作用的增加是由于皮肤的适应还是不同方法的水暴露所致很难确定。将307名出生后48小时内的健康新生儿随机分组后，观察淋浴时使用沐浴露或单纯水对皮肤角质层水合作用的影响，在每周2次连续4周的观察期内，发现两种方法无差异（Lavender et al. 2013）。以平行组设计方法将1天至＜12个月的新生儿分为3组，分别使用两种不同的沐浴露以及单纯用水进行洗浴，每周2次，在研究开始1周后，沐浴露组较单纯用水沐浴组其角质层水合作用相比基线水平升高明显，但在第2周时回到基线水平，期间没有出现干燥、红斑或水肿的表现（Dizon et al. 2010）。让1～36个月的婴儿及幼儿（n=125）每周至少3次用婴儿洗液或婴儿洗发剂进行沐浴，或在

每天使用婴儿护肤液，持续 4 周，发现不管是婴儿洗剂还是婴儿护肤液均可在 1 周、4 周导致角质层水合作用的显著升高（Coret et al. 2014）。这种升高是由使用皮肤护理产品所致，尽管此研究并没有消除其他可导致角质层水合作用升高的变量。

6.2 尿布

出生时尿布接触部位及非接触部位的角质层水合作用没有差别（Visscher et al. 2000），测量是在移掉尿布后 15 分钟进行的，以防表面水分而混淆结果。尿布接触部位角质层水合作用在出生后 2 周内显著升高，在第 7 天时高于非接触部位，但第 28 天时部位之间无差异性。44 名健康新生儿在出生后 2 ～ 28 天其尿布接触部位角质层水合作用逐渐增高，且臀部角质层水合作用高于大腿（Garcia Bartels et al. 2012）。在 3 ～ 6 个月的婴儿中，于移掉尿布 15 分钟后，尿布接触部位皮肤水合作用较非接触部位更低，说明随着时间的推移，不同部位皮肤水合作用仍然存在差异（Visscher et al. 2002）。在 19 名婴儿中，出生后 1 个月内尿布接触部位角质层水合作用升高，并在接下来 1 年内保持稳定（Minami-Hori et al. 2014）。可见，皮肤持水能力遵循相似的变化规律，但在第 1 个月内下降。

一次性尿布技术自推出至今已有很大进步，特别是在减少皮肤水合作用和改善尿布湿度的水蒸气渗透外罩方面（Counts et al. 2014）。这些进步使得婴幼儿患者尿布皮炎的严重程度较前降低（Odio and Friedlander 2000; Runeman 2008）。

6.3 湿度对早产儿的影响

在适应 40% ～ 50% 的湿度的前提下，将无毛小鼠分成两组分别置于高湿度（90% 湿度）、低湿度（10% 湿度）的环境下培养 5 天，发现在暴露于低湿度环境下 12 小时后小鼠表皮 DNA 合成增加，但在高湿度环境下 DNA 合成无变化。同时，低湿度组小鼠角质层水合作用显著降低，这说明角质层水合作用的降低导致了 DNA 合成的增加（Sato et al. 1998）。在 85% 的相对湿度下，研究不同环境（培养箱）湿度对出生 7 天后 22 名胎龄 23 ～ 27 周早产儿表皮屏障发展的影响。随后将新生儿暴露于 75% 或 50% 环境湿度下直到出生后 28 天。通过 TEWL 值测量屏障功能，观察到在出生后第 7 天，TEWL 值显著降低，从出生时 62g/（$m^2 \cdot h$）降到 33g/（$m^2 \cdot h$）；第 28 天时 TEWL 值下降得更为明显，由 70% 的空气湿度时的 22g/（$m^2 \cdot h$）下降至 50% 湿度的 13g/（$m^2 \cdot h$）。尽管没有测量角质层水合作用，其值可能也有所下降。同时，动物试验也可证实这点，通过新生小鼠模型测量出生时湿度的下降对中间丝相关蛋白的影响观察到小鼠出生时只在角质层下方发现中间丝相关蛋白（filaggrin），且于出生后就出现蛋白水解（Scott and Harding 1986）。其中，出生时是否发生蛋白水解取决于环境湿度，在 80% ～ 95% 的环境湿度下发生蛋白水解，但在 100% 湿度下不出现蛋白水解。

（杨正慧、顾华 译，何黎 审 / 校）

参考文献

Agren J, Sjors G, Sedin G. Transepidermal water loss in infants born at 24 and 25 weeks of gestation. Acta Paediatr. 1998;87:1185–90.

Agren J, Sjors G, Sedin G. Ambient humidity influences the rate of skin barrier maturation in extremely preterm infants. J Pediatr. 2006;148:613–7.

Blank IH. Factors which influence the water content of the stratum corneum. J Invest Dermatol. 1952;18:433–40.

Bodak N, Bodemer C. Cutaneous hydration of the premature and new born. Ann Dermatol Venereol. 2002;129:143–6.

Boncheva M, de Sterke J, Caspers PJ, Puppels GJ. Depth profiling of stratum corneum hydration in vivo: a comparison between conductance and confocal raman spectroscopic measurements. Exp Dermatol. 2009;18:870–6.

Bouwstra JA, de Graaff A, Gooris GS, Nijsse J, Wiechers JW, van Aelst AC. Water distribution and related morphology in human stratum corneum at different hydration levels. J Invest Dermatol. 2003;120: 750–8.

Cartlidge P. The epidermal barrier. Semin Neonatol. 2000;5:273–80.

Chavanas S, Mechin MC, Nachat R, Adoue V, Coudane F, Serre G, Simon M. Peptidylarginine deiminases and deimination in biology and pathology: relevance to skin homeostasis. J Dermatol Sci. 2006;44:63–72.

Coret CD, Suero MB, Tierney NK. Tolerance of natural baby skin-care products on healthy, full-term infants and toddlers. Clin Cosmet Invest Dermatol. 2014;7:51–8.

Counts JL, Helmes CT, Kenneally D, Otts DR. Modern disposable diaper construction: innovations in performance help maintain healthy diapered skin. Clin Pediatr (Phila). 2014;53:10S–3.

Denda M, Sato J, Masuda Y, Tsuchiya T, Koyama J, Kuramoto M, Elias PM, Feingold KR. Exposure to a dry environment enhances epidermal permeability barrier function. J Invest Dermatol. 1998;111:858–63.

Dizon MV, Galzote C, Estanislao R, Mathew N, Sarkar R. Tolerance of baby cleansers in infants: a randomized controlled trial. Indian Pediatr. 2010;47:959–63.

Emery MM, Hebert AA, Aguirre Vila-Coro A, Prager TC. The relationship between skin maturation and electrical skin impedance. J Dermatol Sci. 1991;2:336–40.

Evans NJ, Rutter N. Development of the epidermis in the newborn. Biol Neonate. 1986;49:74–80.

Fluhr JW, Darlenski R, Lachmann N, Baudouin C, Msika P, De Belilovsky C, Hachem JP. Infant epidermal skin physiology: adaptation after birth. Br J Dermatol. 2012;166:483–90.

Garcia Bartels N, Mleczko A, Schink T, Proquitte H, Wauer RR, Blume-Peytavi U. Influence of bathing or washing on skin barrier function in newborns during the first four weeks of life. Skin Pharmacol Physiol. 2009;22:248–57.

Garcia Bartels N, Massoudy L, Scheufele R, Dietz E, Proquitte H, Wauer R, Bertin C, Serrano J, Blume-Peytavi U. Standardized diaper care regimen: a prospective, randomized pilot study on skin barrier function and epidermal il-1alpha in newborns. Pediatr Dermatol. 2012;29:270–6.

Gloor M, Bettinger J, Gehring W. Modification of stratum corneum quality by glycerin-containing external ointments. Hautarzt. 1998;49:6–9.

Halkier-Sorensen L, Petersen BH, Thestrup-Pedersen K. Epidemiology of occupational skin diseases in Denmark: notification, recognition and compensation. In: Van der Valk PGM, Maibach HI, editors. The irritant contact dermatitis syndrome. Boca Raton FL: CRC Press; 1995. p. 23–52.

Hammarlund K, Nilsson GE, Oberg PA, Sedin G. Transepidermal water loss in newborn infants. II. Relation to activity and body temperature. Acta Paediatr Scand. 1979;68:371–6.

Hardman MJ, Sisi P, Banbury DN, Byrne C. Patterned acquisition of skin barrier function during development. Development. 1998;125:1541–52.

Harpin VA, Rutter N. Barrier properties of the newborn infant's skin. J Pediatr. 1983;102:419–25.

Hoath SB, Pickens WL, Visscher MO. The biology of vernix caseosa. Int J Cosmet Sci. 2006;28:319–33.

Hurkmans JF, Bodde HE, Van Driel LM, Van Doorne H, Junginger HE. Skin irritation caused by transdermal drug delivery systems during long-term (5 days) application. Br J Dermatol. 1985;112:461–7.

Imokawa G, Abe A, Jin K, Higaki Y, Kawashima M, Hidano A. Decreased level of ceramides in stratum corneum of atopic dermatitis: an etiologic factor in atopic dry skin? J Invest Dermatol. 1991; 96:523–6.

Kalia YN, Nonato LB, Lund CH, Guy RH. Development of skin barrier function in premature infants. J Invest Dermatol. 1998;111:320–6.

Kamata Y, Taniguchi A, Yamamoto M, Nomura J, Ishihara K, Takahara H, Hibino T, Takeda A. Neutral cysteine protease bleomycin hydrolase is essential for the breakdown of deaminated filaggrin into amino acids. J Biol Chem. 2009;284:12829–36.

Kanti V, Bonzel A, Stroux A, Proquitte H, Buhrer C, Blume-Peytavi U, Bartels NG. Postnatal maturation of skin barrier function in premature infants. Skin Pharmacol Physiol. 2014;27:234–41.

Kaplan HC, Lannon C, Walsh MC, Donovan EF. Ohio statewide quality-improvement collaborative to reduce late-onset sepsis in preterm infants. Pediatrics. 2011;127:427–35.

Katagiri C, Sato J, Nomura J, Denda M. Changes in environmental humidity affect the water-holding property of the stratum corneum and its free amino acid content, and the expression of filaggrin in the epidermis of hairless mice. J Dermatol Sci. 2003;31:29–35.

Kligman AM. Hydration injury to human skin. In: van der Valk PMH, editor. The irritant contact dermatitis syndrome. Boca Rotan: CRC Press; 1996. p. 187–94.

Lavender T, Bedwell C, Roberts SA, Hart A, Turner MA, Carter LA, Cork MJ. Randomized, controlled trial evaluating a baby wash product on skin barrier function in healthy, term neonates. J Obstet Gynecol Neonatal Nurs. 2013;42:203–14.

Ludriksone L, Garcia Bartels N, Kanti V, Blume-Peytavi U, Kottner J. Skin barrier function in infancy: a systematic review. Arch Dermatol Res. 2014;306:591–9.

Matsumoto T, Yuasa H, Kai R, Ueda H, Ogura S, Honda Y. Skin capacitance in normal and atopic infants, and effects of moisturizers on atopic skin. J Dermatol. 2007;34:447–50.

McKinley-Grant LJ, Idler WW, Bernstein IA, Parry DA, Cannizzaro L, Croce CM, Huebner K, Lessin SR, Steinert PM. Characterization of a cdna clone encoding human filaggrin and localization of the gene to chromosome region 1q21. Proc Natl Acad Sci USA. 1989;86:4848–52.

Medeiros Jr M. Aquagenic urticaria. J Investig Allergol Clin Immunol. 1996;6:63–4.

Minami-Hori M, Honma M, Fujii M, NomuraW, Kanno K, Hayashi T, Nakamura E, Nagaya K, Miyauchi Y, Fujimura T, Hotta M, Takagi Y, Kitahara T, Takema Y, Iizuka H. Developmental alterations of physical properties and components of neonatalinfantile stratum corneum of upper thighs and diapercovered buttocks during the 1st year of life. J Dermatol Sci. 2014;73:67–73.

Nikolovski J, Stamatas GN, Kollias N, Wiegand BC. Barrier function and water-holding and transport properties of infant stratum corneum are different from adult and continue to develop through the first year of life. J Invest Dermatol. 2008;128:1728–36.

Nonato LB, Lund CH, Kalia YN, Guy RH. Transepidermal water loss in 24 and 25 weeks gestational age infants. Acta Paediatr. 2000;89:747–8.

Odio M, Friedlander SF. Diaper dermatitis and advances in diaper technology. Curr Opin Pediatr. 2000;12:342–6.

Okah FA, Wickett RR, Pickens WL, Hoath SB. Surface electrical capacitance as a noninvasive bedside measure of epidermal barrier maturation in the newborn infant. Pediatrics. 1995;96:688–92.

Ponyai G, Hidvegi B, Nemeth I, Sas A, Temesvari E, Karpati S. Contact and aeroallergens in adulthood atopic dermatitis. J Eur Acad Dermatol Venereol. 2008;22:1346–55.

Rawlings AV, Leyden JJ. Skin moisturization. 2nd ed. New York: Informa Healthcare USA, Inc; 2009.

Rawlings AV, Matts PJ. Stratum corneum moisturization at the molecular level: an update in relation to the dry skin cycle. J Invest Dermatol. 2005;124:1099–110.

Rawlings AV, Scott IR, Harding CR, Bowser PA. Stratum corneum moisturization at the molecular level. J Invest Dermatol. 1994;103:731–41.

Robinson M, Visscher M, LaRuffa A, Wickett R. Natural moisturizing factors (nmf) in the stratum corneum (sc) 1: effects of lipid extraction and soaking. J Cosmet Sci. 2010a;62:13–22.

Robinson M, Visscher M, LaRuffa A, Wickett R. Natural moisturizing factors (nmf) in the stratum corneum (sc) 2: regeneration of nmf over time after soaking. J Cosmet Sci. 2010b;62:23–9.

Runeman B. Skin interaction with absorbent hygiene products. Clin Dermatol. 2008;26:45–51.

Rustemeyer T, Frosch PJ. Occupational skin diseases in dental laboratory technicians. (i). Clinical picture and causative factors. Contact Dermatitis. 1996;34:125–33.

Sato J, Denda M, Ashida Y, Koyama J. Loss of water from the stratum corneum induces epidermal DNA synthesis in hairless mice. Arch Dermatol Res. 1998;290:634–7.

Scott IR, Harding CR. Filaggrin breakdown to water binding compounds during development of the rat stratum corneum is controlled by the water activity of the environment. Dev Biol. 1986;115:84–92.

Sedin G, Hammarlund K, Stromberg B. Transepidermal water loss in full-term and pre-term infants. Acta Paediatr Scand Suppl. 1983;305:27–31.

Supp AP, Wickett RR, Swope VB, Harriger MD, Hoath SB, Boyce ST. Incubation of cultured skin substitutes in reduced humidity promotes cornification in vitro and stable engraftment in athymic mice. Wound Repair Regen. 1999;7:226–37.

Tagami H, Kobayashi H, O'Goshi K, Kikuchi K. Atopic xerosis: employment of noninvasive biophysical instrumentation for the functional analyses of the mildly abnormal stratum corneum and for the efficacy assessment of skin care products. J Cosmet Dermatol. 2006;5:140–9.

Visscher M, Maganti S, Munson KA, Bare DE, Hoath SB. Early adaptation of human skin following birth: a biophysical assessment. Skin Res Technol. 1999;5:213–20.

Visscher MO, Chatterjee R, Munson KA, Pickens WL, Hoath SB. Changes in diapered and nondiapered infant skin over the first month of life. Pediatr Dermatol. 2000;17:45–51.

Visscher MO, Chatterjee REJ, LaRuffa AA, Hoath SB. Biomedical assessment and instrumental evaluation of healthy infant skin. Pediatr Dermatol. 2002;19 (6):473–81.

Visscher MO, Tolia GT, Wickett RR, Hoath SB. Effect of soaking and natural moisturizing factor on stratum corneum water-handling properties. J Cosmet Sci. 2003;54:289–300.

Visscher MO, Narendran V, Pickens WL, LaRuffa AA, Meinzen-Derr J, Allen K, Hoath SB. Vernix caseosa in neonatal adaptation. J Perinatol. 2005;25:440–6.

Visscher MO, DeCastro MV, Combs L, Perkins L,Winer J, Schwegman N, Burkhart C, Bondurant P. Effect of chlorhexidine gluconate on the skin integrity at picc line sites. J Perinatol. 2009;29:802–7.

Visscher MO, Utturkar R, Pickens WL, LaRuffa AA, Robinson M, Wickett RR, Narendran V, Hoath SB. Neonatal skin maturation - vernix caseosa and free amino acids. Pediatr Dermatol. 2011;28(2):122–32.

Warner RR, Myers MC, Taylor DA. Electron probe analysis of human skin: determination of the water concentration profile. J Invest Dermatol. 1988;90:218–24.

Warner RR, Boissy YL, Lilly NA, Spears MJ, McKillop K, Marshall JL, Stone KJ.Water disrupts stratum corneum lipid lamellae: damage is similar to surfactants. J Invest Dermatol. 1999;113:960–6.

Warner RR, Stone KJ, Boissy YL. Hydration disrupts human stratum corneum ultrastructure. J Invest Dermatol. 2003;120:275–84.

Weidinger S, Illig T, Baurecht H, Irvine AD, Rodriguez E, Diaz-Lacava A, Klopp N, Wagenpfeil S, Zhao Y, Liao H, Lee SP, Palmer CN, Jenneck C, Maintz L, Hagemann T, Behrendt H, Ring J, Nothen MM, McLean WH, Novak N. Loss-of-function variations within the filaggrin gene predispose for atopic dermatitis with allergic sensitizations. J Allergy Clin Immunol. 2006;118:214–9.

Willis I. The effects of prolonged water exposure on human skin. J Invest Dermatol. 1973;60:166–71.

Youssef W, Wickett RR, Hoath SB. Surface free energy characterization of vernix caseosa. Potential role in waterproofing the newborn infant. Skin Res Technol. 2001;7:10–7.

Zimmerer RE, Lawson KD, Calvert CJ. The effects of wearing diapers on skin. Pediatr Dermatol. 1986;3:95–101.

17

皮肤光泽度的测量

Adeline Jeudy, Vanessa Ecarnot, and Philippe Humbert

内容

皮肤光泽度·色彩·质感·摄影·临床评分

1 简介

光泽度（radiance）作为一种由物理学定义的光学参数，可以用特定物体（如光源）发出的光的量来衡量。如果我们将这一定义应用于皮肤的光泽度，那么当皮肤反射更多的入射光时，皮肤光泽应该看起来更好。然而，皮肤光泽度是一个更为复杂的现象，是一种心理物理参数，是整体（生理及心理）健康的镜子，而不仅仅是皮肤所反射的光的量（Matsubara et al. 2012；Petitjean et al. 2007a）。

灰色的皮肤或暗沉的肤色可以反映由于极度疲劳、疲倦、荷尔蒙状态、情绪状态（悲伤、压力等）、疾病（重要器官如肝脏的功能障碍）、营养不良或营养过度、烟草、酒精、污染、季节等对身体造成的影响（Purdue and Hunt 1986；Middleton 1968；Monfrecola et al. 1998；Koh et al. 2002；Besne et al. 2003）。相反，"桃色皮肤"反映一种光滑、粉红色、天鹅绒般的皮肤以及良好的健康状况。肤色扮演着重要的心理和社会角色（Petitjean 2006）。

许多文章表明，人们对衰老的感知在很大程度上受皮肤色调均匀度的影响（Nkengne et al. 2008；Puccetti et al. 2011；Fink and Matts 2008；Matts et al. 2007；Fink et al. 2012）。

在现有文献中对皮肤光泽度没有精确的定义和可量化的描述。因此很难列出其组成参数及其相对比例；这涉及相当复杂的表面和内在的皮肤性质（Jeudy et al. 2014）。

当光照在皮肤表面时，有少量（约5%）（Takiwaki et al. 1997）直接被反射，而主要部分渗透到皮肤的不同层。反射光使皮肤发光，而回散射光（图1）显示肤色（如桃色）。换句话说，表面光反射解释皮肤的光亮（取决于皮肤表面的性质和状态），光吸收现象解释皮肤的色调（取决于皮肤生色团的含量），而光扩散现象定义了皮肤颜色的饱和度（主要取决于胶原纤维的含量）。

皮肤光泽度似乎是以下因素综合平衡的结果（Petitjean 2006）：

- **颜色**，主要受皮肤微循环和皮内结构的影响。
- **光反射**
- 更具有整体**质感**的皮肤表面。

因此，相关的研究展示了对以上每一个被提及的成分的量化。

2 颜色

皮肤颜色（skin color）主要取决于黑素以及血红蛋白的浓度及其分布；它们吸收光线并影响皮肤深层的反射（Kim et al. 2015）。

黑素（棕色）（melanin）在所有波长上吸光，但是这种吸收在从紫色到红色波长范围会大大减小，这使得黑素看起来像灰色（整体吸收）和黄色

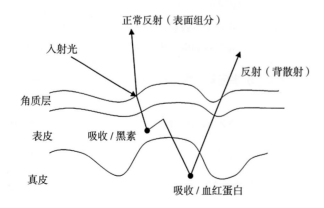

图1 光在皮肤中的传播途径［由于角质层和表皮层非常薄，在整个可见和近红外区域中，它们对除表面反射以外的其他作用贡献甚小（Anderson and Parrish 1981）］

（吸收蓝光为主）的混合物。

血红蛋白（hemoglobin）看起来是红色的，因为它会有选择地吸收绿光，因此在缺失这种互补色的情况下通过回散射显光。

Matts 等（2007）观察到了颜色分布的重要性，他们发现，在女性皮肤中，黑素均匀度对感知年龄、健康和吸引力的影响比血红蛋白强。同样，Fink 等（2012）发现，男性体内的血红蛋白分布与健康和对吸引力的感知有更强的联系，而和黑素有关的颜色的均匀性则是感知年龄的更有力的标志。

血红蛋白在皮肤光泽度中起着重要作用，通常被认为是"粉红"色皮肤。评估光泽度的间接方法是研究和其有关的皮肤微循环。

2.1 皮肤微循环评估

血红蛋白在红细胞里传输氧气：如果氧气不够，脸色就会变灰和暗沉。如果微循环得到有效的刺激，作为皮肤颜色组成的红细胞就会更容易地被光反映出来。

因此，皮肤微循环（skin microcirculation）是皮肤暗沉的重要因素：

- 压力下，儿茶酚胺在皮肤中传送，诱导血管收缩（从而导致皮肤苍白）（Purdue and Hunt 1986；Sainthillier et al. 2002；Altemus et al. 2001）。
- 由于疲劳（缺乏睡眠和/或剧烈活动）产生的身体反应，向体内重要器官输送更多

的血液，从而导致皮肤微循环变得"缓慢"（Besne et al. 2003）。
- 污染和吸烟导致微血管失去了它们的颜色（浅灰色的皮肤）（Monfrecola et al. 1998；Koh et al. 2002；Besne et al. 2003；Petitjean et al. 2006；Raitio et al. 2004）。
- 随着衰老，乳头状毛细血管环消失，导致真皮血管密度和营养交换表面积的丢失（Li et al. 2006a）。

在现有的技术中，毛细血管镜（capillaroscopy）和视频毛细血管显微镜（video capillaroscopy）（视频显微镜 MoritexSerie MS500，Perimed）可以在体内直接显示毛细血管网。

这种光学装置是由显微镜透镜、波束引导和CCD 相机组成的（图2）。该方法使用皮肤视频显微镜，以卤素灯作为光源。光被传送到目标光纤。入射光一般是横向冷光，以增强对比度。

该视频显微镜被连接到一台带有操作系统的计算机以实现精确的数字定量测量和图像存档。

这种对皮肤的探索可以直接在皮肤上进行，并需加一滴油以提高皮肤的透明度。利用光学放大系统可对皮肤血管网络进行直观显示。不同的放大倍数可以用来评估微血管表面的结构和颜色（图3）（Humbert et al. 2005；Sainthillier et al. 2005）。

这个分析系统可以产生各种参数，如毛细血管直径、长度、表面、密度和毛细血管间隙。

该装置有各种放大倍数：×200、×100 和 ×50 的镜头可用于在 1～20mm^2 面积内对微循环网络

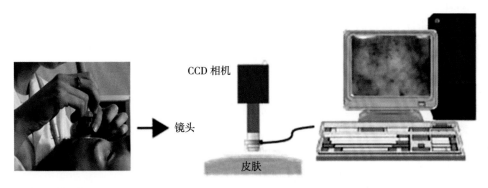

图2 视频毛细血管镜装置

CCD 相机

镜头

皮肤

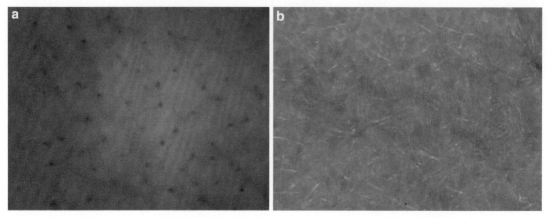

图 3 （a）（1.73mm²）×200 放大倍数可以量化皮肤血管化网络，而（b）（28mm²）×50 放大倍数可以量化肤色的红度

的探索。图像属彩色编码，使用 RGB 系统（红、绿和蓝色层），分辨率为 528×720 像素。

这种技术的主要优点是互动性。图像捕获和质量的结果可以立即进行检查。由于使用直接连到视频毛细血管镜的计算机，操作起来很容易，整个数据采集过程被数字化。

2.2 皮肤颜色评估

评价肤色最合理的方法是直接研究它的颜色。2006 年，Taylor 等描述了现有的不同技术（Taylor et al. 2006）。其中，反射光谱法、色彩色度计和窄带反射计是最常用的仪器。后者专门用于评估红斑或色素沉着（通过更具体地测量皮肤内的生色团）（Agache 2004a，b）。

皮肤表面的颜色变化可以通过反射光谱法测量［分光色度计（CM2600D，Konica Minolta Sensing）或色彩色度计（CR400，Konica Minolta Sensing）］。这些设备具有与人眼相对应的灵敏度，其测量是在相同光源的标准条件下进行的。国际照明委员会（Commission Internationale de l'Eclairage，CIE）已经定义了几种典型光源的光谱特性（D65 对应于平均日光，通常用作参考）（Precise color communication 1998）。

2.2.1 色彩色度计 CR200

使用色彩色度计 CR200［chromameter CR200（Minolta）］，皮肤表面被脉冲氙弧灯照亮。根据 CIE（Robertson 1990）所确定的 L*a*b* 颜色系

统，垂直于表面的反射光被收集并在 450、560 和 600nm 处做三色刺激色彩分析。L* 参数表示颜色亮度（在白色表面值 100 和黑色表面值 0 之间变化）。

a* 参数表示沿红 / 绿轴的变化，红色端为 +60，绿色端为 -60。b* 参数在黄色端的 +60 至蓝色端的 -60 之间变化（图 4）。

测量时，该探头依靠本身自重（651g）被放置在皮肤表面。使用标准设置时，探头检测到的皮肤面积为 1.77cm²（直径 1.5cm）。应用时探头在皮肤上产生的压力更高，约 368g/cm²。该仪器使用白色校准板校准（Clarys et al. 2000）。

因此，皮肤的光泽度可以用对应于红色的 a* 和对应于亮度的 L* 来描述。同时也需额外的信息来描述肤色的异质性：

– 颜色差异度：

$\Delta E=[(L_1-L_2)]^2(a_1-a_2)^2+(b_1-b_2)^{1/2}$（Haeghen et al. 2000）

– 和 / 或鲜明度：

色度 =$[(a*)^2+(b*)^2]^{1/2}$（Precise color communication 1998）

这是导致肤色暗沉的关键因素。

2.2.2 皮肤黑素和血红素测试仪

皮肤黑素和血红素测试仪［mexameter（Courage-Khazaka MX18）］测量皮肤中黑素和血红蛋白的含量。

在这台仪器中，16 个环型排列的发光二极管在

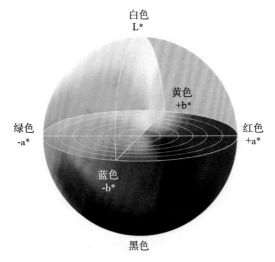

图 4 L*a*b* 颜色系统

白色
L*

黄色
+b*

绿色
-a*

红色
+a*

蓝色
-b*

黑色

3 个波长上发光：568nm（绿色）、660nm（红色）和 880nm（红外）。皮肤反射的光由光电探测器测量。其原理是基于对血红蛋白在绿色和红色波长、以及对黑素在红色和近红外波长中吸收和反射光的测量。利用在 660nm 的吸收光强度和在 880nm 的反射光强度计算出黑素指数。红斑指数则从 568nm 的吸收光强度和 660nm 的反射光计算得到。

皮肤测量面积为 5mm（面积 0.20cm^2）。探头中使用弹簧施加恒定压力接触皮肤表面：应用于皮肤的压力约为 91g/cm^2（Clarys et al. 2000）。

皮肤的光泽度可以用测量红度的红斑指数来描述。

2.2.3 皮肤分光光度计

皮肤分光光度计［derma-spectrometer（Cortex Technology）］的发光二极管发出两种波长的光：568nm（绿色）和 655nm（红色）。皮肤反射的光由光电探测器测量。它测量血红蛋白在绿色波长以及黑素在红色波长的吸收光和反射光。从吸收光和反射光强度分别在 568 和 655nm 波长下计算黑素指数和红斑指数。皮肤测量区域为 6mm 直径（面积 0.28cm^2）。仪器探头靠自身重量放置于皮肤表面（640g）。皮肤上的压力约为 158g/cm^2。该仪器使用黑白校准板校准（Clarys et al. 2000）。

与皮肤黑素和血红素测试仪相似，皮肤的光泽度可以用测量红度的红斑指数来描述。

3 反射

通过测定皮肤的光反射现象可以量化皮肤的光学外观，如光彩、光辉和光泽。通过客观测量来了解光反射特性是研究面部外观的第一步。

皮肤对光的反射由于其多层结构而变得复杂。表皮最外层的角质层是半透明的，它反射部分入射光，而让大部分光线穿透到皮肤深层。因此，皮肤的反射是表层镜面反射和皮内漫反射的混合体。因此，有必要将皮肤的表面和皮内反射分离开来，以建立与其外观相关联的皮肤基本光学特性的概念（Matsubara 2012）。

皮肤反光能力的评估

皮肤光泽度的直接信息可通过对光反射的评估来提供。一般来说，有光泽的皮肤表现的象一面镜子，也就是说，以一种镜面反射的方式反射光线，而暗沉的皮肤则更倾向于产生漫反射光（Petitjean et al. 2007b）。

3.1.1 光泽度仪

Courage-Khazaka 开发了光泽度仪（glossymeter）来定量评估皮肤对光的镜面反射和漫反射。探头中的平行白光由发光二极管产生。光从 0° 发出经一镜面反射至 60° 到达皮肤表面。光线的一部分直接造成在同一个角度上的反射，所以入射角等于反射角。光线的另一部分被表面吸收，在皮内散射并产生漫反射。

皮肤光泽度仪（GL 200）测量光反射的两个部分，表面的直接镜面反射和散射，前者与表面的光泽度有关。两个单独的测量通道测量直接反射光（以相同角度的镜子引导，即在 120°）和漫反射（散射）的光度。

散射或漫射的反射光在 90°（完全垂直于测量表面）的角度下测量，其前提是假设光在所有的角度以相同的方式散射。

皮肤光泽度仪（GL 200）的设计目标是用来评估皮肤表面的光泽。然而，皮肤不仅在结构和亮度上，而且在颜色上也有不同。通过漫散射校正，将这些事实考虑进去，消除了光泽度测量通道中检测到的漫反射光部分，从而可以在不同皮肤类型之间比较光泽度测量。

3.1.2 皮肤光泽度计

皮肤光泽度计（skin gloss meter）由 Delfin Technology 开发，用于测量皮肤表面反射的光。在皮肤光泽度计中，光束通过与测量表面接触时相同的角度反射回来。该装置不测量散射光。

作为光源，该仪器内置 635nm 红色半导体二极管激光器（具有超好的皮肤反射能力）。激光在皮肤表面的光斑大小为直径 50μm。

3.1.3 Brillanometer

Gillon 等也开发了一种特殊的非接触式装置——Brillanometry（Gillon et al. 2002）。该装置在多个方向连续测量镜面反射和漫反射；它可以用来测量皮肤光泽。

在对皮肤做光学测量时，以入射方向朝被测皮肤表面发送一束入射偏振光，并且在同时测量其在相同方向的反射光束（图5）。一小部分光基于镜面反射原理在角质层和空气的界面被反射，并保持与入射光相同的偏振状态；这种表现会给在滋润和收紧状态下的皮肤带来光泽。

相反，漫反射的光是去极化的。这种光学特性可用来分离光的两个成分（镜面反射和漫反射）。

3.1.4 GonioLux

最近，Orion Concept 开发了 GonioLux，这是一种测量在一个空间的各个方向上反射光强度的装置。

测量参数表示为在空间不同方向上反射光的总量：

- Spec.Vol= 镜面反射
- Diff.Vol= 散射光（在皮肤吸收后与皮肤的表面纹路或晕色有关的镜面反射和散射光）
- Aniso.Vol.= 所有反射的各向异性（在左和右2个方向上）
- Tot.Vol.= 表面反射的总光量

结果可以表示为这些不同参数的比值。

3.1.5 Translucymeter

皮肤内层反射的光学测量可以使用 Translucymeter（TLS 850，Diastron Ltd，Andover，Hampshire，英国）。TLS 850 是一种接触式测量皮肤通透度的装置，其光源与皮肤直接接触（图6），因此只能测量皮肤内层的反射（Kim et al. 2015）。

一窄束来自 RGB LED 光源的光被用来照亮皮肤。测量时可以使用 LED 的"单色"模式，即选择红、绿或蓝色中的任一颜色。

像皮肤这样的半透明材料会在皮肤深层散射光线，而散射光的一部分会反射回探测器。来自皮肤的回散射光由光纤面板（FOP）收集。

皮肤表面散射的降低会增加光在皮肤深层的穿透，从而增加皮肤的透明度。

根据样品照明点的距离，这种收集到的光可以在 PC 上以光亮的水平显示。

皮肤通透度值由以下3个参数组成（Kim et al. 2015）：

- K 值表示探测器在尽可能接近光源处所探测到的光量。

入射光
漫反射光
镜面反射光

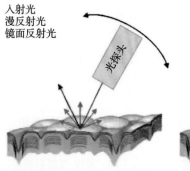

主要为漫反射光的测量

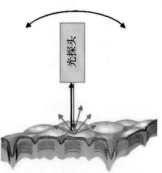

主要为镜面反射光的测量

图5 测量皮肤两种反射光的图解。光探头在不同方向上的定位。（Gillon et al. 2002）

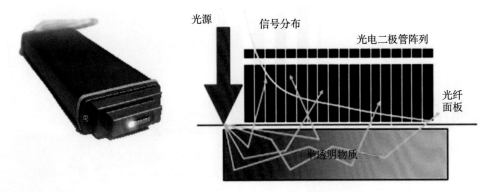

图 6 Tanslucymeter 的工作原理

图中标注：光源、信号分布、光电二极管阵列、光纤面板、半透明物质

- ALPHA 值表示离开源时光量的衰减率。高的 ALPHA 值代表了光强度的快速衰减。
- AREA 值表示散射到材料中光的总量。

4 纹理

Fint and Matts 在 2008 年显示皮肤表面形貌学特征在人们对他人年龄的感知中有重要影响。同时，面部肤色均匀度是身体健康的一个关键指标。这可能是对人类面部吸引力的评价时最有影响力的两个属性。

皮肤表面纹理（relief）在不同的表面亮度等级下产生不同的图像对比（相同的纹理在明亮的表面更容易看到）。当皮肤表面不规则时，吸收光线困难，并在多方向上反射。这是典型的干燥和鳞状皮肤（Jeudy et al. 2014）。

有光泽的皮肤通常被认为是光滑和均匀的，没有瑕疵。虽然是先天特性，皮肤的微观形态学受到环境和老化的影响，并在数量、深度和方向上发生变化（Pierard et al. 2004；Li et al. 2006b）。

最初为微技术开发的轮廓测量法（机械、透明或光学），多年来已经应用于研究皮肤的表面纹理（Lagarde et al. 2001；Nardin et al. 2002；Lee et al. 2008；Makki et al. 1979）。

4.1 条纹投影

实时三维皮肤形貌评价的最新方法之一是数字条纹投影（fringes projection）。该方法由 3 个单元组成：一个投影单元用来把条纹图案在给定角度下数字化投影到人体皮肤上、一个用于记录图案变化的相机以及一个分析处理单元（图 7）。

通过对条纹图案形状变化的分析，皮肤的三维结构得以用客观和可再现的方式精确重建（Luebberding et al. 2014）。

有趣的是，该体内检测技术可以通过对皱纹的体积和深度的评估，尤其是表面纹理的粗糙度和非均一性（扩张的毛孔、粉刺和细纹等），来研究皮肤的缺陷（图 8）。

这类设备目前市场上有两种：3D 皮肤扫描仪（PRIMOS®，GFMesstechnik GmbH，Berlin，德国）和 DermaTOP®（Breukmann，Teltow，德国）。它们之间的主要区别是边缘条纹的产生模式：3D 皮肤扫描仪根据样品大小在不同型号仪器中使用不同的微镜，而 DermaTOP® 使用模板阴影投影并提供使用同一仪器测量不同大小区域的选择。这两种设备有类似的测量结果（Tchvialeva et al. 2010）。

4.2 视频电子皮镜

皮肤纹理参数可用视频电子皮镜（visio scan，Courage and Khazaka）评估。该仪器配备一种特殊的高分辨率摄像机，使用 UVA 光（已被证明对正常人的皮肤没有危害）对被检测的皮肤区域提供均匀照明，并使用皮肤表面评价软件（Surface Evaluation of the Living Skin，SELS），直接针对皮肤表面进行专门的研究（图 9）。

所得到的图像显示皮肤的结构和干燥程度，图像的灰度分布（在 256 个灰度级别）用于评价以下

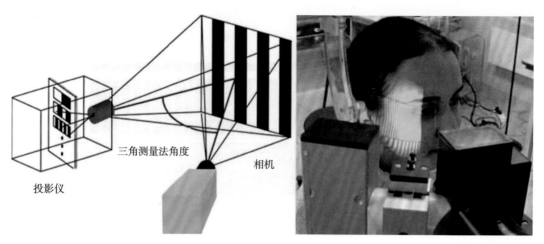

图 7　条纹投影原理

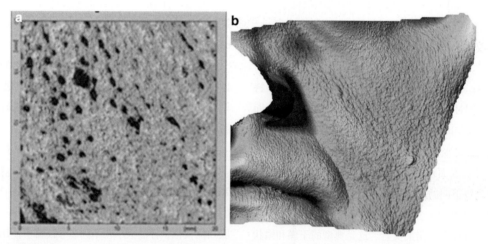

图 8　从脸颊（20mm×20mm 区域）获得的三维重建，可用于检测扩张的毛孔（a），或从半脸（60mm×80mm 区域）（b）来量化其皮肤纹理的粗糙度/非均一度。（Jeudy et al. 2014）

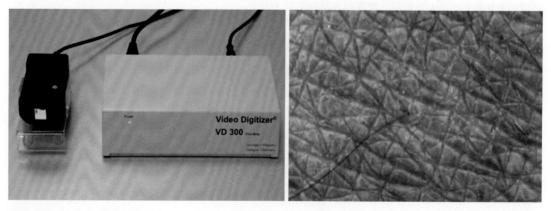

图 9　视频电子皮镜和结果图像示例

皮肤纹理参数：最大皱纹深度（Rt），皮肤粗糙度（SEr）的表面评价（SE），皮肤平滑度（SEsm；与皱纹的宽度和格式成比例），以及皱纹的数量和宽度（SEw）（Mercurio et al. 2013）。

5 多因素评估

5.1 摄影

经过校准和标准化，摄影技术为研究肤色提供了许多应用。由于光的影响，研究纹理或颜色的均一性似乎比表面光泽更合适。皮肤图像很容易被闪光灯或背景光所引起的亮度干扰。光源的位置、属性和受试者的姿态都是非常重要的，并且必须考虑到避免人为视觉假象（Raitio et al. 2004；Haeghen et al. 2000；Tanaka et al. 2008；Baret et al. 2006）。

5.1.1 偏光摄影

偏振光摄影在结构的非均一性方面提供了比正常光更多的信息。

配备两个偏振滤光片的成像系统已经被广泛用以测量皮肤颜色或表面纹理特性；滤光片的偏振面呈垂直或平行排列，一个滤光片位于照明光源的前方，另一个则置于相机镜头前方。

采用交叉偏振摄影技术，皮肤表面反射（即镜面反射）成分被去除，只留下皮肤层内的反射成分，从而展示皮肤的颜色（皮肤发红或苍白、颜色非均一性等）（图 10 a，b）。

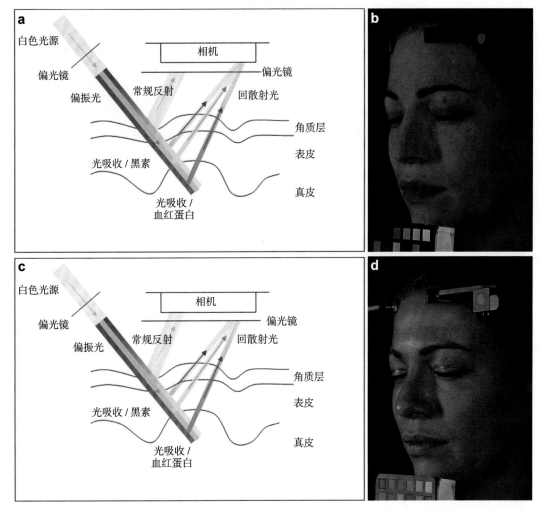

图 10 偏光摄影原理的简化图表。（a）交叉偏光，只有回散射光到达镜头［显示肤色（b）］。（c）平行偏光，只有反射的偏振光通过［显示皮肤的光泽和表面纹理（d）］

采用平行偏光摄影技术，在捕获的图像中包含镜面反射，在这种情况下，表面的细节被增强（皱纹、光泽和鳞片状）（图 10 c，d）（Matsubara 2012）。

通过平行偏光摄影显示的皮肤缺陷，可以使用轮廓测量法来直接评估。

5.1.2 SAMBA（Bossa Nova Technologies）

Bossa Nova Technologies（美国加州洛杉矶）应用偏光摄影技术所提供的机会，在几年前开发了一个叫做 SAMBA 的系统（McMullen and Jachowicz 2003）。该全脸图像采集 - 分析系统可对皮肤表面和皮内反射进行测量。

该系统由两个照明单元、一个高分辨率数码相机和一个头部定位支架组成（图 11）。每个照明装置都配有一个线性偏振滤光镜。数码相机还配备了一个液晶偏光器，它可以将其偏振角从与光源前偏振滤光镜的平行方向电动翻转至 90°（交叉方向）（Matsubara 2012）。

翻转的频率为 4Hz，因此，两个偏振态的面部图像可以在非常快速的序列中采集。在平行（P）和交叉（C）偏光图像中，人脸的位置和角度是相同的，因此在两幅图像中对应的像素可以通过图像处理进行比较，以提取表面反射成分（Matsubara 2012）。

5.1.3 VISIA（Canfield 成像系统）

VISIA 肤色分析系统（Canfield Imaging Systems, Fairfield，NJ，USA）使用标准光、紫外光和交叉偏

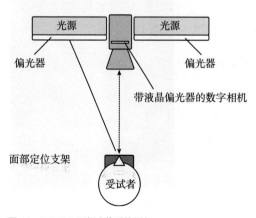

图 11 SAMBA 面部成像系统图解

振光产生一系列照片（图 12）。

该系统还对照片进行分析，以量化皮肤症状，并计算病变的数量，如棕色斑点或扩张的毛孔。VISIA 使用标准的闪光灯来识别斑点、皱纹、纹理和毛孔。

紫外光用于产生显视紫外斑点和卟啉亮点的图像，同时利用了表皮黑素和深层黑素对紫外线的选择性吸收（Goldsberry et al. 2014）。

5.2 临床评分

2006 年，Baret 等组织了一次与女性探讨皮肤的圆桌会议（Baret et al. 2006）。作为这些交流的结果，从不同年龄组的志愿者的面部图像分析结果中选择和研究了许多指标（包括皮肤纹理、亮度和颜色）。专家们进行了临床评分，然后将志愿者分为两组：一组是年轻人，他们的皮肤光泽度被认为更依赖于皮肤的亮度和颜色（"玫瑰色"）；另一组是老年人，其主要表现为不规则的皮肤表面和颜色的变化。

这些定义证实了皮肤光泽度是多因素的，其中的主观因素是一个自然且重要的部分。

如前面提到的摄影技术，环境条件的控制对评分是非常重要的。受试者必须在温度控制的房间里呈休息状态，坐在"日光"灯之间，穿白色的衣服，戴上白色的纸帽，以避免任何外在颜色的影响（Musnier et al. 2004）。

2004 年，Musnier 等与一些美容师举行了一场集体讨论，开发了一种皮肤光泽度感官评价模型（Musnier et al. 2004）。同时 100 名志愿者也对他们的肤色做了自我评价。对该数据的合成导致确立了皮肤的 4 种描述符，并基于对皮肤颜色（color，C）、光度（luminosity，L）、亮度（brightness，B）和透明度（transparency，T）的视觉感知构建了一个 "C.L.B.T." 模型。最近，这一评分也在亚洲皮肤得到应用（Perin et al. 2007）。

"红粉色""米色""橄榄色"和"浅粉色"的色调决定了各种皮肤的颜色。皮肤颜色是由在皮肤内存在的发色团所造成的，其中包括黑素（棕色和黄色色调）、胆红素（黄色调）或血红蛋白

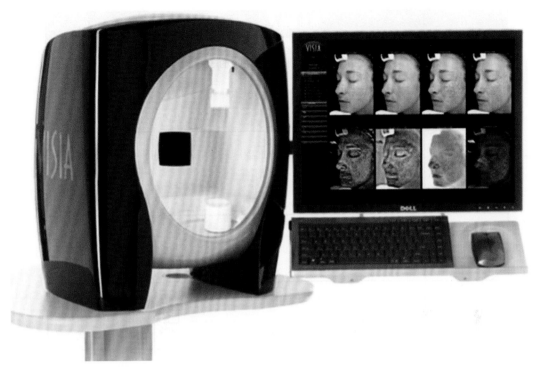

图 12 VISIA 肤色分析系统

（呈蓝色的红色调）。感知到的颜色在很大程度上取决于各种色素的浓度以及它们在各皮肤层中的分布。

由经过训练的评估员对皮肤着色的视觉评价是在结构化的视觉色彩尺度的帮助下进行的，该色彩尺度展现出四种主要面部色调的分布变化（红-粉红 / 米色 / 橄榄色 / 浅粉色）。每个色调都始于100% 饱和度，然后色度逐渐变淡，其结果用颜色的百分饱和度表示。

皮肤光亮度被定义为在脸部突出区域反射光的强度，而皮肤的亮白度是肤色和皮肤纹理的综合均匀度，皮肤的透明度是看到皮肤下面的血管的可能性。图 13 展示了在应用化妆品改善"肤色光泽度"后对不同肤色描述符的解释。

对皮肤光亮度、亮白度和透明度（LBT 描述符）的视觉评价用的是视觉类比量表，从"没有亮度 / 亮白度 / 透明度"（低限 =0）到"最大亮度 / 亮白度 / 透明度"（高限 =10）（Musnier et al. 2004）。

临床评分提供了评估与皮肤光泽度有关的不同参数的可能性。

6 结论

最后要说，目前没有一种仪器可以完整的量化皮肤光泽度，但有一些设备可以评估其不同的成分。

与颜色对比，光泽仍然难以量化。模拟系统的开发可能是一个解决方案（Minami et al. 2007）。许多术语通常用来描述皮肤光泽度：光亮、亮白、光辉、眩光和光彩等。光亮、亮白和光彩是指光线在某些物质上的反射，更常用来描述脂溢性皮肤或评价嘴唇的化妆效果。眩光似乎能激发耀眼的光泽，而光辉则与强烈的色彩和微弱的光芒相关。因此，皮肤的发光部分与它的亮度有区别，是不美观的油性皮肤的特征。如果发光是女性对头发的期望，那么光辉是一种更好的描述皮肤光泽度的参数。所有这些概念都显示了一个真实的需要，即更准确地定义皮肤的光泽度（Jeudy et al. 2014）。

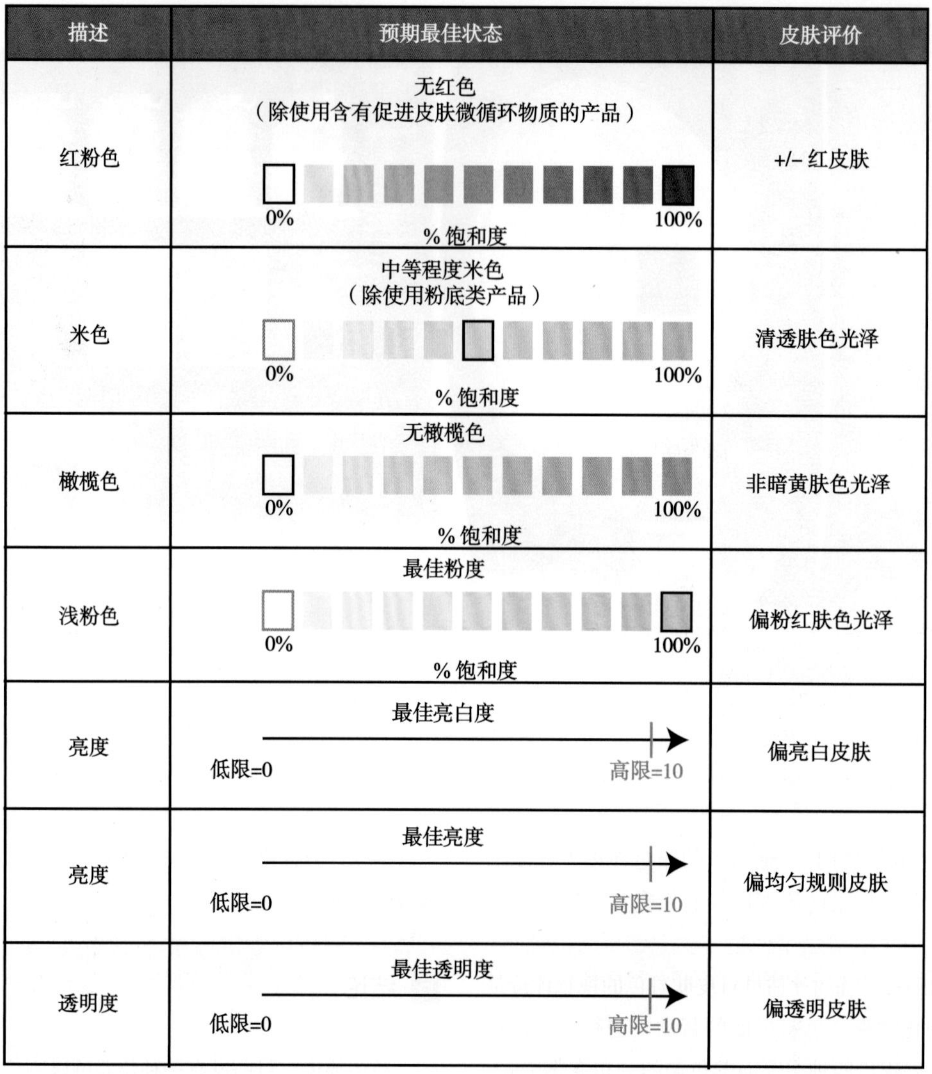

描述	预期最佳状态	皮肤评价
红粉色	无红色 （除使用含有促进皮肤微循环物质的产品） 0%　％饱和度　100%	+/− 红皮肤
米色	中等程度米色 （除使用粉底类产品） 0%　％饱和度　100%	清透肤色光泽
橄榄色	无橄榄色 0%　％饱和度　100%	非暗黄肤色光泽
浅粉色	最佳粉度 0%　％饱和度　100%	偏粉红肤色光泽
亮度	最佳亮白度 低限=0　　高限=10	偏亮白皮肤
亮度	最佳亮度 低限=0　　高限=10	偏均匀规则皮肤
透明度	最佳透明度 低限=0　　高限=10	偏透明皮肤

图13　定义肤色的 C.L.B.T. 参数

对皮肤光泽度的评估意味着对光反射的几何学的研究，以及对反映表面纹理/光辉的光和反映皮肤/肤色的颜色之间的相互作用（Petitjean 2006）。

（曲镝 译/校，华薇 审）

参考文献

Agache P. Skin color measurement. In: Agache P, Humbert P, editors. Measuring the skin: non-invasive investigations, physiology, normal constants. Berlin: Springer; 2004a. p. 33–9.

Agache P. Assessment of erythema and palor. In: Agache P, Humbert P, editors. Measuring the skin: non-invasive investigations, physiology, normal constants. Berlin: Springer; 2004b. p. 40–59.

Altemus M, Rao B, Dhabbar FS, Ding W, Granstein RD. Stress-induced changes in skin barrier function in healthy women. J Invest Dermatol. 2001;117:309–17.

Anderson RR, Parrish JA. The optics of human skin. J Invest Dermatol. 1981;77:13–9.

Baret M, Bensimon N, Coronel S, Ventura S, Nicolas-Garcia S, Korichi R, Gazano G. Characterization and quantification of the skin radiance through new digital image analysis. Skin Res Technol. 2006;12:254–60.

Besné I, Clot JP, Misery L, Breton L. Stress et dermatologie, Chapter 18. In: Thurin JM, Baumann N, editors. Stress, pathologies et immunité. Paris: Médecine-Sciences Flammarion; 2003. p. 192–9.

Clarys P, Alewaeters K, Lambrecht R, Barel AO. Skin color measurements: comparison between three instruments: the Chromameter, the DermaSpectrometer and the Mexameter. Skin Res Technol. 2000;6(4):230–8.

Fink B, Matts PJ. The effects of skin colour distribution and topography cues on the perception of female facial age and health. J Eur Acad Dermatol Venereol. 2008;22:493–8.

Fink B, Matts PJ, D'Emiliano D, Bunse L,Weege B, Röder S. Colour homogeneity and visual perception of age, health and attractiveness of male facial skin. J Eur Acad Dermatol Venereol. 2012;26:1486–92.

Gillon V, Perie G, Schnebert S, Pauly G. A new method for contactless in vivo quantitative measurement of stratum corneum gloss attributes: influence of natural active ingredients. In: Marks R, Lévêque JL, Voegeli R, editors. The essential stratum corneum. London: Martin Dunitz; 2002. p. 331–4.

Goldsberry A, Hanke CW, Hanke K. VISIA system: a possible tool in the cosmetic practice. J Drugs Dermatol. 2014;13(11):1312–4.

Haeghen YV, Naeyaert JMAD, Lemahieu I, Philips W. An imaging system with calibrated color image acquisition for use in dermatology. IEEE Trans Med Imaging. 2000;19(7):722–30.

Humbert P, Sainthillier JM, Mac-Mary S, Petitjean A, Creidi P, Aubin F. Capillaroscopy and videocapillaroscopy assessment of skin microcirculation. Dermatological and cosmetic approaches. J Cosmet Dermatol. 2005;4:153–62.

Jeudy A, Mac-Mary S, Sainthillier JM, Lihoreau T, Fanian F, Humbert P. Skin radiance measurement. In: Barel AO, Paye M, Maibach HI, editors. Handbook of cosmetic science and technology. 4th ed. New York: Edition Informa Healthcare; 2014. p. 459–66.

Kim HJ, Baek JH, Eo JE, Choi KM, Shin MK, Koh JS. Dermal matrix affects translucency of incident light on the skin. Skin Res Technol. 2015;21 (1):41–6.

Koh JS, Kang H, Choi SW, Kim HO. Cigarette smoking associated with premature facial wrinkling: image analysis of facial skin replicas. Int J Dermatol. 2002;41 (1):21–7.

Lagarde JM, Rouvrais C, Black D, Diridollou S, Gall Y. Skin topography measurement by interference fringe projection: a technical validation. Skin Res Technol. 2001;7:112–21.

Lee HK, Seo YK, Baek JH, Koh JS. Comparison between ultrasonography (Dermascan C version 3) and transparency profilometry (Skin Visiometer SV600). Skin Res Technol. 2008;14:8–12.

Li L, Mac-Mary S, Sainthillier JM, Gharbi T, Degouy A, Nouveau S, De Lacharrière O, Humbert P. Age relatedchanges of the cutaneous microcirculation in vivo. Gerontology. 2006a;52:142–53.

Li L, Mac-Mary S, Marsaut D, Sainthillier JM, Nouveau S, Gharbi T, Lacharrière D, Humbert P. Age-related changes in skin topography and microcirculation. Arch Dermatol Res. 2006b; 297:412–6.

Luebberding S, Krueger N, Kerscher M. Quantification of age-related facial wrinkles in men and women using a three-dimensional fringe projection method and validated assessment scales. Dermatol Surg. 2014;40 (1):22–32.

Makki S, Barbenel JC, Agache P. A quantitative method for the assessment of the microtopography of human skin. Acta Derm Venereol. 1979;59:285–91.

Matsubara A. Differences in the surface and subsurface reflection characteristics of facial skin by age group. Skin Res Technol. 2012;18(1):29–35.

Matsubara A, Liang Z, Sato Y, Uchikawa K. Analysis of human perception of facial skin radiance by means of image histogram parameters of surface and subsurface reflections from the skin. Skin Res Technol. 2012;18 (3):265–71.

Matts PJ, Fink B, Grammer K, Burquest M. Color homogeneity and visual perception of age, health, and attractiveness of female facial skin. J Am Acad Dermatol. 2007;57:977–84.

McMullen R, Jachowicz J. Optical properties of hair: effect of treatments on luster as quantified by image analysis. J Cosmet Sci. 2003;54:335–51.

Mercurio DG, Segura JH, Demets MB, Maia Campos PM, Mercurio D. Clinical scoring and instrumental analysis to evaluate skin types. Clin Exp Dermatol.

2013;38 (3):302–8.

Middleton JD. The mechanism of water binding in stratum corneum. Br J Dermatol. 1968;80:437–50.

Minami K, Kaneko T, Suzamwa T, Aosaki T, Nagatami N, Hotta H, Hori K. Changes in facial impressions by controlling the color of surface reflection from cosmetic foundations: appearance evaluation and formulation technique. IFSCC. 2007;10:111–7.

Monfrecola G, Riccio G, Savarese C, Posteraro G, Procaccini EM. The acute effect of smoking on cutaneous microcirculation blood flow in habitual smokers and nonsmokers. Dermatology. 1998;197(2):115–8.

Musnier C, Piquemal P, Beau P, Pittet JC. Visual evaluation in vivo of complexion radiance using the CLBT sensory methodology. Skin Res Technol. 2004;10:50–6.

Nardin P, Nita D, Mignot J. Automation of a series of cutaneous topography measurements from silicon rubber replicas. Skin Res Technol. 2002;8:112–7.

Nkengne A, Bertin C, Stamatas GN, Giron A, Rossi A, Issachar N. Influence of facial skin attributes on the perceived age of Caucasian women. J Eur Acad Dermatol Venereol. 2008;8:982–91.

Périn F, Saetun K, Pungpod P, Pram-On M, Périn V, Aroonrat N. A new method for the in vivo visual evaluation of the radiance of the Asian skin complexion. In: Conference of the Asian Societies of Cosmetics Scientists, Singapore, 7–9 Mar 2007.

Petitjean A. Approches biométrologiques de l'éclat du teint. Th: Sci. Vie Santé, Besançon 2006: 25-06-05.

Petitjean A, Mac-mary S, Sainthillier JM, Muret P, Closs B, Humbert P. Effects of cigarette smoking on the skin of women. J Dermatol Sci. 2006;42:259–61.

Petitjean A, Sainthillier JM, Mac-Mary S, Muret P, Closs B, Gharbi T, Humbert P. Skin radiance: how to quantify? Validation of an optical method. Skin Res Technol. 2007a;13(1):2–8.

Petitjean A, Sainthillier JM, Mac-Mary S, Muret P, Closs B, Gharbi T, Humbert P. Validation of technique measuring skin radiance. Skin Res Technol. 2007b;13:2–8.

Pierard GE, Uhoda I, Pierard-Franchimont C. From microrelief to wrinkles. An area ripe for investigation. J Cosmet Dermatol. 2004;2:21–8.

Precise Color Communication. Color control from perception to instrumentation. Japan: Konica Minolta Sensing; 1998.

Puccetti G, Nguyen T, Stroever C. Skin colorimetric parameters involved in skin age perception. Skin Res Technol. 2011;17:129–34.

Purdue GF, Hunt JL. Cold Injury: a collective review. J Burn Care Rehabil. 1986;7(4):331–42.

Raitio A, Kontinen J, Rasi M, Bloigu R, Röning J, Oikarinen A. Comparison of clinical and computerized image analyses in the assessment of skin ageing in smokers and non-smokers. Acta Derm Venereol. 2004;84:422–7.

Robertson AR. Historical development of CIE recommended color difference equations. Color Res Appl. 1990;3:167–70.

Sainthillier JM, Creidi P, Degouy A, Muret P, Montastier C, Hirt JP, Besné I, Breton L, Gharbi T, Humbert Ph. Topical application of a manganese gluconate preparation inhibits the effects of neosynephrin on the cutaneous microcirculation (Poster). 20th World Congress of Dermatology, Paris, 1–5 July 2002.

Sainthillier JM, Gharbi T, Muret P, Humbert P. Skin capillary network recognition and analysis by means of neural algorithms. Skin Res Technol. 2005;11(1):9–16.

Takiwaki H, Kanno Y, Miyaoka Y, Arase S. Computer simulation of skin color based on a multilayered skin model. Skin Res Technol. 1997;3:36–41.

Tanaka H, Nakagami G, Sanada H, Sari Y, Kobayashi H, Kishi K, Konya C, Tadaka E. Quantitative evaluation of elderly skin based on digital image analysis. Skin Res Technol. 2008;14(2):192–200.

Taylor S, Westerhof W, Im S, Lim J. Non invasive techniques for the evaluation of skin color. J Am Acad Dermatol. 2006;54:S282–90.

Tchvialeva L, Zeng H, Markhvida I, McLean D, Lui H, Lee T. Skin roughness assessment, Chapter 18. In: Domenico Campolo (ed.) New developments in biomedical engineering. In-Tech; 2010.

18

皮肤纹理的分析

Jean-Marie Sainthillier，Sophie Mac-Mary，and Philippe Humbert

内容

纹理 · 微观纹理 · 皱纹 · 粗糙度 · 倒模 · 条纹
投影

1 简介

尽管皮肤是光滑的，但其表面并不平整。它的
纹理是延绵的凸起和凹陷，从而形成由相对均匀
的图案，它的构成有深而宽的主纹（20～200μm）
和更细和更浅的横向次纹（30～70μm）。第三和
第四级纹理也被观察到，但它们只能用高分辨仪器
进行研究。除了手掌和脚掌之外，微凹陷或微观纹
理的结构在身体的大部分皮肤表面形成或多或少的
三角形网络（图1）。该网络具有两种作用：它使
皮肤在其受力方向上具有保护性的机械拉伸能力，
并且它还可用于皮脂和汗液的排出和保留，以及吸
收施用于皮肤表面的物质（Agache 2000；Agache
and Humbert 2004；Bazin and Lévêque 2011）。

脸上的皮肤有其特殊性：除了微观纹理外，还
可以看到局部更明显的凹凸图案。它包括由细纹
（深度在 0.2 和 1mm 之间）和皱纹（＞1mm）组
成的宏观纹理。皱纹（＞1mm）随着皮肤的老化
出现和加深，特别是在额头（眉间纹）、眼角区域，
而后出现在面颊上。这些皱纹是表皮、真皮和皮下
组织的结构改变的结果（Bazin and Lévêque 2011；

Zahouani and Vargiolu 2000；Piérard et al. 2004）。

由于它们的尺寸不同（从几微米到几毫米，即
差异高达 100 倍），微观和宏观纹理不能用相同的
方式进行测量或量化。此外，探索它们需要不同
的方法，而这些方法必须考虑到它们的位置和分
辨率。

以下介绍了用于临床研究的微观和宏观纹理评
价方法，本章集中于介绍一种准确且多层次的，包
括体外（倒模）和体内进行测量的技术：通过条纹
投影进行的光学轮廓测量术（optical profilometry）。

2 轮廓测量术和条纹投影

可用于评价表面并进行其三维重建的技术可
以分为 5 个主要类别：光学式（通过检测反射光获
取，反射光取决于纹理的深度和角度而变化）、机械
式、激光式、透射光学式、以及通过条纹投影的光
学轮廓测量术（Lagarde et al. 2001；Stout et al. 2000）。

有趣的是，可以通过二维成像间接地测量纹理
［它被称为伪纹理（pseudo relief）］。其原理（通过
相机或照片）是检测由皱纹和相邻皮肤形成的对比
度。一般来说，皱纹比周围的区域颜色更深，而
其对比度的大小与皱纹的深度和明显程度相对应
（Rosa Pena Ferreira et al. 2010；Russ 2007）。

机械轮廓测量术（mechanical profilometry）是
最早被开发的轮廓测定方法，它基于一种能够测量

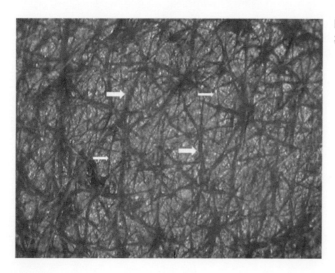

图 1 颧骨处皮肤纹理。粗箭头：主纹。细箭头：
次纹

2D 轮廓或 3D 表面的触觉探测器。它与感应式传感器机械连接,将纹理变化转换为模拟信号。

激光轮廓测量术(laser profilometry)是基于动态聚焦或(单重或双重)三角测量的,它利用透镜的位移或反射在传感器上的光斑来测量样品表面每个点的高度。

透射式轮廓测量术测量的是通过倒模的照射光强度的变化。应用 Beer-Lambert 定律,光的吸收与倒模的透明度有关,因此也与倒模的厚度有关。

这些系统在采集速度(机械轮廓测量术需要几秒到几分钟时间),准确性和易用性方面有很大不同。仅激光轮廓测量术和条纹投影轮廓测量术可用于在体皮肤测量。

通过条纹投影进行的轮廓测定是基于干涉测量的原理。它最早在显微技术行业被发明,并在 20 世纪 80 年代开始被应用在皮肤研究中。从 21 世纪初开始,更紧凑的、具备专门用于皮肤测量的传感器和软件的条纹投影仪被开发出来。从而可以在提高灵敏度的同时减少采集时间,去除或增加处理和滤波步骤。

条纹投影的原理是将结构光(即条纹网络)投射到被研究的表面上(Marsaut 2004)。条纹由于表面上的纹理而产生变形(即调制)。摄像机对结构光的不同相位进行多次采集,经专业的软件处理后,目标区域的三维轮廓可在几秒内重建(Takeda et al. 1982;Srinivasanet al. 1984;Hayashi et al. 1989)。

目前已有两个获得 CE 认证的系统:DermaTop Blue(法国的 Eotech)和 Primos(德国的 GFM)。也有其他相似设备(Microtop)展示了相当的可重复性,可再现性和灵敏度(Lagarde et al. 2001)。

DermaTop 设备由一个用于形成条纹的 LED 投影仪和一个 CCD 照相机组成(图 2)。该系统可适配 3 种镜头:一个微距镜头专门用于体外微观纹理的高精度表征,一个中间焦距镜头专门用于研究面部皱纹,以及一个宽距镜头用于鼻唇沟、嘴唇、或脸颊等更大区域的测量。测量时必须在被测区域的大小与测量精度之间做平衡和妥协(若测量区域增大,则测量精度减小),以找到合适的镜头。本章介绍的大多数例子和图像都是以这个设备为基础的,并用图例阐述了对不同研究对象各种镜头的相关性。

虽然条纹投影法的数据采集速度很快(数千分之一秒),但信息处理和三维重建过程很复杂。整个过程包括以下几个步骤:加载每个待测物(受试者)的所有原始数据(以绝对坐标表示),通过计算测得传感器记录的条纹的变形程度,以及为了获得总的面积而将条纹拉直后进行计算。这些面积并记录下来(相对 T0 时的第一个测量值)。定义一个感兴趣的区域(该区域大小可变,但总是小于拍摄区域),然后过滤,最后投影到参考平面上。这个最后的投影构成了所谓的 3D 结构,即微观和宏观纹理的计算基础。含垂直和水平距离(由传感

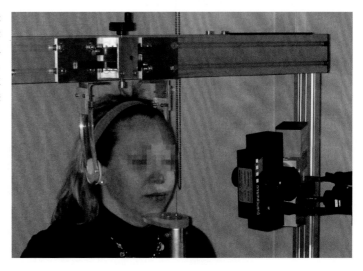

图 2 用 Eotech 系统在体测量颧骨处皮肤纹理。蓝光覆盖处为条纹投影的位置(受试者左侧脸)。该探测器由一个条纹投影仪(黑色)和一个 CCD 摄像头(绿色)组成。系统固定在桌架上,使其和测试对象的位置固定并可再现。测量在黑暗的房间里进行,以阻挡外部光影响

器的横向分辨率决定）信息的 3D 结构由一个矩阵表示，而矩阵中的每个点对应一个唯一的高度（即 z 轴上的位置）。

3 微观纹理和粗糙度

粗糙的表面具有凹凸性和不规则性，产生不均匀的触感。反之，如果表面由于其平滑而产生令人愉悦的触感，则表面被认为是柔软的。因此，粗糙度与感官和功能标准都有关：例如，表面粗糙度代表其易磨损或易撕裂的程度，或其易附着或易滑动的特性（Zani 2003）。

最早的粗糙度仅有一个二维空间上的定义。从机械式轮廓测量术开发的标准测量仪是由一个移动装置和传感器组成的接触系统，可根据预定的方向和长度扫描样品。通过二维轮廓的记录捕捉，应用各种数学公式来提取参数。粗糙度这一参数很难理解，因为它是一个具有多种可能定义的统计参数，例如峰值平均高度、最高峰值高度、峰值高度和谷值深度之间的较宽振幅、几个峰值之间的平均距离等。没有一个定义的相关性优于另一个，因此一切都取决于预期的应用。

矛盾的是，对于表面状态的表征没有特定的标准（即直接在三维表面上计算粗糙度）。然而，为二维轮廓开发的计算方法可以通过增加一个补充维度来应用于三维表面。

基于我们在这个领域的经验，我们选择了两个可靠而灵敏的参数：Sa 和 St。它们应用广泛，且易于计算；同时因为它们与所测量表面的局部和整体性质都有关，所以具有互补性。

- Sa（单位 μm）：表面与平均面的偏差的算术平均值
- St（单位 μm）：动态 = 振幅 = 表面最高峰与最低谷之间的高度差

St 用于快速而全面地评估待计算表面的质量。在异常点存在的情况下，这个参数的重要波动通常用于表征采集值的噪声。Sa 是一个足够敏感的参数，它可以检测甚至是低振幅（5 ~ 10μm）的微观纹理的变化。当然，也有其他参数被成功用于

皮肤表面的研究（Zahouani et al.1985；Mignot et al. 1987；Mignot 1986；Makki et al. 1979，1984）。

皱褶的分布和方向也可以根据罗盘法进行计算。确定角度上的皱褶取向的密度对应于具有该取向褶皱的元素集。利用这种方法，可以量化地在 0 ~ 100% 区间内定义纹理的各向异性参数（0 表示完全各向同性表面，100% 表示完全各向异性的表面）（Zahouani and Vargiolu 2004；Zahouani et al. 1998；Lagarde et al. 2005）。

4 皱纹和宏观纹理

基于地貌学，体积结合了两个互补量：代表深度的负值（物质缺失）和代表高度的正值（物质存在）。两个量之间的分离平面即为平均平面。

因此，皱纹体积的数学测量就是评测平均平面下的物质缺失部分，也就是对三个维度即高度、宽度和深度（以毫米为单位）进行积分加成，即：

$$体积 = 高度 \times 宽度 \times 深度$$

有几种方法可用来计算皱纹的体积。这些方法都使用了平均平面并定量计算位于平均平面下的体积（Sainthillier et al. 2009）。但它们定义计算区域的方式是不同的，为适用于皱纹的属性，它们或多或少地进行了调整。

所计算的参数通常与皱纹的形态（面积、体积、平均深度等）相关。其他更详细的参数可以用于定量计算皱纹的斜率、展开面积和其分段情况。然而，这些参数的可靠性取决于它们是否是在没有任何扰动、噪声或伪影的表面上的应用。

在前额上（图 3），皱纹通常是平坦的并且不是很明显，但是覆盖一大块表面，常有一两条中间不连续的横向皱纹。有时可以在特别显眼的额头上看到眉间纹。在评价这个区域时，更适于整体考虑所有的皱纹和细纹。这种方法只有在表面没有任何伪影时才是可靠的（否则伪影会扭曲计算结果）。

在鱼尾纹上（图 4），皮肤纹理更加不规则和局部化，一个或几个独立的皱纹像扇子一样从眼眦处散开。与前额评价不同，评价鱼尾纹的目的在于表征和追踪被选定并明确识别的皱纹而且不受伪影

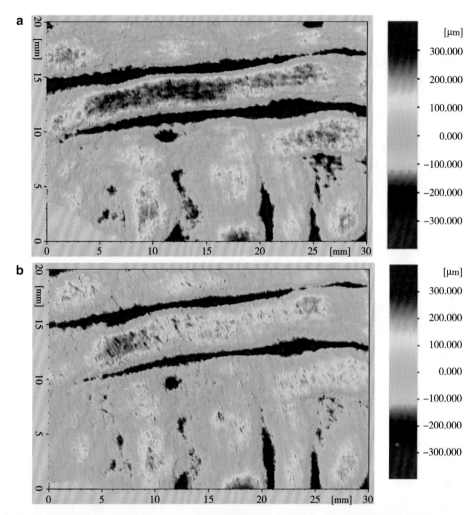

图 3 额头区域（30mm×20mm）治疗前 / 后（a/b）的在体测量结果。在图像的下部可以看到眉间纹的顶端。一些未测量到的空白区域出现在左下角。测算的皱纹体积分别为 28.4 和 23.7mm³。这种下降是由于两个横向皱纹变得狭窄和不连续的结果。最大深度分别为 0.95 和 0.79mm

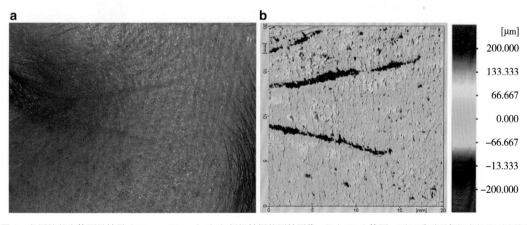

图 4 鱼尾纹的在体测量结果（20mm×20mm）。(a) 相机拍摄的原始图像。(b) 3D 立体图。可以看到两条细小的和不连续的皱纹。目标区域选在离眼角一定距离的位置（在采集过程中眼睛是睁开的），并且排除原图右侧的头发和图像顶部的眉毛。在此示例中，计算出的皱纹体积为 7.7mm³

的影响。在所研究的皱纹周围以多边形定义目标区域或者皱纹的一部分。该多边形定义了一个二元掩膜，在该掩膜内计算纹理体积。多边形比矩形更适于准确地跟踪皱纹的体积。它的几何特征和位置可以在不同测量时间以完全可比的方式保存并应用到其他表面。

为了定量计算其体积，纹理数据通常会经过滤处理（中值滤波，傅里叶变换（Fourier fransform）等），以及确认截断阈值。

过滤步骤的目的是将宏观皱纹的形状和起伏与其内在的粗糙度（即微观纹理）区别开。然后可以分别对两组数据进行分析，并确定研究成分或治疗方案在哪个层次上有效。

也可以用于脸部其他区域的研究，比如嘴唇或鼻唇沟区域（Goldman et al. 2009）。在这种类型的评价中，主要目标不是测量体积本身，而是比较形状。它可以通过减去表面影响，通过测量局部粗糙度，或通过绘制剖面来进行。

宽距镜头可以完成对嘴唇轮廓的整体采集（图5）。从正面获取这个区域的图像是相当容易的，但这种测量的可重复性是一个问题，因为在采集时嘴唇自然地会或多或少地收缩。位于高亮度区域的点，或者位于上唇或下唇之间的区域通常无法被测量。可以在上或下唇上选择一块感兴趣的区域

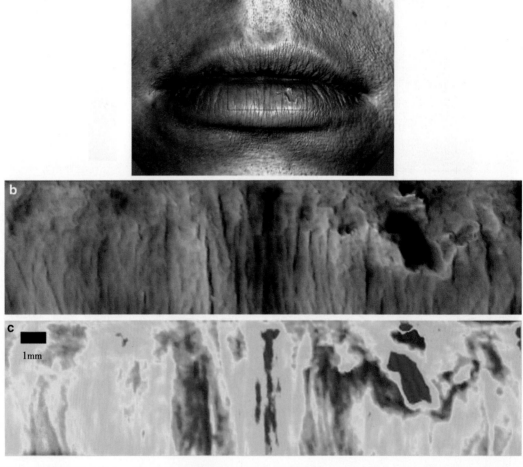

图5 （a）用宽距镜头（80mm×60mm）进行的唇部（相机纹理）图像的在体采集。在图像的下部，右侧和左侧可以看到一些未测量的空白区域。在下唇可以看到一个小伤口。（b和c）从下唇中心提取一个20mm×5mm大小的感兴趣区域。它的微小纹理和伤口清晰可见

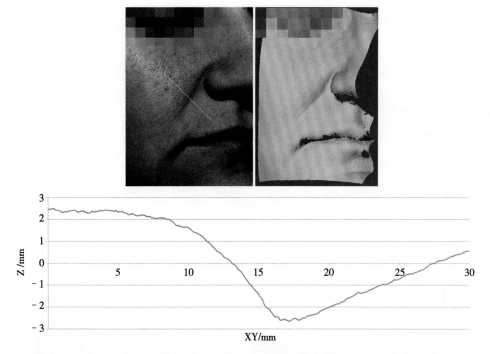

图 6 用宽距镜头（80mm×60mm）在体采集的鼻唇沟图像。左图是相机拍摄的右侧脸的图像。右图是相应的 3D 重建图像，图中可见一些无法测量区域（鼻孔、睫毛、嘴唇褶皱），并且看起来像透明的洞（这些点在计算中未被考虑）。这些区域位于系统无法解决的黑暗区域。左图中的白线是手动选择的一段脸颊剖面。从这一部分可以确定鼻唇沟的深度。鼻唇沟在向上唇的方向上逐渐变宽（下图）。因此计算其宽度更困难。在这类方法中，必须保存该切线的坐标以供将来在该受试对象不同图像的相同位置上进行测量（例如在进行注射前后）

并计算其粗糙度参数（Sa 和 St）。也可以在数据采集过程中在整个表面上绘制有规则间隔的垂直轮廓线来比较上下唇各自的曲率半径。

宽距镜头还可以用来量化鼻唇沟的深度或宽度（图 6）。这类测量方法尤其适于跟踪填充物或注射物在鼻唇沟区域的除皱效果。该类图像是眼睛下方面部的以四分之三视图。它的形态表征是从脸颊跨过鼻唇沟取一个扇形剖面（例如，相对于注射产品的量或皮肤科医师的手法）。

其他脸部区域也可以用这种方法研究，例如眼袋或下颌下垂，但目前进行这类评价的经验还不多。Eotech 公司的 AEVA（图 7）是一个多传感器系统（两个传感器——条纹 +CCD 相机——放置在受试者侧面 45° 位置），专用于整个脸部的三维测量。它可用于测量面部下垂或乳房的曲线。

除了对脸部特征的评价外，条纹投影也是研究橘皮组织的有趣技术。传感器放置在一个可调节的

三脚架上。测量在大腿上进行，并分析凹坑的体积。显然，测试区域的确切定位（尤其是其高度）和受试者的位置对于此类测量的质量和可重复性至关重要。

5 利用倒模进行测量

倒模技术（technique of replicas）是复制表面的一种简单方法，也是一种独立于支撑物进行研究的实用手段（Lagarde et al. 2001）。倒模由硅胶聚合物（Silflo®，Monaderm，Monaco）制成，在室温下液体硅胶与特定的催化剂接触进行聚合。对皮肤和黏膜无害。产品在皮肤的空隙中流动，完美地跟随它的纹理，并在几分钟之后变成一个负模型，非常细致地再现皮肤的纹理。

倒模可直接在皮肤上形成（图 8）或用一个标准大小的刚性支撑（Cuderm，Dallas，USA）来界

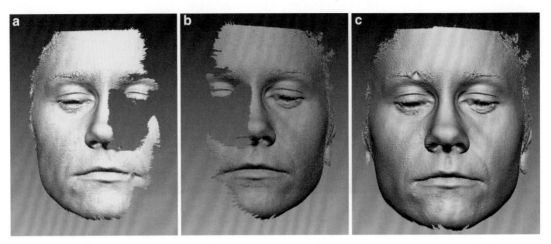

图 7 用 AEVA 系统获取的整个脸部图像。最终的三维重建（c）是由两次分别从左右侧脸采集（a 和 b）组合而成的。两侧的图像是顺序测量的，过程中受试者保持不动。为确保整体重建图像的质量，左右侧脸图必须有重叠区域以便于识别。脸部周边的分辨率很差（特别是耳朵、头发、下巴）。在眉毛和眼睛上进行了内插填充

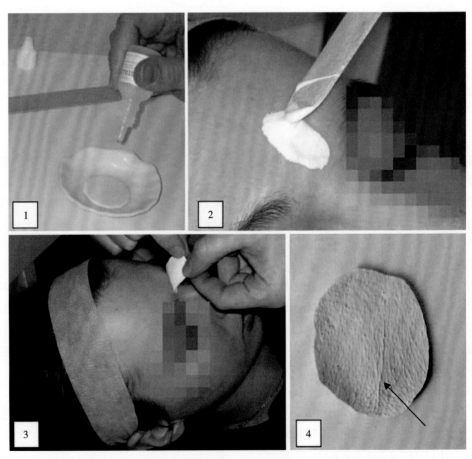

图 8 倒模的制备。①在涂抹到皮肤上之前，将几滴催化剂加入到 Silflo® 中，并将混合物充分搅拌均匀。②用小抹刀将 Silflo® 涂抹在皮肤上。③等待几分钟后，轻轻地取下倒模。④在倒模上可以看到受试者的眉间纹（在这个例子中是非常细小的皱纹）

定倒模位置。然后用注射器或小抹刀涂上 Silflo®。

　　倒模必须由经过专业培训的工作人员制作，以减少产生诸如孔洞或气泡等人为干扰的风险。在制备倒模时，还需要检查受试者是否有移动。理论上，只要表面相对平坦且没有伪影，就可以在身体的任何部位制作倒模，但在面部存在许多引起伪影的因素（头发、汗毛、毛孔等）使得微观纹理的分析相当困难。

　　测试位置的准确定位至关重要，为执行研究方案要确保在每次评价时精确测量同一区域。

　　微观纹理的表征需要使用高精度的镜头，因此所分析目标区域的大小也相应减小（10mm×10mm）。复制品位于传感器下方的平坦表面上（其放置方向不影响结果）。在计算机处理过程中，借助于支撑物制作的倒模需要应用适合其

形状的掩膜（圆形或矩形）。在计算三维结构时，这个二维掩膜自动界定了不包括边缘在内的复刻区域。

　　倒模不仅用于研究微观纹理（图 9），还用于复刻脸部的皱纹，例如鱼尾纹（图 10）或眉间纹（Fujimura et al. 2007；Takema et al. 1997）。为了比较一段时间内皱纹或细纹的演变，测量图像之间必须能精确地重叠。在这个称为配准的过程中（也在体内测量中使用），以第一次测试图像（T0）作为参照，通过对齐校准随后采集的图像，从而可以形成很好的可比性。配准是一个微妙的自动化过程（如果图像采集质量差，它的校准和后续采集图像的校准就会受到影响，甚至不可能实现）。随着图像采集次数的增加（＞5），分析可能会变得更加复杂和困难。

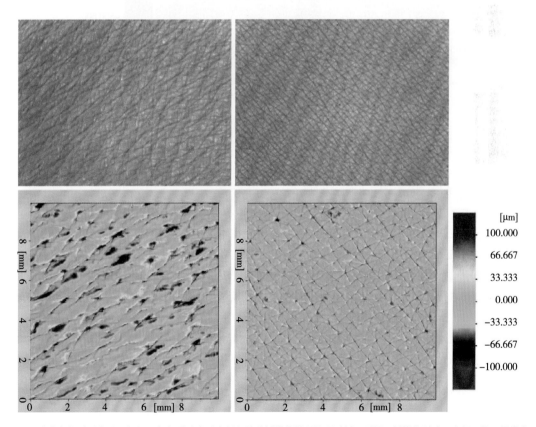

图 9　来自年长受试者（左侧）和年轻受试者（右侧）前臂倒模的微观纹理示例。顶部：倒模的照片。底部：位于倒模中心区域的对应 3D "地貌" 图（10mm×10mm）。为了易于说明，表面的高度值已取反转过来。然而粗糙度（Sa 和 St）在数学上是对称的。微观网络清晰可见：年老受试者呈现粗糙和各向异性（左图），年轻受试者呈现规则和各向同性（右图）。（左：Sa=22.1 / St =253.8μm；右：Sa= 14.4 / St =178.3μm）

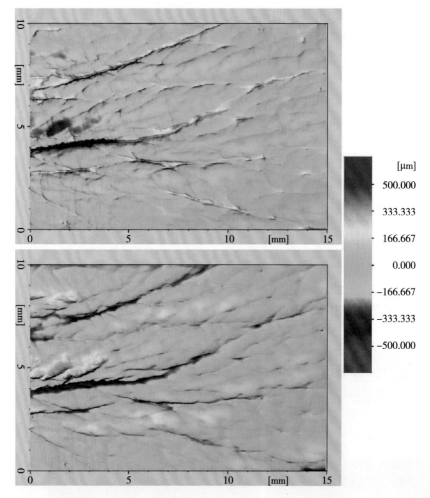

图10 鱼尾纹倒模。上图：倒模中心区域的三维结构图（15mm×10mm）。下图：高度量纲反转后的三维结构图。在左侧中央褶皱的开始处可见少数无法测量点。计算出的皱纹体积为5.36mm³

基于倒模的皮肤纹理评价很有意义，因为它使成本较低的多中心研究成为可能（3D成像和分析的设备价格昂贵）。如果倒模的质量很好，可以以非常高的分辨率进行数字化采集，因为在采集过程中没有任何移动。浅色的复制品突出了条纹的对比度并优化了三维重建结果。另一个优点是可以长期存储以备将来分析。

6 在体测量

条纹投影的主要优点之一是让在体皱纹评价变为可能，因为它是一种快速的矩阵式的测量，无需接触即可直接在皮肤上进行。

在体测量不像看起来那么容易，它需要严格的采集条件。必须考虑到受试者的轻微运动（抖动，呼吸）以及皮肤过暗或过于明亮区域会造成条纹投影对比度的丧失。因此，3D传感器整体地由定位桌固定位置，虽然受试者可能因此感到不适（图2），但可以保证受试者处于可重现和固定的姿势。固定在导轨上的球形接头支撑的传感器可围绕受试者旋转，获得全脸、四分之三侧脸，或轮廓测量。

受试者被要求注视一个固定点，测量鱼尾纹时保持眼睛睁开，测量前额皱纹时闭上眼睛。该过程在暗室里操作，以确保条纹的对比度不受外源光的干扰。

在体测量也受所研究部位的形态和景深的限制，而景深取决于所选物镜的横向分辨率（从 6 到 40mm）。在具有较大高度变化的区域（眼睛、鼻子等）评价的可能性大大受限。这是因为，在体测量不可能使用高精度低景深的物镜。

在体采集中出现的噪声是指异常或无法测量的点。它们造成了瑕疵和或多或少的图形扭曲。采集期间不能始终检测到噪声；只有在处理三维结构图时它们才会变得真正可见。自适应滤波（大内核中值滤波）和内插填充可以在一定程度上补偿这些扰动。

宏观皱纹的在体表征开创了临床评价中非常有趣的远景。利用定位系统（桌子或三脚架），它可以进行可靠的多次测量。与倒模不同，如果需要，能够在不可制作倒模的区域（例如嘴唇）上进行多次测量。但其主要缺点是在体三维采集会产生更多噪声，这就需要更复杂的计算机处理。

7 结论

条纹投影轮廓测量术是一种无须接触即可获得表面精确测量的技术，因此非常适合皮肤测量。加之可根据研究对象选择测量区域的大小的可能性，使之成为临床评价中非常有趣的工具。然而，轮廓投影术不是没有缺点和限制。像所有三维数字化方法一样，它仍然很昂贵，需要技术、经验和计算等专业能力。

3D 数字化需要严格的采集程序，要尽可能准确地确定和记录测量的条件。受试者是采集过程的核心，其位置、姿势、态度或表情均可能会严重地影响测量结果。

（廖筝筝 译，张书良 校，赵小敏 审）

参考文献

Agache P. Physiologie de la peau et explorations fonctionnelles cutanées. Paris: Editions Médicales Internationales; 2000.

Agache P, Humbert P. Measuring the skin. Berlin: Springer; 2004.

Bazin R, Lévêque JL. Longitudinal study of skin aging: from microrelief to wrinkles. Skin Res Technol. 2011;17:135–40.

Fujimura T, Haketa K, Hotta M, Kitahara T. Global and systematic demonstration for the practical usage of a direct in vivo measurement system to evaluate wrinkles. Int J Cosmet Sci. 2007;29:423–36.

Goldman MP, Skover GR, Payonk GS. Three-dimensional imaging techniques in the assessment of facial volume augmentation. J Drugs Dermatol. 2009;8(12):1113–9.

Hayashi S, Mimura K, Nishijima Y. Changes in surface configuration of the skin caused by ageing and application of cosmetics; three-dimensional analysis according to a new system based on image analysis and Fourier transformation. Int J Cosmet Sci. 1989;11:67–85.

Lagarde JM, Rouvrais C, Black D, Diridollou S, Gall Y. Skin topography measurement by interference fringe projection: a technical validation. Skin Res Technol. 2001;7:112–21.

Lagarde JM, Rouvrais C, Black D. Topography and anisotropy of the skin surface with ageing. Skin Res Technol. 2005;11:110–9.

Makki S, Barbenel JC, Agache P. A quantitative method for the assessment of the microtopography of human skin. Acta Dermatovenerologica (Stockholm). 1979;59:285–91.

Makki S, Mignot J, Zahouani H, Agache P. Statistical analysis and three dimensional representation of human skin surface. J Soc Cosmet Chem. 1984;35:311–25.

Marsaut D. Ingénierie optique et microsystème silicium. Développement d'une instrumentation dédiée à la biologie cutanée. Thèse de Sciences, Université de Franche Comté, 2004.

Mignot J. Analyse du relief cutané: problèmes rencontrés. Solutions et perspectives. Les entretiens du CARLA, Tome VII, novembre 1986.

Mignot J, Zahouani H, Rondot D, Nardin P. Morphological study of human skin topography. Int J Bioeng Skin. 1987;3:177–96.

Piérard GE, Uhoda I, Piérard-Franchimont C. From skin microrelief to wrinkles. An area ripe for investigation. J Cosmet Dermatol. 2004;2:21–8.

Rosa Pena Ferreira M, Costa PC, Bahia FM. Efficacy of anti-wrinkle products in skin surface appearance: a comparative study using non-invasive methods. Skin Res Technol. 2010;16:444–9.

Russ JC. The image processing handbook. Boca Raton: CRC Press; 2007.

Sainthillier JM, Mac-Mary S, Humbert P. Analyses et représentations des rides par imagerie 2D. Ann Dermatol Venereol. 2009;136 suppl 6:S273–9.

Srinivasan V, Liu HC, Halioua M. Automated phase-measuring profilometry of 3-d diffuse objects. Appl Optics. 1984;23:3105–8.

Stout K, Blunt L. Three dimensional surface topography. Penton Press: London; 2000.

Takeda M, Ina H, Kobayashi S. Fourier-transform method of fringe-pattern analysis for computer-based topography and interferometry. J Opt Soc Am. 1982;72 (1):156–60.

Takema Y, Tsukahara K, Fujimura T, Hattori M. Age-related changes in the three-dimensional morphological structure of human facial skin. Skin Res Technol. 1997;3:95–100.

Zahouani H, Vargiolu R. Mesure du relief cutané et des rides. In: Agache P, editor. Physiologie de la peau et explorations fonctionnelles cutanées. Paris: Editions Médicales Internationales; 2000. p. 41–57.

Zahouani H, Vargiolu R. Skin line morphology: tree and branches. In: Agache P, Humbert P, editors. Measuring the skin. Berlin: Editions Springer; 2004. p. 40–59.

Zahouani H, Chuard M, Mignot J, Makki S, Agache P. Etude tridimensionnelle du relief cutané. Innov Technol Biol Med. 1985;6:447–60.

Zahouani H, Vargiolu R, Humbert Ph. 3D morphological tree representation of the skin relief: a new approach of skin imaging characterization. 20th IFSCC Congress, Cannes, 1998, vol 3. pp 69–79.

Zani ML. La mesure de rugosité? Quelques normes... et plusieurs dizaines de paramètres. Mesures 758. Oct 2003.

有关纹理分析的附加信息

Digital Surf，http：//www.digitalsurf.fr/en/dsvisitefr.html.

SPIP^{TM}，显微图像计量软件。http：// www. imagemet.com/

本文未提及的其他轮廓测量技术

立体摄影

Quantificare：http：//www.quantificare.com/index.php？q=LifeViz_EsthetiqueFR

3D LifeWiz 系统由一个小型相机组成。它基于立体视觉，可以提供深度感知。有两种系统可供使用：一种用于大面积可视化颈部和面部的系统，以及一种用于局部可视化皱纹或疤痕的更精确的系统。

通过投射阴影进行图像处理

http：//www.monaderm.com/Appareil_scientifique.php？appa reil =quantiride

http：//www.monaderm.com/Appareil_scientifique. php？appa reil=quantiline

QuantiRides 和 Quantilines 系统已被开发用于分析、量化和表征来自 Silflo® 复制品的皱纹和微观纹理。将皱纹的负片放在倾斜光源下（35°），从而在每条皱纹后面产生投射阴影。通过高分辨率数码相机获取此图像及其阴影。然后用专用软件分析图像。

接触式轮廓测量术

http：//www.altimet.fr/fr/index.htm

该公司为表面计量学开发了一系列设备（Altisurf），更专门地为精密技术行业计划（测试漆面、油墨的表征，纺织品结构……）和纳米技术行业（材料和基质，腐蚀，黏合剂……）。

19

皮脂及皮脂膜对皮肤湿润度及摩擦性的影响

Ahmed Elkhyat, Ferial Fanian, Ahlam Abdou, Hajar Amarouch, and Philippe Humbert

内容

人体皮肤·湿润度·水接触角·疏水/亲水平衡·皮脂·皮脂膜·摩擦系数

1 简介

水分可改变皮肤、毛发及甲内角蛋白纤维的性质（Barba et al. 2010）。如角层水分吸收、水分及液化脂质的扩散，会影响皮肤吸收、热量流失及水蒸气、二氧化碳、氧气的透皮压（Agache et al. 2004）。上述因素间相互作用以及使用皮肤外用药、化妆品可对汗液/皮脂乳化过程产生影响（Agache et al. 2004）。

频繁清洗指甲可增加甲脆性（Uyttendaele et al. 2003），长期经历潮湿及干燥的指甲可能导致板层样营养不良［甲层裂（Onychoschizia）］（van de Kerkhof et al. 2005）。脆甲累及约20%人群，且女性受累频率是男性的两倍（Lubach et al. 1986）。数十年以来，包括人体口腔在内的软组织表面的疏水特性被认为在多种生物学过程中发挥重要作用，如细胞间黏附（Barba et al. 2010）、接触抑制、弹性（Agache et al. 2004）、组织膜性功能、细胞内结构（Uyttendaele et al. 2003）及感染性微生物的黏附作用（van de Kerkhof et al. 2005）。总体而言，具备吸收/交换功能或润滑作用的组织更倾向于亲水性。另一方面，需对病原微生物或酸性物质具备保护功能的组织更倾向于疏水性（Lubach et al. 1986）。

基本来说，湿润度在日常生活中有广泛的应用，故是一种非常重要的现象。与湿润度紧密伴随的是摩擦性及润滑性。

在这一章中，我们首先将通过展示一些可对湿润度参数产生影响的治疗及应用，来介绍人体皮肤湿润度。其次，我们将通过介绍表面疏水/亲水平衡（hydrophobic/hydrophilic balance，Ho/Hi）效应来学习皮肤的摩擦系数（friction coefficient）。

2 人体皮肤湿润度

湿润是指固体表面与液体之间的接触，该特性依赖于分子间相互作用。人体皮肤湿润度（human skin wettability）通过测量接触角（contact angle）进行评价。若接触角（θ）最小时，表面湿润性最大。当$\theta=0°$时，表面完全湿润；当$\theta=180°$时与前者完全相反（完全不湿润）。部分湿润是指θ范围从0°到180°（图1）。

2.1 原理

2.1.1 接触角及表面能（图2）

杨氏方程（方程式1）（Young 1805）利用接触角（θ）将液气（γ_{LV}）、固气（γ_{SV}）、固液之间的表面张力与表面自由能相关联。针对固-液-气系统的总方程式如下：

$$\gamma_{LV}\cos\theta=\gamma_{SV}-\gamma_{SL}-\pi_e \qquad (1)$$

其中低能固体中π_e（外部压力）$=0$（Fowkes 1964）

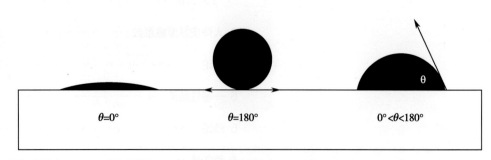

图1 固体湿润度：$\theta=0°$，完全湿润；$\theta=180°$，完全不湿润；$0<\theta<180°$，部分湿润

$\theta=0°$ $\theta=180°$ $0°<\theta<180°$

图 2 液滴在固体表面的平衡状态：接触角及表面能

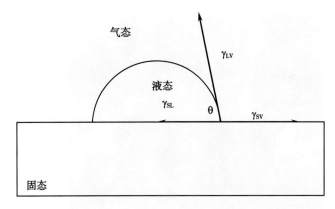

2.1.2 临界表面张力（γ_c）与疏水 / 亲水平衡（Ho/Hi）

临界表面张力（critical surface tension）

γ_c（图 3）：γ_c 的定义基于接触角余弦与一系列同系物液体表面张力之间的实验性关联（公式 2）（Zisman 1964）

$$\cos\theta = 1 - b(\gamma_{\text{液体}} - \gamma_c) \qquad (2)$$

其中 $\gamma_{\text{液体}}$ 指液体表面张力（mJ/m^2）。注意 γ_c 越小，表面疏水性越大。

疏水 / 亲水平衡（Ho/Hi）

数年来，表面疏水性被发现在许多生物学过程中发挥重要作用，如细胞间黏附、接触抑制、弹性、组织膜性功能、细胞内结构功能及感染性微生物的黏附等（Norris et al. 1999）。

皮肤 Ho/Hi 可由 γ_c 与水的表面张力之间的关系来量化（公式 3）（Elkhyat et al. 2001）。

$$Hi = \gamma_c / \gamma_{H_2O} \qquad (3)$$

其中 Hi 指表面亲水性，Ho 指表面疏水性。

该参数利用临界表面张力 γ_c 与水表面张力 $\gamma_{\text{水}}$ 之间的比值进行了归一化。

表面自由能（free surface energy，FSE，γ_s）

皮肤自由能是一个能反映绝大多数表面性能如吸收、湿润、黏性等的表面参数。由于固体分子原子运动能力弱，故固态 γ_s 不能直接测量，因此必须采用间接方法，例如对固液间相互作用进行研究。γ_s 源于在已知表面张力参数情况下，对纯液体接触角进行测量。

目前文献已报道一些测量方式，其中最常用于

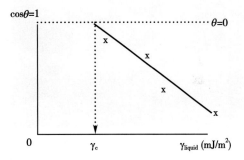

图 3 临界表面张力 γ_c：完全湿润状态（$\gamma_{\text{液体}}\,\gamma_c$）

皮肤的方式如下：

几何平均数法（geometric mean approach）（Owens and Wendt 1969）：与分子间能成正比的 γ_s 是分散分量 γ_s^d 与极性分量 γ_s^p 的总和。

酸碱法（acid–base approach）（Van Oss et al. 1988；Good and Van Oss 1992）：γ_s 可展示为 Lifshitz-van der Waals γ_s^{LW} 及酸碱 γ_s^{AB} 分量之和。$\gamma_s = \gamma_s^{LW} + \gamma_s^{AB}$。酸碱分量展示为 $\gamma_s^{AB} = 2\,(\gamma_s^+ \cdot \gamma_s^-)^{1/2}$，其中 γ_s^+ 及 γ_s^- 分别指电子受体及电子供体。

2.2 接触角测量

为使接触角可视化及可量化，我们开发了一套专门用于活体湿润度测量的工具（图 4）。该工具基于使用一面以 45° 对向皮肤的镜子（液滴轮廓法）

使用微量注射器将测试液体滴于皮肤表面并使其液滴增大到最终体积 5μl。测试液体的前进接触角相当于液滴增加到最大体积而又不使接触线发生

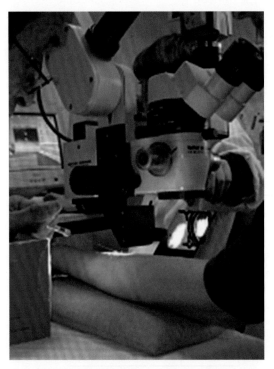

图 4　接触角的可视化及可量化：一套基于使用 45° 角镜面对向皮肤的工具"液滴轮廓法"

移动时的接触角数值。

　　液滴成像记录是由一部配备 ×16 放大倍数显微镜（Wild Heerbrugg M650，瑞士）及斜面镜并连接电脑的摄影机来完成的。当液滴轮廓被成像和记录后，利用程序获得液滴两侧切线所成 θ 角度数，进而对接触角进行测量。皮肤粗糙程度及

温度对接触角的影响可根据文献进行处理（Wenzel 1936；Neumann and Good 1979；Mavon et al. 1997）。液滴本身的性质（前进接触角）及通过缩短液滴停留时间（15 ～ 20 秒），可使皮肤与液滴接触时产生的温度影响最小化。

　　为使每位研究者能够评价皮肤湿润度，目前开发了一种代表液滴形态分析的新型设备（图 5）。在这一测量过程中，将液滴（通常为水）滴于前臂内侧，根据待测表面的湿润度，液滴可依据表面张力形成某种形态。为了将这一形态诠释为可量化的结论性数值，需测量液滴的接触角。

　　该设备具有 3 项基本结构：①黑白照相机，带有随小型线性轴门调节的远心测量镜头。②一个可调节角度的手臂放置装置。该角度所设置的位置需在测量时使前臂尽可能水平。这一设定可防止液滴移动或分散，且当接触面水平时可使液滴两侧的接触角保持一致。③软件：该软件可对手臂的水平位置进行调整，可计算液滴接触角，并可保存图片及数据。

2.3　数据分析

2.3.1　水接触角（water contact angle）θ_w

　　水分是维持正常皮肤功能的重要因素。当水含量减少时，皮肤出现干燥、瘙痒及不适感。水滴在皮肤表面的延展程度提示了皮肤疏水（Ho）或亲水（Hi）特性。

图 5　人体皮肤湿润度测量：前臂放置于新设备

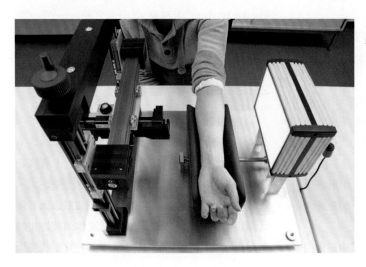

皮肤：水在不同皮肤表面的延展情况并不相同。在皮脂缺乏的手掌部，水形成半疏水性接触角（θ_w=80°～91°）（Mavon et al. 1997；Elkhyat et al. 2004a, b；Schott 1971）。在富含皮脂的额部，水滴可延展开（θ_w=57°～73°）（Afifi et al. 2006；Fotoh et al. 2007；Mavon et al. 1998）。一项研究检测了十处不同部位的皮肤（Afifi et al. 2006），证实缺乏皮脂的皮肤为疏水表面（θ_w=91°～102°）。在富含皮脂区域，皮肤则成为润湿性的（θ_w=60°～85°）（图6）。Fotoh 等（Fotoh et al. 2007）发现黑人（非洲人或加勒比人）（θ_w=71°）和混合种族（非洲或加勒比）（θ_w=67°）及高加索人（θ_w=67°）的前额皮肤润湿度有显著差异（$P < 0.05$）。近期对60名儿童（7～11岁）额部进行水接触角 θ_w 的测量，结果显示 θ_w=87°，高于成人，提示其皮肤较成人更具疏水性。注意在这些儿童中所测量出的皮脂水平明显降低（17μg/cm²）

（Lodge 2007；Mac-Mary et al. 2012a）。

指甲：对指甲的体内评估发现指甲为一亲水性表面，θ_w=65°（图7）。不同种族（法国、中国、伊朗、摩洛哥）或性别间并未发现显著性差异（Elkhyat et al. 2010）。

2.3.2 临界表面能（critical surface energy）γ_c 及疏水/亲水平衡（Ho/Hi）

γ_c 减少时皮肤疏水性增加。正如 θ_w，临界表面张力（γ_c）数值说明皮脂存在时皮肤疏水性降低。在前臂，γ_c 为 26～27.5mJ/m²（Rosemberg et al. 1973；El-Shimi and Goddard 1973；Ginn et al. 1968；Adamson et al. 1968；Elkhyat et al. 1996），而在富于皮脂的前额，γ_c 升高（33.2mJ/m²），提示皮肤湿润度增加。根据公式3，前臂疏水性 Ho 的比例为 62%～64%，而前额由于存在皮脂，该比例下降至 54%。

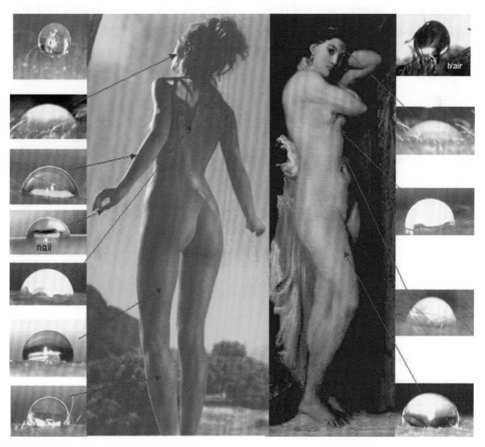

图6 人体皮肤湿润度：皮脂对疏水/亲水平衡的影响

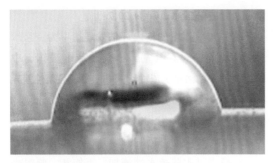

图7 甲：水接触角 =65° 为亲水表面

2.3.3 表面自由能（surface free energy）（γ_s）

表面湿润度随着 γ_s 升高而增加。

前臂皮肤 γ_s 值约为 38.5mJ/m² (Elkhyat et al. 2001；Mavon et al. 1997)，前额 γ_s 值根据不同肤质类型（油性、正常、干性皮肤）波动于 42～46mJ/m² 范围内 (Mavon et al. 1998)。酸碱法检测显示额部（富含皮脂区）为一单极性强碱性表面 ($\gamma_s^- =26$mJ/m²)，而前臂（缺乏皮脂区）为一弱碱性表面 ($\gamma_s^- =4$mJ/m²) (Mavon et al. 1998)。当非极性成分 γ_s^{LW} (+10mJ/m²) 增加时，前臂 γ_s 值升高。

2.4 某些治疗产生的影响（表1）

皮肤疏水性随着 θ_w 及 γ_c 增加而减少，或随 γ_s 降低而增加 (Elkhyat et al. 2001；Mavon et al. 1998)。

2.4.1 脱脂及清洗

皮肤：以有机溶剂脱脂或用肥皂及水清洗可大幅增加皮肤疏水性。该效应表现为水接触角 θ_w (+10°～15°) 增大、表面自由能 γ_s 及临界表面能 γ_c 减少 (Mavon et al. 1998)。脱脂 2 小时后，前额皮肤可恢复初始亲水性，正好为皮脂恢复到当前水平所需的时间 (Mavon et al. 1998)。

甲：以有机溶剂脱脂甲也可增加其疏水性 (θ_w=+25°)（图8）(Elkhyat et al. 2010)。

毛发：未经处理的毛发的平均厚度为 1.1nm，其最外层表面主要由一种名为 18-甲基二十烷酸（18-MEA）的脂肪酸构成，该脂肪酸可强烈促进毛发的疏水性 (θ_w =103°) 和光滑性 (Lodge 2007)。由于其具有疏水性，其表面缺少水膜，故而表面所测量出的水膜厚度极低。然而对于损伤的毛发，由于在损伤过程中脂肪酸层被移除，故其具有轻度的亲水性 (θ_w =50°～80°) (Lodge 2007)。

表1 人体皮肤湿润度

	前臂屈侧		前额	
	未处理	乙醚脱脂	未处理	乙醚脱脂
θ_w	80°（Wenzel 1936）；84°（Neumann and Good 1979）	92°（Neumann and Good 1979）；101°（Fowkes 1964）	57°～73°（Elkhyat et al. 2004b）；60°（Elkhyat et al. 2004a）	84°（Fowkes 1964）
	88°（Fowkes 1964）；91°（Mavon et al. 1997）		67°～71°（Schott 1893–1895）	
γ_c	26（Afifi et al. 2006）；26.8（Fotoh C et al. 2007）	21.6（Mac-Mary et al. 2012a）	33.2	22.4
	27（Mavon et al. 1998）；27.5（Lodge 2007；Mac-Mary et al. 2012a）；30.6（Neumann and Good 1979）			
Ho	62%（Elkhyat et al. 2001）	70%（Elkhyat et al. 2001）	54%	69%
γ_s	38.5（Fowkes 1964；Elkhyat et al. 2001）	32.4（Fowkes 1964）	42～46（Elkhyat et al. 2004b）	34.5（Fowkes 1964）

θ_w，水接触角；Ho，表面疏水性；γ_c，临界表面张力（mJ/m²）；γ_s，表面自由能（mJ/m²）。

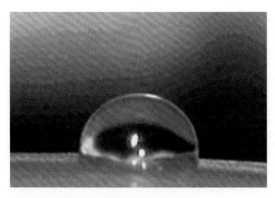

图8 甲：脱脂效果：接触角增加（90°）

2.4.2 保湿剂应用（霜、活泉水）

我们的皮肤每日需要摄入足够的水分用于补充真皮内的水储量（脱水可导致皮肤失去弹性并增加皮肤皱纹）。另一方面，皮肤需更新疏水性脂膜，该脂膜对皮肤外观及表皮屏障功能是至关重要的。在60名儿童的面部应用保湿剂1周后发现θ_w显著降低（-10°），表明皮肤水合性增加（+15任意单位）（Mac-Mary et al. 2012a，b）。

保湿剂（moisturizers）的效果也可体现在增加临界表面能γ_c及表面自由能γ_s上。运用活泉水可通过降低θ_w（-10°）降低皮肤疏水性。该效果在使用活泉水30分钟后消失（Elkhyat et al. 2004a）。

2.4.3 其他应用

营养补充可为健康个人的皮肤及整体身体健康提供综合性保障。对绝经期妇女而言，营养补充可使初始疏水性的皮肤的接触角减小，改善皮肤干燥（Humbert et al. 2005）。猪舌表面存在的黏液层可使其更亲水（更湿润）。该作用体现在θ_w降低（-27°）而表面自由能γ_s增加（+11mJ/m^2）（Ranc et al. 2006）。

2.5 讨论

皮肤湿润度（skin wettability）研究清楚地表明皮脂膜对皮肤疏水性的意义。抑制或改变该皮肤层均会增加皮肤疏水性。皮肤脂质增加皮肤润湿性是由于存在游离脂肪酸，尤其是存在于皮脂中的那一部分。皮肤润湿度可随着增加皮脂中角鲨烯和石蜡含量而增大（Gloor et al. 1973）。

有关活体量化指甲湿润度的生理化学性参数具有潜在的研究价值。药物透过指甲屏障的相关研究是目前的研究热点。中层膜的选择，包括抗真菌药物及指甲油，都将依靠对这些参数的理解。

3 人体皮肤摩擦系数

皮肤在接触不同材料时的摩擦行为在其感知过程中起了关键作用。摩擦感在我们体验化妆品（如抗衰老面霜或保湿霜等）的过程中也是极为重要的（Gee et al. 2005）。消费者在面对众多化妆品时，对其了解仅局限在皮肤接触上。当触摸某一物品时，接触发生于我们的皮肤与物品之间；在该接触过程中，物品的摩擦性能可影响我们对它的感知。消费者对物品的感知体验是一个决定是否购买的重要因素（Bongaerts et al. 2007）。

摩擦系数是一项测量两个表面滑动程度的参数。初始启动摩擦的力称为"静态摩擦系数"，而滑动持续时必需的力称为"动力摩擦系数"。高的摩擦系数代表有阻碍的滑动，而低的摩擦系数提示顺畅的滑动。

对有关皮肤摩擦的文献进行总结后发现其测量值μ范围较广（表2）。这些差异提示对皮肤摩擦系数的评价是一个非常复杂的问题。其涉及皮肤弹性、皮肤各向异性（skin anisotropy）、微观拓扑学、皮肤各向异性所致的测量条件的变异、个人测量技术的差异。最后一项问题可将测量仪器分为两种设计类型：一种称为组合线性运动，即将探头按压在皮肤表面并拖拽一条直线，另一种设计则为转动式的，即将探头按压在皮肤表面并旋转。摩擦系数在性别间差异不大，但在身体不同解剖部位存在相当大的差异（Cua et al. 1990；Elsner et al. 1990；Sivamani et al. 2003a）；年龄造成的差异也有报道（Asserin et al. 2000；Elsner et al. 1990；Sivamani et al. 2003a）。摩擦系数受到负荷影响（Asserin et al. 2000；Sivamani et al. 2003a；Koudine et al. 2000；Ramalho et al. 2007）；而水分的运用可增加摩擦系数。另一方面，在前臂及手部涂抹凡士林及甘油可立刻降低摩擦系数，该效应在涂抹后可持续至

表 2　人体皮肤摩擦系数（μ）－文献数据

作者	滑动材料	运动实验	μ	审核
Comaish 等	铁氟龙[1] 尼龙[2] 聚乙烯[3] 木材[4]	线性	$0.2^{[1]}$～$0.45^{[2]}$～$0.3^{[3]}$～$0.4^{[4]}$前臂	Comaish，Bottoms（1971）
Kenins	不同毛织物	线性	0.32～0.48：干燥皮肤	Kenins（1994）
			0.48～1.23：湿润皮肤（前臂和手指）	
El-Shimi	钢（粗糙[a] 光滑[b]）	旋转	$0.2～0.4^{a}$	El-Shimi（1977）
			$0.3～0.6^{b}$（前臂曲侧）	
Highley 等	尼龙	旋转	0.19～0.28（前臂曲侧）	Highley 等（1977）
Cua 等	铁氟龙	旋转	0.34（前额）	Cua 等（1990）
			0.26（前臂曲侧）	
			0.21（手掌）0.12（腹部）	
			0.25（上背部）	
Asserin 等	红宝石	线性	0.7（前臂曲侧）	Asserin 等（2000）
Elkhyat 等	铁氟龙[1] 钢[2] 玻璃[3]	线性	$0.18^{[1]}$～$0.42^{[2]}$～$0.74^{[3]}$（前臂曲侧）	Elkhyat 等（2004b）
Elsner 等	铁氟龙	旋转	0.48（前臂曲侧）	Elsner 等（1990）
			0.66（外阴）	
Sivamani 等	钢	线性	0.56（正常皮肤：手指背部）	Sivamani 等（2003a）
			0.50（异丙醇暴露：手指背部）	
			0.2（体外正常皮肤）	
			0.3（体外水暴露皮肤）	
Sivamani 等	钢	线性	0.4～0.6（前臂掌侧）	Sivamani 等（2003b）
Derler 等	纺织样品	线性	0.27～0.7（手指）	Derler 等（2007）
Egawa 等	指纹		0.4（前臂曲侧）	Egawa 等（2002）
Lodén 等	钢	旋转	0.55（手背）	Lodén 等（1992）
			1.1（下背部）	
			特应性皮肤中分别为 0.65（前臂曲侧）	
			0.4～0.65～0.55	
Fotoh 等	钢	线性	0.7～0.9（前额）	Fotoh C 等（2007）

少 1 小时（Ramalho et al. 2007）。涂抹异丙醇及用肥皂清洗皮肤可使皮肤干燥并降低其摩擦系数。手指摩擦系数（μ）范围从 0.27 至 0.70，且由于皮肤水合性不同而在不同个人间存在差异（Derler et al. 2007）。近期我们团队（Fotoh et al. 2007）发现不同种族的前额 μ 值存在显著性差异（$P < 0.05$）。2004 年我们报道滑动及滑动表面的亲水、疏水特性对 μ 值的影响（Elkhyat et al. 2004b）。在该研

究中，我们测量了 6 种表面［前臂掌侧、铁氟龙（Teflon）（聚四氟乙烯胶带）、硅胶（Silflo）、乙烯基聚硅氧烷印模材料树脂、钢及玻璃］的湿润度参数，它们所带来的影响与摩擦系数 μ 进行了比对。

为了测量活体皮肤与不同光滑表面的摩擦特性，摩擦测量仪被开发并进行了检验（Elkhyat et al. 2004b；Fotoh et al. 2007；Ranc et al. 2006；Asserin et al. 2000），用 0.1N 的恒定正负荷将一个直径 10mm 的光滑球按压在前臂屈侧上，使之以恒定 0.5mm/s 的速度移动。为保持表面尽可能平整，测量选择了 10 ～ 15mm 的短滑动距离。

在本研究中，我们发现如果皮肤与疏水性表面如铁氟龙进行摩擦，其摩擦系数（μ）比与亲水性表面（如玻璃或钢）进行摩擦时更低：因此疏水性表面具有最低的摩擦系数。

4　讨论

皮肤的摩擦特性不仅取决于皮肤本身特性，如其质地、柔软性、光滑性、干性或油性（Lodén et al. 1992），也取决于其与外界表面或外在环境间的相互作用（Zhang and Mak 1999）。

在这一章中，我们发现了皮肤疏水性对皮肤摩擦系数的影响。由 Cua 等测量发现，相较于额部而言，腹部具有最强的疏水性，故与其最低的摩擦系数对应（Cua et al. 1990）。Egawa 等及 Sivamani 等报道，水分可降低皮肤疏水性，并增加其摩擦系数（Egawa et al. 2002；Sivamani 2003b）。脱脂剂（如异丙醇）（Sivamani et al. 2003a）使用或以肥皂及水清洗后（Egawa et al. 2002）μ 值降低十分常见，因为这些方式可增加皮肤疏水性（见表 1），此外在衰老或特应性肤质中，皮肤疏水性可增加，并导致文献报道中较低的 μ 值（Asserin et al. 2000；Lodén et al. 1992）。

表面脂质被认为是一个影响皮肤摩擦性能的可能因素，故对皮肤脂质含量与 μ 值的相关性进行了评价，Cua 等指出皮肤脂质含量可影响皮肤摩擦特性（Cua et al. 1995）。进一步地，皮肤摩擦阻力取决于存在于皮肤表面的疏水或亲水物质。Fotoh 等认为不同种族中皮肤皮脂膜的疏水 / 亲水平衡存在差异（Fotoh et al. 2007）。相较于混杂种族女性及高加索女性而言，黑人女性的皮肤摩擦系数可较低，其皮肤疏水性较高。

5　一般性结论

对上述参数进行研究，可以根据其亲水性对不同皮肤类型进行分类，该过程在化妆品生物学中极为重要。这些数据也可用于指导化妆品配方的开发，并区分那些不能在皮肤上正确延展的乳剂。皮肤摩擦特性的研究应用于不少研究领域，如皮肤生理学、护肤品、纺织品工业、依赖皮肤摩擦的活动以及皮肤摩擦导致的外伤等（Zhang and Mak 1999）。皮肤摩擦感是触觉感知的重要组成部分，在消费者感知皮肤属性的客观评价中发挥重要作用（Wolfram 1983）。

6　结论

在化妆品研究领域，皮肤、指甲、毛发的结构及生理化学特性是十分受关注的。对皮肤湿润度进行生理化学参数的研究可为产品配方与角蛋白（或皮肤）间的相互作用带来新的视角。

至今，这些参数已作为熟知的、基础的工具用以指导研发更好的配方。对某些活动或医学性护肤品进行大体评估，或掌握皮肤表面湿润度相关的生理化学参数，可为清洁、化妆品、外用药物等领域提供有用的信息。

迄今为止，由于生物摩擦特性在人类日常生活中具有重要意义，因此有关生物摩擦特性的研究引人注目。对皮肤摩擦透彻的理解不仅有助于更好地完成某些任务，也可避免身体的疼痛和不适（如掌握皮肤与不同材料间相互作用的机制可帮助避免出现足部水疱）（Liu et al. 2013）。

（李桐 译，吕小岩 校，李利 审）

参考文献

Adamson AW, Kunichika K, Shirlev F. Dermatometry for coeds. J Chem Educ. 1968;45:702–4.

Afifi Y, Elkhyat A, Hassam B, et al. Mouillabilité de la peau et peau séborrhéique. In: Uhoda E, Paye M, Pierrard GE, editors. Actualités en Ingénierie Cutanée, vol. 4. Paris: ESKA; 2006. p. 111–7.

Agache P, Elkhyat A, Mavon A. Measurement of skin surface wettability. In: Agache P, Humbert P, editors. Measurement of the skin: non-invasive investigations, physiology, normal constants. Berlin: Springer; 2004. p. 87–91.

Asserin J, Zahouani H, Humbert P, et al. Measurement of the friction coefficient of the human skin in vivo. Quantification of the cutaneous smoothness. Colloids Surf B: Biointerfaces. 2000;19:1–12.

Barba C, Martí M, Manich AM, Carilla J, Parra JL, Coderch L. Water absorption/desorption of human hair and nails. Thermochem Acta. 2010;503–504: 33–9.

Bongaerts JHH, Fourtouni K, Stokes JR. Soft-tribology. Lubrication in a compliant PDMS-PDMS contact. Tribol Int. 2007;40(10–12):1531–42.

Comaish S, Bottoms E. The skin and friction: deviations from Amonton's laws, and the effects of hydration and lubrication. Br J Dermatol. 1971;84:37–43.

Cua A, Wilheim KP, Maibach HI. Friction properties of human skin: relation to age, sex and anatomical region, stratum corneum hydration and transepidermal water loss. Br J Dermatol. 1990;123:473–9.

Cua AB, Wilhelm KP, Maibach HI. Skin surface lipid and skin friction: relation to age, sex and anatomical region. Skin Pharmacol. 1995;8:246–51.

Derler S, Schrade U, Gerhardt LC. Tribology of human skin and mechanical skin equivalents in contact with textiles. Wear. 2007;263:1112–6.

Egawa M, Oguri M, Hirao T, et al. The evaluation of skin friction using a frictional feel analyzer. Skin Res Technol. 2002;8:41–51.

Elkhyat A, Mavon A, Leduc M, et al. Skin critical surface tension. A way to assess the skin wettability quantitatively. Skin Res Technol. 1996;2:91–6.

Elkhyat A, Agache P, Zahouani H, et al. A new method to measure in vivo human skin hydrophobia. Int J Cosmet Sci. 2001;23:347–52.

Elkhyat A, Courderot-Masuyer C, Mac-Mary S, et al. Assessment of spray application of Saint Gervais water effects on skin wettability by contact angle measurement comparison with bidistilled water. Skin Res Technol. 2004a;10:283–6.

Elkhyat A, Courderot-Masuyer C, Gharbi T, et al. Influence of the hydrophobic and hydrophilic characteristics of sliding and slider surfaces on friction coefficient: *in vivo* human skin friction comparison. Skin Res Technol. 2004b;10:215–21.

Elkhyat A, Lihoreau T, Humbert P. Nail: hydrophobic/lipophilic balance: wettability and friction coefficient. Skin Res Technol. 2010;16:483.

El-Shimi AF. In vivo skin friction measurements. J Soc Cosmet Chem. 1977;28:37–51.

El-Shimi A, Goddard ED. Wettability of some low energy surfaces. J Colloid Interface Sci. 1973;48:242–8.

Elsner P, Wilhelm D, Maibach HI. Frictional properties of human forearm and vulvar skin: influence of age and correlation with transepidermal water loss and capacitance. Dermatologica. 1990;181:88–91.

Fotoh C, Elkhyat A, Mac-Mary S, et al. Characterization of cutaneous specificities of young women African and Caribbean, black and mixed-race living under temperate climate. Abstract of papers, 21st World Congress of Dermatology, Buenos Aires, 30 Sept–5 Oct 2007.

Fowkes FM. Attractive forces at interfaces. Ind Eng Chem. 1964;56:40–52.

Gee MG, Tomlins P, Calver A, et al. A new friction measurements system for the frictional component of touch. Wear. 2005;259:1437–42.

Ginn ME, Noyes GM, Jungermann E. The contact angle on water on viable human skin. J Colloid Interface Sci. 1968;26:146–51.

Gloor M, Franz P, Friedrich HC. Untersuchungen über die Physiologie der Talgdrüsen und über den Einflub der Hautoberflaschenlipide auf die benetzarkeit der Haut. Arch Derm Fors. 1973;248:79–88.

Good RJ, Van Oss CJ. The modern theory of contact angles and the hydrogen bond components of surface energies. In: Schrader ME, Loeb GI, editors. Modern approaches to wettability: theory and application. New York: Plenum Press; 1992. p. 1–27.

Highley DR, Coomey M, Denbeste M, et al. Frictional properties of skin. J Invest Dermatol. 1977;69: 303–5.

Humbert Ph, Mac-Mary S, Creidi P, Elkhyat A, Sain-thillier JM, Heidet-Hommeau V, Montastier C. A double-blind placebo-controlled clinical trial to demonstrate the efficacy of nutritional supplement on dry skin conditions. Satellite symposium of the 14th Congress of the European Academy of Derma-tology and Venereology, London, 12–16, 2005.

Kenins P. Influence of fiber-type and moisture on measured fabric-to-skin friction. Text Res J. 1994;64:722–8.

Koudine AA, Barquins M, Anthoine PH, et al. Frictional properties of skin: proposal of a new approach. Int J Cosmet Sci. 2000;22:11–20.

Liu X, Lu Z, Lewis R, Carre MJ, Matcher SJ. Feasibil-ity of using optical coherence tomography to study the influence of skin structure on finger friction. Tribol Int. 2013;63:34–44.

Lodén M, Olsson H, Axéll T, et al. Friction, capac-itance and transepidermal water loss (TEWL) in dry atopic and normal skin. Br J Dermatol. 1992;126:137–41.

Lodge, RA. B.S. Wetting behavior and surface poten-tial characteristics of human hair (A Thesis). The Ohio State University. 2007.

Lubach D, Cohrs W, Wurzinger R. Incidence of brittle nails. Dermatologica. 1986;172:144–7.

Mac-Mary S, Elkhyat A, Sainthillier JM, Jeudy A, Perrot K, Lafond S, Predine O, Mermet P, Tarrit C, Humbert. Specific cosmetic for children: an in vivo randomized single-blind study of efficacy in 7- to 12-year-old children. 27ème Congrès de l'Interna-tional Federation of Societies of Cosmetic Chemists. 15–18 Oct 2012, Johannesburg, Afrique du Sud.

Mac-Mary S, Elkhyat A, Sainthillier JM, Jeudy A, Perrot K, Lafond S, Predine O, Mermet P, Tarrit C, Humbert P. Skin properties of 7- to 12-year old chil-dren. 27ème Congrès de l'International Federation of Societies of Cosmetic Chemists. 15–18 Oct 2012, Johannesburg, Afrique du Sud.skin.

Mavon A, Zahouani H, Redoules D, et al. Sebum and stratum corneum lipids increase human skin surface free energy as determined from contact angle meas-urements: a study on two anatomical sites. Colloids Surf B: Biointerfaces. 1997;8:147–55.

Mavon A, Redoules D, Humbert P, et al. Changes in sebum levels and skin surface free energy compo-nents following skin surface washing. Colloids Surf B: Biointerfaces. 1998;10:243–50.

Neumann AW, Good RJ. Techniques of measuring contact angles. Colloids Surf Sci. 1979;11:31–91.

Norris DA, Puri N, Labib ME, et al. Determining the absolute surface hydrophobicity of microparticulates using thin layer wicking. J Control Release. 1999; 59:173–85.

Owens DK, Wendt R. Estimation of the surface free energy of polymers. J Appl Polym Sci. 1969;13:1741–7.

Ramalho A, Silva CL, Pais A, et al. In vivo friction study of human skin: influence of moisturizers on different anatomical sites. Wear. 2007;10:1044–9.

Ranc H, Elkhyat A, Servais C, et al. Friction coeffi-cient and wettability of oral mucosal tissue: changes induced by a salivary layer. Colloids Surf A: Physic-ochem Eng Aspect. 2006;276:155–61.

Rosemberg A, William R, Cohen G. Interaction involved in wetting of human skin. J Pharm Sci. 1973;62:920–2.

Schott H. Contact angles and wettability of human skin. J Pharm Sci. 1971;60:1893–5.

Sivamani RK, Goodman J, Gitis NG, et al. Coefficient of friction: tribological studies in man-an overview. Skin Res Technol. 2003a;9:227–34.

Sivamani RK, Wu G, Gitis NV, et al. Tribological testing of skin products: gender, age, and ethnicity on the volar forearm. Skin Res Technol. 2003b;9:1–7.

Uyttendaele H, Geyer A, Scher RK. J Drugs Dermatol. 2003;2:48–9.

van de Kerkhof PC, Pasch MC, Scher RK, Kerscher M, Gieler U, Haneke E, Fleckman P. J Am Acad Dermatol. 2005;53:644–51.

Van Oss CJ, Good RJ, Chaudhury MK. Additive and non additive surface tension components and interpretation of contact angles. Langmuir. 1988;4:884–91.

Wenzel RN. Resistance of solids surfaces to wetting by water. Ind Eng Chem. 1936;28:988–94.

Wolfram LJ. Friction of skin. J Soc Cosmet Chem. 1983;34:465–76.

Young T. An essay on the cohesion of fluids. Phil R Soc (London). 1805;95:65–87.

Zhang M, Mak AFT. In vivo friction properties of human skin. Prosthet Orthot Int. 1999;23:135–41.

Zisman WA. Contact angle, wetting, adhesion. In: Fowkes FM, editor. Advanced chemical, vol. 43. Washington, DC: American Chemical Society; 1964. p. 1–51.

20

皮肤摩擦系数

George Man and Mao-Qiang Man

内容

关键词

皮肤摩擦系数·年龄·性别·角质层

1 皮肤摩擦系数检测

皮肤摩擦系数（skin friction coefficient）代表皮肤抵抗物体在其表面移动的能力。摩擦系数（μ）等于摩擦力与正向力的比值。正向力和摩擦力均以牛顿（N）为单位，摩擦系数无量纲，即 $\mu=F_{摩擦力}/F_{正向力}$（Naz et al. 2014）。很多仪器，包括三轴石英力板（Kistler，Winterthur，Switzerland）（Derler et al. 2007；Gerhardt et al. 2008）、Revolt SkinTribometer（Veijgen et al. 2013a，b）、Frictiometer® FR 770（Courage-Khazaka，Cologne，Germany）（Zhu et al. 2011；Neto et al. 2013）及测量科技公司的皮肤摩擦仪（skin friction meter，Aca-Derm Inc.，California，USA）（Zhang and Mak 1999），都可用于测量皮肤摩擦系数。这些测量仪的检测原理都是类似的。对于 Courage-Khazaka 公司的 Frictiometer® FR 770，其平面探头的材质是特氟龙，它和皮肤的接触面积是 2cm²，所施加的正向力为 0.7N，转速为 255 转 /min。在检测时，Frictiometer® FR 770 的探头直接连接在 MPA5 座机上，后者连接电脑。当探头置于皮肤表面检测时，皮肤摩擦系数就出现在电脑显示屏上。皮肤摩擦系数为任意单位（au）。

2 皮肤摩擦系数的影响因素

2.1 皮肤摩擦系数的外在影响因素

2.1.1 材料

如上所述，皮肤摩擦系数代表皮肤抵抗物体在其表面移动的能力。因此，和皮肤所接触的物体材料直接影响到皮肤摩擦系数。例如，在竹纤维、聚四氟乙烯和棉 / 聚酯纤维（50%/50%）之间，当以 14.6 ± 1.3N 的正向力在前臂内侧皮肤表面滑动时，棉 / 聚酯纤维产生的摩擦系数最大，（棉 / 聚酯纤维 0.43 ± 0.04；竹纤维 0.38 ± 0.04；聚四氟乙

烯 0.30 ± 0.04）（Gerhardt et al. 2009）。铝制指尖垫所产生的皮肤摩擦系数要低于橡胶指尖垫（铝制指尖垫 0.6，橡胶指尖垫 0.9），尤其在施加比较小的正向力时（Seo and Armstrong 2009）。在铝、尼龙、硅胶、棉和黏土中，硅胶产生的皮肤摩擦系数最大（Zhang and Mak 1999）。皮肤摩擦系数与作用于其表面的物体材质的表面能成正相关（Veijgen et al. 2013b）。当然，平滑的材料（特氟龙）与非平滑的材料（编织的尼龙）所产生的皮肤摩擦系数也是不同的（Comaish and Bottoms 1971）。

2.1.2 温度

关于环境温度对皮肤摩擦系数的影响，目前仍存在争议。静态和动态皮肤摩擦系数都与环境温度存在正相关（Veijgen et al. 2013a，b）。与此相反，另一项研究则证明猪皮在室温时的皮肤摩擦系数高于在 45℃ 时的摩擦系数（Hills et al. 1994）。然而毫无疑问，这些证据都表明环境温度可以影响皮肤摩擦系数。因此，在测量皮肤摩擦系数时，非常有必要保持环境温度的稳定。

2.1.3 正向力

多项研究表明正向力（normal force，F_n）是反向地影响皮肤摩擦系数（Veijgen et al. 2013b；Seo and Armstrong 2009；Koudine et al. 2000；Bobjer et al. 1993；Sivamani et al. 2003）。比如，当正向力从 1 到 1 000g 变化时，腹部皮肤的动态和静态摩擦系数都会随着正向力的增加而降低（Comaish and Bottoms 1971）。另外一项研究显示，当正向力从 10mN 增加到 100mN 时，前臂的静态皮肤摩擦系数迅速降低，而动态皮肤摩擦系数仅轻微降低（Koudine et al. 2000）。而当正向力从 200mN 增加到 800mN 时，对静态和动态皮肤摩擦系数仅仅引起非常小的降低（Koudine et al. 2000）。Seo 等（Seo and Armstrong 2009）报道了铝制指尖垫在正向力为 1.6 ± 0.7N 产生的皮肤摩擦系数是 0.6 ± 0.4。而当正向力为 10.8 ± 1.3N 时，皮肤摩擦系数是 0.4 ± 0.3。但是当正向力进一步增加到 19.6 ± 1.9N 时，并没有引起皮肤摩擦系数的继续降低（0.4 ± 0.2）。也有报道显示了不同身体部位的皮肤摩擦系数和正向力之间的负相关性（Zhang and Mak 1999）。

图1 皮肤摩擦系数会随着年龄和身体部位而变化（这张图在原发表上做了调整（Zhu et al. 2011））。（a）女性；（b）男性。图中显示了不同身体部位之间的显著差异。男性 N=300，女性 N=355

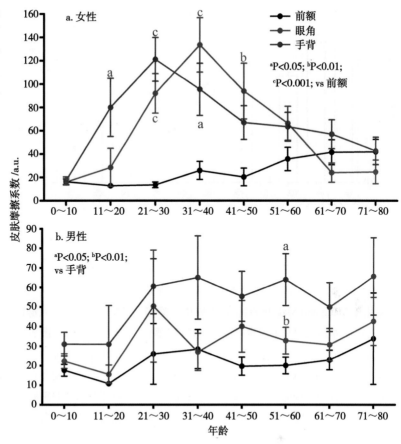

2.1.4 接触表面积

和物体接触的皮肤表面也会影响着皮肤摩擦系数。通常，正常皮肤摩擦系数会随着接触面积的增加而增加（Comaish and Bottoms 1971；Bobjer et al. 1993；Warman and Ennos 2009）。但当皮肤表面涂有石蜡油或猪油时，皮肤摩擦系数和接触表面积呈负相关（Bobjer et al. 1993）。此外，和皮肤接触物体的材质本身也会影响皮肤摩擦系数和接触表面积之间的关系。比如，当接触材料是聚乙烯时，皮肤摩擦系数和接触表面积成正相关，而但接触材料是羊毛时，皮肤摩擦系数并不随着接触表面积而改变（Comaish and Bottoms 1971）。

2.2 皮肤摩擦系数的内部影响因素

2.2.1 年龄

皮肤摩擦系数和年龄的关联目前暂无定论。虽然有研究表明动态和静态皮肤摩擦系数随着年龄增长显著变化（Veijgen et al. 2013a，b），但也有数据证实了皮肤摩擦系数在年轻人和老年人之间并没有差别（Cua et al. 1990，1995；Elsner et al. 1990）。我们的研究则表明皮肤摩擦系数在男性和女性人群上都随着年龄的增长而变化，尤其是在女性人群上更为明显（图1；Zhu et al. 2011）。如图1a所示，女性眼角和手背部皮肤摩擦系数在40岁之前随着年龄的增加而逐渐增高，40岁之后随着年龄增加而降低。而在前额部，皮肤摩擦系数与年龄呈正相关（图1a，$R^2=0.03506$，$P < 0.001$）。在男性中，前额部和眼角的皮肤摩擦系数并没有随着年龄增长而发生显著变化（图1b）。但手背部皮肤摩擦系数在0到40岁之间随着年龄增长而增高，40岁之后基本没有改变。总而言之，这些数据反映了皮肤摩擦系数随年龄的变化和身体部位以及性别均是相关的。

2.2.2 身体部位

普遍认为皮肤摩擦系数会随着身体部位的不同

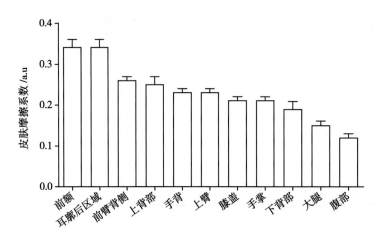

图 2　不同身体部位皮肤摩擦系数的差异［这张图在原发表上做了调整（Cua et al. 1995）］。N=29

而变化，但也有数据显示了在不同身体部位并未显著变化（Zhang and Mak 1999）。在上肢中，静态和动态皮肤摩擦系数在上臂腹中侧、上臂背中侧、示指腹和手背中都有非常显著的差别（Veijgen et al. 2013b）。示指指腹的静态和动态皮肤摩擦系数都高于前臂背侧（Veijgen et al. 2013a）。我们的研究表明眼角的皮肤摩擦系数要高于额部的摩擦系数（图 1）。额部的皮肤摩擦系数要低于手背的摩擦系数（图 1）。但也有其他实验数据表明额部的皮肤摩擦系数最大（图 2）。即使在手指之间，皮肤摩擦系数也有变化（Warman and Ennos 2009）。皮肤摩擦系数随着身体部位的变化也是和性别相关的（图 1a vs 图 1b）。

2.2.3 性别

皮肤生理学特性包括皮肤摩擦系数的的性别差异已被广泛报道（Zhu et al. 2011；Cua et al. 1990；Man et al. 2009；Choi et al. 2007；Marrakchi and Maibach 2007），尽管有一些研究显示在不同身体部位的皮肤摩擦系数并无性别差异（Gerhardt et al. 2008；Veijgen et al. 2013a；Cua et al. 1990，1995）。但我们近期在中国进行的大样本研究则显示皮肤摩擦系数存在男性和女性之间的差异（图 3）。皮肤摩擦系数的性别差异是和年龄以及身体部位相关的。比如，对于前额部的皮肤摩擦系数，男性和女性之间是没有差异的（图 3a）。相反地，在眼角和手背部位，女性的皮肤摩擦系数显著的地区别于男

性（图 3b，3c）。男性和女性间的最大的差别发生在 31～60 岁人群的眼角（图 3b）和 20～30 岁人群的手背（图 3c）。0～10 岁的男性手背的皮肤摩擦系数要显著高于同年龄组的女性（图 3c）。因此，不同研究之间结果的不一致可能在某种程度上由于受试者的年龄和身体部位的差别。

2.2.4 角质层含水量

角质层含水量（stratum corneum hydration）对皮肤摩擦系数的影响已经被广泛研究。男性和女性的皮肤摩擦系数与皮肤角质层含水量成线性相关。皮肤保湿度提升在女性人群上比男性人群引起更为显著的皮肤摩擦系数的增加（Gerhardt et al. 2008），这表示了皮肤含水量对皮肤摩擦系数的影响存在性别差异。保湿剂对皮肤摩擦系数的影响和其本身性质有关。例如，皮肤摩擦系数在皮肤涂水后立即增加，然后约 10～15 分钟恢复正常（Sivamani et al. 2003；Highley et al. 1977；Nacht et al. 1981）。在皮肤涂用保湿剂（霜）时皮肤摩擦系数可以增加到其两倍水平并且保持近 4 个小时（Sivamani et al. 2003）。矿物油、凡士林和甘油初始引起皮肤摩擦系数的降低，之后引起明显升高（Highley et al. 1977；Nacht et al. 1981）。皮肤摩擦系数和皮肤含水量的关系随着性别和身体部位而变化。一项研究显示在前额部和前臂背侧皮肤摩擦系数和皮肤含水量呈正相关，而在腹部，上背部和耳后部位这一关系并不成立（Cua et al. 1990）。我们的研究证明男

图3 男性和女性之间皮肤摩擦系数的比较 [这张图在原发表上做了调整（Zhu et al. 2011）]。（a）前额部男性和女性之间的差别；（b）眼角部位差异；（c）手背部差异。显著性差异也在图中做了标识

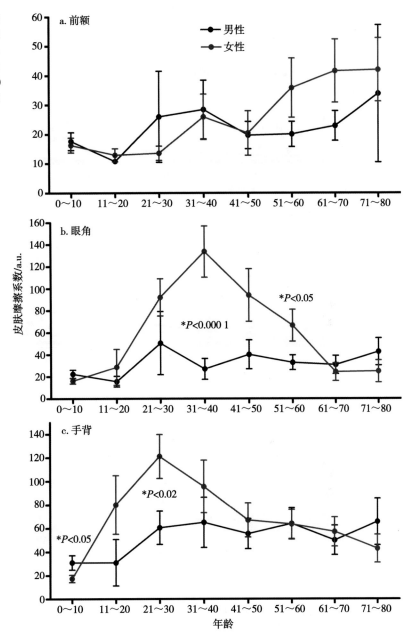

性前额部皮肤摩擦系数和皮肤含水量呈正相关，但在女性上并不成立（图4a vs 图4d）。相反地，对于眼角部位，女性的皮肤摩擦系数和皮肤含水量呈正相关，但男性并非如此（图4b vs 图4e）。在特应性皮炎患者中，前臂内侧和下背部皮肤摩擦系数和皮肤含水量有相关性，而手背部则没有（Lodén et al. 1992）。

2.3 其他影响因素

除外上述外部和内在影响因素外，还有许多其他因素影响到皮肤摩擦系数。一些研究表明空气湿度可以正向影响到静态和动态皮肤摩擦系数（Veijgen et al. 2013a），而皮肤温度、皮肤毛发及在夜晚进行检测会负向影响皮肤摩擦系数（Veijgen et al.

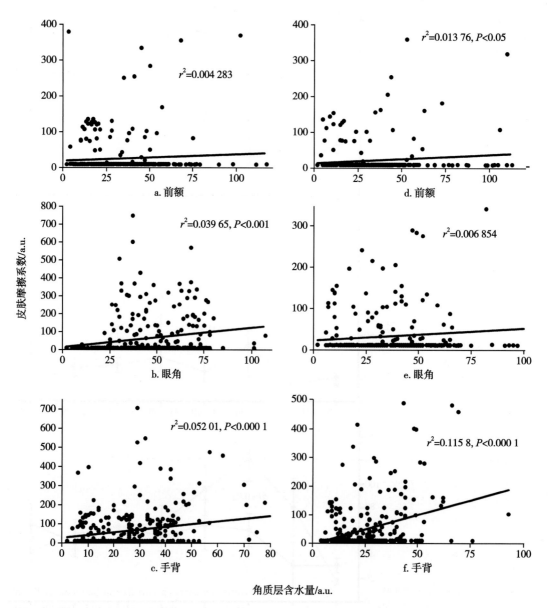

图4 皮肤摩擦系数与角质层含水量的相关性。（a～c）代表女性皮肤摩擦系数与角质层含水量的相关性，而（d～f）代表男性。图中也显示了统计学显著性差异

2013a，b）。对于由经表皮的水分丢失（transepidermal water loss，TEWL）检测所反映的表皮渗透屏障功能和皮肤摩擦系数的关系，研究显示在正常人群大腿和手掌侧（Cua et al. 1990）及特应性皮炎患者的下背部（Lodén et al. 1992），TWEL 值和皮肤摩擦系数是有相关性的。外用 10% 皮脂可以降低皮肤和聚乙烯之间的静态皮肤摩擦系数，但却增加皮肤和羊毛之间的静态皮肤摩擦系数（Comaish

and Bottoms 1971）。在正常人群中，皮肤和特氟龙（聚四氟乙烯产品）之间的皮肤摩擦系数与皮肤表面油脂含量呈线性相关（Cua et al. 1995）。出汗也可以增加皮肤摩擦系数（Bobjer et al. 1993）。在女性中，绝经前前臂的皮肤摩擦系数要显著高于绝经后（Elsner et al. 1990）。此外，皮肤表面物体的移动速度也和皮肤摩擦系数呈正相关（Zhang and Mak 1999）。

3 小结

皮肤摩擦系数可以便捷地进行检测。由于许多内部和外部因素可以影响皮肤摩擦系数，因此为了使前后结果具有可比性，皮肤摩擦系数必须在一个稳定的环境和稳定的仪器上进行检测。进行结果解读和比较时，需要考虑到年龄、性别、身体部位及皮肤状况的影响。

（杜雅萍 译，张书良 校，赵小敏、李祎铭 审）

参考文献

Bobjer O, Johansson SE, Piguet S. Friction between hand and handle. Effects of oil and lard on textured and non-textured surfaces; perception of discomfort. Appl Ergon. 1993;24:190–202.

Choi EH, Man MQ, Xu P, Xin S, Liu Z, Crumrine DA, Jiang YJ, Fluhr JW, Feingold KR, Elias PM, Mauro TM. Stratum corneum acidification is impaired in moderately aged human and murine skin. J Invest Dermatol. 2007;127:2847–56.

Comaish S, Bottoms E. The skin and friction: deviations from Amonton's laws, and the effects of hydration and lubrication. Br J Dermatol. 1971;84:37–43.

Cua AB, Wilhelm KP, Maibach HI. Frictional properties of human skin: relation to age, sex and anatomical region, stratum corneum hydration and transepidermal water loss. Br J Dermatol. 1990;123:473–9.

Cua AB, Wilhelm KP, Maibach HI. Skin surface lipid and skin friction: relation to age, sex and anatomical region. Skin Pharmacol. 1995;8:246–51.

Derler S, Schrade U, Gerhardt L-C. Tribology of human skin and mechanical skin equivalents in contact with textiles. Wear. 2007;263:1112–6.

Elsner P, Wilhelm D, Maibach HI. Frictional properties of human forearm and vulvar skin: influence of age and correlation with transepidermal water loss and capacitance. Dermatologica. 1990;181:88–91.

Gerhardt LC, Strässle V, Lenz A, Spencer ND, Derler S. Influence of epidermal hydration on the friction of human skin against textiles. J R Soc Interface. 2008;5:1317–28.

Gerhardt LC, Lenz A, Spencer ND, Münzer T, Derler S. Skin-textile friction and skin elasticity in young and aged persons. Skin Res Technol. 2009;15:288–98.

Highley KR, Coomey M, DenBeste M, Wolfram LJ. Frictional properties of skin. J Invest Dermatol. 1977;69:303–5.

Hills RJ, Unsworth A, Ive FA. A comparative study of the frictional properties of emollient bath additives using porcine skin. Br J Dermatol. 1994;130:37–41.

Koudine AA, Barquins M, Anthoine PH, Aubert L, Lévêque JL. Frictional properties of skin: proposal of a new approach. Int J Cosmet Sci. 2000;22:11–20.

Lodén M, Olsson H, Axéll T, Linde YW. Friction, capacitance and transepidermal water loss (TEWL) in dry atopic and normal skin. Br J Dermatol. 1992;126:137–41.

Man MQ, Xin SJ, Song SP, Cho SY, Zhang XJ, Tu CX, Feingold KR, Elias PM. Variation of skin surface pH, sebum content and stratum corneum hydration with age and gender in a large Chinese population. Skin Pharmacol Physiol. 2009;22:190–9.

Marrakchi S, Maibach HI. Biophysical parameters of skin: map of human face, regional, and age-related differences. Contact Dermatitis. 2007;57:28–34.

Nacht S, Close JA, Yeung D, Gans EH. Skin friction coefficient: changes induced by skin hydration and emollient application and correlation with perceived skin feel. J Soc Cosmet Chem. 1981;32:55–65.

Naz S, Jamil AW, Sherani FS. Skin friction coefficient as a parameter for temperament assessment: a review. Int J Sci Tech Res. 2014;3:178–81.

Neto P, Ferreira M, Bahia F, Costa P. Improvement of the methods for skin mechanical properties evaluation through correlation between different techniques and factor analysis. Skin Res Technol. 2013;19:405–16.

Seo NJ, Armstrong TJ. Friction coefficients in a longitudinal direction between the finger pad and selected materials for different normal forces and curvatures. Ergonomics. 2009;52:609–16.

Sivamani RK, Goodman J, Gitis NV, Maibach HI. Friction coefficient of skin in real-time. Skin Res Technol. 2003;9:235–9.

Veijgen NK, Masen MA, van der Heide E. Variables influencing the frictional behaviour of in vivo human skin. J Mech Behav Biomed Mater. 2013a;28:448–61.

Veijgen NK, van der Heide E, Masen MA. A multivariable model for predicting the frictional behaviour and hydration of the human skin. Skin Res Technol. 2013b;19:330–8.

Warman PH, Ennos AR. Fingerprints are unlikely to increase the friction of primate fingerpads. J Exp Biol. 2009;212:2016–22.

Zhang M, Mak AF. In vivo friction properties of human skin. Prosthet Orthot Int. 1999;23:135–41.

Zhu YH, Song SP, Luo W, Elias PM, Man MQ. Characterization of skin friction coefficient, and relationship to stratum corneum hydration in a normal Chinese population. Skin Pharmacol Physiol. 2011; 24:81–6.

21

皮肤镜：
一种新型成像工具的基础知识

Alexander Witkowski, Giovanni Pellacani, salvador Gonzalez, and Carterina Longo

内容

关键词

皮肤镜·黑素瘤·痣·诊断·基底细胞癌·法则·炎性皮肤病·毛发镜·传染性皮肤病

缩写

ELM	Epiluminescence microscopy，表皮透光显微镜
LPLK	Lichen planus–like keratosis，扁平苔藓样角化病
RCM	Reflflectance confocal microscopy，反射式共聚焦显微镜

1 简介

皮肤镜（dermoscopy），又称表皮透光显微镜（epiluminescence microscopy，ELM）或皮肤显微镜（dermatoscopy），是一种皮肤无创性检查，这种设备可提高皮肤表面及表面以下结构的可视性，使临床医生能够识别肉眼观察不到的形态特征（Argenziano et al. 1999，2002）。随着对颜色和微观结构新维度的可视化，皮肤镜提高了临床医生在辨别良性和恶性皮损时的敏感性和特异性，最近还被证实能提高对一般皮肤病学中日益增多的皮肤疾病的认识（Argenziano et al. 2009）。而且，皮肤镜将宏观临床观察与微观皮肤病理变化相联系，使得临床医生增加了临床判断时的信心（Argenziano et al. 2003）。皮肤镜能够最大限度地早期发现皮肤良性肿瘤，同时极大地减少了对良性皮肤肿瘤的不必要切除，临床实践证明这种模式可以降低不必要的医疗支出，更为重要的是降低了黑素瘤患者的死亡率（Alexandrescu 2009）。

2 仪器

皮肤镜是一种手持式单目光学系统（handheld monocular optical system），它借助偏振光（polar-ized light）及非偏振光（nonpolarized）两种照明系统放大皮肤表面（10倍）。偏振光皮肤镜对血管及蝶蛹结构观察较为清晰，且不需矿物油、酒精、水等浸液。非偏振光皮肤镜需要浸液，对假性囊肿、灰蓝点、蓝白幕/结构的观察较为清晰。目前多数商用皮肤镜使用LED照明，且能在偏振光及非偏振光两种模式间转换（Argenziano et al. 2002；Wang et al. 2008；Liebman et al. 2012）。电子皮肤镜（digital dermoscopy）是一种将皮肤镜与数码照相系统相结合的设备，能提供方便的图像记录，在计算机屏幕上捕获皮损的高清放大图，且能储存以供患者随访（Argenziano et al. 2009，2003；Soyer et al. 2012，2001；Salerni et al. 2012；Niederkorn et al. 2011）。影像皮肤镜（videodermoscopy）用于监测存在大量色素性皮损需要定期随访的高危患者，也可用于检查毛发疾病。皮损可被放大120倍，同时色素痣绘图软件可对皮损进行定量及定位（Ross et al. 2006a）。电子皮肤镜及影像皮肤镜均有助于通过远程皮肤病学咨询到第二方意见（Malvehy and Puig 2002）。皮肤镜可辅助反射式共聚焦显微镜（reflectance confocalmicroscopy，RCM），皮肤镜下的视图结构可帮助RCM图像定位，两者有相关联的病理组织学特征（Bassoli et al. 2010）。

3 颜色

皮肤镜允许在活体内评估表皮、真表皮交界以及真皮乳头层的颜色，而这是肉眼检查不容易观察到的。颜色在皮损评估中具有重要作用，检查者所观察到的颜色与黑素（melanin）（发色团）及其他色素在皮肤中的位置有关。黑色提示黑素位于角质层（stratum corneum）及表皮上部，浅褐色到深褐色提示黑素位于表皮，灰色到蓝灰色提示黑素位于真皮乳头层（papillary dermis），钢蓝色则提示黑素位于真皮网状层（reticular dermis）。蓝色代表黑素位于更深层皮肤。红色与血管增生或扩张、创伤或新生血管有关。白色则是退化或瘢痕形成的结果（Braun et al. 2005；Reisfeld 2000）。

4 结构

皮肤镜的应用使多种结构可视化，帮助临床医生评估黑素细胞性和非黑素细胞性皮损（Soyer et al. 2001，2012）。它们包括色素网的有或无、局部特征及血管结构（Stolz et al. 2002；Menzies et al. 2003；Braun et al. 2005；Reisfeld 2000；Malvehy et al. 2007；Ferrara et al. 2002；Haliasos et al. 2010）。6种最常见的血管形态类型包括逗号状血管、点状血管、不规则线状血管、发夹状血管、球形血管及树枝状血管（表 1）。

黑素细胞性皮损（标准）

4.1.1 色素网

色素网（pigment network）是由色素网线及色素减退性网洞组成，分别对应表皮基底层细胞中黑素的有或无。网线富含黑素，在组织上与厚的表皮突（rete ridges）有关。网洞沉积的黑素较少，在组织上与相对较薄的乳头上层有关。色素网可能典型或不典型（Johr 2002）。若表皮突过短或含色素较少则可能观察不到色素网。缺少任意一种类型的色素网区域称为无结构区域，对应的是变平的表皮突。

色素网可被单独观察到或与以下模式中任何一种一起：网状模式、球状模式、均质模式及星爆状模式。网状模式（reticular pattern）是黑素细胞性皮损中最常见的普遍模式。它表现为不同色调的黑色、褐色或灰色的线段网格、蜂窝状结构。球状模式（globular pattern）由大小不等的圆形到椭圆形结构组成。均质模式（homogeneous pattern）的特征为弥漫、均一的无结构颜色充满皮损的大部分区域。星爆状模式（starburst pattern）特征是色素条纹和／或点及球在黑素细胞性皮损周围呈放射状排列（Soyer et al. 2012；Braun et al. 2005；Johr 2002；Argenziano et al. 1998，2011a）。

4.1.2 扩大性网

扩大性网（broadened network）的定义为网线不规则且增粗的局部色素网（Johr 2002）。

4.1.3 不典型色素网

不典型色素网（atypical pigment network）表现为皮损的任何区域出现黑色、褐色或灰色的不规则及增粗的网线。它在黑素瘤中的典型表现为皮损边缘的色素网突然中断或分界。"非典型"色素网这一术语最近被定义为在特定的皮损中出现不同类型的网络状结构（Soyer et al. 2012；Johr 2002；Argenziano et al. 1998，2011a）。

4.1.4 点

点（dots）的定义为黑色、浅或深褐色、灰色或蓝灰色的小圆形结构，直径小于 0.1mm（Stolz et al. 2002；Menzies et al. 2003；Malvehy et al. 2007）。

表 1　皮肤镜下可见的主要血管类型列表（Zalaudek et al. 2010a，b）。

血管类型（新术语）	说明	诊断意义
逗号状血管（线性弯曲）	微微弯曲的粗血管，极少有分支，大小及直径各异	主要见于色素痣，尤其是皮内痣
点状血管（点状）	彼此紧密排列的红色小点	Spitz 痣，有时见于脂溢性角化病，极少见于 AHM
不规则线状血管（直线状；曲线状）	形态、大小及分布不规则的线性红色结构	化脓性肉芽肿、黑素瘤
发夹状血管（线性环状）	血管环有时扭曲和弯曲，通常在角化性肿瘤中被白色晕圈包围	常见于脂溢性角化病及黑素瘤
球形血管（螺旋形）	纤曲、簇集分布的毛细血管，似肾小球	鲍恩病及表皮内癌
树枝状血管	血管主干粗大，不规则分支形成细小的终末毛细血管。血管颜色呈鲜红色	常见于基底细胞癌
王冠状血管（曲线状）	有序弯曲的血管团，几乎无分支，分布于皮损边缘	皮脂腺增生

黑点源自于角质层及表皮上部的色素沉积。褐色点对应真表皮交界处局灶性黑素的沉积。蓝灰色点，又称颗粒，灰尘样点或"撒胡椒"，是由于疏松的黑素或细小的黑素颗粒沉积在噬黑素细胞（melano-phages）中或游离于真皮乳头层深部或网状层而造成（Ferrara et al. 2002；Zalaudek et al. 2009；Soyer et al. 2000；Stoecker et al. 2011）。

4.1.5 球

球（globules）的定义为对称的，圆形到椭圆形，界限清楚的结构，可为黑色、褐色、蓝色或红色。球较点大，在组织上对应的是通常位于表皮下层、真表皮交界处或真皮乳头层的色素性良性或恶性黑素细胞巢、黑素团块和/或噬黑素细胞（Stolz et al. 2002；Menzies et al. 2003；Braun et al. 2005；Reisfeld 2000；Malvehy et al. 2007；Ferrara et al. 2002；Zalaudek et al. 2009；Soyer et al. 2000）。在良性皮损中球常位于皮损中央，具有相对均一的大小、形态且分布均匀。相较而言，恶性皮损中的球表现为不对称分布于皮损边缘，大小及形态也各异（Stoecker et al. 2011；Kittler et al. 2000）。

4.1.6 条纹

条纹（streaks）的定义为位于皮损边缘的粗细不一的黑线结构（Stolz et al. 2002；Braun et al. 2005；Malvehy et al. 2007）。它们在组织上对应的是线状、深色的交界处不典型黑素细胞巢（Ferrara et al. 2002；Soyer et al. 2000）。条纹在良恶性皮损中均可出现。尤其当条纹不均匀地分布于皮损边缘为黑素瘤的特异性改变。对称地排列于整个皮损边缘的条纹常见于 Spitz 痣，极少见于黑素瘤。

4.1.7 伪足/放射性条纹

伪足（pseudopods），又称放射性条纹（radial streaming），它的定义为皮损边缘的放射状或球状、指状的色素突起。它们与色素网相连或直接与瘤体连接（Soyer et al. 2012；Malvehy et al. 2007；Johr 2002）。它们对应的是表皮内或交界处融合的放射状黑素细胞巢。不对称排列的伪足是浅表扩散性黑素瘤最具特异性的征象之一（Menzies 2001）。

4.1.8 污斑

污斑（blocthes）又称黑色薄层（black lamella），它的定义为大片集中的黑素，使特定皮损中其他镜下征象模糊不清。黑素细胞性皮损中出现边缘不规则、分界清晰、沿周边排列的污斑极大地提示黑素瘤（Soyer et al. 2012；Malvehy et al. 2007；Massi et al. 2001a）。

4.1.9 蓝白幕/结构

蓝白幕/结构（blue-white veil/structures）的定义为不规则的、模糊的、融合的蓝色色素，上覆白色、毛玻璃样浑浊，不占据整个病灶（Soyer et al. 2012；Menzies et al. 2003；Braun et al. 2005；Reisfeld 2000；Malvehy et al. 2007；Argenzianoet al. 2011b）。它在组织上对应的是在真皮内聚集的深色色素细胞或黑素并伴有致密的正角化（Massi et al. 2001b）。

4.1.10 退化

退化（regression）的定义为白色、瘢痕样的色素减退，比周围皮肤或撒胡椒样结构色浅（Braun et al. 2005；Malvehy et al. 2007）。退化组织与纤维化、色素缺失以及真皮乳头层中的大量嗜黑素细胞有关（Ferrara et al. 2002）。常见于黑素瘤中，痣中也可出数量不等的退化，退化的分布不同以及与白色的相关性不同可协助鉴别两者（Zalaudek et al. 2004）。

4.1.11 不典型血管模式

不典型血管模式（atypical vascular pattern）的定义为不规则线状和/或红点状血管，在退化中无此类血管。此外，多形血管的出现被称为非典型血管模式，可见于恶性皮损如黑素瘤或鳞状细胞癌（Zalaudek et al. 2010a，b）。

5 特定部位

5.1 肢端皮损

掌跖部固有的特殊解剖结构使黑素细胞性肢端皮损（melanocytic arcal）表现出特异性的模式。肢端皮损的 4 种主要的模式包括皮沟平行模式、网格样模式、纤维样模式和皮嵴平行模式（Soyer et al. 2012；Malvehy et al. 2007）。皮沟平行模式（parallel furrow pattern）表现为无毛皮肤的皮沟或裂隙内出现多条平行线状色素沉着。网格样模式

（lattice-like pattern）为沿着裂隙或跨越裂隙的线状色素沉着，表现为矩形网络中的棕色线条上有数个白色点，外观似串珠。纤维样模式（fibrillar pattern）的特征是大量短而细的棕色线条平行排列并斜跨皮沟和皮嵴。皮嵴平行模式（parallel ridge pattern）是肢端黑素瘤的特征，表现为皮嵴上的色素带较皮脊之间的白线宽。除了以上四种主要模式外，还可观察到少部分混合有球状模式、不典型模式、过渡模式和球状条纹模式（Kokgil et al. 2012；Miyazaki et al. 2005）。

5.2 面部皮损

皮肤镜的使用有利于面部黑素细胞性（melanocytic facial）皮损评估，因用肉眼检查很难评价。由于面部皮肤特殊解剖结构，特点是具有大量毛囊皮脂腺单位（folliculo-sebaceous units）及表皮突消失，面部皮损具有特定的皮肤镜特征（Soyer et al. 2012）。良性皮损的典型表现为色素性毛囊和淡褐色到深褐色对称排列的假性网络及缺乏灰色，灰色为恶性雀斑样痣的特征颜色，但也可见于非黑素细胞性皮损。黑素瘤的特异性标准包括环形-颗粒状结构、不对称性色素性毛囊、菱形结构及灰色假性网络（Stante et al. 2005）。

5.3 非黑素细胞性皮损（标准）

5.3.1 蓝灰色卵圆形结构

蓝灰色卵圆形结构（blue-gray ovoidal structures）为圆形到椭圆形，形态常不规则。颜色为棕灰色到蓝灰色（Soyer et al. 2012；Braun et al. 2005）。它们在组织病理上对应的是浅表型或结节型基底细胞癌中真皮乳头层内深色素性、团块样聚集的基底样细胞，特别是在没有发现黑素细胞性皮损标准的时候。这个特征也可见于黑素细胞性皮损（Ferrara et al. 2002）。

5.3.2 树枝状血管

树枝状血管（arborizing vessels）为增粗、聚集的分支状红色血管，在基底细胞癌中具有高度特异性。通常，血管直径从主干到分支的树枝状细血管逐渐减小（Soyer et al. 2012；Zalaudek et al. 2010a，b）。

5.3.3 粟粒样囊肿

粟粒样囊肿（milia-like cysts）为白色或黄色的圆形结构，在组织上代表的是表皮内角质球或角质假囊肿。脂溢性角化病中常见到多发的粟粒样囊肿，皮内痣及黑素瘤中也可见到粟粒样囊肿，但数量较少（Soyer et al. 2012；Braun et al. 2005）。

5.3.4 粉刺样开口

粉刺样开口（comedo-like openings）为棕黄色或棕黑色、形态不规则、边界清楚的结构，组织病理与扩张的毛囊口内角栓对应。常见于脂溢性角化病（Braun et al. 2005；Ferrara et al. 2002）。

5.3.5 红色腔隙

红色腔隙（red lacunae）为分界清楚，圆形到椭圆形的结构，可为红色，红蓝色，深红色、白色或黑色。它们在组织上与真皮浅层扩张的血管有关。红色腔隙常见于血管瘤及血管角化瘤（Soyer et al. 2012；Braun et al. 2005）。

5.3.6 中心白斑

中心白斑（central white patch）为界限清楚，圆形到椭圆形的白色区域，常位于皮损的中心。中心白斑可出现在多种病变中，但对皮肤纤维瘤有高度诊断价值。（Ferrara et al. 2002；Zaballos et al. 2008）。

5.4 诊断法则

随着皮肤镜在临床实践中的引进和广泛应用，许多作者发表了各种各样的方法对色素性皮损进行有系统的鉴别诊断。下面介绍几种最为常用的法则（algorithm）。

5.4.1 模式分析法

模式分析法（pattern analysis）基于两个过程，首先识别皮损是黑素细胞性或非黑素细胞性，其次评估皮损的特异性标准。这种诊断方法需要大量的经验，因此临床上发展了其他需要较少训练和经验的诊断方法（Braun et al. 2005；Johr 2002）。

5.4.2 皮肤镜ABCD法则

皮肤镜ABCD法则（ABCD rules of dermatoscopy）是为了简化皮损分析过程发展出来的一种方

法。诊断黑素瘤的四个标准为不对称性（asymmetry，A）、边界（borders，B）、色调（colors，C）、不同的结构组成（structural components，D）。这是一种半定量的数学方法，根据标准对皮损进行评分，用方程计算出皮肤镜总分（total dermatoscopy score，TDS），分值可提示良性、高风险的诊断，或对黑素瘤高诊断敏感度。（Johr 2002；Argenziano et al. 1998）。

计算不对称性（A）的得分，在视觉上以两条90°直角坐标轴平分皮损，赋分为0～2分。形态、颜色及结构完全对称的皮损得0分。一条轴不对称的皮损得1分，两条轴皮损均不对称得2分。不对称的权重系数为1.3，故该分项分数为0～2.6分。

计算边界（B）的得分，将皮损在视觉上划分为八个饼状部分，然后记录边缘突然中断或外周色素模式的部分的数量，每个突然中断的部分得1分。边界的权重系数为0.1，故该分项分数为0～0.8分。

色调（C）的评估包括白色、红色、淡褐色、深褐色、黑色及蓝灰色。需要注意的是白色只有在其颜色较周边皮肤浅且除外色素减退时才能计分。每种颜色赋分为1分，权重系数为0.5，故该分项分数为0.5～3分。

不同的结构组成（D）包括色素网、无结构区、点、球和条纹。无结构区或均质区应大于皮损的10%，分支条纹及点需有两个以上且清晰可见时才能计分。每种情况赋分为1分，权重系数为0.5，故该分项分数为0.5～2.5分。

TDS的计算是将每部分的分数乘以它们的权重系数：TDS=（A×1.3）+（B×0.1）+（C×0.5）+（D×0.5）。TDS < 4.75分提示良性病变，4.8～5.45分提示可疑黑素瘤，TDS > 5.45则高度怀疑黑素瘤（Stolz et al. 1994）。

5.4.3 Menzies 评分法

Menzies评分法（Menzies scoring method）对11个不同标准的有或无进行评分，目的是减少当标准为数字评级时观察者自身与观察者之间的误差。这种方法分两类：阴性和阳性征象，分别有2个和9个。黑素瘤的诊断需无任一阴性征象且至少有1个阳性征象。阴性征象包括点和轴对称的色素沉着及只有单一色调。阳性征象包括蓝白幕、多发褐色点、周边黑点和球、放射性条纹及伪足、瘢痕样色素减退（退化）、多种颜色（5种或6种）、多发蓝/灰点及扩大性网。需注意的是周边点和球必须为黑色，伪足/放射性条纹若在皮损周边规则对称排列则不能计分。计分的颜色包括黑色、黄褐色、深褐色、红色、灰色和蓝色。白色不计分（Menzies et al. 1996，2003；Johr 2002；Argenziano et al. 2011a）。

5.4.4 七分测评法

七分测评法（7-point checklist）是由Argenziano和他的同事提出的分析皮损的一种较新的方法，比模式分析法的标准少，比皮肤镜ABCD法则简单。它是基于皮损中的主要标准和次要标准的评分系统。每个主要标准得2分，次要标准得1分。主要标准包括不典型色素网、蓝白幕、不典型血管模式。次要标准包括不规则条纹、不规则色素沉着、不规则点/球及退行性结构。不规则色素沉着的定义为黑色、褐色或灰色的形态和/或分布不规则的无特征区域。总分在3分及以上诊断黑素瘤的敏感性为95%，建议切除。这种方法仅限于辅助诊断黑素瘤，但不包括辅助鉴别非黑素细胞性的色素性皮损的标准，如脂溢性角化病或基底细胞癌（Johr 2002；Argenziano et al. 1998）。由Argenziano和他的同事在2011年提出的修订版七分法则中，总得分在1分以上则建议切除（Argenziano et al. 2011a）。

5.4.5 三分测评法

三分测评法（3-point checklist）是最近提出的一种方法，提高了非专科医生在筛查黑素瘤时的诊断准确性，鼓励皮肤科以外的临床医生在通科实践中使用皮肤镜。该测评法基于简化的皮肤镜模式分析法，包括3个标准：不对称、不典型色素网及蓝白结构（Soyer et al. 2012）。不对称的定义是指在一个或两个垂直坐标轴中的结构及颜色不对称，不典型色素网被定义为有不规则网洞及粗网线的色素网。较其他需要大量培训的法则相比，三分测评法使临床医生获得一个在敏感性和特异性上可与其他需大量训练的评分法则相媲美的诊断结果。一项初步研究表明，一些非专科医生的诊断敏感性高达96.3%，还有统计分析表明出现以上标准中的任意两项则提示黑素瘤的可能性极大（Soyer et al. 2004；Zalaudek et al. 2006）。

6 应用

6.1 皮肤癌

6.1.1 黑素瘤

黑素瘤（melanoma）的特异性皮肤镜标准包括不典型网、不规则条纹、不规则点/球、不规则污斑及蓝白结构。尤其是皮损边缘突然中断的不典型网、不均匀分布的不规则点和球、皮损周边分界清晰且边界不规则的污斑、占据大部分皮损或合并存在于不对称组织中的蓝白幕极大地提示黑素瘤的诊断（Soyer et al. 2012）。黑素瘤中出现的其他镜下特征还包括蝶蛹结构（在偏振光皮肤镜下呈现亮白色细纹）、不典型血管结构以及色素减退网（色素减退线条组成网格以及黑色区域填充网洞）（Haliasos et al. 2010；Balagula et al. 2012）。

6.1.2 恶性雀斑样痣

由于面部皮肤的特殊解剖结构，恶性雀斑样痣（lentigo maligna）具有特定的皮肤镜特征（Soyer et al. 2012）。这些标准在非面部黑素瘤中不会出现：环形-颗粒状结构、非对称性色素性毛囊、菱形结构及灰色假性网络。环形-颗粒状结构为多个褐色或蓝灰色点围绕毛囊附属器周围排列，外观呈环形-颗粒状。非对称性色素性毛囊为灰色色素圈/环，不对称的分布于毛囊附属器周围。有时，灰色环内可见灰色小点或小环。菱形结构为围绕在毛囊周围增厚的色素沉着区，外观似菱形（内角及边长不等的平行四边形）。灰色假性网络是围绕毛囊口的灰色色素沉着，由环形-颗粒状结构融合形成。早期恶性雀斑样痣的诊断很有挑战，它唯一的线索可能是围绕在毛囊的显著灰色。因此面部出现的任何扁平灰色皮损均应进行仔细的分析、活检或监测。在明确诊断之前不要急于治疗（Stante et al. 2005）。

6.1.3 基底细胞癌

基底细胞癌（basal cell carcinoma，BCC）的皮肤镜特征包括树枝状血管（毛细血管扩张），蓝灰色污斑或卵圆形巢，多个蓝灰色球，枫叶状区，辐轮样区以及溃疡或多发糜烂（Soyer et al. 2012；Braun et al. 2005；Tiodorovic-Zivkovic et al. 2010；Sanchez-Martin et al. 2012）。

6.1.4 鳞状细胞癌

鳞状细胞癌（squamous cell carcinoma，SCC）的皮肤镜特征包括小球形血管、发夹状血管、不规则线状血管、靶形毛囊、白色无结构区、中心大量角蛋白及溃疡（Soyer et al. 2012；Zalaudek et al. 2012；Rosendahl et al. 2012）（见图1）。

6.1.5 Merkel 细胞癌

这种罕见的侵袭性皮肤肿瘤常表现为非特异性的粉红色到红色结节，由于缺乏特异性的临床表现，诊断常常被延误。尽管 Merkel 细胞癌（Merkel cell carcinoma）缺乏特异性的皮肤镜模式，但最近研究表明大多数皮损在皮肤镜下为多形血管模式，它由奶红色团块/区域及与之相关的一个或多个额外提示恶性肿瘤的血管结构如树枝状、不规则线状、点状或小球形血管组成（Dalle et al. 2012；Harting et al. 2012）。

6.2 黑素细胞性皮损

6.2.1 Spitz/Reed 痣

Spitz/Reed 痣（Spitz/Reed nevi）变化之前在皮肤镜下表现为球状、星爆状或均质模式。皮损可能表现为中心黑色均质状色素网或蓝白结构（Argenziano et al. 1999a；Soyer et al. 2012）。球状模式表现为大量形态和大小不同，分布均匀，颜色从淡褐色到深褐色、黑色及蓝色的球体。星爆状模式表现为在皮损周围对称分布的条纹和/或伪足。鉴别诊断包括恶性黑素瘤，相比之下黑素瘤可能表现为非对称分布的条纹和/或伪足（Braun et al. 2005；Ferrara et al. 2002）。

6.2.2 Clark 痣

Cark 痣（clark nevi）（发育不良痣综合征，译者注）的皮肤镜表现多种多样，得益于计算机辅助电子皮肤镜，能对皮损进行快速准确的数字化记录，因此能对微小的结构变化进行灵敏的监测和

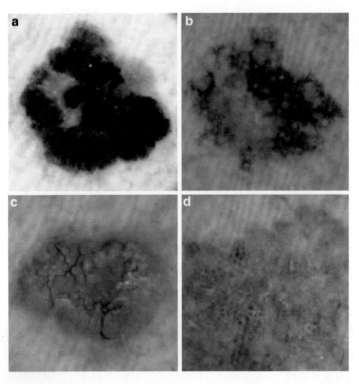

图 1 恶性肿瘤。(a)黑素瘤；皮肤镜特征：不对称，不典型网，不规则条纹，不规则点/球，不规则污斑，蓝白结构，边缘分界清晰。(b)恶性雀斑样痣；皮肤镜特征：环形-颗粒状结构，不对称性色素性毛囊，菱形结构，灰色假性网络。(c)基底细胞癌；皮肤镜特征：清晰的粗树枝状血管。(d)鳞状细胞癌；皮肤镜特征：小球形血管、不规则线状血管、白色无结构区、中心大量角蛋白

长期随访。对于表现为多发不典型痣的患者，使用皮肤镜可监测到"丑小鸭"征，一个或多个不同于患者其他痣的痣，可帮助临床医生选取合适皮损进行活检和组织病理分析（Soyer et al. 2012；Argenziano et al. 2011c）。对于多发痣的患者，比较研究法的应用可更好地管理患者，并能减少良性皮损的手术切除。比较研究法是对特定患者身上的所有痣进行评估和两两对比，旨在发现最不一样（译者注：恶变倾向）的皮损（Roesch et al. 2006）。

6.2.3 先天性痣

先天性痣（congenital nevi）为起源于子宫的皮损。它们的典型表现为网状模式和球状模式，前者常见于下肢，后者多见于头颈部和躯干。根据皮损的大小可分为小型（＜1.5cm），中型（1.5～19.9cm），大型（＞20cm）。中小型先天性痣在外观上呈现均质状，而大型先天痣则常常为异质状，有多个均匀的色素岛和不规则的拓扑形态（Haliasos et al. 2010；Changchien et al. 2007）。

6.2.4 墨点样雀斑

墨点样雀斑（ink spot lentigo）有典型的皮肤镜模式。表现为形态怪异的色素网，常为黑色，分界清楚，缺乏其他标准（Soyer et al. 2012）。

6.2.5 真皮痣

真皮痣（dermal nevi）的皮肤镜特征包括乳头瘤状粉刺样开口及逗号状血管。手动压缩时易从一边移动到另一边为支持良性皮损的临床和皮肤镜特征（Soyer et al. 2012）。

6.2.6 蓝痣

蓝痣（blue nevi）的皮肤镜特征包括球状模式，典型表现为蓝色、蓝灰色、蓝褐色或蓝黑色的均质状色素沉积，缺少色素网（Soyer et al. 2012）。也可见白色瘢痕样色素减退区，其在组织病理上与纤维化有关（Ferrara et al. 2002）。鉴别诊断包括结节性黑素瘤（nodular melanoma）、皮肤黑素瘤转移、色素型基底细胞癌（pigmented BCC）、Spitz/Reed痣、血管瘤、皮肤纤维瘤及真皮痣（Di Cesare et al. 2012；Ferrara et al. 2007）。

6.3 非黑素细胞性皮损及其他

6.3.1 脂溢性角化病

脂溢性角化病（seborrheic keratosis）的皮肤镜特征包括粟粒样囊肿、粉刺样开口及褐色假性网络（Soyer et al. 2012；Braun et al. 2005）。

6.3.2 光化性角化病

光化性角化病（actinic keratosis）的非特征性标准/模式包括在光损伤皮肤背景上的红色或褐色的假性网络（Soyer et al. 2012；Zalaudek et al. 2012）。

6.3.3 角化棘皮瘤

角化棘皮瘤（keratoacthoma）的非特征性标准/模式包括中心角栓、弥漫性白色围绕多形血管、代表出血的红色到黑色条纹（Soyer et al. 2012；Rosendahl et al. 2012）。

6.3.4 血管瘤

血管瘤（hemangioma）的皮肤镜特征包括紧密排列的红色腔隙，缺少黑素细胞性皮损的标准（Ghibaudo et al. 2009）。

6.3.5 血管角化瘤

血管角化瘤（angiokeratoma）常见的皮肤镜征象包括黑色或红色腔隙、白幕及周围红斑和出血痂（Kim et al. 2012；Zaballos et al. 2007）。

6.3.6 化脓性肉芽肿

化脓性肉芽肿（pyogenic granuloma）的皮肤镜特征包括红色均质区、白色领圈、白色轨道以及血管结构，如红色腔隙及毛细血管扩张。很不幸，因为很难与无色素性黑素瘤鉴别，对这种常见的良性皮损的皮肤镜检查不能替代组织学检查（Zaballos et al. 2010）。

6.3.7 皮肤纤维瘤

皮肤纤维瘤（dermatofibroma）表现多种多样，但最常见的皮肤镜特性模式为中心白斑，其周为浅色色素沉着以及模糊的色素网（Soyer et al. 2012；Zaballos et al. 2008）。

6.3.8 扁平苔藓样角化病

扁平苔藓样角化病（Lichen Planus-Like Keratosis，LPLK）的皮肤镜特征包括由多个蓝灰点（退行性结构）组成的局部弥漫性球状模式、均一的黄褐色色素沉着区、缺少褐色球状结构，及色素性皮损区如脂溢性角化病或日光性黑子。LPLK 的鉴别诊断包括红色型似光化性角化病，丘疹角化型似脂溢性角化病，斑块型与鲍恩病（Bowen disease）或 Paget 样基底细胞癌（pagetoid basal cell carcinoma）的临床表现相似。明显的退行性结构，易与恶性雀斑样痣相混淆，两者以临床 - 皮肤镜为基础的鉴别并不总是可靠的（Bugatti and Filosa 2007；Panizzon and Skaria 1990；Zaballos et al. 2005，2006；Crotty and Menzies 2004）（图 2）。

6.3.9 卡波西肉瘤

卡波西肉瘤（kaposi sarcoma）的皮肤镜特征包括蓝 - 红着色、"彩虹模式"及鳞屑状表面。当考虑诊断这种血管性皮损时，患者的病史是重要因素（Bugatti and Filosa 2007；Hu et al. 2009）。

6.3.10 小汗腺汗孔瘤

小汗腺汗孔瘤（eccrine poroma）的皮肤镜特征包括多形性不规则血管，奶油红色区及多个红色腔隙。多形性血管模式可由不规则线状血管、球状血管、发夹状血管以及最近发现的末端有小圆圈的似花样的树枝状血管组成（Altamura et al. 2005；AvilesIzquierdo et al. 2009；Aydingoz 2009）。

6.3.11 毛发镜（trichoscopy）

毛发及头皮疾病的临床诊断并不总是直接的，传统的头皮活检可以在肉眼评估有困难的情况时提供保障。皮肤镜特别是影像皮肤镜被证明可提高对这类疾病的评估，它可以容易地观察到不同类型的毛干、毛囊、皮肤微血管，以及头皮颜色及结构的异常（Rossetal. 2006a，b；Rudnicka et al. 2011；Mathew 2012）。

6.3.12 斑秃

斑秃（alopecia areata）的毛发镜下特征包括黄点、黑点、感叹号状发、锥形发、直立新生发、束状新生发、毳毛及断发。黄点主要见于长期斑秃患者，主要特征为受累的毛囊口漏斗部的扩大及角质物和皮脂的聚集。黑点及感叹号状发为疾病高度活动的标志（Ross et al. 2006b；Kowalska Oledzka et al. 2012）。

6.3.13 瘢痕性脱发

瘢痕性脱发（cicatricial alopecia）的毛发镜特征

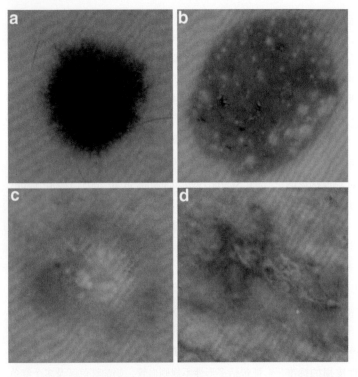

图2 良性皮损。(a) 良性痣；皮肤镜特征：对称/典型的网状网络，中央黑色薄层。(b) 脂溢性角化病；皮肤镜特征：粟粒样囊肿、粉刺样开口、褐色假性网络及发夹状血管。(c) 皮肤纤维瘤；皮肤镜特征：中心白斑、点状血管。(d) 扁平苔藓样角化病；皮肤镜特征：由多个蓝灰点（退化）组成的弥漫性球状模式、均一的黄褐色色素沉着区，缺少褐色球状结构

包括无毛囊开口的白色及奶红色区域（Rakowska et al. 2012）。

6.3.14 雄激素性脱发

雄激素性脱发（androgenetic alopecia, AGA）的毛发镜特征包括较之枕部而言的前额区显著异常，包括细毳毛的比例增加，毛干粗细不一，毛囊周围变色（色素沉着），并出现数目不等的黄点（Rudnicka et al. 2011）。

6.3.15 头癣

头癣（tinea capitis）的毛发镜特征包括螺旋状发、逗号状发，以及最近出现的环纹锯齿状发（Ross et al. 2006b）。

6.3.16 拔毛癖

拔毛癖（trichotillomania）的毛发镜特征包括毛发密度降低，短毳毛，毛干长度不一的断发，卷曲发，稀疏的黄点及无感叹号状发。此病尤应与斑片状脱发鉴别，缺少感叹号状发则提示拔毛癖的诊断（Ross et al. 2006b；Mathew 2012）。

6.4 炎性及感染性疾病

皮肤镜对诊断困难的非典型炎性及感染性皮肤疾病的诊断也有帮助。尤其是皮肤镜提高了肉眼检查难以识别的血管形态，颜色改变以及其他结构的可视化，促进了临床诊断。皮肤镜也可用于昆虫学，称昆虫皮肤镜，这种仪器可放大肉眼难以观察到的结构（Lallas et al. 2012a，2013；Zalaudek and Argenziano 2006；Tschandl et al. 2009）。

6.4.1 盘状红斑狼疮

盘状红斑狼疮（discoid lupus erythematosus）是皮肤型红斑狼疮（cutaneous lupus erythematosus）中最常见的亚型，皮肤镜可帮助其与引起瘢痕性脱发的其他疾病鉴别。盘状红斑狼疮最常见的皮肤镜下标准为毛囊周围白色光环、毛囊角栓及毛细血管扩张。头皮毛囊性红点是红斑狼疮活动的特征（Lallas et al. 2013；Tosti et al. 2009）。

6.4.2 扁平苔藓

扁平苔藓（lichen planus）的特征性模式表现为白色交叉线条（Wickham纹）其周围有点状或线状血管（Lallas et al. 2012a；Zalaudek and Argenziano 2006；Tiodorovic-Zivkovic et al. 2012）。

6.4.3 网状组织细胞增多症

网状组织细胞增多症（reticulohistocytosis）的皮肤镜下特征包括深浅不一的黄色均质模式（落日模式），褐色网状结构及中心白色瘢痕样斑片和条纹。其中最常见的模式为深浅不一的黄色均质状落日模式合并褐色网状结构。皮肤镜下应与皮肤纤维瘤鉴别诊断（Kacar et al. 2010）。

6.4.4 面部肉芽肿

面部肉芽肿（granuloma faciale）是慢性白细胞破碎性血管炎（chronic leukocytoclastic vasculitis）的一种少见的良性形式，因治疗困难可引起严重的损容问题。尽管这种疾病无特定标准，但皮肤镜特征包括半透明白灰色背景上聚集的细长血管（毛细血管扩张）混杂白色条纹（Caldarola et al. 2011）。

6.4.5 银屑病

银屑病（psoriasis），尤其是出现孤立性皮损时，很难与其他皮肤病即脂溢性皮炎鉴别。银屑病的皮肤镜下模式包括均一、规则或呈环状排列的红点或球、扭曲红色环、小球状血管及弥漫性白色鳞屑（Ross et al. 2006a, b; Lallas et al. 2012a; Zalaudek and Argenziano 2006; Vázquez-López et al. 2007; Kim et al. 2011）。

6.4.6 脂溢性皮炎

脂溢性皮炎（serborrheic dermatitis）的皮肤镜特征包括树枝状血管、缺乏红点和球的不典型红色血管及缺乏任一特异性血管模式的无特征区（Ross et al. 2006b; Lallas et al. 2012a; Kim et al. 2011）。

6.4.7 玫瑰糠疹

玫瑰糠疹（pityriasis rosea）的皮肤镜特征包括黄色背景，无结构中心、点状血管及边缘鳞屑（领圈状鳞屑）（Lallas et al. 2012a; Chuh 2001）。

6.4.8 寻常性狼疮

寻常性狼疮（lupus vulgaris）的皮肤镜特征包括橙色到金色的色素沉积、界限清楚的扩张的毛细血管及白色、巢状线条（Tschandl et al. 2009; Brasiello et al. 2009）。

6.4.9 蕈样肉芽肿

蕈样肉芽肿（mycosis fungoides）的皮肤镜特征包括线状短血管，橙-黄色斑片状区及由点状短小弯曲的线状血管组成的典型血管模式。鉴别诊断包括慢性皮炎，其镜下可见白色或黄色的表面鳞屑，而无橙-黄色斑片状区（Lallas et al. 2012b）。

6.4.10 传染性软疣

传染性软疣（molluscum contagiosum）可表现为单发或多发的较小的炎性皮损，诊断困难。皮肤镜特征可以帮助诊断，如发现孔状结构，血管亚型（王冠状、放射状或点状）以及最新描述的花状模式（Tschandl et al. 2009; Ianhez et al. 2011; Vázquez-López et al. 2004）。

6.4.11 黑癣

黑癣（tinea nigra）的皮肤镜特征包括部分聚集的浅棕色细线条，提示为网状模式。鉴别诊断包括肢端黑素瘤（Ross et al. 2006a; Tschandl et al. 2009）。

6.4.12 穿皮潜蚤

穿皮潜蚤（tunga penetrans）的皮肤镜特征包括白色到浅棕色的结节，黑色小孔，其周为棕色靶形环。中心小孔对应的是沙蚤尾部外骨骼（Tschandl et al. 2009）。

6.4.13 腋毛癣

腋毛癣（trichomycosis palmellina）的皮肤镜特征包括毛干周围黄色半透明肉芽肿样痂。鉴别诊断包括与虱寄生、腋窝或阴毛上的除臭剂残渣或鳞屑（Tschandl et al. 2009）。

6.4.14 疖肿型蝇蛆病

疖肿型蝇蛆病（furuncular myiasis），由 *D. hominis* 感染引起，是一种南美洲固有的疾病，在临床上与疖、表皮样囊肿和脓肿鉴别困难（Tschandl et al. 2009）。皮肤镜可清晰看到皮损中的寄生虫，以帮助确定疑似病例的诊断。皮肤镜特征包括乳白色虫体中心可见幼虫尾部气门，外观似鸟足，其周为棘冠样小黑点，对应的是蝇蛆体表环状排列的小刺（Abraham et al. 2011; Llamas-Velasco et al. 2010; Bakos and Bakos 2007）。

6.4.15 疥疮

疥疮（scabies）的皮肤镜特征为深色小三角结构，三角形下可见细微的线段。这两种结构合并看像喷气式飞机及其轨迹。三角形结构对应的是疥螨的色素前段（Tschandl et al. 2009; Argenziano et al. 1997）。

6.4.16 蜱

皮肤镜可方便地提供放大图像，以协助诊断由于蜱虫（ticks）过小而难以确诊的病例。同时有助于观察蜱虫是否已完全从皮肤表面拔除，特别是能评估蜱虫的口器是否丢失（Tschandl et al. 2009；Oiso et al. 2010）。

6.4.17 虱卵及假性虱卵

活体虱卵（vital nits）在皮肤镜下为褐色卵形结构，末端凸起。空卵及已孵化卵为半透明结构，末端扁平。假性虱卵（pseudonits）在皮肤镜下可见白色形态奇怪的无定形结构，由于头屑的存在可表现为毛发周围角质套（Zalaudek and Argenziano 2012）。

6.4.18 病毒疣

跖疣（plantar warts）的皮肤镜特征包括在真皮内白黄色基底上的红色或黑色点，对应的是真皮乳头层中为疣供血的毛细血管袢（Tschandl et al. 2009；Lee et al. 2009）。

7 结论

皮肤镜，又称皮肤显微镜，为皮肤科及全科医生开启了新的纪元，广泛地应用于皮肤肿瘤学领域中，致力于在理论上诊断所有的黑素瘤，并尽量避免手术切除外观似黑素瘤的色素痣。在过去的20年里，超过2 000篇文章在皮肤肿瘤的形态学领域进行了探索，定义了可帮助正确识别它们的皮肤镜下特征，同时获得了更高的诊断准确率。皮肤镜也可应用于炎性及感染病疾病中，表明所有的组织学改变都会呈现特定的皮肤镜模式。未来发展方向将是皮肤镜结合对皮肤结构作更深入评估的设备，在这种情境下，共聚焦显微镜可能是皮肤镜与组织病理学之间的完美联系（Longo et al. 2012）。

（吕玲、吕小岩 译，
李桐、周蓉颖 校，李利 审）

参考文献

Abraham LS, Azulay-Abulafia L, Aguiar Dde P, Torres F, Argenziano G. Dermoscopy features for the diagnosis of furuncular myiasis. An Bras Dermatol. 2011;86:160–2.

Alexandrescu DT. Melanoma costs: a dynamic model comparing estimated overall costs of various clinical stages. Dermatol Online J. 2009;15:1.

Altamura D, Piccolo D, Lozzi GP, Peris K. Eccrine poroma in an unusual site: a clinical and dermoscopic simulator of amelanotic melanoma. J Am Acad Dermatol. 2005;53:539–41.

Argenziano G, Fabbrocini G, Delfino M. Epiluminescence microscopy. A new approach to in vivo detection of *Sarcoptes scabiei*. Arch Dermatol. 1997;133:751–3.

Argenziano G, Fabbrocini G, Carli P, De Giorgi V, Sammarco E, Delfino M. Epiluminescence microscopy for the diagnosis of doubtful melanocytic skin lesions. Comparison of the ABCD rule of dermatoscopy and a new 7-point checklist based on pattern analysis. Arch Dermatol. 1998;134:1563–70.

Argenziano G, Scalvenzi M, Staibano S, Brunetti B, Piccolo D, Delfino M, De Rosa G, Soyer HP. Dermatoscopic pitfalls in differentiating pigmented Spitz nevi from cutaneous melanomas. Br J Dermatol. 1999;141:788–93.

Argenziano G, Soyer HP, Chimenti S, Argenziano G, Ruocco V. Impact of dermoscopy on the clinical management of pigmented skin lesions. Clin Dermatol. 2002;20:200–2.

Argenziano G, Soyer HP, Chimenti S, Talamini R, Corona R, Sera F, et al. Dermoscopy of pigmented skin lesions: results of a consensus meeting via the internet. J Am Acad Dermatol. 2003;48:679–93.

Argenziano G, Ferrara G, Francione S, Di Nola K, Martino A, Zalaudek I. Dermoscopy – the ultimate tool for melanoma diagnosis. Sem Cutan Med Surg. 2009;28:142–8.

Argenziano G, Catricalà C, Ardigo M, Buccini P, De Simone P, Eibenschutz L, Ferrari A, Mariani G, Silipo V, Sperduti I, Zalaudek I. Seven-point checklist of dermoscopy revisited. Br J Dermatol. 2011a;164:785–90.

Argenziano G, Longo C, Cameron A, Cavicchini S, Gourhant JY, Lallas A, McColl I, Rosendahl C,

Thomas L, Tiodorovic-Zivkovic D, Zaballos P, Zalaudek I. Blue-black rule: a simple dermoscopic clue to recognize pigmented nodular melanoma. Br J Dermatol. 2011b;165:1251–5.

Argenziano G, Catricalà C, Ardigo M, Buccini P, De Simone P, Eibenschutz L, Ferrari A, Mariani G, Silipo V, Zalaudek I. Dermoscopy of patients with multiple nevi: improved management recommendations using a comparative diagnostic approach. Arch Dermatol. 2011c;147:46–9.

Aviles-Izquierdo JA, Velazquez-Tarjuelo D, Lecona-Echevarría M, Lázaro-Ochaita P. Dermoscopic features of eccrine poroma. Actas Dermo-Sifiliográficas. 2009;100:133–6.

Aydingoz IE. New dermoscopic vascular patterns in a case of eccrine poroma. J Eur Acad Dermatol Venereol. 2009;23:725–6.

Bakos RM, Bakos L. Dermoscopic diagnosis of furuncular myiasis. Arch Dermatol. 2007;143:123–4.

Balagula Y, Braun RP, Rabinovitz HS, Dusza SW, Scope A, Liebman TN, Mordente I, Siamas K, Marghoob AA. The significance of crystalline/chrysalis structures in the diagnosis of melanocytic and nonmelanocytic lesions. J Am Acad Dermatol. 2012;67:194.

Bassoli S, Seidenari S, Pellacani G, Longo C, Cesinaro AM. Reflectance confocal microscopy as an aid to dermoscopy to improve diagnosis on equivocal lesions: evaluation of three bluish nodules. Dermatol Res Pract. 2010;2010:168248.

Brasiello M, Zalaudek I, Ferrara G, Gourhant JY, Capoluongo P, Roma P, Argenziano G. Lupus vulgaris: a new look at an old symptom – the lupoma observed by dermoscopy. Dermatology. 2009;218:172–4.

Braun RP, Rabinovitz HS, Oliviero M, Kopf AW, Saurat JH. Dermoscopy of pigmented skin lesions. J Am Acad Dermatol. 2005;52:109–21.

Bugatti L, Filosa G. Dermoscopy of lichen planus-like keratosis: a model of inflammatory regression. J Eur Acad Dermatol Venereol. 2007;21:1392–7.

Caldarola G, Zalaudek I, Argenziano G, Bisceglia M, Pellicano R. Granuloma faciale: a case report on long-term treatment with topical tacrolimus and dermoscopic aspects. Dermatol Ther. 2011;24:508–11.

Changchien L, Dusza SW, Agero AL, et al. Age- and sitespecific variation in the dermoscopic patterns of congenital melanocytic nevi: an aid to accurate classification and assessment of melanocytic nevi. Arch Dermatol. 2007 Aug;143(8):1007–14.

Chuh AA. Collarette scaling in pityriasis rosea demonstrated by digital epiluminescence dermatoscopy. Australas J Dermatol. 2001;42:288–90.

Crotty KA, Menzies SW. Dermoscopy and its role in diagnosing melanocytic lesions: a guide for pathologists. Pathology. 2004 Oct;36(5):470–7.

Dalle S, Parmentier L, Moscarella E, Phan A, Argenziano G, Thomas L. Dermoscopy of Merkel cell carcinoma. Dermatology. 2012;224:140–4.

Di Cesare A, Sera F, Gulia A, Coletti G, Micantonio T, Fargnoli MC, Peris K. The spectrum of dermatoscopic patterns in blue nevi. J Am Acad Dermatol. 2012;67:199–205.

Ferrara G, Argenziano G, Soyer HP, Staibano S, Ruocco E, De Rosa G. Dermoscopic-pathologic correlation: an atlas of 15 cases. Clin Dermatol. 2002;20:228–35.

Ferrara G, Soyer HP, Malvehy J, Piccolo D, Puig S, Sopena J, Zalaudek I, Argenziano G. The many faces of blue nevus: a clinicopathologic study. J Cutan Pathol. 2007;34:543–51.

Ghibaudo N, Lacour JP, Argenziano G, Ortonne JP, Bahadoran P. Fully regressive targetoid haemosiderotic haemangioma. J Eur Acad Dermatol Venereol. 2009;23:722–3.

Haliasos HC, Zalaudek I, Malvehy J, Lanschuetzer C, Hinter H, Hofmann-Wellenhof R, Braun R, Marghoob AA. Dermoscopy of benign and malignant neoplasms in the pediatric population. Sem Cutan Med Surg. 2010;29:218–31.

Harting MS, Ludgate MW, Fullen DR, Johnson TM, Bichakjian CK. Dermatoscopic vascular patterns in cutaneous Merkel cell carcinoma. J Am Acad Dermatol. 2012;66:923–7.

Hu SC, Ke CL, Lee CH, Wu CS, Chen GS, Cheng ST. Dermoscopy of Kaposi's sarcoma: areas exhibiting the multicoloured 'rainbow pattern'. J Eur Acad Dermatol Venereol. 2009;23:1128–32.

Ianhez M, Cestari Sda C, Enokihara MY, Seize MB. Dermoscopic patterns of molluscum contagiosum: a study of 211 lesions confirmed by histopathology. An Bras Dermatol. 2011;86:74–9.

Johr RH. Dermoscopy: alternative melanocytic algorithms – the ABCD rule of dermatoscopy, menzies scoring method, and 7-point checklist. Clin Dermatol. 2002;203:240–7.

Kacar N, Tasli L, Argenziano G, Demirkan N. Reticulohistiocytosis: different dermatoscopic faces and a good response to methotrexate treatment. Clin Exp Dermatol. 2010;35:e120–2.

Kim GW, Jung HJ, Ko HC, Kim MB, Lee WJ, Lee SJ, Kim DW, Kim BS. Dermoscopy can be useful in differentiating scalp psoriasis from seborrhoeic dermatitis. Br J Dermatol. 2011;164:652–6.

Kim JH, Kim MR, Lee SH, Lee SE, Lee SH. Dermoscopy: a useful tool for the diagnosis of angiokeratoma. Ann Dermatol. 2012;24:468–71.

Kittler H, Seltenheim M, Dawid M, Pehamberger H, Wolff K, Binder M. Frequency and characteristics of enlarging common melanocytic nevi. Arch Dermatol. 2000;136:316–20.

Kokgil TD, Ekmekci TR, Yasar S. Videodermoscopic pattern analysis of acral melanocytic nevi. J Dermatol. 2012;39:290–4.

Kowalska-Oledzka E, Slowinska M, Rakowska A, Czuwara J, Sicinska J, Olszewska M, Rudnicka L. 'Black dots' seen under trichoscopy are not specific for alopecia areata. Clin Exp Dermatol. 2012;37:615–9.

Lallas A, Kyrgidis A, Tzellos TG, Apalla Z, Karakyrious E, Karatolias A, Lefaki I, Sotiriou E, Loannides D, Argenziano G, Zalaudek I. Accuracy of dermoscopic criteria for the diagnosis of psoriasis, dermatitis, lichen planus and pityriasis rosea. Br J Dermatol. 2012a;166:1198–205.

Lallas A, Apalla Z, Lefaki I, Tzellos T, Karatolias A, Sotiriou E, Lazaridou E, Ioannides D, Zalaudek I, Argenziano G. Dermoscopy of early stage mycosis fungoides. J Eur Acad Dermatol Venereol. 2013 May;27(5):617–21.

Lallas A, Apalla Z, Lefaki I, Sotiriou E, Lazaridou E, Loannides D, Tiodorovic-Zivkovic D, Sidiropoulos T, Konstantinou D, Di Lernia V, Argenziano G, Zalaudek I. Dermoscopy of discoid lupus erythematosus. Br J Dermatol. 2013;168:284–8.

Lee DY, Park JH, Lee JH, Yang JM, Lee ES. The use of dermoscopy for the diagnosis of plantar wart. J Eur Acad Dermatol Venereol. 2009;23:726–7.

Liebman TN, Rabinovitz HS, Dusza SW, Marghoob AA. White shiny structures: dermoscopic features revealed under polarized light. J Eur Acad Dermatol Venereol. 2012;26:1493–7.

Llamas-Velasco M, Navarro R, Santiago Sánchez-Mateos D, De Argila D. Dermoscopy in furuncular myiasis. Actas Dermo-Sifiliográficas. 2010;101:894–6.

Longo C, Zalaudek I, Argenziano G, Pellacani G. New directions in dermatopathology: in vivo confocal microscopy in clinical practice. Dermatol Clin. 2012;30:799–814.

Malvehy J, Puig S. Follow-up of melanocytic skin lesions with digital total-body photography and digital dermoscopy: a two-step method. Clin Dermatol. 2002;20:297–304.

Malvehy J, Puig S, Argenziano G, Marghoob AA, Soyer HP, International Dermoscopy Society Board members. Dermoscopy report: proposal for standardization. Results of a consensus meeting of the International Dermoscopy Society. J Am Acad Dermatol. 2007;57:84–95.

Massi D, De Giorgi V, Soyer HP. Histopathologic correlates of dermoscopic criteria. Dermatol Clin. 2001a;19:259–68.

Massi D, De Giorgi V, Carli P, Santucci M. Diagnostic significance of the blue hue in dermoscopy of melanocytic lesions: a dermoscopic-pathologic study. Am J Dermatopathol. 2001b;23:463–9.

Mathew J. Trichoscopy as an aid in the diagnosis of trichotillomania. Int J Trichology. 2012;4:101–2.

Menzies SW. A method for the diagnosis of primary cutaneous melanoma using surface microscopy. Dermatol Clin. 2001;19:299–305.

Menzies SW, Ingvar C, McCarthy WH. A sensitivity and specificity analysis of the surface microscopy features of invasive melanoma. Melanoma Res. 1996;6:55–62.

Menzies SW, Crotty KA, Ingwar C, McCarthy WH. An atlas of surface microscopy of pigmented skin lesions: dermoscopy. 2nd ed. Roseville: McGraw Hill Australia; 2003.

Miyazaki A, Saida T, Koga H, Oguchi S, Suzuki T, Tsuchida T. Anatomical and histopathological correlates of the dermoscopic patterns seen in melanocytic nevi on the sole: a retrospective study. J Am Acad Dermatol. 2005;53:230–6.

Niederkorn A, Gabler G, Argenziano G, Muir J, Zalaudek I, Soyer HP, Hofmann-Wellenhof R. The user-generated web-based dermoscopy image archive of the international dermoscopy society: a contribution to E-learning and exchange of knowledge. Dermatology. 2011;222:131–7.

Oiso N, Nakano A, Yano Y, Kawada A. The diagnostic usefulness of dermoscopy for identifying six-legged larval ticks. Ticks Tick-Borne Dis. 2010;1:197–8.

Panizzon R, Skaria A. Solitary lichenoid benign keratosis: a clinicopathological investigation and comparison to lichen planus. Dermatologica. 1990;181:284–8.

Rakowska A, Slowinska M, Kowalska-Oledzka E, Warszawik O, Czuwara J, Olszewska M, Rudnicka L. Trichoscopy of cicatricial alopecia. J Drugs Dermatol. 2012;11:753–8.

Reisfeld PL. Blue in the skin. J Am Acad Dermatol. 2000;42:597–605.

Roesch A, Burgdorf W, Stolz W, Landthaler M, Vogt T. Dermatoscopy of "dysplastic nevi": a beacon in diagnostic darkness. Eur J Dermatol. 2006 Sep-Oct;16 (5):479–93.

Rosendahl C, Cameron A, Argenziano G, Zalaudek I, Tschandl P, Kittler H. Dermoscopy of squamous cell carcinoma and keratoacanthoma. Arch Dermatol. 2012;148:1386–92.

Ross EK, Vincenzi C, Tosti A. Videodermoscopy in the evaluation of hair and scalp disorders. J Am Acad Dermatol. 2006;55:799–806.

Rudnicka L, Olszewska M, Rakowska A, Slowinska M. Trichoscopy update 2011. J Dermatol Case Rep. 2011;5:82–8.

Salerni G, Terán T, Puig S, Malvehy J, Zalaudek I, Argenziano G, Kittler H. Meta-analysis of digital dermoscopy follow-up of melanocytic skin lesions: a study on behalf of the International Dermoscopy Society. J Eur Acad Dermatol Venereol. 2012. doi:10.1111/jdv.12032 [Epub ahead of print].

Sanchez-Martin J, Vazquez-Lopez F, Perez-Oliva N, Argenziano G. Dermoscopy of small basal cell carcinoma: study of 100 lesions 5 mm or less in diameter. Dermatol Surg. 2012;38:947–50.

Soyer HP, Kenet RO, Wolf IH, Kenet BJ, Cerroni L. Clinicopathological correlation of pigmented skin lesions using dermoscopy. Eur J Dermatol. 2000;10:22–8.

Soyer HP, Argenziano G, Chimenti S, Ruocco V. Dermoscopy of pigmented skin lesions. Eur J Dermatol. 2001;11:270–6.

Soyer HP, Argenziano G, Zalaudek I, Corona R, Sera F, Talamini R, Barbato F, Baroni A, Cicale L, Di Stefani A, Farro P, Rossiello L, Ruocco E, Chimenti S. Three-point checklist of dermoscopy. A new screening method for early detection of melanoma. Dermatology. 2004;208:27–31.

Soyer P, Argenziano G, Hofmann-Wellenhof R, Zalaudek I. Dermoscopy the essentials. 2nd ed. Philadelphia: Elsevier/1296 Saunders; 2012.

Stante M, Giorgi V, Stanganelli I, Alfaioli B, Carli P. Dermoscopy for early detection of facial lentigo maligna. Br J Dermatol. 2005;152:361–4.

Stoecker WV, Wronkiewiecz M, Chowdhury R, Stanley RJ, Xu J, Bangert A, Shrestha B, Calcara DA, Rabinovitz HS, Oliviero M, Ahmed F, Perry LA, Drugge R. Detection of granularity in dermoscopy images of malignant melanoma using color and texture features. Comput Med Imaging Graph. 2011;35:144–7.

Stolz W, Riemann A, Cognetta AB, et al. ABCD rule of dermatoscopy: a new practical method for early recognition of malignant melanoma. Eur J Dermatol. 1994;4:521–7.

Stolz W, Brawm Falco O, Bilek P, Landthaler M, Burgforf WHC, Cognetta AB. Color atlas of dermatoscopy. 2nd ed. Oxford: Blackwell; 2002.

Tiodorovic-Zivkovic D, Zalaudek I, Ferrara G, Giorgio CM, Di Nola K, Procaccini EM, Argenziano G. Clinical and dermatoscopic findings in Bazex-Dupre-Christol and Gorlin-Goltz syndromes. J Am Acad Dermatol. 2010;63:722–4.

Tiodorovic-Zivkovic D, Argenziano G, Popovic D, Zalaudek I. Clinical and dermoscopic findings of a patient with co-existing lichen planus, lichen sclerosus and morphea. Eur J Dermatol. 2012;22:143–4.

Tosti A, Torres F, Misciali C, Vincenzi C, Starace M, Miteva M, Romanelli P. Follicular red dots: a novel dermoscopic pattern observed in scalp discoid lupus erythematosus. Arch Dermatol. 2009;145:1406–9.

Tschandl P, Argenziano G, Bakos R, Gourhant JY, Hofmann-Wellenhof R, Kittler H, Rosendahl C, Minas S, Zalaudek I. Dermoscopy and entomology (entomodermoscopy). J Dtsch Dermatol Ges. 2009;7:589–96.

Vázquez-López F, Kreusch J, Marghoob AA. Dermoscopic semiology: further insights into vascular features by screening a large spectrum of nontumoral skin lesions. Br J Dermatol. 2004;150: 226–31.

Vázquez-López F, Zaballos P, Fueyo-Casado A, Sánchez- Martín J. A dermoscopy subpattern of plaque-type psoriasis: red globular rings. Arch Dermatol. 2007;143:1612.

Wang SQ, Dusza SW, Scope A, Braun RP, Kopf AW, Marghoob AA. Differences in dermoscopic images from nonpolarized dermoscope and polarized dermoscope influence the diagnostic accuracy and confidence level: a pilot study. Dermatol Surg. 2008;34:1389–95.

Zaballos P, Ara M, Puig S, Malvhey J. Clinical and dermoscopic image of an intermediate stage of regressing seborrheic keratosis in a lichenoid keratosis. Dermatol Surg. 2005;31:102–3.

Zaballos P, Martí E, Cuéllar F, Puig S, Malvehy J. Dermoscopy of lichenoid regressing seborrheic keratosis. Arch Dermatol. 2006;142:410.

Zaballos P, Daufi C, Puig S, Argenziano G, Moreno-Ramirez D, Cabo H, et al. Dermoscopy of solitary angiokeratomas: a morphological study. Arch Dermatol. 2007;143:318–25.

Zaballos P, Puig S, Llambrich A, Malvehy J. Dermoscopy of dermatofibromas: a prospective morphological study of 412 cases. Arch Dermatol. 2008;144:75–83.

Zaballos P, Carulla M, Ozdemir F, Zalaudek I, Bañuls J, Llambrich A, Puig S, Argenziano G, Malvehy J. Dermoscopy of pyogenic granuloma: a morphological study. Br J Dermatol. 2010;163:1229–37.

Zalaudek I, Argenziano G. Dermoscopy subpatterns of inflammatory skin disorders. Arch Dermatol.

2006;142:808.

Zalaudek I, Argenziano G. Dermoscopy of nits and pseudonits. N Engl J Med. 2012;367:1741.

Zalaudek I, Argenziano G, Ferrara G, et al. Clinically equivocal melanocytic skin lesions with features of regression: a dermoscopic-pathological study. Br J Dermatol. 2004;150:64–71.

Zalaudek I, Argenziano G, Soyer HP, Corona R, Sera F, Blum A, Braun RP, Cabo H, Ferrara G, Kopf AW, Langford D, Menzies SW, Pellacani G, Peris K, Seidenari S, Dermoscopy Working Group. Three-point checklist of dermoscopy: an open internet study. Br J Dermatol. 2006;154:431–7.

Zalaudek I, Docimo G, Argenziano G. Using dermoscopic criteria and patient-related factors for the management of pigmented melanocytic nevi. Arch Dermatol. 2009;145:816–26.

Zalaudek I, Kreusch J, Giacomel J. How to diagnose nonpigmented skin tumors: a review of vascular structures seen with dermoscopy: part I Melanocytic skin tumors. J Am Acad Dermatol. 2010a;63:361–74.

Zalaudek I, Kresuch J, Giacomel J, Ferrara G, et al. How to diagnose nonpigmented skin tumors: a review of vascular structures seen with dermoscopy: part II. Nonmelanocytic skin tumors. J Am Acad Dermatol. 2010b;63:377–86.

Zalaudek I, Giacomel J, Schmid K, Bondino S, Rosendahl C, Cavicchini S, Tourlaki A, Gasparini S, Bourne P, Keir J, Kittler H, Eibenschutz L, Catricalà C, Argenziano G. Dermatoscopy of facial actinic keratosis, intraepidermal carcinoma, and invasive squamous cell carcinoma: a progression model. J Am Acad Dermatol. 2012;66:589–97.

22

数字成像在美容皮肤科中的应用

Jean-Marie Sainthillier, Sophie Mac-Mary, and Philippe Humbert

内容

关键词

数字成像·美容皮肤科

1 简介

数码摄影（digital photography）为美容皮肤科医生提供了一个有意思的体验：低成本、灵活、易使用和快速，以及可以计算机记录保存（Ali 2002；Becker 1999）。为满足用户的需要，大量的应用程序被开发出来，并且最常用的功能已实现自动化（如图像裁剪或重命名、转换为不同格式、储存在数据库中等），而且大多数应用程序都是免费的。摄影的数字化条件从来没有如此出色和人性化。

然而，不管数码相机的容量如何，仍然有自身的限制和约束条件。用户不应忽视摄影的基本原则：曝光、光圈、快门速度和景深。这些概念一直都是而且仍然是必不可少的。

2 基本原理

数码相机（digital camera，DC）与传统相机有所不同（Daniel 2000），胶片被 CCD 传感器［电荷耦合器（charge-coupled device）］所取代，该传感器由多个光敏单元（$4 \sim 10\mu m$）构成（Bouillot 2005）。这些单元或光电探测器通过光电效应将它们接收到的光子转换成电子，并且这些电子将会发生聚拢，形似盆地。存储在每个光敏单元的电子数量与接收到的光线强度成正比。所有的探测器都能产生一种能被电子设备和其软件转换和分析的电压。CCD 传感器位于数码相机的中心；它的制造质量和电子数量决定了照片的质量，这取决于像点的数量即有效点或像素。目前的设备已超过 1 000 万像素，1 600 万像素的相机目前已经上市（佳能 Eos Mark II 拥有 2 100 万像素的 24mm×36mm CMOS 传感器，可实现 5 616×3 744 像素图像）。以这样的分辨率拍摄出的照片具有很好的清晰度，在计算机的全景显示器上显示与用大型纸张（最低

140cm×120cm）打印出来一样美观。

CCD 传感器主要适用于 3 种类型的外壳，对应于 3 种类型的数码相机：紧凑型、桥式和反射式。紧凑型相机原本是入门级数码相机，但现在已经不是这种情况了。顾名思义，它是由一个薄而轻的盒子构成（一些型号是防水和防震的），包括一个内置电动物镜（objective lens），或者是一个 ×4 ～ ×7 变焦镜头。它通常是预设和自动化的，因此用户几乎无需做任何事就可以拍摄出令人满意的照片（Canon Powershot，Panasonic Lumix，Nikon Coolpix）。

在带有电子取景器的桥式相机中，液晶显示器安装在摄像机后面（称为数码后背）。因为取景器不是光学的，所以其制造成本比实际的反射探测器便宜。一个更强大的变焦镜头（×30）附着在相机主体上，相机体通常包括一个稳定的光学系统。像紧凑型相机一样，这种类型的数码相机可以录制视频甚至是高清电影（Fujifilm FinePix，Olympus SP100，Pentax X90）。最后，对于反射式照相机，物镜形成的图像被送回到取景器及其目镜系统。因此，在取景器和 CCD 传感器中看到的图像是相同的。这种类型的相机的机身通常更大，更笨重，但它的所有物镜和闪光灯可以互换，因此任何取景或角度都可以达成。毫无疑问，反射式照相机是专业摄影的首选（Canon Eos，Nikon，Sony Alpha）。它们在灵敏度、色彩再现和反应性等方面的技术优胜于其他类别的数码相机是毋庸置疑的。

3 摄影设置和基础知识

在 CCD 传感器出现之前，数码摄影和胶片摄影的基本原理是相似的（Bouillot 2003）。以下的光学和摄影概念是皮肤摄影在临床实践的具体语境中提出的。

3.1 光线及曝光

要拍好照片，一个至关重要的条件是：适量的光线，不能多也不能少（Sainthillier et al. 2009，2012）。在本文中，曝光指的是照射在感光元件上

的光量，以存储图像数据。因此，它对应于传送到CCD传感器或胶片上的光量。如果光线太强，照片会"烧焦"或曝光过度；细节会消失，取而代之的是白色的饱和表面。如果光线不足，照片会太暗或曝光不足；细节会消失，取而代之的是黑色区域。在这两种情况下，尽管照片编辑软件可以进行修复，但缺失的信息却完全丢失了。

3.2 快门速度

快门是一种用来控制曝光时间的电子装置，即光线穿过相机到达传感器的时间。它类似一个不透明的帘子，使得CCD所在的腔室完全黑暗。拍摄照片时，快门打开（提起）一段时间，让光线通过光圈孔径。快门速度（shutter speed）由秒和几分之一秒组成。高快门速度（高于1/250，即1/250秒）适用于拍摄移动物体。静态摄影，速度通常设置为1/60。为避免出现模糊的图像，建议不要使用1/60以下的设置（或者应将相机放在三脚架上以确保稳定）。

3.3 光圈和物镜

相机的镜头通过光圈（aperture of diaphragm）来控制进入机身内光线的量。光圈在f/1（大光圈）和f/32（小光圈）之间。字母f表示由焦距除以光圈孔径的直径得到的商。对于给定快门速度，当光圈设置较高时，透过相机的光量将乘以2。大光圈会让更多光线进入，但也会减少景深，即保持照片清晰的前景和背景之间的空间（Taheri et al. 2013）。例如，在拍摄面部时这可能会产生干扰，因为它是立体的。如果把焦点放在颧骨上，鼻子和前额会变得模糊。小光圈可提供大景深，但到达CCD传感器的光线量会更低（图1）。

光圈越大，取景器会更明亮，因此在光线不好的情况下，就要使用更大的光圈或者更高的快门速度。手动和自动对焦也很方便。镜头的光学质量基于其最大光圈：50mm f/1.8（130欧元）、50mm f/1.2（600欧元）和50mm f/1（3 000欧元）。

因此快门速度和光圈密切相关。通过使用光圈和速度的各种组合，可以获得总体相同的曝光。

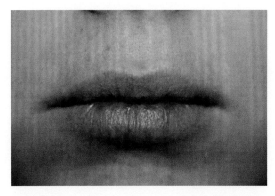

图1　在这个极端的例子（F/4，1/60，ISO 400）中，可见宽光圈对景深的影响。唇部清晰，但背景中大部分图像模糊（未修饰图像）

这就是所谓的互惠定律（law of reciprocity）。对于一个拍摄场景，有几种可能的组合来实现传感器的适当曝光。因此，可使用小光圈（例如，f/11）让光长时间进入（例如，1/30），或者使用大光圈（f/2.8）让光线很短时间内进入（1/500）。在这两种情况下，CCD传感器接收的光量都是相同的；曝光是一样的。

3.4 焦距和变焦

以毫米为单位的焦距（focal length）表示传感器的感光表面与透镜的光学中心的距离。镜头的焦距可以大致精确地对拍摄对象进行构图，并大致分为3类：

- 广角（28～35mm），即短焦距，比起人眼视角更容易使产生的画面变形。
- 标准焦距（38～70mm）接近人眼的视野，应用最为广泛。
- 长焦距（80～200mm）和焦距非常长（超过200mm）的远摄镜头。

变焦（zoom）镜头或具有可变焦距的镜头能够在特定范围内改变焦距，因此可以在不改变位置和不改变分辨率的情况下重新拍摄图像。有些相机有"数码变焦"的功能。它实际上是一个软件程序；它通过（分辨率）插补方法增加了数字图像的大小，而不是实际的图像。这种变焦镜头不适合美容皮肤学方面的拍摄，须避免使用。

3.5 聚焦

大多数相机是一个自动聚焦系统，轻轻按下按钮即可触发。为了获得最佳的焦距，对比度必须足够（拍摄一个非常均匀的皮肤表面时使用自动聚焦很困难）或者光线必须充足。在自动对聚模式下，如果皮肤没有充分曝光，可能找不到到焦点。此外，在某些情况下无法使用自动对焦，只能使用手动对焦。

3.6 照明和闪光灯

如前所述，光线是摄影的基本元素。在美容皮肤科学，光线必须充足以保障足够的清晰度，避免使凹凸部位扁平化，掩饰缺陷或在面部造成阴影（Meneguini 2001）。光线还必须在每次拍摄时保持恒定，以便在治疗前后对照片进行比较。

闪光灯是一种与快门同步的人工光源，具有强大光源但照明时间非常短。理论上它可以保护数码相机不受环境光线变化的影响。其范围约为0.5～3m。通常内置闪光灯是不够的，一般可在相机机身顶部的配件插座上安装附加闪光灯组件。额外的闪光灯要么更强大（Canon Speedlite range），要么不同步。圆形、环形或双闪光（Canon MT-24EX 或 METZ Mecablitz）也很有用。他们能确保强大，扩散，均匀的照明。

对于入门级机型，也可以使用闪光灯散射罩（DelaMax）。它是一个有点坚硬的半透明白色罩子，放置在闪光灯的前面。反射式柔光罩（Lumiquest Soft Screen）也可以用合理的价格购买到。

3.7 ISO 感光度

摄影需要光和感光表面。对于传统摄影，这个感光表面是胶片。对于数码摄影，它是电子传感器。感光元件的灵敏度可以改变，以适应各种照明条件。ISO 速度（国际标准组织）取代了旧的衡量系统（DIN，ASA），并确定了感光元件的灵敏度。在正常的日光条件下，标准设置为 100 ISO。ISO 感光度（ISO sensitivity）（200、400 和 800 等）越

高，感光元件就对光线越灵敏，但是图像的粗糙部分就越明显。需要记住的一个关键点是图像的质量与传感器的灵敏度成反比。

3.8 偏振滤光片

皮肤科医生对一些偏振滤光片（polarization filters）感兴趣，因为它们根据光的漫反射或镜面反射分量（亮度）可减少皮肤对光的反射（Bargo and Kollias 2010; Matsubara 2011）。偏振滤光片放置在闪光灯和镜头前面（HOYa 圆形滤光片）。根据滤光片的方向，可以获得平行或交叉偏振光（图 2）。

- 平行偏振光显示并突出皮肤不规则性和微纹理。亮度和对比度增加，而色度数据丢失。这种类型的光可用于痤疮的研究或跟踪瘢痕的变化或一些明显的病变（Rizoca and Kligman 2001）。
- 相反，交叉偏振光会增强皮肤的颜色和饱和度。消除了皮肤的反射光和亮度。这种类型的偏振光在血管病理学研究中非常有用，如研究酒渣鼻（Miyamoto et al. 2002）或美白产品的效果。

3.9 紫外光的反射

这种类型的光基于伍德在可见光谱的开始和结束部分的发现（＜450nm）（Lucchina et al. 1996; Draelos et al. 2008）。闪光灯要产生 UV-A 但是不会伤害受试者。由此产生的图像提供了紫外线照射留下的痕迹的直观证据。市面上有几种系统可供选择（Canfield®，Faraghan®）。它们以最大灵敏度（1 600 ISO）设置数码相机，以便检测由闪光灯发出的非常有限的可见光部分。这就是为什么这类图像通常很暗的原因（图 3）。

3.10 液晶显示器

数码相机颜色展现主要取决于用来显示照片的显示器。现在液晶屏已经完全取代了以前的阴极射线屏幕。现在的屏幕在 5 毫秒的时间内就能做出反应，它们是明亮清晰的，但它们仍然有视角死角。目前只有全景宽屏（即屏幕格式比例高度/

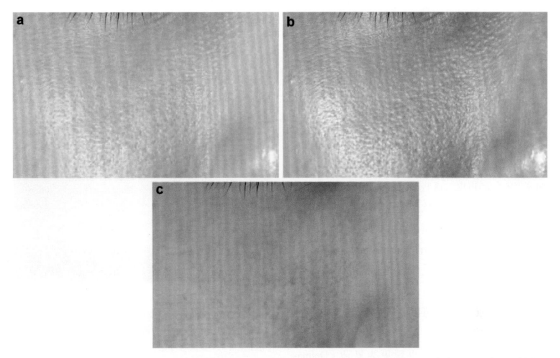

图2 照片（细节）：正常光线（a）、平行偏振光（b）和交叉偏振光（c）。在（交叉偏振）光下，消除了光的反射，血管显示出来。相反，平行偏振光会强调反射和亮度，并赋予皮肤金属感

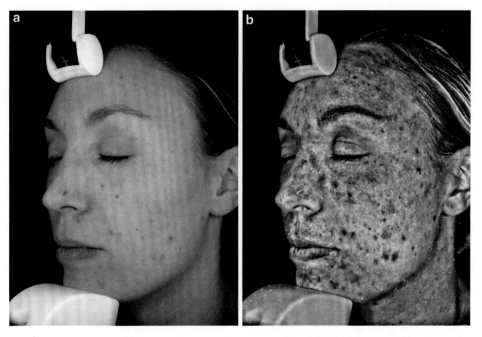

图3 用 Visia®（Canfield）系统拍摄的交叉偏振光（a）和紫外光（b）照片。紫外光照片显示了在正常光线下几乎不可见或看不见的斑点。在紫外线摄影因其对环境条件的敏感性而比较难以使用。图像必须在没有照明时拍摄（在完全黑暗的条件下或者在如这个例子中的集成系统中）。衣服或珠宝可能会干扰图像的对比度

宽度为 16/9 或 16/10）。推荐使用宽屏幕（24 或 26 英寸），在 16/10 这种尺寸中，配备有高清晰度多媒体接口，允许完全数字音频 / 视频接口（这表明还带有该接口的显卡）。华硕、LG 和 Iiyama 提供质量非常好的显示器，高端显示器可以在 Eizo（colorEdge）和 NEC（SpectraView）中找到。

显示器色彩校正仪（DataColor 的 Spyder3Pro，X-Rite 的 i1Display LT）用于确保显示器设置正确和完整的色彩再现。这些小尺寸的校正仪通过吸盘固定在屏幕上，并通过软件进行管理，在屏幕上显示一系列已知颜色。校正仪读取这些颜色并通过校准配置文件或 ICC（International Color Consortium，国际色彩委员会）配置文件修正显示偏差。这个数字文件描述了屏幕如何重现颜色；它由操作系统直接控制。ICC 配置文件可以控制显示器、扫描仪或打印机。

视频投影中的色彩再现更为复杂（Delmas 2005）。根据投影仪的质量，某些颜色（尤其是洋红色）的再现可能会很奇怪。打印图像时出现同样的问题。打印机和纸张的质量对于色彩再现有相当大的影响。

3.11 集成设备或"照明箱"

近年来，已经出现了研究脸部的集成摄影系统，它是由最新型号的照相机插入到带有照明系统的"箱子"中，支撑下巴和前额的托，以及用于图像捕捉的软件组成。志愿者将他 / 她的脸放在装置内（类似于集成球体），在均匀和可重现的条件下照亮。使用这些系统（Visioface®，Courage et Khazaka；Visia，Canfield®）是为了方便快捷地获取诊断数据。皮肤科医生对它们很感兴趣，因为它们是能够拍摄标准化照片的集成系统（图 4）。

4 数字成像在临床实践中的应用

数码相机设置为"自动模式"，通常在模式控制滚轮上以特定的颜色表示出来。它通过内置测光表来确定光圈和快门速度以寻找理想的条件。这些参数会在相机的控制显示器和取景器中实时显示出来。

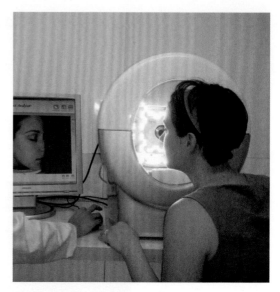

图 4 集成系统"灯箱"（Visioface®，C & K）的示例。这个独立的综合系统包括一个装有相机，白光灯 LEO，有定位脸部的放置下巴和额头的托的箱子，以及图像采集软件。镜子（箱子里可见）提供均匀的照明，它使光线均匀地分布在脸上

– 如果环境光线充足，快门速度将在 1/60 到 1/125 之间，相应的光圈孔径分别为 f/5.6 和 f/2.8。

这是拍摄一张令人满意的照片的最好的折中办法。然后通过自动对焦系统自动调整设置，拍摄出高品质的照片。

– 如果环境光线较弱，则相同光圈（f/5.6 和 f/2.8）下的快门速度会自动设置在 1/15 和 1/30 之间。在这种情况下，拍摄运动的物体图片变模糊的风险非常高，并且很可能自动对焦在设置过程中会不稳定。

有什么解决方案？

• 第一个解决方案：使用手动设置，并提高 CCD 传感器的灵敏度（例如，设置 ISO 为 200 而不是 100）。手动调整设置让用户以快门优先的方式拍照，以 1/60 的速度作为预防措施来避免运动模糊。相机将选择最大适合的光圈以确保正确恰当的曝光量，那么可能会严重影响景深。

• 第二个解决方案：添加或增加闪光灯组件的功率（可在高端闪光灯组件上直接调整以增加功率）。然而，重要的是不要过度曝光照

片的中央部分。这个方案适用的地方很少。

- 第三个解决方案：将数码相机安装在三脚架上（Manfrotto 型）。所有的数码相机都有一个配件，可以快速安装或移除。这样就有可以增加快门速度而没有任何风险，让光线进入更长的时间。
- 第四个解决方案：增加房间的照明，或者使用额外的霓虹灯或摄影棚闪光灯（Multiblitz Profilux）。这是在临床环境中进行集中拍摄的理想选择，因为它可以确保每次拍摄都具有的相同照明，从而提高重现性。

5 图像的计算机管理

在讨论这个问题之前，先回顾一下数码摄影的一些基础知识这可能会有所帮助（Russ 2007；Gonzalez and Woods 2008）。摄影的基本规则在后期图像的处理和校正中具有相当重要的意义。

5.1 编码和颜色

像素（pixel）是构成图像的最小元素。它有一个代码值来定义颜色（色度）及其强度（亮度）。这个代码是以一个计算机可以处理的最小单位的位数来量化的：8 位 =1 个八位字节。每个像素上的数据量取决于执行代码或量化的位数。

例如，编码 1 位（0 或 1）只定义了每个像素可能的两种颜色，没有任何色调，对应的是黑白图像。8 位二进制码相当于每像素有 2^8 种不同的等级即每像素有 256 色或 256 灰度度级。24 位编码对应于当前标准，其对每个像素赋予三原色分量（红色，绿色，蓝色或 RGB 编码），在 2^8 位上单独编码，总共 2^{24} 个，相当于 1 670 万种颜色。实际上，还原颜色的数量取决于屏幕和显卡的质量。32 位编码已经使用了好几年，但运行它需要使用市面上最高端的计算机。

5.2 白平衡

随着人工照明的使用，出现了一个新的概念：色温。每种类型的光都包含特定的主色特征：室内

光线（钨灯）为橙色，白天为蓝色，阴天为白色，霓虹灯为绿色。每幅照片的色温默认自动设置是由相机通过评估照明情况来完成的。它是自动白平衡（white balance）。如果调整不合适，白色或浅灰色会显示为黄色或蓝色。可以预先选择光源，以便校正图像的色调。对于这些设置，可以选择适用于拍摄环境的预先设定的白平衡：白炽灯（卤素灯泡）、荧光灯管、太阳（日光）、多云天空和阴影。反射式相机可以设定"个性化"白平衡。在此调整中，可以在场景的中心放置一张白板（或校准灰卡，例如柯达 R27）。然后根据这张照片设置相机，以调整其白平衡；这些设置会保存在相机内存中。

5.3 清晰度和分辨率

清晰度和分辨率往往容易混淆，实际上它们指的是图像的不同特征。

清晰度（definition）表示图像在高度（行）和宽度（列）中的像素或基本点的数目。它通过乘以行数和列数来计算。3 000 行和 4 000 列的图像的清晰度为 1 200 万像素。

分辨率（resolution）决定了图像细节的精细度或再现性，指的是图像上单位长度内的像素数量。根据所使用的测量系统（度量或习惯），分辨率分别以每厘米点数（points per centimeter，ppc）和每英寸点数（points per inch，ppp 或 dpi）表示。1 英寸等于 2.54cm，因此从一个单位转换成另一个单位是很容易的。通常，测量单元中像素数量越大，分辨率就越高。300ppp 分辨率提供了比 72 点 ppp 分辨率更多的细节。

可以通过内部设置（通常是 3 个质量级别：精细、标准和基本）来调整相机图像的质量，从而逐渐降低图像的清晰度。这种功能在过去很有用，因为存储卡非常昂贵，而且容量有限（高清晰度图像非常大并且需要大量存储空间）。然而，最新的存储卡［Compact Flash 或 SDHC 卡（安全数码高容量）16 或 32G］价格实惠，可轻松存储数千张高清照片。

5.4 主要的图像格式

在相机所有可用格式中，有 3 种是专为拍照设

计的：JPEG、TIFF 和 RAW。它们非常各不相同，并且需要特定的程序。

JPEG（Joint Photographic Expert Group，联合图像专家组）格式是相机中应用最广泛的格式。只有反射式相机和一些高端小型相机才提供其他保存格式。它的巨大成功主要在于其在存储大小和图像质量之间的最佳折衷（非压缩图像的大小通常除以10，甚至更多）。JPEG 压缩是有损压缩（使用压缩编码来去掉冗余信息），它利用了人的视角系统的特性，并且其速率可以由用户设置。速率越高压缩质量越低，数据丢失就越严重，导致拍摄的图像质量下降。数据的丢失主要表现在轮廓色调的变化，但不会导致光线的变化。这种质量下降是累加的（每次保存相同的 JPEG 文件时）。因此不推荐使用 JPEG 文件；应该首先在不更改数据的情况下将其转换为更大尺寸的格式文件（TIFF 文件）。

TIFF（Tagged Image File Format，标签图像文件格式）是一种较早的图像格式，趋于消失。它能够存储大尺寸的图像（在压缩后超过 4G）而不影响质量。它与操作系统无关 - 这是一种优点 - 它可以在 PC、MAC 和 UNIX 系统中使用。

RAW（原始格式）用于反射照相机和高端小型相机（Canon PowerShot）。在创建最终文件之前，相机会处理从传感器发出的原始数据，以修正一些参数，例如白平衡。然后将数据转换为标准格式（TIFF 或 JPEG）并保存。在原始格式中，并不存在这样的初步处理：设备直接使用从传感器发出的原始数据创建文件。获得的照片不经过任何处理，并且不像 JPEG 格式一样有压缩引起的伪影。相应的，这种格式并没有真正被制造商标准化（每个新的相机模型都会对格式进行细微的修改，并强制更新系统），并且需要使用专用软件（Adobe Lightroom，PhotoshopCS6，或者免费的软件 DC Raw）进行后期制作。因此，原始图像的尺寸明显比 JPEG 格式大。

作为参考，3 504×2 336 图像以 JPEG 格式（精细模式）大小约为 2.23M，TIFF 格式约为 23.4M，原始格式约为 6.8M。

EXIF（Exchangeable Image File Format，可交换图像文件格式）是一种文件格式的说明，它是附加于 JPEG 和 TIFF 格式图像的元数据（数据中的数据）。它们记录照片拍摄的日期和时间，设置（相机的品牌和型号、光圈、快门、灵敏度等），以及 GPS 数据（如果相机有地理定位系统）（图 5）。最新的图像编辑软件能识别这些 EXIF 数据，并在修改文件时将其存储。它可以在 Windows（XP, 7 或 8）的菜单"图像文件属性"中的"摘要"选项和 Mac OS X 的"读取数据"菜单下直接访问。这些数据对于找到丢失的摄影设置或手动修复这些设置是非常有用的，且令人满意。它们可以作为查找特定设置照片的标准（例如，所有使用 f/5.6 光圈拍摄的照片）。

5.5 软件程序

许多专门的软件程序可供使用并适合摄影师的要求。下面列表（表 1）列出了在 Windows 和 Mac 系统中均可使用的主要的免费软件或平价软件。

5.6 如何重命名和识别图像

相机存储卡中保存的所有文件的名称都不是很明确。名称的根或前缀总是不变的（DSC、IMG、IMAGE 等，取决于制造商）。它后面跟着一个四位递增编号和一个扩展名（例如 JPEG）。因此，有必要根据拍摄的身体部位，主体名称或病理情况立即重新命名图像。由于用户想要突出表示各种不同的数据，因此该过程很少能够自动化。可以使用具有高级功能的 FastStone Photo Resizer 来快速自动重命名一组图像。它可以定义所有类型的字段和规则，根据选择的文件的数量创建文件名的前缀或后缀。

一旦圆满地完成图像的重命名，建议借助诸如 XnView 或 ThumbsPlus 之类的工具，花时间添加注释或关键词。附加信息包含在图像或相关数据库中。

5.7 如何可视化和加载图像

当图片数量很大时，可直观和同时显示几张

图 5 EXIF 数据示例。该列表包括制造商的名称、相机型号、创作日期和摄影设定（光圈、快门和感光度）。这些数据有助于调整设置并找到设备和环境方面的最好的实施方式，以确保最佳摄影条件

相机	
产地	FUJIFILM
模式	FinePixS1Pro
方向	左上角（1）
X 轴的清晰度	72
Y 轴的清晰度	72
清晰度单位	Pouce（毫厘）
软件	数码相机 FinePixS1Pro Ver1.00
修改日期	2004:02:23 11:48:58
定位	捆绑式（2）
图像	
数 –F	22.6
曝光程序	手动（1）
等效 ISO 灵敏度	400
EXIF 版本	02.10
开始时间	2004:02:23 11:48:58
编号日期 / 时间	2004:02:23 11:48:58
组件配置	YCbCr
压缩像素位	3/2
关闭速度（s）	1/108
打开指数	F22.6
光亮度 201	35/4
补偿暴露值	2/1
曝光计算模式	中心加权评分（2）
闪光	闪光灯打开
焦距（nm）	59
FlashPix 版本	01.00
颜色模式（BPP）	sRGB
图像宽度	3040

表 1 几种主要的数字图像管理和修图软件列表（2013 年 6 月更新）。所有这些程序的试用版本都是可用的。

软件名	生产商	网址	功能	价格
ThumbsPlus 9.0	Cerious Software Inc	www.cerious.com	图像浏览、定位和管理	99 美元
FastStone Image Viewer 4.8	FastStone Soft	www.faststone.org	图像浏览、管理	免费软件
FastStone Photo Resizer 3.1	FastStone Soft	www.faststone.org	图片编修、转换	免费软件
XNView 2.03	XnSoft	www.xnview.com	图像浏览、定位和管理	免费软件
Picasa 3.9	Google	picasa.google.com	图像浏览和创建的在线相册	免费软件
IrfanView 4.35	Irfan Skiljan	www.irfanview.com	图像浏览和转换	免费软件
Photoshop CS6	Adobe	www.adobe.com	图像创建、润饰和管理	900 欧元
Photoshop Element 11	Adobe	www.adobe.com	图像创建、润饰和管理	80 欧元
GIMP 2.8	The GIMP Team	www.gimp.org	图像创建、润饰和管理	免费软件
PhotoFiltre 10.7.3	Antonio Da Cruz	www.photofiltregraphic.com	图像创建、润饰和管理	免费软件
FantaMorph 5	Abrosoft	www.fantamorph.com	图像变形技术	30 欧元
Popims Animator 4.01	Popims	www.popims.com	图像变形技术	免费软件

图像是绝对有必要的。人们必须能够快速比较几张照片，选择最佳图像，删去模糊或错过拍摄时机的照片，并删除重复的照片。为了在大量图像之间轻松查找，最近的软件程序通过标签，类似于 Windows 下使用的缩略图，提供可视化模式，即用小图标表示的快捷方式，并与原始照片相关联。这些图标可以被操作、移动或在缩略图清单上大量显示出来。大多数程序，如 IrfanView，ThumbsPlus，FastStone Image Viewer，Picasa（Windows），I photo，以及 Aperture（Mac OS X），也可用彩色编码系统高亮显示图像存储的文件。然后很容易在硬盘上快速定位图像。

这些程序的另一个有意思的功能是可以在大型数据库（拥有成千上万的图像的 ThumbsPlus 文件数据库）中进行快速多标准查找。然而，这种功能的有效性是基于在保存图像时对其进行正确的标注，并对关键词进行明确的定义。也可以根据相似性来选择图像，通过命令软件程序找到与参考图像相似或几乎完全相似的图像（定义了相似度阈值）。

最后，这些程序可同时显示多个图像（FastStone 图像查看器在这方面尤其高效）。前 / 后的图像可以同步显示，并在计算机屏幕上并排显示出来。对图像的所有调整（例如，重构或缩放）立即

在第二张图像上再现。因此，同时对几张图像进行比较是相当方便的（图 6）。

5.8 如何裁剪和重构图像

由于图像的最高清晰度的限制，照片无法在最佳状态下直接使用。例如，一张略微压缩的 600 万像素的 JPEG 格式的图像大小是 2.3M。

前面提到的软件能够通过批量处理（自动处理）轻松地按照所需的大小或百分比裁剪出一系列图像（例如，存储在文件中的所有图像）。图像也可以通过消除锯齿系统地进行重构。裁切或重新构图的图像不会删除原始图像，可供将来使用。

PowerPoint 演示文稿中使用的照片可以在不超过 800 像素 × 600 像素（甚至 640 像素 × 480 像素）的分辨率下裁剪，这对于计算机显示器或视频投影仪来说已经足够了。即便使用基本配置的笔记本电脑，演示也会很流畅。

相反，用于文章配图的图像，推荐使用最大清晰度，因为打印通常是需要高分辨率的图像。为了获得令人满意的打印结果，文档的分辨率必须为每英寸 600 点（dpi）。印刷图像的幅宽如果为 10 厘米那么对应的图像列的分辨率至少为 2 500 个像素。出版商也喜欢使用非压缩图像。

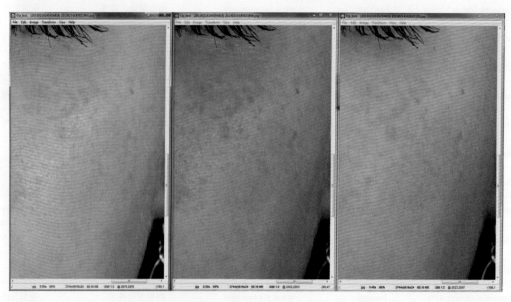

图 6　3 张照片的同步示例（使用 ThumbsPlus）。图像上的所有操作（缩放，移动）都会在其他图像上重现，从而确保最佳比较

其他处理可以通过批处理自动进行，例如对比度的全面修改，亮度的增加，转换灰度等级或其他格式（例如，JPEG 到 TIFF 格式），旋转，添加文本或者图像内部的标识，等等。

5.9 照片编辑软件

除了这些特定的软件之外，一些更复杂的软件程序可以对图像进行完整的集中管理。这些创建图像和修图程序有过滤器可以校正和改善照片。

20 年来，Adobe Photoshop 一直是最优秀、被摄影师广泛使用的成像和修图软件。它是一个复杂的程序（特别是在图层管理上面），在润饰、导出完整图像与准确控制压缩比方面有着强大的功能，并且可以导入和处理原始文件。普通大众可以购买这种软件的平价版（Photoshop Elements）。

免费综合性软件（GIMP 和 PhotoFiltre）也已经推出好几年了。它们在不断地改进和完善，它们的用户在互联网上形成一个非常活跃的社区（在线帮助、提示、建议等）。

6 数字成像在美容皮肤科中的应用

在美容医学领域，摄影必须满足两个要求：尽可能接近现实并可进行比较，即确保拍摄是可重现的（Canfield 2002；Halpern et al. 2003；Galdino et al. 2001）。

表皮表面的改变（红斑、酒渣鼻、色斑、萎缩）有时并不十分明显。拍摄时既不能用交叉光强化它们，也不能用闪光灯来减弱它们。

为了评估由表皮表面治疗（例如化学剥离、激光嫩肤）引起的改善，图像必须是可比较的。因此，至关重要的一点是确保拍摄的可重现性。

如何确保可重现性？

－ 受试者 / 患者必须具有干净特征的外观。

照片的主体是皮肤。所有无关的元素必须去掉：项链、耳环、围巾等。如果照片是在更大的范围内拍摄的，衣服必须用没有任何特征的材料覆盖。

必须去掉任何可能隐藏病变的东西，尤其是化妆。至少应该在照片拍摄前 10 分钟去除妆容，或者在当天最好不要化妆。

即使是最基本的护肤霜也会导致皮肤光线反射的改变。头发会经常隐藏或遮住前额或脸部的一部分：一定要把它们往后梳。

面部一定不能做表情：受试者必须避免微笑，以免产生表情纹，特别是眼睛周围的皱纹。

眼睛必须看着墙上固定的一个点（清晰可见的标记或镜子）。在拍摄照片之前，受试者也可能被要求快速闭上眼睛。一些作者建议闭上眼睛以放松面部表情（Tsukahara et al. 2009）。

照片必须在受控的环境条件下拍摄：当然这取决于每个诊所自身的条件。理想的条件是房间或房间的一部分有柔和的墙面并且没有任何可见物体以便于拍摄。

为了获得对比照片，一系列的照片（前 / 后）必须在相同的条件下拍摄。

- 必须建议患者在前后拍摄之间不要改变他 / 她的外表。在美容治疗之后，人们可能会想改变其他外貌特征，如头发颜色、发型等。说服拍摄对象在拍摄出对比照片之前不要轻易改变其他外貌特征是不容易的。然而，这是一个最基本的要求，因为医生的客观判断可能会受到拍摄者外貌变化的影响。

- 拍摄角度恒定：必须遵循相同的方案来拍摄每张照片。必须始终将相机放置在与拍摄对象相同的距离以获得相同的焦距。理想的条件是只在房间里预设的范围移动拍摄对象。拍摄对象必须始终看同一个方向。可以把拍摄角度在地板上标记出来，以确保重现性。

- 高度必须是可调节的，以便物镜的轴是水平的，可以使用三脚架或可调节的凳子。

- 稳定的照明条件：人造光源（闪光灯或投光灯）有利于确保拍摄在相同的条件下进行，并且确保重现性。

- 颜色的再现性：反射式相机的颜色稳定性一般来说非常好，只要确保在试验期间不改变设备。如果在场景中放置了色卡（Mini Colorchecker color chart，X-Rite），则可以在拍摄照片后进行颜色校正。可以使用色卡的参考色来记录和指导将来的颜色校正（Grana et al. 2005；Vander Haeghen et al. 2001）。

必须对设备进行初步测试并确定最佳设置。一旦确定了适合的设置，就必须遵守。与照片相关的EXIF数据将被加载到照片文档中。这些数据将有助于操作员优化设置，并在设备和环境方面建立最佳的工作条件。

7 数字成像在皮肤病学中的应用

数字成像为皮肤科医生轻松建立他们实践中使用的影像数据库提供技术支持。这样皮肤科医生就可以很容易地找到和使用治疗前/后的照片。我们建议通过在患者的眼睛上添加黑色条或将其模糊化，以使其匿名化。

一名具有很多美容医疗实践的皮肤科医生可以拥有一个样本数据库（以 PowerPoint 格式），在治疗前可以向患者展示技术内容：皱纹填充、化学剥脱、表面修复以及预期的结果。这些图片可以很容易地放到网上（特别是 Picasa），或者可以创建一个专门的网站。在这一假设中，必须遵守医学界的伦理规范。

合成的图像可以让患者了解治疗后的结果。合成图像是通过用于创建动画的特效制作的，逐渐自然地将初始图像转换为最终图像。专业的软件程序，如 Mirror Aesthetic Simulation，可以从最初的照片计算出图像的变形规律，模拟手术治疗后的效果。这个过程主要用于整形手术。它在美容皮肤科中的运用也引起了广泛关注，例如，它可以帮助阐明颜色的变化，模拟激光治疗后的红斑，使患者了解治疗的副作用。对这种技术感兴趣的皮肤科医生很容易就能找到像 Fantamorph 或 Popims Animator 这样的软件。

虽然这些方法很有吸引力，但也存在一些负面影响。使用者很容易在屏幕上做出理想化的模拟，并向患者提出难以实现的改变。这可能会让患者非常失望。

最后，必须提及一下图像量表（Bazin and

Doublet 2007），它列出了女性或男性（白种人）面部皮肤老化的标准。它可用来准确评估面部的情况：眉间皱纹、鱼尾纹和眼睑皱纹等。这个量表也可以用来评估全球面部老化的情况。

8 结论

数字成像不仅仅意味着相机的改变；它还是对图像管理的全面改变，并且需要高效掌握信息技术。使用这种技术，就必须改变以往的工作习惯。必须记住一点，数码照片是保存并存储在个人电脑或笔记本电脑中的。它们可以在显示器，投影上显示出来或用彩色打印机打印出来或在科学文章中使用。然而，在日常使用中，数字成像技术主要应用于计算机屏幕上。

由于计算机并不是 100% 可靠的，因此必须定期保存数据。U 盘和移动硬盘的广泛使用简化了这个不久前还很复杂的过程。原始照片必须同时保存在大容量硬盘和 CD-ROM 或 DVD 上，这一点至关重要。

数字成像系统的灵活性、重现性、可分类和保存图像，以及可在一个屏幕上显示多个图像以进行比较，这些使得它成为美容皮肤科的理想工具。

（舒晓红 译，华薇 校，李利 审）

参考文献

Ali MZ. Advantages of digital photography records keeping in plastic surgery. L Coli Phys Surg Pakistan. 2002;12:613–7.

Bargo PR, Kollias N. Measurement of skin texture through polarization imaging. Br J Dermatol. 2010;162:724–31.

Bazin R, Doublet E. Atlas du vieillissement cutané. Editions Med'Com 2007. Paris.

Becker DG. Standardized photography in facial plastic surgery: pearls and pitfalls. Facial Plast Surg. 1999;15:93–9.

Bouillot R. Cours de photographie numérique. Principes, acquisition et stockage. Paris: Dunod; 2003.

Bouillot R. Cours de traitement numérique de l'image. Paris: Dunod; 2005.

Canfield D. Reproductible photography for the aging face. Textbook of facial rejuvenation. London: Martin Dunitz; 2002.

Daniel F. Photographie argentique en dermatologie esthétique. Encycl Méd Chir (Editions Scientifiques et Médicales, Elsevier SAS, Paris), 50-275-A-10, Cosmétologie, 2000; 1–6.

Delmas J. La gestion des couleurs pour les photographes. Paris: Eyrolles; 2005.

Draelos ZD, Klein G, Biancone G. A novel ultraviolet photography technique for assessing photodamage. J Cosmet Dermatol. 2008;7:205–9.

Galdino GM, Vogel JE, Vander Kolk CA. Standardizing digital photography: it's not all in the eye of the beholder. Plast Reconstr Surg. 2001;108:1334–44.

Gonzalez RC, Woods RE. Digital image processing. New Jersey: Prentice Hall; 2008.

Grana C, Pellacani G, Seidenari S. Practical color calibration for dermoscopy, applied to a digital epiluminescence microscope. Skin Res Technol. 2005;11:242–7.

Halpern AC, Marghoob AA, Bialoglow TW, Witmer W, Slue W. Standardized positioning of patients (poses) for whole body cutaneous photography. J Am Acad Dermatol. 2003;49:593–8.

Lucchina LC, Kollias N, Gillies R, et al. Fluorescence photography in the evaluation of acne. J Am Acad Dermatol. 1996;35:58–63.

Matsubara A. Differences in the surface and subsurface reflection characteristics of facial skin by age group. Skin Res Technol. 2011;0:1–7.

Meneguini F. Clinical facial photography in a small office: lighting equipment and technique. Aesthet Plast Surg. 2001;25:299–306.

Miyamoto K, Takiwaki H, Hillebrand GC, Arase S. Utilization of a high-resolution digital imaging system for the objective and quantitative assessment of hyperpigmented spots on the face. Skin Res Technol. 2002;8:73–7.

Rizoca E, Kligman A. New photographic techniques for clinical evaluation of acne. JEADV. 2001;15 Suppl 3:13–8.

Russ JC. The image processing handbook. Boca Raton: CRC Press; 2007.

Sainthillier JM, Mac-Mary S, Humbert P. La photographie numérique: un outil scientifique. Ann Dermatol Venereol. 2009;136 suppl 6:S280–6.

Sainthillier J-M, Le Maitre M, Humbert P. Photographie numérique en dermatologie esthétique. EMC – Cosmétol Dermatol Esthét 2012;0(0):1–7.

Taheri A, Yentzer BA, Feldman SR. Focusing and depth of field in photography: application in dermatology practice. Skin Res Technol 2013;0:1–4.

Tsukahara K, Hotta M, Osanai O, et al. The effect of eye opening and closing on the result of facial wrinkle assessment. Skin Res Technol. 2009;15:384–91.

Vander Haeghen Y, Lemahieu I, Naeyaert JM. A calibrated color imaging system for use in Dermatology. In: Proceedings ProRISC/IEEE Benelux Workshop on Circuits, Systems and Signal Processing. Nederland, 2001.

推荐阅读

Adobe TV: http://tv.adobe.com/fr/

Christophe Métairie Photographie: http://www.cmp-color.fr Elephorm: http://www.elephorm.com

FOCUS Numérique: http://www.focus-numerique.com

Video2Brain: http://www.video2brain.com/

Volker Gilbert Photographie: http://www.volkergilbert-photo. com

X-RITE Photo: http://www.xritephoto.com

23

角质层组织病理学

Marek Haftek

关键词

超微结构·形态学·角质层·表皮屏障·通透性

1 表层之下

角质层（stratum corneum，SC）是表皮角质形成细胞分化的终产物。其十分精巧而并非偶然，发挥着保护机体活性组织的重要功能。其功能包括阻止外来分子和病原体渗透的屏障作用、显著限制经表皮的水分丢失、过滤约 70% 的有害的紫外线辐射以及对其他物理和化学侵害的机械性顺应力。得益于其母体组织，即表皮持续的有丝分裂，角质层被不断更新。角化以后的角质形成细胞——角化细胞，不断从皮肤表面脱落，其丢失将通过来自其下方颗粒层的最浅表的活体细胞的角化而充分补偿。这一高度协调的进程确保了角质层屏障的维持及其对环境变化的适应。

2 角质层的形成：角化过程

角质层的形成是一个迅速且相互作用的过程。颗粒层中最浅表的活性角质形成细胞转变为角化细胞仅需 1～1.5 天（Baker and Blair 1968）。在这段短暂时间内，颗粒层细胞向顶端细胞间隙释放大量分泌物，从细胞核及线粒体开始，有效地降解胞质细胞器。细胞外钙离子浓度梯度的改变参与了这一过程的启动和调节（Menon et al. 1994；Elias et al. 2002），并由半胱氨酸蛋白酶 14（caspase 14）介导（Eckhart et al. 2000；Denecker et al. 2008）。在颗粒层合成的结构蛋白和生物活性蛋白、水解酶、酶抑制剂和脂类都通过转运高尔基体（即板层颗粒）为起点的复杂囊泡 - 管状系统进入胞外间隙（Serre et al. 1991；Rassner et al. 1999；Ishida-Yamamoto et al. 2005）。角质层中所有的成分都能在分子水平上进行自我管理组织，并以某种方式发挥各自的作用，不再依赖于细胞活动，但受温度、湿度 / 水合作用和 pH 等物理和化学因素的影响较大（Bouwstra et al. 2003a；Haftek et al. 1998；Rawlings and Harding

2004）。在角化过程中，细胞质发生了重要的变化。细胞器降解的同时伴随着包含丝聚合蛋白原的透明角质颗粒分散。丝聚合蛋白原的去磷酸化是加工丝聚合蛋白的第一步，丝聚合蛋白参与了中间丝蛋白的聚集，使角质细胞内部形成一个相对均匀的复合结构（Harding and Scott 1983；Markova et al. 1993）。随后，丝聚合蛋白的精氨酸残基转化为瓜氨酸，其中电荷的丢失将导致丝聚合蛋白从角蛋白中解离并进一步降解为氨基酸（Kamata et al. 2009；Méchin et al. 2010）。中间丝蛋白的亲水终产物主要影响角质层的保水能力及其酸性 pH。组氨酸是中间丝蛋白的主要成分之一，它被转化为尿苷酸，后者在防止紫外线辐射的过程中发挥作用（de Fine Olivarius et al. 1996；Mildner et al. 2010）。在角质形成细胞周围，不同的蛋白质通过与细胞膜结合的转谷氨酰胺酶（TG1、TG3 和 TG5）相互连接，形成角化套膜（Kalinin et al. 2002；Candi et al. 2005）。一些胞质蛋白，包括丝聚合蛋白和角蛋白，被整合到高度不溶性的主要由外皮蛋白（involucrin）、兜甲蛋白（loricrin）和富含脯氨酸的小分子蛋白质组成的外周结构中（Michel et al. 1988；Haftek et al. 1991；Steinert and Marekov 1999；Simon et al. 1996；Henry et al. 2011）。同时，等离子体膜磷脂被层状颗粒衍生的鞘脂类（天然保湿因子）取代（Elias et al. 2000）。后者也通过 TG1 与新生的编码角化套膜交联（Nemes et al. 1999）。这样，形成的脂类作为一种基质，可以对细胞外脂质进行排列并形成角质细胞内的脂质双分子层（Wertz et al. 1989；Marekov and Steinert 1998）。综合起来，类似砖墙结构的角化细胞与类似砂浆的自组织的脂质共同在皮肤的最表层形成了一个有效的渗透性屏障（Elias 2006）。

3 角质层的结构

角化的角质形成细胞呈扁平的多边形，它们比下面的有核细胞（厚 1～2μm）要薄得多，大约比棘层角质形成细胞（直径 30～35μm）宽两倍。这种巨大的比例变化伴随着广泛的细胞重叠和细胞侧壁的卷积。在此背景下，细胞外的脂质形成层状结构并填充了角化细胞的内部空间即限制了角质层中水分的流失，同时也限制了角质层外部水分的渗透（Elias and Menon 1991）。X 射线衍射研究可以全面了解角质层中存在的脂质层状结构，表明角质层中的脂质主要存在于双分子层中，并呈现两个主要的周期性结构（在两层中脂质分子的两极之间的间距为 12 ～ 13nm 和 5 ～ 6nm）。这些研究还揭示了双层膜内分子的横向排列模式（Bouwstra et al. 2003b）。在正常的角质层中主要是长周期相位和斜方晶系的排列模式，在功能状态下，其结构转换为短周期相位和六角形横向排列模式，增加了角质层的渗透性。最近，在玻璃化皮肤切片的超微结构（ultrastructure）研究中，通过超高速冷冻组织保留了其中的分子排列结构，得出了略有不同的结论（Iwai et al. 2012；也见第 33 章"氰基丙烯酸酯方法"）。作者提出，利用这种形态学（morphology）方法，在重复单元 10 ～ 12nm 的间距下，将角质层脂质组成均匀的相，与完全扩展的神经酰胺分子的长度相对应。在该模型中，一个神经酰胺分子将

与一个脂肪酸和一个胆固醇分子相联系，这与我们对角质层脂质基质中主要成分之间的等摩尔比例的认识是一致的（Bouwstra et al. 2003b）。神经酰胺的拼接排列使脂质双层结构更加柔韧，与日常的物理需要相适应。然而，该模型并没有将在角质层中发现的不同脂类的疏水碳链的可变长度和性质整合在一起。同时，在角质层的细胞间质中没有水分子存在的空间，然而水对于角质层中非脂质成分的功能是十分重要的，尤其是与细胞间基质的处理和重排的相关的部分。使用强氧化剂，如锇和钌的四氧化物结合传统的电子显微镜可以观察到脂质双分子层结构。尽管这种经典的方法会产生与化学固定和溶剂脱水相关的明显的人工现象，但组织对比方法，结构调整是可重复的，能够很好地界定。利用这种技术，可以观察到角质细胞空间内半结晶结构中亲水的"异常物质"（Haftek et al. 1998）。通过封包，这种亲水的腔隙增大，位置也发生变化（图1）。角质层使用药物后，双分子层中的脂质被破坏，亲水腔隙也会膨胀，从而形成主要的渗透通道。当大量接触水后，由于角质细胞吸水并保持湿

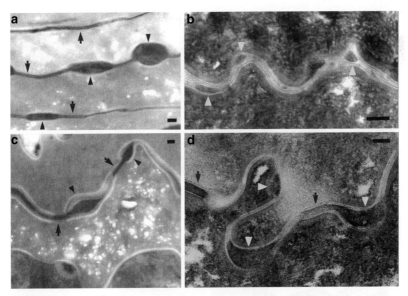

图 1　微水合作用下角质层致密的角化细胞间空隙的超微结构。正常的皮肤外植体经锇酸（a，c）或钌四氧化物（b，d）后固定处理后，用透射电子显微镜进行了检测。非封包皮肤样品（a，b）显示出相当狭窄的细胞间隙，包含了局灶亲水（电子致密）包涵体（箭头）。在水化作用下，通过 6 小时封包（c，d），亲水腔隙膨胀，使细胞间的脂质分离，常见于角化桥粒周围（箭头）。这说明了角质层的水合是如何使细胞外亲水间隔局灶性增加的，可能包含了板层颗粒产生的蛋白质成分，并促进了这些物质与角化桥粒的下位蛋白之间的相互作用。Bars= 100nm。（Micrographs adapted from Haftek et al. 1998, with permission from Microscopy Research and Techniques, John Wiley and Sons.）

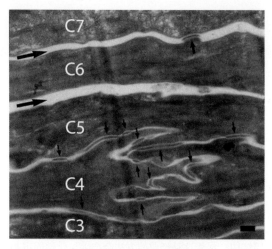

图2　正常人角质层内角质致密层与疏松层之间界面的超微结构。连接角质细胞（C3～C5）的角化桥粒（小箭头）数量众多，分布于细胞侧缘和相邻细胞层之间。后者的位置是蛋白水解酶的主要靶点，使层间角质桥粒消失（大箭头），导致角质层分离。Bar=200nm

度，角质层体积会变大。水的结合能力随角质层深度的不同而变化，这很大程度上受到所谓的天然保湿因子的存在，天然保湿因子是由丝聚合蛋白（filaggrin）生成游离氨基酸的过程产生的。因此，

3个区域排列的紧密程度及水合程度可能显著不同（Bouwstra et al. 2003a；Richter et al. 2004）。角质层中的粘合是由角质桥粒提供的，这是一种结构修饰过的桥粒，整合有角膜链锁蛋白（Serre et al. 1991；Haftek et al. 2006）。最初认为酯类参与了角质层的黏合，其实其并不具有黏合性，相反是一种间隔物（Chap-man et al. 1991）。角质层深部为致密层，角质桥粒（corneodesmosomes）布满在细胞周围，即角质紧致层（SC compactum）。在这个高度紧密结合的地方，角质细胞间几乎完全充满了板层状脂质，这是渗透屏障构成的基础。随后，黏附于角质细胞间中的连续的角化桥粒被丝氨酸蛋白酶（主要是激肽释放酶5和7）逐渐降解（Voegli and Rawlings 2012）。这就导致了角质层上部的水平向离解，即角质分离层（图2）。有趣的是，角质细胞间的侧面连接在这个水平上持续存在。因此，在皮肤组织标本的脱水过程中，组织发生去脂化，标本中常见到角质层所谓的"网篮状"模式。使用渗透性剂，可增强内源性细胞间酶的流动性，网篮状模式更明显（图3）。由于侧面角化桥粒的结构在

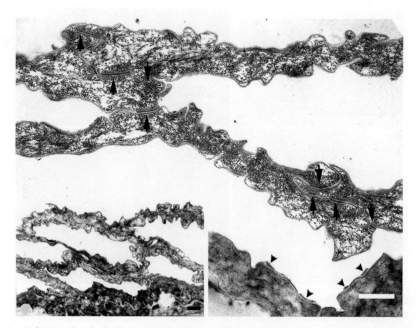

图3　暴露于丙二醇诱导出正常人角质层分离，侧面角质桥粒不受累。局部应用渗透剂6小时后，整个角质层就会发生类似分离的转变，产生所谓的网篮状结构（图中插入的小图）。角质细胞的侧壁附着仍然存在，但失去了提供层间连接的角化桥粒（三角箭头）。完整的侧面角化桥粒（箭头）被封包在融合的角化脂质包膜内，这种角质细胞间的融合已经被证明与交联的紧密连接——类似于角质层下方具有活细胞的表皮层产生的结构有关。Bars=500nm

生化和机械上与角质致密层的细胞间连接并无不同，其更好地抵抗力长期以来一直无法解释。最近，对细胞侧缘交联于角质细胞膜的紧密连接的残余物进行可视化研究解释了这一困惑（Haftek et al. 2011）。事实上，由于存在紧密连接——就像该处细胞包膜的融合点，分解代谢酶似乎不容易进入侧缘的角化桥粒。

4 脱屑

角质层由致密层向分离层的转变预示着脱屑（desquamation）过程的开始。蛋白水解酶及其天然的抑制因子分泌到细胞间隙，根据特定的结构限制，在一定理化环境下以某种方式与它们各自的底物相互作用。特定结构限制是指疏水细胞间基质的流动性、细胞外间隙的形状、细胞包膜间紧密连接衍生融合点的存在；一定的理化环境指 pH、含水量和温度等。有人提出，连续多层细胞薄层中脂质的自我组织导致了细胞侧缘亲水腔隙被取代，在这一腔隙中包含了将静态角化桥粒结构作为底物的水解酶（Haftek et al. 1998）。附着在连续细胞层的角化桥粒首先被切开。角化细胞附着在周围的邻近细胞上依然呈层状分布，一直持续到角质层表面，由于干燥和摩擦所带来的机械应力，细胞呈单个脱落（Haftek et al. 1997）。在正常人皮肤中，脱落率约为 21 小时脱落 1 层细胞（Hoath and Leahy 2002）。因此，一个成年人每天失去大约 250 万个角质细胞。

5 角质层动态平衡的维持

根据不同的解剖部位，角质层的厚度从 5 层到 20 层不等：平均为 16 层（Grove and Kligman 1983）。角质细胞通过正常的角质层并从表面脱落大约需要 14 天（Johannesson and Hammar 1978）。由于脱落率的变化会影响角质层屏障的质量，它们对生发层尤其是增生区域发出信号，从而相应地进行适应（Proksch et al. 1993）。对于在变化的环境下，维持表皮的动态平衡，从而维持足够的屏障功

能，这一相互作用必不可少。

在生理条件下，冬季可观察到角质层的增厚，这与角化桥粒的降解变慢有关（Simon et al. 2001）。在与衰老有关的皮肤干燥的情况下，也存在类似的机制。在不断地机械刺激下，掌跖部角质层代偿性增厚，从而形成茧。

与角质层形态和功能相关的皮肤病理表现多种多样，包括角质层的过度增生、潴留或过早脱落。正常角化的角质层过度潴留称为角化过度，例如，在 X 连锁隐性遗传鱼鳞病中，胆固醇硫酸盐堆积，这是一种对角质层中丝氨酸蛋白酶非常有效的抑制剂。在这种情况下，类固醇硫酸酯酶的缺失会导致角化桥粒的不当降解以及角质层的潴留（Zettersten et al. 1998；Oji et al. 2010a）。角化不全即角质层中仍有未退化的细胞核，它是由角化过程不完全引起的，最常见的原因是表皮过度增生和炎症。典型病例为银屑病，皮肤炎症反应会引起表皮反应，诱导产生显著的角化不全的鳞屑及前炎症细胞因子分泌，从而形成疾病的恶性循环（Krengel et al. 1998）。在鱼鳞病（非大疱性）中，先天性鱼鳞病样红皮病也以角化不全为其特征，转谷氨酰胺酶 -1 基因的突变已在其一种临床亚型中被证实（Huber et al. 1995），在该病中，角化细胞的残留和紊乱的角质层促进炎症活跃，表皮过度增生和角质层的代偿性过度增生，这一代偿性机制完全无效却使角质层变得更厚。角质层的局部脱失（Kanitakis et al. 2010）或广泛脱落（Komatsu et al. 2006）构成了另一个角化异常的家族。

表皮对任何原因的屏障功能受损的反应通常是角质层厚度的代偿性增加。造成角质层结构脆性和 / 或渗透性增高的原因有多种。以下是一些例子：

在各种遗传疾病中，表皮分化的问题可能是由于某种细胞连接蛋白的表达缺乏而引起的，并且这种蛋白质没有同一家族中相似蛋白提供足够的补偿。在 Vohvinkel 综合征中的掌跖角化病与细胞间通讯缺失有关，这是由连接蛋白 26 基因的一个特定突变引起的（Maestrini et al. 1999），而可变性红斑角化症则是由连接蛋白 31 或 30.3 基因突变引起的（Rich-ard et al. 2003）。本病的临床表现为表皮

增厚（棘层肥厚）伴角化过度。

在鱼鳞病、遗传性少毛症和硬化性胆管炎（IHSC）综合征中，claudin-1 缺乏的表皮会出现紧密连接的缺失（Hadj-Rabia et al. 2004）。这种情况下，鱼鳞病可能是由于角质层中紧密连接样结构的代偿性过度表达所致（Haftek et al. 2013）。

编码表皮分化相关角蛋白（K10，K1，K2e）的基因突变导致角质病型鱼鳞病（表皮松解型）的角质形成细胞上层的机械脆性。角质形成细胞的细胞骨架塌陷可能会引起浅表水疱形成，但典型的组织反应仍是角化过度（Oji et al. 2010a；Osawa et al. 2011）。在 Netherton 综合征中，角质细胞间失去黏附导致皮肤彩带状炎症和脱屑性皮损。在本病中观察到的早熟角化桥粒破裂是由 spink 5 基因编码的丝氨酸蛋白酶抑制剂 lekti-1 的缺失引起的（Chavanas et al. 2000）。临床表现为皮肤剥脱的疾病与颗粒层和角质层之间的界面的角膜锁链蛋白缺失相关。这些疾病中缺乏角膜锁链蛋白的细胞连接仍然存在于患者的角质层中，并受到过度表达的致密连接 - 衍生结构的保护（Haftek et al. 2012）。由此产生的角质层具有很强的抵抗力和功能。然而，它很容易整片剥离，因为其下方活细胞层顶部的桥粒是脆弱的：还没有交联到角化套膜上进行加固，也没有被缺陷角膜锁链蛋白所强化。

角质层的通透性在很大程度上取决于其脂质含量。丑角样鱼鳞病的患者由于携带 ABCA12 脂质转运体的基因发生突变，出现细胞间脂类的转运不足（Akiyama et al. 2005）。板层颗粒的滞留也会导致细胞外蛋白水解酶的水平异常低下，从而脱屑减少。广泛的角化过度在宫内就已发生，如果婴儿存活下来，便会演变为鱼鳞病性红皮病（Haftek et al. 1996）。

板层状脂类结构不良，从而导致角质层屏障功能障碍，也见于各种由饮食或代谢引起的血脂异常的患者（Elias et al. 2011），这些临床情况也与角化异常有关。

渗透性角化套膜是影响角质层屏障功能的另一重要因素。除了上述转谷氨酰胺酶 1 缺乏导致非大疱性先天性鱼鳞病性红皮病的例子外，编码不同包

膜成分的基因突变可能导致类似或相关的表型。众所周知的例子包括丝氨酸突变导致寻常鱼鳞病和某些形式的特应性皮炎（McLean and Irvine 2012）以及由于在由兜甲蛋白基因突变引起的 Vohwinkel 综合征鱼鳞病（Schmuth et al. 2004）。

6 结语

角质层的形成由其下方有活力的表皮层调控。多种组分一旦被分泌到角质层细胞间后，即以高度有序的方式自我管理且相互作用，以保持角质层独特且有效的架构。环境和病理状况影响角质层的结构和功能，将导致代偿反应。在绝大多数情况下，代偿反应会促进角质层屏障的重建。

（唐新月 译，刘宏杰、华薇 校，王琳 审）

参考文献

Akiyama M, Sugiyama-Nakagiri Y, Sakai K, McMillan JR, Goto M, Arita K, Tsuji-Abe Y, Tabata N, Matsuoka K, Sasaki R, Sawamura D, Shimizu H. Mutations in lipid transporter ABCA12 in harlequin ichthyosis and functional recovery by corrective gene transfer. J Clin Invest. 2005;115(7):1777–84.

Baker H, Blair CP. Cell replacement in the human stratum corneum in old age. Br J Dermatol. 1968;80:367–72.

Bouwstra JA, de Graaff A, Gooris GS, Nijsse J,Wiechers J, van Aelst AC. Water distribution and related morphology in human stratum corneum at different hydration levels. J Invest Dermatol. 2003a;120:750–8.

Bouwstra JA, Honeywell-Nguyen PL, Gooris GS, Ponec M. Structure of the skin barrier and its modulation by vesicular formulations. Prog Lipid Res. 2003b;42:1–36.

Candi E, Schmidt R, Melino G. The cornified envelope: a model of cell death in the skin. Nat Rev Mol Cell Biol. 2005;6:328–40.

Chapman SJ, Walsh A, Jackson SM, Friedmann PS. Lipids, proteins and corneocyte adhesion. Arch Dermatol Res. 1991;283:167–73.

Chavanas S, Bodemer C, Rochat A, Hamel-Teillac D,

Ali M, Irvine AD, Bonafé JL, Wilkinson J, Taïeb A, Barrandon Y, Harper JI, de Prost Y, Hovnanian A. Mutations in SPINK5, encoding a serine protease inhibitor, cause Netherton syndrome. Nat Genet. 2000;25(2):141–2.

de Fine Olivarius F, Wulf HC, Crosby J, Norval M. The sunscreening effect of urocanic acid. Photodermatol Photoimmunol Photomed. 1996;12(3):95–9.

Denecker G, Ovaere P, Vandenabeele P, Declercq W. Caspase-14 reveals its secrets. J Cell Biol. 2008;180(3):451–8. doi:10.1083/jcb.200709098.

Eckhart L, Declercq W, Ban J, Rendl M, Lengauer B, Mayer C, Lippens S, Vandenabeele P, Tschachler E. Terminal differentiation of human keratinocytes and stratum corneum formation is associated with caspase-14 activation. J Invest Dermatol. 2000;115 (6):1148–51.

Elias PM. Defensive functions of the stratum corneum: integrative aspects. In: Elias PM, Feingold KR, editors. Skin barrier. New York: Taylor & Francis; 2006. p. 5–14.

Elias PM, Menon GK. Structural and lipid biochemical correlates of the epidermal permeability barrier. Adv Lipid Res. 1991;24:1–26.

Elias PM, Fartasch M, Crumrine D, Behne M, Uchida Y, Holleran WM. Origin of the corneocyte lipid envelope (CLE): observations in harlequin ichthyosis and cultured human keratinocytes. J Invest Dermatol. 2000;115(4):765–9.

Elias PM, Ahn SK, Denda M, Brown BE, Crumrine D, Kimutai LK, Kömüves L, Lee SH, Feingold KR. Modulations in epidermal calcium regulate the expression of differentiation-specific markers. J Invest Dermatol. 2002;119(5):1128–36.

Elias PM, Crumrine D, Paller A, Rodriguez-Martin-M, Williams ML. Pathogenesis of the cutaneous phenotype in inherited disorders of cholesterol metabolism: therapeutic implications for topical treatment of these disorders. Dermatoendocrinology. 2011;3(2):100–6. doi:10.4161/derm.3.2. 14831.

Grove G, Kligman A. Age-associated changes in human epidermal cell renewal. J Gerontol. 1983;38:137–42.

Hadj-Rabia S, Baala L, Vabres P, Hamel-Teillac D, Jacquemin E, Fabre M, Lyonnet S, De Prost Y, Munnich A, Hadchouel M, Smahi A. Claudin-1 gene mutations in neonatal sclerosing cholangitis associated with ichthyosis: a tight junction disease. Gastroenterology. 2004;127(5):1386–90. Erratum in: Gastroenterology. 2005;128(2):524.

Haftek M, Serre G, Mils V, Thivolet J. Immunocytochemical evidence for a possible role of cross-linked keratinocyte envelopes in stratum corneum cohesion. J Histochem Cytochem. 1991;39 (11):1531–8.

Haftek M, Cambazard F, Dhouailly D, Réano A, Lachaux A, Simon M, Serre G, Claudy A, Schmitt D. A longitudinal study of an harlequin infant evolving clinically towards non-bullous congenital ichthyotic erythroderma. Br J Dermatol. 1996;135: 448–53.

Haftek M, Simon M, Kanitakis J, Maréchal S, Claudy A, Serre G, Schmitt D. Expression of corneodesmosin in the granular layer and stratum corneum of normal and diseased epidermis. Br J Dermatol. 1997;137: 864–73.

Haftek M, Teillon MH, Schmitt D. Stratum corneum, corneodesmosomes and ex vivo percutaneous penetration. Microsc Res Tech. 1998;43(3):242–9. doi:10.1002/(SICI)1097029(19981101)43:3<242:: AID-JEMT6>3.0.CO;2-G.

Haftek M, Simon M, Serre G. Corneodesmosomes: pivotal actors in the stratum corneum cohesion and desquamation. In: Elias PM, Feingold KR, editors. Skin barrier. New York: Taylor & Francis; 2006. p. 171–90.

Haftek M, Callejon S, Sandjeu Y, Padois K, Falson F, Pirot F, Portes P, Demarne F, Jannin V. Compartmentalization of the human stratum corneum by persistent tight junction -like structures. Exp Dermatol. 2011;20:617–21. doi:10.1111/j.1600-0625.2011. 01315.x.

Haftek M, Callejon S, Pirot F, Traupe H, Oji V. Ultrastructural evaluation of the stratum corneum in peeling skin disease suggests a compensatory tight junction upregulation. J Invest Dermatol. 2012;132: S75–88. doi:10.1038/jid.2012.301 (abstract).

Haftek M, Abdayem R, Colomb E, Hadj-Rabia S. Tight junction (TJ)-like structures contribute to the compensatory hyperkeratosis in claudin-1 –deficient patient with Ichthyosis, Hypotrychosis and Sclerosing Cholangitis (IHSC) syndrome (Abstr.). J Invest Dermatol. 2013;134(4):1172–5.

Harding CR, Scott IR. Histidine-rich proteins (filaggrins). Structural and functional heterogeneity during epidermal differentiation. J Mol Biol.

1983;170:651–73.

Henry J, Hsu CY, Haftek M, Nachat R, de Koning HD, Gardinal-Galera I, Hitomi K, Balica S, Jean-Decoster C, Schmitt AM, Paul C, Serre G, Simon M. Hornerin is a component of the epidermal cornified cell envelopes. FASEB J. 2011;25(5):1567–76. doi:10.1096/fj.10-168658.

Hoath SB, Leahy DG. Formation and function of the stratum corneum. In: Marks R, editor. The essential stratum corneum. London: Martin Dunitz; 2002. p. 31–40.

Huber M, Rettler I, Bernasconi K, Frenk E, Lavrijsen SP, Ponec M, Bon A, Lautenschlager S, Schorderet DF, Hohl D. Mutations of keratinocyte transglutaminase in lamellar ichthyosis. Science. 1995;267 (5197):525–8.

Ishida-Yamamoto A, Deraison C, Bonnart C, Bitoun E, Robinson R, O'Brien TJ, Wakamatsu K, Ohtsubo S, Takahashi H, Hashimoto Y, Dopping-Hepenstal PJ, McGrath JA, Iizuka H, Richard G, Hovnanian A. LEKTI is localized in lamellar granules, separated from KLK5 and KLK7, and is secreted in the extracellular spaces of the superficial stratum granulosum. J Invest Dermatol. 2005;124(2):360–6.

Iwai I, Han H, den Hollander L, Svensson S, Ofverstedt LG, Anwar J, Brewer J, Bloksgaard M, Laloeuf A, Nosek D, Masich S, Bagatolli LA, Skoglund U, Norlén L. The human skin barrier is organized as stacked bilayers of fully extended ceramides with cholesterol molecules associated with the ceramide sphingoid moiety. J Invest Dermatol. 2012;132(9):2215–25. doi:10.1038/jid.2012.43.

Johannesson A, Hammar H. Measurement of the horny layer turnover after staining with dansyl chloride: description of a new method. Acta Derm Venereol. 1978;58:76–9.

Kalinin AE, Kajava AV, Steinert PM. Epithelial barrier function: assembly and structural features of the cornified cell envelope. Bioessays. 2002;24 (9):789–800.

Kamata Y, Taniguchi A, Yamamoto M, Nomura J, Ishihara K, Takahara H, Hibino T, Takeda A. Neutral cysteine protease bleomycin hydrolase is essential for the breakdown of deiminated filaggrin into amino acids. J Biol Chem. 2009;284(19):12829–36. doi:10.1074/jbc.M807908200.

Kanitakis J, Lora V, Chouvet B, Zambruno G, Haftek M, Faure M. Circumscribed palmo-plantar hypokeratosis: a disease of desquamation? Immunohis-

tological study of five cases and literature review. J Eur Acad Dermatol Venereol. 2011;25(3):296–301. doi:10.1111/j.1468- 3083.2010.03784.x.

Komatsu N, Suga Y, Saijoh K, Liu AC, Khan S, Mizuno Y, et al. Elevated human tissue kallikrein levels in the stratum corneum and serum of peeling skin syndrome-type B patients suggests an overdesquamation of corneocytes. J Invest Dermatol. 2006; 126:2338–42.

Krengel S, Geilen CC, Orfanos CE, Schaumburg-Lever GM. Histopathology and electron microscopy of psoriasis. In: Roenigk HH, Maibach HI, editors. Psoriasis. New York: Marcel Dekker; 1998. p. 409–17.

Maestrini E, Korge BP, Ocana-Sierra J, Calzolari E, Cambiaghi S, Scudder PM, et al. A missense mutation in connexin 26, D66H, causes mutilating keratoderma with sensorineural deafness (Vohwinkel's syndrome) in three unrelated families. Hum Mol Genet. 1999;8:1237–43.

Marekov LN, Steinert PM. Ceramides are bound to structural proteins of the human foreskin epidermal cornified cell envelope. J Biol Chem. 1998;273 (28):17763–70.

Markova NG, Marekov LN, Chipev CC, Gan SQ, Idler WW, Steinert PM. Profilaggrin is a major epidermal calcium-binding protein. Mol Cell Biol. 1993;13(1): 613–25.

McLean WH, Irvine AD. Heritable filaggrin disorders: the paradigm of atopic dermatitis. J Invest Dermatol. 2012;132(E1):E20–1. doi:10.1038/skinbio.2012.6.

Méchin MC, Coudane F, Adoue V, Arnaud J, Duplan H, Charveron M, Schmitt AM, Takahara H, Serre G, Simon M. Deimination is regulated at multiple levels including auto-deimination of peptidylarginine deiminases. Cell Mol Life Sci. 2010;67(9):1491–503. doi:10.1007/s00018-010-0262-5.

Menon GK, Price LF, Bommannan B, Elias PM, Feingold KR. Selective obliteration of the epidermal calcium gradient leads to enhanced lamellar body secretion. J Invest Dermatol. 1994;102(5):789–95.

Michel S, Schmidt R, Shroot B, Reichert U. Morphological and biochemical characterization of the cornified envelopes from human epidermal keratinocytes of different origin. J Invest Dermatol. 1988;91(1):11–5.

Mildner M, Jin J, Eckhart L, Kezic S, Gruber F, Barresi C, Stremnitzer C, Buchberger M, Mlitz V,

Ballaun C, Sterniczky B, Födinger D, Tschachler E. Knockdown of filaggrin impairs diffusion barrier function and increases UV sensitivity in a human skin model. J Invest Dermatol. 2010;130(9):2286–94. doi:10.1038/ jid.2010.115.

Nemes Z, Marekov LN, Fésüs L, Steinert PM. A novel function for transglutaminase 1: attachment of longchain omega-hydroxyceramides to involucrin by ester bond formation. Proc Natl Acad Sci U S A. 1999;96 (15):8402–7.

Oji V, Tadini G, Akiyama M, Blanchet Bardon C, Bodemer C, Bourrat E, et al. Revised nomenclature and classification of inherited ichthyoses: results of the First Ichthyosis Consensus Conference in Sorèze. J Am Acad Dermatol. 2010a;63:607–41. doi:10.1016/j. jaad.2009.11.020.

Oji V, Eckl KM, Aufenvenne K, Nätebus M, Tarinski T, Ackermann K, Seller N, Metze D, Nürnberg G, Fölster-Holst R, Schäfer-Korting M, Hausser I, Traupe H, Hennies HC. Loss of corneodesmosin leads to severe skin barrier defect, pruritus, and atopy: unraveling the peeling skin disease. Am J Hum Genet. 2010b;87 (2):274–81. doi:10.1016/ j.ajhg.2010.07.005.

Osawa R, Akiyama M, Izumi K, Ujiie H, Sakai K, Nemoto-Hasebe I, Yanagi T, Koizumi H, Shimizu H. Extremely severe palmoplantar hyperkeratosis in a generalized epidermolytic hyperkeratosis patient with a keratin 1 gene mutation. J Am Acad Dermatol. 2011;64(5):991–3. doi:10.1016/j.jaad. 2009.04.019.

Proksch E, Holleran WM, Menon GK, Elias PM, Feingold KR. Barrier function regulates epidermal lipid and DNA synthesis. Br J Dermatol. 1993;128(5):473–82.

Rassner U, Feingold KR, Crumrine DA, Elias PM. Coordinate assembly of lipids and enzyme proteins into epidermal lamellar bodies. Tissue Cell. 1999;31(5):489–98.

Rawlings AV, Harding CR. Moisturization and skin barrier function. Dermatol Ther. 2004;17 Suppl 1:43–8.

Richard G, Brown N, Rouan F, Van der Schroeff JG, Bijlsma E, Eichenfield LF, et al. Genetic heterogeneity in erythrokeratodermia variabilis: novel mutations in the connexin gene GJB4 (Cx30.3) and genotypephenotype correlations. J Invest Dermatol. 2003;120:601–9.

Richter T, Peuckert C, Sattler M, Koenig K, Riemann I, Hintze U, Wittern KP, Wiesendanger R, Wepf R. Dead but highly dynamic – the stratum corneum is divided into three hydration zones. Skin Pharmacol Physiol. 2004;17(5):246–57.

Schmuth M, Fluhr JW, Crumrine DC, Uchida Y, Hachem JP, Behne M, Moskowitz DG, Christiano AM, Feingold KR, Elias PM. Structural and functional consequences of loricrin mutations in human loricrin keratoderma (Vohwinkel syndrome with ichthyosis). J Invest Dermatol. 2004;122(4):909–22.

Serre G, Mils V, Haftek M, Vincent C, Croute F, Réano A, Ouhayoun JP, Bettinger S, Soleilhavoup JP. Identification of late differentiation antigens of human cornified epithelia, expressed in re-organized desmosomes and bound to cross-linked envelope. J Invest Dermatol. 1991;97(6):1061–72.

Simon M, Haftek M, Sebbag M, Montézin M, Girbal-Neuhauser E, Schmitt D, Serre G. Evidence that filaggrin is a component of cornified cell envelopes in human plantar epidermis. Biochem J. 1996;317 (Pt 1):173–7.

Simon M, Bernard D, Minondo AM, Camus C, Fiat F, Corcuff P, Schmidt R, Serre G. Persistence of both peripheral and non-peripheral corneodesmosomes in the upper stratum corneum of winter xerosis skin versus only peripheral in normal skin. J Invest Dermatol. 2001;116(1):23–30.doi:10.1046/j.1523-1747.2001.00208.x.

Steinert PM, Marekov LN. Initiation of assembly of the cell envelope barrier structure of stratified squamous epithelia. Mol Biol Cell. 1999;10(12):4247–61.

Voegli R, Rawlings AV. Desquamation: it is almost all about proteases. In: Lodén M, Maibach HI, editors. Treatment of dry skin syndrome. Berlin: Springer-Verlag; 2012. p. 149–78. doi:10.1007/978-3-642-27606-4-11.

Wertz PW, Swartzendruber DC, Kitko DJ, Madison KC, Downing DT. The role of the corneocyte lipid envelopes in cohesion of the stratum corneum. J Invest Dermatol. 1989;93:169–72.

Zettersten E, Man MQ, Sato J, Denda M, Farrell A, Ghadially R, Williams ML, Feingold KR, Elias PM. Recessive X-linked ichthyosis: role of cholesterol-sulfate accumulation in the barrier abnormality. J Invest Dermatol. 1998;111:784–90.

24

皮肤屏障的分子构造

Lars Norlén

内容

冷冻电镜含水切片技术（CEMOVIS）·皮肤·脂质组成·皮肤屏障·分子排列·研究·皮肤脂质·功能·构造

1 简介

皮肤的基本功能是构成身体与环境之间的防水屏障。在人类中，就像其他陆地生活的高等脊椎动物一样，这种屏障主要由位于皮肤角质层中特有组织结构的脂质组成。

对于角质层脂类物质分子构造知识的缺乏限制了我们对健康和疾病状态下的皮肤的认知。然而，最近的一个突破来自冷冻电镜含水切片技术（cryo-electron microscopy of vitreous tissue section，CEMOVIS），它是由超高倍率冷冻电子显微术（cryo-electron microscopy）联合电子显微镜仿真模拟（electron microscopy，EM）结合而形成。这使得脂类物质的分子结构能够被直接地、在原位、并接近其自然状态下进行研究（Iwai et al. 2012）。脂类物质是以先前还未在生物系统中发现过的排列方式组织，即为完全伸展的神经酰胺（ceramide）和与神经鞘氨醇（ceramide sphingoid）部分相关联的胆固醇分子叠合而成的双层结构（Iwai et al. 2012）。

下面就关于角质层脂类物质分子构造的最新知识作简要介绍。

2 皮肤屏障研究简史

自从人们认识到皮肤的屏障功能基本上位于表皮层（Homolle 1853；Duriau 1856）后，皮肤屏障（skin barrier）的分子结构和功能就引发了研究人员的好奇（图 1）。

通过对皮肤表面进行砂纸处理，Winsor 和 Burch（1944）在 20 世纪 40 年代发现皮肤的屏障实际上存在于表皮角质层中。在 20 世纪 50—60 年代，Berenson 和 Burch（Burch and Berenson 1951）

以及 Onken 和 Moyer（1963）表明角质层不渗透性根本上是随其脂质含量而变化。Brody（1966）然后将角质层脂质定位到细胞间隙。Breathnach 等（1973）和 Elias 及同事（1975）在 70 年代初首次用电子显微镜观察到了脂类物质的堆积层状形态。

在 20 世纪 80 年代，脂类物质的基本组成得以确定。是由不同链长的、摩尔比约为 1∶1∶1 的饱和长链神经酰胺、游离脂肪酸和胆固醇的混合物组成的（Wertz and Downing 1983；Wertz et al. 1987, 2003）。另一个重要的进步是引入四氧化钌染色剂，从而揭示了脂类物质的特征性的呈"宽∶窄∶宽"结构的电子透明带染色图案（Madison et al. 1987）。

不久之后，White 等（1988）、Garson 等（1991）和 Bouwstra 等（1991）在离体的角质层上使用小角度 X 线衍射发现了存在与脂质相关的一个较短（约 4.5nm）和一个较长（约 6.5nm）的衍射峰。另外，McIntosh（2003）观察到由提取的角质层脂质组成的模型系统中胆固醇分子的分布是不对称的。

在 20 世纪 90 年代早期，脂类物质的相态对其屏障性质的重要性开始受到关注（Forslind 1994）。2001 年，Norlén 提出脂类物质作为单一和连贯的凝胶相存在（Norlén 2001），后来得到了 Iwai 等的实验结果的支持（2012）。2012 年，Iwai 等的研究表明，角质层的脂类物质被组织为完全伸展的神经酰胺和与神经鞘氨醇部分配对的胆固醇分子叠合而成的双层结构（图 2 和图 3；Iwai et al. 2012）。

3 皮肤脂质组成和相态

脂质组成（Wertz et al. 2003）的最典型特征是：（i）组成上的高度异质性，反映在神经酰胺脂肪酸和游离脂肪酸中具有宽广但不变的链长分布（20 ~ 32 个碳；24 个碳最多）；（ii）占绝大多数的饱和的长链碳氢化合物（C20∶0-C32∶0）；（iii）相对大量的胆固醇（约 30mol%）。

这些特征与通常使脂质凝胶相稳定的因素相同。因此研究者们提出，角质层的脂类物质作为单一和连贯的凝胶相存在（Norlén 2001）。脂类物质的

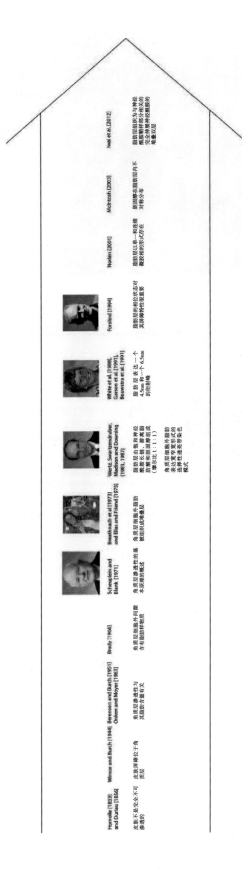

图1 皮肤屏障研究的历史时间表。[经许可摘编自 Norlén（2013）]

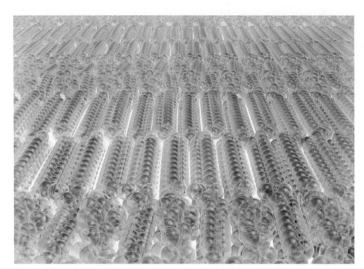

图2 皮肤屏障的分子排列。角质层的脂类物质被排列为完全伸展的神经酰胺和与神经鞘氨醇部分配对的胆固醇分子叠合而成的双层结构（Iwai et al. 2012）。绿色球体代表神经酰胺、胆固醇和游离脂肪酸中的氢和碳原子。红色球体代表氧原子。[经许可摘编自 Norlén（2013）]

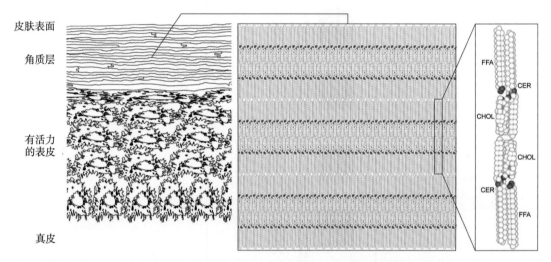

图3 皮肤示意图。左边：表皮的细胞尺寸示意图。中间：占据角质层细胞间隙的层状脂类物质的分子示意图。右边：脂类物质重复分子单元的原子模型，由两个镜像的亚基组成，每个亚基由一个完全伸展的神经酰胺（CER）分子，一个胆固醇（CHOL）分子和一个游离脂肪酸（FFA）分子组成。[经许可摘编自 Norlén（2013）]

粘性凝胶状行为最近通过在原位实验中它显示出的显著的延展性而得到证实（图4；Iwai et al. 2012）。

4 直接原位测定分子结构

CEMOVIS 技术可以在原位和接近自然态下获得角质层脂类物质的高分辨率图像。结合分子建模和电子显微镜（EM）模拟，CEMOVIS 已被证明在识别角质层脂质的分子构造方面是非常有效的（Iwai et al. 2012）。

基于 CEMOVIS 的结构测定程序包括 4 个阶段（Norlén et al. 2013）：由电镜对冷冻皮肤含水切片（CEMOVIS）的脂类物质生成高分辨率（约 1nm）图像（图5），构建脂类物质的候选分子模型（图6），基于所提出的分子模型生成电子显微照片的模拟图（图6），以及对比模拟显微照片与实验观察到的显微照片来鉴定分子构造是否与观察到的 CEMOVIS 数据一致（图7）。

有关实验程序的详细描述，请参阅 Norlén 等（2013）。

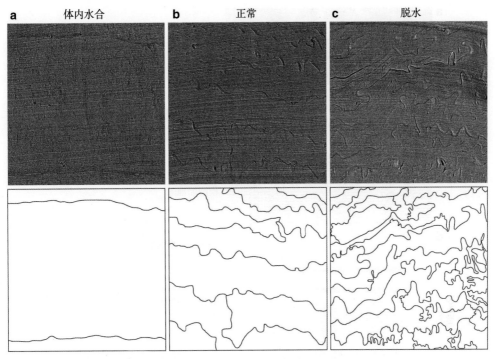

图4 角质层的脂类物质虽然具有晶体特性，但也具有延展性。角质层的细胞间脂类物质局部折叠，水分增加时折叠减少，脱水时折叠增加。低放大倍数的 CEMOVIS 角质层显微照片：在体内水合作用后（a），在正常的体内条件（b），在体内水合作用后离体脱水（c）。下图显示了细胞间隙的折叠图案。图像边长：5μm。[经许可引自 Iwai 等（2012）]

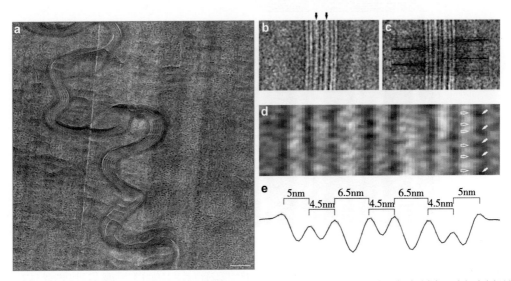

图5 由折叠的多层层状结构组成的角质层细胞间脂类物质的 CEMOVIS 强度图案。（a）位于角质层中部两个细胞之间界面的中等放大 CEMOVIS 显微照片。请注意，在 CEMOVIS 中，组织样本未被染色，像素强度与样本的局部电子密度直接相关。堆叠的层状图案代表细胞间脂类物质。暗点（约 10nm）代表填充细胞内空间的角蛋白中间丝。（b）角质层中部细胞间隙的高放大倍数 CEMOVIS 显微照片。脂类物质的平均强度分布是通过基于模糊距离的图像分析获得的。（b）图中的红色星星代表手动选择的开始和结束点，它们用于模糊距离路径增长。（c）红线代表被研究的路径。层状堆叠的线条标记提取强度的概况。（d）是（b）中央部分的放大区域。（e）是从（c）中提取的区域里获得的转置平均像素强度曲线。（e）中的峰对应于（d）中的暗带而谷对应于透明带。（b）中的黑色箭头表示在 6.5nm 波段中心处的电子透明窄带。样品切面厚度约 50nm（a-d）。比例尺（a）：100nm。（a～d）中的像素尺寸：6.02Å。[经许可引自 Iwai 等（2012）]

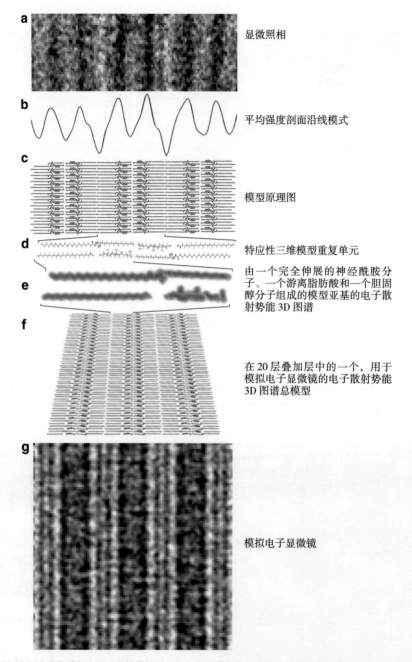

a 显微照相

b 平均强度剖面沿线模式

c 模型原理图

d 特应性三维模型重复单元

由一个完全伸展的神经酰胺分子、一个游离脂肪酸和一个胆固醇分子组成的模型亚基的电子散射势能 3D 图谱

e

f 在 20 层叠加层中的一个，用于模拟电子显微镜的电子散射势能 3D 图谱总模型

g 模拟电子显微镜

图 6 角质层细胞间脂类物质的电子显微镜模拟图。（a）角质层中部细胞间隙的高放大倍数 CEMOVIS 显微照片。（b）通过基于模糊距离路径增长获得的相应的平均强度曲线。（c）2D 示意图显示 3 个组成部分：完全伸展构象的神经酰胺［二十四烷基植物鞘氨醇（C24：0）］，与神经鞘氨醇配对的胆固醇，以及与神经酰胺脂肪酸连接的游离脂肪酸［二十四烷酸（C24：0）］。（d）由两个镜像亚基组成的重复单元的原子 3D 模型，每个亚基由一个完全伸展的神经酰胺分子，一个胆固醇分子和一个游离脂肪酸分子组成。（e）计算所得的单个模型亚基的电子散射势能图。（f）计算所得的电子散射势能 3D 图谱，它代表用于模拟电子显微图（g）的 20 个叠加层中最顶层的情况。计算的散焦（a，g）：2.5μm。（a，g）中的像素尺寸：3.31Å。［经许可引自 Iwai 等（2012）］

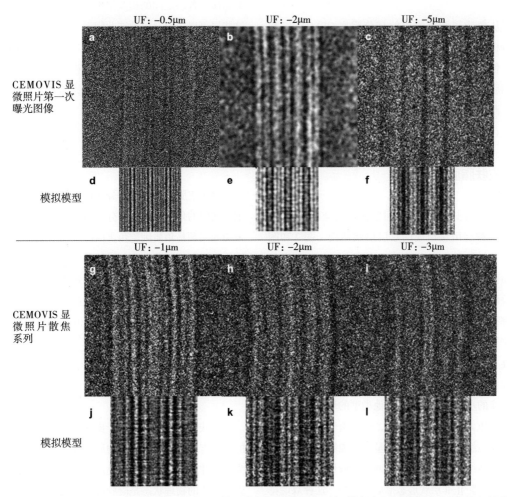

图7 电子显微镜模拟图，用于显示交替的完全伸展的神经酰胺和选择性地位于神经鞘氨醇区域的胆固醇，它们精确地阐释了所观察到的 CEMOVIS 强度分布图案，以及在非常高放大倍数下获得的连续 CEMOVIS 显微照片散焦系列中观察到的干涉图案变化（1.88Å 像素尺寸）。（a～c）角质层中部的细胞间隙高倍率 CEMOVIS 显微照片（第一次曝光图像），散焦依次为 -0.5μm（a）、-2μm（b）和 -5μm（c）。在非常低的散焦（-0.5μm）下，（a）CEMOVIS 强度图案只能在非常高的放大倍数（≤ 1.88Å 像素尺寸）下观察到。在非常高的散焦（5μm）下，（c）图像分辨率低，但仍然可以分辨约 11nm 的重复单元。与（a）和（c）（约 11nm）相比，（b）（约 12nm）中稍大的层状重复间距可能是由于在沿着（b）中的层状平面的冷冻切片过程中与（a）和（c）相比含水皮肤切片受到更明显的压缩。（d～f）代表相应的 3D 原子模型（参见图 3 的右部分和图 6d），是以 -0.5μm（d）、-2μm（e）和 -5μm（f）散焦记录的电子显微镜模拟图像。（g～i）在非常高的放大倍率（1.88Å 像素尺寸）下获得的连续 CEMOVIS 显微照片散焦系列。请注意由于在固定位置重复图像采集过程中逐渐增加显微镜的离焦所导致的干涉图案的细微变化。由于重复电子暴露后受电子束损伤，与先行拍摄的显微照片（g）相比，（h-i）中的图像对比度较低。在显微照片中（i）可以观察到一些收缩。这可能源自重复电子暴露期间的质量损失。此外，与显微照片（g）相比，（h 和 i）中的层状图案的曲率略微增加，这同样可能由重复电子曝光期间的非均匀质量损失引起。（j～l）表示在 -1μm（j）、-2μm（k）和 -3μm（l）散焦时记录的相应的原子 3D 模型（参见图 3 右部分和图 6d）。结果表明，图 5 中的原子 3D 模型不仅准确地说明了 CEMOVIS 显微照片（a～f）的主要特征，而且还显示了在非常高放大率的图像采集期间改变显微镜离焦时观察到的干涉强度图案变化（g～l）。像素大小：（c 和 f）3.31Å，（b 和 e）6.02Å，以及（a、d 和 g～l）1.88Å。［经许可引自 Iwai 等（2012）］

5 皮肤脂质结构

从角质层脂类物质的高分辨率 CEMOVIS 数据分析中得出的脂质构造是由鞘氨醇处于界面的完全延伸的（8字链）神经酰胺双层结构。胆固醇和游离脂肪酸都选择性分布：胆固醇位于神经鞘氨醇端，游离脂肪酸位于神经酰胺脂肪酸端（Iwai et al. 2012；图2和图3）。

6 皮肤脂质功能

理想的皮肤屏障结构可能是由完全伸展的（8字链）神经酰胺组成的双层层状结构（图2和图3），其结构是由高含量胆固醇（30mol%）和高度异质性和特征性的饱和长链神经酰胺和游离脂肪酸层叠而成。这是因为它可能对水以及亲水和亲脂物质都很大程度上不可渗透，原因是它的链式结构的紧密压缩组装和交替出现的亲脂性（烷基链）和亲水性（头基）区域。同样，这种结构可能对水合作用和脱水都有阻抗性，这是由于层状脂质之间缺少可交换的水分。它可能对其他类型的环境压力诸如温度和压力变化具有阻抗性，这是由于其高度异质性的脂质组成和高胆固醇含量，这能够稳定凝胶状链式组装结构，并由此防止两侧区域形成并诱导成"孔"，或防止非层状形态形成。此外，这种双层排列可以解释角质层细胞彼此之间的内聚力，从而不依附于特殊的细胞间黏附结构例如桥粒等。角质层（第四到第五层以上）中不存在桥粒，因此可以允许角质层细胞滑动以适应皮肤弯曲。最后，因为脂类物质的各层之间的相互作用仅涉及碳氢链，所以这些层可以相对自由地彼此间滑动，使得脂类物质是柔韧的。因此，具有高胆固醇含量和不均匀饱和长链脂质组分的，由完全延伸的神经酰胺构成的双层排列可以满足皮肤的屏障需求，因为既有不渗透性又很坚固（Iwai et al. 2012）。

7 未来展望

阐明皮肤脂质的基本分子构造是建立包括角质细胞在内的角质层的完整分子模型的第一步。悬而未决的问题是角质细胞角蛋白纤维网络的分子水平结构和界面的角质细胞包膜的分子结构。冷冻电镜结合数据模拟方法的潜在应用和进一步发展目前正在发掘该领域，从而可以阐明这些剩余角质层关键组分的分子构造（Norlén et al. 2013；图8、图9和图10）。

8 小结

皮肤屏障本质上由位于皮肤角质层的细胞之间的，具有独特结构的脂类物质构成。这种脂类物质为完全伸展的神经酰胺堆叠成的双层结构。皮肤的脂类物质的物理状态是凝胶状的。皮肤的脂类物质是确保皮肤屏障的低渗透性和应对环境压力稳健性的重要物质基础。

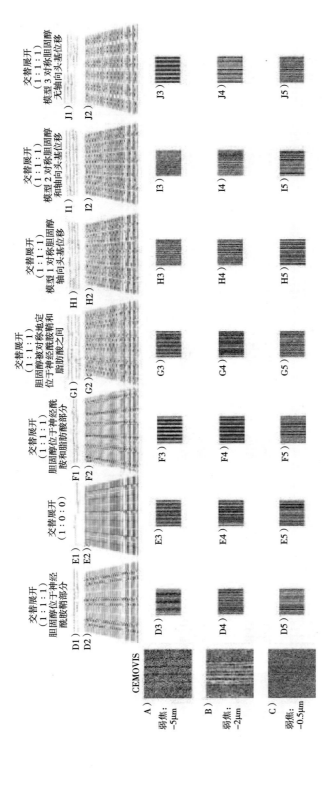

图 8 具有不同胆固醇分布的 7 个完全延伸的神经酰胺双层模型的电子显微镜模拟结果。（A～C）散焦时获得的角质层细胞间脂类物质的 CEMOVIS 显微照片。（D3-J5）从七个完全延伸的神经酰胺模型（D3～J5）的 20 个叠加层中最顶层的模拟情况。在模型（D）中，胆固醇选择性位于神经酰胺鞘部分。与模型（G～J）中，胆固醇均匀分布于神经酰胺氨鞘和脂肪酸部分。在模型（E）中，去除胆固醇鞘氨醇部分。胆固醇均匀分布于神经酰胺脂肪酸部分。在模型（F）中，胆固醇和游离脂质的轴向头基取代。模型（H，I）表示胆固醇和游离脂质的轴向头基取代。模型（I）表示神经酰胺的成对横向分布，而模型（I）表示神经酰胺的均匀横向分布。注意脂质头基的位置外，胆固醇在完全伸展的神经酰胺结构中的定位很大程度上决定了模型的电子散射特性。[经许可引自 Iwai 等（2012）]

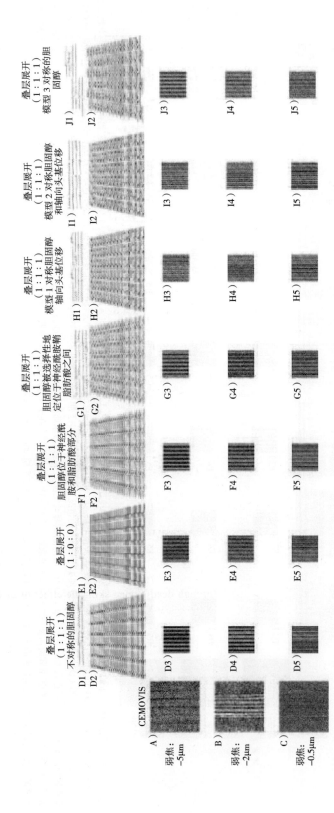

图 9 具有不同胆固醇分布的 7 个完全延伸的神经酰胺单层模型的电子显微镜模拟结果。（A～C）散焦获得的细胞间脂质的角质层模型电子显微模拟结果的相应的模拟电子显微照片。（A～C）散焦获得的细胞间脂类物质的 CEMOVIS 显微照片：−5μm（A）、−2μm（B）和 −0.5μm（C）。（D3～J5）是从 7 个完全伸展的神经酰胺模型表获得的模拟电子显微照片。（D1～J1）每个模拟模型含有两个重复单位。（D2～J2）计算所得的电子散射势能 3D 图谱，它代表用于模拟电子显微图（D3～J5）的 20 个叠加层中最顶层的情况。在模型（D）中，胆固醇选择性定位于神经酰胺部分。在模型（E）中，胆固醇已被去除主除以评估模拟方法是否可以区分胆固醇的存在（D）或不存在（E）。在模型（F）中，胆固醇选择性定位于神经酰胺脂肪酸部分。胆固醇均匀分布于神经酰胺鞘氨醇和脂肪酸部分之间。与模型（G 和 J）中，胆固醇均匀分布于神经酰胺鞘氨醇和脂肪酸部分分之间。与模型（G 和 J）相反，模型（H 和 I）表示胆固醇和游离脂肪酸的成对横向分布。模型（H 和 I）的不同点在于（H）表示胆固醇的成对横向分布，而模型（I）表示神经酰胺的均匀横向分布。注意，除了脂质头部组的位置之外，完全伸展的神经酰胺结构内胆固醇的定位很大程度上决定了模型的电子散射特性。［经许可引自 Iwai 等（2012）］

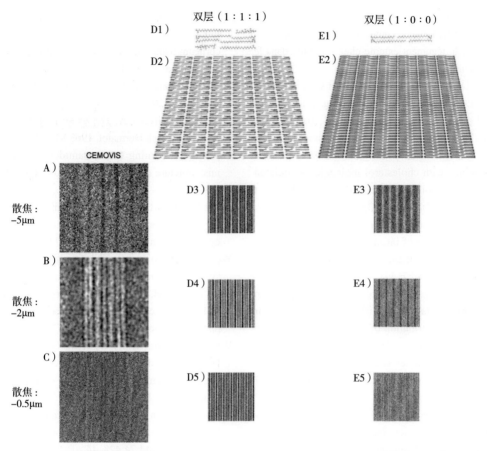

图10 双折叠神经酰胺双层模型在有和没有胆固醇存在下的电子显微镜模拟结果。（A～C）散焦获得的角质层的细胞间脂类物质的 CEMOVIS 显微照片：–5μm（A）、–2μm（B）和 –0.5μm（C）。（D3～E5）从双折叠神经酰胺模型获得的相应模拟电子显微照片。（D1～E1）为每个模拟模型重复单位。（D2～E2）计算所得的电子散射势能 3D 图谱，它代表用于模拟电子显微图（D3～E5）的 20 个叠加层中最顶层的情况。模型（D）中存在胆固醇。在模型（E）中，除去胆固醇以确定模拟方法是否可以区分胆固醇的存在（D）或不存在（E）。请注意，折叠神经酰胺结构内胆固醇的存在很大程度上决定了模型的电子散射特性。[经许可引自 Iwai 等（2012）]

（张书良 译，廖筝筝 校，赵小敏 审）

参考文献

Bouwstra JA, Gooris GS, Van der Spek JA, Bras W. Structural investigations of human stratum corneum by small-angle X-ray scattering. J Invest Dermatol. 1991;97:1005–12.

Breathnach AS, Goodman T, Stolinski C, Gross M. Freeze fracture replication of cells of stratum corneum of human epidermis. J Anat. 1973;114: 65–81.

Brody I. Intercellular space in normal human stratum corneum. Nature. 1966;209:472–6.

Burch GS, Berenson GE. Studies of diffusion of water

through dead human skin: the effect of different environmental states and of chemical alterations of the epidermis. Am J Trop Med. 1951;31:842–53.

Duriau F. Recherches expérimentales sur l'absorption et l'exhalation par le tégument externe. Arch Gen Med T. 1856;7:161–73.

Elias PM, Friend DS. The permeability barrier in mammalian epidermis. J Cell Biol. 1975;65:180–91.

Forslind B. A domain mosaic model of the skin barrier. Acta Derm Venereol (Stockh). 1994;74:1–6.

Garson JC, Doucet J, Leveque J-L, Tsoucaris G. Oriented structure in human stratum corneum revealed by X-ray diffraction. J Invest Dermatol.

1991;96:43–9.

Homolle A. Expériences physiologiques sur l'absorption par la tégument externe chez l'homme dans le bain. Union Med. 1853;7:462.

Iwai I, Han H, den Hollander L, Svensson S, Öfverstedt L-G, Anwar J, Brewer J, Bloksgaard Mølgaard M, Laloeuf A, Nosek D, Masich S, Bagatolli L, Skoglund U, Norlén L. The human skin barrier is organized as stacked bilayers of fully-extended ceramides with cholesterol molecules associated with the ceramide sphingoid moiety. J Invest Dermatol. 2012;132:2215–25.

Madison KC, Swartzendruber DC, Wertz PW, Downing DT. Presence of intact intercellular lamellae in the upper layers of the stratum corneum. J Invest Dermatol. 1987;88:714–8.

McIntosh TJ. Organization of skin stratum corneum extracellular lamellae: diffraction evidence for asymmetric distribution of cholesterol. Biophys J. 2003;85: 1675–81.

Norlén L. Skin barrier structure and function: the single gel-phase model. J Invest Dermatol. 2001;117 (4):830–6.

Norlén L. Skin lipids. In: Roberts GCK, editor. Encyclopedia of biophysics. Springer; 2012.

Norlén L. Current understanding of skin barrier morphology. Skin Pharm Phys. 2013;26:213–6.

Norlén L, Anwar J, Öktem O. Chapter 10. Accessing the molecular organization of the stratum corneum using high resolution electron microscopy and computer simulation. In: Querleux B, editor. Computational biophysics of the skin. Pan Stanford Publishing; 2013. In press.

Onken HD, Moyer CA. The water barrier in human epidermis. Arch Dermatol. 1963;87:584–90.

Wertz PW, Downing DT. Ceramides of pig epidermis: structure determination. J Lipid Res. 1983;24: 759–65.

Wertz PW, Swartzendruber DC, Madison KC, Downing DT. Composition and morphology of epidermal cyst lipids. J Invest Dermatol. 1987;89:419–24.

Wertz P, Norlén L. "Confidence Intervals" for the "true" lipid compositions of the human skin barrier? In: Forslind B, Lindberg M, editors. Skin, hair, and nails. Structure and function. Marcel Dekker; 2003. pp 85–106. Biochim Biophys Acta 304: 265–275.

White SH, Mirejovsky D, King GI. Structure of lamellar lipid domains and corneocyte envelopes of murine stratum corneum. An x-ray diffraction study. Biochemsitry. 1988;27:3725–32.

Winsor T, Burch GE. Differential roles of layers of human epigastric skin on diffusion of water. Arch Intern Med. 1944;74:428–44.

25

角质层脱落

Gérald E. Piérard, Trinh Hermanns-Lê, and Claudine Piérard-Franchimont

内容

关键词

角质层·角质细胞·角化粒·干燥症·脱皮·鳞屑测量法

缩略语

ACD	Adhesive-coated disk，涂胶盘
CSSS	Cyanoacrylate skin surface stripping，氰基丙烯酸酯皮肤表面剥离
DC	Dansyl chloride，丹酰氯
DHA	Dihydroxyacetone，二羟丙酮
ETT	Epidermal turnover time，表皮更替时间
SCMI	Skin capacitance mapping/imaging，皮肤电容映像 / 成像

1 简介

表皮（epidermis）是覆盖于皮肤表面的复层鳞状上皮。角质层（stratum corneum，SC）通过生理性聚集和脱落维持其功能完整性（Mohammed et al. 2011）。角质形成细胞（corneocyte）脱落是一个复杂的多步骤过程，与角质形成细胞更替有关，但与表皮成熟无关（Piérard et al. 2000；Chu and Kollias 2011；Ishida-Yamamoto et al. 2011；Lin et al. 2012）。事实上，在仔细分析角质形成细胞的整个生理过程之后，才察觉到角质形成细胞在慢慢地从表皮脱落。此外，了解正常角质细胞黏附（adhesion）和内聚（cohesion）所涉及的分子结构也很重要，以便于发现存在于粗糙 / 干性皮肤、干燥症（xerosis）、鱼鳞病（ichthyoses）中的细胞间黏附缺陷。总之，角质层不是简单的死亡细胞的集合，而是一个动态的代谢平衡的组织。

细胞表面糖蛋白（glycoproteins），特别是细胞连接如（角）桥粒［(corneo)desmosomes］、局部粘着连接、紧密连接、缝隙连接和角蛋白小体（keratinosomes），在角质形成细胞的通讯和粘附中起重要作用（Haftek et al. 2011；Igawa et al. 2011）。桥粒是相邻角质形成细胞胞膜间界限清楚、对称的

连接结构，具有特定的超微结构特征，与细胞膜表面的电子致密斑（electron-dense）相连，由 3 个平行带组成。内纤维束（inner fibrillar band）是细胞内角蛋白丝组成的环状结构，横丝（traversing filaments）位于内纤维束和细胞膜上的桥粒斑结构之间，细胞间两桥粒斑距离大约为 30nm，中心为致密线。

桥粒斑成分有桥粒斑蛋白（desmoplakin）Ⅰ、桥粒斑蛋白Ⅱ、桥粒斑蛋白Ⅲ、桥粒珠蛋白（plakoglobin）、桥粒斑蛋白Ⅳ和桥粒钙蛋白（desmocalmin），其中桥粒钙蛋白包括钙调素结合蛋白和 D1 抗原。桥粒斑蛋白与钙黏素家族有关，桥粒芯糖蛋白（desmoglein）和桥粒芯胶蛋白（desmocollins）Ⅰ和Ⅱ是桥粒中两种主要跨膜糖蛋白。

桥粒的数目随着棘层细胞的角化过程而增加。随着角质形成细胞向上迁移，桥粒被细胞吞噬并降解，细胞彼此紧密接触形成新的桥粒。表皮角化过程中，桥粒结构逐渐变得不对称。在角质层的下层，桥粒外侧区域的质膜增厚；在角质层的上层，桥粒特征性三重结构退化形成角化桥粒。角质形成细胞的黏附强度与角化桥粒数目和分布有关。这种结构在深层角质形成细胞间均匀地分布，在最上层角质形成细胞中只存在于边缘。角质形成细胞间连接类似榫槽结构，将相邻角质细胞膜铆接在一起。

2 角质细胞内聚和角化异常

正常角质层细胞间黏附具有复杂的分子结构，因此该结构的缺陷导致各种剥脱性皮肤病。导致角质层细胞的内聚力和表皮更替失衡，角质形成细胞成团块状脱落而不是单个脱落，这种现象被称为鳞屑（scaliness）。

表皮更替时间（epidermal turnover time，ETT）是所有角质形成细胞自我更新的时间。它代表细胞在整个表皮或仅在角质层中的通过时间。表皮更替时间是指细胞从基底层（basal layer）到达皮肤表面的时间，正常表皮更替时间大约为 28 天（译者注：原文为 52 ～ 75 天，疑有误，多数文献为

28 天）。但在大多数过度增殖状态下这一时间会缩短。角质层更替时间约为 2 周，它可以由丹酰氯（dansyl chloride，DC）（Takahashi et al. 1987；Piérard 1992）或二羟基丙酮（dihydroxyacetone，DHA）（Piérard and Piérard-Franchimont 1993；Uhoda et al. 2004）方法检测。有干燥问题的角质层细胞在正常增殖状态下，因角质细胞内聚力不会持续脱落。角化不全（parakeratosis）和角化过度（hyperkeratosis）为两种不同的病理变化，第一种脱屑通常是由角质层中不成熟或不完全成熟细胞（角化不全细胞）过多堆积导致，第二种为皮肤屏障功能改变导致的表皮过度增殖和组织增生。最常见的异常脱屑就是通常老百姓所称的头皮屑（dandruff）和所谓的干性皮肤（dry skin）（Piérard 1989）。

角化正常的干燥性皮肤病主要因为细胞内缺乏天然保湿因子（natural moisturizing factor，NMF）。NMF 是丝聚合蛋白（filaggrin）降解产生具有渗透活性的保湿因子，是角质层中主要保湿成分，由于个体差异、衰老等因素而缺失或改变。另一个与这种干燥症的相关因素是桥粒降解障碍。桥粒降解通常是由角蛋白小体释放的酶作用引起（egelrud and Lundstrom 1991）。表皮脂质特别是神经酰胺（ceramide）和硫酸胆固醇（cholesterol sulfate）的变化，通常与蛋白酶活性的改变或角化桥粒通路有关。大多数脱屑是因未能正确降解角化桥粒而引起。

3 脱屑治疗

维甲酸是表皮终末分化的重要调节因子（Piérard-Franchimont et al. 1998；Kim et al. 2011），是用作治疗一系列角化过度性疾病的首选药物。所谓的角质溶解剂即角质剥脱剂，如 a- 羟基酸和 b-羟基酸，可能主要作用于角化桥粒芯蛋白，而不影响角蛋白（Piérard-Franchimont et al. 1998；Lévêque et al. 1995）。润肤剂和保湿剂都能间接地改变角质细胞间的黏附力，增加角质层的锁水力，使角质形成细胞具有更好的柔韧性和伸展性。

4 确定脱屑率方法

在过去几十年中，科学家设计了多种评价角质层内聚力和剥脱的方法（Roberts and Marks 1980；Piérard 1996；Piérard et al. 1992）。这些方法在采样过程和 / 或量化过程中存在一定的缺陷。

4.1 半被动收集法

头皮屑是唯一一种可以通过被动方式收集的脱屑产物（Piérard et al. 2006）。取一个特定的涂胶盘（adhesive-coated disk，ACD）（D-Squame，CuDerm Corp.，Dallas，TX，USA，or Corneodisc，C+K Electronic，Cologne，Germany）在头皮的目标区域以中等压力按压几秒钟后移开，头皮屑就粘在了上面，然后转移到一个专用背景上，这样评估材料准备就绪。一种粗略的方法通过视觉分级参考卡比较样品的各个方面，获得的结果仅为按序排列的量表数据。另一种方法即使用合适的电荷耦合元件（charge coupled advice，CCD）相机，如 VisiIopor® PP34（C+K 电子）记录样品的镜面反射率，通过图像分析获取定量数据（Piérard-Franchimont et al. 2011）。

还有一种方法即使用甲苯胺蓝 - 碱性品红（toluidine blue-basic fuchsin）对鳞屑进行染色，然后对染色结果进行综合评价，反射比色法（reflectance colorimetry）结果用色度 C 值表示（Piérard et al. 2006，2015）。当自然脱落的鳞屑不能通过直接采样来获取时，可以将一定时间段内角质层中剩余的角质形成细胞通过染色呈现出来，即用荧光丹酰氯或自鞣二羟丙酮染料对角质层进行染色，对染色结果通过两种方法评估。第一种评估方法是定期间隔测量体内荧光或染料光度值，分析荧光或染料褪色动力学（kinetics of the dye fading）（Takahashi et al. 1987；Uhoda et al. 2004）。多种因素会影响皮肤脱屑，例如衣物机械摩擦、使用洗漱用品、社会交往等（Paye et al. 1994）。第二种评估方法是用涂胶盘和氰基丙烯酸酯（cyanoacrylate）皮肤表面剥 离（cyanoacrylate skin surface stripping，CSSS）方法收集 10 天内角质层的表面部分，在荧光或白光显微镜下进行观察（Piérard 1992；Piérard and Piérard-Franchimont 1993；Piérard et al. 2014），采用图像分析系统对染色和未染色角质细胞进行定量定位分析。

还有一种繁琐的方法是传统盒技术（older chamber technique）即收集特定皮肤区域内所有脱落的角质细胞和鳞屑（Corcuff et al. 1987），但盒中的非离子表面活性剂通常会干扰鳞屑的自然脱落。

4.2 机械强制收集法

强制脱屑法（forced desquamation）即通过摩擦、刮除角质层或使用涂胶剂破坏角质细胞间的聚合力。早期少数实验室使用采用机械洗涤装置。胶带粘贴法使用较少，因为不同胶带对角质层的黏附力差别不一。

目前，最常用的鳞屑和脱屑评估方法是使用商品试剂涂胶盘的对照鳞屑测量法（Piérard et al. 1992；Paye et al. 1999；Shimizu and Maibach 1999；Piérard-Franchimont et al. 2000）。使用 10～25kPa 压力，涂胶盘时间为 5、10 或 30 秒，如发现经表皮的水分丢失（transepidermal water loss，TEWL）可延长到 60 秒。这种方法与上面提及的头屑评估法过程相似，通过互补染料的结合对角质细胞进行超分辨率荧光显影（Guz et al. 2009）。

角质细胞的量化可以采用光密度法（densitometry）和光谱法（spectroscopy）（Schwarz et al. 2012）。也可通过涂胶盘取样前后重量差实现，但需要更专业的操作来避免脱水影响。

氰基丙烯酸酯皮肤表面剥除可用于描述因鳞屑造成皮肤表面凹凸不平及角化过度的皮疹（Piérard-Franchimont and Piérard 1985）。该评估可与皮肤电容映射 / 成像（skin capacitance mapping/imaging，SCMI）记录结合考虑（Bazin et al. 2010）。

（刘丹 译，李强 校，刘玮 审）

参考文献

Bazin R, Laquièze S, Rosillo A, Lévêque JL. Photoaging of the chest analyzed by capacitance imaging. Skin Res Technol. 2010;16:23–9.

Chu M, Kollias N. Documentation of normal stratum corneum scaling in an average population: features of differences among age, ethnicity and body site. Br J Dermatol. 2011;164:497–507.

Corcuff P, Chatenay F, Lévêque JL. Desquamation of the stratum corneum: kinetics following UV-induced injury. Acta Derm Venereol. 1987;134:S35–8.

Egelrud T, Lundstrom A. A chymotrypsin-like proteinase that may be involved in desquamation in plantar stratum corneum. Arch Dermatol Res. 1991;283:108–12.

Guz NV, Gaikwad RM, Dokukun ME, Sokolov I. A novel in vitro stripping method to study geometry of corneocytes with fluorescent microscopy: example of aging skin. Skin Res Technol. 2009;15:379–83.

Haftek M, Callejon S, Sandjeu Y, Padois K, Falson F, Pirot F, Portes P, Demarne F, Jannin V. Compartmentalization of the human stratum corneum by persistent tight junction-like structures. Exp Dermatol. 2011;20:617–21.

Igawa S, Kishibe M, Murakami M, Honma M, Takahashi H, Iizuka H, Ishida-Yamamoto A. Tight junctions in the stratum corneum explain spatial differences in corneodesmosome degradation. Exp Dermatol. 2011;20:53–7.

Ishida-Yamamoto A, Igawa S, Kishibe M. Order and disorder in corneocyte adhesion. J Dermatol. 2011;38:645–54.

Kim MY, Lee SE, Chang JY, Kim SC. Retinoid induces the degradation of corneodesmosomes and downregulation of corneodesmosomal cadherins: implications on the mechanism of retinoid-induced desquamation. Ann Dermatol. 2011;23:439–47.

Lévêque JL, Corcuff P, Gonnord G, Montastier C, Renault B, Bazin R, Piérard GE, Poelman MC. Mechanism of action of a lipophilic derivative of salicylic acid on normal skin. Skin Res Technol. 1995;1:115–22.

Lin TK, Crumrine D, Ackerman LD, Santiago JL, Roelandt T, Uchida Y, Hupe M, Fabrias G, Abad JL, Rice RH, Elias PM. Cellular changes that accompany shedding of human corneocytes. J Invest

Dermatol. 2012;132:2430–9.

Mohammed D, Matts PJ, Hadgraft J, Lane ME. Depth profiling of stratum corneum biophysical and molecular properties. Br J Dermatol. 2011;164:957–65.

Paye M, Simion A, Piérard GE. Dansyl chloride labelling of stratum corneum: its rapid extraction from skin can predict skin irritation due to surfactants and cleansing products. Contact Dermatitis. 1994;30:91–6.

Paye M, Gomes G, Zerweg C, Piérard GE, Grove GG. A hand immersion test under laboratory-controlled usage conditions: a need for sensitive and controlled assessment methods. Contact Dermatitis. 1999;40:133–8.

Piérard GE. What do you mean by dry skin? Dermatologica. 1989;179:1–2.

Piérard GE. Microscopic evaluation of the dansyl chloride test. Dermatology. 1992;185:37–40.

Piérard GE. EEMCO guidance for the assessment of dry skin (xerosis) and ichthyosis: evaluation by stratum corneum strippings. Skin Res Technol. 1996;2:3–11.

Piérard GE, Piérard-Franchimont C. Dihydroxyacetone test as a substitute for the dansyl chloride test. Dermatology. 1993;186:133–7.

Piérard GE, Piérard-Franchimont C, Saint Léger D, Kligman AM. Squamometry: the assessment of xerosis by colorimetry of D-Squame adhesive discs. J Soc Cosmet Chem. 1992;47:297–305.

Piérard GE, Goffin V, Hermanns-Lê T, Piérard-Franchimont C. Corneocyte desquamation. Int J Mol Med. 2000;6:217–21.

Piérard GE, Xhauflaire-Uhoda E, Piérard-Franchimont C. The key role of corneocytes in pityrosporoses. Dermatology. 2006;212:23–6.

Piérard-Franchimont C, Piérard GE. Skin surface stripping in diagnosing and monitoring inflammatory, xerotic and neoplastic diseases. Pediatr Dermatol. 1985;2:180–4.

Piérard-Franchimont C, Goffin V, Piérard GE. Modulation of human stratum corneum properties by salicylic acid and all-trans-retinoic acid. Skin Pharmacol Appl Skin Physiol. 1998;11:266–72.

Piérard-Franchimont C, Henry F, Piérard GE. The SACD method and the XLRS squamometry test revisited. Int J Cosmet Sci. 2000;22:437–46.

Piérard-Franchimont C, Quatresooz P, Piérard GE. Specular light reflectance of flakes in seborrheic dermatitis of the scalp. A pilot study. Clin Exp Dermatol. 2011;36:793–6.

Piérard GE, Pierard-Franchimont C, Paquet P. Hermanns-Le T, Radermacher J, Delvenne P. Cyanoacrylate skin surface strippings and the 3S-Biokit advent in tropical dermatology. A look from Liège. The Scientific World Journal, 2014;214:462634.

Piérard GE, Courtois J, Ritacco C, Humbert P, Fanian F. Pierard-Franchimont C. From observational to analytical morphology of the stratum corneum : progress avoiding hazardous animal and human testings. Clinical, Cosmetic and Investigational Dermatology, 2015;8:113–125.

Roberts D, Marks R. The determination of regional and age variations in the rate of desquamation: a comparison of four techniques. J Invest Dermatol. 1980;74:13–6.

Schwarz JC, Klang V, Hoppel M, Wolzt M, Valenta C. Corneocyte quantification by NIR densitometry and UV/Vis spectroscopy for human and porcine skin and the role of skin cleaning procedures. Skin Pharmacol Physiol. 2012;25:142–9.

Shimizu T, Maibach HI. Squamometry: an evaluation method for a barrier protectant (tannic acid). Contact Dermatitis. 1999;40:189–91.

Takahashi M, Machida Y, Marks R. A new apparatus to measure rate of desquamation using dansyl chloride fluorescence. Arch Dermatol Res. 1987;279:281–2.

Uhoda E, Piérard-Franchimont C, Debatisse B, Wang X, Piérard GE. Repair kinetics of stratum corneum under repeated insults. Exog Dermatol. 2004;3:7–11.

26

近红外光密度测定法在优化胶带粘贴的标准化及原位测定角质层总厚度中的应用

Steffi Hansen

内容

关键词

近红外光密度测定法·胶带粘贴法·皮肤·角质层厚度·经皮吸收·鳞屑扫描

缩略语

API	Pharmacologically active ingredient	药理活性成分
ATR-FTIR	Attenuated total reflectance Fourier transform infrared spectroscopy	傅立叶变换衰减全反射红外光谱法
AUC	Area under the SC concentration versus time curve SC	浓度对时间曲线下的面积
BE	Bioequivalence	生物等效性
BSA	Bovine serum albumin	牛血清白蛋白
C_{max}	Maximum concentration	最大浓度
DPK	Dermatopharmacokinetics	皮肤药物动力学
FDA	Food and Drug Administration	美国食品药品管理局
NIR	Near-infrared densitometry	近红外光密度测定法
SC	Stratum corneum	角质层
t_{max}	Time of maximum concentration	最大浓度的时间
XlogP3	Octanol-water partition coefficient	辛醇－水分配系数

1 简介

胶带粘贴法（tape stripping）是广泛用于研究使用于皮肤表面产品的透皮吸收的技术。具有黏附性的胶带被重复施加到用化妆品或药品处理过的同一皮肤区域，以剥离薄薄的角质层（stratum corneum，SC）。一些物质的含量，例如药理活性成分（pharmacologically active ingredient，API），

可以直接通过光谱方法测定（如利用傅里叶变换衰减全反射红外光谱法（ATR-FTIR）在胶带上或在剥离后的皮肤表面上测定），或者用能溶解 API 的合适的溶剂从胶带提取后测定。

胶带粘贴法特别适用于评估皮肤局部施用的药物生物利用度，因为在该情况下全身的药物浓度（在血液或尿液中）要么不可测量，要么除了估计全身性副作用外对其实际药理学效能评估几乎没有意义。获得的数据要么反映为在一定时间后透皮吸收的 API 的累积浓度（通过加和从所有胶带中提取的 API 的量，图 1a）要么反映为 API 累积浓度对 SC 深度的曲线图（图 1b）。为了确定特定 SC 深度处的 API 浓度，必须知道每个胶带条上 SC 的含量。为确定 SC 含量，首先必须确定 SC 内的相对位置，并计算胶带去除的 SC 的量，从而确定 SC 中的 API 浓度。

通过在不同诱导时间后进行胶带粘贴，可以评估皮肤药代动力学（DPK）。这包括最大浓度（C_{max}）、最大浓度时间（t_{max}）和 SC 浓度 - 时间曲线下的面积（图 1b）。作为对比局部涂抹的相关参考产品的生物等效性（BE）的替代方法，胶带粘贴法具有很大的潜力。不幸的是，2002 年，美国食品药品管理局（FDA）因为缺乏明确的实验标准化而撤销了胶带粘贴法草案建议。目前，FDA 建议将胶带粘贴法仅用于针对 SC 的药物类别的 BE 测试，例如抗真菌剂（Narkar 2010）。此外，对于糖皮质激素，FDA 建议用体内皮肤漂白或血管收缩试验来证实 BE，而任何其他外用仿制药都必须做临床评估。

为了重新确立胶带粘贴法不仅仅局限于某些药物类别的 BE 测试，那么方法的标准化是必不可少的。在这方面，量化每条胶带上 SC 含量的方法已成为研究的焦点。特别是在较早的文献中，通常假设一条胶带均匀地去除单层角质细胞。假定人的总 SC 厚度为例如 20μm，每层厚度大约为 1μm，这就引出了总共 20 片胶带将 SC 去除到活的表皮的结论。与此同时，人们普遍认为这些假设可能会产生误导。首先 SC 厚度在不同个体和身体部位之间明显不同，也可能受到使用皮肤产品的影响。影响

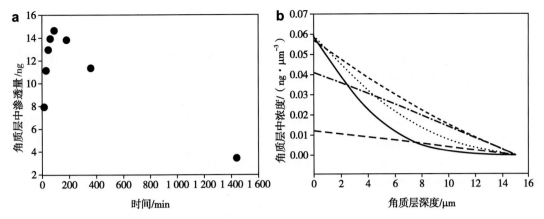

图 1 实例例如：一种分子量为 300Da，在水中极限剂量为 15mg /15μl 的 API，在容积为 3.5ml 的 Franz 扩散池中，涂覆于表面积为 1.767cm² 的全层人皮的皮肤吸收情况。数据模拟使用 DSkin 软件版本 1.2.2，Scientific Consilience，Saarbrücken，Germany。（a）经过一定时间后渗入 SC 的累计 API 量；（b）API 浓度与 SC 深度曲线（黑色实线 15 分钟，黑色点线 30 分钟，黑色短虚线 1 小时，黑色点 - 虚线 6 小时，黑色长虚线 24 小时）

胶带粘贴的最重要参数是角质细胞间的黏合度。角质细胞黏附力从内侧向外侧减小，并且在即将脱落的分离层中最小。因此，通常前两个胶带去掉的 SC 比后来的胶带要多很多，而最后一个胶带通常去除非常少量的 SC。角质细胞凝聚力进一步取决于皮肤水合作用，在干燥皮肤中更小。此外，不同胶带的黏性也会不同，并会影响 SC 的去除量。例如，对于不同的测试者、测试组及测试部位，SC 内达到特定深度所需的胶带数量或去除定量 SC 的胶带总数可能有所不同。因此有必要采用一种方法来精确确定每个胶带上的 SC 量。NIR 光密度测定法（near-infrared densitometry）适合于此目的。

2 近红外光密度测定法应用于胶带粘贴的标准化

NIR 光密度计量依赖于测量由半透明障碍物阻碍光路产生的红外范围内的伪吸收。为此，将圆形红外光束（波长 850nm，直径 13mm）引导到光电二极管上。将胶带样品架插入光束路径中，并且测量与空白参考胶带（如未与皮肤表面接触的胶带条）相比下的光强度下降。假设 SC 均匀去除并因此假设 SC 在整个胶带上均匀覆盖，校正后的近红外伪吸收 [（abs. 850nm）–（abs. 850nm Blank）] 和单位面积里去除的 SC（wt_{SC}/A）可以用以下关系表达：

$$wt_{SC}/A = [(abs. 850nm) - (abs. 850nm \; blank)] /a \quad (1)$$

在方程式 1 中的 a 是由校正后的 NIR 伪吸收与单位面积上 SC 的含量进行线性回归分析所得到的常数。单位面积上 SC 的含量可以通过蛋白质定量法获取（Voegeli et al. 2007；Klang et al. 2011；Franzen et al. 2012）。这个常数可能取决于受试物种，身体部位以及胶带品牌，必须根据实验的具体要求来确定。为此，人或动物皮肤的 SC 可以通过胰蛋白酶消化然后冷冻干燥或干燥脱水来获取（Kligman and Christophers 1963；Hansen et al. 2008）。制备准确称量的干燥 SC 量的标准曲线，通过碱溶液和剪切应力的联合处理提取蛋白质，并且如果需要，可将溶液中和并缓冲。通过离心去除组织碎片，如此制备的标准品中的蛋白质含量可由具有足够灵敏度的定制蛋白质定量试剂盒测定。有关进一步说明，请参阅以下文献：Hahn et al. 2010 和 Franzen et al. 2012。应该注意，如果使用蛋白质测定法作为参考方法来与 NIR 光密度测定法进行比较，则该测定法需要用来自随后实验中使用的相同物种的 SC 蛋白质校准。这是很必要的，因为许多分析的反应效率很大程度上取决于所用的蛋白质（Klang et al. 2011）。例如，我们的经验表明，当在相同条件下分析时，1g 牛血清白蛋白（BSA）对应于 4.27g 人的 SC，但仅仅对应于 1.84g 猪耳的 SC（Micro-BCA 测定法，参见 Franzen et al. 2012）。

NIR 光密度测定法相对于其他已建立的通过胶带粘贴来定量测定 SC 的方法具有相当大的优势。那些方法通过重量测定法或其他光学方法来确定每个胶带上的蛋白质的量（Dreher et al. 1998，2005；Weigmann et al. 1999；Jacobi et al. 2005）。Voegeli 等证明了 NIR 光密度测定法在诸如性别、年龄、身体部位、pH 和皮肤水合作用等因素方面是可靠的（Voegeli et al. 2007）。最重要的是，可以立即得到结果，胶带和 API 不会被测量破坏，因此它们可用于进一步分析。而且，SC 和 API 的量可以在同一片胶带上确定。

方程式 1 两边各除以蛋白质密度 ρ_{SC} 可以得到每个胶带上的 SC 厚度 l_{SC}。ρ_{SC} 可以合理地近似为 $1g/cm^3$（Hansen et al. 2009）。

$$l_{SC}\ (\mu m)=wt_{SC}\ /\ A\ /\ \rho_{SC}$$
$$=[(abs.850nm)-(abs.850nm\ blank)]\ /\ a'$$

（2）

对于体外猪耳皮肤的胶带粘贴，Franzen 等确定了 $a'=23.9\mu m^{-1}$。他们发现 D-Squame 胶带和 tesafilm kristall-klar 胶带之间没有显著差异，它们都可以用这个常数（Franzen et al. 2012）。在文献

中只有猪耳皮肤体外的这个值。尽管一些文献中报道了 NIR 光密度测定法和蛋白质定量数据之间的相关性，但没有报道人体皮肤体外或在体的数值。然而在所有情况下，用于校准的蛋白质都是非 SC 蛋白质，因此 a' 的计算并不容易。

图 2 和表 1 显示了 NIR 伪吸收数据和单位面积 SC 含量的关系。NIR 伪吸收数据是由新鲜和冷冻人体皮肤体外（图 2a）和人体皮肤在体（图 2b）胶带粘贴获取，相应的单位面积含 SC 量是通过微蛋白质计量法测定的。表 1 是线性回归分析的结果。体外法是在三位女性高加索捐献者因腹部手术而提供的切除的腹部皮肤上进行胶带粘贴，所切除的皮肤在手术当天"新鲜"使用或者在 -26℃下冷冻不超过 3 个月，且不经历反复的冻融循环情况下使用。在体胶带粘贴是在签署知情同意书的两名志愿者的前臂内侧上进行的。实验由 "Arztekammer des Saarlandes" 伦理委员会审批通过。所使用的胶带粘贴、NIR 光密度测定和蛋白质定量步骤按 Franzen 等（2012）描述的方法进行。连续胶带粘贴直到接近 NIR 光密度测定法的定量下限，这表明 SC 已经完全去除（Hahn et al. 2010；Franzen et al. 2012）。

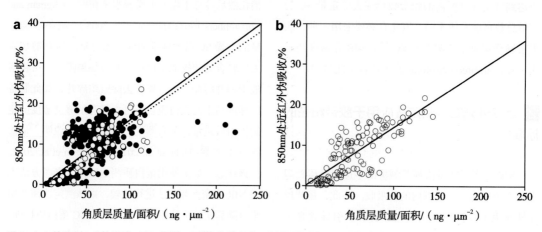

图 2 （a）体外法，人体皮肤，实心圆圈 / 实线为冷冻皮肤，线性回归分析：$n=344$，斜率 $=0.159$，$r^2=0.340$。空心圆圈 / 虚线为新鲜皮肤，线性回归分析：$n=52$，斜率 $=0.152$，$r^2=0.619$。全部数据拟合，$n=396$，线性回归分析：斜率 $=0.158$，$r^2=0.387$。（b）在体法，人体皮肤，线性回归分析：$n=110$，斜率 $=0.145$，$r^2=0.612$

表 1 不同物种的转换因子（a'），适用于 D-Squame 和 tesafilmkristall-klar 胶带

皮肤	$a'/\mu m^{-1}$
体外猪耳皮肤	23.9
体外人体皮肤	15.8
在体人体皮肤	14.5

图 2 和表 1 中的数据表明常数 a' 显然取决于物种。猪耳朵皮肤 a' 比人体皮肤高。在体外和在体人体皮肤测试中，a' 只有很小的差异，体外冷冻和新鲜皮肤之间的则更小。较高的 a' 值在图 2 中显示为更高的斜率，即每单位面积的较低 SC 含量产生较高的 NIR 伪吸收。如前所述，这种差异至少部分原因是人和猪皮 SC 提取物在蛋白质测定中的不同反应效率。为了检查所得结果对于两种物种的准确性，在下文中 a' 将被用于计算 SC 总厚度，并将结果与通过组织学分析确定的参考值进行比较。

3 储存时间的影响

对于人体皮肤来说，图 2 中的数据显示，在 -26℃冷冻存储一定时间的体外数据变化明显增大（对于体外冷冻和新鲜皮肤，尽管 a' 不受影响，但 $r^2=0.340$ 和 $r^2=0.619$ 差异较大）。基于这些数据，通常建议是 NIR 光密度测定法适用于以下两种方式获得的胶带粘贴的 SC 的量，即在人体志愿者进行在体分析，以及新鲜非冷冻的皮肤进行体外分析。这与 Franzen 等报道的在体外测试的离体的猪耳不同，超过 3 个月的储存（在 4℃下储存 24 小时和在 -21℃下储存 3 个月）对结果没有显著影响（Franzen et al. 2012）。

4 角质层总厚度的原位测定

前面已经介绍 NIR 光密度测定法能准确测定每条胶带去除的 SC 的厚度（Hahn et al. 2010），以及定量去除 SC 所需的胶带数量（对于体外人类 SC 并用 tesafilmkristall-klar 胶带，其效率为 97%，

用该胶带在离体的猪耳朵皮肤上效率为 83%，D-Squame 胶带为 92%）（Voegeli et al. 2007；Hahn et al. 2010；Klang et al. 2011；Franzen et al. 2012）。因此，通过继续将胶带粘贴至活的表皮层并通过计算去除的 SC 的累积量，结果应该等于总 SC 厚度 $l_{SC\text{-}tot}$：

$$l_{SC\text{-}tot} = \sum_{n=1}^{\infty} l_{SC-n} \qquad (3)$$

Franzen 等已经证明在离体的猪耳上胶带粘贴的总 SC 厚度确实可以根据方程式 3 精确确定（Franzen et al. 2012）。对于 8 种不同的猪耳，他们发现 NIR 光密度测定法测定的平均厚度与用基于皮肤活检的常见组织学方法测定值之间没有显著差异（Franzen et al. 2012）。表 2 转载了这些数据，并增加了新鲜人体皮肤的体外法测定值。用 NIR 方法与基于组织学方法测得的新鲜人体皮肤的值之间没有显著差异。有趣的是，尽管人类腹部和猪耳部皮肤 SC 总厚度非常相似，但需要约 50 片甚至更多的胶带来定量去除猪耳朵的 SC，而对人类 SC 只需约 20 片胶带（两种情况都是使用 tesafilm kristall-klar 或 D-squame 胶带）。这再次证明了已经由如 Klang 等（2011）提及的猪的 SC 具有更大黏合力。

表 2 根据方程式 3，由 NIR 光密度测定法及组织学方法测定的角质层厚度值（平均值 ± 标准差）

		NIR 光密度测定法 /μm	组织学方法 /μm
猪耳朵皮肤体外法测定值 [a]	#1	14.9 ± 3.9	9.5 ± 2.2
	#2	10.9 ± 0.7	14.5 ± 5.2
	#3	9.0 ± 0.9	14.3 ± 4.7
	#4	8.6 ± 1.6	11.1 ± 3.3
	#5	9.9 ± 2.6	13.4 ± 4.8
	#6	13.1 ± 2.0	12.8 ± 3.7
	#7	12.7 ± 3.6	14.7 ± 6.7
	#8	12.6 ± 1.2	11.4 ± 2.4
新鲜人皮肤体外法测定值		10.0 ± 1.4	10.5 ± 2.9

[a] 数据转载自 Franzen et al.（2012）。

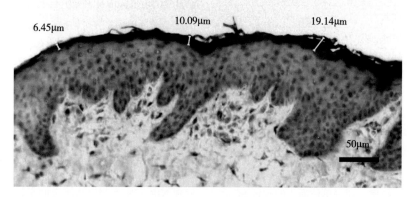

图3　利用低温切片机（MEV Cryostat，SLEE，Mainz，Germany）得到的猪耳皮肤横截面（厚度6μm），并经 HE 染色。照片由一台装配有数码相机（AxioCam ERc 5s）的 Zeiss Axio Scope A1（Carl Zeiss Microscopy GmbH，Oberkochen，Germany）光学显微镜拍摄。照片由 ZEN lite 2011 软件（Carl Zeiss Microscopy GmbH，Oberkochen，Germany）编辑并标注

与组织学相比，NIR 光密度测定法更快，并在较大面积（1.327cm²）内取平均 SC 厚度。相反，为获得 SC 总厚度的合理平均值，组织学方法需要用来自不同皮肤活检的冷冻切片的光学显微镜图像进行大量的重复测量，这是因为在一段 SC 中厚度有着明显变化（图3）。

总之，近红外光密度测定法是一种无创、快速和可靠的方法，对于确定胶带上 SC 含量和原位确定总 SC 厚度是一种有价值的替代方法。

（张书良 译，廖筝筝 校，鲁文嘉 审）

参考文献

Dreher F, Arens A, Hostynek JJ, Mudumba S, Ademola J, Maibach HI. Colorimetric method for quantifying human Stratum corneum removed by adhesive-tape stripping. Acta Derm-Venereol. 1998;78(3):186–9.

Dreher F, Modjtahedi BS, Modjtahedi SP, Maibach HI. Quantification of stratum corneum removal by adhesive tape stripping by total protein assay in 96-well microplates. Skin Res Technol. 2005;11(2):97–101.

Franzen L, Windbergs M, Hansen S. Assessment of nearinfrared densitometry for in situ determination of the total stratum corneum thickness on pig skin: influence of storage time. Skin Pharmacol Physiol. 2012;25:249–56. doi:10.1159/000339905.

Hahn T, Hansen S, Neumann D, et al. Infrared densitometry: a fast and non-destructive method for exact stratum corneum depth calculation for in vitro tape-stripping. Skin Pharmacol Physiol. 2010;23:183–92. doi:10.1159/000288165.

Hansen S, Henning A, Naegel A, et al. In-silico model of skin penetration based on experimentally determined input parameters. Part I: experimental determination of partition and diffusion coefficients. Eur J Pharm Biopharm. 2008;68:352–67. doi:10.1016/j.ejpb.2007.05.012.

Hansen S, Naegel A, Heisig M, et al. The role of corneocytes in skin transport revised – a combined computational and experimental approach. Pharm Res. 2009;26:1379–97.

Jacobi U, Ulrich J, Sterry W, Lademann J, Weigmann HJ. Estimation of the relative stratumcorneum amount removed by tape stripping. Skin Res Technol. 2005;11(2):91–6.

Klang V, Schwarz JC, Hartl A, Valenta C. Facilitating in vitro tape stripping: application of infrared densitometry for quantification of porcine stratum corneum proteins. Skin Pharmacol Physiol. 2011;24:256–68. doi:10.1159/000326072. 000326072 [pii].

Kligman AM, Christophers E. Preparation of isolated sheets of human stratum corneum. Arch Dermatol Res. 1963;88:702–5.

Narkar Y. Bioequivalence for topical products – an update. Pharm Res. 2010;27:2590–601. doi:10.1007/s11095- 010-0250-3.

Voegeli R, Heiland J, Doppler S, et al. Efficient and simple quantification of stratum corneum proteins on tape strippings by infrared densitometry. Skin Res Technol. 2007;13:242–51.

Weigmann H-JJ, Lademann J, Meffert H, Schaefer H, Sterry W. Determination of the horny layer profile by tape stripping in combination with optical spectroscopy in the visible range as a prerequisite to quantify percutaneous absorption. Skin Pharmacol Physiol. 1999;12 (1–2):34–45.

27

红外光密度测定法在体外胶带剥脱法中的应用：对猪角质细胞的定量测量

Victoria Klang, Magdalena Hoppel, and Claudia Valenta

内容

关键词

红外密度计量法·角质层·猪耳皮肤·胶带粘贴·体外

缩略语

IR-D Infrared densitometry **红外密度计量法**
SC Stratum corneum **角质层**

1 简介：胶带粘贴方法

用标准化胶带将 SC 蛋白从皮肤表面去除的胶带粘贴方法是获得皮肤渗透数据的公认方法。常见的实验设置为在应用感兴趣的渗透剂后，在人体前臂皮肤上进行体内胶带粘贴。产品涂抹的参数，如每平方厘米的剂量、处理区域的定位和涂抹时间都必须精确规定。以这种方式，可以评估药物在新开发的载体中的皮肤渗透潜力。

用于这种实验的胶带的性质也必须规定清楚。为了确保胶带的一致的黏附力和实验间更好的可比性，建议在所有研究中使用固定胶带品牌，例如 Tesa®，D-Square® 或 Corneofix®。实验者应该认识到要保持胶带施压时间和压力的一致性以及剥离胶带时要足够快速。

从皮肤采集的胶带样品，需进行以下两个方面的分析。首先，必须单独测定为每个单胶带对应的药物渗透量。为了获得施用药物的准确渗透曲线，仅仅将回收的药量与胶带序号关联起来是不够的。因此，还必须测定 SC 的确切厚度，即每个胶带采集的角质细胞的质量，并将其与相应胶带里测的药物含量相关联。通过分析每个胶带上的药物含量和对应角质细胞的质量，可以精确地测定药物的渗透深度（Weigmann et al. 1999）。

对于在体 SC 蛋白质的定量分析，已经有不同的分析方法被提出，如差重法（Bommannan et al. 1996；Kalia et al. 1996，2000；Weigmann et al. 2003；Marttin et al. 1996；Herkenne et al. 2006）、显微技术（Lindemann et al. 2003）和蛋白质测定

（Dreher et al. 1998，2005）。这些技术相对耗时并且可能存在精度方面的缺陷，例如重量分析受到胶带上残余水分的影响。最近，一种基于像素灰度值和其分布的新成像分析方法已被引入用于 SC 蛋白质的量化（Russell and Guy 2012）。这种技术比差重称量更准确，并具有可接受的信噪比。

另外一种不同的方法是在可见光范围内的分光光度法（optical spectroscopy），其中 SC 蛋白的伪吸收可用于间接量化胶带上角质细胞的质量（Weigmann et al. 1999，2003）。伪吸收是由角质细胞的反射，散射和光的衍射组成，并且不受其他皮肤成分的干扰（Weigmann et al. 1999，2003，2005，2009；Lademann et al. 2009）。这种行之有效的方法唯一的缺点是需要手动制备样品胶带，以便用特定的具有更大测量面积的 UV/Vis 分光光度计（UV/Vis spectropho-tometer）进行分析。

遵循由 Lademann 及其合作者开发的这些策略，IR-D 的使用代表了一种快速便捷的方法来确定蛋白质的光学伪吸收（Voegeli et al. 2007）。在过去的几年中，已经发现无论对于人体皮肤的在体（Voegeli et al. 2007）还是体外（Hahn et al. 2010）的胶带粘贴实验，这种技术（对人体角质细胞进行定量分析时既实用又准确。IR-D 的一个突出的优点是其无创性：胶带在角质细胞定量分析后，可以进一步分析，诸如测量它的药物含量。最近，IR-D 技术已经通过与重量分析法的对比验证，用于体内人体皮肤 SC 定量测定（Mohammed et al. 2012）。同样，我们研究组最近用人体皮肤和体外猪皮，采用已成熟的紫外/可见光谱学方法对比验证了 IR-D（Schwarz et al. 2012）。

总之，所讨论的 SC 量化技术主要应用于人体皮肤的在体或体外测量。由于法规和组织方面的问题，人体皮肤的使用并不总是可行，因此人们已经努力建立了一个使用猪耳的胶带粘贴实验的体外替代模型（Schwarz et al. 2012；Klang et al. 2011，2012）。猪耳皮肤通常被认为是合适的人体皮肤的体外替代物（Herkenne et al. 2006），尤其是在用于体外胶带粘贴中（Sekkat et al. 2002；Jacobi et al. 2007）。猪耳可从当地农民或屠宰场获得，而且要

注意确保猪耳在清洁步骤（例如高温蒸汽清洁）之前采集是很重要的。

2 胶带粘贴实验中猪皮的特殊性

在开始胶带粘贴实验之前，猪耳皮肤需要经过预处理。首先，必须明确采用的是新鲜、冷藏、还是解冻的耳朵。虽然研究表明体外人体皮肤（Hahn et al. 2010）和体外猪皮差异很小或可忽略不计（Klang et al. 2011；Franzen et al. 2012），但建议选择上述处理方式的一种以获取最大的重复性和结果之间的可比性。与新鲜的猪耳相比，储存 3 个月后猪耳皮肤在胶带粘贴后会残留更多的 SC，以致达到 IR- 光密度测定法的检测限，即角质层下层之间的内聚力似乎增加。因此，该情况下计算的 SC 厚度可能被系统性地低估。然而，由于剩余的 SC 通常位于皱纹内，因此在这种情况下计算的 SC 厚度不会出现错误（Franzen et al. 2012）。

对于新鲜和解冻的耳朵，随后的制备步骤包括清洁耳朵，去除毛发，并确定皮肤屏障功能的完整性，例如通过测量经皮水分流失（Klang et al. 2011；Sekkat et al. 2002）。

体外胶带粘贴要注意的方面包括剥离区域的精确标记，施加压力的恒定强度和时间，胶带去除时恒定的速度（Weigmann et al. 2003；Breternitz et al. 2007），以及通过拉伸和固定耳朵，并通过滚动运动施加压力来减小皱纹的影响（Lademann et al. 2009；Breternitz et al. 2007；Dickel et al. 2010）。其他需要考虑的方面是皮肤清洁流程（Schwarz et al. 2012）以及胶带和所涂抹制剂之间可能的相互作用（Klang et al. 2012；Nagelreiter et al. 2013）。对于体外胶带粘贴，可能需要更高的压力来获得可重复的 SC 蛋白量（Hahn et al. 2010；Klang et al. 2011；Wagner et al. 2000）。

在进行胶带粘贴过程中，猪皮肤在胶带上显示出与人体皮肤不同的角质细胞分布（图 1）。这是由结构上的差异造成的：整个表皮中的猪皮细胞呈多边形聚集的簇或柱，由"峡谷"分隔开（Carrer et al. 2008）。这些结构造成了大的角质细胞聚集体

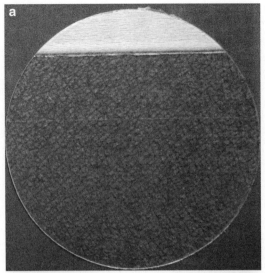

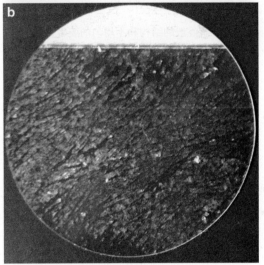

图 1 在胶带粘贴实验过程中从人皮肤（a）和猪耳皮肤（b）的皮肤表面采集的胶带。所示的胶带代表从各自皮肤表面采集的第一层胶带，因此黏附着大量的角质细胞。（图 1a 引自 Klang et al. 2011，©2011，Karger Publishers 授权转载）

和簇间区域的独特模式，尤其是在从皮肤表面去除的第一层胶带上可以明显观察到。在人体皮肤上胶带粘贴没有观察到这种特式。

在整个胶带粘贴过程中，猪皮肤的簇间区域（以皮肤表面上的皱纹开始）将在胶带上表现出较低的角质细胞密度。由于上层中角质细胞之间的内聚力较低，最初的几条胶带通常含最高的蛋白质密度，因此在最初几条胶带上有相对不均匀的蛋白质覆盖率。随着胶带粘贴过程的进行，可以观察到更

均匀的蛋白质覆盖。

使用胶带的种类也对结果有影响。高的胶带黏附力会导致角质细胞含量总体较高因而蛋白质的去除更不规则。因此，由于 D-Squame® 胶带的黏附力比 Corneofix® 胶带更高，所以 D-Squame® 胶带去除蛋白质更加不规则，这反映在我们的研究中测定的 R^2 系数较低 [（Corneofix® R^2=0.812，而 D-Squame® R^2=0.732（Klang et al. 2011）]。在使用猪耳皮肤的独立研究中，当比较 D-Squame®（R^2=0.761）和 tesafim®kristall-klar（R^2=0.704）时（Franzen et al. 2012），R^2 系数仅仅稍有不同。在人体皮肤的体外情况下，与 tesafim®kristall-klar 相比，通常使用 D-Squame® 有更好的相关性（Hahn et al. 2010）。

由于峡谷般的结构和不均匀的胶带蛋白覆盖，遵循完全一致的实验步骤尤为重要，这包括高度可重复的压力施加方式和胶带去除方式。遵循这些原则，准确的数据仍然可以通过在猪皮上胶带粘贴和随后的伪吸收分析（例如通过 UV/VIS 光谱法）来获得（Weigmann et al. 2009）。尽管"峡谷"具有作为通过表皮的分流路径的潜在作用，但对于不同的防晒剂的胶带粘贴实验表明，人体皮肤在体实验和猪皮体外实验得到几乎相同的渗透行为（Weigmann et al. 2009）。一般来说，猪皮肤的渗透

性稍高一些（Singh et al. 2002；Godin and Touitou 2007），但这也可能与猪毛囊较大有关（Weigmann et al. 2009）。尽管猪皮胶带粘贴有一定难度，但在保持精准的实验规范时仍然可以获得有代表性的结果。对于体外实验，由于猪耳保持完整并且当实验开始时皮肤仍然伸展在软骨上，所以猪耳皮肤可能比被切除的人类皮肤更合适；因为该情况下避免了弹性纤维的收缩和由此导致的毛囊渗透的减少（Patzelt et al. 2008）。

3 红外光密度计量法对猪角质层蛋白进行定量测定

红外密度计（IR-densitometer）SquameScan™ 850A（Heiland electronic GmbH，Germany）被证明是一种有效的工具来量化 SC 蛋白质，它不仅适用于人体皮肤的在体（Voegeli et al. 2007）和体外研究（Hahn et al. 2010），对于离体的猪耳皮肤也同样适用（Klang et al. 2011；Franzen et al. 2012）。该装置用于测定 850nm 波长的圆形红外激光束的光强度下降（图 2）。然后将这个所谓的伪吸收值相对于在同一样品架内测量的空白胶带的伪吸收进行校正。然后将所得到的伪吸收值以百分数表示，继而转换成相应的每个胶带的蛋白质含量，单位为

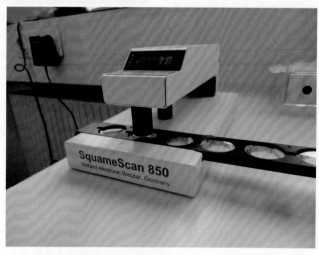

图 2 红外密度计 SquameScan™ 850A（Heiland electronic GmbH，Germany）用于分析胶带上的 SC 蛋白。样品架上有为背景校正的空白胶带位，然后是样品胶带

μg/cm²。这个 SC 蛋白含量可以进一步转化为每个胶带去除的 SC 厚度。

为了实现这些目标，如下进行了用于定量猪皮 SC 蛋白质的 IR 密度计的验证：首先进行一组胶带粘贴实验，随后通过 IR 密度计量法和 Micro-BCA™ 微量蛋白质测定法确定胶带上 SC 蛋白质的量。后者是一种基于形成螯合复合物的比色测定法，它可以通过紫外 / 可见光谱在 λ=550nm 处对其进行定量。方法的细节可以在文献中找到（Voegeli et al. 2007；Franzen et al. 2012）。为了计算用每条胶带去除的 SC 质量，研究者们提出了基于牛血清白蛋白蛋白质含量的校准曲线（Klang et al. 2011）。考虑到牛血清白蛋白与猪皮 SC 相比有更高的反应率（Franzen et al. 2012），一种更准确的校准曲线也被获得。随后针对不同的标准化胶带品牌进行对每个胶带的蛋白质质量和伪吸收之间的线性回归分析。图 3 显示了所有胶带的全部数据线性回归，而不考虑蛋白质覆盖率的明显不均匀和胶带品牌。测得的 R^2 为 0.729，仅仅略低于分别评估两个胶带品牌的样品 [R^2=0.812 Corneofix® 和 R^2=0.732 D-Squame®（Klang et al. 2011）] 并和与其他研究组的数据非常吻合 [R^2=0.761 D-Squame®，

R^2=0.704 tesafim®kristall-klar（Franzen et al. 2012）]。

为了便于通过 IR-D 进行蛋白质定量，我们采用了更严格的评估方式（Weigmann et al. 2003；Klang et al. 2011）。分别计算每个实验的校准曲线并将其外推至总的 SC 深度，如附加的零值所表示。考虑到所有个体曲线获得的平均比例系数是 k=0.224。

可以使用这个比例系数和经过 IR- 光密度测得的 850nm 处各自的伪吸收（A_{corr}，在针对空白胶带校正之后），来计算归一化后 1cm² 胶带面积上的 SC 蛋白质质量（m）：

$$m = \frac{A_{corr}}{0.224} \quad (\mu g / cm^2) \quad (1)$$

假设皮肤组织内平均蛋白质密度（ρ_{sc}）为 1g/cm³（Sekkat et al. 2002），则可以将上面得到的每个胶带上的角质细胞质量转化为相应的 SC 厚度。根据 Franzen et al. 的提议（2012），SC 厚度可以表示为：

$$t_{sc} = \frac{A_{corr}}{0.224 \cdot \rho_{sc}} = \frac{A_{corr}}{22.4} \quad (\mu m) \quad (2)$$

上面提出的计算方法和比例系数 k 的准确性可以通过由两种方法（即蛋白质测定和 IR-D）确

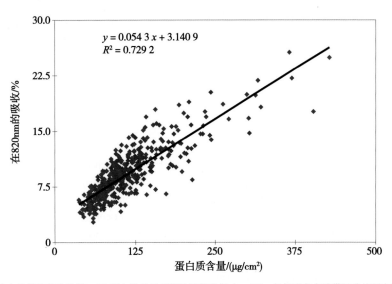

图 3 在猪耳皮肤上连续胶带粘贴后，SC 蛋白质样品的线性回归分析（n=480，包括不考虑胶带品牌的所有样品在内）。对于两种类型的黏合剂胶带 Corneofix® 和 DSquame®，分别进行了 12 次实验，每次实验都采集了 20 个胶带（每种胶带为 240 片）。每个胶带的蛋白质含量通过 850nm 处的 IR-D 和 Micro BCA™ 蛋白质测定法测定；得到的数据相互作图

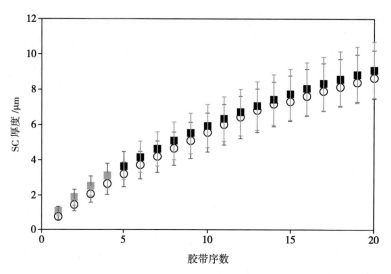

图4 用 Corneofix® 胶带连续采集 20 次后达到的 SC 厚度。用 Micro BCA™ 蛋白质测定法分析胶带后测定的 SC 厚度，黑色方块表示考虑了牛血清白蛋白对 SC 蛋白质的校正因子（Franzen et al. 2012）后的数据。白色圆圈表示用 IR-D 在 850nm 处使用上文提及的 0.224 转换因子进行间接蛋白质定量后获得的对应 SC 厚度值。图中值是 $n=12$ 次实验的平均值 ± SD

定的 SC 厚度与各自的胶带序数的关联来表现（Klang et al. 2011）。对于 Corneofix® 胶带，计算的 SC 厚度在两种方法之间具有高度的可比性（图4）。对于具有较高黏附力的 D-Squame® 胶带，数值之间有轻微差异，这表明蛋白质覆盖率的不均匀性发生得更频繁。

使用 IR-D 同样可以测定所使用的猪皮体外总 SC 厚度。为此，进行了胶带粘贴实验的定量计算直至达到 IR 密度计的检测限（Klang et al. 2011；Franzen et al. 2012）。通过累计每个胶带上计算出的 SC 的量，可以计算去除的 SC 的整个厚度。皮肤组织学研究表明，通过 IR-D 获得的 SC 厚度与在显微镜下观察到的相当（Franzen et al. 2012）。Franzen 及其同事的计算和上面提出的方程在每个胶带的蛋白质含量和相应的 SC 厚度方面提供了高度可比性。数值上虽略有不同，但未达到统计学上的差异（代表性数据集 $P > 0.05$）；因此，IR-D 的方法在不同实验室的独立研究中得到了验证。

与人体皮肤相反，猪皮的角质细胞以大簇被去除，这可能导致堆叠效应更频繁地发生并因此使 IR 密度法确定的 SC 质量的值有偏差（Weigmann et al. 2003）。同样，发现胶带粘贴后剩余的 SC 相对量在体外猪皮肤中高于人体皮肤（Franzen et al. 2012）。由于大多数剩余的角质细胞位于皱纹内，因此通常可以假设计算的 SC 厚度足够准确。

总之，IR-D 方法用于定量测定猪耳皮肤在胶带粘贴实验中 SC 蛋白质，是一种既方便又不损伤样品的方法。尽管猪皮 SC 与人类相比有特殊性，但如果在所有实验中都保持严格一致的实验步骤，则可以获得重复性良好实验结果。

（张书良 译，廖筝筝 校，赵小敏 审）

参考文献

Bommannan I, Potts RO, Guy RH. Examination of stratum corneum barrier function in vivo by infrared spectroscopy. J Invest Dermatol. 1996;95:403–8.

Breternitz M, Flach M, Prassler J, Elsner P, Fluhr JW. Acute barrier disruption by adhesive tapes is influenced by pressure, time and anatomical location: integrity and cohesion assessed by sequential tape stripping. A randomized, controlled study. Br J Dermatol. 2007;156:231–40.

Carrer DC, Vermehren C, Bagatolli LA. Pig skin structure and transdermal delivery of liposomes: a two photon microscopy study. J Control Release. 2008;132:12–20.

Dickel H, Goulioumis A, Gambichler T, Fluhr JW, Kamphowe J, Altmeyer P, Kuss O. Standardized tape stripping. A practical and reproducible protocol to uniformly reduce the stratum corneum. Skin Pharmacol Physiol. 2010;23:259–65.

Dreher F, Arens A, Hostynek JJ, Mudumba S, Ademola J, Maibach HI. Colorimetric method for quantifying human stratum corneum removed by adhesive-tape stripping. Acta Derm Venereol. 1998;78:186–9.

Dreher F, Modjtahedi BS, Modjtahedi SP, Maibach HI. Quantification of stratum corneum removal by adhesive tape stripping by total protein assay in 96-well microplates. Skin Res Technol. 2005;11:97–101.

Franzen L, Windbergs M, Hansen S. Assessment of nearinfrared densitometry for in situ determination of the total stratum corneum thickness on pig skin: influence of storage time. Skin Pharmacol Physiol. 2012;25:249–56.

Godin B, Touitou E. Transdermal skin delivery: predictions for humans from in vivo, ex vivo and animal models. Adv Drug Deliv Rev. 2007;59:1152–61.

Hahn T, Hansen S, Neumann D, Kostka KH, Lehr CM, Muys L, Schaefer UF. Infrared densitometry: a fast and non-destructive method for exact stratum corneum depth calculation for in vitro tape-stripping. Skin Pharmacol Physiol. 2010;23:183–92.

Herkenne C, Naik A, Kalia YN, Hadgraft J, Guy RH. Pig ear skin ex vivo as a model for in vivo dermatopharmacokinetic studies in man. Pharm Res. 2006;23:1850–6.

Jacobi U, Kaiser M, Toll R, Mangelsdorf S, Audring H, Otberg N, Sterry W, Lademann J. Porcine ear skin: an in vitro model for human skin. Skin Res Technol. 2007;13:19–24.

Kalia YN, Pirot F, Guy RH. Homogeneous transport in a heterogeneous membrane: water diffusion across human stratum corneum in vivo. Biophys J. 1996;71:2692–700.

Kalia YN, Alberti I, Sekkat N, Curdy C, Naik A, Guy RH. Normalization of stratum corneum barrier function and transepidermal water loss in vivo. Pharm Res. 2000;17:1148–50.

Klang V, Schwarz JC, Hartl A, Valenta C. Facilitating in vitro tape stripping: application of infrared densitometry for quantification of porcine stratum corneum proteins. Skin Pharmacol Physiol. 2011;24:256–68.

Klang V, Schwarz JC, Lenobel B, Nadj M, Auböck J, Wolzt M, Valenta C. In vitro vs in vivo tape stripping: validation of the porcine ear model and penetration assessment of novel sucrose stearate emulsions. Eur J Pharm Biopharm. 2012;80:604–14.

Lademann J, Jacobi U, Surber C, Weigmann HJ, Fluhr JW. The tape stripping procedure – evaluation of some critical parameters. Eur J Pharm Biopharm. 2009;72:317–23.

Lindemann U, Wilken K, Weigmann HJ, Schaefer H, Sterry W, Lademann J. Quantification of the horny layer using tape stripping and microscopic techniques. J Biomed Opt. 2003;8:601–7.

Marttin E, Neelissen-Subnel MT, De Haan FH, Bodde HE. A critical comparison of methods to quantify stratum corneum removed by tape stripping. Skin Pharmacol. 1996;9:69–77.

Mohammed D, Yang Q, Guy RH, Matts PJ, Hadgraft J, Lane ME. Comparison of gravimetric and spectroscopic approaches to quantify stratum corneum removed by tape-stripping. Eur J Pharm Biopharm. 2012;82:171–4.

Nagelreiter C, Raffeiner S, Geyerhofer C, Klang V, Valenta C. Influence of drug content, type of semisolid vehicle and rheological properties on the skin penetration of the model drug fludrocortisone acetate. Int J Pharm. 2013;448:305–12.

Patzelt A, Richter H, Buettemeyer R, Roewert Huber HJ, Blume-Peytavi U, Sterry W, Lademann J. Differential stripping demonstrates a significant reduction of the hair follicle reservoir in vitro compared to in vivo. Eur J Pharm Biopharm. 2008;70: 234–8.

Russell LM, Guy RH. Novel imaging method to quantify stratum corneum in dermatopharmacokinetic studies. Pharm Res. 2012;29:2389–97.

Schwarz JC, Klang V, Hoppel M, Wolzt M, Valenta C. Corneocyte quantification by NIR densitometry and UV/Vis spectroscopy for human and porcine skin and the role of skin cleaning procedures. Skin Pharmacol Physiol. 2012;25:142–9.

Sekkat N, Kalia YN, Guy RH. Biophysical study of porcine ear skin in vitro and its comparison to human skin in vivo. J Pharm Sci. 2002;91:2376–81.

Singh S, Zhao K, Singh J. In vitro permeability and binding of hydrocarbons in pig ear and human abdominal skin. Drug Chem Toxicol. 2002;25: 83–92.

Voegeli R, Heiland J, Doppler S, Rawlings AV, Schreier T. Efficient and simple quantification of stratum corneum proteins on tape strippings by infrared densitometry. Skin Res Technol. 2007;13:242–51.

Wagner H, Kostka KH, Lehr CM, Schaefer UF. Drug distribution in human skin using two different in vitro test systems: comparison with in vivo data. Pharm Res. 2000;17:1475–81.

Weigmann HJ, Lademann J, Meffert H, Schaefer H, Sterry W. Determination of the horny layer profile by tape stripping in combination with optical spectroscopy in the visible range as a prerequisite to quantify percutaneous absorption. Skin Pharmacol Appl Skin Physiol. 1999;12:34–45.

Weigmann HJ, Lindemann U, Antoniou C, Tsikrikas GN, Stratigos AI, Katsambas A, Sterry W, Lademann J. Uv/vis absorbance allows rapid, accurate, and reproducible mass determination of corneocytes removed by tape stripping. Skin Pharmacol Appl Skin Physiol. 2003;16:217–27.

Weigmann HJ, Jacobi U, Antoniou C, Tsikrikas GN, Wendel V, Rapp C, Gers-Barlag H, Sterry W, Lademann J. Determination of penetration profiles of topically applied substances by means of tape stripping and optical spectroscopy: UV filter substance in sunscreens. J Biomed Opt. 2005;10:14009.

Weigmann HJ, Schanzer S, Patzelt A, Bahaban V, Durat F, Sterry W, Lademann J. Comparison of human and porcine skin for characterization of sunscreens. J Biomed Opt. 2009;14:24–7.

28

标准化的胶带粘贴法：一种能均一地减少角质层的、实用且可重复操作的流程

Heinrich Dickel, Alexandros Goulioumis, Thilo Gambichler, Joachim W.Fluhr, Jeanette Kamphowe, Peter Altmeyer, and Oliver Kuss

内容

关键词

胶带粘贴法·粘贴斑贴试验·角质层·在体共聚焦激光扫描显微镜·差异性·评估员间一致性

缩略语

CI	Confidence interval	置信区间
CLSM	Confocal laser scanning micros-copy	共聚焦激光扫描显微镜
PT	Patch test	斑贴试验
Q1	25th Percentile	第 25 百分位数
Q3	75th Percentile	第 75 百分位数
SC	Stratum corneum	角质层
SD	Standard deviation	标准偏差
SL	Stratum lucidum	透明层
SPT	Strip patch test	粘贴斑贴试验

1 简介

表皮是由物理的、生物化学的和免疫的屏障构成的。角质层（stratum corneum，SC）及其最外层主要通过阻止各种物质的经皮渗透来担负着重要的物理屏障作用（Berrutti et al. 2000；Proksch et al. 2008；Zhang and Monteiro-Riviere 2008）。

1939 年，Wolf（1939）引入了胶带粘贴法（tape stripping），通过使用具有黏性的透明胶带重复地粘贴，将角质层逐层分离下来，从而可以对人类角质层细胞的形态学细节进行研究。1953 年，Spier 和 Natzel（1953）首次在斑贴试验前使用这一技术，通过机械地减少角化细胞层的方法，使角质层变薄。此后，这种粘贴斑贴试验（strip patch test，SPT）作为传统斑贴试验的改良方法，可以提高受试物在表皮深层细胞的生物可利用效率，从而降低敏感患者上产生阳性反应的最小触发水平（Dickel et al. 2009b；Fernandes et al. 2007；Frosch et al. 1988；Oldhoff et al. 2004；Spier and Sixt 1955）。

我们提出了首个 SPT 的标准操作流程（Dickel et al. 2004），随后证明了 SPT 相对于 PT 显著提高

了试验敏感性（Dickel et al. 2009a）。然而，SPT 操作流程中的胶带粘贴在个体间的较大差异是否会影响个体间 SC 减少的相似性即个体间的重复性（Dickel et al. 2008），仍是一个未解决的问题。而这种相似性 / 重复性能够使 SPT 反应结果具有可比性，并进一步规范 SPT 在实际应用中的流程。本章中，我们报道了一个临床测试，该测试通过在体共聚焦激光扫描显微镜（confocal laser scanning microscopy，CLSM）对标准化的 SC 减少方法的差异性（variability）和评估员间一致性（inter-rater agreement）进行了研究。

2 材料与方法

这是一项研究者单盲的前瞻性临床研究，由 Ruhr 大学 Bochum 分校医学院伦理委员会批准（注册号 2881，审批日 2009-03-03）。在每个受试者签署知情同意书之前，研究者会向受试者详细解释研究流程。这一研究于 2009 年 9 月在德国 Ruhr 大学 Bochum 分校的皮肤病学和变态反应学系进行。受试者因自愿参与本研究得到相应小额补贴。

2.1 研究人群

参与研究的受试者年满 18 岁，且后背区域皮肤情况正常，排除怀孕和哺乳期女性。

2.2 胶带粘贴法

胶带粘贴的方法是按照我们以前提出的 SPT 方案（Dickel et al. 2004）进行的。采用 3M™Blen-derm™ 外科胶带（3M™ Medica，3M Deutschland GmbH，Neuss，Germany；规格 25mm×4.5m；CE 认证号 0493–BSI 0086–class I；批号 201407，有效期 2014-07-01）；胶带粘贴前，使用 3M™ 剃刀去除受试部位体毛。与原方案不同的是，本研究不进行斑贴试验。

所有的受试者被随机选取一侧后背，由评估员 1（Alexandros Goulioumis）取 3 个测试区域（图 1a）。3 个测试区域被随机标记为 A、B 和 G，并接受如下处理：B= 无胶带粘贴（作为角质层厚度测

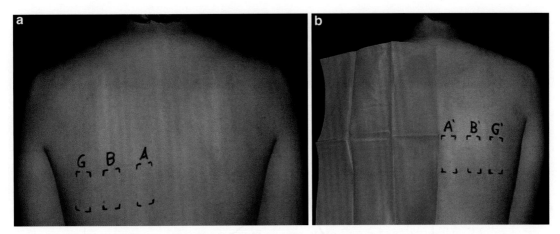

图1 在受试者后背上为评估员1（a）和评估员2（b）随机选取测试区域，无胶带粘贴（B,B'），胶带粘贴至透明层（G,G'），经计算的SPT胶带粘贴次数（粘贴至透明层的胶带粘贴次数 ×11/26）（A，A'）

量的基线），G= 粘贴至透明层（stratum lucidum）的次数（作为计算 SPT 粘贴次数的参考值），而 A= 经计算的 SPT 胶带粘贴次数［计算方程式：粘贴至透明层的胶带粘贴次数 ×11/26（Dickel et al. 2004），作为角质层厚度测量的目标值］。测试侧和测试区域的随机分配是根据一个 75 人的随机表（由 Oliver Kuss 监督）进行的。其中的 18 人在处于盲态的情况下，由评估员 2（Heinrich Dickel）额外测试了后背测试区的对称区域（图 1b），对这一侧的 3 个测试区域进行了与镜像侧相同的处理。

2.3 在体共聚焦激光扫描显微镜

所有测试区域的共聚焦图片都是通过装有软件 VivaScan® Version 7 的 VivaScope® 1500（Lucid® Inc.，Rochester，NY，USA）以无创方式获得的。这一技术通过波长 830nm 的激光束获得横向分辨率 0.5μm、纵向深度 0.94μm 的共聚焦图片，由 SC 逐层扫描至真皮乳头层（图像的渗透深度）。每个测试区域都包含 140 层垂直方向的图片。之后，应用公用的并基于 Java 的图片处理程序软件 Image J（National Institutes of Health，USA）对图片进行定量分析。将原始图片在垂直方向堆叠重建，分析 SC 厚度（见图 2a）。角质层中紧密缠绕的角蛋白在共聚焦激光扫描显微镜下反射出白色，可用于计算 SC 的厚度（Lucid® Inc. 2005）。这种反射使 SC 显得更加明亮，而表皮层和真皮乳头层则显得比较

暗。在每个测试区域的垂直切面上随机取 5 个测量点的均值作为该区域的 SC 厚度（由 ThiloGam-bichler. 进行，见图 2a，b）。

通过使用 CLSM，我们一方面避免了在每个测试区域进行活检，另一方面也省去了通过组织学体外测量 SC 厚度所需的准备工作。

2.4 盲法（blinding）

评估员 2 对于以下两点是处于盲态的：(i) 测试区域 A 和 G 的胶带粘贴次数；(ii) 上述测试区域经评估员 1 处理后的皮肤反应。进行 SC 厚度测量操作的医生对于各个测试区域的处理方式是盲态的。

2.5 统计分析

关于样本量的计算，我们假设 SC 减少值（相对于胶带粘贴前的基线）符合平均值 μ 为 50%（Frosch et al. 1988；Spier and Sixt 1955）、标准偏差 σ 为 5% 的正态分布。根据 2σ 原则，这意味着 SC 减少值中大约有 95% 分布在 40% 至 60% 之间。我们为这一 4σ 区间定义了 20% 的区间长度，以表示 SC 减少在不同受试者间的临床相似性，即我们提出的 SPT 操作方案的良好重复性（Dickel et al. 2004）。由于 σ 是这一 4σ 区间的主要参数，我们将本研究的置信区间（confidence interval，CI）设为 95%。通过模拟程序计算（SAS 代码可从 Oliver

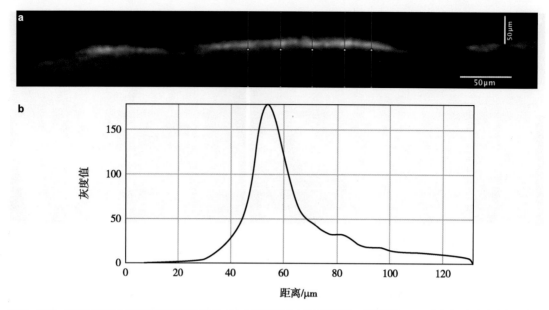

图2 对某一测试区域的在体共聚焦图片进行的垂直方向堆叠重建（低通滤波器：高斯模糊，σ=3）（a）。白色亮光部分表示角质层（SC）。图像中的点（蓝色）是五个用于计算 SC 平均厚度的测量点。第三个测量点的光强曲线图示见（b）；SC 厚度是这一曲线函数的一阶导数的最大和最小值之间的距离

Kuss 处请求获取），我们发现 60 个受试者可以满足在概率为 80% 的条件下，CI 的区间长度不超过两个单位 σ。

对于结果的表示，分类变量为绝对（相对）频率，连续变量为中位数（最小值 - 最大值，Q1，Q3）。对 SC 减少值（%）这一目标变量，我们另外绘制了直方图（histogram）并计算了其标准偏差 s 和相应的 $4s$ 区间。所有的统计分析都是按 95% CI 进行的。我们也通过非参数 bootstrap 检验（Haukoos and Lewis 2005）计算了 SC 减少值呈非正态分布情况下的 $4s$ 区间。我们还检验了受试者年龄、性别和 Fitzpatrick 皮肤类型是否影响评估员 1 观察到的 SC 减少（通过 Pearson 相关性和均值差）。

为评价评估员间的一致性，我们绘制了 Bland-Altman 图（Bland and Altman 1986）。这是一个所有受试者的评估员之间的差异相对于平均值的散点图。较好的一致性由以下两点表征：①散点随机分布；②大部分点分布在一致性限度内［平均评估员间差异 ±2×（该差异的 SD）］。统计分析使用的软件是 SAS® 版本 9.2（SAS Institute，Cary，NC，USA）。

3 结果

经评估员 1 进行胶带粘贴的 75 个受试者的人口统计学（demographic）信息和临床特征总结见表 1。相对 SC 减少值的完整分布见图 3。由拟合标准密度曲线（μ=31.3%，σ=4.4%）可见，结果符合正态分布。标准差 s 为 4.4%（95% CI，3.8%；5.2%），则 $4s$ 区间为 22.5% ～ 40.0%，区间长度为 17.5%（95% CI，15.1%；20.9%）。由此我们推断 SC 减少值有 95% 分布在长度为 17.5%（95% CI，15.1%；20.9%）的区间内。可以发现这一置信区间的上限稍高于 20% 这一预设的 SC 减少临床相似性的临界值。应用 bootstrap 检验，则 $4s$ 区间长度为 19.3%（95% CI，14.0%；20.5%）。

评估员 1 的 SC 减少数据具有统计学显著性，但是与 Fitzpatrick 皮肤类型无临床相关性（P=0.04，F 检验），因为具有 Fitzpatrick V 型皮肤的受试者的 SC 减少值 19.4% 是异常值（数据未显示）。然而，年龄（Pearson 相关性 -0.16（95% CI，-0.38；0.07），P=0.16）或性别（均方差 0.5%（95% CI，-1.6%；2.5%），P=0.66，t 检验）未显示出差异性。

表 1　临床受试者（clinical subject）的人口统计学及特征数据（*N*=75，评估员 1）

特征	值
年龄（岁），中位数（最小值～最大值，Q1，Q3）	25（18～59，23，29）
性别 *n*（%）	
女性	42（56.0）
男性	33（44.0）
Fitzpatrick 皮肤类型，*n*（%）	
Ⅰ	4（5.3）
Ⅱ	26（34.7）
Ⅲ	35（46.7）
Ⅳ	9（12.0）
Ⅴ	1（1.3）
Ⅵ	0（0.0）
至透明层的胶带粘贴次数，中位数（最小值～最大值，Q1，Q3）	38（14～75，30，46）
SPT 的胶带粘贴次数，* 中位数（最小值～最大值，Q1，Q3）	16（6～32，13，19）
SC 厚度（μm），中位数（最小值～最大值，Q1，Q3）	
胶带粘贴前	13.0（10.0～19.0，11.6，14.3）
胶带粘贴后	8.8（6.9～12.8，8.1，9.6）
SC 减少（%），中位数（最小值～最大值，Q1，Q3）	31.6（19.3～39.8，28.6，34.6）

Q1，第 25 百分位数；Q3，第 75 百分位数；SPT，粘贴斑贴试验；*= 粘贴至透明层的胶带粘贴次数 ×11/26；SC，角质层。

图 3　经评估员 1 进行粘贴的所有受试者的角质层（SC）减少（%）直方图（*N*=75）。分布符合正态密度曲线 μ=31.3，σ=4.4

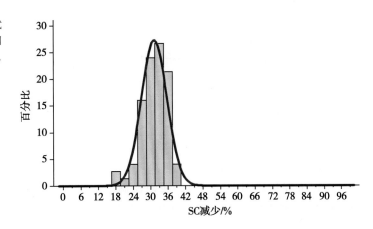

分别由评估员 1 和评估员 2 独立进行胶带粘贴的，包含有 18 个受试者的分组的临床特性总结见表 2。图 4 为 Bland-Altman 散点图，用于评价这两个独立评估员间的一致性。我们发现，图中数据点随机分布，仅有一值偏离了 Bland-Altman 一致性的限度，表明两个评估员间具有良好的一致性。

表 2　分组的临床受试者特征数据（*n*=18，评估员 1 和评估员 2）

特征	值
至透明层的胶带粘贴次数，中位数（最小值～最大值，Q1，Q3）	
评估员 1	28（15 ～ 49，26，31）
评估员 2	29（22 ～ 45，27，37）
SPT 的胶带粘贴次数，* 中位数（最小值～最大值，Q1，Q3）	
评估员 1	12（6 ～ 21，11，13）
评估员 2	12（9 ～ 19，11，16）
SC 厚度（μm），中位数（最小值～最大值，Q1，Q3）	
胶带粘贴前	
评估员 1	13.2（10.7 ～ 19.0，12.0，14.3）
评估员 2	12.3（10.7 ～ 16.9，11.8，12.8）
胶带粘贴后	
评估员 1	9.0（7.5 ～ 11.5，8.4，9.6）
评估员 2	8.6（7.9 ～ 10.3，8.1，9.0）
SC 减少（%），中位数（最小值～最大值，Q1，Q3）	
评估员 1	31.5（24.6 ～ 39.8，29.7，34.6）
评估员 2	31.0（26.2 ～ 38.9，27.3，32.8）

Q1，第 25 百分位数；Q3，第 75 百分位数；*= 粘贴至透明层的胶带粘贴次数 ×11/26；SC，角质层。

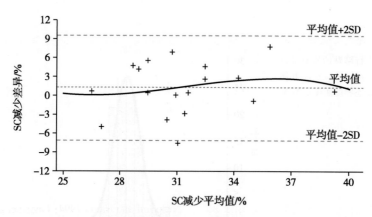

图 4　用于分析同时经评估员 1 和评估员 2 粘贴的受试者组间一致性的 Bland-Altman 散点图（*n*=18）。数据符合 3 次多项式曲线（黑线），两组间角质层减少的平均差异（平均值 =1.21%）和一致性的限度（SC 减少的平均差异 ±2SD（SD=4.18%），灰线）。SD，标准差

4 讨论

本研究中，我们提出的 SPT 方案（Dickel et al. 2004）表明在不同的患者和操作人员间具有可重复性。在常规临床操作中，我们预期通过这一仅使用 3M™ Blenderm™ 外科胶带、不借助其他任何辅助设备的 SPT 流程能够均一地减少 SC 约 30%。我们进行了在体上背部 SC 测量，其 SC 厚度为

10.0 ～ 19.0μm，中位数为 13.0μm（见表 1），与文献报道的 SC 厚度范围 10.0 ～ 20.0μm（Breternitz et al. 2007；Pirot et al. 1997；Scheuplein and Blank 1971）和平均值 11.0μm 或 9.4μm（Holbrook and Odland 1974；Sandby-Møller et al. 2003）相一致。

本研究结果进一步证明了 SPT 操作的胶带粘贴次数是因人而异的（表 1 和表 2）（Dickel et al. 2008；Dickel et al. 2009a），而固定的、不依赖于患者的 SPT 胶带粘贴次数（cf. Lachapelle and Maibach 2009）是不合适的。由于 SC 结构在不同个体间的差异（Berrutti et al. 2000；Jacobi et al. 2003；Weigmann et al. 2005），某一数量的胶带粘贴可能足以加强某一受试者的吸收和渗透，但对于另一个受试者可能是不足的。因此，我们的 SPT 方案充分考虑了不同患者间角化细胞层被去除的差异性。

胶带粘贴很大程度上提高了皮肤对受试物的吸收和渗透（Choi et al. 2003），而这一效应主要取决于 SC 被去除的程度（Kezicand Nielsen 2009）。在猪皮上，已经证明最外的四或五层角化细胞包含了 40% 脂质，是形成阻止皮肤水分流失和物质吸收渗透的皮肤屏障功能的主要部分（Berrutti et al. 2000）。这一厚度与 Caucasian 人背部皮肤上大约 16 层角化细胞大致相同（Holbrook and Odland 1974；Rawlings 2006），由此推断，也就相当于减少人类皮肤 SC 厚度的 30%。但是，我们发现 SPT 方案导致的 SC 减少 31%（图 3）与之前的报道有区别。到目前为止，据报道由固定的、不依赖于患者的 SPT 胶带粘贴次数在 9 到 15 之间，可以减少 SC 约 50%（Frosch et al. 1988；Müller 1980；Spier and Sixt 1955），而相关的系统性研究并未发表。通过类比生物医药行业数据，Jacobi 等（2005）描述了一个非线性方程以估算连续胶带粘贴所去除的 SC 相对数量。为了进行数学演绎，他们使用 UV/Vis 分光仪伪吸收方法，在 11 个受试者的前臂屈侧上研究了每一层胶带粘贴所移除的 SC 数量。根据方程计算，SC 减少 31% 和 50% 分别需要 8 和 14 次胶带粘贴。然而，这一计算方程无法直接应用于我们的实验结果，很大程度上是由于选择了不

同的皮肤区域和胶带（Weigmann et al. 2005）。

我们认为我们所提出的 SPT 方案（Dickel et al. 2004）是一个具有临床实操性的 SPT 流程，而并非旨在成为胶带粘贴的常规操作指南（Breternitz et al. 2007；Lindemann et al. 2003；Löffler et al. 2004）。在应用我们的 SPT 方案时，有 3 个关键点仍需标准化：①在进行胶带粘贴前，施于胶带上的精确压力（默认为"以指尖轻压" Dickel et al. 2004）；②胶带与皮肤接触的确切时间（默认为"2 秒" Dickel et al. 2004）；③精确的胶带去除速率（默认为"一个快速移动" Dickel et al. 2004；Breternitz et al. 2007；Choi et al. 2003；Lademann et al. 2009；Löffler et al. 2004）。做到这几点，则可预期 SC 减少值将会较为接近，比如处于本研究报道的 22.5% 至 40.4% 范围内。但是，值得注意的是，过多的技术要求将会限制这一 SPT 方案在日常临床常规操作中的应用（Lachapelle and Maibach 2009）。

这一 SPT 方案的主要目的是在斑贴试验之前通过明确的、可重复的胶带粘贴来减少 SC 渗透限制，然而，这也会产生附加效应，在一定程度上可以解释一些在 PT 中呈阴性的患者在 SPT 中出现接触性皮炎的病理生理学原因（Dickel et al. 2008）。众所周知，在过敏性接触性皮炎中，炎症是适应性免疫应答的基本前提（Bianchi and Manfredi 2009；Grabbe and Schwarz 1998；Martin and Jakob 2008）。一方面，重复的胶带粘贴本身可以引起轻度短暂性皮肤炎症，从而导致促炎性细胞因子和趋化因子的立即释放，继而导致特异性抗原细胞在炎症区域的聚集（Fluhr et al. 2008；Holzmann et al. 2004；Nickoloff and Naidu 1994；Onoue et al. 2009）。因此 SPT 可能作为一种对具有"危险信号"的刺激性受试物的联合诊断工具（Friedmann 2007），而最大限度地放大免疫系统响应的概率，比如增加对受试物的过敏反应。另一方面，增强受试物的表皮渗透可能提高受试物本身导致的皮肤损伤程度，进而增加局部免疫损伤信号所引起的对受试物的过敏反应（Basketter et al. 2008）。不过，这些多级反应仍需进一步研究。

在本研究中，我们提出的 SPT 方案（Dickel et al. 2004）使 SC 减少 31% 并呈现了良好的重复性和评估员间一致性，使之可以用于临床标准化流程。由于 SPT 的经济性和创伤程度轻，更容易在临床上安全地使用。

（杜铮 译，杜雅萍 校，鲁文嘉 审）

参考文献

Basketter D, Darlenski R, Fluhr JW. Skin irritation and sensitization: mechanisms and new approaches for risk assessment. 2. Skin sensitization. Skin Pharmacol Physiol. 2008;21(4):191–202.

Berrutti LE, Singer AJ, McClain SA. Histopathologic effects of cutaneous tape stripping in pigs. Acad Emerg Med. 2000;7(12):1349–53. PubMed.

Bianchi ME, Manfredi AA. Immunology. Dangers in and out. Science. 2009;323(5922):1683–4. PubMed.

Bland JM, Altman DG. Statistical methods for assessing agreement between two methods of clinical measurement. Lancet. 1986;1(8476):307–10. PubMed.

Breternitz M, Flach M, Präßler J, Elsner P, Fluhr JW. Acute barrier disruption by adhesive tapes is influenced by pressure, time and anatomical location: integrity and cohesion assessed by sequential tape stripping; a randomized, controlled study. Br J Dermatol. 2007;156 (2):231–40.

Choi MJ, Zhai H, Löffler H, Dreher F, Maibach HI. Effect of tape stripping on percutaneous penetration and topical vaccination. Exog Dermatol. 2003;2(5):262–9.

Dickel H, Bruckner TM, Erdmann SM, Fluhr JW, Frosch PJ, Grabbe J, et al. The "strip" patch test: results of a multicentre study towards a standardization. Arch Dermatol Res. 2004;296(5):212–9.

Dickel H, Geier J, Kuss O, Altmeyer P. Strip patch test vs. conventional patch test to detect type IV sensitization in patients with allergic contact dermatitis. J Eur Acad Dermatol Venereol. 2008;22(12):1516–7. PubMed.

Dickel H, Kamphowe J, Geier J, Altmeyer P, Kuss O. Strip patch test vs. conventional patch test: investigation of dose-dependent test sensitivities in nickel- and chromium-sensitive subjects. J Eur Acad Dermatol Venereol. 2009a;23(9):1018–25.

Dickel H, Scola N, Altmeyer P. The strip patch test – indication in occupational dermatology demonstrated with a case history. J Dtsch Dermatol Ges. 2009b;11 (7):965–7.

Fernandes MFM, de Mello JF, Pires MC, Vizeu MCM. Comparative study of patch test using traditional method vs. prior skin abrading. J Eur Acad Dermatol Venereol. 2007;21(10):1351–9.

Fluhr JW, Darlenski R, Angelova-Fischer I, Tsankov N, Basketter D. Skin irritation and sensitization: mechanisms and new approaches for risk assessment. 1. Skin irritation. Skin Pharmacol Physiol. 2008;21(3):124–35. PubMed.

Friedmann PS. The relationships between exposure dose and response in induction and elicitation of contact hypersensitivity in humans. Br J Dermatol. 2007;157 (6):1093–102. PubMed.

Frosch PJ, Weickel R, Schmitt T, Krastel H. Nebenwirkungen von ophthalmologischen Externa. Z Hautkr. 1988;63(2):126–36.

Grabbe S, Schwarz T. Immunoregulatory mechanisms involved in elicitation of allergic contact hypersensitivity. Immunol Today. 1998;19(1):37–44. PubMed.

Haukoos JS, Lewis RJ. Advanced statistics: bootstrapping confidence intervals for statistics with "difficult" distributions. Acad Emerg Med. 2005;12(4):360–5. PubMed.

Holbrook KA, Odland GF. Regional differences in the thickness (cell layers) of the human stratum corneum: an ultrastructural analysis. J Invest Dermatol. 1974;62 (4):415–22. PubMed.

Holzmann S, Tripp CH, Schmuth M, Janke K, Koch F, Saeland S, et al. A model system using tape stripping for characterization of Langerhans cell-precursors in vivo. J Invest Dermatol. 2004;122(5):1165–74.

Jacobi U, Meykadeh N, Sterry W, Lademann J. Effect of the vehicle on the amount of stratum corneum removed by tape stripping. J Dtsch Dermatol Ges. 2003;1 (11):884–9.

Jacobi U, Weigmann HJ, Ulrich J, Sterry W, Lademann J. Estimation of the relative stratum corneum amount removed by tape stripping. Skin Res Technol. 2005;11 (2):91–6. PubMed.

Kezic S, Nielsen JB. Absorption of chemicals through compromised skin. Int Arch Occup Environ Health.

2009;82(6):677–88.

Lachapelle JM, Maibach HI. Patch testing and prick testing – a practical guide (official publication of the ICDRG). 2nd ed. Berlin: Springer; 2009. 195 p.

Lademann J, Jacobi U, Surber C, Weigmann H-J, Fluhr JW. The tape stripping procedure – evaluation of some critical parameters. Eur J Pharm Biopharm. 2009;72 (2):317–23. PubMed.

Lindemann U, Wilken K, Weigmann HJ, Schaefer H, Sterry W, Lademann J. Quantification of the horny layer using tape stripping and microscopic techniques. J Biomed Opt. 2003;8(4):601–7. PubMed.

Löffler H, Dreher F, Maibach HI. Stratum corneum adhesive tape stripping: influence of anatomical site, application pressure, duration and removal. Br J Dermatol. 2004;151(4):746–52.

Lucid® Inc. ImageJ applications for vivascopy: stratum corneum thickness analysis. Manual. Rochester, NY: 2005.

Martin SF, Jakob T. From innate to adaptive immune responses in contact hypersensitivity. Curr Opin Allergy Clin Immunol. 2008;8(4):289–93. PubMed.

Müller W. Das Berufsekzem. Berlin: Acron Verlag; 1980. 235 p.

Nickoloff BJ, Naidu Y. Perturbation of epidermal barrier function correlates with initiation of cytokine cascade in human skin. J Am Acad Dermatol. 1994;30 (4):535–46.

Oldhoff JM, Bihari IC, Knol EF, Bruijnzeel-Koomen CAFM, de Bruin-Weller MS. Atopy patch test in patients with atopic eczema/dermatitis syndrome: comparison of petrolatum and aqueous solution as a vehicle. Allergy. 2004;59(4):451–6.

Onoue A, Kabashima K, Kobayashi M, Mori T, Tokura Y. Induction of eosinophil- and Th2-attracting epidermal chemokines and cutaneous late-phase reaction in tapestripped skin. Exp Dermatol. 2009;18(12):1036–43.

Pirot F, Kalia YN, Stinchcomb AL, Keating G, Bunge A, Guy RH. Characterization of the permeability barrier of human skin in vivo. Proc Natl Acad Sci U S A. 1997;94 (4):1562–7. PubMed.

Proksch E, Brandner JM, Jensen JM. The skin: an indispensable barrier. Exp Dermatol. 2008;17(12):1063–72. PubMed.

Rawlings AV. Ethnic skin types: are there differences in skin structure and function? Int J Cosmet Sci. 2006;28:79–93.

Sandby-Møller J, Poulsen T,Wulf HC. Epidermal thickness at different body sites: relationship to age, gender, pigmentation, blood content, skin type and smoking habits. Acta Dermatol Venereol (Stockh). 2003;83(6):410–3.

Scheuplein RJ, Blank IH. Permeability of the skin. Physiol Rev. 1971;51(4):702–47. PubMed.

Spier HW, Natzel R. Chromatallergie und Zementekzem. Gewerbedermatologischer und analytischer Beitrag. Hautarzt. 1953;4(2):63–5.

Spier HW, Sixt I. Untersuchungen über die Abhängigkeit des Ausfalles der Ekzem-Läppchenproben von der Hornschichtdicke. Quantitativer Abriß-Epikutantest Hautarzt. 1955;6(4):152–9.

Weigmann HJ, Ulrich J, Schanzer S, Jacobi U, Schaefer H, Sterry W, et al. Comparison of transepidermal water loss and spectroscopic absorbance to quantify changes of the stratum corneum after tape stripping. Skin Pharmacol Physiol. 2005;18(4):180–5.

Wolf J. Die innere Struktur der Zellen des Stratum desquamans der menschlichen Epidermis. Z Mikrosk Anat Forsch. 1939;46:170–202.

Zhang LW, Monteiro-Riviere NA. Assessment of quantum dot penetration into intact, tape-stripped, abraded and flexed rat skin. Skin Pharmacol Physiol. 2008;21 (3):166–80. PubMed.

29

在体测量角质层含水量的物理方法

Jean-claude Bernengo and Jean de Rigal

内容

关键词

皮肤含水量·水分含量·热量测定法·皮肤机制·电测量法·反射测量法·红外线·拉曼

1 简介

在化妆品功效评估里，角质层含水量的测定是个普遍使用的方法。它在皮肤科学，变态反应学和职业医学上也很重要。角质层含水量对皮肤有多种影响，特别是：

– 和角质层柔软度相关，进而和整体皮肤相关；

– 和角质层的屏障功能下降相关，因而能调整皮肤吸收的生理功能

– 和角质细胞间的酶促反应相关，因而与角质剥脱过程有关

– 和角质分离层细菌的繁殖的增速相关，因而和皮肤表面的生态系统的调节相关

如今已有许多测量角质层的含水量的方法，为了找到一个简单、实用尤其是直接的方法，已经开展了大量的研究。但困难点仍在于精确地直接测量。为了帮助大家选择合适的检测方法，这一章对当前可用的方法进行了描述。此外，也对一些仍然局限于实验室研究阶段的方法进行了描述，以展示各种的可能性，并激励我们期望在市场上出现的检测设备的开发。这一章将专门阐述皮肤角质层含水量的测定方法。

1.1 角质层含水量的物理化学特性

已知，角质层含水量（stratum corneum water content）会影响其机械性能。在 1952 年，Blank（1952）描述了角质层的可塑性和弹性的变化与其保留外源性水的能力有关。此外，在生理学和药理学上，角质层的屏障功能，即抵御皮肤水分流失的能力和角质层含水量对外源性分子在皮肤上的渗透能力的影响是最重要的。

1.1.1 角质层的水分状态

在皮肤角质层中，水以两种非常不同的热力学形态存在，可通过热分析方法来证明［差示扫描量热法（differential scanning calorimetry，DSC）和热重量分析法（thermogravimetry）］。

– 游离水，它能在接近 0℃结冰，大量电离和非电离的分子可溶解在里面（金属盐、氨基酸、尿素）

– 结合水，它不能在 0℃结冰，而需要低得多的温度才能结冰，它们与角质层里蛋白质和脂类相互作用，在水饱和层里它们占了20%～30% 的含量（Walkley 1972；Inoue et al. 1986）

结合水的主要研究方法有热分析方法（热重量分析法）和各种震动为基础的技术（红外光谱，磁共振）（Hansen and Yellin 1972；Barry 1987）。以上这两篇研究中的作者证明了皮肤角质层中存在高强度的结合水（高达 7% 的重量），其余的结合水则以中等强度结合在一起。Lévêque 等（1987a）测定了它们的结合能量，分别为 15 和 18kcal/mol，这和蛋白质和水之间的氢键——结构键的结合能量是相同数量级的。研究还指出水 - 脂间的相互作用：当角质层含水量增加时，角质层脂类组织结构会发生改变。由于水主要被局限于极性区域，它在极性区具有很好的亲和力（离子偶极子相互作用）。在这些区域加入水会使脂肪链间的引力减小，因此造成更大的脂质流动（Barry 1987；Golden et al. 1986）。相同的机制原理也可用于增加药物和赋形剂（有机分子）的皮肤渗透性（Behl and Barret 1981）。

1.1.2 含水量梯度

角质层含水量在其整个厚度中的分布并不是均匀的：最表层的含水量与环境中的水分含量相平衡，但深层角质层会跟其下的表皮交换自由水并达到饱和状态。通过在体研究展示这种梯度并不简单，但 Warner 等（1988）用电子衍射对皮肤活检标本中的水含量梯度进行了确定。在该研究中，水含量有规律地从颗粒层的 70% 降到表层的 25%，这说明在角质层中即使含水量相对高的时候，水分也全部是以结合的形式存在。Salter 等（1992）试图通过磁共振（nuclear magnetic resonance，NMR）在体（in vivo）皮肤含水量。Querleux 等

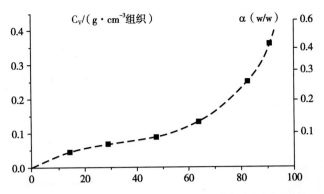

图1 角质层的水分吸收与环境空气相对湿度的函数图。C_v 表示单位体积水合角质层中水的重量，α 是水的重量与角质层干重之比。C_v 值外推到饱和大约是 $0.8g/cm^3$，即 $\alpha = 3g/g$。（Blank et al. 1984）

（1994）用同样的方法证实了脚底角质层含水量梯度并观察到了保湿霜和清洁剂引起改变（见第 44章）。随着共聚焦拉曼光谱学（Caspers et al. 2001）的发展，也证实了这个梯度的存在，并能通过直接测量角质层含水量将其量化。更多细节内容在 6.4章节讲述。

1.1.3 角质层的水分吸收

图1 为一个角质层的水分吸收等温曲线。该曲线是将 Blank（1952）和 Lévêque 等（1992）的研究结果合并放在一起绘制的。当水含量的单位标准化后，两个结果完美吻合。曲线清楚地表明，水含量在相对湿度（relative humidity，RH）为 30%和 60% 之间的变化很小，之后便大大增加。Blank等（1984）报道当 100% RH 时，这个值被推测为 $0.8g/cm^3$（水的重量相对于总体积），也就是水的重量比角质层高约 3 倍。在这些条件下，角质层的厚度也比脱水的角质层多 3 倍（Blank et al. 1984）。在实践中，即使在等同于大约 99% 的 RH 时，水的质量也很少超过角质层干重。

1.1.4 皮肤科学和化妆品方面

对于负责开发用于评估皮肤保湿功效的测试和方法的物理学家和化学家而言，这个概念主要被表征为用角质层的含水量变化（最常见的用物理特性变化来测量）。对皮肤科医生或者化妆品专家来说，皮肤保湿是一种常见的感官现象：非常滋润的皮肤是柔软的、光滑的，换句话说，"皮肤状态很好"。相比之下，干性皮肤（dry skin）有特殊的特征（脱屑，白色鳞片状斑块，易受刺激）。已有研究指出这种类型的皮肤经常缺水（de Rigal et al. 1993），但这观点仍然存在争议。除了没有特殊吸引力的外观，干燥的皮肤如果走向一个极端，可能引发皮肤问题。干性皮肤的角质层比正常皮肤的柔软度或形变能力差两倍（图 2）（Lévêque et al. 1987b）。在运动期间的反复施压，角质层会趋向于"破裂"并造成一个易于感染的开放通道。在腿上，呈现出一种鳞状皮肤的特点，坚硬和平滑斑块的皮肤边缘经常呈现红色，反映出炎症的存在（de Rigal et al. 1993）。一篇关于角质层细胞大小的变化取决于干燥程度的研究中指出了干性皮肤的炎症特征（Lévêque al. 1987b）。

"干性皮肤"的通常认为并不能跟脱水等同，因为它涵盖了几个不明机制的病因。这些状态可能由各种原因引起（日光，表面活性剂），或者自然的原因（老化），或者由于气候条件导致（冬季干燥病）。然而很难用一个合理的方法来对皮肤类型进行分类（Piérard 1997）。每种皮肤状态的形成源于不同机制，尽管临床表现可能是相同，但却具有各自特定的组织或生化特征（例如，角质层的构成）。某一些状态的确伴随着角质层的脱水。

早在 20 世纪 50 年代 Irvin Blank 的研究（Blank 1952），现在其观点已经完全被接受，即水在角质层物理性质中占有绝对压倒性作用。最近，对于由于保水能力导致的干燥皮肤，角质细胞体（corneosomes，主要负责角化细胞之间黏性连接的

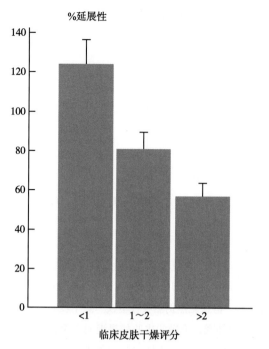

%延展性

图2 皮肤延展性和临床皮肤干燥评分的相关性。(Lévéque et al. 1987b)

分子)是紊乱的,同时角质细胞之间的脂质双层的结构也受到影响。相比于在湿润的皮肤上观察到的现象,角质细胞体经历更少的酶促降解,从而在角质层上层保留更多的数量(Pierard 1997)。鉴于这些结果,有几个团队研究表明,水分在角质层脱皮的机制里是一个重要的因素,适当的水含量能在分离细胞内促进酶化功能和调节角质层细胞剥脱过程。保湿介质(甘油、尿素、乳酸等)已经显示其在这个过程中的正面影响(Koyama et al. 1996; Rawling et al. 1992,1995)。

1.2 已开发的测定角质层水含量的方法

早期的物理测试方法是基于组织中存在的水的结果而进行的。众所周知,湿润的组织更柔软(更易变形),并且组织的导电性和导热性更好。由此最初的间接测量方法也应运而生,最早是电或热导率(thermal conductivity)测量和机械法测量。然而,这些方法的主要缺点在于:水含量的变化和所测量的物理参数变化之间关系的复杂性。在大部分的案例中,一些其他的因素显而易见地参与到这种

关系里,尤其是,所有关联到皮肤和电极之间接触的问题,皮肤的纹理和机械性能对在电和热力学性能的影响(增加角质层的柔软度会使得皮肤与电极之间的接触也得到改善)。直接分析方法比如用DSC对角质层热分析则不用担心这类问题,并能监控角质层中水分子的能量转换。可惜的是,这些技术不能应用在人类皮肤的在体研究上。

这一章节将从热分析技术开始陈述,随后会阐述基于皮肤机械性能的检测技术。电测量将占主要部分,因为它是目前最流行的评估皮肤水分的技术。还有一些非常聪明的办法是将光学和热分析结合在一起,即所谓的光热和光声的检测方法也会在本章进行介绍。

以水分子为直接测量目标,适用于人的在体检测的技术仍在发展中:从本质上说,它们集中在光谱学方法上(近中红外,拉曼散射),这些方法将在本章结尾部分提及。

2 热分析技术

2.1 测量角质层热导率

2.1.1 原理

在一个电势 F(热、机械、电力或化学)的作用下,发生能量和物质传递的一般规律表明,传递的通量 Φ(热,运动量,电荷,分子数)与发生变化的电势的梯度 ΔF 是成相反的比例:

$$\Phi = -k \cdot \Delta F \text{(加粗字体代表三维向量)} \quad (1)$$

在热传输的情况下,Φ 是定向热流(W/m²),ΔF 在这里被温度梯度 ∇T 取代。常数 k 是热导率,用 W/m/° 表示。

复杂的介质如皮肤可能被视作一组平行的热导体。因此,其平均热导率等于每种成分相对体积的基本导率总和,除以总体积。在角质层,两种水成分的 k 是有区别的:自由水 $k=0.6$W/m/° 和结合水 $k=0.18$W/m/°。整体热导率是接近于 Poppendieck 等(1966):

k(W/m/°)= 单位体积自由水的占比 ×0.6+ 单位体积(蛋白质 + 脂质 + 结合水)整体的占比 ×0.18

请注意，单位体积自由水的占比与自由水含量是相同的，用 g/cm³ 表示。如果单位体积第二个占比值已知的话，后者可以通过测得的热导率 k 来计算获得。

自从 Lefevre（1901）在 1901 年进行了第一次实验以来，测量皮肤热导率已经成为一个行之有效的方法。第一批皮肤传感器近来也被更多地使用（Challoner 1975；Hensel and Brandt 1977）。他们通过消耗恒定的加热功率测量所产生的热效应。这种"等热量"模式有几个缺点，特别是非线性的响应，而且响应得非常缓慢。自此，传感器在等热模式下操作原理已经完全采纳。相对基线温度，传感器使组织保持恒定的热量。传感器维持热效应所需消耗的功率是和组织热导率成正比的。一个永久的连续的反馈环路可精准调节加热装置。多亏了这种控制回路，可以实现快速响应时间（时间常量约为 0.1 秒）。（请注意，时间常量为这种现象降至它初始值的 37% 所需的时间）。

2.1.2 连续加热方法：Hematron®

连续加热法（continuous-heating method）可永久监测皮肤热导率的变化，可是，相应的探头则需要使用两个温度传感器来持续测量加热和非加热介质之间的温度差异。此外，角质层含水量的测定需要使用一种特殊的探头，该探头能在皮肤非常浅表层面形成"低温"通量流，而不会触及皮肤血管层。图 3 中所示的测量探头是矩形的，有两个开放的孔以防止皮肤被封闭并确保加强测量传感器的和参考传感器之间的热绝缘。通量流发生在皮肤的表面，而且特别考虑了他们密度在此矩形内随着深度

会下降。

2.1.3 脉冲加热方法

脉冲加热方法（pulse-heating method）使用的测量探头更为简单，因为只是一个热敏电阻，可同时产生热量和测定温度（Dittmar et al. 1988）。

测量是基于两阶段循环：

1. 在持续 24 秒的被动期里，皮肤静止状态的温度被测定。

2. 在持续 6 秒的活跃期里，通过一个比例 - 积分 - 微分调节器，使探头的温度稳定在比之前的温度 +6℃ 的状态。

由于皮肤内热场的传播，维持温差所需的发热量不仅取决于皮肤表层的含水量（角质层和表皮）也取决于真皮的微循环。功率随着时间很快下降，在 2 秒后接近常数（即渐近 P_{SS}）。在均质材料里，这个能量遵循着一种规律：

$$P = \beta/\sqrt{t} + P_{SS} \qquad (2)$$

如图 4 所示，时间标尺是 $1/\sqrt{t}$。渐近功率，P_{SS} 取决于介质的热导率和探头的热特性。考虑到 P 和 t，当时间外推到无限大使，可由方程式 2 来确定 P_{SS}。此外，用各种均质材料校准（凝胶里包含不同量的乙二醇、凡士林、聚苯乙烯泡沫）已确认下列之间的线性关系（方程式 3），在 $1/P_{SS}$ 和 $1/k$ 间，表示的理论：

$$1/P_{SS} (m \cdot W^{-1}) = 0.11 + 0.014 \times 1/k (m \cdot \circ \cdot W^{-1}) \qquad (3)$$

考虑这种关系，k 的确定只需要在实验图上做线性回归分析进而外推获得 P_{SS}。

图 4 是一个在皮肤上获得的示例。在该示例

图 3　用于检测皮肤表面的热导率的热探头：A. Dittmar（1988）的 Hematron 已经被 DERMSCAN 公司投放市场（法国）。加热元件的尺寸：1mm × 15mm

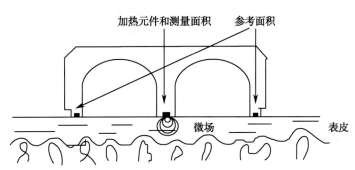

加热元件和测量面积　　参考面积

微场　　表皮

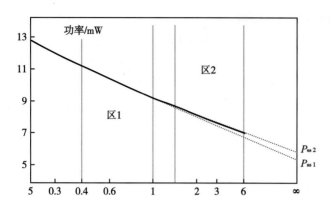

图4　在脸颊部皮肤上耗散的功率。区域1对应角质层：P_{ss1}= 5.8mW，k=0.25W/m/°。(Arnaud et al. 1994)

中，观察到在整个时间间隔，加热功率不遵守这个函数（方程式 1）。功率需由两个类型函数（方程式 1），相当于两个不同的 β 和 P_{ss}。图表中区域 1 的 P_{ss} 值能计算皮肤表层的热导率而区域 2 跟皮肤深层和微循环相关。图 5 显示了使用上述设备所获得的一个典型的结果，用以测定手臂皮肤在使用封闭式斑贴 4 小时之前和之后的皮肤的水分含量变化。热导率的增加反映了皮肤中水分的明显变化（40%～72% 的水分相对含量，水体积相对于总体积）。在研究过程中，作者表明封闭式斑贴的并没有明显改变皮肤的微循环（P_{ss2}，图 4）。

2.2 测定热扩散率

角质层的含水量也可以通过热扩散率（thermal effusivity，e）来测定。e 的平方等于导热率 k、单位体积的热容 c 和密度 ρ 的乘积（$e^2=k \cdot \rho \cdot c$）（物体单位体积的热容量是指把单位体积物体的温度从 24.5℃ 提高 25.5℃ 所必需的热量，热容由 cal·m^{-3}·℃$^{-1}$ 或 J·m^{-3}·℃$^{-1}$ 来表示）。热扩散率描述了介质间热量交换的特征。对于角质层的水含量，自由水作用于 k 和 c 是同样取样的，因此这个热扩散率尤其对水含量敏感。

1958 年，在 Hardy 的团队里的 Hendler（Hendler et al. 1958）最先用光照辐射测量法描述了测定皮肤扩散率的方法，在后面的章节中会进一步描述。Balageas（1986）在皮肤上进行研究，并模拟了不同层之间的热传递。他展示了这种方法检测皮肤含水量的可行性，接触或非接触式。1990 年一篇综述文章对该团队所使用的各种方法进行了描述（Balageas 1991）。

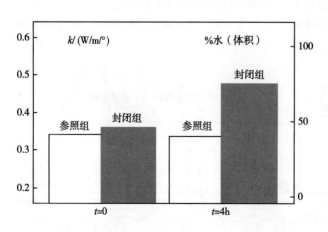

图5　手臂皮肤经 4 小时封闭式处理前和处理后的皮肤含水量［% 水 =（100*k−18）/ 0.42］。(Dittmar 1988)

图6 差示扫描量热法原理。
T，热电偶；G，电压放大器；
E，隔离室

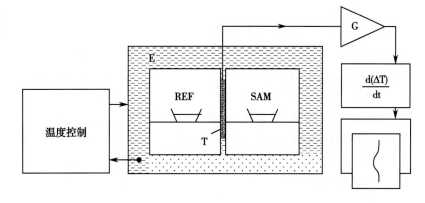

2.3 差示扫描量热法

差示扫描量热法（differential scanning calorimetry，DSC）仍然是表征角质层中水分类型的参考方法，因为它能直接测量角质层里各种成分的能量交互作用和相变。因此，这个方法是非常合适测定角质层样品里自由与结合水的含量。结合物理化学方法（皮肤渗透）和结构学方法（电镜），DSC阐明了水合作用对角质层分子结构的影响，以及解释了保水性和化学屏障机制。

如图6中所示，角质层样本（10mg）放置在测量室的支架上，另一个支架上放有一定重量具有近似热容的蒸馏水作为参照。随后测量支架上的温度缓慢而线性增加（例如，1℃/min）并且两个支架之间的温度差异 ΔT 一直用热电偶 T 来测量。只

要角质层没有发生能量吸收，加热两个室所需的热量是相同的（至少从理论上讲，因为在实践中可能发生一个轻微的不平衡），因此 ΔT 是零。但是，如果发生热吸收，情况将发生改变。校准仪器后，装置的电输出信号（与 ΔT 成正比）与热能吸收直接相关。发生热量吸收时的温度和吸收的强度受角质层水含量的影响，影响强度很大。

因此测定转变温度和热能吸收是测量角质层样品水含量的一种方法。在现代系统中，ΔT 永远是零，因为供应的能量始终等于被吸收的能量。因此，DSC 热谱图（图7）可显示与观察到的热转变现象的实时供能（负值），或者吸收能（正值）。每个峰的曲线下面积相当于相应的转变焓变（注意，在恒压和没有工作交换的情况下，焓的变化相当于系统内热能的变化）。

图7 含水量为 25%（w/w）的人角质层的热谱图。（After Goodman and Barry 1989）

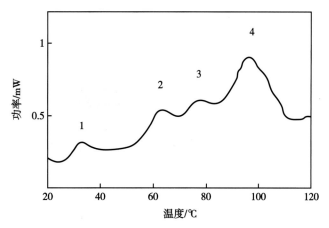

在皮肤上的应用

图 7 显示了在一个含水量为 25% 的人角质层样本的热谱图。每个峰值都反映了一个热转变，后者与角质层的构象直接相关：

- 峰 1：即使在健康角质层中，这个峰也不是系统地被观察到的。如果一个样本用有机溶剂处理成无脂质样本，这个峰就消失了。因此这个峰被归因于皮肤表面皮脂的熔化（Golden et al. 1986）。

- 峰 2：这个峰值反映细胞内的脂质的熔化（Glolden et al. 1986）。它被认为是反映了磷脂双分子层（类似细胞膜）中疏水链的熔化（Barry 1987；Goodman and Barry 1989）。

表 1　不同水含量的角质层的各个峰的转变温度的区别
（After Goodman and Barry 1989）

水含量	转变温度 /℃			
	峰 1	峰 2	峰 3	峰 4
干燥	42 ± 1	77 ± 1	91 ± 22	未检测到
10% ~ 20%	41 ± 3	73 ± 1	86 ± 2	113 ± 5
30% ~ 40%	39 ± 3	72 ± 1	85 ± 2	99 ± 3
50% ~ 60%	37 ± 2	71 ± 1	83 ± 1	98 ± 5
> 60%	38 ± 2	70 ± 1	83 ± 2	95 ± 2

- 峰 3：这个峰对水合作用非常敏感。当角质层水分含量增加时（Golden et al. 1986，1987），其转变温度降低，相应的曲线下面积也会降低。这个峰值并不容易被解释，一种假设是，它与介于细胞间脂质以及角质细胞膜中的脂质 - 蛋白复合体由热（热转变）引起的变化有关系（Golden et al. 1986，1987；Khan and Kellaway 1989）。

- 峰 4：这个峰，被许多作者认为归因于细胞角蛋白（α - 角蛋白转换到 β - 角蛋白）的热变性。变性是不可逆的，即使在无脂质的角质层里也都被观察到（Barry 1987；Golden et al. 1986；Knutson et al. 1985；Christensen et al. 1977）。

表 1（Goodman and Barry 1989）显示不同水含量角质层的每个峰的转变温度。

当水含量增加，峰顶温度（即转变温度）会下降，也伴随着相应曲线下面积的下降（熔变）。水合作用会引起角质层结构的变化，这包括位于极性区域的脂质（峰 1、峰 2 和峰 3）和细胞内角蛋白分子（峰 4）（Barry 1987；Golde et al. 1986；Goodman and Barry 1989；van Duzec 1975）。细胞间脂质较大的流动性也被认为可促进极性和非极性药物的经皮吸收（Behl and Barret 1981）。峰 3 的位置和相应的熔值可能是角质层含水量的一个指标。

然而，利用 DSC 测自由水接近冰点的温度是更可取的技术，因为它直接测定了样品所含的自由水的重量。在环境湿度平衡后，获取样本（一般通过剥离），然后尽快冻结来保持样品中的水。图 8 显示了在 0℃下获得的不同水含量角质层样品的热谱图：18% 水含量时没有转变发生，但在 33% 可见一个小峰。水含量越高峰越大。在大气压力和 0℃ 下使冰融化的潜热是 80cal/g（332J/g）。测定 0℃时的熔变可以直接计算样品中自由水的含量。必须另外加上 30% 的结合水（未冰冻）以得到角质层的总含水量。对于水含量小于 30% 的样本，该方法不能直接使用，因为 Walkey（1972）研究表明该情况下角质层水分主要以结合水形式存在（事实上，总含水量与结合水之间是线性关系，按重量几乎只有 5% 常数波动）。

差示扫描量热法能从热力学条件研究角质层里水分的状态。该方法不能用于在体研究，但可用于离体角质层样本的检测，但要在剥离后立即检测。此外，该方法的另一大优势时可以避免复杂的和不确定的校准过程（例如，光学或电子方法必须进行校准）。有很多现成的用于其他工业的系统（Perkin-Elmer 等）也可能直接用于角质层样本的检测。

3　基于机械性能的方法

皮肤的机械性能反映了皮肤组成成分的行为，这些成分的结构和其相应的变化。因此，基于机械原理的方法可以简单快速地测定角质层含水量的变化。目前常用的方法是无创的并可连续地测定，可

图 8 不同水含量的皮肤结合热谱图，只显示冰点水。结合水因为在 0℃时不经历相变所以没有在图上显示。（Walkey 1972）

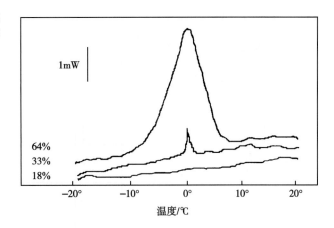

以监控选定区域经处理后的动态变化和其带来的后续效果。

过去 20 年开发的方法可以分成两大类：

– 皮肤垂直方向上的形变量（deformation）的检测［压痕法、负压吸引法、牵引法（levarometry）、冲击式致密度和回弹性测试法（ballistometry）］

– 皮肤水平方向上的形变量的检测（单向延展性、扭矩、振动、含气电力测功计）

后者方法的优势在于可测量皮肤最表层的组织性能，而不会牵连深层组织（脂肪），考虑到试验的几何尺寸，其施加的形变量是很小的（Vlashloom 1967；Christensen et al. 1977）。

近几年来，基于声波在组织中传播的检测方法已经出现。通过计算和建模，确定超声波的衰减系数，从而得到被测材料的特有机械特性（Bamber and Tristam 1990）。这些方法在肝脏等体积庞大的器官上取得了一些成功，但目前还没有广泛地应用，也没有被常规地应用于皮肤。

3.1 皮肤水平方向上形变量的检测方法

3.1.1 扭矩法（torsion method）：Twistometer® 或者 Dermal Torque Meter®

用这一类型的设备所进行的第一个研究是由 Vlasbloom（1967）主导的。当时开发的系统没有限制测量区域的几何形状。经过多次的改进，由 Diastron 公司（Andover，Surrey，UK）开发的"Dermal Torque Meter"进入了市场。该方法将一个圆盘粘贴在皮肤的表面（双面胶），随后施加一定的应力。一个角位移传感器可测量对应的形变量（它实际上是一种基于在施加恒定扭矩下测量其蠕变或变形的方法）。一个同心保护环（也粘在皮肤上）限定了应力的作用区域。关于几何形状和通过一些简单近似处理从而使组织的杨氏模量计算和生成成为可能的研究还在进行中（Agache et al. 1980）。

图 9 为仪器图释，图 10 为皮肤的响应曲线。

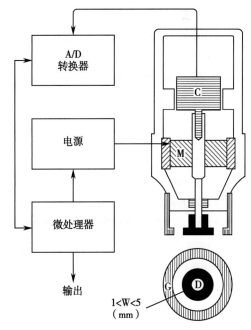

图 9 扭矩仪 Twistometer 图解（Lévêque and de Rigal 1985）。M，力矩马达；C，角位移传感器；G，保护环；W，间隙宽度

图10 皮肤对压力的基本响应曲线和从曲线中获得的主要参数。（After Lévêque and de Rigal 1985）

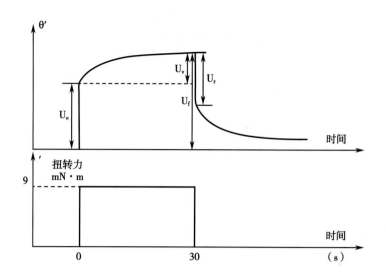

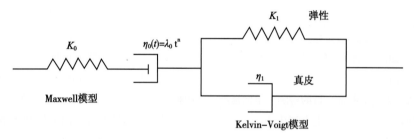

图11 扭转测量的皮肤机械模型

响应图由以下类型的方程式来建模：

$$U(t) = U_e + U_v[1 - \mathrm{Exp}(-t/c)] + A \cdot t^m \quad (4)$$

在响应上，不管方法如何，其形状是相同的，可以确定几个参数：

- U_e：即时延展性
- U_r：即时回弹性
- U_v：黏性形变
- U_r/U_e：弹性

基于这些参数，结合了 Maxwell 模型和 Kelvin-Voigt 模型的 Burger 流变模型系数，如图11所示 [最简化的皮肤建模（Pichon et al. 1990）]，可通过以下方程式计算获得：

$$K_0 = C/U_e \quad K_1 = C/U_v$$

$$\eta_0 = C/A \quad \eta_1 = \tau K_1 = \tau C/U_v$$

C 为施加的扭矩大小，K_0 和 K_1 是硬度参数，η_0 和 η_1 为黏度参数。

方程式4中的 m 值不同作者给出了不同的值。Pichon 等（1990）采用有限元法研究了所记录的形变量，证实了 m 值为1/3。同时指出，保湿现象主要与被测的 U_e（或者 K_0）变化相关，与 K_1 和 η_1 的相关性比较小。随后更清楚地指出，参数 η_0，与深层结构（真皮浅层）（De Rigal 1996）相关。有些作者把 m 的值对等于1（Salter et al. 1992）。其他的流变及非流变模型也有被提出（Salter 1993）。

1985年，Lévêque 和 de Rigal（1985）指出，当间隙宽度为1mm时（图12a），角质层对测量的贡献占60%～80%。当间隙宽度增加，贡献率降低（当间隙宽度为5mm，贡献率只有20%）。图12b 展示了化妆品配方的"即时"保湿功效。图13为一长期作用的案例。参考 Aubert 等（1985a）和 Randall Wichet 等（1997）关于证明短期和长期保

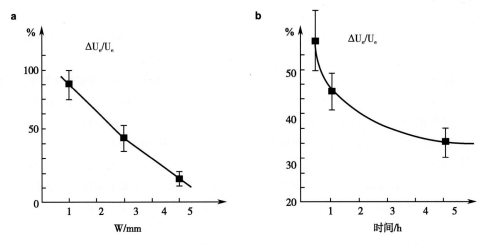

图 12 （a）应力作用下，皮肤受力面积的几何形状对角质层测定贡献率的影响（Lévêque and de Rigal 1985）。 W，间隙宽度。
（b）单次使用乳液后保湿效果的变化（After Aubert et al. 1985a）

图 13 3 种乳液（相同基质）保湿功效对比，使用 3 周，停用 1 周，测试区域为腿部，每组 15 人。可观察到在停用后，只有含甘油的乳液仍有保湿功效。（Lévêque and de Rigal 1985）

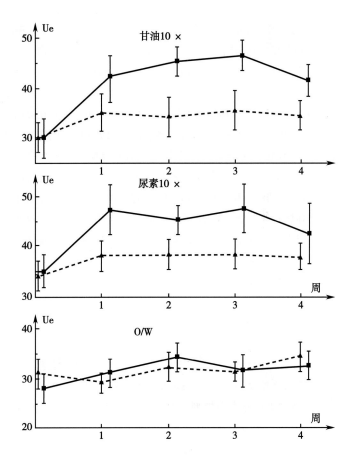

湿效果的方法可行性研究。显然，该仪器是测量皮肤形变量，因此这些参数与角质层厚度的变化有关。如果需要在数周内重复测定，或者更确切地说，如果有暴露在太阳下的情况，在解释的时候需要考虑到这些变化。此外，在使用无量纲变量时需要谨慎：两个形变量的比率很明显可以消除对厚度

的依赖性，这对于某些参数（如 U_v/U_r）是正确的，但有些参数仍有时间的依赖性，如 U_f/U_e 和 U_v/U_e（涵盖了指数项）。

3.1.2 单轴拉伸法

一些作者（Wijn 1980；Gunner et al. 1979）已经发表过这种单轴拉伸方法。两个垫片间隔一定距离粘贴在皮肤的表面上，这个距离作为承受应力的皮肤面积的函数是会发生变化的。这类型方法可以是由一个电磁铁产生力，测量其感应位移与时间的函数关系（原理与 Twistometer 相同），也可以是由电机施加一个位移，记录其力的变化（弛豫现象）。这种方法虽然有其潜在的价值，但是在保湿的研究测试中很少被用及。它的缺点在于应力轴的取向对皮肤的自然张力线（兰格氏线）敏感，并且对于应力作用的区域没有很好的界定。

3.1.3 含气电力测功机

含气电力测功机（gas bearing electrodynamometer, GBE）是一种很少被应用但是潜力很大的方法，是由 Christensen 等（1977）和 Hargens（1981）开发的，并由 Mass 等（1983）和 Cooper 等（1985）将其应用到化妆品行业。该仪器是由 GBE 组成。用一个小圆盘和双面胶将传感器粘在皮肤上，它会测量传感器的位移（3～4mm）。传感器由一个正弦电磁场（1～2Hz）交替驱动，产生一个小于 10^{-3}N 的力（图 14）。一个示波器将会显示皮肤的受力响应（力 - 位移曲线），其响应以磁滞环线的形式呈现，这也是黏弹性材料的主要特征。这个环线用于计算下列参数：

- 环线主轴的斜率（或动态弹簧率，dynamic spring rate，DSR），与杨氏模量相当
- 开环与位移之比或损耗角（对于纯弹性材料，损耗角为 0）

作者（Christensen et al. 1977；Hargens 1981）表明皮肤含水量越大，损耗角越大，磁滞环线越倾向位移轴（相同的力，但是位移越大）（图 15）。多种含保湿活性物质的配方已经被验证（Schade 1912）。根据设计者的说法，这种方法的主要优点就是可以在使用配方后立即记录并研究其保湿效果（在最初的几分钟内）。

3.1.4 由声波传播（acoustic wave propagation）测定

这种方法的主要原理在参考文献中有详细的说明（Potts et al. 1980）。广义地说，将一个振动源放置在被测区域，两个振动传感器将会在传播方向上测定波传播的速度和振幅。在 8～1 016Hz 频率带对传播速度和阻尼系数进行了研究。该作者的另一研究（Potts and Buras 1985）也表明这些参数都有一个最小的频率，F_{min}，其值对应到水润皮肤和干燥皮肤分别是 400 和 700Hz。应该注意的是 Fmin 会随着年龄的增加而增大，反映了老年人皮肤

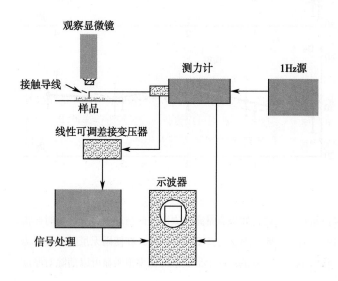

图 14　含气电力测功机 GBE 的示意图（Christensen et al. 1977）。LVDT，线性差动变压器

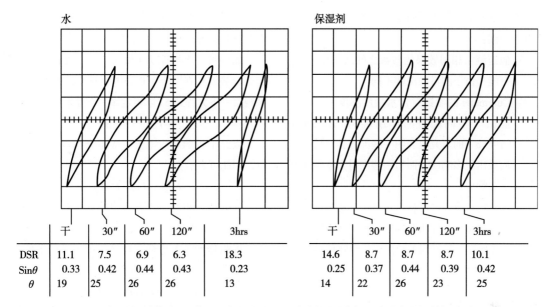

水	干	30″	60″	120″	3hrs
DSR	11.1	7.5	6.9	6.3	18.3
Sinθ	0.33	0.42	0.44	0.43	0.23
θ	19	25	26	26	13

保湿剂	干	30″	60″	120″	3hrs
DSR	14.6	8.7	8.7	8.7	10.1
Sinθ	0.25	0.37	0.44	0.39	0.42
θ	14	22	26	23	25

图 15　用 GBE 获得的牵引伸长率曲线图，使用了水（图左）和一种乳液（图右）。注意动力学和功效上的差异。（Christensen et al. 1977）

干燥。

这种方法在化妆品或皮肤科的应用中似乎没有显著的发展。它应该作为一个现代科技新发展被再次纳入考量中。

3.2 皮肤垂直方向上形变量的检测方法

在皮肤垂直方向上施加应力的方法已经开发了好几种。第一例研究是由 Grahame（1970）完成的。最知名和最广泛应用的仪器是 Cutometer®，属于负压吸引法（suction）。其他的方法有压痕法（indentation）、牵引法（levarometry）及冲击式致密度和回弹性测试法（ballistometry）。

3.2.1 负压吸引法：Dermaflex®，Cutometer®

Cutometer 是目前为止这类仪器中使用最广泛的，也是唯一一个用 2mm 直径探头来测定角质层机械性能的仪器。得到的记录曲线与 Twistometer 相同，且测量参数也等同，故而使用的符号相同。

3.2.2 压痕法或牵引法

自 Schade 的研究（Schade 1912）以来，一些作者［Aframian and Dikstein（1995a）］开发了牵引法（皮肤垂直方向上的牵引）。同样有很多作者试图用压痕法测定保湿度（Aframian and Dikstein

1995b）。然而，即使在非常低的压力下（Dikstein and Hartzshtark 1983）也无法测得保湿效果，这是因为角质层很坚硬，会将压力传递给其他硬度较低的组织。

3.2.3 冲击式致密度和回弹性测试法

该系统的原理是由 Tosti 开发的，在参考文献中有详细描述（Tosti et al. 1977）。最初的开发可以追溯到 20 世纪 30 年代，当时的仪器是为了在眼科中使用测定眼压。该仪器在保湿效果的测定上并没有应用。

3.3 不同方法敏感度的比较

在众多机械方法中，除了对结果解释的相关问题外，判断哪种方法是最相关或者最敏感的是极其重要的，从而可以量化化妆品配方保湿性能。一些作者已经进行了不同方法测试保湿功效的相关性研究。Wickett 的研究（Wichett et al. 1996）表明由 Twistometer 或 Dermal Torque Meter 测定的参数表征保湿效果要比 Cutometer 更敏感。使用 Cutometer 测定的含水量变化参数的敏感性与使用皮肤相位阻抗计（NOVA）（Murray and Wickett 1996）测定的进行了比较。研究表明，一些参数会受到角质层含水量的影响，但没有确定的规律。可能由于以下几个原因：

- 假定测量相同效果的参数之间缺乏相关性，可能是由于测量的深度不同。

- Cutometer 的参数对含水量敏感度不一，可能由于不同配方的作用影响。Aubert 等（1985b）的研究也表明一些配方会对机械方向做出更多响应，而另一些则对介电性做出更多响应。

多项对比性研究已经指出用机械方法测定的结果，难以在含水量上作出明确的解释，并表明测试方案和/或配方（赋形剂）的保湿活性物可显著影响测定的有效性。

4 基于电测量的方法

4.1 定义

正如热能传导一样，电能传导遵从方程式 1，但这里的 F 指的是电势，∇F 是电场。流量 Φ 是电荷通量。常数 k 变为电导率 σ。

以电的形式，方程式 1 可在均质导体中符合欧姆经典定律（Ohm's classic law）：

$$I = G \cdot V \qquad (5)$$

I 为电流，V 为电势差，G 是电流流经导体的电导系数，R 为电阻。$R = 1/G$。G 或 R 是用仪器在实践中测得的量。他们也可以用来确定电导率 σ。后者和皮肤含水量有高度相关。

对于一个均质的导体，$G = a \cdot \sigma$。a 是所测量介质的一个纯几何因子。电导率（或其倒数，电阻）取决于导体的导电性，也取决于导体的几何形状。这是在皮肤上测定碰到的最主要问题，因为很难准确地测定皮肤"导体"的几何形状。并且，皮肤远不是一个均匀的导体，σ 也会取决于"导体"中电场的路径。

由于在电极上的电荷积聚现象（极化）和离子分子迁移现象（电泳），很少使用直流电在皮肤上进行电导率的测定。此外，使用直流电测得的电势差会受到电流作用的干扰。因此，必须要使用交变电势差和电流来测定皮肤的电导率。

如果将一个频率为 f 和脉冲为 $\omega = 2\pi f$ 的正弦交变电势差加在一个平板导电材料上，例如皮肤，来观察一下方程式 5（欧姆定律）会发生什么变化。

$$V = V_0 \sin(\omega \cdot t)$$

流经平板的相应电流一般不会与电势差同相位，因此可表示为：

$$I = I_0 \sin(\omega \cdot t + \Phi)$$

Φ 被称为相移，或者通俗地说，是电势相对于电流的"相位"。

将相移加入考虑后，我们必须用导纳 Y 的概念（及其倒数，称为阻抗 Z），那么方程式 5 变为：

$$I(\omega) = Y(\omega) \cdot V(\omega)$$

导纳 Y 取决于频率且由一个导电项 G（与电势同相位）和一个电容项 C（90° 相移）组成，他们通常分别为实数和虚数项，参照用于处理导纳和阻抗的复数记法。在给定频率下测量 Y 需要测定 I_0/V_0 的比值，称其为模量 $|Y|$，它的相位为 Φ。根据这两个值，可以用电模型计算出 G 和 C。

举一个简单的电路的例子，将一个电导 G 和电容 C 并联，（尽管不是非常完善，但这是一个反映皮肤电行为的最简单电路（Schwan 1957）。其 Y 模量为

$$|Y| = \sqrt{G^2 + (C \cdot \omega)^2} \qquad (6)$$

且 V 和 I 之间的相移 Φ 为：$\mathrm{tg}\Phi = C \cdot \omega / G = R \cdot C \cdot \omega$。为了简化导电项和电容项的解释，应该记住前者与 σ（$G = a \cdot \sigma$，a 为几何因子）成正比，因此也与介质中的自由电荷数量和迁移率成正比。后者取决于它的极化率，通过测得的电介常数 ε（$C = a \cdot \varepsilon$）表示（注意，理想的电介质是直流电绝缘）。一个电介质具有特征性的相对介电常数 ε。真空中，$\varepsilon = 1$。空气中，$\varepsilon = 1$。对蒸馏水而言，$\varepsilon = 80$。对于像皮肤这样复杂的介质，我们通常将电流分成传导电流（与电势差同相）和异相电流（正交项）。

4.2 皮肤的介电性能（dielectric properties）

Schwan（1957）是第一位指出在体组织，特别是皮肤，有像其他材料一样的介电弛豫过程。换而言之，对于施加给定频率的交流电，介电常数和材料的极化特性均会降低。已确认的3个弛豫域为：

- 低频（0.1～1 000Hz）弛豫 α 主要与角质层有关，因为完全剥离角质层后它就会消失
- 频率在 100kHz 和 500MHz 的弛豫 β，与大分子以及和大分子相关的水（"结构"水）的极化率（永久性和诱导性）有关
- 超高频（3 000～30 000MHz）的弛豫 γ 在一定程度上反映了组织中游离水分子的振动

尽管有大量的建模尝试，这种弛豫机制还远未被完全阐明：除了皮肤层的结构复杂性之外，我们对于其内电场及由其诱发的基本电流认识还是不够的。如果我们限定在角质层含水量的问题上，含水量对其电性能至少有两种可能的影响：

- 由于在细胞内外水的可溶离子，电导率 σ 增加
- 由于脂质和蛋白层的结构变化［塑化效应（Barry 1987）］或者由于自由水含量的增加，电介常数 ε 增加

因此用于测量角质层含水量的方法可尝试利用这 3 种效应，根据所使用的频率和测得量（G、C 或复数导纳 Y）。1983 年，Lévêque 和 de Rigal（1983）发表了一篇针对多种用于测定皮肤含水量的电学方法的评论。从那时起，市场上出现了相当多的仪器，且每个生产商都宣称自己的仪器是最好的。为了从试验的角度更准确地了解这些仪器，许多作者发表了比较性研究。作为一个好的入门，我们建议 Fluhr 等（1999）的研究，里面对基于电学测量的五种仪器进行了测试和比较。

4.3 低频仪器（low-frequency instruments）

弛豫 α 的频率范围主要取决于角质层，似乎是最适合用于含水量的测定。然而，电极的极化现象也非常重要：电极和皮肤接触可看作一个电容器（作为第一近似值），与被测的阻抗串联。频率越低，这种影响越大。举例来说，若电极电容为 1μF/cm² （常用值），一个面积为 1cm² 的电极在 100Hz 下会产生模量 |Z|=1 600 欧姆的复阻抗。这种阻抗会与皮肤串联，并影响模量和信号相的测定。

为了克服这个困难，提出了一些解决方案：

- 含一定比例的聚乙二醇和盐混合物的导电凝胶可以提供一个给定的相对湿度（Relative Humidity，RH）。因为 Clar 等（1975）成功地通过一个直径为 1.7cm 的充满凝胶的电极，在手臂上证明了一些保湿霜的功效。参考电极是放在同一手臂上的大面积银／氯化银电极。其结果表明了电导 G 和电容 C 两者均随皮肤含水量的增加而增加。这是合乎逻辑的，因为导电性（因为溶解的离子）和介电常数（因为自由水有高的介电常数）都增加了。

  举个例子，当环境相对湿度从 66% 增加到 86%，手臂皮肤的电导和电容会几乎翻倍，并且这在 10Hz 到 10kHz（弛豫 α）频率范围内均保持有效。图 16 表明了以上两个相对湿度水平下的弛豫现象。
- 使用极少极化的电极（如银／氯化银复合电极）和测量较小的区域。再次强调，流经皮肤的电流密度必须保持在低水平（＜1μA/cm²），以最小化电极上的电解效应和皮肤上的电泳效应。Kalia 等（1966）通过比较剥离角质层前后，测量皮肤上小面积的模量和阻抗相位，来研究手臂皮肤的弛豫现象。
- 可以使用 4 个电极。在这种情况下，两个相对较大面积的电极将提供电流给介质，一个高阻抗下部分介质中的电场均匀化，随后两个薄电极在此情况下测量终端的电势差。如此电压电极的极化也就对测量没有影响了。这一原理早已被用于溶液的测定（Ferris 1963；Bernengo and Hanss 1976），但是很难被应用在体皮肤上。Campbell 等（1977）成功地取得了一些有力的结果。

图 16 低频时两个不同相对湿度水平下电导 G 和电容 C 的变化。实线 RH=66%，虚线 RH=86%

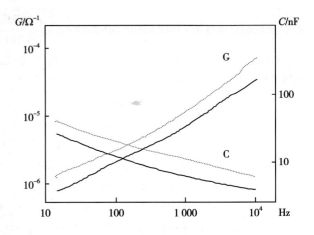

图 17 通过 Serban 等（1983）的方法测定低频电容（100Hz）的实例。C_U 和 C_T 分别是使用液体石蜡封闭皮肤前后所测得的电容（水扩散指数，WDI=C_T/C_U-1）

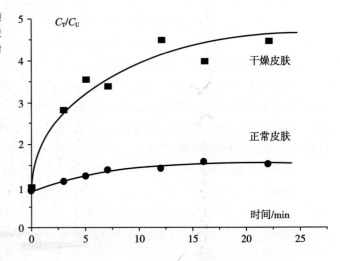

– 一些研究者决定使用干燥的电极，这一方案表现出一明显的优势，可以在与环境相对湿度平衡后快速测定。在这种情况下，电极 - 皮肤接触界面的阻抗就对施加在电极上的压力非常敏感。而且，为了得到可重复的结果，施加的压力必须是轻微的，且对压力超重是可控的。作为例证，Dikstein 和 Bercovici（1985）用特殊设计可施加恒定压力的镀金涂层电极，在 16Hz 下，通过测定电容，取得了很多很好的含水量结果。

Serban 等（1983）使用了一个创新电极（Serban et al. 1981）（Bor-Tru Inc.，W.Redding，CT，USA），由一个栅格封闭的有轻微负压的腔室组成，为了确保电极施加在皮肤上的压力恒定。参考电极是在底部放了一铝箔。在 100Hz 下，使用阻抗计测量皮肤在电极下的电容。随皮肤的测试面积和含水量的不同，测试值在 0.5 到 25 纳法之间。图 17 显示了这种方法的敏感度，在两种主观评分为干性和中性的皮肤上进行液体石蜡封闭。该图清楚地表明，封闭 10 分钟后可获得稳定的电容值。该值作为最大含水量的参考值用来计算"水扩散指数"（Water Diffusion Index，WDI），计算方式如下：

$$\text{WDI}=(C_{10}-C_0)/C_0$$

在经过足够长的平衡期后，该指数与皮肤干燥程度的主观评价结果以及和环境的相对湿度变化均有很好的相关性。

4.4 高频仪器（high-frequency instruments）

在 β 弛豫频率范围内，电极极化对测量的干扰比低频时要小得多。类似地，角质层中的任意界面流体的离子电导率或角质层中电解质浓度的变化在高频下趋于可忽略。研究人员必须意识到，测量结果也与深层皮肤（水分含量固定且高）有关。几乎所有市售的用于确定皮肤水合作用的仪器都以高频率运行，并基于以下原理（图18）：

正弦电流发生器 $I(\omega)$ 直接或通过匹配的同轴电缆连接到测量电极上（通常同心）。外部电极充当防护环以防止磁通量流的扩散（在高频下强制）。根据发生器的频率或履行该功能的仪器（例如同步检测器）调整选择性的交流电压表用于测量电极端子之间的电位差的幅度和相位。

虽然可以确定两个导纳参数，通常只使用电导 G。Barel 等（1991）严格地比较了电导率和电容在测定角质层含水量评估中的各自优势。Tagami（1995）基于在体和体外研究的基础得出的结论：除了角质层的某些特别厚的区域外，电导在测量角质层的水含量时可以提供比电容更好的特征，并可测得重复性更好的结果。尽管如此，对于角质层的含水量，电导测定的校准非常微妙，并且取决于电极 - 皮肤的接触，角质层的厚度以及更深层组织的电特性。

4.4.1 主要成就

Lévêque 和 de Rigal（1983）设计了一款基于如上原理的便携式仪器 Dermodiag®。该仪器使用 10MHz 的发生器来测量两个同心电极之间的电导率，其中电极外径为 10mm，电极间隙约为 1～4mm。一个弹簧系统用于确保给皮肤施加恒定的压力。该仪器在欧莱雅研究实验室被用于评估保湿产品的功能或者更普遍的说法角质层的含水量，但该仪器还没有投放市场。

S. Ollmar（Copenhagen, Denmark）开发了 SCIM®（Emtestam and Ollmar 1993）并投放市场，该装置基于如上相同的原理，但配有一套 6 个可变直径环和 1 个多频发生器。该装置使用一组间隙来评估较深组织对浅层阻抗测定的影响并更好地阐明通量流的轨迹。计算机程序使用五种不同的间隙和频率（1kHz 和 1MHz 之间）的测量值来计算表皮和浅表真皮的含水量。在当前状态下，该仪器不适用于测定角质层的含水量，因为其设计的阻抗范围与干燥角质层的阻抗不相容（即使和正常环境相对湿度平衡后）。在使用设备之前，用浸透生理盐水的敷布尽可能多地润湿皮肤，这一过程特别针对在刺激或炎症过程中深层水含量的变化。尽管如此，该原理可以有效地应用于表面含水量的确定。

自 1980 年以来，Tagami 等（1980）一直在使用 Masuda 等（1980）开发的设备，以用来确定 3.5MHz 频率下皮肤导纳的振幅和相位。测量电极耦合通过一个匹配电路和一根同轴电缆来保证，为使用时提供了极大的灵活性。电极是同心的，直径从 1mm 到 4mm。但是，也可以使用 2mm 的中心电极来提高灵敏度。当将电极放到皮肤上时，可观察到电导和电容值的初始快速上升，之后由于经表皮水分流失而缓慢漂移。因此至少保持 3 秒的接触时间来进行测定。

图 18　同心双电极高频器件示意图

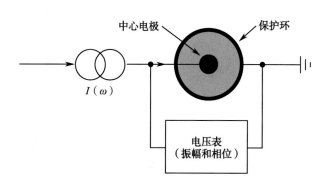

由 IBS 有限公司（日本）以专有名称 Skicon-200 销售的设备已经由 Moseley 等（1985）全面测试过，校准是用角质层放置在水饱和滤纸上的模型进行的（Tagami 1995）。作者承认，由于测定是在一小块面积上进行的，因此即使在相邻位点之间也观察到明显的由于位置不同产生的差异性，例如由于汗腺的密度和角质层厚度的不同。与前面的仪器一样，也有一套压力控制系统。图 19 中示意性地给出了一组结果。该图显示了在一名健康成人的前臂皮肤上，随着胶带粘贴次数的增加，电导变化的时间过程。另外也有许多研究是关于在健康和病理皮肤中含水量和经表皮水分流失之间关系的（Tagami 1988，1995；Tagami and Yoshikuni 1985；Horii et al. 1989）。最新推出的新型同心环形探头在参考 200EX® 的基础上宣称提供更小的测量深度。

由 Nova Technologies，Gloucester（UK）公司制造的 Nova DPM 9003 和以上设备的原理非常类似，是测量高频电导变化的装置。

Martinsen 等（1993）提出了 3 电极测量系统。皮肤包含在运算放大器的负反馈回路中。由于该电路实现了虚拟接地，所以至少在理论上可以不考虑电极阻抗均进行单极性测定输出。通过测量电极的电流由一个电流 - 张力转换器确定，由于交流电位由电压发生器施加，因此测定的导纳实际上与电极下的皮肤体积相关。100kHz 的频率可以很好地平衡电极极化和高频率下发生的高电容泄漏问题。作者表明，导纳的显著变化是通过皮肤的保湿度逐渐增加来测量的，但也报告了电极相关的重现性问题。虽然 3 电极系统基于一种讲究的原理，但与现有的高频仪器相比，还不能确定是否有明显的改进。

来自 Courage and Khazaka（Cologne，Germany）的 Corneometer®CM825 已 由 Barel 和 Clarys（1995）详细描述，并且也已经由 Moseley（1985）和 Blichman 和 Serup（1988）等进行了测试。电极 - 皮肤组件 $C_0 + C_{皮肤}$ 的电容变化是通过连接到振荡器的振荡电路的谐振频率的位移来测量的。如果与电容 C 并联的电导 G 较低，则包含电感 L 和电容 C 并联的振荡电路的振荡频率由下式给出：

$$f_0 = 1/(2\pi\sqrt{L \cdot C}), C = C_0 + C_{皮肤} \qquad (7)$$

这种型号的早期版本在 75kHz 空载和 40kHz（保湿最大时）之间操作，相当于电容 C 的 3.5 倍变化。由于角质层的介电常数从 8（干燥的皮肤）到 80（纯水），如果测定只针对角质层而不是深层组织，则皮肤的电容也应以相同的比例变化。新版本应该在 1MHz 左右的较高频率下工作。

电极是创新的。如图 21 所示，它们呈梳状排列在网格上，并涂有金涂层。电极与皮肤没有欧姆接触，因为它们涂有一层薄薄的介电常数很低的透明绝缘材料（厚度 20μm）。网络的尺寸如下：线宽 50μm，线间距 75μm，有效尺寸为 7mm × 7mm。旧的探头版本是模拟信号，而现在推出的数字版本则宣称更稳定（频率和幅度），梳子形状保持不变。

图 20 给出了用这种仪器在几个相对湿度下前臂皮肤上测得的结果。读数与环境湿度之间的相关

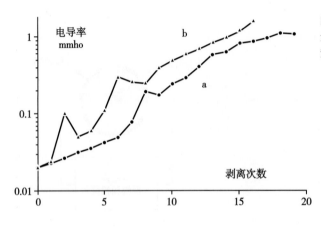

图 19 使用 Skicon-200（After Tagami 1988）测量胶带粘贴后皮肤的电导，显示含水量呈增加趋势。（a）34 岁女性；（b）58 岁男性

图 20　Corneometer 读数同环境相对湿度之间的关系（15 个 18 ～ 30 岁的受试者，测试部位为前臂），相关系数 =0.98。（After Barel and Clarys 1995）

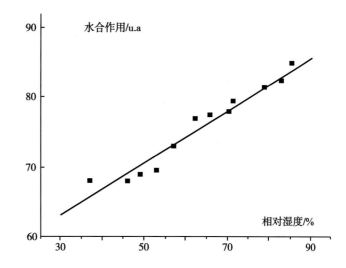

图 21　用于表面介电值测量的交错梳状排列电极

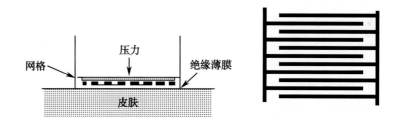

性非常令人满意。

由于对电场穿透深度的了解对于解释通过这种方法获得的结果是至关重要，所以在电极和皮肤之间插入聚酯薄膜层（Barel and Clarys 1995）。这种方法表明，测量深度可达 100μm，但该层深度处总电容的贡献不超过其在表面处的十分之一。根据这些结果，显然可以忽略表皮对测定的影响。

我们也可能怀疑在"干性皮肤"和其他异常皱褶的皮肤上获得的低含水量现象只是由于电极与皮肤表面持续存在的不完美接触。根据最近关于开放式梳状电容模型（Starzyk 2008）的出版物的研究结果，在传感器下方存在几 μm 厚的空气层，理论上不应该影响测量结果。这些出版物以及诸如有限元方法等众所周知的方法可用于更好地研究皮肤这个被视为多层介电质的内部的电场强度。

总结本章，让我们看看 Clarys 等的出版物（Clarys et al. 2012）。最近，作者们广泛地比较了两种现代仪器：测量电容的 Corneometer CM825®（C & K）和测量电导的 Skicon-200EX®（IDS）。由于它们的原理不同，设备校准有很大的不同：用在生理溶液饱和处理的滤片上的测量值被设置为 120 个任意单位（Corneometer），而 Skicon 则需要提供标准精密电阻。体外穿透深度评估的研究结果表明 Corneometer 的测量深度约为 45μm，Skicon 约为 20μm。

在体含水量的测量是在年龄跨度为 20 岁到 71 岁不等的健康的男性和女性志愿者（n=20）中进行的。从非常干燥到足够滋润的不同身体部位均进行了测量。仪器之间的相关性都非常显著（均 $P < 0.001$）。在两种仪器的新版本中，同一个人整个含水量测量范围内计算的平均变异性得到改善，其中 Corneometer 的变异系数（CV）为 7%，而 Skicon 为 10%。作者得出结论：两种设备都可靠并能够测量皮肤含水量，尽管呈现出特异性：电容测量对干燥皮肤更敏感，电导更适合测量高含水量的情况。

4.5 超高频测量（hyper frequency measurements）

水是一种极性液体，换句话说，它由带有永久电荷的分子组成，因此在外部电场作用下是定向运动的。这种现象的弛豫频率在20℃时集中在18GHz，因此可以在超频情况下观察到。与蛋白质结合的水分子（根据结合水的性质，本章开头已经提到）在较低频率处弛豫（1GHz的甚至更低的频率）。Schwan（1957）是首次使用速调管提供的同轴电缆在超频情况下对皮肤进行电介质测量的［速调管是一个非常高频的发生器（> 1GHz）］。该作者描述的 γ 弛豫与水明显相关，尝试利用这种现象来测定角质层的含水量是不足为奇的，特别是因为超高频率本质上在导体表面传播（"皮肤"效应）。

在20世纪70年代，同轴电缆测试的发展，引领了时域脉冲超高频设备的产生［测量随时间对脉冲的响应，时域反射法（time domain reflectometry，TDR）］。这项技术为活体组织的新型研究开辟了道路，因为可以直接放置在同轴测量线的末端。

此外，随着理论研究的进展，该方法被证明可确保同时监测结合水和游离水的弛豫时间。尽管具有相当大的潜力，超高频测量仪器的复杂性和对结果解读的困难性使得这些测定无法在皮肤上广泛使用。在一篇关于该主题的博士论文（Djeldjellani 1989）之后，欧莱雅研究实验室（Diakate et al. 1994）对皮肤含水量进行了研究。该技术的主要困难在于确保携带电磁场的同轴线与皮肤之间的完美过渡。Djeldjellani（1989）开发了一种"地平面"天线，但我们认为该技术的未来在于使用可以直接接触皮肤的"带状线"。

Jacques（1979）采用1 000MHz正弦波的传统仪器，使用创新的交错式施加器来确保非常浅的通量流（穿透深度：3μm），从而测定角质层的含水量。由此建立了由于电介质的自由电荷引起的传导电流与角质层的最浅表部的含水量之间的线性关系。超频技术虽然非常有前途，但尚未广泛用于皮肤病学和化妆品计量学。

5 光热光声技术

这些技术基于将光能转换成皮肤中的热能。这种热能可以被红外辐射法直接检测，或者被转换成隔热室中的压力差。入射能量可以是周期性被调控的频率（f）（频率模式或CW），或者以脉冲（方波或脉冲波模式）形式传送的频率。收集信号将取决于皮肤的光学性质（吸收，扩散）和热性质（扩散性，溢出性）。

5.1 脉冲辐射测定

脉冲辐射测定（pulse radiometry）的原理很简单：强大的脉冲源（手电筒或激光）瞄准小表面区域，并在红外辐射测量中监测光束吸收期间发生的瞬态温度升高。脉冲源的波长取决于应用，该波长必须与组织的一个吸收带匹配以确保最佳传热的发生（图22）。

Balageas等（1986）在他们的研究中使用了发射红光的红宝石激光器，脉冲时长为350微秒，能量为0.2J/cm²。他们用炭黑将皮肤涂黑以确保所需的热传递（约为20℃的数量级）。使用液氮冷却的HgCdTe元件进行检测，检测敏感区间为7～12μ。在光脉冲之后从2毫秒到100秒监测温度。在热均匀介质中，由于冲击在单位面积介质上的能量 Q 引起的温度变化 ΔT 随时间的变化可用下列方程式表示：

$$\Delta T = Q / \left(e \cdot \sqrt{\pi} \cdot \sqrt{t} \right) \tag{8}$$

$e(t)$ 是介质的溢出率（参见2.2节）

如果介质不均匀（如角质层一样），则可以在回归热平衡期间的任何时间计算 $e(t)$。对于短时间（< 0.1秒），测得的溢出率是角质层的（约1 000J/m²/s¹/²/K量级）。由于溢出率的平方与导热系数和热容的乘积成正比（参见第2.1.5节），因此溢出率对自由水的量非常敏感，也因此采用非接触式测量含水量是完美可行。作者观察到，从2毫秒到100毫秒溢出率不是恒定的［对均匀层模型是可预见的恒定值（Stolwijk and Hardy 1965）］，而是有规律的增加。作者推断，从表面到其深部，角质层的热属性存在变化。这种变化可以用含水量梯度来解

图22 应用红外检测的脉冲光热测定原理

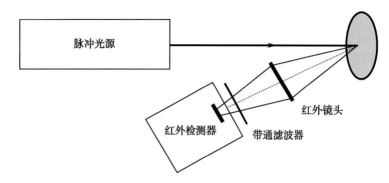

释。因此可以探索角质层中的游离水浓度梯度。

Imhof 等（1990）开发了一种被称为光热瞬态辐射测量（optothermal transient emission radiometry，OTTER）的相关光热方法。作者使用了与上述相同的低温检测器，但它们的光源是 1.06μm 的 Yag-Neodyme 激光器，以 20Hz 的重复频率输出非常短的脉冲（15 纳秒），并与谐波发生器配合，以使工作波长除以 2、3 或 4。光纤照射的区域的直径为 6mm，而红外光束由椭圆镜收集，它具有高数值孔径并聚焦在检测器上。检测器在每个激光脉冲处接收到的信号被存储在数字存储器中，以提高信噪比。过滤器用于限制进入检测器的光学带通，以便表征（至少几个点）皮肤的发射光谱。在 Imhof 等的研究中，使用 355nm 的波长，温度分布在很短的时间内测定，小于 10 毫秒。正如预期的那样，在这些条件下，只有角质层对热信号有反应。同样的团队（Bindra et al. 1994）使用这种方法进行无接触角质层含水量研究。目前，该方法是最有前途的，尽管所需的仪器是复杂且昂贵的。

Imhof 团队（Guo et al. 2001）利用这一技术发表了关于角质层样品含水量的结果，以游离水和结合水（与角蛋白相互作用）的形式呈现。这些样品与 Levêque 等研究（Lévêque et al. 1987a）的样品相同。也就是正常的，脱脂和脱脂＋水冲洗的角质层。一个可调激光光源用于研究 2.94μ 波段附近的水的吸收率，而发射光是在 13μ 处收集。作者观察到，低湿度下结合水的吸收带整齐地向高波长移动，并且与自由水带相比也更窄。当相对湿度从 3% 上升到 100% 时，峰值包络的位置向下偏移约 30nm。对脱脂样品，这种转变在 10% 至 40% 相对湿度之间显示平台期（没变化），而正常角质层则呈现正常的衰减。这些结果与以前的数据一致（Lévêque et al. 1987a），这也展现了 OTTER 技术的巨大潜力。

最近，同一作者的团队将其 OTTER 技术与 4 种主要用于皮肤水合测量的主流仪器进行了比较：Corneometer（C & K），NOVA DPM（DermLab），Moisture Checker（Scalar）和指纹传感器（Fujitsu FBS200）（Xiao et al. 2010）。除了最后一个，它们都依赖于某种阻抗（电容或电导）的测定。OTTER 显示的重复性至少与其他仪器的重复性一样好，并且关于从干燥皮肤到湿润皮肤的多种水合条件，整套测量结果之间均显示良好的相关性。

5.2 光声光谱法

由皮肤吸收光束导致局部温度升高。光声效应（photoacoustic effect）包括将这些温度变化转换成气体压力变化，并将后者转换为声学信号。对皮肤的研究基本上是在低频下用调幅光束进行的。因此，尽管采用脉冲而非调制曝光的技术已经开发出来（Patel and Tam 1981），但我们应限制采用这种方法，这种方法更适合于角质层的厚度。

光声效应的理论相当复杂（例如 Rosencwaig and Gersho 1976）。必须弄清楚两个方面：从光学角度来看，皮肤的扩散和吸收特性（吸收光谱，光学穿透深度 μ_0）是必不可少的。显然，对于角质层，紫外线辐射是优选的，因为它尤其容易被该层吸收。此外，自 Rosencwaig 和 Pines 早期（1977年）研究防晒霜以来，该技术经常被使用。另一方面，热波的产生与表层内的热扩散长度 μ_T 有关，这是确定在表面处产生的信号及检测其到达深度的重要因素。它由以下关系给出：

$$\mu_T = \sqrt{\alpha / (\pi \cdot f)} \tag{9}$$

其中 α 是热扩散率，f 是光束调制的频率。例如，如果组织的热扩散率与纯水的扩散率相同，则在 1 000Hz 时 μ_T 等于 6.8μm，而在 1Hz 时 $\mu_T=215\mu m$。因此可以清楚地看出，对于角质层来说使用相当高的频率，而对于经皮穿透的研究则使用非常低的频（Bernengo et al. 1998）。

该方法在"在体"测定中的主要局限性是要将被研究的皮肤表面放置在封闭的腔室中以确保热波到声波的绝热转化并使用麦克风检测后者。由于来自麦克风的电信号比较微弱，测量需要相对较长的积分时间。因此，由封闭塞引起的含水量增加是不可避免的。

测量元件必须经过精心设计，以便能够强烈照亮皮肤并将微弱的声音信号反馈到麦克风。几种开放模型已经被设计用于在体检测。图 23 显示了已经成功使用的 3 个不同的元件。尽管使用同步检测，但低频信号在体内受到身体声音（心跳，肌肉，血液循环）的极大干扰。出于这个原因，已经开发出差分电极（Poulet and Chambron 1982；Guy and Bemengo 1986），与简单腔室相比，信噪比至少提高了 10 倍。

自从 Pines 和 Cunningham（1981）发表的第一批体外皮肤紫外光谱以来，许多研究人员已经在体外和体内研究了角质层含水量（Campbell et al. 1979；Poulet and Chambron 1983；Giese and Kolmel 1983；Poulet 1985）。Simon 等在 1981 年（Simon et al. 1981），使用 1.9μm 的水吸收带，测定了在体角质层的水含量分布。尽管因为此时使用的双层模型不适用（如 Poulet（1985）后面所示），所以本研究中所获得的游离水含量并不准确，但这一概念仍然具有诱惑力。最近，Takamoto 等（1994）开发了一个非常小体积（40μl）的谐振单元，匹配频率为 2.2kHz。优化设备之后，与传统的开放式单元相比，他们获得了 5 倍的增益。这种收益使他们显著降低了整合时间，因此减少了封闭引起的被动水合作用和皮肤接收到的紫外辐射剂量。使用无毛小鼠，作者能够测量经皮吸收软膏（PEG 中 1%IDM）诱导的光声信号的变化。他们的结果与角质层的极浅表层有关，因为光是由波长为 257nm 的双倍氩激光产生的，只能在角质层的上层的几个 μm 处被吸收。作者认为，由于皮肤接受的能量很低，比之前研究要少 40mJ，所以在人体上使用他们的装置是无问题的。

最后，应该指出的是，一些研究塑料和陶瓷材料的光声科学家使用的一些信号处理技术已被皮肤领域的研究人员借鉴：Baesso 等（1994a）以 18Hz 到 62Hz 的调制频率对光声信号进行相位测量。作者证实了通过光热测定获得的角质层扩散系数值。

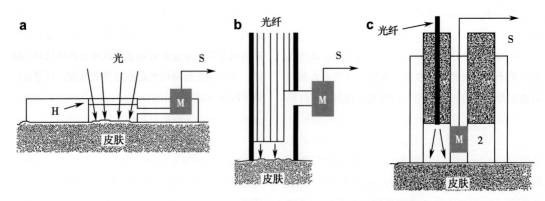

图23 用于皮肤光声测量的 3 种类型的元件。（a）Simon 等设计的穿过简易单元的直接照射（1981）；（b）由 Takamoto 等（1994）提出的谐振单元；（c）由 Guy 和 Bernengo（1986）提出的低频差分单元。S，从麦克风输出的电信号；M，麦克风

同样的作者使用傅里叶转换光声光谱研究了产品渗入皮肤（Baesso et al. 1994b），他采用了广泛用于粉末和烧结材料（Patel et al. 1981）脉冲技术。

罗姆等（2005）在2005年通过光声技术研究了角质层特性，使用功率强大的氙灯和240～400nm范围内的单色器。频率调制是17和70Hz。他们声称后者频率下的热扩散长度为15μm，并显示了一组角质层的PA谱图，清楚地显示了水合作用对光谱形状的影响。

6 近、中红外下的光学技术

这些光学方法直接针对水分子，因为它们量化了水分子吸收峰内外的反射光的振幅变化。虽然校准可以容易地在体外进行，但在体转置并不容易，因此通常不可能直接量化含水量。对于使用近红外的方法（几乎所有其他方法），体外确定的校准关系（通常在多层幻影中）并不明显适用于体内，因为光穿透条件无法准确类比，并且会呈现出高得多的变数（皮肤不同位置，角质层厚度，皮肤能其他分子如黑素等的吸收等）。皮肤表面状态（扩散，折射率变化等）的影响可能也非常强烈，并导致对含水量变化的结果难以解释。

6.1 衰减全反射（attenuated total reflection，ATR）红外光谱学

在中红外领域（由化学家使用）和近红外光谱（near infrared spectroscopy，NIR）范围内，ATR技术依赖于多重衰减反射现象，达到增强测定敏感性的目的（Gloor et al. 1981a）。它的原理如图24所示：

将由锌或硒化锗（其在红外中透明）组成的具有完美光学表面的晶体放置于皮肤表面上。入射光束通过晶体内的多次反射后被传播。在晶体与皮肤

接触的表面上，每次反射后，由于隐失波现象，部分的能量被吸收，这与光的电磁性有关。当光束离开晶体时，皮肤的吸收光谱被一个合适的红外探测器（热或半导体）记录下来。由于隐失波的亚μm渗透，这种方法仅分析角质层最上层1μm或更小深度时具有很大的优势。Schneider和Hansen（1997）已经证实了晶体和入射角的选择能够使得在0.3～0.9μm范围内的皮肤分析成为可能，即角质层细胞的第1～2层的厚度。相应地，测量跟环境湿度的变化高度相关，因此需要受试者在实验室标准的环境下达到严苛的平衡。此外，此种测量中，皮脂膜（或是化妆品残留）的厚度也对测量存在很大影响。事实上，有些跟角质层相关的结果部分或完全是由这层膜所决定的。

在棱镜外部的均匀介质中，折射率为n_2（这里指角质层），光的波动理论表明隐失波强度从棱镜的表面开始呈指数降低（指数n_1）。渗透深度z（光强度除以$e=2.7$）与波长λ成正比，与包括入射角正弦值的项成反比。它取决于角质层的折射率n_2，因此，也就跟含水量相关。

举个例子，如下表中所示，当角质层完全水合时，z指数等于1.33，在皮肤分析仪上4个可能的角度如下：

角度	40°	45°	52°	60°
深度z	0.3λ	0.18λ	0.14λ	0.11λ

值得注意的是，参数z并非表示渗透的极限深度，很大一部分的能量在更深层次上被吸收。但是这些层的厚度比角质的厚度要小很多。基于ATR光谱数据来定量分析含水量的几种方法早已得到应用。其中主要涉及的都是中红外吸收带，尽管近红外也能被成功使用。

图24　衰减全反射（ATR）的测试头

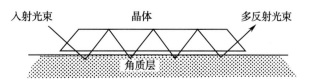

中红外技术：

– 酰胺 I 和 II 波段吸光度的比值（6.06 和 6.45μm，即，1 649 和 1 540cm^{-1}）。这是一个测量的含水量的波段（Gloor et al. 1980, 1981a），因为6.06μm波段会被6.1μm水分子的波干扰，而6.45μm是独立的。

– 基于体外校准，不使用内部标准，也可测量水分子在4.76μm处（2 100cm^{-1}）（Potts et al. 1985; Potts 1985）吸收峰的面积。

– 测量8.94μm（1 118cm^{-1}）和9.65μm（1 036cm^{-1}）（Comaish 1968）处的吸光度。

近红外实验：

– 1.95 和 1.8μm 两个吸光度之间的比率。1.95μm 波长是特征的水分子吸收峰（Comaish 1968），1.8μm作为参考波，对水分子不吸收（Koelmel and Mercer 1980）。

为了提高结果的分辨率和质量，可使用傅立叶转换红外光谱仪分析光谱（Klimisch and Chandrag 1986）。可以购买来自法国Perkin-Elmer的皮肤分析仪作为ATR适配器。3个全反射棱镜提供不同的入射角度（40°～60°），因此能提供不同的穿透深度。硒化锌是使用最广泛的棱镜材料。棱镜与皮肤接触的面是水平的，且独立于设备外，便于手臂放置于其上。安装于光纤末端的硒化锌晶体已经商业化，可以使用它测量身体的任何部位，包括嘴唇。

不幸的是，光谱采集持续时间相对较长，导致的封闭效应从而影响测量。此外，化妆品的使用，增强了皮肤与传感器接触，会导致皮肤含水量的人为增加。连续使用表面活性剂后，则会出现相反的情况。对于皮肤在治疗后折射率的影响目前还未做出评估，尤其是在油脂残留的情况下。但后两种人工物质的影响可以通过数据运算方法来降低（两种波长，其中一种作为参照，利用两者比率或者是吸收差来计算）。有一些学者已经利用此类技术在研究化妆品的影响了（Gloor et al. 1981b; Wirchrowski et al. 1985）。

6.2 近红外光谱（0.7～2.3μm）

与多重反射相对的，本章中，我们将主要介绍近红外的直接反射。这种技术在分析材料组成和食品工业中已经被应用了很多年（Norris and Hart 1965）。该方法已被应用在皮肤上以测定角质层含水量和皮脂含量（Walling and Dabney 1989; Martin 1993）。与中红外分光光度法相比，它具有一定的优势：

– 对水分子更敏感，吸光峰明确且相当独立。

– 能提供专门的信号处理，可以从光谱中提取结合水和游离水的信息。

– 通过分析表面散射光，可以定性表征脱屑型皮肤（从原理上）。

– 测量时间足够短，没有封闭现象，水含量不会被干扰。

相反的，该技术跟ATR相比也有明显的缺点，与吸收波长在皮肤内的穿透波动有关。因为皮肤内部多层的光子通道，该波长分析的体积变得相对复杂。多重散射和非辐射能量损失（吸收）同时发生，众多的模型已经被提出用于研究如何定量分析穿透组织的光（参见例如Kenji Iino et al. 2003）。通常，当λ增加时散射光会减少（无论使用何种散射模型），平均吸收量也增加（不考虑脂质或水分子的峰）。在约1.2μm波长下，皮肤能呈现最大透明度，在此位置，皮下油脂的峰非常清楚，当波长增加，峰值就会消失。

为了能优化利用所有近红外光中所有包含的信息，开发了很多的计算方法。最简单的方法是将其作为一个函数问题来研究，计算两个选定的波长的反射强度的比率或者是吸收的差值。原则上，其中一个被选定的特征波长的吸光度需要被另一选定的不被吸收的波长的吸光度来加权（de Rigal et al. 1993）。以参考文献中的水分子为例。关于纠正表面散射相关效应，多重散射校正（multiple scattering correction，MSC）方法使得理想光谱的再计算成为可能（Isaksson and Mass 1988; Osborne and Fearn 1986; Geladi and MacDougall 1985）。其他方法基于多变量分析或多元回归分析也被应用于光谱研究，进行微积分一次或二次求导可以提供增强信息（Maes and Martens 1988）。基于偏最小二乘回归（PLS）的使用似乎也与日俱增。在建模研究时发现，这些方法也减少了因为必要有限的波长选择而导致的信息损失（Wold et al. 1998）。在一项单一保湿功效研究中，大量数据处理方法得以应用和比较（Martin 1992）。

几项关于干性皮肤表征和保湿配方功效的基础研究已经发表。它们尝试回答一个经常被提及的问题，特别是 Kligman 提出："干性皮肤真的干吗？"（de Rigal et al. 1993；Walling and Dabney 1989）。使用 Bran & Lubbe 公司的 Infra-Analyzer 500 红外分析仪进行研究，Rigal 等（1993）得到了一个令人信服的结果。为了能在全身多处进行人体分析，将分析仪进行了一定的改造。其修改如图 25。改造后的设备，保留了原有基本功能和积分球，能够实时的采集和处理数据，这在其他地方还未被实现过（Wirchrowski et al. 1985）。将分离出的角质层放置在湿度增长受控的环境中，以 1.1μm 处的吸光度做参照，1.94μm 处的吸光度显示跟含水量呈线性相关。这一结果也确认了已经报道的以 1.85μm 做参照的 1.94μm 处吸光度的结果（Walling and Dabney 1989，尽管后者数据是由两个不同的设备所采集和处理的。

如图 26 所示的是在体外皮肤上的典型光谱。真皮的吸光度比全层皮肤大。这是由于分析量的增加（与红外辐射更大的穿透有关），同时较少水合层的缺失，以及表面散射的减少。但所有光谱都在 1.94 和 1.45μm 处有水分子的特征峰。

在 159 名女性的腿部进行皮肤水分的研究中，使用以下临床标准对皮肤状况进行打分：皮肤牛皮纸样化，褶皱化，有明显鳞片存在，有明显鳞屑存在（"蛇皮肤"）和刺激（亚临床炎症）。每个标准对应分值为 1 ～ 5 分然后计算总分。在图 27 上获得的光谱与平均分相关，图 28a 展示了吸光度和相应临床评分的相关性。当皮肤干燥程度变得严重时，吸光度会下降。同时这个研究也表明采用电导并行的方法，当皮肤干燥得分增加时，与近红外的相关性反而降低，表现出饱和的状态。（图 28b）。这个事实证实本章经常强调的事实：当使用电介质方法时，接触阻抗所产生的人为影响（cf. Lévéque and de Rigal 1983）。

在同一项研究中，对 5 种不同产品，连续使用 4 周的效果进行了研究，和临床评分相比，电导和近红外测量表现出了它们的互补性，也证明了接触式测量所碰到的困难。近红外分析无疑将会得到最接近物理形态上的水含量的结果，而鳞状皮肤或鳞屑的存在会干扰阻抗测定。

如 Walling 和 Dabney 所示（1989 年），近红外

图 25　Infra-Analyzer 500 红外分析仪。（de Rigal et al. 1993）

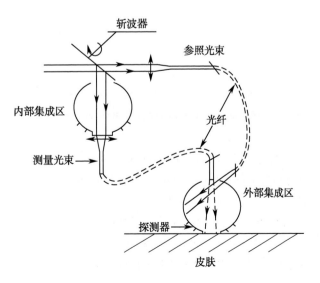

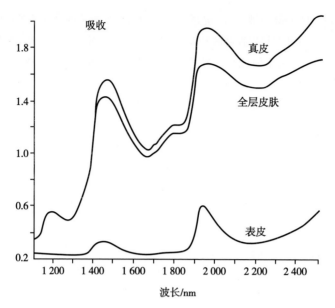

图 26 全皮、表皮和真皮的近红外吸收光谱。（de Rigal et al. 1993）

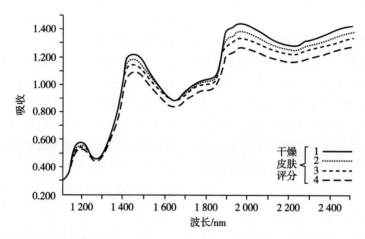

图 27 不同干燥程度评分的皮肤的近红外光谱。没有显示介于两分之间的结果。每条光谱表示同一评分下的每个志愿者的平均值

光谱在校准后，预测皮肤干燥得分是可能的。这两项研究的结论是，近红外光谱无疑是测量皮肤保湿的参考方法。

最近，有些相似的研究都有用到一些现代化设备（Kilpatrick-Liverman et al. 2006）：NIR5000 光谱仪［Cary/Agilent 配备光纤探头（"智能探头"）］用来发射红外光谱，Skicon 200（IBS）在 3.5MHz 下用来测量导电率，再加上临床得分。大多数实验都会同时采集 NIR，Skicon 和干燥度视觉评分这三项用于比较。但是，NIR 根据环境湿度变化，能更有效地检测皮肤含水量的变化。事实上，作者观察到不同于 Skicon，NIR 光谱读数与相对湿度（RH）直接相关。最后一点也确实已经被报道过（Lévéqueand de Rigal 1983；Rawling et al. 1992）。

近红外光谱成像（near-infrared spectroscopic imaging）

现在的仪器已经被设计成能直接利用近红外对皮肤进行成像。除了众所周知的毛细血管观察外，

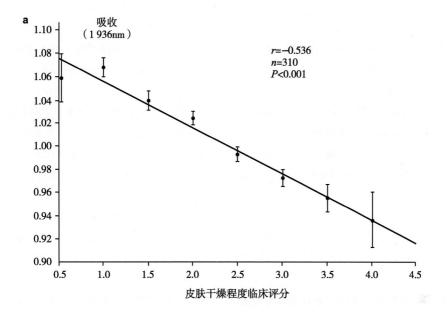

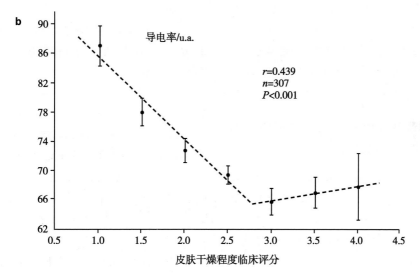

图 28 （a）近红外吸光度（定在 1 396nm）和干性皮肤临床总得分呈线性相关（de Rigal et al. 1993）。（b）干性皮肤临床得分与导电率的相关性。相关系数为整组数据值的相关系数（de Rigal et al. 1993）

市面上出现的 1 450nm 或 1 950nm 的成像装置能对角质层中的水进行成像。专注于这一主题研究的有 Wichrowski et al.（1995）、Attas et al.（2001）和 Zhang et al.（2005）。虽然似乎皮肤水分通过这种技术也能有效测量，但它更适用于皮肤深层的血红蛋白、脂质和蛋白质的精确分子成像。

6.3 双波长近红外比率测量（near-infrared ratiometry at two wavelengths）

对皮肤进行近红外光谱分析，能明显看到在 1 450 ～ 1 950nm 处有两个水分子的吸收带。市面上已有能同时测量吸收带内外两种波长的反射率的仪器。由于红外发光二极管以及具有实用波长的探测器的出现，这些仪器正变得越来越轻便和便宜。虽然原理上非常简单，但在解释皮肤分析结果的时候必须得谨慎，因为当一种波长被吸收，另一种不被吸收时，两种波长的穿透度会很不同。同样对于反射光光程也需要注意类似的情况。为了得到准确的测量，会引入一个复杂的模型来解释光程差。

基于蒙特卡罗的随机算法被广泛用于此目的（Kenji Iino et al. 2003），但在实际皮肤应用中，依赖于所测试参数的了解。

可见第一种方法是可以避开这个问题的，只要同一皮肤区域上的差异是被记录下来的，这种方法简单易操作，但要始终牢记光穿透的问题。

小型设备已广泛应用于包装和食品工业，中国制造商已经设计了笔状大小的皮肤保湿测量仪器（Konmision SC069 等型号）。经过一个漫长的验证周期后，工作波段在 1 950 和 1 450nm 处的近红外比率计将很快就会上市（Non Invasive Technologies，Paris）。这两个波长之所以被选中是因为穿透深度基本相同（通过计算和体外测量），因此能规避掉以上提到的缺陷。

6.4 共聚焦拉曼显微学（confocal Raman microspectroscopy）

拉曼光谱（Raman spectroscopy）是一种类似于红外光谱的振动光谱学，但基于非弹性光散射而不是光吸收。本章的范围不包括拉曼效应的理论解释，这些理论可以在许多教科书中找到。让我们回顾一下，与瑞利散射相反，散射光束包含一小段波长比入射光长的波段。这些能量被分子获得并激发振动，而振动会根据分子结构的不同，分子间相互作用不同以所处化学环境的不同而不同。

相对于红外光谱，拉曼光谱用波数来标记（通常为 cm^{-1}），即相应红外吸收波长的倒数。这个刻度单位被广泛使用，是因为它和能量是呈线性关系的：波数越高，波长频移时相应的震动能量越高。

共聚焦拉曼显微光谱学带来了拉曼分析在共聚焦显微镜领域的潜力，其主要优势是能记录非常薄的光学薄片的拉曼光谱。Casper 和同事开创了适应

于皮肤观察的技术（Caspers et al. 2001）。市面上已有多种仪器（或多或少都是致力于皮肤美容）：River Diagnostics（3510 型号）、B & Wtek（i-Raman 模型）和 Horiba（LabRam-inv 模型）。

该技术在皮肤病学中的主要应用是，在正常或病理条件下，对内源性或外来分子的表征分析。例如，Chrit 等（2005）设计了一个非常有效和实用的用于"在体"化学分析的微探针。最近，Zhao 等（2010）在 600 ～ 1 700cm^{-1} 范围内进行了正常，良性和恶性疾病皮肤的黑素和蛋白质光谱比较研究，指出了拉曼显微镜用于皮肤疾病诊断的潜力。

对于角质层含水量，通常将在 3 400cm^{-1} 处的水分子光带（O-H 拉伸）与在 2 920cm^{-1} 处蛋白质峰相比较（C-H^3 拉伸）。激发波长通常是在近红外区域：671、730 或 850nm 处，这是为了使假性荧光发射最小化。在这些波长下，深度的分辨率大约 5μm。由于需要强制平均化来消除信号噪音，曝光时间可能会相当长［1 分钟或更长时间（Caspers et al. 2001）］。但目前更为现代的设备已经将测量时长缩短到数秒。

Casper 等首次发表了在手臂的几个位置（手掌内测，手掌）（Caspers et al. 2001）测得的水分含量分布的报告，以及通过计算获得的拉曼光谱已重现在图 29 上。纵坐标为 100g 组织中水的百分含量，通过将两个峰值面积（$I_{3350-3550}$）/（$I_{2910-2965}$）的比值转化后得到。

这些突出的结果后来也被其他研究所证实，如 Chrit et al.（2005）通过使用 HORIBA 显微光谱仪器，Nakagawa 等（2010）通过 River Diagnostic 3510 均得到证实。在后来出版的刊物中也表明了在 2μm 的深度分辨率下，能在很短的时间内（1 ～ 5 秒）得到水含量的分布，这也突出了通过拉曼显微技术得到结果的质量。

虽然光学相干光谱学（Knuttel and Boehlau-Godau 2000）和磁共振（Querleux et al. 1994）显示在角质层内部水分布成像的前景和潜力，但共焦拉曼散射作为最好的技术之一，可以在相当就好分辨度下（2μm）对深度水分成像。既然它的数据采集时间已被大大降低，那主要的缺点是其复杂性和设备

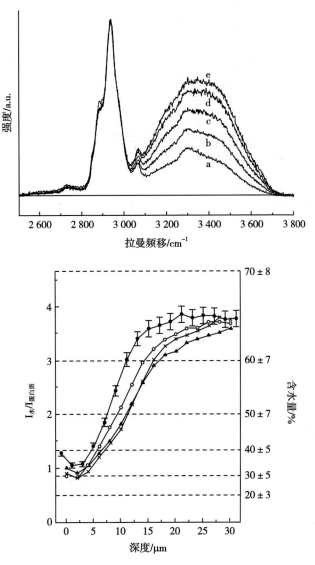

图 29 前臂皮肤在不同深度下的共焦拉曼显微光谱和相应的含水量分布。近红外激发，深度分辨率约为 5μm。（Casper et al. 2001）

的价格。光带的分配可能不会很明显，主要在一些噪音谱上，但专用软件和峰值库对此很有帮助。这些年来，制造商努力向市场提供便携和轻便型（手掌式设备）的拉曼仪器，配有光纤探头（B & W tek）。这些设备只能宏观上展示角质层的一个平均含水量，但提供了大量功能从而跟踪皮肤的内部化学事件。

7 结论

　　为了得到这个漫长章节的结论，我们希望已经足以展现那些在公共和私人实验室用于定量分析角质层含水量的技术的重要性。这些资源的重要性体现在其在皮肤病学和化妆品行业中的检测的重要性。

　　为了便于潜在用户进行选择，表 2 总结本章介绍的方法的主要特性。这些设备中许多很难适用于非物理学家，此外，它们非常昂贵。可以想到将这些系统整合上市后，无论是对制造商还是用户盈利都将是比较差的。热分析和光学方法值得更详细讨论，因为它们给了我们精确的测量，并且可以作为一些原理更简单的设备的参考校准（但不涉及结果）。后面的设备（主要是机械和电气），是市面上在售的基本设备，能提供可重复和可利用的结果，前提是需要用户始终意识到物理和皮肤物理化学参数的变化，如测试地点、年龄、环境，甚至对保湿来说，受试者的情绪状态的变化等均会影响测试结果。用户还必须考虑到各种产品和乳剂，在保湿测试开始和使用过程中不同的物理性质，尤其是除了产品本身对皮肤所产生的效果外，还能改变传感器的信号检测。

表 2　在体角质层含水量检测技术的主要特点

原理	可用仪器	是否直接接触皮肤	潜在的干扰因素	推荐应用	关键应用
电阻抗方法	Skicon 200 XM[a] Corneometer CM825[b] Nova DPM9103[c] Moisturemeter SC4[d] Dermalab[e]	在体，是	表面的不同（弱）；塑性的不同；离子对电导的影响	短期保湿功效；平行对称区域对比研究	个体间比较
导热法	Hématron	在体，是	皮肤表面纹理的不同（弱）；塑性的不同	短期保湿功效；平行对称区域对比研究	
机械法	Cutometer Dermal Torque Meter Gas Bearing Electrodynamometer	在体，是	角质层厚度的不同	短期保湿功效；平行堆成区域的对比研究；与角质层厚度相关的长期保湿效果的测定	涉及或不涉及角质层厚度测定的个体间比较
量热法	DSC（许多商业仪器）	体外	皮肤中水分子的综合参与	了解保湿机制以及脂质/水的结构关系	
光热法	OTTER	在体，非接触式	对水带中的具有吸光性的分子	所有类型研究（几乎不依赖于表面状态）	
	光声仪（可见光或近红外）	否（不在测量区域）	对于工作波长的光具有吸光性的分子；激发，信号穿透率（折射率；表面状态）的不同	短期和长期保湿功效；个体内的比较研究；关于水含量的光化学作用	有色或存在散射的配方（存在吸收窗/波段）
光谱法：近红外衰减全反射红外傅里叶转化红外	许多红外光谱仪都适合：Infra-Analyzer，Agilent "Smartprobe"	在体，可能尽量避免接触测试区域	表面背散射的不同；分析体积的改变（穿透深度）	短期和长期保湿功效；同一个体的比较研究；个体间的比较研究	配方存在（残留）的研究
光波光谱学拉曼（共聚焦或传统）	River Diagnostics 3510[f] HoribaLabRaminv[g] B & W tek i-Raman[h]	在体	身体移动；长暴露引起的封闭效应	角质层深层水的可视化；分子含量短期功效的可视化	配方存在干扰（脂质）

[a]IBS Co. Hamamatsu，Japan
[b]Courage and Khazaka Electronic GmbH，50829 Köln，Germany
[c]Nova Technology Corporation，Gloucester，MA 01930，USA
[d]Delfin Technologies Limited，70211 Kuopio，Finland
[e]Cortex Technology，9560 Hadsund，Denmark
[f]River Diagnostics B.V.，3029 AK Rotterdam，The Netherlands
[g]Horiba-Jobin-Yvon SAS，91160 Longjumeau，France
[h]B & Wtek inc，19 Shea Way，Newark，DE19713，USA

最后，我们想强调一下，只有通过物理学家、物理化学家和皮肤生物学家（当然也包括化妆品专家和皮肤科医生）之间的合作，才能够增加我们对如此复杂的活体皮肤基础知识的了解，促进本章中涉及的非常复杂的技术的发展。

（朱婷婷、王杨、王文娜、邱梅红 译，段诗悦、周治君 校，赵小敏、李利 审）

参考文献

Aframian VM, Dikstein S. Levarometry. In: Serup J, Jemec GBE, editors. Handbook of non-invasive methods and the skin. London: CRC Press; 1995a.

Aframian VM, Dikstein S. Indentometry. In: Serup J, Jemec GBE, editors. Handbook of non-invasive methods and the skin. London: CRC Press; 1995b.

Agache P, Monneur C, Léveque JL, de Rigal J. Mechanical properties and Young modulus of human skin in vivo. Arch Dermat Res. 1980;269:221–32.

Arnaud et al. A micro-thermal diffusion sensor for non invasive skin characterization. Sensors and Actuators. 1994;41-42:240–3.

Attas M, Hewko M, Payette J, Posthumus T, Sowa M, Mantsch H. Visualization of cutaneous Hemoglobin oxygenation and skin hydration using nearinfrared spectroscopic imaging. Skin Res Technol. 2001;7(4):238–45.

Aubert L, Anthoine P, de Rigal J, Lévéque JL. An in vivo assessment of the biomechanical properties of human skin modifications under cosmetic product. Int J Cosmet Sci. 1985a;7:51–9.

Aubert L, Anthoine P, de Rigal J, Lévéque JL. An in vivo assessment of the biomechanical properties of human skin modifications under the influence of cosmetic products. Int J Cosmet Sci. 1985b;7:51–9.

Baesso ML, Shen J, Snook RD. Laser-induced photoacoustic signal phase study of stratum corneum and epidermis. Analyst. 1994a;119:561–2.

Baesso ML, Snook RD, Andrew JJ. Fourier transform IR photoacoustic spectroscopy to study the penetration of substances through skin. J Phys. 1994b;4:449–51.

Balageas DL. Characterization of living tissues from the measurement of thermal effusivity. Innov Tech Biol Med. 1991;12:145–53.

Balageas DL, Krapez JC, Cielo P. Pulsed photothermal modeling of layered materials. J Appl Phys. 1986;59:348–57.

Bamber JC, Tristam M. Diagnostic ultrasound. In:Webb S, editor. The physics of medical imaging. Bristol: Adam Hilger; 1990.

Barel AO, Clarys P. Measurement of epidermal capacitance. In: Serup J, editor. Handbook of non-invasive methods and the skin. London: CRC Press; 1995. p. 165–70.

Barel AO, Clarys P, Wessels B, de Romsee A. Noninvasive electrical measurement for evaluating the water content of the horny layer: comparison between the capacitance and the conductance measurements. In: Scott RC, Guy RH, Hadgraft J, editors. Prediction of percutaneous penetration – methods, measurements, modelling. London: IBC Technical Services; 1991. p. 238.

Barry BW. Mode of action of penetration enhancers in human skin. J Control Release. 1987;6:85–97.

Behl CR, Barret M. Hydration and percutaneous absorption. II: influence of hydration on water and alcanol permeation through Swiss mouse skin., comparison with hairless mouse. J Pharm Sci. 1981;70:l212–5.

Bernengo JC, Hanss M. Four electrode, very low frequency impedance comparator for ionic solutions. Rev Sci Instr. 1976;47:505–8.

Bernengo JC, Gasquez A, Falson-Rieg F. Photoacoustics as a tool for cutaneous permeation studies. High Temp High Pres. 1998;30:619–24.

Bindra RMS, Imhof, J Andrew J, Eclcston GM, Cummins PG (1994) Opto thermal measurements for non-invasive, non-occlusive monitoring of in vivo skin condition. IF SCC International Congress, Venice; 1994 Sept.

Blank IH. Factors which influence the water content of the S.C. J Invest Dermatol. 1952;181:433–40.

Blank IH, Moloney J, Emslie AG, Simon I, Apt C. The diffusion of water across the stratum corneum as a function of its water content. J Invest Dermatol. 1984;82:l88–94.

Blichman CW, Serup J. Assessment of skin moisture. Acta Dermatol Venereol (Stockholm). 1988;68:284–90.

Campbell SD, Kraing KK, Schibli EG, Momii ST.

Hydratation characteristics and electrical resistivity of *stratum corneum* using a noninvasive four-point electrode method. J Invest Dermatol. 1977;69:290–5.

Campbell SD, Yee SS, Afromowitz MA. Applications of photoacoustic spectroscopy to problems in dermatology research. IEEE Trans Biomed Eng. 1979;26:220–7.

Caspers PJ, Lucassen GV, Carter EA, Bruining HA, Puppels GW. In vivo confocal Raman microspectroscopy of the skin: noninvasive determination of molecular concentration profiles. J Invest Dermatol. 2001;116:434–42.

Challoner AVJ. Accurate measurement of skin blood flow by a thermal conductance method. Med Biol Eng. 1975;13:196–201.

Christensen MS, Hargens CW, Nacht S, Gaus EH. Viseoelastic properties of intact humanskin, instrumentation, hydration effect and the contribution of the stratum comeum. J Invest Dermatol. 1977;69:282–6.

Chrit L, Hadjur C, Morel S, Sockalingum G, Lebourdon G, Leroy F, Manfait M. In vivo chemical investigation of human skin using a confocal Raman fiber optic microprobe. J Biomed Opt. 2005;10:44007.

Clar EJ, Her CP, Sturelle CG. Skin impedance and moisturization. J Soc Cosmet Chem. 1975;26:337–53.

Clarys P, Clijsen R, Taeymans J, Barel AO. Hydration measurements of the S.C.: comparison between the capacitance method (digital version of The Corneometer CM825) and the impedance method (Skicon-200EX). Skin Res Technol. 2012;18(3):316–23.

Comaish S. Infrared studies of human skin in vivo by multiple internal reflection. Br J Dermatol. 1968;80:522–8.

Cooper EP, Missel PJ, Hannon DP, Albright GB. Mechanical properties of dry, normal and glycerol-treated skin as measured by gas bearing electrodynamometer. J Soc Cosmet Chem. 1985;36:335.

De Rigal J. In vivo assessment of skin ageing and photoaging. A multiparametric approach. 20th anniversary symposium, International society for bioengineering and the skin. Miami; 1996 Feb 15–17.

de Rigal J, Losch M, Bazin R, Camus C, Sturelle C, Descamp V, Leveque JL. Near infra red spectroscopy: a new approach to the characterisation of dry skin. J Soc Cosmet Chem. 1993;44:197–209.

Diakate L, de Rigal J, Bemengo JC, Lévéque JL. Dielectric properties of skin at high frequencies by means of time domain reflectometry: a new approach to hydratation process. 10th international symposium on bioengineering and the skin. Cincinnati, Ohio; 1994 June.

Dikstein S, Bercovici PG. Measurement of skin surface capacitance at 16 Hz and at other frequencies. Bioeng Skin. 1985;1:357.

Dikstein S, Hartzshtark A. What does low pressure indentometry measure? Arztliche Cosmetol. 1983;13:327.

Dittmar A. Skin thermal conductivity: a reliable index of skin blood flow and hydratation. In: Lévéqne JL, editor. Cutaneous investigation in health and disease. New York: Marcel Dekker; 1988. p. 323–58.

Djeldjellani M. Mise au point d'un applicateur destiné a la mesure des propriétés diélectriques de la peau par TDR. Ph.D. dissertation, Université de Besancon; 1989.

Emtestam L, Ollmar S. Electric impedance index in human skin: measurement after occlusion in five anatomical regions and in mild irritant dermatitis. Contact Dermatitis. 1993;28:104–8.

Ferris CD. Four electrode null techniques for biological impedance work. Rev Sci Instrum. 1963;23:109–15.

Fluhr JW, Gloor M, Lazzerini S, Kleesz P, Grieshaber P, Berardesca E. Comparative study of five instruments measuring *stratum corneum* hydration (Corneometer CM 820 and CM 825, Skicon 200, Nova DPM 9003, DermaLab). Part II In vivo. Skin Res Technol. 1999;5(3):171–8.

Geladi P, MacDougall P. Linearization and scatter correction for NIR spectra of meat. Appl Spectrosc. 1985;39(3):491–500.

Giese K, Kolmel K. A photoacoustic hydration study of human *stratum corneum*. J Phys (Paris). 1983;44(C6-373):C6–378.

Gloor M, Willebrandt U, Thomer G, Kupferschmid W. Water content of the horny layer and skin surface lipids. Arch Dermatol Res. 1980;268:221–3.

Gloor M, Hirch G, Willebrandt U. On the use of infrared spectroscopy for in vivo measurement of water content of the horny layer after application of dermatological ointments. Arch Dermatol Res. 1981a;271:296–302.

Gloor M, Hirch G, Willebrandt U. On the use of infrared spectroscopy for in vivo measurement of water content of the homy layer after application of dennatological ointments. Arch Dermatol Res. 1981b;271:305–13.

Golden GM, Guzek DB, Harris RR, Mackie JE, Potts RO. Lipid thermotropic transitions in human *stratum corneum*. J Invest Dermatol. 1986;86:255–9.

Golden GM, Guzek DB, Kennedy AH, Mackie JE, Potts RO. Stratum comeum lipid phase transitions and water barrier properties. Biochemistry. 1987;26:2382–8.

Goodman M, Barry BW. Action of penetration enhancers on human stratum comeum as assessed by Differential scanning calorimetry. In: Bronaugh RL, Maibach HI, editors. Percutaneous absorption. New York: Marcel Dekker; 1989. p. 567–93.

Grahame R. A method for measuring human skin elasticity in vivo with observation of the effects of age, sex, and pregnancy. Clin Sci. 1970;39:223–38.

Gunner CW, Hutton WC, Burlin TE. The mechanical properties of skin in vivo. A portable hand held extensometer. Br J Dermatol. 1979;100:161–3.

Guo X, ImhofRE, de Rigal J (2001) Spectroscopic study of water-keratin interactions in *Stratum Corneum*. In: Proceedings of 11th international conference of photothermal and photoacoustic phenomena, Kyoto, Japan; 2000 June 25–29.

Guy M, Bemengo JC. Designing a differential cell for in vivo photoacoustic measurements of skin absorbance. Can J Phys. 1986;64:1142–5.

Hansen JR, Yellin W. NMR and Infra-red spectroscopic studies of stratum comeum hydration. In: Jellinek E, editor.Water structure and the water polymer interface. New York: Plenum Press; 1972.

Hargens CW. The gas bearing electrodynarnometer applied to measuring mechanical changes in skin and other tissues. In: Marks R, Payne P, editors. Bioengineering and the skin. Lancaster: MTP Press; 1981. p. 113–22.

Hendler E, Crosbie R, Hardy JD. Measurement of heating of the skin during exposure to infrared radiation. J Appl Physiol. 1958;12:177.

Hensel H, Brandt S. Plate element for recording of cutaneous blood flow. Pfliigers Archiv Eur J Phys. 1977;368: 165–7.

Horii I, Nakayama Y, Obata M, Tagami H. *Stratum corneum* hydratation and amino acid content in Xerotic skin. Br J Dermatol. 1989;121:587.

Imhof RE, Whitters CJ, Birch DJS. Opto-thermal in vivo monitoring of structural breakdown of an emulsion sunscreen on skin. Clin Mater. 1990;5:271–8.

Inoue T, Tsujii K, Okamoto K, Toda K. Differential scanning calorimetric studies on the melting behaviour of water in stratum comeum. J Invest Dermatol. 1986;86:689–93.

Isaksson T, Mass T. The effect of multiplicative scatter correction and linearity improvement in NIR spectroscopy. Appl Spectrosc. 1988;42:1273–84.

Jacques SL. A linear measurement of the water content of the stratum comeum of human skin using a microwave probe. IEEE Eng Med Biol Soc Conf 180;1979.

Kalia YN, Pirot F, Guy RH. Homogeneous transport in a heterogeneous membrane: water diffusion across human stratum comeum in vivo. Biophys J. 1996;71:2692–700.

Kenji Iino K, Maruo K, Arimoto M, Hyodo K, Nakatani T, Yamada Y. Monte Carlo simulation of near infrared reflectance spectroscopy in the wavelength range from 1000 nm to 1900 nm. Opt Rev. 2003;10(6):600–6.

Khan ZU, Kellaway IW. Differential scanning calorimetry of DMSO treated human stratum comeum. Int J Pharm. 1989;55:129–34.

Kilpatrick-Liverman L, Kazmi P,Wolff E, Polefka TG. The use of near-infrared spectroscopy in skin care applications. Skin Res Technol. 2006;12(3):162–9.

Klimisch HM, Chandrag G. Use of Fourier transform infrared spectroscopy with attenuated total reflectance for in vivo quantification of polydimethylsiloxanes on human skin. J Soc Cosmet Chem. 1986;37:73–87.

Knutson K, Potts RO, Guzek DB, Golden GM, Mackie JE, Lambert WJ, Higuchi W. Macro- and molecular physical-chemical considerations in understanding drug transport in the *Stratum Corneum*. J Controll Release. 1985;2:67–87.

Knuttel A, Boehlau-Godau M. Spatially confined and temporally resolved refractive index and scattering evaluation in human skin performed with optical coherence tomography. J Biomed Opt. 2000;5:83–9.

Koelmel K, Mercer P. Determination of the moisture of the horny layer by means of infrared reflection at three different wavelengths. Arch Dermatol Res. 1980;268:206.

Koyama J, Nakanishi J, Masuda Y, Sato J, Nomura J, Suzuki, Y, Nakayama Y. The mechanism of desquamation in the stratum comeum and its relevance to skin care. IFSCC Congress, Sydney; 1996 Oct.

Lefevre J. Recherches sur la conductibilité de la peau de l'organisme vivant et sur ses variations en fonction de la temperature extérieure. J Phys Theor Appl, Paris. 1901;3:380–8.

Lévéque JL, de Rigal J. Impedance methods for studying skin moisturisation. J Soc Cosmet Chem. 1983;34:419.

Lévéque JL, de Rigal J. In vivo measurement of the *stratum corneum* elasticity. Bioeng Skin. 1985;1: 13–23.

Lévéque JL, Escoubez M, Rasseneur L. Water-keratin interaction in human stratum comeum. Bioeng Skin. 1987a;3:227–42.

Lévéque JL, Grove G, de Rigal J, Corcuff P, Kligman AM, St Leger D. Biophysical characterisation of dry facial skin. J Soc Cosmet Chem. 1987b;82:171–7.

Leveque JL, Ribaud C, Garson JC. Caractérisation biophysique du stratum coméum. Relation entre sa structure et ses propriétés. Path Biol. 1992;40: 95–108.

Maes T, Martens H. Principal components regression in NIR analysis: viewpoints, background details and selection of components. J Chemom. 1988;2: 155–67.

Martin KA. Qualitative interpretation of NIR reflectance measurements to determine moisturisation in skin. In: Making light work. Advances in NIR spectroscopy. Weinheim: VCH; 1992. p. 627–32.

Martin KA. Direct measurement of moisture in skin by NIR spectroscopy. J Soc Cosmet Chem. 1993;44:249–61.

Martinsen OG, Grimnes S, Karlsen I. An instrument for the evaluation of skin hydration by 100 kHz electrical admittance measurements. Innov Tech Biol Med. 1993;14:588–96.

Mass D, Short J, Turek A, Reinstein JA. In vivo measuring of skin softness using the gas bearing electrodynamometer. Int J Cosmet Sci. 1983;5:189–200.

Masuda K, Nishikawa M, Ichijo B. New methods

of measuring capacitance and resistance of very high loss materials at high frequencies. IEEE Trans Instrum Meas. 1980;29:28.

Moseley H, English JSC, Coghill GM, Mackie RM. Assessment and use of a new skin hygrometer. Bioeng Skin. 1985;1:177.

Murray BC, Wickett RR. Sensitivity of cutometer data to *stratum corneum* hydration level. A preliminary study. Skin Res Technol. 1996;2:167–72.

Nakagawa N, Matsumoto M, Singo S. *In vivo* measurement of the water content in the dermis by confocal Raman spectroscopy. Skin Res Technol. 2010;16:137–41.

Norris KH, Hart JR. Direct spectrometric determination of moisture in seeds. Proceedings of the 1963 international symposium on humidity and moisture, principles and methods of measuring moisture. In: Liquids and solids. 4th ed. New York: Reinhold; 1965. p. 19–25.

Osborne KA, Fearn T. Near infrared spectroscopy. In: Food analysis. New York: Longman Scientific and Technology; 1986. p. 49–51.

Patel CKN, Tam AC. Pulsed optoacoustic spectroscopy of condensed matter. Rev Mod Phys. 1981;53: 517–49.

Pichon E, de Rigal J, Lévéque JL. In vivo rheological study of the torsional characteristics of the skin. 8th international symposium on bioengineering and the skin, STRESA, Italy; 1990 June 13–16.

Piérard GE. Caractérisation des peaux seches, la biométrologie complète la clinique. Cosmétologie. 1997;14:48–51.

Pines E, Cunningham T. Dermatological photoacoustic spectroscopy. In: Marks R, Paynes PA, editors. Bioengineering and the skin. Lancaster: MTP Press; 1981. p. 283–90.

Poppendieck HF, Randall R, Breeden JA, Chambers JE, Murphy JR. Thermal conductivity measurements and predictions for biological fluids and tissues. Cryobiology. 1966;3:318–27.

Potts RO. In vivo measurement of water content of the stratum comeum using infrared spectroscopy: a review. Cosmet Toiletries. 1985;100:27–31.

Potts RO, Buras EM. In vivo changes in the dynamic viscosity of human stratum comeum as a function of age and ambient moisture. J Soc Cosmet Chem. 1985;136:169–76.

Potts RO, Buras EM, Chrisman DA. The dynamic mechanical properties of human skin in vivo. J Biomech. 1980;16:365–72.

Potts RO, Guzek DB, Harris RR, Mackie JE. A noninvasive in vivo technique to quantitatively measure water concentration of the *stratum corneum*, using attenuated total-reflectance infrared spectroscopy. Arch Dennatol Res. 1985;277:489–95.

Poulet P. Spectroscopie photoacoustique et sciences biomedicales. Ph.D. disseration, University of Strasbourg, France; 1985.

Poulet P, Chambron J. Conception and realisation of a photoacoustic detector for "in situ" spectroscopy. J Photoacoustics. 1982;1:329–46.

Poulet P, Chambron J. In vivo photoacoustic spectroscopy of the skin. J Phys (Paris). 1983;44:C6–413.

Querleux B, Richard S, Bittoun J, Jolivet J, Idy-Peretti I, Bazin R, de Lachariere O, Lévéque JL. In vivo hydration profile in skin layer by high resolution magnetic resonance imaging. Skin Pharmacol. 1994;7:2l0–6.

Randall Wicket R, Murray BC. Comparison of cutometer and DTM for skin elasticity measurements. 20th anniversary symposium, International society for bioengineering and the skin, Miami; 1997 Feb 15–17.

Rawling AV, Hope J, Rogers J, Mayo AM, Scott l. Mechanism of desquamation: new insights into dry flaky skin conditions. 17th IFSCC international congress, Yokohama; 1992 Oct 13–16.

Rawling A, Harding C,Wakinson A, Bank J, Ackerman C, Sabin R. The effect of glycerol and humidity on desmosome degradation in stratum comeum. Arch Dermatol Res. 1995;287:457–64.

Rompe PCB, dos Anjos FH, Mansanares AM, da Silva EC, Acosta-Avalos D, Barja PR. Characterization of human skin through photoacoustic spectroscopy. J Phys IV (Paris). 2005;125:785–7.

Rosencwaig A, Gersho A. Theory of the photoacoustic effect with solids. J Appl Phys. 1976;47:64–9.

Rosencweig A, Pines E. Stratum comeum studies with photoacoustie spectroscopy. J Invest Dermatol. 1977;75:500–7.

Salter DC. Skin mechanics measured in vivo using torsion, a new and accurate model more sensitive to age, sex and moisturising treatment. J Soc Cosmet Chem. 1993;44:197–209.

Salter DC, Hodgson RJ, Hall LD, Carpenter TA, Ablett S. Moisturisation processes in living human skin studied by magnetic resonance imaging. 17th IFSCC lntemational Congress, Yokohama, 1992 Oct 13–16.

Schade H. Die Elasticitatsfunktion des Bindegewebes und die Intravitale Messung ihrer Storungen. Z Exp Pathol Ther. 1912;11:369–99.

Schneider M, Hansen WG. Crystal effect on penetration depth in attenuated total reflectance Fourier transform infra-red study on human skin. Microchim Acta [Suppl]. 1997;14:677–8.

Schwan HP. Dielectric properties of living tissues. Adv Biol Med Phys. 1957;5:147–63.

Serban GP, Henry SM, Cotty VF, Marcus AD. In vivo evaluation of skin lotions by electrical capacitance and conductance. J Soc Cosmet Chem. 1981;32:421–35.

Serban GP, Henry SM, Cotty VF, Cohen GL, Riveley JA. Electrometric technique for the in vivo assessment of skin dryness, and the effect of chronic treatment with a lotion on the water barrier function of dry skin. J Soc Cosmet Chem. 1983;34:383–93.

Simon I, Emslie AG, Apt CM, Blank IH, Anderson RR. Determination in vivo of water concentration profile in human *stratum corneum* by a photoacoustic method. In: Marks R, Paynes PA, editors. Bioengineering and the skin. Lancaster: MTP Press; 1981. p. 187–95.

Starzyk F. Parametrisation of interdigit comb capacitor for dielectric impedance spectroscopy. Arch Mater Sci Eng. 2008;34(1):31–4.

Stolwijk JA, Hardy J. Skin and subcutaneous temperature changes during exposure to intense thermal radiation. J Appl Physiol. 1965;20:1006–13.

Tagami H. Impedance measurements. In: Lévéque JL, editor. Cutaneous investigation in health and disease. New York: Marcel Dekker; 1988. p. 79–111.

Tagami H. Measurements of electrical conductance and impedance. In: Serup J, editor. Handbook of non-invasive methods and the skin. London: CRC Press; 1995. p. 159–64.

Tagami H, Yoshikuni K. Interrelationship between water barrier and reservoir functions of pathologic stratum comeum. Arch Dermatol. 1985;121:642–5.

Tagami H, Oki M, Iwatsuki K, Kanamaru Y, Yamada

M, Ichijo B. Evaluation of skin surface hydration in vivo by electrical measurement. J Invest Dermatol. 1980;75(500–5):07.

Takamoto R, Yamamoto S, Namba R, Takamatsu T, Matsuoka M, Sawada T. In vivo percutaneous absorptiometry by a laser photoacoustic method using a novel open-ended cell, combined with light guide. Anal Chem. 1994;66:2267–71.

Tosti A, Giovanni C, Fazzini ML, Villardita S. A ballistometer for the study of the plasto-elastic properties of the skin. J Invest Dermatol. 1977;69:282–6.

van Duzec BF. Thermal analysis of human *Stratum Corneum*. J Invest Dermatol. 1975;65:404–8.

Vlashloom DC. Skin elasticity. Ph.D. thesis. Holland: University of Utrech; 1967.

Walkley K. Bound water in stratum corneum measured by differential scanning calorimetry. J Invest Dermatol. 1972;59:225–7.

Walling PL, Dabney JM. Moisture in skin by NIR spectroscopy. J Soc Cosmet Chem. 1989;40:151–75.

Warner RR, Myers MC, Taylor DA. Electron probe analysis of human skin: determination of the water concentration profile. J Invest Dermatol. 1988;90:218–24.

Wichkowski K, Sore G, Khaïat K. Use of infrared spectroscopy for in vivo measurement of the *stratum corneum* moisturization after application of cosmetic preparations. Int J Cosmet Sci. 1995;17(1): 1–11.

Wickett RR, Murray BC. Comparison of cutometer and DTM for elasticity measurements. 20th Anniversary Symposium, International Society for Bioengineering and the Skin. Miami; 1996 Feb 15–17.

Wijn P. The alinear viscoelastic properties of human skin in vivo for small deformations. Ph.D. dissertation, Catholic University, Nijmegen; 1980.

Wirchrowski K, Sore G, Khaiat A. Use of infrared spectroscopy for in vivo measurement of the *stratum corneum* moisturization after application of cosmetics preparations. Int J Cosmet Sci. 1985;17:1–11.

Wold S, Antti H, Qhman J. Orthogonal signal correction of NIR spectra.Chemometr Intell Lab Syst.1998;44:175–85.

Xiao P, Ciortea LI, Singh H, Cui Y, Berg EP, Imhof RE. Opto-thermal in-vivo skin hydration measurements:– a comparison study of different measurement techniques. 15th International conference on photoacoustic and photothermal phenomena. J Phys Conf Ser. 2010; 214:012026.

Zhang SL, Meyers CL, Subramanyan K, Hancewicz TM. Near infrared imaging for measuring and visualizing skin hydration. A comparison with visual assessment and electrical methods. J Biomed Opt. 2005;10(3):031107.

Zhao JL, McLean DI, Zeng H. Recent advances in biomedical engineering. Vienna: IN-TECH; 2010. p. 455–74.

30

角质层动态水合程度检测

Katsuko Kikuchi and Hachiro Tagami

内容

关键词

水分累积测试（MAT）·解剖学位置·皮肤保湿剂·水积聚速度·塑料包封肋迫试验（POST）·皮肤表层水丢失（SSWL）·十二烷基硫酸钠（SLS）·吸附－解吸试验（SDT）·增生性瘢痕和瘢痕瘤疙瘩·改良程序和功能参数·正常皮肤水动力学·鳞状皮肤·测试流程·外用类固醇/钙调磷酸酶抑制剂·角质层（SC）·内源性水合·外源性水合·模拟模型·经表皮的水分丢失（TEWL）·Van't Hoff 定律·阻抗仪·角质层水合状态

缩写

AD	Atopic dermatitis	特应性皮炎
AUC	Area under the curve	曲线下面积
MAT	Moisture accumulation test	水分累积测试
NMF	Natural moisturizing factor	天然保湿因子
POST	Plastic occlusion stress test	塑料封闭肋迫试验
SC	Stratum corneum	角质层
SDT	Sorption-desorption test	吸附－解吸试验
SSWL	Skin surface water loss	皮肤表层水分丢失
TEWL	Transepidermal water loss	经表皮的水分丢失
WA	Water accumulation	水积聚
WAV	Water accumulation velocity	水积聚速度
WHC	Water-holding capacity	保水力

1 简介

正常健康皮肤的表面覆盖着极薄而柔软，但又非常高效的屏障膜，即角质层（stratum corneum，

SC），以至于任何外界环境中分子量大于 500Da 的物质几乎无法穿透它。同时，即使是像水这样的小分子也不能轻易地从底层湿润的、活的表皮中穿透角质层到达周围干燥的环境中。因此，我们可以凉爽干燥环境条件下（没有出汗现象）用仪器在体测量从皮肤表面蒸发的水量也称之为经表皮的水分丢失（transepidermal water loss，TEWL），来评价角质层的屏障功能。用这种方式，我们可以证明，临床上，在特应性皮炎（atopic dermatitis，AD），即特应性干燥症的患者中，即使在只是瘙痒的干燥皮肤表面，已经显示了轻微但显著高于健康人的正常皮肤的 TEWL 值（Watanabe et al. 1991）。

而且，健康皮肤的 SC 通过高效地结合水来保持皮肤表面的柔软和光滑的特性。相比之下，病理性皮肤的 SC 由于降低的 SC 水合状态，不能有效地结合水，因而产生干燥，有鳞状的皮肤表面，比如出现在特应性干燥症（atopic xerosis）或寻常型鱼鳞病（ichthyosis vulgaris）中。在这样的患者中，即使是大的蛋白质分子，如环境过敏原，也可以通过细微断裂的 SC 穿透到活的皮肤组织中，并诱发过敏反应。我们可以通过仪器在体测量皮肤的高频电导或电容（Tagami et al. 1980），来评估处于直接环境直接影响下的 SC 表面部分的水合状态。

SC 是由表皮层内的角质形成细胞慢慢地分化成扁平的角质细胞，它们重叠并通过细胞桥粒紧紧地结合在一起，构建出一个极薄的和柔韧的，但有效的膜屏障覆盖在正常的皮肤表面。虽然在我们身体表面的大部分部位只有 15μm 厚，健康皮肤的 SC 使我们即使在非常干燥的环境中也能生存。建立一个配备有这样有效的屏障功能的 SC，每个重叠、扁平的角质细胞之间的狭窄空间也充满了独特的细胞间脂质，它们是由位于表皮最上层称为颗粒层的完全分化的角质形成细胞产生和分泌的。这些脂类是由神经酰胺、胆固醇和脂肪酸独特地组成的，它不仅提供了 SC 有效的屏障功能，而且还与天然保湿因子（natural moisturizing factor，NMF）一起发挥了保水性以维持 SC 的柔软和灵活的性能。所谓的天然保湿因子，主要由氨基酸组成，它们是角质细胞内的酶通过催化水解丝聚蛋白（filaggrin）

产生的，它同时也来源于汗液中的乳酸盐、尿素以及成年人皮肤或头皮内皮脂腺分泌的皮脂。因此，健康皮肤的薄膜状角质层在接触时是柔软且光滑的，与此相反，患病时产生的是粗糙而干燥的病理性角质层，由于后者不能有效地和水结合，角质层紧绷、但又脆弱和干燥。即使在正常的环境条件下，临床上也可观察到鳞状、龟裂的皮肤。

皮肤角质层的含水量取决于底层表皮供给的水和从皮肤表面蒸发丢失的水之间的动态平衡，即取决于角质层吸水和保水能力。对于供应到角质层的水，不仅来自底层活的皮肤组织，还包括外部的水分，例如空气中的水分、分泌出的汗液及沐浴、淋浴和外用的保湿剂。

综上所述，角质层的水结合能力主要取决于其内高吸水性分子，如天然保湿因子（NMF）、极性脂质，如存在于细胞间隙中的神经酰胺（ceramide）（Yamamura and Tezuka 1989），以及结构蛋白。来源于外层角质层的少量水除了有助于维持其柔韧性，同时也会协调那些有助于角质层成熟的酶促反应（Rawlings et al. 1994；Rawlings and Harding 2004）。与简单常规的仪器评估相比，下面将要描述的角质层动态水合测试将会提供更多关于角质层的生理或病理特征信息。

在本章，我们将描述 3 种有代表性的角质层功能在体测试，即角质层动态水合测试，包括吸附解 - 吸附测试（sorption-desorption test，SDT）、水分累积测试（moisture accumulation test，MAT）和塑料封闭胁迫测试（plastic occlusion stress test，POST）。它们帮助我们用无创方法了解角质层的功能特性。

2 角质层水分

2.1 内源性水分（endogenous hydration）

角质层是一种极薄且柔软的生物屏障膜，它可保护机体免受干燥以及各种外部有害物质的侵袭。角质层的最内层与湿润的活表皮组织相连接，而它最外层则直接暴露于干燥环境。因此，角质层连同表皮颗粒层的紧密连接共同构成了薄但非常重

要的膜状结构，它作为水渗透屏障覆盖整个身体表面。此外，在这个极薄的膜结构中，从内到外，水分含量梯度递减（最内层 70%，最外层 30%）（Warner et al. 1988；Caspers et al. 2001；Egawa and Tagami 2008）。通过在体拉曼光谱（in vivo Raman spectroscopy，Egawa and Kajikawa 2009）结果可以清楚地看出，从角质层的最外层到中部，水分梯度变化陡峭；而从角质层的中部到最内层，水分梯度变化趋于平缓。

角质层内的水以结合水和游离水的形式存在。前者包括紧密结合的初级水以及结合力弱的次级水。次级结合水的数量取决于天然保湿因子和细胞外极性脂质的量（Yamamura and Tezuka 1989）。在病理性角质层，包括各种炎症性皮肤损伤，以及临床上非炎症性干燥皮肤，如鱼鳞病（ichthyosis）和老年性干燥症（senile xerosis），次级结合水有所减少，而初级结合水，即使在病理性的鳞状皮肤中也没有显示出任何显著变化（Takenouchi et al. 1986）。由于大气湿度低于皮肤组织的湿度，存在于细胞间隙中的水分不断扩散到表皮层，在通过表层皮肤被连续不断地蒸发出去，从而形成了测量参数 TEWL。因此，这里的 TEWL 实际包含了从活表皮扩散的水（真 TEWL）以及角质细胞自发生理性脱水而丧失的水。这些弥散在角质层细胞间隙的水同时也为各种存在于环境中的小分子物质的经皮吸收提供途径（Agache and Black 2004）。

当皮肤被防水膜包封，其水分蒸发会被长时间抑制，这时过量的水会在角质层中聚集。如果水合度大于 50%w/w，可也观察到角质细胞肿胀，胞内出现自由水。当水合度大于 300%w/w 时，甚至可以观察到胞外水，使得角质层变得脆弱，临床上称为浸渍（maceration）。

2.2 外源性水分（exogenous hydration）

当有水接触到皮肤表面时，它会很快渗透进入细胞间隙，随后取决于接触时间的长短，它穿过细胞膜使角质细胞膨胀（Tagami et al. 1980）。即使是短暂的外部涂抹水，角质层表层的含水量也会迅速增加，而中部和内部角质层含水量增加会相对较慢

（Egawa and Kajikawa 2009）。角质层快速吸水主要取决于3个物理现象：第一，通过表面张力的简单黏附；第二，浓度扩散（Fick 定律），这是由较低的胞内含水量和细胞间隙的亲水性结构引起的；第三，由于细胞间存在的天然保湿因子（NMF）和角质细胞半透膜组成的渗透吸收过程（Van't Hoff 定律）。通过这种方式，水渗入角质细胞并引起细胞膨胀。而由此产生的细胞膨胀和渗透压还会改变细胞膜的性质，由此也解释了长时间浸水后出现的小部分 NMF 的丢失。根据 Van't Hoff 定律，渗透压 p 可以表示为 $p=RTC$，其中 R 是理想气体常数，T 是绝对温度，C 是吸湿物质的浓度，即单位体积内吸湿剂的数量，与其大小或性质无关。渗透压在角质层底层大大增加，这是由于丝聚合蛋白被酶解成许多 NMF 小分子。在角质层表层，由于 NMF 浓度降低，这个压力要小得多（Agache and Black 2004）。

当施加的外源水被去除时，皮肤会产生一个变干过程，干燥速率会随时间由快变慢。这种解吸被称为皮肤表面水分丢失（skin surface water loss，SSWL），它与 TEWL（真 TEWL）是不同的。SSWL 和 TEWL 都可以通过蒸发仪测量。

2.3 测量角质层水合状态

如上所述，角质层的水合状态，特别是皮肤表面的水合状态，可以简单地通过将电极放置于皮肤表面，从而无创测量高频阻抗的成分，即电导或电容（Tagami et al. 1980）。这些仪器也适用于角质层动态水合测试。皮肤表面湿度计 Skicon 200EX（IBS Ltd.，Hamamatsu，Japan）和 Nova DPM 9003（NOVA Technology Corporation，USA）可用于测量皮肤高频电导。相比之下，Corneometer CM825（Courage and Khazaka，Köln，Germany）则可用于测量皮肤高频电容。通常情况下，用这些设备记录电导或电容应在3秒内完成，以避免从皮肤表面蒸发出的水在电极下累积。

由于这些仪器均是基于各自独特的参数测量皮肤水分，因此很难进行仪器间的数据比较。他们也同样无法提供角质层纵切面的水分分布。但是，如

Hashimoto-Kumasaka 等的研究结果所示（1993），电导测量更适合角质层表面水分变化的评估，而电容测量则更适合角质层更深层部分的水分变化评估。即前者对由保湿剂或吸附 - 解吸测试引起的皮肤水分变化更为敏感，而后者更适用于病理性角质层的评估，如鳞状皮肤（图 1）。因此，在模拟活体内角质层模型中，与电容装置相比，高频电导装置对于角质层表层水合状态的评估显示出更高的相关性（r 电容 =0.79，r 电导 =0.99），这表明高频电导可以更准确地评估健康角质层表层动态水分，特别是对于那些较易释放的次级结合水（Hashimoto-Kumasaka et al. 1991）。通过角质层连续胶带剥脱测试（Hashimoto-Kumasaka et al. 1993）（图 2），也可以更清楚地显示这一特征。

3 角质层动态水合测试

3.1 吸附 - 解吸附测试

吸附 - 解吸试验（sorption-desorption test，SDT），也称为水吸附 - 解吸试验，最初由 Tagami 等人于1982年提出。作为一种简单而实用的方法，该方法被用来评估短时间内的在体皮肤表面（角质层表层）功能特性。测试过程包括在皮肤表面施加一滴水 10 秒，并用电极测量施加前后皮肤表面湿度，然后在接下来的 2 分钟内，以 30 秒为间隔进行后续的一系列测量，评估皮肤表面的含水量（Tagami et al. 1982）。用高频电导评估的水解吸时间进程接近指数曲线，$W=W_{max}e^{\lambda t}$，因为它可在半对数图上以直线绘制。λ 表示解吸速率常数（Tagami and Yoshikuni 1985）。

3.2 Tagami 等提出的检测法

原作者利用 3.5MHz 的高频电流以及测量高频电导的皮肤表面湿度计 Skicon 记录角质层水合状态的变化。首先，在皮肤表面上标记一个直径为 1cm 左右的测试区域，并使用 Skicon 测量电导值（基线值）。然后，将一滴蒸馏水滴至测试区域并保留 10 秒。随后用纱布或棉纸垫吸干测试部位后，立即进行以 30 秒为间隔的重复测量，总测试时间

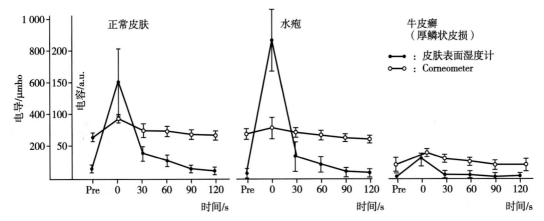

图 1 利用高频电导仪 Skicon 200 和电容仪 Corneometer CM420，CM820（Hashimoto-Kumasaka et al. 1993）进行的体内吸水 - 解吸测试。当比对正常皮肤，水疱皮肤以及银屑病患者的鳞状皮肤时，Skicon 都比 Corneometer 更清楚地表明在皮肤表面施加水后角质层水分的增加

图 2 连续在体皮肤角质层胶带剥脱对皮肤电容和电导参数的影响

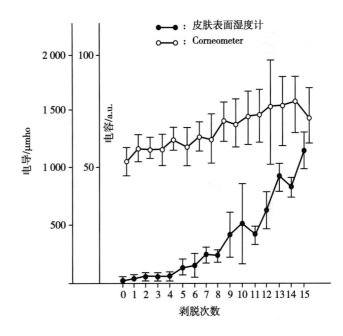

为 2 分钟。另外，因为结果仅受外源性水的影响而非电解质的影响，所以也可以用盐水或 PBS 溶液代替蒸馏水。他们还发现，外源性水施加的时间越长，相应的皮肤吸湿性和持水能力越强。因此，这也是他们选择施加 10 秒钟水并在 2 分钟内完成整个测量过程的实际原因。

3.3 正常皮肤水动力学（normal skin water kinetics）

通常环境条件下，在施加完水之后，正常皮肤表面的电导值会升高，并在随后的 30 秒内迅速衰减，在之后的 2 分钟内逐渐恢复到施加前的水平（基线水平）。我们在一组连续皮肤角质层胶带剥脱的之前和之后进行吸附 - 解析附测试，可以清楚地看出，内角质层比浅表角质层的吸湿性更高（Tagami et al. 1982）（图 3）。有趣的是，在体角质层模型中，通过 SDT 测试，底层新生成的角质层的持水能力要弱于外表层角质层，这是因为底层新生成的角质细胞中的 NMF 浓度要低于外表层角质细胞的 NMF 浓度（Hashimoto-Kumasaka et al.

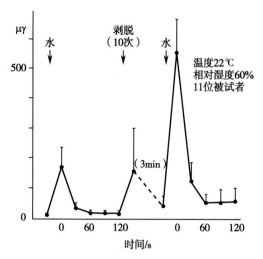

图3 正常皮肤表面吸水-解吸测试以及在角质层胶带剥脱10次并3分钟后的重复测量。（Tagami et al. 1982）

1991）。相较于底层和表层角质层，中部角质层含有大量的游离氨基酸，从而发现中部角质层持水能力最强（Hashimoto-Kumasaka et al. 1991）。因此，通过角质层胶带剥脱方法以及SDT测试，我们可以评估中部不同水平角质层的功能特性。

3.4 改进的吸附-解吸附测试法以及它的功能参数的定义

在Tagami等人于1982年提出SDT测试方案后，基于此方案的改进版，包括使用其他测试仪器和/或采用更长的水停留时间，也被陆续报道。除了皮肤湿度计Skicon外，其他测量仪器如Corneometer（gache et al. 2001; Pellacani and Seidenari 2001）或Nova DPM（Treffel and Gabard 1995），也被用于评估角质层水合状态。

10秒的水停留时间也可以被延长，但对应的后续数据记录时间也需要被相应延长。Agache等人于2001年报道了一种改进的方法，其中水停留时间变为60秒，然后用软纸巾擦去。在此后的630秒内，通过使用Corneometer CM 820和Evaporimeter EP1每隔90秒记录一次皮肤电容和TEWL。对于绘制的TEWL-时间曲线，对应的曲线下面积反映了剩余的那部分被皮肤吸收水分的绝对量。它类似于双指数函数，即初始动力学变化

快，随后变化趋于缓慢的曲线。对于Corneometer的测量值，它显示为单指数变化，反映深层角质层含水量的影响。

通过电容测量绘制的曲线下面积（AUC）被定义为WHC，可以通过假定初始值（基线值）为0来计算。水分擦拭后即刻测量的电容值与基线值（0）之间的差值被定义为吸水能力（吸湿性）（Pellacani and Seidenari 2001）。

3.5 吸附-解吸附法在不同皮肤状态下的应用

3.5.1 鳞状皮肤（scaly skin）

SDT测试可以在病理性鳞状皮肤上进行，包括由炎症引起的牛皮癣、湿疹性皮炎、体癣和白色糠疹。与相邻正常皮肤区域相比，这些病理性皮肤吸湿性较差、WHC值较低（图4）（Tagami et al. 1982; Urano-Suehisa and Tagami 1985）。另外，也可以通过使用MCC探针（Measurement Technologies Cincinnati, USA）来增加探测的灵敏度。在测量干燥皮肤时，其探针部分使用的是8个针状电极而非普通平坦表面（Sasai et al. 1996）。与Skicon 200相比，Skicon 200EX（IBS Ltd., Hamamatsu, Japan）探头更加灵敏。

3.5.2 增生性瘢痕（hypertrophic scars）和瘢痕疙瘩（keloids）

在增生性瘢痕和瘢痕疙瘩的光滑皮肤表面也发现独特的功能变化。与成熟萎缩性瘢痕的皮肤表面相比，它们的TEWL和高频电导值均显示升高（Suetake et al. 1996）。通过SDT测试，这些独特的功能变化也被更清楚的显示出来，表现为新生瘢痕创面的吸湿性和WHC均升高，且明显有别于慢性炎症损伤中所观察到的。当增生性瘢痕逐渐变成成熟的扁平萎缩性瘢痕时，其功能特征逐渐恢复到正常皮肤水平。

3.5.3 类固醇（topical steroids）或钙调磷酸酶抑制剂（calcineurin inhibitor）重复局部施用后皮肤功能变化

即使静态功能参数没有显示出太大变化，SDT测试也可以检测到那些轻微的皮肤角质层功能异常。正如我们所知，在正常皮肤，数周内重复局部

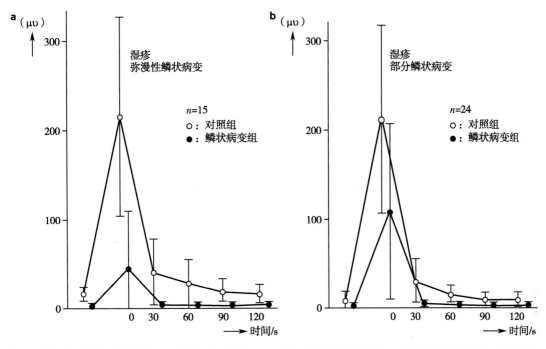

图 4 湿疹创面的吸附 - 解吸测试。与弥漫性鳞状病变区（a）相比，部分鳞状病变区（b）表现出更强的吸湿性，但保水力仍然较低。（Tagami et al. 1982）

涂抹高效能糖皮质激素，如丙酸氯倍他索，不仅可以破坏皮肤屏障功能（TEWL 升高），同时也会降低角质层水合状态（Kolbe et al. 2001）。相比之下，即使在正常皮肤表面连续 3 周每天 2 次外用含有 0.12% 倍他米松 -17- 戊酸酯，一种比丙酸氯倍他索低效的类固醇，并没有诱发这些 TEWL 的功能性变化或其水合状态的改变。然而，在这种情况下，STD 测试却可以明显得地揭示了皮肤的吸湿性和 WHC 的降低。然而，在重复外用凡士林或钙调磷酸酶抑制剂——他克莫司软膏 3 周后（Kikuchi and Tagami 2002），皮肤上没有观察到这种变化。

3.5.4 外用保湿剂（moisturizers）后皮肤的变化

皮肤保湿剂的局部应用明显地影响了 SC 的水合状态，特别是在使用后对外表层的即刻影响。通过 SDT 测试可以观察到在使用不同类型的润肤剂之后的一段时间内所引起的动态水合状态差异。在室温保持在 21±1℃和相对湿度 50±3% 的测试环境中平衡 15 分钟后，使用 Skicon 200EX（IBS Ltd.，滨松，日本）检测小腿部位 SC 水合状态基线值。然后在相应的测试区域分别涂用凡士林、Hirudoid® 软膏（w/o）和 Hirudoid® 乳液（o/w）。Hirudoid® 软膏和 Hirudoid® 乳液都是日本常规处方使用的保湿剂，含有类肝素物质和甘油为主要成分的保湿剂。在这些保湿剂使用两个小时后，进行 SDT 测试，所用方法是在 1982 版 Tagami 等的原始方法上进行了轻微改进。这个轻微改进，是用蒸馏水浸润的棉球置于皮肤表面 10 秒，取代直接在皮肤表面滴蒸馏水，从而避免水在测试区域的滑落。所测得的吸湿性最高测试区域的是 Hirudoid® 乳液（o/w），之后是 Hirudoid® 软膏（w/o），凡士林最低。虽然 Hirudoid® 乳液（o/w）的即时效果使得它拥有最大的 AUC（图 5a，b），优于其他保湿剂。但从水解吸的渐进对数衰减曲线来看，WHC 值在 Hirudoid® 软膏（w/o）测试区是最高的。与此相反，在使用油性润滑剂（如凡士林）后，因为它起初的封闭效果降低了水分值，因此很难发现在高频电导数值的增加。

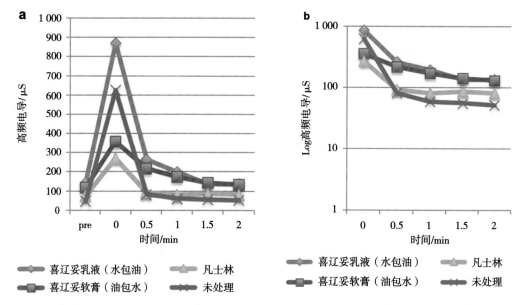

图5 在使用各种外用润滑剂后皮肤 SDT 结果。在使用 Hirudoid® 乳液（o/w）后的吸湿性最高（a），而在使用 Hirudoid® 软膏（w/o）后的保水力（WHC）更好（b）

3.5.5 不同解剖学位置（anatomical locations）的差异

在室温保持在 21 ± 1℃和相对湿度 50% ± 3% 的测试环境中平衡 15 分钟后，采用 SDT 比较前臂屈侧、小腿屈侧和有裂纹的足跟皮肤的角质层水合功能差异。足跟部位的 TEWL 的值最高，其次是前臂，然后是腿部（分别为 29.5、3.4 和 1.5gm^{-2}·h^{-1}）。脚跟、前臂和腿部的基线高频电导值分别为 7、21 和 45μS。足跟的吸湿性和它的 WHC 都是最低的，从而反映了足跟部位其独特的坚实的皮肤表面特征（图 6a，b）。

3.6 水分累积测试（moisture accumulation test，MAT）

如前所述，高频电导率和电容作为常规用于评价 SC 的水合状态的电学参数，一般在电极置于到皮肤表面几秒钟后就能得到数值，从而避免了电极与皮肤表面之间由于电极放置时间过长而产生水的积累的影响。相比之下，MAT 是用来检测由于电极对于 SC 表面的封闭而引起 SC 上部的含水量增加的现象。

Van Neste（1990）描述了 MAT 流程如下。用适度的压力连续将 Corneometer 探头置于皮肤表面，以每 3 秒的速度测量记录电容值，重复测量到 45 秒。最初电容值迅速增加，之后减慢。因此，水分累积速度（water accumulation velocity，WAV）可被看作是电容增加的双相斜率，由初始迅速上升，随后逐渐下降。这可能反映了 TEWL（初始阶段）中断引起的角质细胞间的快速水合过程，然后是角质细胞内的水合作用。后者来源于渗透性水合作用、简单扩散、或两者兼而有之。因此，需要单独评估这两个参数（Agache and Black 2004）。

MAT 也可以用电导测量仪器，如 Skicon 或 Nova DPM 进行测量。不同于 Van Neste 方法中每 3 秒测量持续 45 秒，其他的研究者根据不同目的将电容测量修改为每 30 秒测量一次持续到 3 分钟（Treffel and Gabard 1995）或 5 分钟（Pellacani and Seidenari 2001）。第一个 30 秒的 WAV 是从获得的读数（30 秒读数 - 基线值）/30 计算的，而水的累积（water accumulation，WA）则是由基线值和测量结束时数值的曲线下面积（area under the curve，AUC）来表示的。

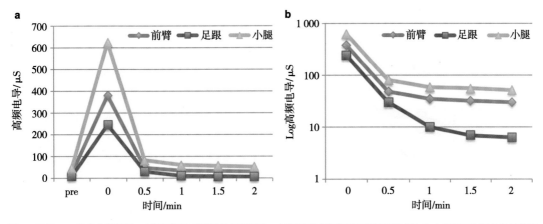

图6　采用 SDT 比较前臂屈侧、小腿屈侧和有裂纹的足跟皮肤。在所有测试部位中足跟部的吸水性（a）和 WHC（b）是最低的

3.7　不同皮肤状态下水分累积测试的应用

在应用保湿剂或经十二烷基硫酸钠（SLS）刺激后，MAT 和上述 SDT 可以明显地显示 SC 水合功能动态参数的差异。WAV 在使用油包水的乳霜后要比使用水包油的乳霜要高（Treffe and Gabard 1995）。

3.7.1　不同解剖部位之间的差异

在保持室温 21±1℃ 和相对湿度 50±3% 的测试环境中，我们做了使用 Skicon 200EX 测量高频电导的 MAT 测试，每 30 秒测量一次持续到 3 分钟，来比较小腿屈侧皮肤在使用和不使用胶带剥脱

的情况下，以及过度角化的足跟皮肤的水合状态。TEWL 在小腿屈侧、足跟和 15 次胶带剥脱后的小腿皮肤上的数值分别为 2.1、18.9 和 $16.8 \mathrm{gm}^{-2} \cdot \mathrm{h}^{-1}$。在胶带剥脱后腿部皮肤上的 WA 和 WAV 数值要明显高于未进行胶带剥脱处理的足跟或腿部皮肤值，（图 7a）。另外，WA 和 WAV 在腿部要高于足跟（图 7b），这清楚表明，尽管足底 TEWL 高于腿部，但其保水能力较差。这可能反映了足底 SC 比其他身体位置的 SC 厚很多的独特性（Ya-Xian et al. 1999）。足底需要足够厚实来支持体重，而不会对皮下的活体组织造成任何损害。此外，为了避免在这种极其厚的 SC 中造成疼痛的开裂，足底 SC

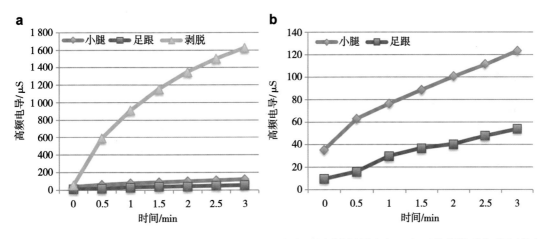

图7　在小腿屈侧使用和不使用连续胶带剥脱，和有裂纹的足跟皮肤上的水分累计测试（MAT）。胶带剥脱部分角质层后的水分累积速率（WAV）和水分累积量（WA）要高得多（a）。小腿屈侧的 WAV 和 WA 要比足跟高（b）

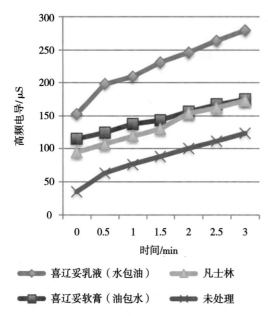

图8 在使用各种外用保湿剂后皮肤 MAT。和其他外用试剂比较，在使用 Hirudoid® 乳液后 WA 值最高

还必须维持适当的水合状态来保持它的一定程度上的柔韧性。因此，和其他身体位置的 SC 相比，足底的水屏障功能不需要那么有效，因为它有相当大的从底层湿润表皮组织供给的水分来帮助厚的足底保持一定程度的柔韧性。

3.7.2 在使用皮肤保湿剂后

我们还用 MAT 评估了在使用各种保湿剂后 SC 的水合状态。和在 SDT 部分一致，相同的保湿剂涂在了小腿的测试区域。在保湿剂使用两个小时后，在和上面描述的同样测试环境下，通过用测量高频电导 Skicon 200EX 来进行了 MAT 测试。Hirudoid® 乳液（o/w）使用后皮肤的 WA 最高，但 Hirudoid® 软膏或凡士林的使用后的 WA 不高于未经处理的对照区域，表明乳液配方（水包油）比油包水型乳霜或凡士林具有更大的水合能力（图8）。

3.8 塑料封闭胁迫测试（plastic occlusion stress test，POST）

POST 测试指用蒸发仪在皮肤被包封相当长一段时间后测量它的皮肤表面水分丢失（SSWL）。它最早由 Berardesca 和 Maibach 于 1988 年提出

（Berardesca 和 Maibach 1988，1990）。当皮肤表面被不透水塑料膜覆盖相当长一段时间之后，由于来自活的皮肤组织的水供给，角质层会变得过度水合。如前所述，当水合度大于 50%w/w 时，角质层细胞变得肿胀，其中所积聚的水如同液态水。当水合度大于 300%w/w，胞外水也可被观察到。因此，在去除覆盖膜后，由于来自角质层过量水分的蒸发，SSWL 会立即到达最高值。然后，随着角质层水分的蒸发，SSWL 不断减低。

POST 测试过程如下：首先，使用蒸发仪，包括 Evaporimeter EP1（SeroMed AB，Stockholm，Sweden）、Tewameter（Courage and Khazaka，Köln，Germany）和 DermaLab（Cortex Technologies，Denmark）测量对应皮肤区域初始 SSWL 值（即 TEWL）。然后，将待测试区域用不透水薄膜封闭 24 小时。在除去薄膜后，立即用纸巾擦去皮肤表面可见的多余水分，随后每隔 1 分钟（或每 5 分钟）监测一次 SSWL，总的监测时间为 25～30 分钟（Berardesca and Maibach 1990）。

所获得的 SSWL 衰减曲线类似于双指数曲线，并且可以容易地通过对数变换进行量化。第二个斜率是 10 分钟后获得的，将其从总体对数曲线中扣除，即可获得初始衰减曲线（0～9 分钟）。获得的参数是"SSWL/时间"对数回归线的斜率和 y 轴截距。斜率（SSWL 减少速率常数）表示为每单位时间 SSWL 减少的百分比。初始斜率的截距是初始 SSWL 的对数（注意：不应该被误解为总的解吸水）。该参数没有 SSWL 速率常数有价值（Agache and Black 2004）。

POST 测试也可以使用阻抗仪，但在这种情况下，测量结果将是 SC 含水量而不是它的 SSWL。

3.9 塑料封闭胁迫测试在各种皮肤的应用

POST 测试主要用来测试那些肉眼部可见的皮肤损伤，如连续 3 天外用 7% 十二烷基硫酸钠（SLS）后产生的皮肤损伤。据报道，SSWL 衰减曲线在空白对照组和 SLS 处理组之间存在显著差异（Berardesca and Maibach 1990）。与空白对照组相比，POST 测试可以帮助我们获得不同类型皮肤

损伤的参数，这里不同类型的皮肤损伤包括胶带剥脱，脂质提取和皮肤表面活体取样，（Rosado et al. 2005）。此外，手腕和前臂内侧获得的参数也有显著差异（Rosado et al. 2005），表明覆盖在经常处于屈伸部位的皮肤角质层具有独特的功能特征。

4 讨论

上述 3 种代表性的在体试验，即前面提到的 SDT、MAT 和 POST，通过不同的人工水化过程，向我们阐释了角质层中由外源或内源性诱导的动态水合变化。这些水合变化可以通过仪器进行测量。SDT 测试使用外源性水，而 MAT 和 POST 测试使用内源性（通过防止水从皮肤表面蒸发）聚集的水。当过量的水在角质层中积聚时，它首先快速地渗透到细胞间隙中，此后甚至渗入角质层细胞中，其中水以次级结合水的形式存在，时间足够的话，甚至以自由水的形式存在。因此，SC 的动态水合取决于水合物绑定水的能力，如 NMF，以及细胞间的脂质。也就是说，这些测试可以评估 SC 快速吸水以及尽可能长时间保水的能力。通过简单地将电极置于测试区域的皮肤表面，测量高频阻抗参数，即电导或电容，来监测 SC 水合状态的动态变化。用皮肤表面湿度计 Skicon 测量高频电导，很大程度反映在 SC 最表层部位水的变化量。因此，这一仪器似乎是最实用的进行 SC 动态水合测试的仪器，以评估皮肤表层的水合特性。与 SDT 或 MAT 相比，POST 测试是相当耗时和复杂的，因为长时间封闭而导致的过度水合可能会诱发 SC 的结构性损害，如浸渍。

从实用性角度来看，SDT 和 MAT 方法要优于 POST，因为从操作的简易度看，前两种方法即使在门诊诊所或病床边也可以使用。此外，它们可以在 5 分钟内完成，而后者则要在进行仪器测量之前进行 24 小时以上的包封流程。

5 结论

使用高频电导进行的 SDT 和 MAT 可能是评估 SC 动态水合过程的最实用和有用的测试。通过这些测试我们可以证明，在不同的皮肤条件下的 SC 保湿功能的细微变化，以及在皮肤表面使用各种护肤产品和外用药物所引起的变化。尽管很多报道对这些测试和所评估功能参数提出了各种改进，但还需要进一步的研究，以标准化这些实效测试来进一步表征身体表面的不同部位的差异。这将为我们提供更好的信息，以开发适合每个身体部位的新的护肤产品。

（杜雅萍 译，张书良 校，赵小敏 审）

参考文献

Agache P, Black D. Stratum corneum dynamic hydration tests. In: Agache P, Humbert P, editors. Measuring the skin. Berlin Heidelberg: Springer-Verlag ; 2004.

Agache P, et al. Assessment of the water content of the stratum corneum using a sorption-desorption test. Dermatology. 2001;202(4):308–13.

Berardesca E, Maibach HI. Monitoring the water-holding capacity in visually non-irritated skin by plastic occlusion stress test (POST). Clin Exp Dermatol. 1990;15 (2):107–10.

Berardesca E, Maibach HI. The effect of non visible damage on the water holding capacity of the stratum corneum utilizing the plastic occlusion stress test (POST) (Preliminary report). In: First European Symposium on Contact Dermatitis. Heidelberg; 1988.

Caspers PJ, et al. In vivo confocal Raman microspectroscopy of the skin: noninvasive determination of molecular concentration profiles. J Invest Dermatol. 2001;116(3):434–42.

Egawa M, Kajikawa T. Changes in the depth profile of water in the stratum corneum treated with water. Skin Res Technol. 2009;15(2):242–9.

Egawa M, Tagami H. Comparison of the depth profiles of water and water-binding substances in the stratum corneum determined in vivo by Raman spectroscopy between the cheek and volar forearm skin: effects of age, seasonal changes and artificial forced hydration. Br J Dermatol. 2008;158(2):251–60.

Hashimoto-Kumasaka K, Horii I, Tagami H. In vitro comparison of water-holding capacity of the superficial and deeper layers of the stratum corneum. Arch Dermatol Res. 1991;283(5):342–6.

Hashimoto-Kumasaka K, Takahashi K, Tagami H. Electrical measurement of the water content of the stratum corneum in vivo and in vitro under various conditions: comparison between skin surface hygrometer and corneometer in evaluation of the skin surface hydration state. Acta Derm Venereol. 1993;73 (5):335–9.

Kikuchi K, Tagami H. Comparison of the effects of daily applications between topical corticosteroid and tacrolimus ointments on normal skin: evaluation with noninvasive methods. Dermatology. 2002;205 (4):378–82.

Kolbe L, et al. Corticosteroid-induced atrophy and barrier impairment measured by non-invasive methods in human skin. Skin Res Technol. 2001;7(2): 73–7.

Pellacani G, Seidenari S. Water sorption-desorption test and moisture accumulation test for functional assessment of atopic skin in children. Acta Derm Venereol. 2001;81(2):100–3.

Rawlings AV, Harding CR. Moisturization and skin barrier function. Dermatol Ther. 2004;17 Suppl 1:43–8.

Rawlings AV, et al. Stratum corneum moisturization at the molecular level. J Invest Dermatol. 1994;103(5):731–41.

Rosado C, Pinto P, Rodrigues LM. Modeling TEWL-desorption curves: a new practical approach for the quantitative in vivo assessment of skin barrier. Exp Dermatol. 2005;14(5):386–90.

Sasai S, Zhen YX, Tagami H. High-frequency conductance measurement of the skin surface hydration state of dry skin using a new probe studded with needle-form electrodes (MT-8C). Skin Res Technol. 1996;2(4):173–6.

Suetake T, et al. Functional analyses of the stratum corneum in scars – sequential studies after injury and comparison among keloids, hypertrophic scars, and atrophic scars. Arch Dermatol. 1996;132(12):1453–8.

Tagami H, Yoshikuni K. Interrelationship between water-barrier and reservoir functions of pathologic stratum corneum. Arch Dermatol. 1985;121(5):642–5.

Tagami H, et al. Evaluation of the skin surface hydration in vivo by electrical measurement. J Invest Dermatol. 1980;75(6):500–7.

Tagami H, et al. Water sorption-desorption test of the skin in vivo for functional assessment of the stratum corneum. J Invest Dermatol. 1982;78(5):425–8.

Takenouchi M, Suzuki H, Tagami H. Hydration characteristics of pathologic stratum corneum – evaluation of bound water. J Invest Dermatol. 1986;87 (5):574–6.

Treffel P, Gabard B. Stratum corneum dynamic function measurements after moisturizer or irritant application. Arch Dermatol Res. 1995;287(5):474–9.

Urano-Suehisa S, Tagami H. Functional and morphological analysis of the horny layer of pityriasis alba. Acta Derm Venereol. 1985;65(2):164–7.

van Neste D. In vivo evaluation of unbound water accumulation in stratum corneum. The influence of acute skin irritation induced by sodium laurylsulfate. Dermatologica. 1990;181(3):197–201.

Warner RR, Myers MC, Taylor DA. Electron probe analysis of human skin: determination of the water concentration profile. J Invest Dermatol. 1988;90(2):218–24.

Watanabe M, et al. Functional analyses of the superficial stratum corneum in atopic xerosis. Arch Dermatol. 1991;127(11):1689–92.

Yamamura T, Tezuka T. The water-holding capacity of the stratum corneum measured by 1H-NMR. J Invest Dermatol. 1989;93(1):160–4.

Ya-Xian Z, Suetake T, Tagami H. Number of cell layers of the stratum corneum in normal skin – relationship to the anatomical location on the body, age, sex and physical parameters. Arch Dermatol Res. 1999;291 (10):555–9.

31

角质层水分布的光热测量法

Perry Xiao

内容

关键词

光热辐射测量·角质层·含水量和水分梯度·经表皮的水分丢失·水分扩散系数

1 简介

角质层（stratum corneum, SC）是皮肤的最外层，有15～20层约20μm厚度。角质层表现为外干内湿，所以一定存在一个水分浓度梯度。角质层中的水分以不同的状态存在，即：游离水和结合水。角质层水分对皮肤屏障功能和皮肤美学特性发挥着重要作用。然而，检测角质层中的水分含量，尤其是水分分布（water distribution）和/或水分状态（status of water）是非常困难的。光热瞬态辐射测量（optothermal transient emission radiometry, OTTER）（Imhof et al. 1984, 1994, 1995）是一种全新的红外遥感技术可以用于上述检测。OTTER是一种光热辐射测量（photothermal radiometry, PTR或者optothermal radiometry, OTR），根据使用的激光源和选取的检测波长可以用于不同的目的。使用Nd: YAG激光（532nm）或者可调OPO激光（400～590nm）以及宽频检测波长（5～13μm），OTTER可用于检测皮肤色素，如黑素和血红素，以及表皮层厚度（Bindra et al. 1994a; Xiao et al. 1999, 2001a; Xiao and Imhof 1999a）。使用Er: YAG激光（2.94μm）及13.1μm检测波长，OTTER可用于检测角质层含水量，也就是水浓度（Bindra et al. 1994b）、角质表层含水量（surface hydration）和水分梯度（Xiao and Imhof 1996, 1998）、角质层厚度（Xiao and Imhof 1997; Xiao et al. 2007）、角质层内水分扩散（Xiao and Imhof 1999b）和角质层水分深度分布（hydration depth profiles）、以及表面外用溶剂浓度深度分布（Xiao et al. 2001b, 2012a）。OTTER也可以用于皮肤损伤评估（Bindra et al. 1996）以及指甲含水量检测（（Xiao et al. 2009, 2011）。使用可调OPO激光近3μm波长，OTTER可用于研究角质层水合能力（Guo et al. 1999）。结合经表皮的水分丢失（transepidermal water loss,

TEWL）检测，OTTER还能用于研究角质层水分扩散系数（water diffusion coefficient）、水分状态及角质层保水力（Xiao et al. 2007, 2012b）。使用Er: YAG激光（2.94μm）9.5μm检测波长，OTTER还可用于皮肤或指甲表面涂用溶剂渗透检测（Xiao et al. 2001a, 2009, 2011）。

2 实验仪器和流程

2.1 仪器

传统OTTER设备可以进行角质层水分分布检测（图1），它使用脉冲激光器（pulsed laser）（使用Q调激光Er: YAG, 2.94μm波长，100ns脉冲时长，5Hz重复率，3～4mJ/pulse，约1mm激光光斑直径）作为热源来加热样品，以及一个快速红外检测器［锑镉汞检测器（mercury cadmium telluride, MCT）］来采集从样品表面随之发生的黑体辐射（blackbody radiation）增量。

通过分析信号形态，我们可以得到样品的光学性能信息、热特性及样品的成层结构。根据检测波长的不同，OTTER信号可以反映皮肤含水量信息（13.1μm波长），也可以反映皮肤内部溶液浓度信息（9.5μm波长）。由于OTTER的检测深度小于20μm，OTTER是唯一可以把检测限定在角质层内的技术。

2.2 样品和实验流程

所有光热辐射测量都是在有温湿度控制的标准实验室环境里进行（21±1℃和40±5%相对湿度）。对于在体检测，是在健康志愿者的皮肤上进行的。志愿者先在实验室环境平衡20分钟，然后在检测之前用95%的酒精对皮肤测试位区域进行擦拭清洁。

3 结果和讨论

3.1 离体皮肤浸润式含水量

皮肤浸润式含水量的检测是在一小块从志愿者足底取到的皮肤样本上进行。这块皮肤样本通过在水中过夜浸润而达到彻底水饱和。图2显示了

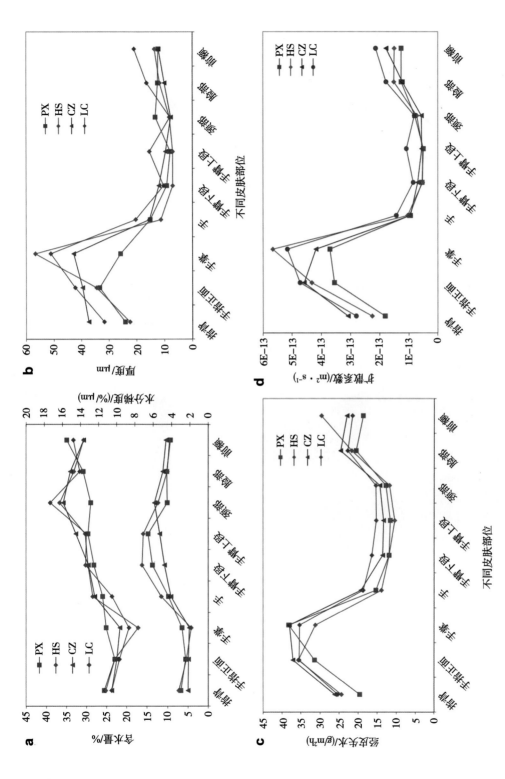

图 4 （a）身体不同部位皮肤角质层表层含水量（顶部曲线）和水分梯度（底部曲线）；（b）不同部位皮肤角质层厚度；（c）不同部位皮肤 TEWL；（d）不同部位皮肤角质层水分"扩散"系数

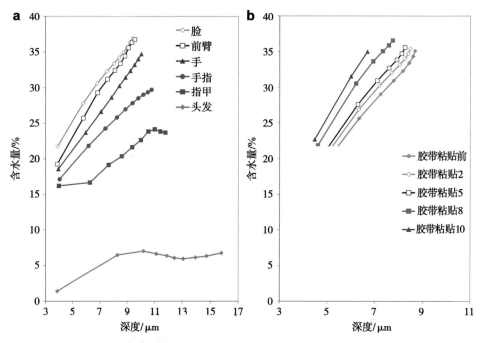

图5 （a）身体不同部位皮肤角质层水分深度分布图（从高到低）：脸部、前臂、手、手指、指甲和头发；（b）胶带粘贴过程中角质层水分深度分布

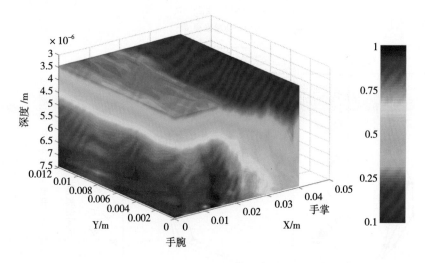

图6 从手腕到手掌部位角质层内3-D水分分布图（X轴代表手腕到手掌方向）。颜色标注的图例代表均一化后的光学吸收系数

（杜雅萍 译，杜铮 校，赵小敏 审）

参考文献

Bindra RMS, Imhof RE, Eccleston GM. In-vivo opto-thermal measurement of epidermal thickness. J Phys. 1994a;4(C7):445–8.

Bindra RMS, Imhof RE, Mochan A, Eccleston GM. Optothermal technique for in-vivo stratum corneum

hydration measurement. J Phys. 1994b;4(C7): 465–8.

Bindra RMS, Imhof RE, Xiao P, Andrew JJ, Wong J, Zhang B. Skin condition assessment: a comparative study of techniques. SPIE Proc. 1996;2681:17–30.

Guo X, Xiao P, Imhof RE. Photothermal excitation spectra using tunable OPO. In: 4th Gordon research conference on photoacoustic and photothermal phenomena, Colby-Sawyer College (North), New

London, 28 June–2 July 1999.

Imhof RE, Birch DJS, Thornley FR, Gilchrist JR, Strivens TA. Opto-thermal transient emission radiometry. J Phys E: Sci Instrum. 1984;17:521–5.

Imhof RE, Zhang B, Birch DJS. Photothermal radiometry for NDE. In: Mandelis A, editor. Progress in photothermal and photoacoustic science and technology, vol. II. Englewood Cliffs: PTR Prentice Hall; 1994. p. 185–236.

Imhof RE, McKendrick AD, Xiao P. Thermal emission decay Fourier transform infrared spectroscopy. Rev Sci Instrum. 1995;66(11):5203–13.

Pascut FC, Xiao P, Imhof RE. In-vivo hydration profile mapping of human stratum corneum using fibreoptic opto-thermal radiometry. Rev Sci Instrum. 2003;74(1):770–2.

Xiao P, Imhof RE. Opto-thermal skin water concentration gradient measurement. SPIE Proc. 1996;2681:31–41.

Xiao P, Imhof RE. Optothermal measurement of stratum corneum thickness and hydration depth profile. SPIE Proc. 1997;2970D:50.

Xiao P, Imhof RE. Opto-thermal measurement of water distribution within the stratum corneum. In: Elsner P, Barel AO, Beraresca B, Serup J, editors. Skin bioengineering techniques and applications in dermatology and cosmetology, Current Problems in Dermatology, vol. 26. Basel: Karger; 1998. p. 48–60.

Xiao P, Imhof RE. Inverse method analysis in opto-thermal skin measurements. SPIE Proc. 1999a;3601:340–7.

Xiao P, Imhof RE. Water diffusion within stratum corneum, In: Scudieri F, Bertolotti M, editors. Photoacoustic and photothermal phenomena: 10 the international conference, Rome, Italy, 1999b. p. 573–5.

Xiao P, Guo X, Notingher I, Cowen JA, O'Driscoll D, Imhof RE. Opto- thermal skin pigment spectral depth profiling using an OPO laser. SPIE Proc. 1999;3601:348–54.

Xiao P, Gull SF, Imhof RE. Opto-thermal inverse modelling using a maximum entropy approach. Anal Sci. 2001a;17(Special Issue):394–7.

Xiao P, Cowen JA, Imhof RE. In-vivo transdermal drug diffusion depth profiling – a new approach to optothermal signal analysis. Anal Sci. 2001b;17(Special Issue):349–52.

Xiao P, Packham H, Zheng X, Singh H, Elliott C, Berg EP, Imhof RE. Opto- thermal radiometry and condenserchamber method for stratum corneum water concentration measurements. Appl Phys B. 2007;86:715–9.

Xiao P, Ciorte LI, Singh H, Berg EP, Imhof RE. Opto-thermal radiometry for in-vivo nail measurements. J Phys: Conf Ser. 2009;214(1):012008.

Xiao P, Zheng X, Imhof RE, Hirata K, McAuley WJ, Mateus R, Hadgraft J, Lane ME. Opto-thermal transient emission radiometry (OTTER) to image diffusion in nails in vivo. Int J Pharm. 2011;406:111–3.

Xiao P, Ou X, Ciortea LI, Berg EP, Imhof RE. In-vivo skin solvent penetration measurements using opto-thermal radiometry and fingerprint sensor. Int J Thermophys. 2012a;33:1787–94. doi:10.1007/s10765-012-1318-6.

Xiao P, Wong W, Cottenden A, Imhof RE. In-vivo stratum corneum over-hydration and water diffusion coefficient measurements using opto-thermal radiometry and TEWL instruments. Int J Cosmet Sci. 2012b;34(4):328–31.

32

用于可视化角质层的结构及动态改变的皮肤表面氰基丙烯酸酯粘贴法

Gérald E. Piérard and Claudine Piérard-Franchimont

内容

关键词

皮肤表面粘贴法·角质层·角质层细胞表面活性剂检测·丹磺酰氯·微起伏·角质层细胞异源性物质检测

缩略语

CSM	Corneosurfametry	角质层细胞表面活性剂检测
CSSS	Cyanoacrylate skin surface stripping	皮肤表面氰基丙烯酸酯粘贴法
CXM	Corneoxenometry	角质层细胞异源性物质检测
DHA	Dihydroxyacetone	二羟基丙酮
SC	Stratum corneum	角质层

1 简介

人类角质层（stratum corneum，SC）是由富含角蛋白的角化细胞嵌合在富集脂质的胞间基质中，该胞间基质含有特异性蛋白酶和糖苷酶。角质层起到锁水屏障作用，控制着身体内部的水分平衡。角质层通常由大约20层紧密交织且定期更新的角化细胞组成，其更新过程受皮肤表面的单个角化细胞循序渐进脱落调控。SC结构在身体不同部位间存在差异，掌跖表皮与其他身体表面皮肤存在明显差异。

2 取样步骤

皮肤表面氰基丙烯酸酯粘贴法（cyanoacrylate skin surface stripping，CSSS）这一皮肤表面活检法成形于高黏性透明胶应用后（Marks and Dawber 1971；Agache et al. 1972）。以聚乙烯玻片辅助取样进一步促进了这一技术的发展（Lachapelle et al. 1977）。在20世纪80年代初期，CSSS开始应用于皮肤病理学的诊断（Piérard-Franchimont and Piérard 1985，1987）。目前这一技术使用的材料是3S-Biokit（Courage + Khazaka Electronic，Cologne，Germany）（Piérard et al. 2014）。

CSSS依靠从健康或受损的SC最外层部分采集一个薄层。当从正常皮肤上采集时，其薄层厚度是均匀的。本品是在显微镜下观察该薄层是否含有血清、角化不全、细菌、真菌、寄生虫、肿瘤细胞和其他异常结构。进行CSSS时，需要将一滴氰基丙烯酸盐黏合剂黏合在远离聚酯玻片中心处，留出一个无胶区域以便实验室进一步处理和取样鉴定。玻片上涂有氰基丙烯酸盐黏合剂的部分被紧贴在皮肤上并保持15～30秒，这种黏合剂在轻微压力下聚合，形成一种和玻璃一样性能的化合物，沿平行于皮肤的方向轻拉玻片并轻轻提起玻片，可以获得SC的最上层部分。

CSSS便于在身体任何皮肤光滑区域采样，但有两个限制因素。第一，在有毛发的区域采样时，通常会因撕下毛发而造成疼痛，而且采样质量也会受到胶与SC无法充分接触的影响。因此，在取样前，剔除毛发有助于CSSS取样。第二，由于角质膜内聚，在手心和脚底区域难以采集到均一、连续的角化细胞薄层。不过，在这些区域，当SC结构受损时，取样通常较为容易。

3 正常角质细胞的微起伏网络

正常皮肤表面在临床检查中通常可见有序的微凹网络，分别为一级和二级皮纹（Piérard-Franchimont and Piérard 1987）。身体各部分均具有各自典型的纹路方向模式，但不同区域间有所差别。皮肤的一级皮纹和真皮表皮交界处乳头状起伏中的凹陷存在相关性（Piérard et al. 1974）。年轻皮肤的特征是一级和二级皮纹交叉所形成的整齐的凸起状多面体。随着皮肤的老化，这种网络结构改变了其形状，逐渐沿着主要的皮肤拉伸纹方向发展（Piérard- Franchimont and Piérard 1987；Makki et al. 1979）。这一过程伴随着固有的微起伏网格在另一个皱纹形成的过程中消失而结束（Piérard-Franchimont and Piérard 1987）。所以可以间接通过CSSS分析浅层真皮的质地（Piérard-Franchimont and

Piérard 1987）。因此，皮肤微起伏、真皮老化、皮质类固醇引起的萎缩、硬化症、膨胀纹和许多其他结缔组织的变化可以通过 CSSS 进行便捷的无创评估（Piérard-Franchimont and Piérard 1987）。通过计算机图像分析，可能使微起伏看起来更加明显，易于评估（Arrese et al. 2004；Corcuff et al. 1989）。

CSSS 还能从皮肤表面的毛皮脂腺囊开口中收集一些角化物质，并据此评估毛囊皮脂腺在单位皮肤表面的密度；以及是否存在毛囊角化过度（follicularhyperkeratosis）、粉刺（comedones）、小棘状毛壅症（trichostasis spinulosa）、皮脂（sebum）和其他毛囊内细菌及螨虫（mites）等病变的评估（Mills and Kligman 1983；Piérard 1987；Groh et al. 1992；Pagnoni et al. 1994；Piérard et al. 1995；Uhoda et al. 2003a；Gerber et al. 2011）。

4　CSSS 角质层的结构变化

通过 CSSS 可以方便地评估非传染性红斑鳞状病变，包括干燥症和各种皮肤棘细胞层水肿及角化不全等皮肤病。干燥症是多种形式的过度角化（包括过度正角化和过度不全角化），也就是通常所说的"干性皮肤"的情况。这与鱼鳞病（ichthyoses）相似，但严重程度不同（Piérard-Franchimont and Piérard 1984，1985，1987；Franchimont 1980；Piérard 1996）。皮肤棘细胞层水肿包括浅层炎症反应导致的海绵层水肿（spongiosis）和微囊泡化。过敏性接触性皮炎（allergiccontact dermatitis）、特应性皮炎（atopic dermatitis）和玫瑰糠疹（pityriasis rosea）也属于这一类型。角化不全型皮肤病（parakeratoticdermatoses）通常与湿疹（eczematids）和稳定型银屑病（psoriasis）相对应。如果糠秕孢子菌（Pityrosporum yeasts）很少，则脂溢性皮炎（seborrheic dermatitis）也属于这一类型。

与年轻人正常角质层的均匀性相比，干燥症（xerosis）患者的角质层通常是不均匀的。角化细胞的混杂造成了皮肤表面的粗糙。角化不全的角

化细胞一般保持紧密的细胞间联系，形成块状和片状。

一些结构上的变化改变了单个角化细胞的形状。环境变量（温度、湿度、露点等）也会影响最外层角质层的凝聚力。化学物质（酸、碱、表面活性剂、渗透促进剂等）的影响可以显著改变角化细胞膜的蛋白质组成或细胞间脂质的性质。

上述提到的改变大多可以通过对 CSSS 进行形态学和分子检测技术分析而识别。

5　CSSS 与上皮细胞更新的临床药理

一些药物制剂和化妆品试图提高表皮的更新速率。事实上，角化细胞的增殖在一些干燥症和大部分老化过程中是迟缓的。因此，可以通过对角质层更新的无创评估来支持相关治疗效果（Piérard 1996）。其中包括以丹酰氯（dansyl chloride，DC）作为荧光染料对皮肤染色（Takahashi et al. 1986，Piérard 1992）。由于角质层的逐步脱落，表皮细胞更新的增加与荧光强度的下降成比例。在测试第 10 天时，在更新的角质层区域采集 CSSS 并以荧光显微镜观察（Piérard 1992）。通过光密度分析和形态学分析，可以便捷地对 DC 荧光强度进行定量分析。DC 荧光衰退与角化细胞更新之间的关系取决于实验设计。例如，可以通过表面活性剂从角质层去除 DC（Paye et al. 1994）。

由于 DC 可能诱导产生接触性皮炎，二羟基丙酮（dihydroxyacetone，DHA）可以作为 DC 的替代物（Piérard and Piérard- Franchimont 1993，Uhoda et al. 2004）。

表皮毛囊情况有助于客观评估一些化妆品诱导粉刺形成。或反之，评估某些化妆品减少毛囊阻塞（Piérard et al. 1995；Mills and Kligman 1982a，b）。上述经荧光显微镜分析的样品，还可以用于分析一些抗痘药物的累积。如荧光四环素类药物，或分析毛囊内是否存在主要由痤疮丙酸杆菌（Propionibacterium acnes）属细菌分泌的荧光卟啉（fluorescent porphyrins）等。

6 角质层细胞表面活性剂检测和角质层细胞异源性物质检测

  CSSS 是角质层细胞表面活性剂检测（corneo-surfametry，CSM）生物检测法的底物，该检测法可以预估清洁类产品（如个人护理产品和家用去污剂产品中的表面活性剂）的潜在刺激性（Piérard et al. 1994；Goffin et al. 1997；Henry et al. 1997；Uhoda et al. 2003b；Xhauflaire- Uhoda et al. 2006）。角质层细胞异源性物质检测（corneoxenometry，CRM）是另一种适用于多种外源性物质的生物检测法（Goffin et al. 2000；Xhauflaire-Uhoda et al. 2008a，b）。将测试产品（肥皂、洗发水、洗涤液等）的稀释液喷洒在 CSSS 样品上，2 小时后，对样品进行甲苯胺蓝 - 碱性品红（toluidine blue-basic fuchsin）染色。颜色深度与表面活性剂诱导的角化细胞"砖墙结构"（蛋白质和脂质）降解成正比。

（杜铮 译，杜雅萍 校，王芳 审）

参考文献

Agache P, Mairey J, Boyer JP. Le stripping du stratum corneum au cyanoacrylate. Intérêt en physiologie et en pathologie cutanées. J Med Lyon. 1972;53: 1017–22.

Arrese JE, Quatresooz P, Piérard-Franchimont C, Piérard GE. Indications diagnostiques de la biopsie de surface au cyanoacrylate. L'avènement du 3S-Biokit. Dermatol Actual. 2004;83:5–13.

Corcuff P, Gracia AM, De Lacharrière O, Lévêque JL. Image analysis of the skin microrelief as a non invasive method to approach the dermal architecture. In: Piérard GE, Piérard-Franchimont C, editors. The dermis, from biology to diseases. Publ Monographies Dermatopathologiques Liégeoises; Liège, Belgium, 1989. p. 102–13.

Franchimont C. The stratum corneum xerotic from aging and photochemotherapy (PUVA). Am J Dermatopathol. 1980;4:295–304.

Gerber PA, Kukova G, Buhren B, et al. Density of Demodex folliculorum in patients receiving epidermal growth factor receptor inhibitors. Dermatology. 2011;222:144–7.

Goffin V, Piérard-Franchimont C, Piérard GE. Microwave corneosurfametry. A minute assessment of the skin compatibility of skin cleansing products. Skin Res Technol. 1997;3:242–4.

Goffin V, Henry F, Piérard-Franchimont C, Piérard GE. Penetration enhancers assessed by corneoxenometry. Skin Pharmacol Appl Skin Physiol. 2000;13:280–4.

Groh DG, Mills OH, Kligman AM. Quantitative assessment of cyanoacrylate follicular biopsies by image analysis. J Soc Cosmet Chem. 1992;43: 101–12.

Henry F, Goffin V, Maibach HI, Piérard GE. Regional differences in stratum corneum reactivity to surfactants: quantitative assessment using the corneosurfametry bioassay. Contact Dermatitis. 1997;37:271–5.

Lachapelle JM, Gouverneur JC, Boulet M, Tennstedt D. A modified technique (using polyester tape) of skin surface biopsy. Br Dermatol. 1977;97:49–52.

Makki S, Barbenel JC, Agache P. A quantitative method for the assessment of the microtopography of human skin. Acta Dermatol. 1979;59:285–91.

Marks R, Dawber RPR. Skin surface biopsy: an improved technique for the examination of the horny layer. Br J Dermatol. 1971;84:117–23.

Mills OH, Kligman AM. A human model for assaying comedolytic substances. Br J Dermatol. 1982a;1982 (107):543–8.

Mills OH, Kligman AM. A human model for assessing comedogenic substances. Arch Dermatol. 1982b;118:903–5.

Mills OH, Kligman AM. The follicular biopsy. Dermatologica. 1983;167:57–63.

Pagnoni A, Kligman AM, El Gammal S, Stoudemayer T. Determination of density of follicles on various regions of the face by cyanoacrylate biopsy: correlation with sebum output. Br J Dermatol. 1994;132:862–5.

Paye M, Simion A, Piérard GE. Dansyl chloride labelling of stratum corneum: its rapid extraction from skin can predict skin irritation due to surfactants and cleansing products. Contact Dermatitis. 1994;30: 91–6.

Piérard GE. Rate and topography of follicular sebum excretion. Dermatologica. 1987;175:280–3.

Piérard GE. Microscopy evaluation of the dansyl chloride test. Dermatology. 1992;185:37–40.

Piérard GE. EEMCO guidance for the assessment of dry skin (xerosis) and ichthyosis: evaluation by stratum corneum strippings. Skin Res Technol. 1996;2:3–11.

Piérard GE, Piérard-Franchimont C. Dihydroxyacetone test as a substitute for the dansyl chloride test. Dermatology. 1993;186:133–7.

Piérard GE, Hermanns JF, Lapière CM. Stereology of the dermo-epidermal junction. Dermatologica. 1974;149:266–73.

Piérard GE, Goffin V, Piérard-Franchimont C. Corneosurfametry: a predictive assessment of the interaction of personal care cleansing products with human stratum corneum. Dermatology. 1994;189:152–6.

Piérard GE, Piérard-Franchimont C, Goffin V. Digital image analysis of microcomedones. Dermatology. 1995;190:99–103.

Piérard-Franchimont C, Piérard GE. Xerosis: structure of rough skin. Int J Cosmet Sci. 1984;6:47–54.

Piérard-Franchimont C, Piérard GE. Skin surface stripping in diagnosing and monitoring inflammatory, xerotic and neoplastic diseases. Pediatr Dermatol. 1985;2:180–4.

Piérard-Franchimont C, Piérard GE. Assessment of aging and actinic damages by cyanoacrylate skin surface stripping. Am J Dermatopathol. 1987;9:500–9.

Piérard GE, Pierard-franchimont C, Paquet P, Hermanns-le T, Radermacher J, Delvenne P. Cyanoacrylate skin surface strippings and the 3S-Biokit advent in tropical dermatology. A look from Liège. The ScientificWorld Journal 2014;462634.

Takahashi M, Black D, Hughes B, Marks R. Exploration of a quantitative dansyl chloride technique for measurement of the rate of desquamation. Clin Exp Dermatol. 1986;12:246–9.

Uhoda E, Piérard-Franchimont C, Piérard GE. Comedolysis by a lipohydroxyacid formulation in acne prone subjects. Eur J Dermatol. 2003a;13:65–8.

Uhoda E, Goffin V, Piérard GE. Responsive corneosurfametry following in vivo preconditioning. Contact Dermatitis. 2003b;49:292–6.

Uhoda E, Piérard-Franchimont C, Debatisse B, et al. Repair kinetics of stratum corneum under repeated insults. Exog Dermatol. 2004;3:7–11.

Xhauflaire-Uhoda E, Loussouarn G, Haubrechts C, Saint-Léger D, Piérard GE. Skin capacitance imaging and corneosurfametry. A comparative assessment of the impact of surfactants on stratum corneum. Contact Dermatitis. 2006;54:249–53.

Xhauflaire-Uhoda E, Macarenko O, Denooz R, Charlier C, Piérard GE. Skin protection creams in medical settings: successful or evil? J Occup Med Toxicol. 2008a;3:15–20.

Xhauflaire-Uhoda E, Piérard-Franchimont C, Piérard GE. Effect of various concentrations of glycolic acid at the corneoxenometry and collaxenometry bioassays. J Cosmet Dermatol. 2008b;7:194–8.

33

使用氰基丙烯酸酯的测量方法

Jakob Mutanu Jungersted

内容

关键词

角质层采集·氰基丙烯酸酯方法·角质层脂质·
神经酰胺

已有多种方法通过采集角质层进行脂质分析，并各有优劣（表1）。基于氰基丙烯酸酯方法（cyanoacrylate method）操作便捷且个体差异小

（Jungersted et al. 2010），我们采用了这一方法。

用乙醇擦拭目标区域（前臂）以去除表面脂质的污染。将一滴 LiquiBand®（MedLogic，Plymouth，UK）氰基丙烯酸酯滴在润洗过的玻片一端，置于皮肤上1分钟，然后轻轻移除（见图1）。由此，角质层样本即被粘附在玻片上，将其冷冻保存，用于后续高性能薄层色谱分离法（high-performance thin-layer chromatography，HPTLC）的分析。

表1　角质层（stratum corneum，SC）取样方法

方法	步骤	优点	缺点
活检法	打孔取样或从美容整形手术患者多余皮肤中活检取样	大量SC	从活检样品中分离SC时，有被表皮其他脂质污染的风险
胶带粘贴法	胶带粘贴后，对黏附在胶带上的SC进行分析	容易操作，不会被SC其他层所污染	获得的SC数量有限；胶带材质造成的污染
氰基丙烯酸酯粘贴法	将氰基丙烯酸酯滴在玻片上，置于皮肤上，然后移除	容易操作，不会被SC其他层所污染	获得的SC数量有限
有机溶剂法	将装有有机溶剂的萃取小室直接置于皮肤上，搅动溶剂，然后用移液器吸取样品	萃取的脂质可以直接用于后续分析	不便于操作；需要采取措施避免有机溶剂吸入；无法估算SC脂质来源深度
Azerbaijani 擦拭法	使用湿纱布擦拭	操作简单，可以获得大量SC	必须对一大块皮肤进行采样才能获得足量SC，因此该方法无法用于狭小的解剖学位置；有被表面脂质污染的风险
机械性刮擦	使用手术刀刮擦皮肤	大量SC	耗时

参见 Jungersted et al. 2010.

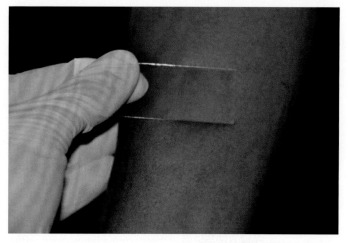

图1　氰基丙烯酸酯法照片

关键方法与进展

使用丙酮是否会改变脂质情况仍存疑问，但是一项对小鼠皮肤的研究表明 SC 脂质未受到丙酮擦拭的影响（Rissmann et al. 2009）。

氰基丙烯酸酯方法并未提供其样品采集所能达到的角质层深度的信息。其重要性已在一项研究中与另一种以手术刀刮取角质层的方法进行比较，结果表明两种方法相当（Jungersted et al. 2010）。两种方法中，神经酰胺在不同深度的角质层中的分布也是相同的（Jungersted et al. 2010；Weerheim and Ponec 2001；Norlén et al. 1999）。值得注意的是，与另一种方法相比，氰基丙烯酸酯法快速且容易操作，这在人体实验中是十分重要的（Jungersted et al. 2010）。

由于所有取自特应性皮炎（atopic dermatitis, AD）患者的样品都是取自非皮损处皮肤，也有人质疑其与皮损处检测结果的相关性。然而，在解释皮损处 SC 脂质数据之前，应阐明混淆因素，例如取样处与皮损的位置差异、重复感染的未知影响以及皮损的程度和时间，而这也是选择非皮损处采样的原因。

（杜铮 译，杜雅萍 校，王芳 审）

参考文献

Jungersted JM, Hellgren LI, Drachmann T, Jemec GBE, Agner T. Validation of cyanoacrylate method for collection of stratum corneum in human skin for lipid analysis. Skin Pharmacol Physiol. 2010;23:62–7.

Norlén L, Nicander I, Rozell BL, Ollmar S, Foerslind B. Inter- and intra-individual differences in human stratum corneum lipid content related to physical parameters of skin barrier function in vivo. J Invest Dermatol. 1999;112:72–7.

Rissmann R, Oudshoorn MHM, Hennink WE, Ponec M, Bouwstra JA. Skin barrier disruption by acetone: observations in hairless mouse skin model. Arch Dermatol Res. 2009;301:609–13.

Weerheim A, Ponec M. Determination of stratum corneum lipid profile by tape stripping in combination with highperformance- thin-layer chromatography. Arch Dermatol Res. 2001;293:191–9.

34

角质层生物力学（力学和摩擦）：脂质和保湿剂的影响

Gustavo S. Luengo, Anne Potter, Marion Ghibaudo, Nawel Baghdadli,
Ramona Enea, and Zhenhhua Song

内容

关键词

角质层·力学·摩擦

1 要点概述

- 角质层（stratum corneum，SC）影响着皮肤的力学性能。
- SC 的不同成分［即脂质、天然保湿因子（natural moisturizing factor，NMF）等］在维持这些力学性能方面起着关键作用。
- 特别是脂质可以防止 SC 在水存在下的塑化。脂质和 NMF 的缺乏使 SC 结构变得僵硬。
- SC 的柔韧性主要与角质细胞连接和细胞间隙的大分子流动性和塑化有关。
- 保湿剂可以有效地发挥作用，例如通过在皮肤表面上形成耐机械作用的表面膜。
- SC 影响着皮肤的摩擦性能，特别是在低压力下。
- 脂质有助于维持 SC 的内在摩擦。脂质的缺乏会导致摩擦系数的降低。
- 水分和湿度会通过塑化效应增加 SC 的摩擦力。
- 保湿剂对摩擦的影响取决于其是否在 SC 表面成膜，成膜导致摩擦力的增加。

2 角质层的重要性和皮肤的物理特性

角质层（SC）参与皮肤的生理功能（Elias 2005），它可以保护我们的身体免受恶劣的环境因素侵害和机械损伤。与此同时，它的形变能力和柔软性也是皮肤的舒适感的根源。大多数的美容护理试图改善或修复皮肤的固有特性，都是以 SC 作为主要目标，最终反映在改善的力学和摩擦学的性能。

3 角质层的结构

角质层可以被认为是一种复合材料，主要由角质细胞，以及包裹在其周围细胞间隙的"泥浆"：脂质、水溶性材料和蛋白多糖组成。角质细胞通过被称为角化桥粒的糖蛋白连接。它们形成了用于描述角质层结构的砖块/泥浆模型的基本"砖块"。角质细胞是由活的表皮细胞产生的，角质形成细胞经过一系列的结构、生物化学和力学变化，最终形成完全角化的硬角质细胞（hard corneocytes）（Elias 2005；Agache and Varchon 2004）。细胞膜及其结构在整个过程中剧烈变化，最终形成了众所周知的五角形或六角形扁平结构，厚度约 200nm，宽约 40μm。

4 力学性能

角质层对皮肤整体力学性能的影响已被认知（Agache and Varchon 2004；Batisse et al. 2002）。角质层可以从皮肤中分离出来，它的坚固性使它可以用普通的机械牵引试验（mechanical traction tests）进行测试。因此，可以对人的角质层进行应力松弛试验（stress relaxation tests）（Park and Baddiel 1972a，b；Wildnauer et al. 1970；Koutroupiand Barbenel 1990；Druot et al. 1985；Rochefort et al. 1986）。经过 25℃水浸泡 1 小时的人体皮肤角质层的典型应力 - 应变（载荷 - 拉伸）曲线揭示了在大约 25% 和 125% 伸长率下由拐点分开的 3 个不同区域。使用纯剪切试样的几何构型，SC 显示出非线性的载荷 - 拉伸行为和应力松弛，尽管其可扩展性和应力松弛速率明显低于其他软结缔组织（Koutroupi and Barbenel，1990）。流变学模型也被用来解释在恒定应变率下的拉伸试验结果（Druot et al. 1985）。最后，多种力学仪器被用来测量弹性模量 E 和水或化妆品原料以作用时间为变量在皮肤上的作用效果（Lévêque et al. 1987；Takahashi et al. 1984，1985；Rasseneur et al. 1982）。

Rawlings 等（1995）使用电子显微镜（electron microscopy）检验了 SC 中的超细微结构变化。与能够拉伸至组织破裂的桥粒不同，脂质层在 5% 延伸后不久就变得紊乱。Lévêque 等（2002）结合透射电镜和 X 射线衍射，在 60% 的延伸范围内，尽管观察到一个相邻角质细胞的脂质层脱落，但 X 射线分析数据显示细胞间脂质结构没有被改变。

其他实验已经通过断裂技术（fracture techniques）探索了垂直于皮肤方向的力学性能。例如，它可以评估两层 SC 之间的断裂表面能量（分层能量）。该能量约为 $3.6kJ/m^2$，这与较硬的合成聚合物相当（Koutroupiand Barbenel 1990）。分层能量似乎受 SC 的细胞间界面的黏结性的控制（Wu et al. 2002，2006a，b），当温度和水合度增加时，分层能量降低；另一方面，脂质被提取时分层能量会增加，这是由于剩余组分之间的相互作用受水合作用影响较小。最后分层能量被认为与预期的角膜小体内聚力贡献没有很强的相关性（Chapman et al. 1991；Wu et al. 2006b）。

垂直于皮肤方向的 SC 刚度远低于平行于皮肤方向的 SC 刚度。造成这种异质性的原因可能与额外的 SC 微观结构有关（Wu et al. 2006b）。角蛋白中间丝聚体（intermediate filaments，IF）与像桥梁一样跨过细胞间隙连接相邻细胞的角膜桥粒互相连接。虽然仍然存在争议，但这些角蛋白纤维的结构取向和可能的排列方式对力学各向异性产生强烈的影响。角膜桥粒可能促进细胞之间张力的传递，导致在皮肤平面方向上观察到更高的刚度和更高的断裂能量（Wu et al. 2002）。

另一种被报道的方法（Richter et al. 2001）是基于单个组分的物理分离。角质细胞可能是被研究最多的组分。尽管一些研究利用光学和电子显微镜研究了角质细胞的超细微结构，但很少有人对其力学性能有深入的了解。在该领域的许多研究使用了"间接"观察手段，例如，研究角质细胞随 RH 的形态学变化。Richter 等（2001）使用原子力显微镜（atomic force microscopy，AFM）研究量化了水中角质细胞的溶胀。他们主要观察到 SC 厚度的变化，而没有明显的横向变化。Lévêque 等（1988）采用了更直接的方法，使用微处理技术，他们记录了用来延展浸入水中的单个角质细胞所需的力。计算出的杨氏弹性模量为 E 约 $4.5 \times 10^8 Pa$，但他们认为由于实验技术上的困难导致该值偏低。其他

团队如 Yuan 和 Verma（2006）使用原子力显微镜（atomic force microscopy，AFM）结合摩擦计纳米压痕仪 DMA（a triboscopenanoindenter and a nano-DMA）（Hysitron，Minneapolis，MN）在微观尺度下测量黏弹性模量（E' 和 E"）。测量是在离体的干燥的和湿润的角质层上通过不同压痕深度进行的。用纯弹性模型获得的干和湿 SC 的弹性模量值分别在 100 和 10MPa 数量级。Tan δ 从约 0.1 增加至 0.25，表观模量随压痕深度而变化，造成这种现象的原因尚不明确。

我们的实验室专注于测量亚微米尺度的角质层的力学性能，以便研究 SC 组分、湿度和美容产品使用的效果。

在此我们报告了纳米压痕仪（nanoindentation）测试（Pavan et al. 2005；Potter et al. 2007）在受控的温度和湿度下的实验，该实验是用 MTS Nanoindenter XP 使用连续刚度测量方法评估 SC 的黏弹性特性的。该方法包括在压痕测试期间以给以恒定的频率（a=5nm）叠加小的位移振荡。附加的谐波振动频率是 32Hz。该装置被放置在温湿度控制仓内。通过同时测量正向载荷力和刚度值，连续记录杨氏模量（Young's modulus）和损耗因子随压痕深度的改变情况。

4.1 湿度的影响

角质层的柔韧性取决于其含水量（Wildnauer et al. 1970；Druot et al. 1985；Lévêque et al. 1987；Takahashi et al. 1984）。相对湿度对弹性模量的影响在 30% ～ 100% 湿度范围内可以被反映出来，例如，E 值从 30%RH 时的 2GPa 变化到 100%RH 时的 3MPa（Park and Baddiel 1972a）。

Lévêque 等研究了人类 SC 中的水和角蛋白间的相互作用（Lévêque et al. 1987）。他们记录了在不同相对湿度（RH）下的人体 SC 弹性模量以及含水量和水相互作用能。相对湿度低于 60% 时，弹性模量的重要改变与活性亲水位上单层水分子的凝聚和高相互作用能有关，这表明水分子与角蛋白的结合状态是皮肤力学的重要因素。

在我们的实验中，SC 被暴露在 25%、50% 和

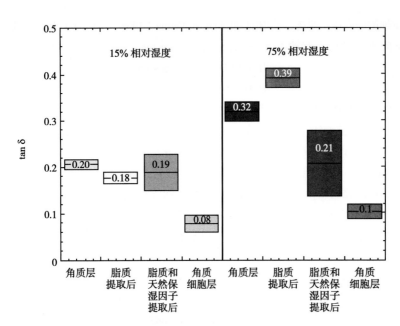

图1　在两种湿度下，损耗因子随不同 SC 处理方式的变化

70% 湿度的环境中，最后完全浸入蒸馏水中。结果如图 1 所示。

杨氏模量随着湿度的增加而降低，并且损耗因子随着湿度的增加而增加。我们的假设是，损耗因子（tan δ）与大分子流动性和脂质细胞间隙的黏度密切相关。

此外，我们还观察到随压痕塑性深度而呈梯度性的力学属性。

4.2 脂质的影响

脂质是关键的 SC 结构组成，它可以很容易地被提取。细胞间脂质似乎在保护水溶性物质上发挥着重要作用（Park and Baddiel 1972a, b；Lévêque et al. 1987）。然而，现在人们已经充分认识到角膜桥粒是组织内聚力和脱屑过程中的关键组分（过去通常认为这一关键组分是脂质）。

脂质与角质层弹性之间的精确关系仍然存在争议。根据 Middleton（1968）的观点，去除脂质对 SC 伸长率没有确切的影响，而 Park 和 Baddiel（1972a, b）指出它不影响 SC 的弹性。相反，Lévêque 等（1987）提出，脂质对角质层的塑化有轻微影响。

我们的结果（图 1）表明：

- 细胞间脂质的作用：在 70%RH 时，脂质被提取的角质层的损耗因子略高于未经处理的角质层。在前者中，水更容易到达亲水细胞间隙并且塑化将更加显著。这使得细胞间大分子（角化桥粒或其他蛋白多糖）的黏度增加。

- NMF 的作用：在 70%RH 时，如果不仅脂质、NMF 和角质细胞内外的其他可溶性蛋白质也被提取，则 SC 变得更加僵硬并且耗散更少。水向角质细胞内的扩散很可能受到限制。

- 角膜桥粒的作用：在 15% 和 70%RH 时，角质细胞层的弹性模量远高于天然角质层，损耗因子要小得多，角质细胞层更加僵硬。在这些组成性元素（即角化细胞）之间的大分子迁移是非常困难的。

这些结果表明细胞间隙在角质层力学行为中的重要性。SC 的柔韧性主要与角质细胞连接和这些连接处的大分子迁移和塑化有关（图 2）。

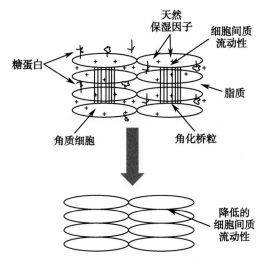

图2 角质层结构的不同组成元素

4.3 保湿剂的作用

化妆品的作用可以通过传统的牵引实验（traction experiment）对其应力 - 应变曲线的影响来研究。例如，润肤剂对角质层的软化作用明显可见，并且比单独使用水的效果更大（Rochefort et al. 1986）。水不能持久地软化角质层，而润肤剂却能够在体外起到这样的效果，但需要注意在体外实验中在皮肤深层组织中的大量水的作用是没有被考虑到的。

Takahashi 等（1984，1985）评估了局部施用保湿剂和羟基酸后的皮肤软化作用随时间的变化，从而区分典型配方组分的影响。

在我们的实验中，我们研究了甘油和聚合物（Aristoflex LNC）的影响。在图3中报道了1μm 压痕深度处的损耗因子值。在施用保湿聚合物之后，SC 弹性模量降低并且损耗因子增加。这种众所周知的增塑作用是由于角质层内水分持续的增加而引起的。

表面力学性能也可以被测量。在 100nm 深度进行了力学量的测量。使用甘油或尿素溶液后表面模量降低。两亲性聚合物 Aristoflex LNC 通过表面聚合物成膜提高了表面模量。

采用纳米压痕技术（nanoindentation technique），可以测量角质层的整体和表面力学性能。它使我们能够调查湿度或保湿剂的影响，并确定各种 SC 组分的作用。

假设角质层的柔软度和柔韧性主要与角质细胞连接和细胞间质组分的黏度以及大分子流动性相关。尿素处理对损耗因子的强烈的影响支持了这一假设。还需进一步的研究，使用特定的处理方法和不同的 RH 率（相对湿度率）来证实这一假设。

这些结果也有助于区分不同类型的保湿剂的作用机制：甘油的保湿作用，尿素的增塑作用和其与蛋白质的强相互作用相关，而一个新的保湿机制是通过两亲聚合物形成的表面结构。

图3 分别用3%甘油、3%尿素水溶液和1%聚合物 Aristoflex LNC 水溶液（Clariant）处理的 SC 在 50%HR 下的损耗因子 tan δ（1μm 压痕深度）

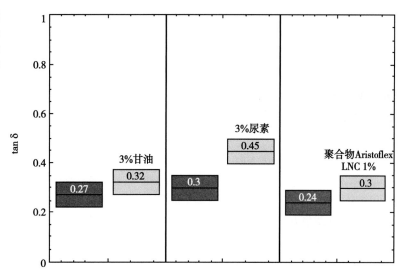

5 摩擦性能

为了更好地了解皮肤表面性质，特别是角质层对皮肤一般物理性质的贡献，基于摩擦学方法（tribological methods）的研究被开发。毫无疑问，摩擦学数据本身不能解释皮肤的感觉特性，但它所突出的相关物理参数可以使得皮肤状态和行为得到更清晰的描述和理解。与其他物理方法一起，摩擦学可以帮助建立有用的物理参数表，以探索和解读皮肤生物物理学。如前一节所述，涉及摩擦计和硬度计等仪器的局部实验方法有助于在体外和体内分析皮肤，以优化关键参数，并提出可靠的解释。

虽然整个皮肤的形变已在许多论文中被讨论并作为在体内观测到的摩擦力的起因（Johnson et al. 1993；Adams et al. 1999，2007；Derler and Gerhardt 2012），值得注意的是，很少有研究致力于探讨角质层本身的摩擦学性能（Johnson et al. 1993；Adams et al. 2007；Pailler-Mattei et al. 2007b）。

为了检查皮肤的物理特性是否随外部条件而变化，科学家们进行了体内实验，改变正向力（normal force）、切向力（tangential force，F_t）及其他物理参数来分析摩擦系数（μ）。Comaish 和 Botom（1971）已经注意到当载荷不定时测量的重现性存在问题。研究者们已经做了很多工作来描述皮肤的摩擦学特性（Gitis and Sivamani 2004；Johnson et al. 1993；Adams et al. 1999，2007；Pailler-Mattei et al. 2007b；Comaish and Botoms 1971；Sivamani and Maibach 2006；Sivamani et al. 2003a，b）。

已知摩擦力在许多系统中遵循阿蒙顿定律（Amonton's law）。这个基本定律指出，摩擦力与施加的载荷成线性比例关系：

$$F = \mu L \tag{1}$$

根据经典的摩擦学（Bowden and Tabor 1954），已知摩擦力有两个决定因素：黏附相关量 F_{adh} 和另一个形变相关量 F_{def}。F_{adh} 与表面能（即静电相互作用、范德华力、毛细力）和接触面积有关（Adams et al. 2007）：

$$F = F_{adh} + F_{def} \tag{2}$$

一般来说，形变部分在非耗散接触中可以忽略，因为它主要可能发生在弹性表面或低载荷部分。因此，界面组分主要受黏附现象控制，定义为：

$$F_{def} = \tau A \tag{3}$$

其中 A 是接触面积，τ 是界面剪切强度。

通常情况下测量和数据解释非常复杂。这些差异来源于基体的复杂性、探测区域、所用探头的几何形状以及各种实验条件（施加的力、温度等）。

总之，我们观察到摩擦系数取决于：

- 湿度（随着它的增加而增加）
- 测试部位
- 润肤剂和乳霜的使用
- 施加载荷

与载荷有关，显然阿蒙顿定律（$F = \mu F_n$）并不总是适用于皮肤摩擦。Derler 等（2007）发现在干燥的手指皮肤表面测得的摩擦系数 μ 与载荷（F_n 约为 0.2～15N）的函数关系是恒定的（0.3～0.4）。对于湿润的皮肤，摩擦系数较高（约0.6），并可能由于黏附作用使摩擦系数随载荷降低而减少。F_n 减小，就像杨氏模量一样。因此，阿蒙顿定律不适用于这种（柔性）表面。

皮肤黏弹性可能是偏离阿蒙顿定律的部分原因（Comaish and Bottoms，1971）。El-Shimi 等（1977）发现摩擦系数随载荷（F_n 约为 0.25～1.8N）下降，而在更高的力（＞7N）下，摩擦系数变得恒定（$\mu = 0.5$），这也归因于皮肤的黏弹性特性，造成的非线性形变。Wolfram 等（1983）认为，在较小作用力（0.1～0.9N）下，由于皮肤的黏附和软化，μ 随着 F_n 的增加而增加。Dowson 等（1997）也提出，黏附作用通过增加接触表面来影响摩擦系数，黏附力的增加造成摩擦系数的增加。由于施加的力引起的黏附和表面形变一起影响 μ，且对于这种特定情况阿蒙顿定律的不可行性与皮肤黏弹性有关。

皮肤具有复杂的多层结构。大多数体内研究试图了解在皮肤形变情况下的感官感觉。但是当载荷最小化时，深层皮肤的贡献也被最小化，并且随着耗散或黏弹性贡献减小，形变项 F_d 减小（Bowden and Tabor，1954）。在这些条件下，SC 特性和效果被最大化，并且可以影响在皮肤表面处观察到的细腻纹理。值得一提的是，大部分体内研究是使用 0.5 ～ 15N 载荷下完成的。

因此，为了解 SC 的内在特性，我们可以提出几个问题，如：

- 是否 SC 的物理化学性质在皮肤健康和外观上起着关键作用？
- SC 是否有对皮肤组织的整体物理行为有贡献？
- 摩擦学参数如何受化妆品的影响？
- 水 / 润肤剂和 SC 之间的相互作用是否影响消费者的感官？

正如我们之前提到的，很少有研究专注于来自体内的与其他皮层分离的角质层的摩擦学。分离 SC 的优势是其可以在临床研究之前探究治疗手段或产品作用于皮肤最外层的效果。

值得一提的是 Pailler-Mattei 等（2007b）的工作，他们使用胶带粘贴来分析离体 SC 的影响。通过在体内剥离连续的前臂皮肤层，作者没有观察到对摩擦性质的很大影响，但观察到了黏附力增加。他们认为，角质层对整体皮肤特性没有太大影响。与此同时，使用 XP 纳米压痕仪（XP nanoindenter, MTS）和半径约 7μm 的球形金刚石压头，他们在低负荷（0.1 ～ 1.0mN）和约 1μm/s 速度下对离体角质层进行了首次测量。经过一个过渡区域（第一

个 100μm 的移动）后，他们测量了一个惊人的高摩擦系数（约 20），然后在滑动 500μm 后减小到约 2。这些值比已知的体内测得值要高得多。

这些实验中很可能没有达到稳定状态。此外，在 SC 上使用纳米压痕仪（nanoindenter）的方法不如使用摩擦力计的方法来得直接。

为了评估具体的答案以解释 SC 的物理行为和 SC 表面三维结构的影响，我们将从以下几个方面进行阐释：对能改善肤感的摩擦学参数的简短描述、保湿的作用、细胞内脂质在 SC 物理完整性中的作用、以及化妆品成分对 SC 摩擦学性质的影响。以下就这些方面结合在我们的实验室中进行的一些实验进行说明。

5.1 体外测量角质层的摩擦性能

我们使用 ©CSM Instruments（Neuchâtel，Switzerland）的纳米摩擦计。图 4 对该装置进行了简要说明。

- 控制模块：可将摩擦计从直线模式改变为圆形模式。
- 底座：它是一个直径为 12mm 的金属盘，我们在该盘上粘住基质。在直线模式下，它以振幅 L 来回运动。
- 基质：被固定到底座上以测量其摩擦系数。

图 4 纳米摩擦计

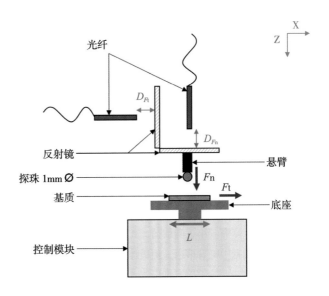

这里的基质是角质层，来自腹部整形手术样本的皮肤上层。

- 探珠：直径1mm，材质可以是钢、玻璃和聚合物。在此我们选择了不锈钢。
- 悬臂：它作为一个有限的弹簧模量，并将探珠保持在其一端。
- 反射镜：它们相互垂直并与悬臂连接。当悬臂移动时，它们的角度会发生变化。
- 光纤：它们向反射镜上发出一个光信号，并检测反射光信号的变化，该变化由于悬臂移动时反射镜的偏转造成的。

以下是悬臂的特性（表1）：

表1　摩擦力测试中使用的摩擦力学参数

悬臂	
探珠特性	
探珠直径/mm	1
材质	不锈钢（也可用其他材料）
正向力（F_n）	
理论力范围/mN	2～150
实际力范围/mN	2～100
力灵敏度/mN	约0.1*
力反馈	是
水平速度（V_x）	
理论速度范围/（μm·s⁻¹）	10～10 000
实际速度范围/（μm·s⁻¹）	50～1 000
速度灵敏度/（μm·s⁻¹）	?
垂直速度（V_z）	
垂直速度范围/（μm·s⁻¹）	可调
压头位移（L）	
位移振幅最大值/mm	0.67
位移灵敏度/mm	约±10⁻³*
循环模式	
最大循环次数	最高至100

*实验测得值。

我们专注于研究较小正向载荷F_n（2～20mN）的情况，这在文献中鲜有报道。值得注意的是，相对于消费者的感知，体内压力可以在5～10kPa之间。对于我们的摩擦仪使用的1mm直径探珠，我们估计其施加压力落在相同的范围内（在10mN载荷下为6.4kPa）。

我们使用了分离的人角质层，其厚度为10～15μm。为保证样品清洁进行了特殊的处理。在半径为2cm的圆盘底座上用双面胶带粘贴住固定角质层。最后，实验在环境温度（25～30℃）和恒定湿度下进行。图5显示了几个连续的前后滑动循环中摩擦系数的原始轨迹。负值表示相反的滑动方向。值得注意的是在这些实验中使用的5个循环后的摩擦行为重现性。

在2个或3个不同位置上分别对裸角质层的摩擦系数进行测量，以得到基线值。

我们测量了几种材料用于比较。值得注意的是，在相同类型的实验中，SC摩擦系数与硅弹性体表面的摩擦系数处于相同范围（0.2～0.4）（图6）。而正如预期的那样，聚四氟乙烯材料表现出较低的摩擦系数。

人体SC的摩擦系数（图7）受载荷变化的影响不大，从而接近阿蒙顿定律（摩擦力与载荷成正比），尽管我们发现了在较高载荷下（约50mN）摩擦系数降低。如前所述，我们在实验中保持载荷为10mN，以接近体内的实际情况。

此外，我们还进行了其他实验（未示出），包括在角质层下方加一层橡胶层。结果没有观察到改变，这证实了该实验条件适合于测试角质层，排除了基质下方材料对测试的可能影响。

有趣的是将这些结果与文献报道的皮肤数据相比。一般来说，正如前面所讨论的那样，摩擦系数随着皮肤体内实验的载荷的增加而减少（Wolfram 1983；Koudine et al. 2000）。另一方面，El-Shimi等（1977）观察到0.2～1.8N载荷范围内的增加。相反，在我们的实验中，似乎角质层形变尚未达到足以观察到这种效应的程度。使用低载荷和角质层本身的力学性能很可能使其在摩擦系数方面更加稳定。

另一个现象是在低载荷下观察到的轨迹在其形状上更加丰富，像黏附-滑脱这样的现象增强，并且滑动过程中摩擦系数的变化不是随机的。轨迹对

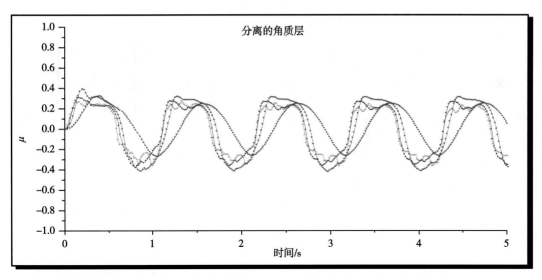

图 5　在人角质层上不同的前后滑动周期中获得的摩擦轨迹（红色正弦曲线代表滑块的移动）。注意每次循环后轨迹的重现性

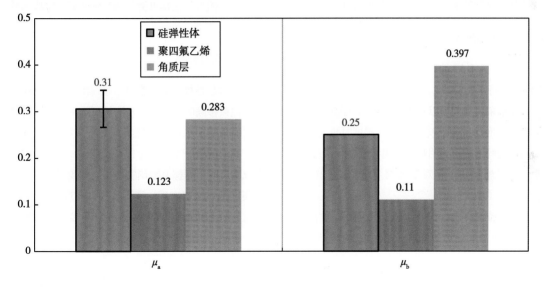

图 6　比较在角质层和其他材料上正向（μ_a）和逆向（μ_b）滑动下测得的摩擦系数。测量条件：F_n=2mN，v=0.2cm/s，L=400nm

图 7　人体角质层（实心方格）
和聚四氟乙烯（空心圆圈）表
面的摩擦系数

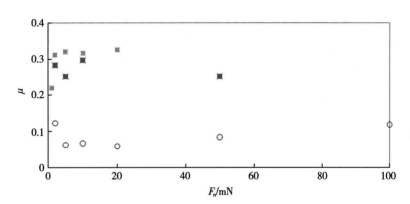

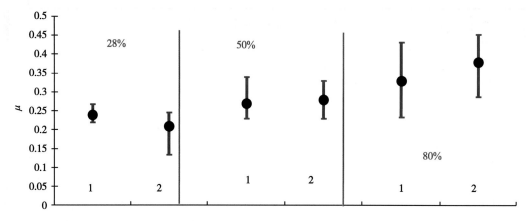

图8 摩擦系数与环境湿度的函数关系，图中使用两个独立来源的角质层样品（图中的1和2）

角质层的三维结构和微观纹理更加敏感。正如一些作者（Gitis and Sivamani 2004）所建议的那样，在这些低载荷条件下，皮肤质地对触感影响最大。

5.2 湿度的影响

我们在不同的湿度水平下（25%、50%和80%）进行了实验。

概括来讲我们可以观察到摩擦系数随湿度水平的升高而增加。这个差异在80%湿度时更为显著，此时载荷的影响更为明显。如果我们在角质层上加水（通过施加一个相对湿度约100%），摩擦系数明显增加（图8）。

可以推测得出，在前面部分中提到的力学性能（降低的模量和增加的耗散）通过改变角质层的性质和增加对于摩擦中形变的影响起到重要作用。另外，水层的存在通过毛细力的作用进一步增加了附着力。这两种效应都可能是观察到摩擦系数增加的原因。

5.3 脂质的影响

如力学性能的章节所述，脂质形成一个屏障，当它们被移除时，其效果是清楚可见的。水分流失更快而角质层水合度降低。

我们的第一个实验（图9）显示，当从角质层提取脂质时，摩擦系数确实减小。据我们所知，这些测试是首次被实现。我们认为，在这种情况下，脂质的缺乏和角质层的干燥减少了形变项对摩擦特性的影响，因此降低了摩擦系数。

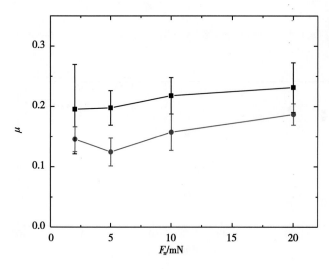

图9 脂质提取前（方块）和之后（圆圈）观察到的角质层摩擦系数。测量条件 HR=45%，F_n=2、5、10和20mN

5.4 保湿剂的影响

我们使用了一种含有目标聚合物和甘油的化妆品配方（始终保持相同的施加量）。我们在干燥后2小时内的不同时间点（2、5、10、15、20、30、60和120分钟）测量它。在两次测量之间，清洗探珠以除去沉淀物。

试验配方

将甘油（7%）或聚合物（Artistoflex LNC）加入一种简单的配方（安慰剂）中。安慰剂为一种保湿制剂含有 Arlacel®（甘露醇单油酸酯）和 Myrij® 脂肪醇，从感官的角度这是一种中性的配方。我们用腹部整形手术获得的皮肤样本比较了两种配方与单纯制剂在人体分离角质层上的性质。

在化妆品中，甘油通常用作保湿剂、溶剂和润滑剂。Aristoflex LNC 是一种具有 PolyAMPS（2-丙烯酰胺基 -2- 甲基丙烷磺酸）主链的刷状聚合物，其中聚乙二醇（PEG）和聚乙烯（PE）被接到支链上（图10）。

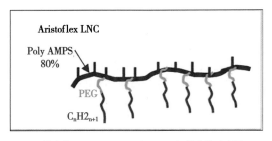

Aristoflex LNC

Poly AMPS 80%

PEG

C_nH_{2n+1}

图10 共聚物 Aristoflex LNC（Clariant）的结构示意图

摩擦测量条件如下：

- 正向力：$F_n = 20\text{mN}$
- 摩擦速度：$V_x = 400\mu\text{m/s}$
- 测量长度：$L = 670\mu\text{m}$
- 循环数：1

在2小时的干燥过程中对每个配方进行多次测量。在施用前（$t=0$）和施用后120分钟的不同时间点进行测量。

将结果与来自未处理的角质层的结果进行比较。图11显示了归一化后的摩擦系数与角质层摩擦系数的关系：

$$\Delta\mu_d(\%) = 100\frac{\mu_d(\text{配方}) - \mu_d(\text{SC})}{\mu_d(\text{SC})}$$

实验结果

- 安慰剂降低 μ_d。
- Aristoflex LNC 增加 μ_d。
- 甘油比安慰剂降低 μ_d 更多。

因此，我们可以将不同的配方排序如下：

$$\mu_d(\text{甘油}) < \mu_d(\text{安慰剂}) < \mu_d(\text{SC}) < \mu_d(\text{Aristoflex})$$

我们再一次观察到成膜聚合物完全不同于其他成分的作用模式。

甘油稍微降低安慰剂配方的摩擦系数，这种安慰剂配方能很好地渗透到角质层中。摩擦系数的下降可能与甘油仍然存在于角质层表面的效果有关。

聚合物作为一种封闭型保湿剂，在施用后2～3小时的过程中变硬，但在此之后的力学测试

图11 配方干燥过程中的相对摩擦系数变化

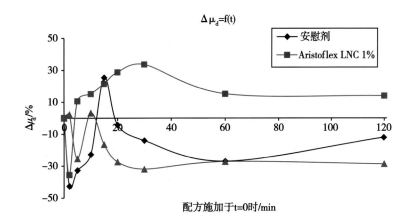

$\Delta\mu_d = f(t)$

安慰剂
Aristoflex LNC 1%

$\Delta\mu_d/\%$

配方施加于t=0时/min

中可见其稍微软化。较高的摩擦力很可能与膜的有
效黏度增加有关。聚合物薄膜在 SC 表层的进一步
渗透使得薄膜变薄，从而降低了其带来的黏滞阻力
对摩擦系数的贡献。

6 结论

我们回顾了最近关于皮肤最外层结构即角质层
的力学性能和摩擦性能的知识。尽管 SC 在皮肤中
的贡献被认为是重要的，但是对其在体内的作用的
定量化研究却很少。

现在有一些新的测试方法可以帮助我们在体外
探索这些性质。尤其是我们的研究表明，现在可以
使用纳米压痕技术（nanoindentation technique）和
纳米摩擦计（nano-tribometers）来研究角质层的复
杂力学和摩擦行为。通过从角质层中选择性地去除
某些组分（即脂质），我们可以对其物理作用有更
多的了解。最后给出了甘油和一种普通聚合物对保
湿配方的影响的一些例子，强调了在皮肤表面是否
成膜的重要作用。

未来需要进一步的研究来探索皮肤角质层的性
质，特别是要了解在体内形变最小化和表面纹理成
为主要影响的情况下，表面三维结构对皮肤摩擦的
影响。表面特性的影响不容忽视，这些已在包装或
纺织品等其他领域进行了探索（Shao et al. 2010）。
这样的实验不仅会突出表面轮廓的粗糙度而且它的
空间排序在感官感知中的重要性。

（廖筝筝 译，张书良 校，王芳 审）

参考文献

Adams MJ, Gorman DM, Johnson SA, Briscoe BJ. The friction and lubrication of keratinous biosubstrates. In: Lal M, Lillford PJ, Naik VM, Prakash V, editors. Supramolecular and colloidal structures in biomaterials and biosubstrates. Singapore: Imperial College Press; 1999. p. 277–94.

Adams M, Briscoe B, Johnson S. Friction and lubrication of human skin. Tribology Letters. 2007;26(3):239–53.

Agache P, Varchon D. Skin mechanical function. In: Agache P, Humbert P, editors. Measuring the skin. Berlin: Springer; 2004. p. 429–45.

Barel AO, Courage W, Clarys P. Suction method for measurement of skin. In: Serup J, Jemec GBE, editors. Handbook of non-invasive methods and the skin. Boca Raton: CRC Press; 1995. p. 335.

Batisse D, Bazin R, Baldeweck T, Querleux B, Lévêque JL. Influence of age on the wrinkling capacities of skin. Skin Res Technol. 2002;8(3):148–54.

Bowden FP, Tabor D, editors. Friction and lubrication of solids. London: Oxford University Press; 1954.

Chapman SJ, Walsh A, Jackson SM, et al. Lipids, proteins and corneocytes adhesion. Arch Dermatol Res. 1991;283(3):167–73.

Comaish S, Bottoms E. The skin and friction: deviations from Amonton's laws, and the effects of hydration and lubrication. Br J Dermatol. 1971;84(1):37–43.

De Rigal J, Lévêque JL. Titre? Bioeng Skin. 1985;1:13.

Derler S, Gerhardt LC. Tribology of skin: review and analysis of experimental results for the friction coefficient of human skin. Tribol Lett. 2012;45:1–27.

Derler S, Schrade U, Gerhardt LC. Tribology of human skin and mechanical skin equivalents in contact with textiles. Wear. 2007;263(7–12):1112–6.

Dowson D, editor. Tribology and the skin surface. Boca Raton: CRC Press; 1997.

Druot P, Rochefort A, Agache P, et al. In vitro stress relaxation tests of human stratum corneum. Bioeng Skin. 1985;1:141–56.

Elias PM. Stratum corneum defensive functions: an integrated view. J Invest Dermatol. 2005;125(2):183–200.

El-Shimi AF. In vivo skin friction measurements. J Soc Cosmet Chem. 1977;28:37–51.

Gitis N, Sivamani R. Tribometrology of skin. Tribol Trans. 2004;47:461–9.

Grahame R, Holt PJL. The influence of ageing on the in vivo elasticity of human skin. Gerontologia. 1969;15 (2–3):121–39.

Johnson SA, Gorman DM, Adams MJ, Briscoe BJ. The friction and lubrication of human stratum corneum. In: Dowson D, editor. Thin films in tribology. London: Elsevier; 1993.

Koudine AA, Barquins M, Anthoine PH, Aubert L, Lévêque J-L. Frictional properties of skin: proposal of a new approach. Int J Cosmet Sci. 2000;22 (1):11–20.

Koutroupi KS, Barbenel JC. Mechanical and failure behaviour of the stratum corneum. J Biomech. 1990;23:281–7.

Lévêque JL, Escoubez M, Rasseneur L. Water-keratin interaction in human stratum corneum. Bioeng Skin. 1987;3:227–42.

Lévêque JL, Poelman MC, De Rigal J, Kligman AM. Are corneocytes elastic ? Dermatologica. 1988;176:65–9.

Lévêque JL, Hallegot P, Doucet J, et al. Structure and function of human stratum corneum under deformation. Dermatology. 2002;205:353–7.

Middelton JD. The mechanism of water binding in the stratum corneum. Br J Dermatol. 1968;80:437.

Pailler-Mattei C, Pavan S, Vargiolu R, Pirot F, Falson F, Zahouani H. Contribution of stratum corneum in determining bio-tribological properties of the human skin. Wear. 2007;263(7):1038–43.

Park AC, Baddiel CB. Rheology of stratum corneum – I: a molecular interpretation of the stress-strain curve. J Soc Cosmet Chem. 1972a;23:3–12.

Park AC, Baddiel CB. Rheology of stratum corneum – II: a physico-chemical investigation of factors influencing the water content of the stratum corneum. J Soc Cosmet Chem. 1972b;23:13–21.

Pavan S, Loubet JL, Potter A, et al. Nanoindentation of natural hair and stratum corneum as a function of humidity. Poster session, Instrumented Indentation Techniques, 28th annual meeting of The Adhesion Society, 13–16 Feb 2005, Mobile.

Potter A, Luengo G, Baltenneck C, et al. Measuring mechanical properties of stratum corneum and isolated corneocytes at sub-micron length scale. Poster session. Stratum Corneum V conference, 11–13 July 2007, Cardiff.

Rasseneur L, de Rigal J, Lévêque JL. Influence of the different constituents of horny layer on elasticity measurements. Int J Cosmet Sci. 1982;4:247–60.

Rawlings AV, Watkinson A, Harding CR, et al. Changes in stratum corneum lipid and desmosome structure together with water barrier function during mechanical stress. J Soc Cosmet Chem. 1995;46:141–51.

Richter T, Muller JH, Schwarz UD, Wepf R, Wiesendanger R. Investigation of the swelling of human skin cells in liquid media by tapping mode scanning force microscopy. Appl Phys A. 2001;72 (Suppl):S125–8.

Rochefort A, Druot P, Agache P, et al. A new technique for the evaluation of cosmetics effect on mechanical properties of stratum corneum and epidermis in vitro. Int J Cosmet Sci. 1986;8:27–36.

Shao F, Chen XJ, Barnes CJ, Henson B. A novel tactile sensation measurement system for qualifying touch perception. Proc Instn Mech Eng. 2010;224 (1): 97–105.

Sivamani RK, Maibach HI. Tribology of skin. J Eng Tribol. 2006;220(J8):729–37.

Sivamani RK, Goodman J, Gitis NV, Maibach HI. Titre? Skin Res Technol. 2003a;9(3):235–9.

Sivamani RK, Goodman J, Gitis NV, Maibach HI. Titre? Skin Res Technol. 2003b;9(3):227–34.

Takahashi M, Yamada M, Machida Y. A new method to evaluate the softening effect of cosmetic ingredients on the skin. J Soc Cosmet Chem. 1984;35:171–81.

Takahashi M, Machida Y, Tsuda Y. The influence of hydroxyl acids on the rheological properties of stratum corneum. J Soc Cosmet Chem. 1985;36: 177–87.

Wildnauer RH, Bothwell JW, Douglass AB. Stratum corneum biomechanical properties, influence of relative humidity on normal and extracted human stratum corneum. J Invest Dermatol. 1970;56 (1):72–8.

Wolfram EJ. Friction of skin. J Soc Cosmet Chem. 1983;34:465–76.

Wu KS, Van Osdol WW, Dauskardt RH. Mechanical and microstructural properties of stratum corneum. Mat Res Soc Symp Proc. 2002;724:N2.7.1–7.

Wu KS, Stefik MM, Dauskardt RH, et al. Graded delamination behavior of human stratum corneum. Biomaterials. 2006a;27:5861–70.

Wu KS, Van OsdolWW, Dauskardt RH. Mechanical properties of stratum corneum: effects of temperature, hydration and chemical treatment. Biomaterials. 2006b;27:785–95.

Yuan Y, Verma R. Measuring microelastic properties of stratum corneum. Colloids Surf B: Biointerfaces. 2006;48:6–12.

35

皮脂对药物透皮吸收的影响

Jui-Chen Tsai, Cheng-Che Eric Lan, and Hamm-Ming Sheu

内容

关键词

皮脂·角质层·皮肤屏障功能·药物转运·人体
内·脂质形态学

皮脂细胞（sebocyte）在分化过程产生皮脂，
是人体内最活跃的脂质生成细胞。皮脂细胞分
泌的皮质含有甘油三酯（triglycerides）、角鲨烯
（squalene）、蜡酯（wax esters）和少许胆固醇酯
（cholesterol esters）。毛囊皮脂腺内的细菌分泌的脂
肪酶部分水解皮脂中的甘油三酯形成游离脂肪酸
（free fatty acids），约占皮面脂质的15%～40%，
不饱和脂肪酸（unsaturated fatty acid）比饱和脂肪
酸（saturated fatty acid）刺激性更强。皮脂与表皮
细胞产生的排列紊乱的脂质片混合，到达皮面时形
成皮肤表面脂质膜（skin surface lipid film，SSLF）。
这种脂质膜是大量皮脂和少量表皮脂质的混合物。
有时通过四氧化二砷（ruthenium tetroxide）染色法
可以观察到剥脱的角质细胞（图1）。通过观察还
发现角质层（stratum corneum，SC）即将脱落的角
质细胞间存在皮脂（Sheu et al. 1999）。既往的红外
光谱研究表明角质层越靠外层脂质越多且排列更加
紊乱，这与我们的形态学观察一致。这些发现表明

脂质膜与角质层最外层中的角质细胞间可能存在相
互作用（Bommannan et al. 1990）。

1 皮脂对表皮屏障功能影响及角质层脂质形态学

皮脂对皮肤屏障功能的影响尚未彻底研究清
楚。几项体外研究表明皮脂与皮肤的渗透屏障
（skin permeability barrier）呈负相关。通过电子衍
射功能（electron diffraction demonstrated）研究发
现，角质层中角质细胞间脂质以一种斜方晶堆积
模型排列（结晶相），当与皮脂混合时，形成更多
六边形晶格（凝胶相）（Pilgram et al. 2001），增加
表皮脂质的流动性与角质层的渗透性。Squire 等证
明皮脂能增加皮肤的渗透性，这可能与不饱和脂
肪酸如 C16∶1 △ 6 对角质层的破坏有关（Squier
et al. 1994）。当不饱和脂肪酸与角质层相互作用
时，角质层脂质的有序结构被破坏，导致角质层
对药物渗透性增加（Aungst et al. 1986）。如图2
所示，在角质层的衰减全反射 - 傅立叶转换红外
光 谱（attenuated total reflectance-Fourier transform
infrared，ATR-FTIR）中人前臂的皮脂补充部位与
未处理部位相比，产生了更显著的 CH_2 伸缩频率

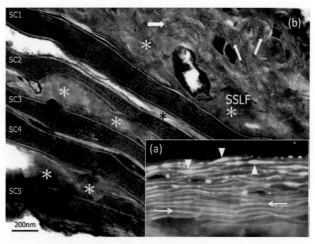

图1　皮脂与角质细胞的相互作用。（a）人前额皮肤的尼罗红染色中，最上面几层角质层中散在有不规则的着色颗粒和斑块
（三角标记）。相反，下层角质细胞间区域有规则的线性黄金荧光（箭头标记）。（b）四氧化二砷染色法后电镜下观察角质层
脂质结构。在皮肤表面脂质膜（SSLF）和最上面几层角质层（SC1-SC5）的细胞间隙中观察到无定形的脂质颗粒（＊标记），
脂质膜（SSLF）中还观察到紊乱的脂质片（箭头标记）

图 2　皮脂处理后的前臂和前额在 ATR-FTIR 光谱中的 CH₂ 不对称和对称伸缩频率带（*n*=8）。皮脂去除降低 CH₂ 不对称和对称伸缩频率，而皮脂补充增加

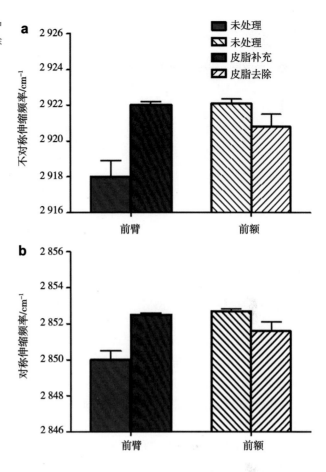

（$3.8 \pm 0.8 \text{cm}^{-1}$，$P < 0.001$）。此外，前额皮脂去除部位降低了 CH₂ 不对称伸缩频率（$1.2 \pm 0.6 \text{cm}^{-1}$，$P=0.001$）。如图 2b 所示，CH₂ 对称伸缩频移的结果与 CH₂ 不对称伸缩频率平行（$P < 0.001$）（Tsai et al. 2012）。既往已证明这些频率与角质层的水渗透性相关。更具体地说，该区域中向更高频率的移位反映了烷基链上 CH₂ 基团的扭曲构象数量的增加，这将造成角质层脂质更无序的排列和脂膜流动性增加（Potts and Francoeur 1990）。这些结果都说明皮脂本身对皮肤屏障的结构和功能呈负相关（Guo et al. 2015）。

2　体内药物渗透方案及数据分析

如图 3 所示，将含有 15% 膨润土（bentonite clay）和 0.2% 羧甲基纤维素（carboxymethyl cellu-lose）的水溶性凝胶涂抹到每位受试者前额的一侧，10 分钟后用水洗去，可将该区域皮脂去除（Downing et al. 1982）。同时将皮脂（总脂质浓度为 $0.56 \pm 0.04 \text{mg/μl}$）以 1μg/cm^2 的用量涂抹在受试者前臂，1 小时后用 Kimwipe® 纸巾去除皮肤表面未吸收的皮脂，从而增加皮脂含量。皮脂去除或皮脂增加后，分别将 4- 氰基苯酚（4-cyanophenol，CP）和西咪替丁（cimetidine，CM）的饱和水溶液涂抹到前臂的皮肤上 15 分钟和 5 小时，前额外贴西咪替丁贴剂 0.5 小时。然后用纱布轻轻擦干皮肤表面，再使用胶带重复剥离 10 ~ 15 次，时间超过 2 ~ 3 分钟，以快速去除角质层。用 ATR-FTIR 光谱法（ATR-FTIR spectroscopy）或高效液相色谱法（high-performance liquid chromatography，HPLC）检测胶带中 4- 氰基苯酚和西咪替丁的含量，用灵敏度为 10μg 的天平检测胶带角质细胞的重量。用

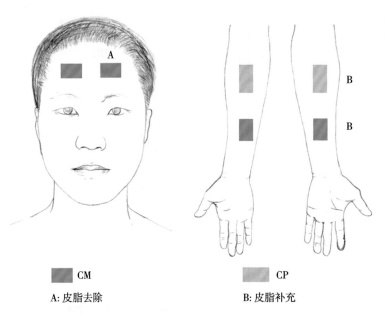

图 3　药物应用方案：CM 西咪替丁，CP4-氰基苯酚

CM　A: 皮脂去除

CP　B: 皮脂补充

药物浓度［$C(x)$］表示角质层内药物渗透深度（Tsai et al. 2003）。

体内研究中的人角质层厚度（L）用 Pirot 等描述的方程式进行两点分析（1998）：

$$L = x \cdot \text{TEWL}_x / (\text{TEWL}_x - \text{TEWL}_0) \qquad (1)$$

其中 x 表示所有胶带粘贴下来的角质层的累积厚度，TEWL_0（transepidermal water loss，TWEL：经表皮的水分丢失）代表初始平均 TEWL 量，TEWL_x 代表角质层剥离后的平均 TEWL 量。

根据上述方程估计角质层厚度，然后根据 Fick 第二扩散定律将数据拟合到以下方程中：

$$C(x) = KCveh \left\{ 1 - \frac{x}{L} \right\} - \sum_{n=1}^{\infty} \frac{2}{n\pi} KCveh \\ * \sin\left(\frac{n\pi x}{L}\right) \exp\left(\frac{-Dn^2\pi^2 t}{L}\right) \qquad (2)$$

在以下阈值和初始条件下：① $C = C_0 = KC_{veh}$，当 $x=0$，$t \geqslant 0$；② $C=0$，当 $x=L$，$t \geqslant 0$；③ $C=0$，当 $0 < x < L$，$t=0$，其中 C_0 是皮肤表面的药物浓度（drug concentration）（即 $x=0$），D 是药物的扩散系数（drug's diffusivity），K 是药物的角质层/水分配系数，得到 K 和 D 的初始值，然后推导出药物的角质层渗透系数（partition coefficient of the drug）（$p = KD/L$）（Pirot et al. 1997）。

3　皮脂对药物渗透皮肤角质层的影响

图 4a 显示了 7 号受试者前额角质层中西咪替丁的浓度分布，图 4b 显示了 8 号受试者前臂的皮脂处理部位和未处理部位在暴露于西咪替丁溶液 5 小时后的浓度分布，图 4c 显示了 7 号受试者前臂在暴露于 4-氰基苯酚溶液 15 分钟后的浓度分布。表 1 总结了前额有和没有皮脂去除或前臂有和没有皮脂补充的 9 位受试者关于 4-氰基苯酚和西咪替丁的角质层转运参数 K、D 和 P。皮脂去除后，前额皮脂含量从 $159.7 \pm 36.7 \mu g/cm^2$ 减少到 $6.5 \pm 5.2 \mu g/cm^2$。皮脂补充源于用酒精清洗受试者的头发，在皮脂补充后前臂皮脂含量从 $1.0 \pm 1.2 \mu g/cm^2$ 增加到 $140.9 \pm 33.4 \mu g/cm^2$。

这些结果表明，亲水性分子西咪替丁在脂质含量较高的前额的角质层渗透性（permeability of CM，P_{CM}）可能是前臂的 4 倍（$39.2 \pm 13.6 \times 10^{-5} cm/h$ vs $10.3 \pm 5.5 \times 10^{-5} cm/h$）。此外，前额西咪替丁的扩散系数（diffusivity of CM，D_{CM}）可能是前臂的 8 倍（$61.7 \pm 15.5 \times 10^{-9} cm^2/h$ vs $7.3 \pm 3.4 \times 10^{-9} cm^2/h$）。另一方面，前额西咪替丁的分配系数（$K_{CM}$）仅为前臂的 43%（$7.6 \pm 1.4$ vs 17.6 ± 5.1）。前额和前臂之间的 K_{CM}、D_{CM} 和 P_{CM} 差异有统计学意义（P

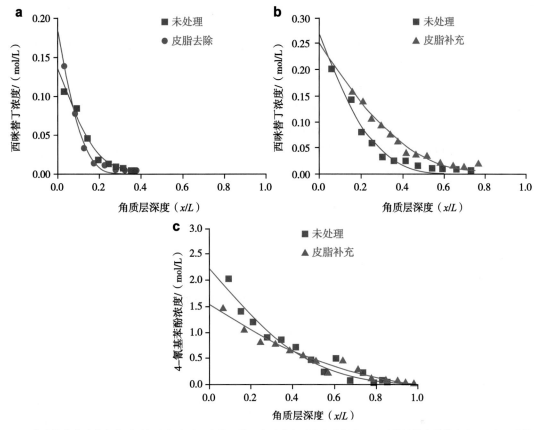

图4 代表性药物浓度与角质层标准深度（x/L）的函数。实验确定了这些数据点，通过结果的直线代表方程2的最佳值。（a）7号受试者前额暴露于西咪替丁；（b）8号受试者前臂暴露于西咪替丁；（c）7号受试者前臂暴露于4-氰基苯酚

表1 前额和前臂部位上皮脂处理对西咪替丁和4-氰基苯酚的角质层转运参数的影响（n=9）

部位	额		前臂	
参数	未处理	皮脂去除	未处理	皮脂补充
西咪替丁				
皮质含量 / （μg·cm^{-2}）	159.7 ± 36.7	6.5 ± 5.2	1.0 ± 1.2	140.9 ± 33.4
$K_{SC/W}$	7.6 ± 1.4	9.8 ± 1.8	17.6 ± 5.1	17.7 ± 2.4
D_{CM}/（×10^{9}cm^2·h^{-1}）	61.7 ± 15.5	37.9 ± 14.3	7.3 ± 3.4	23.7 ± 8.3
P_{CM}/（×10^{5}cm·h^{-1}）	39.2 ± 13.6	30.8 ± 13.4	10.3 ± 5.5	34.2 ± 11.3
4-氰基苯酚				
皮质含量 /（μg·cm^{-2}）			1.5 ± 2.1	140.7 ± 36.9
$K_{SC/W}$			23.0 ± 2.9	15.4 ± 3.2
D_{CP}/（×10^{7}cm^2·h^{-1}）			5.8 ± 2.2	8.5 ± 2.6
P_{CP}/（×10^{3}cm·h^{-1}）			11.3 ± 4.9	11.0 ± 4.0

< 0.001)。西咪替丁在前额和前臂间的角质层渗透性的不同可能是由热动力学（thermodynamic）和动力学要素（kinetic components）的差异造成。支持这个结论的还有既往类似的结果，显示西咪替丁在其他部位皮肤的角质层渗透性差异（Tsai et al. 2003）。在小鼠皮肤模型中，皮脂的长期应用引起角质层结构改变（Guo et al. 2015），这或许是两个未处理部位间 D_{CM} 的 8 倍差异的原因。综上所述，临床遇到的脂溢性皮炎（seborrheic derma-titis）存在皮脂分泌旺盛和皮肤屏障受损，可增加亲水性（hydrophilic）分子的渗透性（permeability barrier）。

前额皮脂去除部位与未处理部位对比显示，K_{CM} 增加到 1.39 倍（9.8 ± 1.8 vs 7.6 ± 1.4），D_{CM} 减少到 61%（37.9 ± 14.3 × 10^{-9}cm^2/h vs 61.7 ± 15.5 × 10^{-9}cm^2/h），故 P_{CM} 下降至对照组的 78%（30.8 ± 13.4 × 10^{-5}cm/h vs 39.2 ± 13.6 × 10^{-5}cm/h）。前臂接受皮脂补充的部位中，D_{CM} 增加 3.52 倍（23.7 ± 8.3 × 10^{-9}cm^2/h vs 7.3 ± 3.4 × 10^{-9}cm^2/h），而 K_{CM} 保持不变，使 P_{CM} 为对照组的 3.25 倍（34.2 ± 11.3 × 10^{-5}cm/h vs 10.3 ± 5.5 × 10^{-5}cm/h）。4-氰基苯酚渗透性（permeability of CP，P_{CP}）几乎是恒定的，除了前臂皮脂补充部位，这个部位中 4-氰基苯酚分配系数（K_{CP}）减少 0.67 倍（15.4 ± 3.2 vs 23.0 ± 2.9），4-氰基苯酚扩散系数增加 1.46 倍（8.5 ± 2.6 × 10^{-7}cm^2/h vs 5.8 ± 2.2 × 10^{-7}cm^2/h）。除前臂的 $K_{SC/W}$ 和 P_{CP} 外，其余同一部位的处理组和对照组间的所有转运参数在同一药物中均有显著差异（$P < 0.05$）。这些结果表明，前额皮脂去除部位的 D_{CM} 的减少幅度（0.52 倍）小于前臂皮脂补充部位的增加幅度（3.52 倍）。也许是前额或前臂中的皮脂增加了亲脂性和亲水性分子的扩散作用，而对渗透屏障的影响取决于所选择的位点和药物。这些与之前 Valiviti 和 Lu 等（2007 和 2008）使用人造皮脂的实验结果一致。更具体地说，对于不同化学结构的化合物，log K_{sebum} 与 log K_{SC} 没有相关性，4-羟基苯甲酸酯类的最大皮脂通量（through sebum）高于相应的皮肤通量（skin fluxes）。

最后，如图 2 所示皮脂处理后的 CH$_2$ 伸缩频移也反映了角质层对西咪替丁渗透性的改变。因此，皮脂补充可以改变细胞间脂质分子结构，增加角质层对亲水性药物的渗透性并改变其屏障功能。

4 结论

首次证实了皮脂对药物跨角质层转运的影响。西咪替丁等亲水性分子在前额角质层的渗透性大约是前臂的 4 倍。前臂皮脂补充对 4-氰基苯酚的渗透性影响不大，但西咪替丁的渗透性增加 3 倍多。前额皮脂去除部位西咪替丁渗透性的改变较小但仍有较大意义（-22%）。虽然前额和前臂中的皮脂补充增加了亲脂性和亲水性分子的扩散，但这种皮质补充对渗透性的影响仍取决于部位和药物。皮脂补充可使细胞间脂质分子结构排列紊乱改变角质层屏障功能从而增加亲水性药物在角质层中渗透性，去除面部皮脂可减少皮肤对药物中所含的亲水性化合物的吸收。

（刘丹 译，李强 校，刘玮 审）

参考文献

Aungst BJ, Rogers NJ, Shefter E. Enhancement of nalox-one penetration through human skin in vitro using fatty acids, fatty alcohols, surfactants, sulfoxides, and amides. Int J Pharm. 1986;33(13):225–34.

Bommannan D, Potts RO, Guy RH. Examination of stratum corneum barrier function in vivo by infrared spectroscopy. J Invest Dermatol. 1990;95(4):403–8.

Downing DT, Stranieri AM, Strauss JS. The effect of accumulated lipids on measurements of sebum secretion in human skin. J Invest Dermatol. 1982;79(4):226–8.

Guo JW, Lin TK, Wu CH, Wei KC, Lan CCE, Peng ACY, Tsai JC, Sheu HM. Human sebum extract induces barrier disruption and cytokine expression in murine epidermis. J Dermatoll Sci 2015; 78:34–43.

Pilgram GS, van der Meulen J, Gooris GS, Koerten HK, Bouwstra JA. The influence of two azones and sebaceous lipids on the lateral organization of lipids isolated from human stratum corneum. Biochim Biophys Acta. 2001;1511(2):244–54.

Pirot F, Kalia YN, Stinchcomb AL, Keating G, Bunge A, Guy RH. Characterization of the permeability barrier of human skin *in vivo*. Proc Natl Acad Sci. 1997;94(4):1562–7.

Pirot F, Berardesca E, Kalia YN, Singh M, Maibach HI, Guy RH. Stratum corneum thickness and apparent water diffusivity: facile and noninvasive quantitation *in vivo*. Pharm Res. 1998;15(3):492–4.

Potts RO, Francoeur ML. Lipid biophysics of water loss through the skin. Proc Natl Acad Sci. 1990;87(10):3871–3.

Sheu HM, Chao SC,Wong TW, Lee JYY, Tsai JC. Human skin surface lipid film: an ultrastructural study and interaction with corneocytes and intercellular lipid lamellas of the stratum corneum. Br J Dermatol. 1999;140(3):385–91.

Squier CA, Wertz PW, Williams DM, Cruchley AT. Permeability of oral mucosa and skin with age. In: Squier CA, Hill MW, editors. The effect of aging in oral mucosa and skin. Boca Raton:CRC Press; 1994. p. 91–8.

Tsai JC, Lin CY, Sheu HM, Lo YL, Huang YH. Noninvasive characterization of regional variation in drug transport into human stratum corneum *in vivo*. Pharm Res. 2003;20(3):632–8.

Tsai JC, Lu CC, Lin MK, Guo JW, Sheu HM. Effects of sebum on drug transport across human stratum corneum *in vivo*. Skin Pharmacol Physiol. 2012;25(3):124–32.

Valiveti S, Lu GW. Diffusion properties of model compounds in artificial sebum. Int J Pharm. 2007;345(1–2):88–94.

Valiveti S, Wesley J, Lu GW. Investigation of drug partition property in artificial sebum. Int J Pharm. 2008;346(1–2):10–6.

36

表皮生理学

Patricia Rousselle, Edgar Gentilhomme, and Yves Neveux

内容

抗菌肽·细胞分泌·内分泌·表皮·表皮屏障·增殖和分化·生长部分·hCAP-18·人角质形成细胞·黑素细胞·乳头状

本章介绍表皮（epidermis），既往被称为 Malpighi 层（Malpighi's layer）。作为皮肤的最外层，表皮具有屏障功能，能保护哺乳动物免受物理、化学或热应激等环境因素的影响，防止其脱水。表皮是复层鳞状上皮构成的皮肤浅层结构。尽管角质形成细胞（keratinocytes）是表皮主要的细胞（占细胞总数的 95%），但哺乳动物表皮中还有其他细胞，如黑素细胞（melanocytes）、Merkel 细胞（Merkel cells）和朗格汉斯细胞（Langerhans cells）。Merkel 细胞是神经内分泌细胞，负责皮肤的触感功能。黑素细胞可以产生黑素颗粒，并将黑素颗粒转移至角质形成细胞，保护角质形成细胞免受紫外线诱导的 DNA 损伤。朗格汉斯细胞是参与适应性免疫的表皮细胞，在皮肤的屏障功能中起关键作用。表皮分为 5 层，从内到外分别是生发层（基底层）（stratum germinativum）、棘层（棘细胞层）（stratum spinosum）、颗粒层（stratum granulosum）、透明层（stratum lucidum）和角质层（角质化的上皮）（stratum corneum）。其中与角质层的水平走行不同，表皮基底层与真皮以及表真皮连接以波浪形的方式并行，表皮突与真皮乳头（papillas）交替排列（图 1）。根据解剖部位的不同，表皮厚度介于 75～150μm 之间，手掌约 0.8mm，脚掌约 1.4mm。表皮的代谢率接近 0.4ml/（min·100g 组织）（Krueger et al. 1994）[静息状态肌肉代谢率 < 0.2ml/（min·100g 组织），运动时肌肉代谢率约 13～15ml/（min·100g 组织），大脑组织代谢率约 3～4ml/（min·100g 组织）（Holtz 1996）]。

表皮最基本的和最早被认识的功能是生成角质层，角质层是由无生命活性的角质形成细胞构成，却是将我们的机体与环境分开的重要屏障。表皮通过基底细胞的分裂和最上层细胞的角质化实现永不停歇的更新，更替时间约为 28 天。表皮其

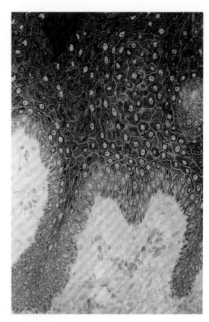

图 1　真皮和表皮。乳头与基底层以及大量基底层上的分化层。树脂薄膜切片。甲苯胺蓝染色。倍数 ×100

他基本功能还包括：生成细胞外基质（extracellular matrix，ECM）成分，分泌激素，产生细胞因子（cytokines）并调节真皮乳头中血管的生成及舒缩性，与免疫屏障相关的细胞归巢和成熟（Aubin 2004）、紫外线照射损伤的防护、黑素细胞的归巢（参见第 101 章），参与皮肤神经传感功能和 Merkel 细胞归巢（参见相关章节），皮肤的机械保护功能 [这归功于角质形成细胞内丰富的角蛋白丝（keratin filaments）（参见相关章节）]，以及强大的自我修复的能力（参见第 47 章）。

1 表皮增生和分化

表皮干细胞及其子代干细胞的增殖（proliferation）及分化（differentiation）导致了表皮不断更新，离开基底层的角质形成细胞在向上迁移的过程中逐渐分化，当到达表皮最外层时死亡并脱落离开机体。基底层细胞的增殖和分化同步进行。角质形成细胞群可分为至少 3 种功能类型，角质形成细胞干细胞（keratinocyte stem cells）、短暂扩增细胞（transit amplifying cells）和有丝分裂后分化

细胞（postmitotic differentiating cells）。负责组织更新的干细胞具有很高的有丝分裂潜能，但很少分化。干细胞产生短暂扩增细胞，后者经过有限次数的分裂后分化。通过这种方式，可以从少量的不常被募集的干细胞中高通量输出分化细胞。人表皮细胞中约10%为干细胞，50%为短暂扩增细胞，40%为分化细胞（Heenen and Galand 1997）。根据它们的形态和功能特征，具有增殖活性的细胞也被称为克隆性角质形成细胞，并分为全克隆（holoclones）、部分克隆（meroclones）和旁克隆（paraclones）（Barrandon and Green 1987）。干细胞位于表皮基底层和毛囊隆突，并具有如下特征：细胞较小（Barrandon and Green 1985）、黏附性高（Kaur and Li 2000）、β1整合素（β1integrin）表达水平高（Zhu et al. 1999）、表达角蛋白K19（Michel et al. 1996）及胞浆内富含β-连环蛋白（β-catenin）（Zhu and Watt 1999）。它们在基层的空间分布不是随机的，干细胞簇位于中央，由其分裂的短暂扩增细胞围绕在周围（Jensen et al. 1999）。从干细胞分化为子代细胞的过程受到转录因子的内部调控和细胞分泌的介质、细胞间相互作用及整合素等细胞微环境的外部调控（Watt and Hogan 2000）。在这个过程中，根据信号转导通路的参与不同诱导细胞黏附或分化（Levy et al. 2000）。整合素的修饰使细胞的黏附性下降以及MAP活性的降低，可诱导细胞从干细胞区域中离开。经过有限次数的分裂后，短暂扩增细胞经历不可逆的多阶段分化过程。进入分化阶段后，角质形成细胞下调整合素从而使其黏附性降低，向上进入基底上层并持续上行，直至终末分化而脱落。上述过程形成的多层角质形成细胞于分化不同阶段可表达不同的角蛋白。基底角质形成细胞表达角蛋白K5、K14和K15，而分化了的角质形成细胞表达角蛋白K1和K10。β1整合素和半桥粒成分（α6β4整合素和BP180）的减少是由于mRNA的转录减少和翻译后无效亚基形成所导致。当角蛋白透明颗粒，丝聚蛋白等出现时，线粒体等细胞器和细胞核消失，则意味着角质层的出现。同时，在细胞分化过程中可以观察到受体表达的改变，如TGF-β1，PDGF

A等的受体表达下调或酸性FGF、碱性FGF、PDGF-βr、IL-1ra等的受体的表达上调。此外，跨膜离子转运的调控与钠通道的上调一致（Brouard et al. 1999；Deliconstantinos et al. 1995；Eming et al. 1998；Fenjves et al. 1989；Heenen and Galand 1997；Holick 1988；Insogna et al. 1988；Jensenetal.1999；Kaplan et al. 1988；Katz and Taichman 1994，1999；Kaur and Li 2000；Krueger et al. 1994；Kupper 1990；Levy et al. 2000；Malaviya et al. 1996；Martinez et al. 1997；Maruyama et al. 1995；Mazereeuw Hautier et al. 2000；Michel et al. 1996；Nathan and Sporn 1991；Oda et al. 1999）。

2 表皮分泌功能

除了具有屏障的保护功能，表皮还具有分泌活性（Boyce 1994），体外实验证实表皮约以0.67μg蛋白质/（h·10^{6}细胞）（Katz and Taichman 1994）的速率分泌。

2.1 细胞因子分泌功能

未损伤的表皮处于低分泌状态，且角质形成细胞几乎处于静止状态。受到内源性或外源性的（物理，化学，生物或免疫）刺激后，角质形成细胞被"激活"并开始分泌各种肽。这些肽包括细胞因子（IL-1α、IL-1β、IL-6）、肿瘤坏死因子（tumor necrosis factor）（TNF-α）、生长因子（growth factors）（GMCSF、GCSF、MCSF、TGF-α、酸性和碱性FGF、KGF、PDGF A、PDGF B、NGF）、趋化因子（kemokines）（IL-8、IFNγ、IL10、GXC家族的huGRO和GC家族的MCAF）和抑制因子（suppressor factors）/抗细胞因子（acticytokines）（TGF-β、LIF、Contra IL-1）（Stoof et al. 1994）。细胞因子是小分子量的蛋白质类激素，主要由免疫细胞分泌，在宿主防御、损伤后修复、细胞生长和成熟中起到重要作用。这种分泌具有一定特征（Kupper 1990），如初级细胞因子受到刺激后可导致次级细胞因子释放。刺激细胞膜上的特定受体（IL-1受体、IFN-γ受体等）可激活角质形成细胞。信号的性质决定角质形成细胞的活化类型和分泌特性。所有肽通过自分泌或旁分泌的方式发挥多重或特异性作用（Schröder 1995），它们的作用受到多种机制的调控（Nathan and Sporn 1991），如抗细胞因子，细胞因子之间的直接拮抗（Reinartz et al. 1996），或竞争性抑制（Maruyama et al. 1995）。同时，肝素、核心蛋白聚糖等结构蛋白，成纤维细胞系统结构（Boxman et al. 1996）或皮肤免疫系统结构（Bos and Kapsenberg 1993）将调节这些因子的作用（图2～图4）。

我们不断发现表皮分泌的其他蛋白质。Katz和Taichman（Katz and Taichman 1999）发现角质形成细胞可以释放20种蛋白质。这些蛋白质可能会诱导不同的细胞应答。其中，磷脂酶 A_2 被认为在维持组织完整性（Mazereeuw Hautier et al. 2000）和再生（Rys-Sikora et al. 2000）中发挥作用；多功能肽肾上腺髓质素参与抑制上皮细胞的肿瘤以及保护表皮（Martinez et al. 1997）。同时，许多蛋白质，如蛋白酶（Katz and Taichman 1999）或抗白血病蛋白酶（Wiedow et al. 1998）已被证明参与基质重塑。此外，角质形成细胞产生基底膜层粘连蛋白332并通过分泌 β 1G-H_3 调节成纤维细胞行为（Katz and Taichman 1999）。

2.2 内分泌功能

在正常情况下，表皮产生的化合物也参与循环，并可在身体的远端部位发挥作用。很久以前，表皮在维生素 D 合成中的作用就已被证实（Holick 1988）。角质形成细胞还释放化学物质如三碘甲状腺原氨酸（triiodothyronine）（Kaplan et al. 1988）或甲状旁腺激素相关蛋白（parathyroid hormone-related proteins）（Insogna et al. 1988；Jensen et al. 1999；Kaplan et al. 1988；Katz and Taichman 1994，1999；Kaur and Li 2000；Krueger et al. 1994；Kupper 1990；Levy et al. 2000；Malaviyaet al. 1996；Martinez et al. 1997；Maruyama et al. 1995；Mazereeuw Hautier et al. 2000；Michel et al. 1996；Nathan and Sporn 1991；Oda et al. 1999；Reinartz et al. 1996；Rys-Sikora et al. 2000；Schauer et al. 1994；Shimizu et al. 1997；Schröder 1995；Stoof et al. 1994；Watt and Hogan 2000；Wiedow et al. 1998；Wysolmerski and Stewart 1998）内皮素（endothelin）和 C3 补体组分。表皮产生神经肽（neuropeptides）如 P 物质（Bae et al. 1999）和神经激素如阿皮黑素原（proopiomelanocortin），以及衍生的多肽，如 α MSH 和 ACTH（Schauer et al. 1994）。一

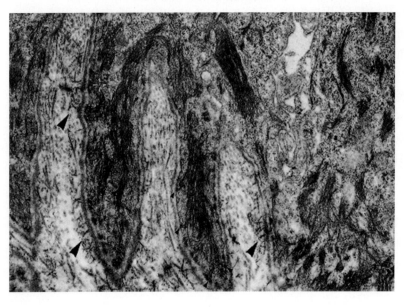

图2 基底突起进入真皮层。厚角蛋白丝束分成小束，附着在细胞周边的半桥粒上（小箭头）。大箭头指向与基底膜垂直连接的真皮网状纤维。用戊二醛和锇酸固定。醋酸铀和柠檬酸铅染色。倍数 ×29 000

图3 棘层：截面是角质形成细胞的外围。用戊二醛和锇酸固定。醋酸铀和柠檬酸铅染色。倍数 × 25 000

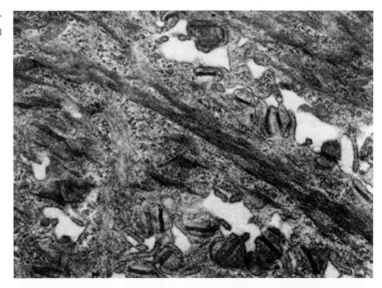

图4 颗粒层：通过两个角质形成细胞之间的边界的截面。K 角质形成细胞（膜被颗粒）。KH 角质透明蛋白。M 线粒体，粗箭头张力丝束，细箭头单张力丝。如在整个表皮中，桥粒在它们的张力丝束上结合细胞。固定后用磷酸盐缓冲的戊二醛和锇。醋酸铀和柠檬酸铅染色。倍数 × 30 000

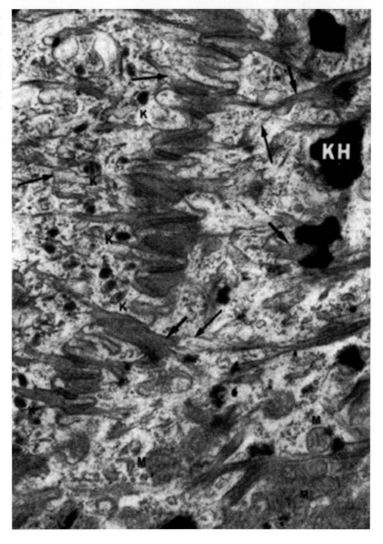

氧化氮（Deliconstantinos et al. 1995；Eming et al. 1998；Fenjves et al. 1989；Heenen and Galand 1997；Holick 1988；Insogna et al. 1988；Jensen et al. 1999；Kaplan et al. 1988；Katz and Taichman 1994，1999；Kaur and Li 2000；Krueger et al. 1994；Kupper 1990；Levy et al. 2000；Malaviya et al. 1996；Martinez et al. 1997；Maruyama et al. 1995；Mazereeuw Hautier et al. 2000；Michel et al. 1996；Nathan and Sporn 1991；Oda et al. 1999；Reinartz et al. 1996；Rys-Sikora et al. 2000；Schauer et al. 1994；Shimizu et al. 1997）或组胺（Malaviya et al. 1996）也已被证实可由受刺激的表皮产生，并在炎症反应中发挥作用。此外，即提示表皮移植以后，也有研究证实供体来源的载脂蛋白 E 也可在受体体内分布（Fenjves et al. 1989）。这些结果提示利用角质形成细胞进行基因治疗具有一定可行性（Eming et al. 1998；Fenjves et al. 1989；Heenen and Galand 1997；Holick 1988；Insogna et al. 1988；Jensen et al. 1999；Kaplan et al. 1988；Katz and Taichman 1994；Katz and Taichman 1999；Kaur and Li 2000；Krueger et al. 1994）。

角质形成细胞可以合成乙酰胆碱及其受体，进而调节细胞的自分泌作用。此外，表皮具有生成包括肾上腺素等儿茶酚胺介质的能力。这些儿茶酚胺可以激活角质形成细胞上的肾上腺素能受体，并进一步调节角质形成细胞的迁移行为。

2.3 其他功能

表皮的屏障功能来源于细胞增殖和分化之间的良好平衡。在非增殖状态的组织中，组织稳态受到自分泌和旁分泌的调节。这些分泌信号受激放大，表皮作为传感器，将外源性刺激转化为特异性免疫或炎症反应。

人类角质形成细胞在固有免疫反应中发挥重要作用，并产生对组织稳态和伤口愈合具有重要作用的几种抗菌肽（antibacterial peptides）。已知人角质形成细胞产生 4 种这样的肽：hBD-1、hBD-2、hBD-3 和 hCAP-18（以及其生物活性蛋白水解产物 LL-37）（Dorschner et al. 2001）。hCAP-18 是抗菌素的抗菌肽家族的成员。炎症刺激下，表皮表达

和分泌 hCAP-18 及 LL-37（Ong et al. 2002）。经过处理后，导管素 hCAP-18 通常储存在角质形成细胞的层状小体中，在受伤或暴露于微生物组分时分泌。分泌后，hCAP-18 将被加工成 LL-37 和各种其他肽类，具有杀灭金黄色葡萄球菌和白念珠菌等皮肤病原体的重要作用。在伤口愈合期间可能有保护上皮（Dorschner et al. 2001）和参与脂质沉积的作用（Ong et al. 2002）。在特应性皮炎中，由于 Th2-T4 淋巴细胞产生 IL-4 和 IL-13 细胞因子，防御素、抗菌肽等表达降低，特应性皮炎患者金黄色葡萄球菌的高载量可能使其对疱疹病毒和软疣易感性增加（Ong et al. 2002）。在伤口愈合过程中，表皮还活跃参与释放其他多肽。人表皮创伤时，表皮 β- 防御素 -2 和 LL-37 在创伤后 24 小时上调，创伤后 48 小时达到最高水平，在创面重新上皮化时降至基础水平。

术语表

ACTH：促肾上腺皮质激素

Autocrine：自分泌（细胞因子，细胞外基质成分，表皮蛋白等）。肽类被释放后，并立即与受体结合对产生它们的细胞起作用

Contra IL-1：Contra 白细胞介素 -1

Endocrine：内分泌，由角质形成细胞合成的肽进入循环并在远距离靶组织中发挥作用

Exocrine：外分泌，向身体外部释放分泌物，主要是皮肤的腺上皮（皮脂腺和汗腺）有此功能

FGF：成纤维细胞生长因子，包含酸性 FGF 和碱性 FGF

GCSF：粒细胞集落刺激因子

GMCSF：粒细胞 / 巨噬细胞刺激因子

Homeostasis：稳态，保持有机体的生理参数在正常范围

huGRO：人类生长因子

IL-1α：白细胞介素 1α

IL-1β：白细胞介素 1β

IL-1ra：白细胞介素 1 受体拮抗剂

IL-6：白细胞介素 6

IFNγ-IP10：干扰素诱导蛋白

Juxtacrine：旁分泌，释放多肽类并作用于与生产细胞接触的细胞

（曾子珣 顾华 译，何黎 校／审）

参考文献

Aubin F. Skin immune system. In: Handbook of Measuring the skin. 1st edn. Berlin: Springer; 2004.

Bae S, Matsunaga Y, Tanaka Y, Katayama I. Autocrine induction of substance P mRNA and peptide in cultured normal human keratinocytes. Biochem Biophys Res Commun. 1999;263:327–33.

Barrandon Y, Green H. Cell size as a determinant of the clone-forming ability of human keratinocytes. Proc Natl Acad Sci U S A. 1985;82:5390–4.

Barrandon Y, Green H. Three clonal types of keratinocyte with different capacities for multiplication. Proc Natl Acad Sci U S A. 1987;84:2302–6.

Bos JD, Kapsenberg ML. The skin immune system: progress in cutaneous biology. Immun Today. 1993;14:75–8.

Boxman IL, Ruwhof C, Boerman OC, Lowik CW, Ponec M. Role of fibroblasts in the regulation of proinflammatory interleukin IL-1, IL-6 and IL-8 levels induced by keratinocyte derived IL-1. Arch Dermatol Res. 1996;288:391–8.

Boyce ST. Epidermis as a secretory tissue. J Invest Dermatol. 1994;102:8–10.

Brouard M, Casado M, Djelidi S, Barrandon Y, Farman N. Epithelial sodium channel in human epidermal keratinocytes: expression of its subunits and relation to sodium transport and differentiation. J Cell Sci. 1999;112:3343–52.

Deliconstantinos G, Villiotou V, Stravrides JC. Release by ultraviolet B (u.v.B) radiation of nitric oxide (NO) from human keratinocytes: a potential role for nitric oxide in erythema production. Br J Pharmacol. 1995;114:1257–65.

Dorschner RA, Pestonjamasp VK, Tamakuwala S, Ohtake T, Rudisill J, Nizet V, Agerberth B, Gudmundsson GH, Gallo RL. Cutaneous injury induces the release of cathelicidin anti-microbial peptides active against group A Streptococcus. J Invest Dermatol. 2001;117:91–7.

Eming SA, Medalie DA, Tompkins RG, Yarmush ML, Morgan JR. Genetically modified human keratinocytes overexpressing PDGF-A enhance the performance of a composite skin graft. Hum Gene Ther. 1998;9:529–39.

Fenjves ES, Gordon DA, Pershing LK, Williams DL, Taichman LB. Systemic distribution of apolipoprotein E secreted by grafts of epidermal keratinocytes: implications for epidermal function and gene therapy. Proc Natl Acad Sci U S A. 1989;86:8803–7.

Harder J, Bartels J, Christophers E, Schroder J-M. A peptide antibiotic from human skin. Nature. 1997;6636:387–861.

Heenen M, Galand P. The growth fraction of normal human epidermis. Dermatology. 1997;194:313–7.

Holick MF. Skin: site of the synthesis of vitamin D and a target tissue for the active form, 1,25-Dihydroxyvitamin D3. In: Milestone LM, Edelson RL, editors. Endocrine, metabolic and immunologic functions of keratinocytes, vol. 548. New York: Annals of the New York Academy of Sciences; 1988. p. 14–26.

Holtz J. Hemodynamics in regional circulatory beds and local vascular reactivity. In: Greger R, Windhorst U, editors. Comprehensive human physiology. From cellular mechanisms to integration, vol. 2. Berlin: Springer; 1996. p. 1917–40.

Insogna KL, Stewart AF, Ikeda K, Centrella M, Milestone LM. Characterization of a parathyroid hormone-like peptide secreted by human keratinocytes. In: Milestone LM, Edelson RL, editors. Endocrine, metabolic and immunologic functions of keratinocytes, vol. 548. Ney York: Annals of the New York Academy of Sciences; 1988. p. 146–59.

Jensen UB, Lowel S, Watt FM. The spatial relationship between stem cells and their progeny in the basal layer of human epidermis: a new view based on wholemount labelling and lineage analysis. Development. 1999;126:2409–18.

Kaplan MM, Gordon PR, Pan C, Lee JK, Gilchrest BA. Keratinocytes convert thyroxine to triiodothyronine. In: Milestone LM, Edelson RL, editors. Endocrine, metabolic and immunologic functions of keratinocytes, vol. 548. New York: Annals of the New York Academy of Sciences; 1988. p. 56–65.

Katz AB, Taichman LB. Epidermis as a secretory tissue: an in vitro model to study keratinocyte secretion. J Invest Dermatol. 1994;102:55–60.

Katz AB, Taichman LB. A partial catalog of proteins secreted by epidermal keratinocytes in culture. J Invest Dermatol. 1999;112:818–21.

Kaur P, Li A. Adhesive properties of human basal epidermal cells: an analysis of keratinocyte stem cells, transit amplifying cells and postmitotic differentiating cells. J Invest Dermatol. 2000;114:413–20.

Krueger GG, Morgan JR, Jorgensen CM, Schmidt L, Li HL, Kwan MK, Boyce ST, Wiley HS, Kaplan J, Petersen MJ. Genetically modified skin to treat disease: potential and limitations. J Invest Dermatol. 1994;103:76S–84.

Kupper TS. The activated keratinocyte: a model for inducible cytokine production by none-bone marrow-derived cells in cutaneous inflammatory and immune responses. J Invest Dermatol. 1990;94:146S–50.

Levy L, Broad S, Diekmann D, Evans RD, Watt FM. Beta 1 integrins regulate keratinocyte adhesion and differentiation. Mol Biol Cell. 2000;11:453–66.

Malaviya R, Morrisson AR, Pentland AP. Histamine in human epidermal cells is induced by ultraviolet light injury. J Invest Dermatol. 1996;106:785–9.

Martinez A, Elsasser TH, Muro-Cacho C, Moody TW, Miller MJ, Macri CJ, Cuttitta F. Expression of adrenomedullin and its receptor in normal and malignant human skin: a potential pluripotent role in the integument. Endocrinology. 1997;138:5597–604.

Maruyama K, Zhang JZ, Nihei Y, Ono I, Kaneko F. Regulatory effects of gamma interferon on IL-6 and IL-8 secretion by cultured human keratinocytes and dermal fibroblasts. J Dermatol. 1995;22:901–6.

Mazereeuw Hautier J, Redoules D, Tarroux R, Charveron M, Salles JP, Simon MF, Cerutti I, Assalit MF, Gall Y, Bonafe JL, Chap H. Identification of pancreatic type I secreted phospholipase A2 in human epidermis and its determination by tape striping. Br J Dermatol. 2000;142:424–31.

Michel M, Torok N, Godbout MJ, Luissier M, Gaudreau P, Royal A, Germain L. Keratin 19 as a biochemical marker of skin stem cells in vivo and in vitro: keratin 19 expressing cells are differentially localized in function of anatomic sites, and their number varies with donor age and culture stage. J Cell Sci. 1996;109:1017–28.

Nathan C, Sporn M. Cytokines in context. J Cell Biol. 1991;113:981–6.

Nizet V, Ohtake T, Lauth X, Trowbridge J, Rudisill J, Dorschner RA, Pestonjamasp V, Piraino J, Huttner K, Gallo RL. Innate antimicrobial peptide protects the skin from invasive bacterial infection. Nature. 2001;414: 454–7.

Oda Y, Imanzahrai A, Kwong A, Komuves L, Elias PM, Largman C, Mauro T. Epithelial sodium channels are upregulated during epidermal differentiation. J Invest Dermatol. 1999;113:796–801.

Ong PY, Ohtake T, Brandt C, Strickland I, Boguniewicz M, Ganz T, Gallo RL, Leung DYM. Endogenous antimicrobial peptides and skin infections in atopic dermatitis. N Engl J Med. 2002;347:1151–60.

Reinartz J, Bechtel MJ, Kramer MD. Tumor necrosis factor alpha induced apoptosis in a human keratinocyte cell line (HaCat) is counteracted by transforming growth factor alpha. Exp Cell Res. 1996;228:334–40.

Rys-Sikora KE, Konger RL, Schoggins JW, Malaviya R, Pentland AP. Coordinate expression of secretory phospholipase A(2) and cyclooxygenase-2 in activated human keratinocytes. Am J Physiol Cell Physiol. 2000;278:C822–33.

Schauer E, Trautinger F, Köck A, Schwarz A, Bhardwaj R, Simon M, Ansel JC, Schwarz T, Luger TA. Proopiomelanocortin derived peptides are synthesized and released by human keratinocytes. J Clin Invest. 1994;93:2258–62.

Schröder JM. Cytokine networks in the skin. J Invest Dermatol. 1995;105:20S–4.

Shimizu Y, Sakai M, Umemura Y, Ueda H. Immunohistochemical localization of nitric oxide synthase in normal human skin: expression of endothelial-type and inducible-type nitric oxide synthase in keratinocytes. J Dermatol. 1997;24:80–7.

Stoof TJ, Boorsma DM, Nickoloff BJ. Keratinocyte and immunological cytokines. In: Leigh IM, Lane EB, Watt FM, editors. The keratinocyte handbook. Cambridge: Cambridge University Press; 1994. p. 235–42.

Watt FM, Hogan BLM. Out of Eden: stem cells and their niches. Science. 2000;287:1427–30.

Wiedow O, Harder J, Bartels J, Streit V, Christopher E. Antileukoprotease in human skin: an antibiotic peptide constitutively produced by keratinocytes. Biochem Biophys Res Commun. 1998;248:904–9.

37

表皮增殖和分化的标志物

Patricia Rousselle, Edgar Gentilhomme, and Yves Neveux

内容

关键词

抗 5- 溴 -2- 脱氧尿苷（BrdU）抗体·细胞质增殖标志物·表皮·细胞分化·表皮分化标记·核分裂标记·富含组氨酸的蛋白质·内皮蛋白·角蛋白·Ki67 蛋白·动态方法·静态方法·中间丝相关蛋白原·增殖细胞核抗原·增殖指数

表皮具有通过调节角质形成细胞增殖和分化之间的平衡来保持机体内环境稳态的特点。创伤发生的时候，它可以通过一系列短暂而快速地级联细胞倍增来修复创面。

通过选择合适的实验模型培养条件可以模拟体内环境的实际情况（Dover 1994；Prignano et al. 1999）。原代培养的角质形成细胞为我们的研究提供了理想的实验模型（Dotto 1999）。真皮替代物（dermal equivalents）（Sanquer et al. 1990）上的表皮形成以及创面（Jansson et al. 1996）的再上皮化大约需要 7～15 天的时间。增殖和分化所表达的特异性标记物能够用于区分表皮生长和成熟。

1 表皮增殖

具有增殖活性的角质形成细胞在细胞核和细胞质水平都具有其特定的形态学特征。

1.1 核增殖标记物（nuclear proliferation markers）

增殖特异性标记物很多，下面将列举一些最常用的增殖特异性标记物。无论是静态数据如细胞周期的长度（length of cell cycle phases），或是动态资料如细胞循环动力学（cell cycle kinetics）均可通过该类标记物标记（图 1～图 5）。

1.1.1 静态方法（static methods）

预先孵育的方法

核苷酸如腺嘌呤和鸟嘌呤均可参与 DNA 和 RNA 的合成，而胸腺嘧啶仅参与 DNA 合成。将组织或病检组织培养在含有放射性标记的胸腺嘧啶培养液中，可以显示在孵育期参与 DNA 合成的细胞数。抗 5- 溴 -2- 脱氧尿苷（BrdU）抗体［anti 5-bromo-2-deoxyuridine（BrdU）antibody］的发展，为研究提供了极好的胸腺嘧啶类似物。在需要将氚化的胸腺嘧啶及 BrdU 分别与 S 期细胞特异性结合过程中，BrdU 更容易操作。然而，实验条件会影响细胞对此标记物的反应。使用封闭敷料可增强 BrdU 的体内皮肤渗透性。当磷酸胸腺嘧啶的内源性合成被阻断后（Wolff and Gnas 1989），BrdU 标记物可能会增加。在实验研究时必须考虑到：可变的标记物需分布到所检查的活组织中央；长时间培育（Dover 1994）诱导的毒性；以及不同比例的 BrdU 参与 DNA 合成（Hume and Saffhill 1986）（表 1～表 5）。

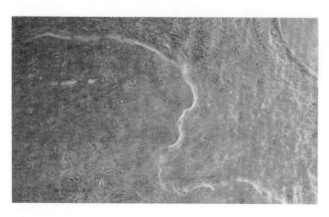

图 1 真皮类似物上的表皮组织活检。角质形成细胞增殖和迁移使表皮增生。放大倍数 ×100 倍

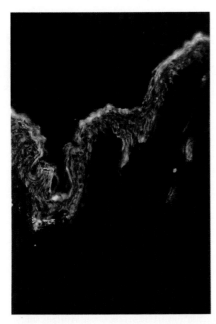

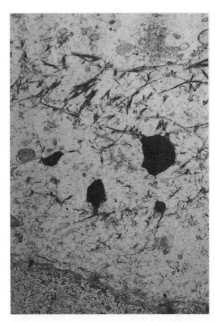

图2 人体内的表皮分化。丝聚蛋白位于颗粒层上部，免疫过氧化物酶染色方法显示抗丝聚蛋白抗体。放大倍数 ×1 000 倍

图3 体外表皮分化。免疫荧光显示表皮上部的透明角质颗粒和中间丝相关蛋白原。放大倍数 ×200 倍

图4 体外表皮分化。表皮上层表达透明角质颗粒。透射电子显微镜，放大倍数 ×6 000

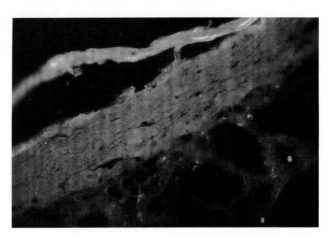

图5 体外表皮分化。免疫荧光显示基底层细胞角蛋白（抗 KL1 抗体）。表皮下橙色线表示表真皮交界处。基底层位于橙色线和 KL1 细胞角蛋白荧光之间的非标记区。放大倍数 ×100 倍

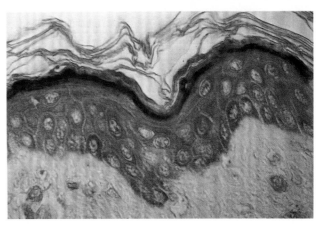

表1 不同作者提供的增殖指数。参考文献作者与文中引用的作者一致。增殖指数的类型在结果前制定

健康皮肤	银屑病	痤疮	敏感肌肤	肿瘤	参考文献
BrdU：5% ～ 6%[a] 组蛋白 mRNAs：5% ～ 6%[a] Ki67：46%[b]	—	—	组蛋白 mRNAs：4× 健康皮肤 Ki67：2× 健康皮肤	—	Stewart and Dell'Orco 1992
Ki67[c] 毛囊间的皮肤 皮肤：5% 毛囊：11%	—	毛囊间皮肤：25% 毛囊：17%	—	—	Knaggs et al. 1994
PCNA：未检测到	PCNA：I：10%	—	—	—	Miyagawa et al. 1989
BrdU[d] Indice：1.7%～2.4%	BrdU[d] I：12.6%	—	—	BrdU[d] I：8%～9.5%	Van Erp et al. 1996

PCNA，增殖细胞核抗原；BrdU，溴脱氧尿嘧啶核苷。

[a] 标记仅限于基底层. 基底部上部的表皮未被标记。

[b] 基底层和基底层上 3 层被标记。

[a, b]I= 阳性细胞数目 / 基底层细胞和基底层上部细胞总数 ×100%。

[c]I= 阳性细胞数目 / 基底细胞总数 ×100%。

[d] 在标记前用 BrdU 培育 1 ～ 24 小时。Index=1 000 个健康肌肤的基底层细胞中的阳性细胞数或者是银屑病皮肤基底层上两层的阳性细胞数。

表2 体内和体外培养角质形成细胞来比较增殖指数。参考文献作者与文中引用的作者一致。增殖指数的类型在结果前制定

人体内皮肤	体外的正常角质形成细胞	体外转化的角质形成细胞	参考文献
PCNA[a]：很少出现于基底的角质形成细胞 Ki67[a]：几乎出现于所有的基底层细胞	PCNA[a] I：15% ～ 30% Ki67[a] I：40% ～ 60%		Furukawa et al. 1992
PCNA：未检测到	PCNA：0.05 mmol/L Ca^{2+}：20% ～ 30% 1.1 mmol/L Ca^{2+}：10%	PCNA：SV40：40%	Miyagawa et al. 1989

PCNA，细胞核增殖抗原。

[a]I= 在 400 倍放大镜下 500 个或者更多细胞计数中的阳性细胞比例。分 3 次计数。

表3 体内人体皮肤（正常或患病的皮肤）和体外培养皮肤的细胞周期参数区别

	Ts	Tm	Tc	Tt	[DNA]	参考文献
健康肌肤	5.3 ～ 10.3	1.5	50 ～ 282	154 ～ 641	—	Dover 1994
银屑病	6 ～ 16	1	163 ～ 326	308 ～ 457	—	Dover 1994
器官培养	11.5	1.5	59		—	Dover 1994
乳腺癌（MCa-11）				10 ～ 12pg（a） 15 ～ 18pg（b） 21 ～ 24pg（c）		Lin and Allison 1993

Ts，DNA 合成时间（S 期持续时间）；Tm，有丝分裂时间；Tc，细胞周期持续时间；Tt，角质形成细胞从基底层转移到角质层的时间。Ts、Tm、Tc 和 Tt 以小时为单位。

[DNA]：S 中期的 DNA 含量，单位是皮克。（a）G_0-/G_1- 期的 DNA 含量。（b）S 中期的平均 DNA 含量。（c）G_2-/M 期的平均 DNA 含量。参考文献与文中引用的作者一致。作者给出的值均为最高值。

表4　角质形成细胞细胞周期参数值（Van Erp et al. 1996）

%G₀ 细胞	% 周期细胞	%S 期细胞	% 基底层上部细胞	Ts	TG₁	TG₂/M	Tc
30%	10%	3.5%	59.6%+/4	9.7h	7.6h	11h	28h

通过流式细胞术来研究细胞悬液。Ts，S 期持续时间；TG$_1$，G$_1$ 期持续时间；TG$_2$/M，G$_2$/M 期持续时间；Tc，细胞周期持续时间。持续时间以小时为单位。

表5　主要的表皮增殖和分化标记。具体的定位和含义

标记物	定位	意义	技术状况
BrdU	基底层 基底层上第一层 核标记	增殖的 S 期	C，Pa，Pna
组蛋白 mRNAs	基底层 基底层上第一层 细胞质标记	增殖的 S 期	Pa[a]
PCNA	基底层 核标记	增殖的 S 期和 G$_1$ 期	Pa，Pn，IB，Cy[a]
Ki67	基底层 基底层上第三层	可再生细胞 G$_1$-，S-，G$_2$-，M 期	C，Pa，IB，Ag，Cy[a]
细胞因子 K6，K16，	细胞质标记	细胞分化（fast "turnover"）	C[a]
细胞因子 K5，K14	基底层 细胞质标记	未分化细胞	C，Pa，Ag[a]
细胞因子 K19	基底层	干细胞	C，Pa，Ag[a]
细胞因子 K1，K10，K2，K11	基底层上部 细胞质标记	表皮分化	C[a]
内皮蛋白	棘层上部 颗粒层 细胞质标记	分化中间体	C，Pa[a]
角质蛋白	棘层 颗粒层	表皮分化	C
谷氨酰胺氨基转移酶	颗粒层 细胞膜标记	表皮分化	C，IB[a]
丝聚蛋白原	颗粒层和细胞质标记	最终分化	C，Pa[a]
兜甲蛋白	表皮角质层	最终分化	C

[a] 可用作商业用途。C，冰冻切片；P，石蜡固定；Cy，细胞计数；IB，免疫印迹；Ag，标记前的处理（加热、消化、修复处理等）；NP，核透化。

未预先孵育的方法

与先前的方法不同，无需预处理样本，可以直接对这些标记物进行分析。增殖性细胞核抗原（proliferating cell nuclear antigen，PCNA）是一种分子量为 36kDa 的蛋白质。它是 DNA 复制（Celis et al. 1987）所需的 DNA 聚合酶-δ 的辅助因子。PCNA 在静止期细胞中低表达，在 G$_1$ 后期和 S 期含量最丰富（Stewart and Dell'Orco 1992）。因为

一些 G$_0$ 期中的细胞也被弱标记，所以 PCNA 阳性细胞的比例超过氚化胸腺嘧啶阳性细胞（Galand and Degraef 1989）或 BrdU 阳性细胞（Jones et al. 1993）比例。正常情况下，PCNA 局限表达于少量的表皮基底层细胞（Furukawa et al. 1992），而在体外，其表达受到培养条件的调控（Miyagawa et al. 1989）。EGF 可以上调 PNCA 的表达（Jaskulski et al. 1988），而雷帕霉素可以抑制其表达（Javier et al. 1997）。

Ki67 是在细胞周期（G_1、S、G_2 和 M 期）表达的核蛋白，而 G_0 期的细胞不表达（Knaggs et al. 1994）。即使核标记仅限于具有增殖活性的基底层细胞，其阳性率也类似于 PCNA，且高于 BrdU。为了修复抗原，石蜡包埋的组织切片在免疫组化染色时应先进行预处理（Szekeres and de Giacomoni 1994）；而直接免疫染色可以采用冰冻切片来进行。

组蛋白基因在 DNA 复制时被合成。在 DNA 复制过程中，编码组蛋白的 mRNAs 被合成，在 S 期结束时迅速被降解。组蛋白 mRNA 可以通过经典的原位杂交方法（situ hybridization method）来检测。与 PCNA 或 Ki67 不同，用组蛋白 mRNA 标记的阳性率与 BrdU 相当（Smith et al. 1995）。

1.1.2 动态方法（dynamic methods）

相继标记两个特异性的 S 期的增殖标记物（氚化的胸腺嘧啶和 BrdU 或 BrdU 和 IodoUdR）能够区分不同的细胞群进入 S 期的时间。通过计算不同时期进入 S 期的细胞数目可以测量动态参数如 S 期持续时间和总细胞周期时间（Hyatt and Beebe 1992；Yanik et al. 1992）。通过这种双重标签技术，可以使细胞周期的时间与细胞因子的定位（Miller et al. 1992）或 DNA 含量（Lin and Allison 1993；Van Erp et al. 1996）产生关联。

1.2 胞浆增殖标记物（cytoplasmic proliferation markers）

基底层细胞向角质层细胞的转化是一个复杂的过程，在这个过程中需要同时激活和灭活各种各样的蛋白质和基因。为了分化成为正常的表皮，这些基因必须在恰当的时间和空间表达。角蛋白家族的基因表达受到严格的调控。细胞角蛋白是一个由 30 多种蛋白质组成的家族，它们在上皮细胞中组装形成中间丝。按照序列同源性（sequence homology）和表达方式，可以将角蛋白分为酸性和中偏碱性角蛋白家族。角蛋白配对表达以确保中偏碱性角蛋白和酸性角蛋白同时参与角蛋白纤维组装。然而，也有一些数据表明，部分角蛋白影响细胞增殖

和分化（Paramio et al. 1999）。在正常表皮中，基底层具有增殖活性的角质形成细胞表达细胞角蛋白 K5 和 K14。在培养过程中或者创伤愈合时，具有较强增殖活性的角质形成细胞表达角蛋白 K6、K16 和 K17。单独标记角蛋白或加上 DNA 含量的测定可用于评价表皮增生的状态（Mommers et al. 2000）。

2 细胞分化（cellular dfferentiation）

在表皮分化时可以观察到其生化和形态学的改变，表皮分化导致特定细胞器的出现，这些生化和形态学的改变可以用作分化标志。最常使用的分化标志物是角蛋白，富含组氨酸的蛋白质［如中间丝相关蛋白 / 透明角蛋白颗粒（filaggrin/keratohyalin granules）］，转谷氨酰胺酶（transglutaminases），以及角化套膜前体（cornified envelope precursors），如内披蛋白（involucrin）、兜甲蛋白（loricrin）和富含少量脯氨酸的蛋白（Lee et al. 1999；Seishima et al. 1999）。近年来，大量的以上蛋白质抗体被发现，更有利于我们评估表皮的成熟程度。当它们分化时，基底层角质形成细胞中的角蛋白 K5 和 K14 的表达中止，而 K1 和 K10 开始表达（Moll et al. 1982）。角蛋白 K2、K11 和 K9 也出现于角化的角质形成细胞中。

富含组氨酸的蛋白质与角蛋白聚集在角质层的单纤维中，它们是体内维持角质层含水量的氨基酸的重要来源。丝聚蛋白原是丝聚蛋白的前体，它在基底层以上的一些角质形成细胞的透明质颗粒中表达并被转化为中间丝相关蛋白。中间丝相关蛋白可以将角蛋白丝包裹成原纤维。中间丝相关蛋白原，中间丝相关蛋白和透明角质颗粒可以通过免疫学标记而被模糊地显示出来。因为它们在颗粒层中表达，而在非角化的表皮中不表达，因此透明角质颗粒和中间丝相关蛋白被认为是终末分化成熟的标记物（Bernerd and Asselineau 1997；Gerritsen et al. 1997）。体外培养时，它们的出现被认为是已分化培养的依据（Jansson et al. 1996）。

内披蛋白和兜甲蛋白是包膜蛋白的前体并表达

于基底层以上的角质形成细胞中。谷氨酰胺氨基转移酶通过催化蛋白质间的 ε-(γ-谷氨酰)赖氨酸键的形成促进内披蛋白和兜甲蛋白的交联来形成角化套膜。这些谷氨酰转氨酶是膜结合蛋白，在棘层的上部和颗粒层表达（Kim et al. 1995）。内披蛋白富含谷氨酰胺，是主要的角化套膜前体蛋白。增加钙离子的浓度可以激活编码内披蛋白的启动子基因（Ng et al. 2000；Tu et al. 1999）。该内披蛋白的表达远离生发层，始于表皮的棘层上部和颗粒层。在创面愈合时，内披蛋白的表达可见于所有的基底层上部的细胞中（Jansson et al. 1996；Mansbridge and Knapp 1987）。在细胞体外培养或银屑病患者皮肤中，S期的角质形成细胞也可表达内披蛋白（Dover and Watt 1987）。由于内披蛋白在未角化的角膜上皮中表达，因此它也被认为是一个分化标记的中间体。较小的富含脯氨酸（SPR）的蛋白质在内披蛋白之后合成（Ishida et al. 1997）。其合成时可能会用到其他角化的包膜前体，棘层或颗粒层表达的角蛋白，以及角质层表达的兜甲蛋白。

表皮稳态（epidermal homeostasis）依赖于角质形成细胞增殖和分化间的良好平衡。在正常表皮中，许多因素（Schoop et al. 1999；Tu et al. 1999）控制着特定部位的细胞转化。这些信号包括：细胞外钙离子受体激活机制，细胞间粘连增加，以及细胞从底层分离等。在创面愈合时，由于外界因素的作用使这一精准调控被干扰，从而破坏了角质形成细胞的增殖和分化平衡。当进行皮肤特定状态的研究时，其功能障碍可能会导致病理状态的发生。

3 附件

目前已经有许多抗体供应商，而且可用抗体的数量（免疫组化、细胞计数等）也越来越多。供应商可以根据客户需要，在全球范围内提供特定产品。

查看每种产品的技术公告，它可以提示推荐的使用方法（组织学、电泳、细胞计数等）和使用条件（固定、凝固、治疗等）。稀释只是指示性的，操作时需要对每个组织和试验方法进行评估。

免疫组化研究应参照标准方法，许多试剂盒是可以使用的，可选择放大或不放大。

（顾华 译，何黎 校/审）

参考文献

Bernerd F, Asselineau D. Successive alteration and recovery of epidermal differentiation and morphogenesis after specific UVB-damages in skin reconstructed in vitro. Dev Biol. 1997;183:123–38.

Celis JE, Madsen P, Celis A, Nielsen HV, Gesser B. Cyclin (PCNA, auxiliary protein of DNA polymerase delta) is a central component of the pathway(s) leading to DNA replication and cell division. FEBS Lett. 1987;220:1–7.

Dotto GP. Signal transduction pathways controlling the switch between keratinocyte growth and differentiation. Crit Rev Oral Biol Med. 1999;10:442–57.

Dover R. Cell kinetics of keratinocytes. In: Leigh I, Lane B, Watt F, editors. The keratinocyte handbook. Cambridge: Cambridge University Press; 1994. p. 203–34.

Dover R, Watt FM. Measurement of the rate of epidermal terminal differentiation: expression of involucrin by S-phase keratinocytes in culture and in psoriatic plaques. J Invest Dermatol. 1987;89:349–52.

Furukawa F, Imamura S, Fujita M, Yoshitake K, Brown WR, Norris DA. Immunohistochemical localization of proliferating cell nuclear antigen/cyclin in human skin. Arch Dermatol Res. 1992;284:86–91.

Galand P, Degraef C. Cyclin/PCNA immunostaining as an alternative to tritiated thymidine pulse labeling for marking S phase cells in paraffin sections from animal and human tissues. Cell Tissue Kinet. 1989;22:383–92.

Gerritsen MJ, Elbers ME, de Jong EM, van de Kerkhof PC. Recruitment of cycling epidermal cells and expression of filaggrin, involucrin and tenascin in the margin of the active psoriatic plaque, in the uninvolved skin of psoriatic patients and in the normal healthy skin. J Dermatol Sci. 1997;14:179–88.

Hume WJ, Saffhill R. Iodo- and bromodeoxyuridine are excised at different rates from DNA of mouse tongue keratinocytes in vitro. Chem Biol Interact. 1986;60:227–32.

Hyatt GA, Beebe DC. Use of a double-label method to

detect rapid changes in the rate of cell proliferation. J Histochem Cytochem. 1992;40:619–27.

Ishida YA, Kartasova T, Matsuo S, Kuroki T, Iizuka H. Involucrin and SPRR are synthesized sequentially in differentiating cultured epidermal cells. J Invest Dermatol. 1997;108:12–6.

Jansson K, Kratz G, Haegerstrand A. Characterization of a new in vitro model for studies of reepithelialization in human partial thickness wounds. In Vitro Cell Dev Biol Animal. 1996;32:534–40.

Jaskulski D, Gatti C, Travali S, Calabretta B, Baserga R. Regulation of the proliferating cell nuclear antigen cyclin and thymidine kinase mRNA levels by growth factors. J Biol Chem. 1988;263:10175–9.

Javier AF, Bata-Csorgo Z, Ellis CN, Kang S, Voorhees JJ, Cooper KD. Rapamycin (sirolimus) inhibits proliferating cell nuclear antigen expression and blocks cell cycle in the G1 phase in human keratinocyte stem cells. J Clin Invest. 1997;99:2094–9.

Jones HB, Clarke NAB, Barrass NC. Phenobarbitalin-duced hepatocellular proliferation: antibromodeoxyuridine and anti-proliferating cell nuclear antigen immunocytochemistry. J Histochem Cytochem. 1993;41:21–7.

Kim SY, Chung SI, Yoneda K, Steinert PM. Expression of transglutaminase 1 in human epidermis. J Invest Dermatol. 1995;104:211–7.

Knaggs HE, Holland DB, Morris C, Wood EJ, Cunliffe WJ. Quantification of cellular proliferation in acne using the monoclonal antibody Ki67. J Invest Dermatol. 1994;102:89–92.

Lee SC, Lee JB, Kook JP, Seo JJ, Nam KI, Park SS, Kim YP. Expression of differentiation markers during fetal skin development in humans: immunohistochemical studies on the precursor proteins forming the cornified envelope. J Invest Dermatol. 1999;112:882–6.

Lin P, Allison DC. Measurement of DNA content and of tritiated thymidine and bromodeoxyuridine incorporation by the same cells. J Histochem Cytochem. 1993;41:1435–6.

Mansbridge JN, Knapp AM. Changes in keratinocyte maturation during wound healing. J Invest Dermatol. 1987;89:253–63.

Miller MA, Bokhari SAJ, Qadir K, Raza A. Simultaneous assessment of TGFB and cell cycle kinetics using IUdR/BrdU infusions in human neoplasms from plastic-embedded tissue. J Histochem Cytochem. 1992;40:427–30.

Miyagawa S, Okada N, Takasaki Y, Iida T, Kitano Y, Yoshikawa K, Sakamoto K, Steinberg ML. Expression of proliferating cell nuclear antigen/cyclin in human keratinocytes. J Invest Dermatol. 1989;93:678–81.

Moll R, Franke WW, Schiller DL, Geiger B, Krepler R. The catalog of human cytokeratins: patterns of expression in normal epithelia, tumors and cultured cells. Cell. 1982;31:11–24.

Mommers JM, Goossen JW, van De Kerkhof PC, van Erp. Novel functional multiparameter flow cytometric assay to characterize proliferation in skin. Cytometry. 2000; 42:43–9.

Ng DC, Shafaee S, Lee D, Bikle DD. Requirement of an AP-1 site in the calcium response region of the involucrin promoter. J Biol Chem. 2000;275:24080–8.

Paramio JM, Casanova ML, Segrelles C, Mittnacht S, Lane EB, Jorcano JL. Modulation of cell proliferation by cytokeratins K10 and K16. Mol Cell Biol. 1999;19:3086–94.

Prignano F, Domenici L, Gerlini G, Pimpinelli N, Romagnoli P. Human keratinocytes cultured without a feeder layer undergo progressive loss of differentiation markers. Histol Histopathol. 1999;14:797–803.

Sanquer S, Coulomb B, Lebreton C, Dubertret L. Human dermal fibroblasts modulate the effects of retinoids on epidermal growth. J Invest Dermatol. 1990;95:700–4.

Schoop VM, Mirancea N, Fusenig NE. Epidermal organization and differentiation of HaCat keratinocytes in organotypic coculture with human dermal fibroblasts. J Invest Dermatol. 1999;112:343–53.

Seishima M, Nojiri M, Esaki C, Yoneda K, Eto Y, Kiajima Y. Activin A induces terminal differentiation of cultured human keratinocytes. J Invest Dermatol. 1999;112:432–6.

Smith MD, Healy E, Thompson V, Morley A, Rees JL. Use of in situ detection of histone mRNA in the assessment of epidermal proliferation: comparison with the Ki67 antigen and BrdU incorporation. Br J Dermatol. 1995;132:359–66.

Stewart CA, Dell'Orco RT. Expression of proliferating cell nuclear antigen during the cell cycle of human diploid fibroblasts. In Vitro Cell Dev Biol. 1992;28A:211–4.

Szekeres G, de Giacomoni P. Ki67 and p53 expression in cutaneous Bowen's disease: an immunohistochemical study of fixed-embedded tissue sections. Acta Derm Venereol. 1994;74:95–7.

Tu CL, Oda Y, Bikle DD. Effects of a calcium receptor activator on the cellular response to calcium in human keratinocytes. J Invest Dermatol. 1999;113:340–5.

Van Erp PE, Boezeman JB, Brons PP. Cell cycle kinetics in normal human skin by in vivo administration of iododeoxyuridine and application of a differentiation marker – implications for cell cycle kinetics in psoriatic skin. Anal Cell Pathol. 1996;11:43–54.

Wolff HH, GnasW. Immunocytochemical detection of in vitro incorporated 5-bromodeoxyuridine in paraffin section of human skin. Arch Dermatol Res. 1989;281:209–12.

Yanik G, Youssuf N, Miller MA, Swerdlow SH, Lampkin B, Raza A. In vivo determination of cell cycle kinetics of non-hodgkin's lymphomas using iododeoxyuridine and bromodeoxyuridine. J Histochem Cytochem. 1992;40:723–8.

38

在体共聚焦显微镜在临床皮肤病学中的应用

Caterina Longo, Giovanni Pellacani, and Salvador Gonzalez

内容

关键词

共聚焦显微镜·黑素瘤·痣·基底细胞癌·炎症性皮肤病

缩写语

AK   Actinic keratosis   **日光性角化病**

BCC   Basal cell carcinoma   **基底细胞癌**

DEJ   Dermo-epidermal junction
         真表皮交界处

MM   Melanoma   **黑素瘤**

RCM   Reflectance confocal microscopy
         反射式共聚焦显微镜

SSM   Superficial spreading melanomas
         表面扩散黑素瘤

SCC   squamous cell carcinoma   **鳞状细胞癌**

1 简介

反射式共聚焦显微镜（reflectance confocal microscopy，RCM）是一种新型的非侵入性工具，能够在接近组织学分辨率的情况下对皮肤形态进行分析（Rajadhyaksha et al. 1995，1999；Gonzalez et al. 2001）。在应用于皮肤癌诊断临床领域的大量无创性工具中，RCM 已成为一种独特的方法，有能够与传统病理学相媲美的分辨率显现皮肤组织。它可以对成像组织进行水平扫描，与使用传统组织学方法获得的垂直切片（vertical sectioning）相比，拥有更大的视野。

此外，水平面与临床和皮肤镜像完美重叠，这对于通过整合所有病变的方面获得正确的诊断至关重要。本章的目的是共聚焦在临床实践中的主要的应用。

仪器

目前，基本上有两种类型的共聚焦显微镜（confocal microscope），这两种显微镜在方法上有着根本的不同：一种是由大型扫描头构成的全尺寸显微镜（full-scale microscope），另一种是手持式设备（handheld device）。共聚焦显微镜（VivaScope 1500, Lucid Inc., Rochester NY, USA）含有探针（显微镜头），该探针通过使用一次性塑料窗口连接到皮肤上，该塑料窗口又被粘贴到金属环上。共聚焦显微镜由点光源（point source of light）、聚光镜（condenser）、物镜（objective lenses）和点探测器（point detector）组成（Rajadhyaksha et al. 1995，1999），针孔只从聚焦平面收集光。反射式共聚焦显微镜的亮对比机制是反向散射（backscattering）。在灰度共聚焦图像（gray-scale confocal images）中，出现明亮（白色）的结构具有与周围环境相比较的高折射系数的分量，其大小与光的波长相似。反向散射主要受支撑结构的折射率与周围介质的对比。高度反光的皮肤成分包括黑素（melanin）、胶原蛋白（collagen）和角蛋白（keratin）。对焦扫描产生高分辨率的黑白水平图像（0.5mm×0.5mm），横向分辨率为 1.0μm，轴向分辨率为 3～5μm，获取一定深度的全分辨率单个图像序列并"拼接"在一起，以创建尺寸从 2mm×2mm 到 8mm×8mm 的平扫图。垂直 VivaStack 可以成像，它由从皮肤表面高达 200μm 获得的单个高分辨率图像组成，对应于真皮乳头层（papillary dermis），以获得一种"视觉活检（optic biopsy）"。

手持式 RCM 最近在市场上推出（VivaScope® 3000），这个版本是一个更便携、灵活的设备，对于难以进入的区域（皮肤皱褶，耳朵）非常有用。与 1500 版本不同，它可以手动控制探头上的激光功率、成像深度和抓拍，但无法扫描更大的范围，例如分析肿瘤结构。然而，它是一种很有前景的工具，可用于术前定位或多点成像。

2 黑素细胞病变的共聚焦标准

2.1 引言

皮肤肿瘤学的主要问题是检测所有肿瘤，同时减少不必要的良性病变活组织检查的次数。为了实现这一目标，尽管目前的黄金标准依赖活检，但临床实践中正在应用几种仪器。皮肤镜检查是一种无创技术，已被证明是皮肤肿瘤学（Argenziano et al. 2006，2012）和一般皮肤科学（Zalaudek et al. 2006）的必备检查工具，因为它可以在几分钟内给予患者检查。RCM 目前被认为是临床实践中的二级检查，特别适用于具有挑战性的病例或特殊情况。除了皮肤镜外，RCM 还能够在患者的床边几分钟内提供单细胞分辨率（Pellacani et al. 2005a，2007；Guitera et al. 2010）。

2.2 黑素细胞肿瘤

2.2.1 痣

在 RCM 上可以容易且可靠地检测到不同的黑素细胞增殖模式（Pellacani et al. 2009a）。交界性痣（junctional nevi）在 DEJ 中表现出单细胞增殖的优势，其导致存在单一的小的明亮多角形细胞充满真皮乳头，在 RCM 上产生所谓的环状图案（Pellacani et al. 2005b；图 1）。一些交界性痣在嵴顶端也显示出很少的巢，并且这种情况在 RCM 上显示为由乳头间交界性扩大所形成的"网状"模式（见图 1）。

在这些病变中，细胞学异型性的存在是不常见的。皮内痣（intradermal nevi）揭示了所谓的"块状"模式的存在，其中几个巢完全充满真皮乳头。进入真皮的细胞巢可以表现为密集的紧密或"密集

和稀疏"的细胞巢（Pellacani et al. 2005c，d），其中聚集体很大，并由表皮细丝概述的大的圆形细胞制成（图 2）。

此外，网状图案的组合＋环状或土块＋网状＋环状可以找到（图 3）。通常，在病灶的中心对应于临床可触及的区域和存在可变大小的真皮巢的情况下，存在明显的土块模式。特别适用于鉴别黑素瘤的这些病变，因为皮肤镜检不够具体，因此导致了这些痣的忽略。

这种由多个 RCM 模式组合而成的痣类型也包括所谓的非典型或发育不良痣（atypical or dysplastic nevi）。这些痣是 RCM 和组织病理学共同的一个令人困惑的图像。通过 RCM，可以检测到一些形态学方面的问题（Pellacani et al. 2012）例如巢状结构或非典型细胞的存在，但在严重发育不良痣和初期黑素瘤，这一挑战依赖于临床医生"阅读"病灶图像的能力。同样的情况也出现在皮肤病理学中，说明了在分析这些种类的色素性病变时与初级观察者间一致性（Shoo et al. 2010；Weyers 2012）。

Spitz 痣和 Reed 痣是同类的病变，在临床皮肤镜方面，他的病理特征和生物学形态方面有所不同。共聚焦显微镜可以分析真皮浅层，因此，深部的探索是不可能的，阻碍了对诸如痣成熟等相关方面的评估（Pellacani et al. 2004，2009b）。

图 1　交界性痣：由于存在扩大的交界巢（箭头），它们可以显示环状图案，其显示围绕透明的真皮乳头或者网状图案的明亮环

交界性痣

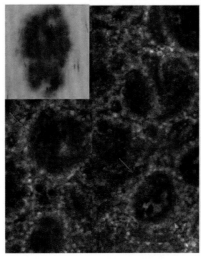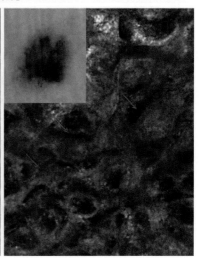

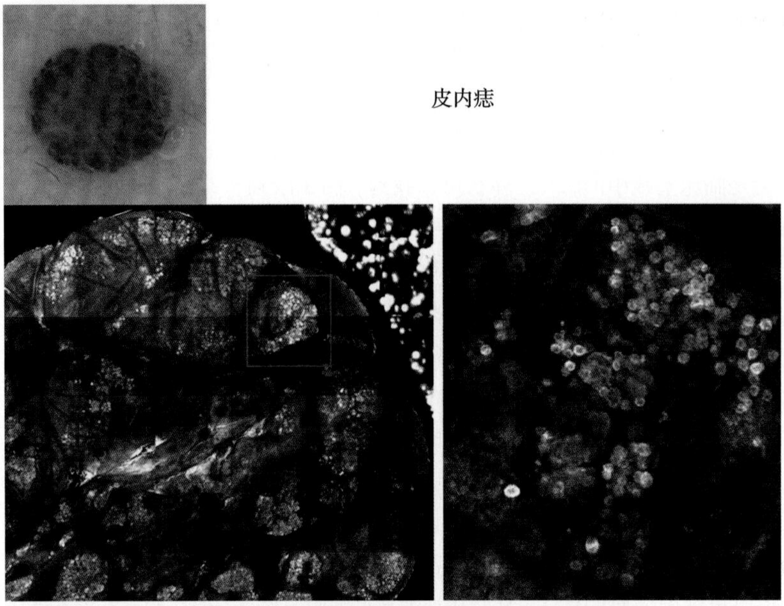

皮内痣

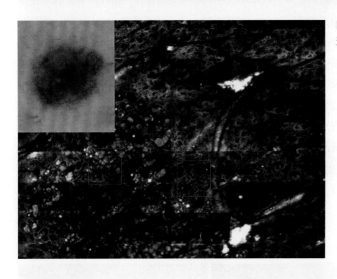

图2 中皮内痣的特征是存在一个由密集而稀疏的巢构成的整体的块状模式

图3 在病灶中心（蓝色方框）和边缘（紫色正方形）的环状结构中显示出一种复杂的图案

虽然Spitz痣的共聚焦特征是部分特征性的，但它们仍然在大多数情况下与黑素瘤无法区分。对于某些组织病理学方面和RCM特征发现了良好的相关性（图4），其中一些被认为是Spitz痣的特征，例如尖锐的侧向分界和梭形细胞的存在。其他不太具体的相关因素包括：佩吉特样细胞浸润、交接性和真皮巢、角化不全、反式表皮黑素消除和炎性浸润的黑噬细胞。在Spitz痣中经常出现恶性肿瘤，如佩吉特样和非典型细胞、非边缘乳头状突起和不正常的巢，以及不可能去探索某一特定病变的更深部分，从而阻碍了RCM的可靠诊断。

蓝痣是黑素细胞在真皮增生的结果。由于RCM只允许上层真皮的可视化，因此这些痣不代表是共聚焦成像的最佳选择。然而，少数病例报道描述了纺锤状细胞/黑色细胞（spindled/dendritic melanocytes）作为共聚焦线索，可能对诊断蓝痣有用（Puigetal 2012）。

2.2.2 黑素瘤

目前，黑素瘤（melanoma，MM）被认为不是一个单一的实体，而是一系列包括独特形态学和生物学特征的不同亚型的疾病（Langley et al. 2001；Zalaudek et al. 2008；Segura et al. 2008；Longo et al.

图4 一个典型的 Spitz/Reed 痣显示一个尖锐的横向分界与大周边巢（箭头）

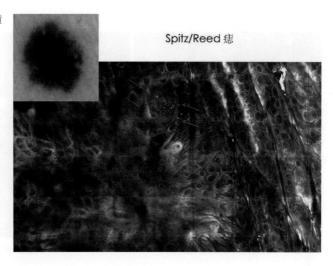

Spitz/Reed 痣

2011）。RCM 诊断基于已被广泛鉴定和测试以确定诊断准确性的主要和次要标准（Pellacani et al. 2005a；Segura et al. 2009）。综上所述，最相关的标准包括：佩吉特样扩散（Pagetoid spread），DEJ 的细胞学异型性，非特异性结构（非边缘乳头）（图5），皮肤乳头状突起中的黑素细胞和非典型嵌套，以及几种巢状特别是片状结构和脑回样巢（cerebriform nests）（图6）。佩吉特样扩散是最显著的标准之一（Pellacani et al. 2005e；Longo et al. 2007），它指在表皮内存在排列成单个细胞或小巢的圆形或树枝状的黑素细胞。细胞学异型性的存在由 DEJ 上非典型黑素细胞的发生定义。在评估体系结构时，MM 通常显示没有像在痣中常见的"常规"环状土块或网格模式。相反，当乳头的轮廓不容易检测到时，它们会显示出明显的中断结构，即所谓的非边缘乳头状突起（non-edged papillae）（Pellacani et al. 2005b），并且它通常存在非典型细胞。在多发性骨髓瘤中，交界性和皮肤嵌套通常表现为非典型黑素细胞的存在和巢内不同程度的脱白（致密和稀疏的巢状和片状结构）。

2.2.3 黑素瘤亚型

在表皮扩散黑素瘤（superficial spreading mela-

图5 黑素瘤诊断的共聚焦标准：有分支结构的大型佩吉特样细胞（箭头）和细胞学类型非典型黑素细胞（箭头）的典型特征，概述非边缘乳头状突起

黑素瘤特征

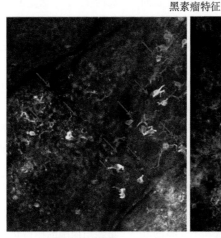

佩吉特样扩散

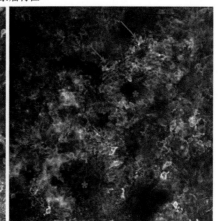

细胞学异型性，边界不清的乳头状突起

黑素瘤特征

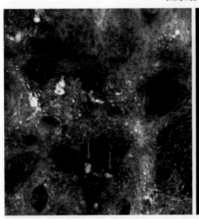

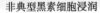

非典型黑素细胞浸润

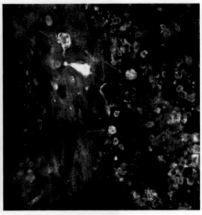

非典型嵌套

图6 黑素瘤诊断的共焦标准：非典型黑素细胞浸润非边缘真皮乳头（箭头）和非典型嵌套，大而奇异的黑素细胞（箭头）松散聚集

nomas，SSM）中，佩吉特样扩散是一个标志，其特征在于存在形状不一的明亮黑素细胞，局灶性或广泛分布。佩吉特样扩散也普遍在恶性雀斑样痣（lentigo maligna）中被观察到（Tannous et al. 2002；Guitera et al. 2010），特别是在毛囊周围。相反，佩吉特样细胞在"纯"结节性黑素瘤中相当罕见，而溃疡是在表皮扩散黑素瘤常见的一种（Segura et al. 2008）。

RCM强调不同形状的黑素细胞散布在表皮中，在黑素瘤中有不同类型。佩吉特样细胞通常呈圆形，具有明亮的颗粒状细胞浆和低亮度细胞核，但可显示树突形状，具有肉眼可见的组织和可变长的分支末端结构。树突状黑素细胞（dendritic-shaped melanocytes）和朗格汉斯细胞（Langerhans cells）之间的明确区分尚未建立（Hashemi et al. 2012）。

在MMS中，特别是在恶性扩散和恶性雀斑中DEJ的特征是环状和/或网状结构，在早期MM中具有大而明亮的多形性（"非典型"）细胞（Pellacani et al. 2005a）。这些细胞可以显示形成巢的倾向，这些巢仍然可以是致密的，也可以是松散排列的，这取决于肿瘤的进展。在早期病变中，观察到正常的DEJ结构的改变或突然中断是常见的，由于突出的脊形成不规则形状和不完整的乳头（无边缘乳头）（Pellacani et al. 2005b）或消失的乳头导致正常DEJ结构改变或突然中断。在SSM

晚期，大量肿瘤增殖占据整个交界处，并可作为明亮、大量和多形性黑素细胞松散的集合体向表皮层推进。在结节性黑素瘤中，RCM显示存在所谓的"脑状"巢（Pellacani et al. 2005c，d）由小的和折光较低的细胞组成，形成一个巨大的肿瘤块，由深色薄层和明亮的胶原隔膜分离。

病灶的回归是RCM的重要标志。当我们处理的病灶都是由浅蓝色到浅灰色的颗粒时，鉴别诊断包括苔藓样角化病（lichenoid keratosis）或退行性黑素瘤（regressive melanoma）。RCM是一种功能强大的工具，因为它可以区分前者，只显示一种发亮的炎性浸润，后者是由非典型黑素细胞构成的。

3 恶性非黑素瘤皮肤肿瘤

非黑素细胞瘤包括基底细胞癌（basal cell carcinoma，BCC）、日光性角化病（actinic kerato-sis，AK）和鳞状细胞癌（squamous cell carcinoma，SCC），仅包括最常见的肿瘤。

3.1 基底细胞癌

基底细胞癌的主要共聚焦特征是排列紧密的聚集物与周围的栅栏状和叶状的形状（González and Tannous 2002；Ulrich et al. 2011；Nori et al. 2004；Agero et al. 2006）、表皮极化和存在的血管（图

7）。基底细胞聚集体通过对应于黏蛋白的黑暗空间进行概述，并且通常被显著的血管分布包围。组织病理学上，聚集体对应于基底岛。有趣的是，RCM 非常好地突出显示出来，色素性 BCC 中观察到的基底样岛不典型内包埋的树突状黑素细胞。RCM 特别适用于不显示所有皮肤镜标准的 BCC 和模拟 MM 的色素沉着的 BCC。

3.2 光化性角化病和鳞状细胞癌

AK 和 SCC 显示可变不典型 KC 的存在。在角质层，可观察到单个脱落的角质形成细胞表面明显的多角形细胞（Aghassi et al. 2000；Ulrich et al. 2007）。此外，在角膜层内出现有核的高反射细胞（cells of high reflectance）。中心暗，分界清晰，与角化不全相对应。在组织病理学检查中，不同程度的角化细胞发育不良（keratinocyte dysplasia）对应于不同程度的颗粒层（granulosum）和棘层（stratum spinosum）。在 SCC 中，发现棘状颗粒层的非典型蜂窝或紊乱模式以及与多形角质形成细胞相对应的圆形有核细胞（图 8）。SCC 中常见的发现是 S 形血管通过垂直于皮肤表面的真皮乳头，并且皮肤表面上的鳞片皮肤呈现明亮的反射无定形岛

（Rishpon et al. 2009）。在具有明显角化过度或覆盖整个病变的大量鳞状细胞的情况下，深度成像受到角蛋白散射的限制，限制了对完整诊断至关重要的 DEJ 的探索。

4 炎症性皮肤病

炎症性皮肤病包括棘细胞水肿性皮炎（spongiotic dermatitis）、银屑病样皮肤病（psoriasiform diseases）、界面皮炎（diseases with interface）和色素非肿瘤性皮肤病［如白癜风（vitiligo）和黄褐斑（melasma）］。

RCM 上棘细胞水肿性皮炎的主要特征是存在细胞间或细胞内的海绵状水肿。这对应于细胞间亮度增加，这是由于细胞间或细胞内流体的积累导致了常规蜂窝状形态的出现（González et al. 1999；Astner et al. 2005）。当海绵状突起更明显时，它是可以用来检测囊泡形成的，在颗粒状和棘状层之间，有很明显的界限。通常，胞外分泌与海绵状结构，RCM 下炎症细胞显示为角质细胞之间点缀的亮色，8～10μm 的高反光结构。炎性细胞也可被观察到在间质真皮滤泡、血管周围或不同区段分布。

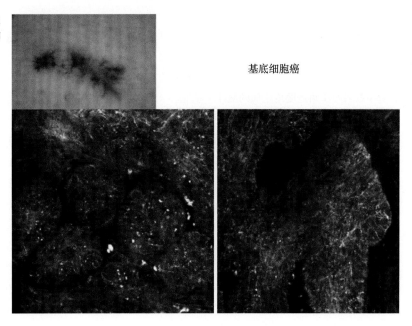

图 7 基底细胞癌显示实性和良好轮廓的基底状岛（星号）和周边栅栏（箭头）

基底细胞癌

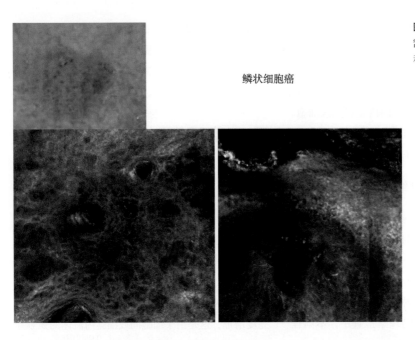

鳞状细胞癌

图 8　鳞状细胞癌显示非典型蜂窝状结构与多形角质形成细胞和 S 形血管的存在（箭头）

银屑病样皮肤病的特点是在皮肤表皮交界处出现了大量的非边缘乳头状突起，形成了与正常皮肤相似的交界性轮廓，但乳头状突起被基底 KC 的微弱环包围，而不是典型的亮环（Gonzalez et al. 1999）。有趣的是，在乳头内可见 S 形血管，它们与原位 SCC 中观察到的模式相似。

界面皮炎的特点是皮肤表皮交界处的炎症介入。炎症细胞倾向于使结合部位和真皮乳头变得模糊，在扁平苔藓中有更多的弥漫性病变，而在红斑狼疮（lupus erythematosus）中有局灶性分布（Moscarella et al. 2012）。在后者，炎性浸润的附属器中可看见乳头扩张（大于 80 ～ 100μm）和由高折射率材料腔（角过度角化病的漏斗）填充。

在获得性色素性疾病中，RCM 已被用于研究白癜风。白癜风皮损显示真皮 - 表皮交界处的正常亮度消失，其中边缘乳头出现为先前存在的乳头状环的残留物（Ardigo et al. 2007）。

5 传染性疾病

RCM 已被应用于一些传染病，尽管仍然缺乏基于大量病例的研究。由于 RCM 对表皮具有高水平的分辨率，因此可以通过 RCM 轻易检测到过度真菌感染。皮肤真菌菌丝在表皮内表现为明亮的线性分支结构，与光学显微镜观察到的结果具有良好的相关性（Markus et al. 2001）。使用相同的高分辨率，可以检测毛囊蠕形螨（Demodex folliculorum）的存在（Longo et al. 2012a）。蠕形螨通常表现为居住在毛囊中的螨相对应的多个圆形轮廓良好的结构。使用 RCM 很容易观察到蠕形螨，包括其洞穴内的粪便和卵（Longo et al. 2005）。

6 非手术疗法的监测

RCM 由于其非侵入性和高分辨率，是一种合适的治疗方法。研究了咪喹莫特（imiquimod）在 AK（Ulrich et al. 2010）。RCM 能够观察咪喹莫特和光动力疗法（photodynamic therapy，PDT）诱导的炎症反应（Longo et al. 2012b）在癌变和癌内亚临床病变。另一项研究也证实了冷冻疗法治疗超急性基底细胞癌的疗效（Ahlgrimm-Siess et al. 2009），应用液氮显示有效冷冻治疗后 5 小时内基底层及真皮内早期细胞坏死。在这方面，RCM 可以允许冷冻治疗后立即评估治疗效果，并且可以指示是否需要第二次冷冻治疗。RCM 也已应用于咪喹莫特治疗恶性雀斑痣（Nadiminti et al. 2010）。RCM 还发现了用于治疗日光性雀斑（solar lentigines）、血管病变、皮肤再生的激光治疗的有效应用（Longo et al. 2013）和痤疮瘢痕（acne scars）表明皮肤变化发生后的治疗和长期随访，以及在治疗后和长期随访中出现的皮肤变化的痤疮瘢痕。随着时间的推移，人们可能会密切监测形态学变化，并对激光设备的作用机制和有新的认识，这可能有助于了解副作用。

7 结论

RCM 在临床上的引入首次打开了以非侵入性的方式获得皮肤组织学观点的可能性，其主要优势是无痛、无瘢痕，且随着时间的推移可重复。随着时间的推移，监测病变的可能性意味着有机会获得对痣发展、黑素瘤生物学和治疗监测的新见解。而对 RCM 图像的正确认识需要适当的训练和每个特定病灶的主要组织病理学知识。

（杨世飞、孟晓 译，孟如松 校，刘玮 审）

参考文献

Agero AL, Busam KJ, Benvenuto-Andrade C, Scope A, Gill M, Marghoob AA, González S, Halpern AC. Reflectance confocal microscopy of pigmented basal cell carcinoma. J Am Acad Dermatol. 2006;54:638–43.

Aghassi D, Anderson R, Gonzalez S. Confocal laser microscopic imaging of actinic keratosis in vivo: a preliminary report. J Am Acad Dermatol. 2000;43:42–8.

Ahlgrimm-Siess V, Horn M, Koller S, Ludwig R, Gerger A, Hofmann-Wellenhof R. Monitoring efficacy of cryotherapy for superficial basal cell carcinomas with in vivo reflectance confocal microscopy: a preliminary study. J Dermatol Sci. 2009;53(1):60–4.

Ardigo M, Malizewsky I, Dell'anna ML, Berardesca E, Picardo M. Preliminary evaluation of vitiligo using in vivo reflectance confocal microscopy. J Eur Acad Dermatol Venereol. 2007;21(10):1344–50.

Argenziano G, Puig S, Zalaudek I, Sera F, Corona R, et al. Dermoscopy improves accuracy of primary care physicians to triage lesions suggestive of skin cancer. J Clin Oncol. 2006;24(12):1877–82.

Argenziano G, Cerroni L, Zalaudek I, Staibano S, Hofmann-Wellenhof R, Arpaia N, et al. Accuracy in melanoma detection: a 10-year multicenter survey. J Am Acad Dermatol. 2012;67(1):54–9.

Astner S, González E, Cheung AC, Rius-Díaz F, Doukas AG, William F, González S. Non-invasive evaluation of the kinetics of allergic and irritant contact dermatitis. J Invest Dermatol. 2005;124(2):351–9.

González S, Tannous Z. Real-time, in vivo confocal reflectance microscopy of basal cell carcinoma. J Am Acad Dermatol. 2002;47:869–74.

González S, González E, White WM, Rajadhyaksha M, Anderson RR. Allergic contact dermatitis: correlation of in vivo confocal imaging to routine histology. J Am Acad Dermatol. 1999;40(5 Pt 1):708–13.

Gonzalez S, Rajadhyaksha M, Rubenstein G, Anderson R. Characterization of psoriasis in vivo by reflectance confocal microscopy. J Med. 1999;30:337–56.

Gonzalez S, Sackstein R, Anderson RR, Rajadhyaksha M. Real-time evidence of in vivo leukocyte trafficking in human skin by reflectance confocal microscopy. J Invest Dermatol. 2001;117:384–6.

Guitera P, Pellacani G, Crotty KA, Scolyer RA, Li LX, Bassoli S, Vinceti M, Rabinovitz H, Longo C, Menzies SW. The impact of in vivo reflectance confocal microscopy on the diagnostic accuracy of lentigo maligna and equivocal pigmented and nonpigmented macules of the face. J Invest Dermatol. 2010;130(8):2080–91.

Hashemi P, Pulitzer MP, Scope A, Kovalyshyn I, Halpern AC, Marghoob AA. Langerhans cells and melanocytes share similar morphologic features under in vivo reflectance confocal microscopy: a challenge for melanoma diagnosis. J Am Acad Dermatol. 2012;66(3):452–62.

Langley RGB, Rajadhyaksha M, Dwyer PJ, Sober AJ, Flotte TJ, Andersson RR. Confocal scanning laser microscopy of benign and malignant melanocytic skin lesions in vivo. J Am Acad Dermatol. 2001;45:365–76.

Longo C, Bassoli S, Monari P, Seidenari S, Pellacani G. Reflectance-mode confocal microscopy for the in vivo detection of Sarcoptes scabiei. Arch Dermatol. 2005;141(10):1336.

Longo C, Fantini F, Cesinaro AM, Bassoli S, Seidenari S, Pellacani G. Pigmented mammary Paget disease:

dermoscopic, in vivo reflectance-mode confocal microscopic, and immunohistochemical study of a case. Arch Dermatol. 2007;143(6):752–4.

Longo C, Rito C, Beretti F, Cesinaro AM, Pieiro-Maceira J, Seidenari S, Pellacani G. De novo melanoma and melanoma arising from pre-existing nevus: in vivo morphologic differences as evaluated by confocal microscopy. J Am Acad Dermatol. 2011;65(3):604–14.

Longo C, Pellacani G, Ricci C, De Pace B, Argenziano G, Zalaudek I. In vivo detection of Demodex folliculorum by means of confocal microscopy. Br J Dermatol. 2012a;166(3):690–2.

Longo C, Casari A, Pepe P, Moscarella E, Zalaudek I, Argenziano G, Pellacani G. Confocal microscopy insights into the treatment and cellular immune response of basal cell carcinoma to photodynamic therapy. Dermatol. 2012b;225(3):264–70.

Longo C, Galimberti M, De Pace B, Pellacani G, Bencini PL. Laser skin rejuvenation: epidermal changes and collagen remodeling evaluated by in vivo confocal microscopy. Lasers Med Sci. 2013; 28(3):769–6.

Markus R, Huzaira M, Anderson RR, González S. A better potassium hydroxide preparation? In vivo diagnosis of tinea with confocal microscopy. Arch Dermatol. 2001;137(8):1076–8.

Moscarella E, González S, Agozzino M, Sánchez-Mateos JL, Panetta C, Contaldo M, Ardigò M. Pilot study on reflectance confocal microscopy imaging of lichen planus: a real-time, non-invasive aid for clinical diagnosis. J Eur Acad Dermatol Venereol. 2012;26(11):1258–65.

Nadiminti H, Scope A, Marghoob AA, Busam K, Nehal KS. Use of reflectance confocal microscopy to monitor response of lentigo maligna to nonsurgical treatment. Dermatol Surg. 2010;36(2):177–84.

Nori S, Rius-Díaz F, Cuevas J, Goldgeier M, Jaen P, Torres A, González S. Sensitivity and specificity of reflectance-mode confocal microscopy for in vivo diagnosis of basal cell carcinoma: a multicenter study. J Am Acad Dermatol. 2004;51:923–30.

Pellacani G, Cesinaro AM, Grana C, Seidenari S. In-vivo confocal scanning laser microscopy of pigmented Spitz nevi. Comparison of in-vivo confocal images with dermoscopy and routine histopathology. J Am Acad Dermatol. 2004;51:371–6.

Pellacani G, Cesinaro AM, Seidenari S. Reflectance-mode confocal microscopy of pigmented skin lesions – improvement in melanoma diagnostic specificity. J Am Acad Dermatol. 2005a;53:979–85.

Pellacani G, Cesinaro AM, Longo C, Grana C, Seidenari S. Microscopic in vivo description of cellular architecture of dermoscopic pigment network in nevi and melanomas. Arch Dermatol. 2005b;141:147–54.

Pellacani G, Cesinaro AM, Seidenari S. In vivo confocal reflectance microscopy for the characterization of melanocytic nests and correlation with dermoscopy and histology. Br J Dermatol. 2005c;152: 384–6.

Pellacani G, Cesinaro AM, Seidenari S. In vivo assessment of melanocytic nests in nevi and melanomas by reflectance confocal microscopy. Mod Pathol. 2005d;18:469–74.

Pellacani G, Cesinaro AM, Seidenari S. Reflectance-mode confocal microscopy for the in vivo characterization of pagetoid melanocytosis in melanomas and nevi. J Invest Dermatol. 2005e;125: 532–7.

Pellacani G, Guitera P, Longo C, Avramidis M, Seidenari S, Menzies S. The impact of in vivo reflectance confocal microscopy for the diagnostic accuracy of melanoma and equivocal melanocytic lesions. J Invest Dermatol. 2007;127:2759–65.

Pellacani G, Scope A, Ferrari B, Pupelli G, Bassoli S, Longo C, Cesinaro AM, Argenziano G, Hofmann-Wellenhof R, Malvehy J, Marghoob AA, Puig S, Seidenari S, Soyer HP, Zalaudek I. New insights into nevogenesis: in vivo characterization and follow-up of melanocytic nevi by reflectance confocal microscopy. J Am Acad Dermatol. 2009a;61(6):1001–13.

Pellacani G, Longo C, Ferrara G, Cesinaro AM, Bassoli S, Guitera P, Menzies SW, Seidenari S. Spitz nevi: in vivo confocal microscopic features, dermatoscopic aspects, histopathologic correlates, and diagnostic significance. J Am Acad Dermatol. 2009b;60(2):236–47.

Pellacani G, Farnetani F, Gonzalez S, Longo C, Cesinaro AM, Casari A, Beretti F, Seidenari S, Gill M. In vivo confocal microscopy for detection and grading of dysplastic nevi: a pilot study. J Am Acad Dermatol. 2012;66(3):e109–21.

Puig S, Di Giacomo TB, Serra D, Cabrini F, Alos L, Palou J, Malvehy J. Reflectance confocal microscopy of blue nevus. Eur J Dermatol. 2012;22(4):552–3.

Rajadhyaksha M, Grossman M, Esterowitz D, Webb RH, Anderson RR. In vivo confocal scanning laser microscopy of human skin: melanin provides strong contrast. J Invest Dermatol. 1995;104:946–52.

Rajadhyaksha M, Gonzalez S, Zavislan JM, Anderson RR, Web RH. In vivo confocal laser microscopy of human skin II: advances in instrumentation and comparison with histology. J Invest Dermatol. 1999;113:293–303.

Rishpon A, Kim N, Scope A, Porges L, Oliviero MC, Braun RP, Marghoob AA, Fox CA, Rabinovitz HS. Reflectance confocal microscopy criteria for squamous cell carcinomas and actinic keratoses. Arch Dermatol. 2009;145(7):766–72.

Segura S, Pellacani G, Puig S, Longo C, Bassoli S, Guitera P, Palou J, Menzies S, Seidenari S, Malvehy J. In vivo microscopic features of nodular melanomas: dermoscopy, confocal microscopy, and histopathologic correlates. Arch Dermatol. 2008;144(10):1311–20.

Segura S, Puig S, Carrera C, Palou J, Malvehy J. Development of a two-step method for the diagnosis of melanoma by reflectance confocal microscopy. J Am Acad Dermatol. 2009;61(2):216–29.

Shoo BA, Sagebiel RW, Kashani-Sabet M. Discordance in the histopathologic diagnosis of melanoma at a melanoma referral center. J Am Acad Dermatol. 2010;62(5):751–6.

Tannous ZS, Mihm MC, Flotte TJ, Gonzalez S. In vivo examination of lentigo maligna and malignant melanoma in situ, lentigo maligna type by near-infrared reflectance confocal microscopy: comparison of in vivo confocal images with histologic sections. J Am Acad Dermatol. 2002;46:260–3.

Ulrich M, Forschner T, Röwert-Huber J, González S, Stockfleth E, Sterry W, Astner S. Differentiation between actinic keratoses and disseminated superficial actinic porokeratoses with reflectance confocal microscopy. Br J Dermatol. 2007;156 Suppl 3:47–52.

Ulrich M, Krueger-Corcoran D, Roewert-Huber J, Sterry W, Stockfleth E, Astner S. Reflectance confocal microscopy for noninvasive monitoring of therapy and detection of subclinical actinic keratoses. Dermatology. 2010;220(1):15–24.

Ulrich M, Roewert-Huber J, González S, Rius-Diaz F, Stockfleth E, Kanitakis J. Peritumoral clefting in basal cell carcinoma: correlation of in vivo reflectance confocal microscopy and routine histology. J Cutan Pathol. 2011;38(2):190–5.

Weyers W. The 'epidemic' of melanoma between under- and overdiagnosis. J Cutan Pathol. 2012;39(1):9–16.

Zalaudek I, Argenziano G, Di Stefani A, Ferrara G, Marghoob AA, Hofmann-Wellenhof R, Soyer HP, Braun R, Kerl H. Dermoscopy in general dermatology. Dermatology. 2006;212(1):7–18.

Zalaudek I, Marghoob AA, Scope A, Leinweber B, Ferrara G, Hofmann-Wellenhof R, Pellacani G, Soyer HP, Argenziano G. Three roots of melanoma. Arch Dermatol. 2008;144(10):1375–9.

39

体外共聚焦显微镜在临床
皮肤病学中的应用

Julia Welzel, Raphaela Kästle, and Elke Sattler

内容

关键词

反射式共聚焦显微镜 · 荧光共聚焦显微镜 · 体外 · 莫式显微外科手术 · 快速外科病理学 · 皮肤 · 基底细胞癌

1 简介

反射式共聚焦显微镜（reflectance confocal microscopy，RCM）被认为是诊断皮肤肿瘤和其他皮肤病变的在体非侵入工具。相同的技术也可用于新鲜离体组织的显微成像。应用荧光染料（fluorescent dyes）并使用不同波长的激光（lasers）激发后，在荧光模式下可能发生核染色。在反射和荧光的模式下，灰度图像（grayscale images）可以进行组合并数字转化成看起来像苏木精 - 伊红（hematoxylin/eosin，HE）染色的伪彩色图像。体外共聚焦显微镜是新鲜组织快速病理的一个有前途的工具，尤其是对于基底细胞癌的莫氏显微外科手术（Mohs micrographic surgery）。

2 技术

体外共聚焦显微镜设备 VivaScope 2500（Magiv，德国）是一个多波系统，安装了 488nm、658nm 和 830nm 的 3 种不同波长的激光器。830nm 的激光器用于反射成像。前两种 488nm 和 658nm 的激光器与滤光片结合以消除反射，只允许波长较长的荧光通过。将新鲜组织放置在透镜系统上方的载玻片上，并用另一块平板固定以确保表面平整。通过成像 750μm×750μm 的单个正方形点，横向扫描将其组成 12mm×12mm 的图，这需要几分钟的时间。

3 荧光染料

制备新鲜组织的第一步是使用 10% 乙酸（acetic acid）维持 60 秒来增加对比度［醋白试验（acetowhitening）］。用缓冲液冲洗后，即可使用荧光染料。

在 488nm，吖啶橙（acridine orange）和荧光素钠（sodium fluorescein）是被光照激发的染料，导致荧光的波长更长。

在 658nm，亚甲基蓝（methylene blue）、甲苯胺蓝（toluidine blue）、专利蓝（patent blue）和尼罗蓝（nile blue）可用于荧光染色。

为了达到最佳的效果，染料的浓度至关重要。如果浓度太低，荧光信号就弱了。如果浓度太高，可能会发生淬火，导致图像变暗。同时还应考虑到光漂白的影响，特别是使用亚甲基蓝时。为了避免漂白，测量时间和扫描速度应该很快。一些像尼罗蓝这样的染料容易受到 pH 值变化的影响，这可能导致激发和发射波长的变化。

关于不同染料的浓度，我们的建议是：吖啶橙 0.6mmol/L，1.2mg/ml；荧光素钠 0.2%～0.4%；专利蓝 V 0.25mg/ml（< 6.25mg/ml）；亚甲基蓝 2mg/ml；在 70% 乙醇中的尼罗蓝 0.2mg/ml。

根据我们的经验，荧光染料吖啶橙和尼罗蓝提供了最好和最稳定的结果。

4 数字染色

在反射模式下，胶原纤维（collagen fibers）和细胞质是主要的对比来源，而在荧光模式下，胶原几乎看不见，细胞核被强烈染色。通过图像结合并将灰度数字转化成伪彩色，图像模拟组织学中常见的 HE 染色（Bini et al. 2011）。这可以进一步促进在结缔组织中发现小束上皮细胞，并增加体外共聚焦显微镜的敏感度和特异性。

5 结果

共聚焦显微镜在皮肤病学中的无创在体成像方面已经很成熟，但它也同样成功应用于新鲜离体组织成像。第一项研究是采用反射模式进行的。正常的皮肤结构和基底细胞癌（basal cell carcinomas，BCC）清晰可见（图 1 和图 2）。描述了典型的组织学特征，与常规组织学相对应（Gareau et al. 2009b）。此外，鳞状细胞癌（squamous cell carcinomas，SCC）成像显示出了像密集非典型细胞核的

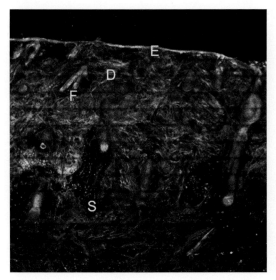

图1 体外共聚焦显微镜在反射模式下的正常皮肤。图中显示了表皮（E）、真皮（D）、腺体和毛囊（F）及皮下脂肪（S）

特征（Horn et al. 2007）。然而，反射式共聚焦显微镜的对比度是有限的，尤其是用于检测具有密集、明亮基质的纤维化基底细胞癌的小残留物（Chung et al. 2004）。共聚焦显微镜和光学显微镜的检验结果一致性为84.6%（Kaeb et al. 2009）。检测组织边缘基底细胞癌的敏感度仅限于73.7%，80%取决于技术（Ziefle et al. 2010）。

荧光共聚焦显微镜（fluorescence confocal microscopy）的多波系统的发展增强了对新鲜离体组织检查的诊断能力（Bennàssar et al. 2013a）。第一步是开发和评估荧光染料的染色方案，研究了几种不同的染料。吖啶橙是最常用的染料，它提供了稳定和可重复的结果（Gareau et al. 2008）。荧光共聚焦显微镜被证明对反射模式是有利的，因为上皮细胞在荧光染色细胞核后显示了比基质更强的对比（图3）。因此，更容易检测纤维结缔组织内的小肿瘤，这导致了基底细胞癌的高度敏感性为96.6%和特异性89.2%（Gareau et al. 2009a；Karen et al. 2009）。

荧光共聚焦显微镜不仅用于诊断皮肤肿瘤，而且用于快速外科病理。因为与新鲜冷冻组织显微镜相比，染色和成像只需要几分钟（Gareau et al. 2008）。病例报告证实了其对临床病理的可行性。特别是对于肿瘤边缘的组织学检查，所谓的莫氏显微外科手术，体外荧光共聚焦显微镜已经证明了它的价值。检测边缘基底细胞癌残留物的敏感度为88%，特异性为99%（Bennàssar et al. 2013b）。数字染色可以进一步促进对共焦图像的解释（图4）（Bini et al. 2011；Gareau et al. 2012）。一般病理学的首次研究表明，该技术也可用于除皮肤外其他组织的显微镜检查，如乳房、结肠和甲状腺（Ragazzi et al. 2013）。

VivaScope 2500已进一步完善。在最新的升级中，光学镜头系统经过优化可以更好地进行图像匹配，并且测量区域扩大至20mm×20mm。

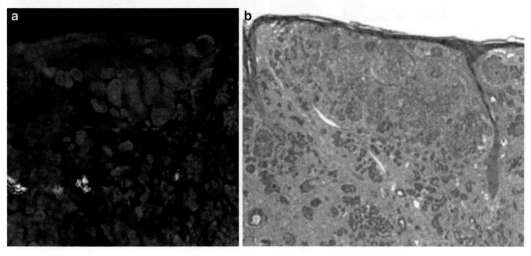

图2 反射模式下的基底细胞癌的体外共焦图像（a）与相同肿瘤的相应组织（b）相比。小肿瘤巢的外观是相似的

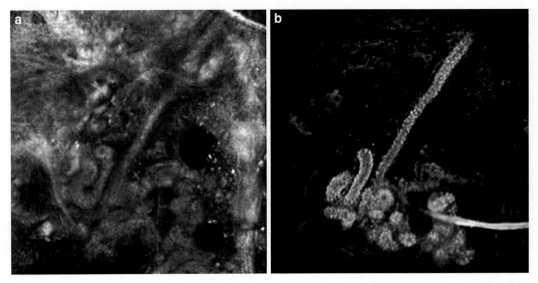

图3 汗腺及周围结缔组织在反射模式下（a）和在专利蓝染色后的荧光模式下（b）。染料使细胞核染色，而结缔组织未染色（b），但在反射模式下显示出明亮的信号（a）

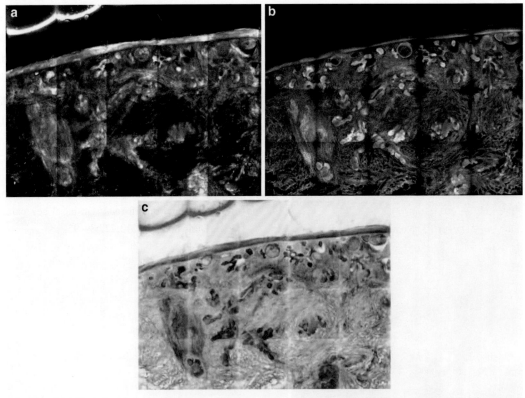

图4 基底细胞在反射模式下（a），在吖啶橙染色后的荧光模式下（b）和在组合图像和数字染色后（c）。后一图像模拟常规组织学的 HE 染色，肿瘤很容易被检测到。（Digital staining software by Dan Gareau and Milind Rajadhyaksha，Memorial Sloan-Kettering Cancer Center，New York）

6 结论

荧光共聚焦显微镜是诊断新鲜离体组织中的皮肤肿瘤和其他病变的快速可靠的方法。它可作为快速外科病理的冷冻切片的替代，并且其对于莫氏显微外科手术研究基底细胞癌的肿瘤边缘有特殊意义。

（刘海军、孟晓 译，孟如松 校，刘玮 审）

参考文献

Bennàssar A, Vilalta A, Carrera C, Puig S, Malvehy J. Rapid diagnosis of two facial papules using ex vivo fluorescence confocal microscopy: toward a rapid bedside pathology. Dermatol Surg. 2012;38:1548–51.

Bennàssar A, Carrera C, Puig S, Vilalta A, Malvehy J. Fast evaluation of 69 basal cell carcinomas with ex vivo fluorescence confocal microscopy: criteria description, histopathological correlation, and interobserver agreement. JAMA Dermatol. 2013a;149:839–47.

Bennàssar A, Vilata A, Puig S, Malvehy J. Ex vivo fluorescence confocal microscopy for fast evaluation of tumour margins during mohs surgery. Br J Dermatol. 2013b. doi:10.1111/bjd.12671 [Epub ahead of print].

Bini J, Spain J, Nehal K, Hazelwood V, DiMarzio C, Rajadhyaksha M. Confocal mosaicing microscopy of human skin ex vivo: spectral analysis for digital staining to simulate histology-like appearance. J Biomed Opt. 2011;16:076008.

Chung VQ, Dwyer PJ, Nehal KS, Rajadhyaksha M, Menaker GM, Charles C, Jiang SB. Use of ex vivo confocal scanning laser microscopy during mohs surgery for nonmelanoma skin cancers. Dermatol Surg. 2004;30:1470–8.

Gareau DS, Li Y, Huang B, Eastman Z, Nehal KS, Rajadhyaksha M. Confocal mosaicing microscopy in mohs skin excisions: feasibility of rapid surgical pathology. J Biomed Opt. 2008;13:054001.

Gareau DS, Karen JK, Dusza SW, Tudisco M, Nehal KS, Rajadhyaksha M. Sensitivity and specificity for detecting basal cell carcinomas in mohs excisions with confocal fluorescence mosaicing microscopy. J Biomed Opt. 2009a;14:034012.

Gareau DS, Patel YG, Li Y, Aranda I, Halpern AC, Nehal KS, Rajadhyaksha M. Confocal mosaicing microscopy in skin excisions: a demonstration of rapid surgical pathology. J Microsc. 2009b;233: 149–59.

Gareau DS, Jeon H, Nehal KS, Rajadhyaksha M. Rapid screening of cancer margins in tissue with multimodal confocal microscopy. J Surg Res. 2012;178:533–8.

Horn M, Gerger A, Koller S, Weger W, Langsenlehner U, Krippl P, Kerl H, Samonigg H, Smolle J. The use of confocal laser-scanning microscopy in microsurgery for invasive squamous cell carcinoma. Br J Dermatol. 2007;156:81–4.

Kaeb S, Landthaler M, Hohenleutner U. Confocal laser scanning microscopy – evaluation of native tissue sections in micrographic surgery. Lasers Med Sci. 2009;24:819–23.

Karen JK, Gareau DS, Dusza SW, Tudisco M, Rajadhyaksha M, Nehal KS. Detection of basal cell carcinomas in mohs excisions with fluorescence confocal mosaicing microscopy. Br J Dermatol. 2009;160:1242–50.

Longo C, Ragazzi M, Castagnetti F, Gardini S, Palmieri T, Lallas A, Moscarella E, Piana S, Pellacani G, Zalaudek I, Argenziano G. Inserting ex vivo fluorescence confocal microscopy perioperatively in mohs micrographic surgery expedites bedside assessment of excision margins in recurrent basal cell carcinoma. Dermatology. 2013;227:89–92.

Ragazzi M, Piana S, Longo C, Castagnetti F, Foroni M, Ferrari G, Gardini G, Pellacani G. Fluorescence confocal microscopy for pathologists. Mod Pathol. 2014; 27:460–71.

Ziefle S, Schüle D, Breuninger H, Schippert W, Moehrle M. Confocal laser scanning microscopy vs 3-dimensional histologic imaging in basal cell carcinoma. Arch Dermatol. 2010;146:843–7.

40

透皮氧疗的药学方法

D. Salmon, S. Boutefnouchet, E. Gilbert, L. Roussel, and Fabrice Pirot

内容

关键词

氧气・皮肤・渗透性・生物药学・复合

1 简介

对生物来说氧气（oxygen）既是生存的必需品，也是一种毒物。一方面，它可以剧烈氧化重要的大分子［例如蛋白质（proteins）和核酸（nucleic acids）］，另一方面，某些大分子在许多化学级联反应中结合、运输和使用氧气。这些互相矛盾的特性，通过适应性进化，促使生物通过精确的调控和适应环境以吸收利用氧气。哺乳动物主要通过肺呼吸，同时发展皮肤的呼吸功能以满足身体对氧气的需求。人体与环境中氧气直接接触的第二界面是皮肤，皮肤和氧的稳态有直接关系。虽然皮肤不再被认为是人类的"呼吸器官（breathing organ）"，但它对氧供应调节具有重要意义。

目前，氧供应广泛影响伤口愈合、皮肤老化（skin aging）和免疫反应（immune reactions）等病理生理过程，已引起医学关注。除高压氧疗法（hyperbaric oxygen therapy）之外，目前正在研发一种更方便和有效输送氧气的新式技术。

2 氧和皮肤的概况

2.1 氧的物理化学性质

氧原子（atomic oxygen）是一种高负电性化学元素（符号"O"；原子序数 8），它在放热反应中与多种元素形成氧化物，是地球上最丰富的元素。此外，氧元素占人体重量的 62%（m/m）。正常状况下，两个氧原子结合形成无色无味的气体，称为氧气（O_2）。氧气是一种分子量为 31.999g/mol 的小分子，在水中的溶解度（solubility）与压力和温度有关（即 8.3mg/L 在 25℃大气压下）。

2.2 氧生理学

在人体内，氧气既是细胞化学的主要底物（substrate），也是负反馈调节信号分子（Ladizinsky and Roe 2010）。

许多重要的生理反应需要氧气。氧不仅是线粒体（mitochondrial）呼吸作用中的终末电子受体，而且在许多其他代谢过程中也起着重要作用，例如：①在 NO 合成酶的作用下氧气参与一氧化氮的生成；②作用于胶原的羟基化（hydroxylation）；③作用于胆固醇（cholesterol）合成。

此外，在人体内不同部位（如颈动脉、肝脏和肾脏）监测氧水平，缺氧对内环境稳定性的影响（即血管收缩/扩张、促红细胞生成素和红细胞生成）。急性缺氧时，肺与皮肤血管收缩，全身其他部位血管扩张，以确保重要器官的氧气供给。长时间缺氧时低氧诱导转录因子（hypoxia-inducible transcription factor，HIF）介导的反应会逐渐恢复皮肤的血容量，造成肝脏和肾脏缺血缺氧，出现继发性促红细胞生成素（erythropoietin）合成，以提高血液的携氧能力。因此，皮肤在哺乳动物的急/慢性缺氧的双峰反应（bimodal response）中起主要作用（Boutin et al. 2008；Semenza 2008）。

总之氧供应是皮肤衰老过程中一个错综复杂的原因（即活性氧或 ROS 的产生），也是各种皮肤问题的潜在治疗方法。因此，氧疗法的发展引起了卫生化妆品贸易公司极大的兴趣（Asadamongkol and Zhang 2014）。

2.3 氧供应

人体主要通过肺呼吸对器官和组织进行供氧。进入肺内的气态氧需要溶解在液体中才能穿过肺泡膜（bimodal）。氧气溶解后就会从高浓度区域扩散到低浓度区域。红细胞内的血红蛋白储存氧并维持血浆中氧饱和度，以确保有足够的氧气通过毛细血管输送到器官和组织（Ladizinsky and Roe 2010）。

虽然氧气可以经皮吸收，但皮肤和肺的表面吸收率的巨大差异（分别是 $1 \sim 2m^2$ 和 $70m^2$）限制了其对全身氧合作用的影响。总而言之，除早产儿外通过人体皮肤运输的氧对身体氧合的贡献可忽略不计（即 2%）（Roe et al. 2010）。由于真皮脉管系统不穿过皮肤基底膜带（basal membrane），表皮可被认为是生理性缺氧组织，故糖无氧酵解

（anaerobic glycolysis）是维持其不断更新的高代谢活性的重要因素（Boutin et al. 2008；Straseski et al. 2009）。同时表皮为高度有序结构，其屏障功能进一步限制了经皮氧吸收。考虑到皮肤局部氧耗，经皮吸收是真皮浅层和未有血流灌注的表皮的主要氧源（Ladizinsky and Roe 2010）。

在人体中，皮肤的氧分压（PO_2）与其病理生理状态高度相关（Reading et al. 2013）。例如，伤口修复能力可以通过局部氧分压评估。非低氧性伤口（即 $PO_2 > 30mmHg$）比低氧伤口（即 $13 \leq PO_2 \leq 30mmHg$）愈合迅速且无感染等并发症。当 $PO_2 < 13mmHg$ 时基础代谢（basal metabolic）活性不能维持而发生坏疽（gangrenization）（Roe et al. 2010）。

2.4 氧经皮渗透性

氧分子较小，经皮渗透主要通过皮肤附件形成的孔隙（例如外分泌腺（eccrine glands））。皮肤的无孔区域可以通过具有气体运输能力的水通道蛋白发生氧渗透（Roe et al. 2010；Wang and Tajkhorshid 2007）。氧经皮渗透的数据不足，它主要依赖生理化学介导的被动转运（physicochemical-mediated transport），而不是细胞机制的主动转运（active cellular mechanisms）（Roe et al. 2010）。使用猪皮体外评估饱和水性载体的氧输送。模拟外源性（即通过角质层）和内源性（即通过真皮）给药，角质层脂质基质的浓集作用提高外用药物内源性输送渗透性和皮肤穿透性。同时，一些研究表明表皮剥脱会增加水制剂中氧的皮肤渗透（Ladizinsky and Roe 2010；AtruxTallau et al. 2009）。目前尚不清楚皮肤复层结构（角质层）是否为氧经皮渗透的主要屏障。总之，可以使用以氧分压代表氧渗透性的 Fickian 模型描述表皮对环境中氧的吸收。以上结论为局部应用含氧制剂治疗疾病提供了理论基础（Reading et al. 2013）。

3 复合氧制剂

3.1 气态氧制剂

在伤口愈合过程中，氧疗法可以为健康的血流丰富的组织提供足够的氧气以达到所需的 PO_2（即 $PO_2 > 30mmHg$）。靶组织的血流灌注越丰富，高压氧疗法对伤口愈合帮助越大。就皮肤而言，高压氧疗法在恢复到常压后几小时皮下氧张力仍有升高（Ladizinsky and Roe 2010）。气态氧制剂要求氧气克服气/液相交界后才具有生物可用性（Roe et al. 2010）。此外，高压气态氧给药也是有局限性的，它可能因物理性原因引起给药部位的微血管闭塞（Reading et al. 2013）。

3.2 液态氧制剂

3.2.1 水制剂

生物可利用溶解在液体中的氧气，溶解的氧可以发挥更好的生物学效应并把氧气输送到皮肤。在局部应用时溶解的氧比气态氧具有更快和更深的渗透性（Roe et al. 2010）。

水比氧分子具有更高的皮肤渗透能力，使用简单的浓缩技术能使每升水含 50mg 的氧。所以水可以作为液态氧制剂物美价廉的载体。此外，水制剂不仅能为伤口愈合提供氧，还可以为其补充大量化合物（Reading et al. 2013）。

最近有报道显示，当手足浸泡在含有高浓度溶解氧的水中时，氧气可以通过足底表面和手掌表面吸收。此外，患者的年龄和身体条件（例如糖尿病）会影响氧吸收和/或氧浓度的维持（Reading et al. 2013）。

3.2.2 氟碳化合物

氟碳化合物（fluorocarbons）是合成的惰性的线性 C8-C10 环烃类，其中全部或部分氢原子被氟或溴取代。它们的分子量小（即 450 ～ 500Da），且与疏水液体和水不混溶。在工业上被用作气雾罐中的制冷剂和喷射剂，同时表现出很高的溶解和释放氧气与二氧化碳的能力。碳氟化合物的携氧能力是水的 50 倍，是一种比水更适合经皮输送氧气的液性载体（Isaacs et al. 2011）。尽管大多数碳氟化合物的密度几乎是水的两倍，但都具有相似的运动粘度。

不同于血液中血红蛋白与氧气的结合和释放，氟碳化合物溶解和释放氧气是一种完全被动的物理过程。溶解气体的量：①与平衡液体中的气体分压成正比；②与氟碳化合物的分子量成反比；③与氟原子的数目直接有关。所选的碳氟化合物的物理化学性质见表 1（Kaisers et al. 2003）。

线性碳氟化合物（linear fluorocarbons）是更好的氧载体，它们的生物化学特性是惰性的和非代谢的，且由于其挥发性，在一周内可以通过肺排出。然而，在网状内皮系统中积累的线性碳氟化合物的长期作用尚未建立（Krafft 2001）。

碳氟化合物的一个主要缺点是不溶于水，其在脉管系统中必须以乳剂形式进行转运，或分散成 0.1 ～ 0.2mm 的微颗粒悬浮在等渗电解液中。在常温下为了获得稳定的乳剂，乳化剂是必不可少的。卵黄卵磷脂（egg yolk phospholipids）为常用的乳化剂，可以制得稳定的乳剂，并能被灭菌消毒而不被降解（degradation）。这些乳剂输送氧的能力取决于氟碳化合物的浓度，含 45% ～ 60% 氟碳化合物（W/V）的乳剂输送氧的能力最佳，但因黏度过高使用受到限制。

3.3 胶体制剂

3.3.1 微海绵和纳米海绵

纳米海绵（nanosponge）和微海绵（microsponge）技术最初开发的目的是用于局部给药。这种外用制剂的缓释技术由纳米珠或微珠构成，这些粒子作为载体吸附环糊精交联形成的活性剂。纳米海绵的平均直径小于 1μm，而微海绵的平均直径在 10 ～ 25μm 之间。这些载体在最小剂量下能够有效地输送药物活性成分并增加稳定性。纳米海绵制剂可能是潜在的气体输送系统，其储存和释放氧气的能力随时间而下降。此外，纳米海绵对其他气体（如二氧化碳和甲基环丙烯）表现出很高的负载能力（Cavalli et al. 2010；Patel and Oswal 2012）。

3.3.2 微气泡和纳米气泡

微米气泡（microbubbles）和纳米气泡（nanobubbles）为球形气体，其内填充的低密度结构的平均直径分别为 1 ～ 8μm 和 < 1μm。气泡内包含一个球形空腔，空腔内含有气体（例如氧）和气体负

表 1　所选的碳氟化合物（PFCs）的物理化学性质

物理化学性质	FC-77	FC-75	FC-3280	Rimar 101	全氟萘烷	全氟溴烷
化学式	$C_8F_{16}O$ 两种异构体的 50/50 混合	$C_8F_{16}O$ 和 C_8F_{18} 两种异构体 40/40/20 混合	C_8F_{18}	$C_8F_{16}O$	$C_{10}F_{18}$	$C_8F_{17}Br$
分子量 /Da	约 416	约 420	438	416	462	499
沸点 /℃	97	102	102	101	142	143
25℃下密度 /（g·ml⁻¹）	1.78	1.78	1.76	1.77	1.95	1.93
25℃下运动黏度 /（Pa·s）	0.80	0.82	0.80	0.82	2.90	1.1
37℃下气压 /mmHg	85	63	约 51	64	14	11
25℃下表面张力 /（dyne·cm⁻¹）	15	15	15	15	49	18
25℃下氧溶解度 /（ml·100ml PFC⁻¹）	50	52	约 48	52	140	53
25℃ CO_2 溶解度 /（ml·100ml PFC⁻¹）	198	160	约 176	160		210

41

真皮结缔组织的组织病理学

Pierre Agache

真皮·ELAUNIN 纤维·糖胺聚糖（GAGS）·淋巴细胞·微纤维相关糖蛋白（MAGP）·乳头状/外膜真皮·网状真皮·皮肤附件

皮肤各层次中真皮（dermis）最厚，约占体重的 7%。真皮结缔组织含有毛发和汗腺（sweat glands）等皮肤附属器（appendages）。真皮纤维、细胞和基质组成网状结构，包括胶原纤维（collagen fibers）、弹性纤维（elastic fibers）和富含蛋白质和糖胺聚糖（glycosaminoglycans，GAGS）的间隙基质（图 1）。大部分胶原是由蛋白聚糖分离出的胶原原纤维（fibrils）（厚度：20 ～ 100nm）（Breathnagh 1971）（图 2）聚集而成，相互交织成

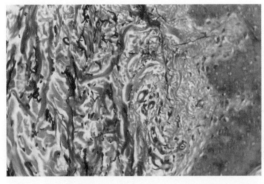

图 1 真皮乳头层和网状层的纵切片（光学显微镜）。胶原束在紫色中以粉红色着色的弹性纤维。苔红素 ×600。（获赠于法国 Besançon 大学皮肤科 Laurent 教授）

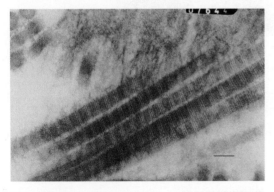

图 2 胶原纤维（透射电子显微镜）。注意每 60nm 的横向条纹，这是由于胶原纤维相对定位中的间隙所致。Bar=0.1μm。（获赠于法国 Besançon 大学皮肤科 Laurent 教授）

网。弹性纤维缠绕在胶原纤维束之间，由纤维蛋白原（1 和 2 型）（厚度：1 ～ 1.3nm）和其他纤维蛋白（纤维蛋白，微纤维相关纤维蛋白，MAFP）组成的纤维状骨架，骨架中心有基质与弹性蛋白沉积（图 3）。基质为填充于胶原纤维、弹性纤维和细胞间的无定型物质，主要成分为蛋白多糖（proteoglycans）（蛋白质和糖胺聚糖缔合物）和微纤维相关糖蛋白（microfibril-associated glycoproteins，MAGP）（Pope，1998）。

真皮的所有这些成分都是由纤维细胞（fibrocytes）（尽管它们是成熟细胞，仍被称为成纤维细胞）合成的，成纤维细胞在年轻人组织中含量丰富，但在老人组织中含量较少。由于 MAGP 具有较高保湿能力，真皮可以保存大量的水。显微镜或超声检查显示根据结构和位置真皮可分为两层：乳头层/乳头下层（papillary/subpapillary），乳头层厚度为 20 ～ 100μm，网状层（reticular dermis）为乳头层的 10 ～ 20 倍。

1 真皮乳头层和基底膜带

1.1 结构

真皮乳头层（表皮下）或外膜（adventitial）（环绕毛囊皮脂腺或汗腺（sudoral appendages）的结构）是由 I 型和 III 型胶原、VII 型胶原、弹性蛋白（elastin）（2 型纤维蛋白原）和纤维蛋白原 2（不含弹性蛋白）组成的薄层纤维网（Pope，1998）。真皮深层（网状层），胶原和弹性纤维是水平排列的，而在真皮浅层，它们纵横交错成网状。构成真皮层的基础物质（MAFP，MAGP）同时含有大量的水，所以在光学显微镜下看起来很清楚。基底膜带（basal membrane）（IV 型胶原、纤维连接蛋白、其他纤维蛋白和球形胶原）为表皮与真皮间的主要连接结构，锚原纤维（anchoring fibers）（VII 型胶原）和半桥粒确保了真皮与表皮的紧密结合（见第 36 章，图 2）。

1.2 功能

真皮乳头部功能很多：

（1）真皮乳头层含有大量的血管（小动脉、静脉、毛细血管和淋巴管），确保了表皮层的营养、激素和旁分泌的物质交换。因为真皮乳头层的厚度关系到上皮层的生理功能，所以创伤后的修复必须从真皮乳头层的再生开始。然而，从炎性肉芽组织（inflammatory granulation tissue）中重建的乳头层有更多的胶原纤维，较少的弹性纤维，真皮表皮交界处没有乳头状突起。

（2）真皮乳头层通过控制血管和淋巴管一定程度上可影响经皮吸收。血液或淋巴流动得越慢，表皮细胞间隙中渗透物的浓度下降越慢，此过程可解释老年人表皮变薄而经皮吸收却下降的原因。

（3）真皮乳头层有几种功能性的结构：胶原纤维、网状纤维和弹性纤维骨架有助于保护血管和细胞免受机械损伤（真皮网状层有效地实现了这一功能）。弹性纤维网保证皮肤变形后的可以恢复原状。弹性纤维（由弹力蛋白和微原蛋白组成）可能是真表皮修复的主要成分，也会因光化老化而消失。成纤维细胞可以合成胶原、弹性蛋白和基质，炎症细胞可触发蛋白水解酶降解这些物质。真皮乳头层包含很多负责毛发触觉功能的神经末梢（参见第76章和第99章）。

（4）此外，基底膜带/真皮中含有多种炎症介质，包括C反应物质、神经肽和作为主要炎症介质的来源肥大细胞（大部分在血管周围定位，可释放的多种炎症因子）。因此，具有这些炎症介质的真皮是皮肤炎症反应的主要部位。人体兴奋时汗腺周围丰富的胆碱能神经（cholinergic nerves）分泌乙酰胆碱（acetylcholine）促进汗液分泌。

（5）真皮乳头层和表皮的免疫活性细胞［朗格汉斯细胞（Langerhans cells）、淋巴细胞］通过直接汇入淋巴结或由淋巴管转移到淋巴结而完成免疫过程。树突细胞（dendrocytes）（Riley 1974）、淋巴细胞和组织细胞在SALT（皮肤相关淋巴样组织）中的作用在迟发性超敏反应（delayed hypersensitivity phenomena）中极为重要。肥大细胞参与速发型超敏反应（immediate hypersensitivity reactions）的主要过程。

（6）巨噬细胞和组织细胞的主要作用是清除真皮内来源于细胞或代谢产物（如渗出红细胞）的难溶性物质。

2 真皮网状层

真皮网状层明显不同于乳头层，厚度超过500μm，可分为真皮中部和真皮深层。在光学显微镜下，可以见到粗大的胶原纤维相互交织形成致密的板层结构。

偶可见到小动脉和小静脉交通支的血管，在手掌和脚掌中，也可发现许多参与体温调节的动

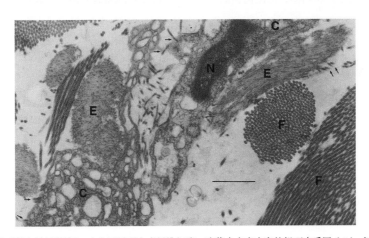

图3 真皮网状层（透射电子显微镜）。中心可见两个成纤维细胞，胞浆内含有丰富的粗面内质网（C），细胞核（N），胶原纤维（F）垂直排列。弹性纤维（E）含有弹性蛋白和纤维蛋白原。有些胶原纤维附着在成纤维细胞上，有些附着在弹性纤维上（箭头）。Bar=1μm。（获赠于法国Besançon大学皮肤科Laurent教授）

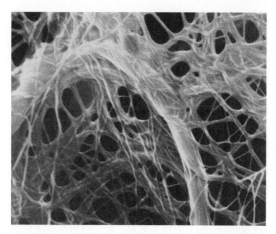

图4　网状真皮（扫描电子显微镜）。保存了皮肤自然的张力，去除了基质成分。弹性纤维组成了一个属于弯曲胶原束的网状结构。×100 000。（获赠于比利时 Liège 大学皮肤病理学系教授 Piérard 教授）

静脉吻合。真皮中部含有毛囊附属物（短毛或毫毛），真皮深层含有汗腺分泌部和导管部。除了以上这些结构（由外膜真皮包围）及成纤维细胞外，几乎没有其他细胞。真皮网状层的胶原束由覆有 MAGP 和 MAFP 的 1 型胶原（图2）形成，胶原纤维彼此分离（Scott 1992），通过表面与水结合使组织肿胀。扫描电子显微镜显示，由 I 型纤维蛋白和弹性蛋白组成的厚弹性纤维（thick elastic fibers）（Piérard and Lapière 1987）维持了这些纤维束在皮肤高张力的方向上弯曲和拉伸（图4）。厚弹性纤维在真皮深层比真皮中层稍密集，但结构相似。

真皮网状层的功能主要是使皮肤具有弹性和韧性。真皮网状层具有坚固的结构，可膨胀（高达约25%）和压缩，并保护皮肤附属器免受机械攻击。由于真皮网状层具有弹性可以维持组织形状和结构。在增生性瘢痕（hypertrophic scars）、瘢痕疙瘩（keloids）和妊娠纹（stretch marks）（纹状纹、纹状隆起）中是因为该功能的部分失调。弹性纤维的牵拉使真皮网状层产生持久的张力，引起无弹性上皮结构（表皮和角质层）的折叠。所以皮肤表层外观起源于乳头层下真皮深层。

（毕世鹏 译，李强 校，刘玮 审）

参考文献

Breathnagh AS. Atlas of the ultrastructure of human skin. Development, differentiation and post-natal features. London: Churchill; 1971.

Piérard GE, Lapière CM. Microanatomy of the dermis in relation to relaxed skin tension lines and Langer's lines. Am J Dermatopathol. 1987;9:219–24.

Pope FM. Dermis. In: Champion RH, Burton JL, Burns DA, Breathnagh SM, editors. Textbook of dermatology. 6th ed. Oxford: Blackwell; 1998. p. 59–92.

Riley PA. Dendrocytes. In: Jarrett A et al., editors. The physiology and pathophysiology of the skin, vol. 3. London: Academic; 1974.

Scott JE. Supramolecular organisation in the extracellular matrix. FASEB J. 1992;6:2639–45.

42

高分辨率超声成像法对皮肤的评估

Stephan El Gammal, Claudia El Gammal, Peter Altmeyer, and Michael Vogt

内容

关键词

超声图谱·22 ～ 100MHz·角质层·活表皮·真皮·皮下组织·炎症性皮肤疾病·皮肤肿瘤

1 简介

通过视诊和触诊所进行的皮肤病理学临床检查，可以为正确得到诊断结果提供重要提示。当对肿瘤或者炎症性疾病进行检查时，除了涉及的皮肤区域，这个过程中对检查深度的延展是更进一步的重要临床指标。而超声波成像造影术则是收集这些缺失信息的非常有价值的方法。

这项技术的发展克服了一系列的技术关口。直到 1975 年，中心频率和带宽最高至 7.5MHz 的超声传感器才正式诞生。在当时，用 1.5 ～ 5MHz 频率的传感器对于炎症疾病和肿瘤进程所进行的尝试工作，结果并不令人满意（Rukinava and Mohar 1979）。Alexander 和 Miller（1979）是最早使用 15MHz 脉冲超声（pulsed ultrasound）波测量皮肤厚度（skin thickness）的先驱者和科学家。

随后在 20 世纪 80 年代和 90 年代，15 ～ 20MHz 超声成像系统（ultrasound imaging systems）得到很好的发展。

图 1 显示了过去 30 年 Medline 上使用无创非侵入性成像方法的文章发表情况。

超声成像造影术（sonography）是观察皮下各层情况的最早的方法，并在 20 世纪 90 年代被广泛引入皮肤临床实践。如图 1 所示，10 年前，科学研究主要聚焦于表皮透光显微镜（epiluminescence microscopy，ELM），该技术可以提供更多额外的信息，便于区分恶性和良性的色素性皮肤肿瘤，由此在那个时期被研究者高度追捧。近来对皮下的研究主要集中在共聚焦激光扫描显微技术和多光子显微技术，因为它们可以实现在细胞水平对皮肤病和皮肤肿瘤的研究，这样就减少了组织切片（skin biopsies）的使用。这些技术中许多令人兴奋的方法会在本书的其他章节中介绍。

在过去 25 年中，25MHz 皮肤超声成像造影术已经成为皮肤医学领域公认和接受的一种无创成像方法。临床应用包括了手术前确定皮肤肿瘤的扩散区域（Hoffmann et al. 1992b；Fornage et al. 1993；Gropper et al. 1993；Harland et al. 1993；El Gammal et al. 1993；Gupta et al. 1996a；Desai et al. 2007），对炎症皮损的监控（Di Nardoet al. 1992；Stiller et al. 1994；Vaillant et al. 1994；Hoffmann et al. 1995；Gupta et al. 1996b）和对硬化进程的监测（Cole et al. 1981；Serup1984；Myers et al. 1986；Akessonet al. 1986；Hoffmann et al. 1992a；Lévyet al. 1993；Ihn et al. 1995），以及客观评判皮肤测试的结果，如斑贴反应（Serupand Staberg 1987；Seidenariand di Nardo 1992；Seidenari 1995）和结核菌素测试反应 Beck et al. 1986），此处仅举几例。

正常皮肤的超声图谱（sonograph），在皮肤的上边界有一条很细的回声密集的线，这就是所谓的皮肤入口回声（skin entry echo）。在其下可见一片较宽的回声密集的带散射的条带，这个条带对应的是真皮（图 2）。皮下脂肪组织是无回声区，而且会被倾斜的定向排列的回声密集的结缔组织所贯穿。由于表皮回声很差，所以无法被观察

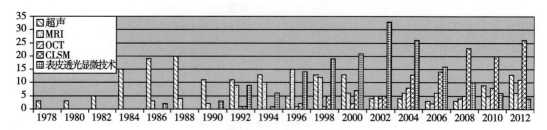

图 1　Medline 上无创皮肤成像分析方法发表情况。MRI，磁共振成像；OCT，光学相干断层扫描技术；CLSM，激光共聚焦显微扫描术

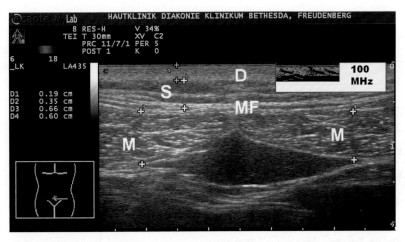

图2 15MHz 和 100MHz（插图）超声图谱比较。15MHz 由于分辨率不足，在超声图谱上部真皮呈现为一条不清晰的线条；对 100MHz，真皮中的结构可见（比如倾斜的毛囊）。D，真皮；S，皮下组织；MF，筋膜层；M，腹直肌。两条相邻线之间的距离（15Mhz 图片的右边界）为 5mm

图3 影响轴向和横向分辨率的物理参数。轴向分辨率主要受传感器带宽的影响，横向分辨率主要受传感器对焦区几何结构的影响。传感器的近场和远场会带有多重伪像

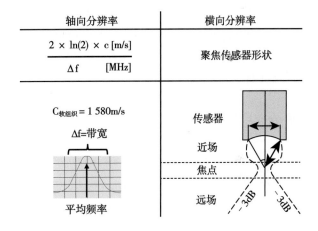

轴向分辨率	横向分辨率
$$\dfrac{2 \times \ln(2) \times c \,[m/s]}{\Delta f \quad [MHz]}$$	聚焦传感器形状

到，而且无法区分表皮中的特定结构（El Gammal et al. 1993；Fornage et al. 1993），这主要是由于中心频率低于 20MHz 的超声传感器的分辨率不足所致。

为了观察表皮，就必须提高分辨率。轴向分辨率（axial resolution）主要由带宽决定（图3），横向分辨率（lateral resolution）和中心频率（center frequency）成正比，和焦距间接成正比（El Gammal et al. 1993，1995，1999，2007）。因此可以通过提升中心频率以增加超声传感器的带宽（bandwidth），从而提高分辨率。

但同时，信号进入皮肤的深度就会减少（图

4）；所以要获取更详细的超声图谱就要接受相应增加的负荷。

由此 100MHz 的传感器技术被改进，从而使 2mm 深度的皮肤可视化（Paßmann et al. 1989；Ermert et al. 1997；ElGammel et al. 1999），并且分辨率非常高（图2嵌入图）。考虑到皮肤医学研究涵盖了皮肤表面到筋膜层上方的所有结构，所以用于研究皮肤深层结构的低频率超声也是很必需的。

如今，10～18MHz 的超声成像造影术被用于评估皮肤肿瘤患者的外周淋巴结（Beyer et al. 1982；Brockmann et al. 1985；Blum and Dill-Müller 1998，1999；Dill-Müllerand Maschke 2007）。

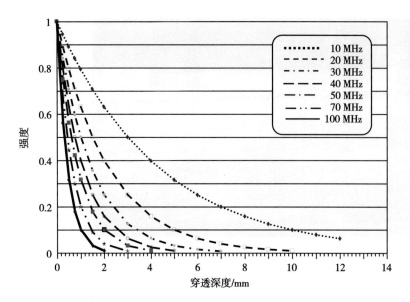

图4 超声波谱的中心频率和穿透深度的关系曲线。曲线绘制强度最低到初始能量 I_0（100%，1.00）的 0.01（1～40dB）。当增加中心频率（这样轴向分辨率提高），超声的渗透深度随之显著降低

1995 年以来，"皮肤和皮下组织超声成像造影术（包括外周淋巴结）"在德国被列入皮肤医学教育课程中，这也证明该方法已经成为皮肤医学界常规诊断工具。

2 方法与患者

为了研究皮下组织，使用了一台配置 9～18MHz 线性阵列施用器的 Esaote MyLaB60 超声单元。超声凝胶用作耦合剂（coupling medium）。

对真皮、表皮和角质层的检查可以通过配置不同频率范围（20～250MHz）范围的超声传感器的实验性超声图像单元来实现。具体的技术细节已在其他刊物发表（Ermert et al. 1997；Paßmann et al. 1989；El Gammal et al. 1995，1999；Vogt et al. 2001；对于传感器细节可以参见 El Gammel et al. 2007）。

一种高度聚焦的具有非常卓越横向分辨率的 100MHz 陶瓷传感器（ceramic transducer）（焦距深度只有 400μm）（图 5b）被应用，不仅是为了获取 400μm 条带的高清超声图谱，也为了扩大测试的皮肤区域。为此，我们开发了机械聚焦流程，称为亮度 / 深度扫描（brightness/depth-scan；B/D-Scan；图 5c）。该方法的原理是把几个 400μm 深度的宽幅图像条带进行合成，这几个条带是一个接着一个记录，每个都在传感器焦距区域内（Ermert et al. 1997；Paßmann et al. 1989）。当传感器通过横向运动采集到所选择区域内最上面的条带后，传感器垂直向上移动 400μm，进行下一幅图像采集。为了抵消邻近条带由于人为移动产生的伪影，计算机软件会识别重叠图像（近场和远场）并做相应的调整和处理，然后把最终图像拼接在一起。

在把图像条带拼接在一起前，每幅图像都要经过两步处理。第一步，消除 100MHz 传感器的内置回声，对图像振荡曲线所有邻近的 A 型扫描（A-scans）进行平均化处理，然后从每个单独的 A 型扫描中扣除平均振荡曲线。第二步，解调 A 型扫描。对每个 A 型扫描，其包络曲线由两个复合快速傅里叶转换所确定。这样的处理流程可以获取最优化的结果，但缺点是不能即时看到所记录的数据。为了解决这一问题，可以采用快速的解调方法，其包括对高频 A 型扫描的数字整流器和 10 的幂次数量级的非递归式数字滤波器的结合使用。这种线性相位过滤器的通带截止频率为 150MHz。

2.1 患者与志愿者

所有的志愿者和患者在所有的检查前都给予知情同意。

健康的手掌皮肤：10 名皮肤健康的右撇子志愿

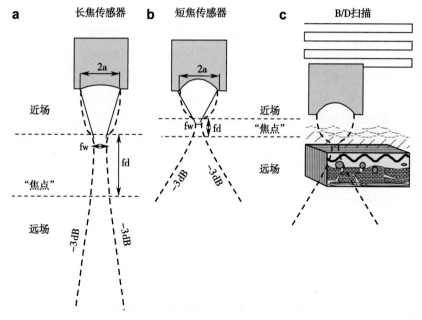

图5 （a）通常在机械扫描仪中采用长焦传感器。对焦区域是由焦点宽度 F_w 和深度 F_d 来定义的。（b）为了提到横向分辨率（F_w），我们采用短焦传感器。对焦深度 F_d 减少到 400μm。F_w=30μm。（c）B/D 扫描。最终的超声图谱是由几个 400μm 的宽幅图像条带构成，它们一个接一个被记录，每个都在传感器的对焦区内

者（5 名男性和 5 名女性，年龄范围 29～76 岁，平均年龄 56.4 岁）参与了检测。用 Finn 斑试器将左手食指指尖用乳液包封 30 分钟。

健康无毛皮肤（glabrous skin）：超声图谱在健康皮肤志愿者（年龄范围 20～32 岁，平均年龄 24.1 岁）采集，采集位置分别为腹部脐侧 3cm（n=8）、肩胛骨上方的上背部（n=11）、手前臂外侧（n=9）和小腿（n=14）。介于手掌部到无毛区的过渡区的手腕内侧的超声图谱也被采集（$n>4$）。

寻常性银屑病和扁平苔藓患者：检测区域包括了 18 名患者的 35 个未经治疗的、浸润的肢端有轻微脱屑皮损；以及 6 名患者的 10 个扁平苔藓丘疹。超声检测包括皮损中心区域、皮损边缘和周围正常皮肤。

皮肤肿瘤：超声采集了皮肤肿瘤（基底细胞癌、恶性色素肿瘤、脂溢性角化病和痣细胞痣）区，以及正常邻近区或对侧区。然后肿瘤被切除用于组化分析（请见下）。我们的研究仅包括组织学上肿瘤浸润很弱的案例：总共 27 例表浅性基底细胞癌、13 例恶性黑素瘤、16 例痣细胞痣和 11 例脂溢性角化病被用于评价和统计分析。

2.2 图像处理和统计分析

采用 AnalySIS 软件进行图像分析（Soft Imaging Software，德国明斯特）。可以通过手动用定位光标画多边形，来界定超声图像中感兴趣的结构（如入口回声，低回声条带）。Y 轴的平均直径（多边形中所有 A 型扫描的平均长度）和多边形区域的平均灰度（0 到 255 之间，0 代表全黑，255 代表全白）均被一一计算。

皮肤肿瘤区，及其邻近区或者对侧区的每个超声图谱中的所有感兴趣结构［皮肤入口回声的厚度，回声密度（echodensity），低回声的肿瘤区域的回声密度，肿瘤下区域的回声密度］均被一一测量。测量值被计算为一种百分数（占正常皮肤的百分比）。

最后，非配对 U-test（Mann-Whitney Wilcoxon）统计分析方法被用于比较以上测得的参数。P 值小

于 0.05，可认定为显著性差异。

2.3 与组织学的相关性

超声图谱采集后，79 名患者（斑块性银屑病 11 例，扁平苔藓丘疹 6 例，基底细胞癌 27 例，恶性色素瘤 13 例，痣细胞痣 16 例，脂溢性角化病 6 例）的组织切片被一一取样。为了获得超声图谱和组织结构图像之间准确的相关性，10mm 长的线被标记于超声扫描的皮肤表面。皮肤局部麻醉后，皮肤组织沿着这条线进行切割，深度到皮下组织。这样就获得了一个纺锤形的组织切片。将这块纺锤形的组织从中间切开，切开的平面平放于硬纸板上，以避免甲醛溶液固定过程中的组织变形。

在所有的组织切片中，表皮的厚度（颗粒层到表皮突的最低点）和炎症浸润的厚度（真皮乳头层的最上层到最下层）被一一测量。然后用线性回归分析超声图像测得的厚度和相应的组织切片测得的厚度是否有显著相关性。

3 结果

3.1 正常无毛皮肤

正常皮肤的超声图像显示其上边界为一条回声非常密集的线，即所谓的皮肤入口回声区。皮肤入口回声区的出现是由于在水（水用作耦合剂）和含水极少的角质层交界区产生的阻抗跳跃式突变。100MHz 的超声很显然不能分辨这块薄薄的无毛的角质层。在入口回声区和真皮反射区之间有一个微小的低回声条带（echopoor band，EPB），其下就是回声密集且有散射的条带，这个区域对应的是真皮（图 6）。皮肤脂肪组织为无回声区，且被倾斜有取向的回声密集的结缔组织区所贯穿。

真皮网状层是回声密集区（echorich zone）且有很强的散射，并和回声反射融合，这和回声很低的皮下脂肪层形成鲜明界限。在真皮内，毛囊呈现为均匀的低回声结构（图 6）。为了发现毛囊结构复合体那些部分是超声可视化的，"无创"三维重组被应用。三维重组的原理已在其他部分被详尽的讨论了（El Gammal et al. 1992，1993）。图 7a 中左

边的超声图垂直于右边的超声图。左边最上方的超声图在真皮和皮肤脂肪界面上有一个界限很分明的三叶草状低回声的结构，左边中部的超声图是毛囊导管结构，左边下方的超声图展示了不清楚的真皮区对应的皮脂腺腺泡结构。这样的三维重建（图 7b）显示毛囊导管和皮肤表面呈 30° 夹角。皮脂腺的腺泡结构也可以看到。用三维重建，可以区分生长期和休止期毛囊（El Gammal et al. 1992）。

3.2 正常掌部皮肤

掌部皮肤的 100MHz 超声图谱显示，在上界面是回声密集的入口区（图 8），如果皮纹被横向切割（多数情况下），所以入口回声是波浪形的；某些情况下是延皮纹的轴向切割，这样的话，入口回声区是直线形的。在入口回声下方是低回声的条带，下文中这个条带记为 EPB1（echopoor band 1），随后是回声密集线（echorich line），这个密集线和入口回声的线平行，但强度偏低（图 8、图 9 和图 10）。El Gammal 等（1999）能够显示 EPB1 真实代表了剥脱的角质层（胶带剥脱）和水肿的角质层（用凡士林包封过的）。

EPB1 以下，可见第二个低回声的条带，记为 EPB2（echopoor band 2）。不论是剥脱角质层还是水肿后的角质层均不会显著改变该层的厚度。EPB2 和 EPB1 被一条回声密集的线分隔开，这条线代表含水极低的角质层和潮湿区域的分界线，潮湿区域是指鲜活的表皮区。EPB2 的下边界是真皮散射区（图 8 和图 9）。这个边界过于笔直以至于和真表皮波浪形的连接无法对应，更别说和乳头层真皮（papillary dermis）和网状层真皮（reticular dermis）之间的界面对应。

EPB1 区，可见弯曲的，回声密集的，100μm 见宽的结构，这个结构垂直穿过 EPB1 条带，两者之间的距离为 800 ～ 950μm 或者其倍数。每个这样的结构都终止于皮纹嵴的下凹处（图 9）。这些结构代表的是外泌汗腺导管。在 EPB2 区域几乎看不到这样的结构；在回声密集的真皮区，也无法检测到类似结构。

图 10 显示的是掌部区域和无毛区域过渡的手

图6 在回声密集的真皮中，毛囊表现为低回声结构。（a）大腿；*毛囊的纵切图；插图：对应的组织结构；（b）大腿；*毛囊正交切图。E，皮肤入口回声区；D，真皮；S，皮下脂肪组织；CT，皮下结缔组织隔膜；H，毛发（正交切图）。两个刻度线之间的距离为100μm

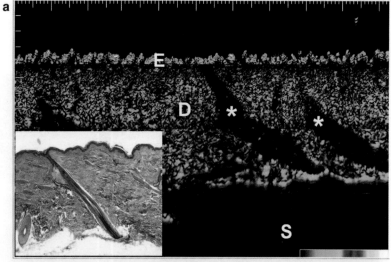

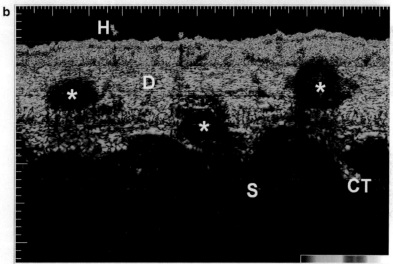

腕区域；EPB1的上下边界（入口回声区和下方的回声密集区）融合成一条回声密集线，这样EPB1就消失了。100MHz的超声图谱无法区分无毛区的薄薄的角质层。这样EPB2区就变成入口回声区和真皮反射区唯一一条低回声的区域。尽管入口回声区的厚度和掌部皮肤类似，但低回声条带明显比掌部皮肤薄。而下肢的皮肤的该条带，则比躯干皮肤厚（El Gammal et al. 1999）。

就像突然出现EPB1一样，当从无毛皮肤转去有嵴的皮肤（手掌和脚底），后者的真皮回声反射性会减少。这种现象可以通过上层角质层对超声能量有很强的吸收来解释。

3.3 炎症性皮肤疾病

寻常性银屑病：和正常皮肤相比，银屑病皮损表现为真皮上部明显改变。

在银屑病皮损的边界处，正常皮肤的低回声条带变成一个很宽低回声条带。这个条带的厚度和棘皮组织炎症浸润的表皮加真皮组织切片厚度是有良好相关性的（r=0.94）。但低回声条带的宽度和表皮或真皮单独炎症浸润的厚度是没有显著相关性的（El Gammal et al. 1999）。其下笔直的EPB2是由真皮反射区界定的。

此外，和正常皮肤相比，银屑病的入口回声区也有明显改变。对于未经治疗的鳞屑型斑块，在入口回声区下方，赫然可见几条平行的回声密集线。它们和入口回声条带融合，且和正常皮肤的入口回声条带相比显著增厚（111±16μm，n=35，

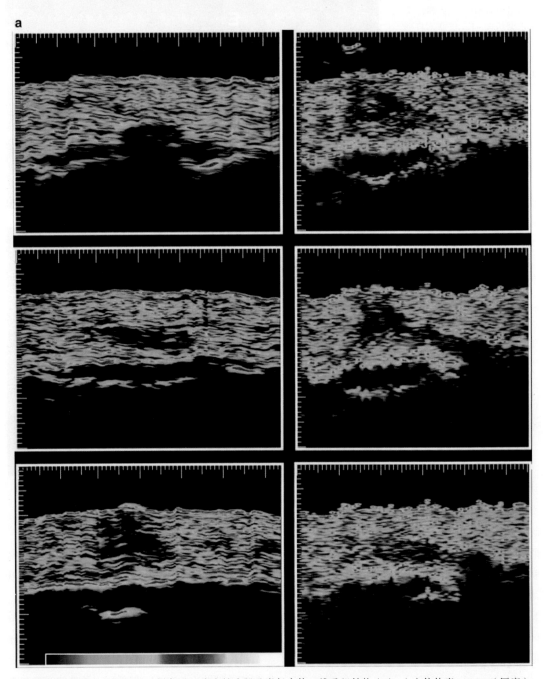

图7 系列切面图（a）和50MHz频率下23岁女性小腿毛囊复合体三维重组结构（b）。立方体体素：3.2mm（厚度）×6mm×6mm。切片间距为50μm。（a）左边的超声图像垂直于右边的超声图像。左上图为真皮-皮下界面清晰的三叶草形低回声结构。左中为毛囊导管。左下为界限不明确的皮脂腺漏斗状腺泡结构。右边是毛囊纵切图。这根毛发轻微弯曲。（b）三维重组结构图。毛发和皮肤呈30°夹角。毛发在毛发导管中可见（线状重组结构），当它倾斜度增加后变得不可见（回声反射没有返回到传感器）。当毛发与皮肤表面平行时则变为可见状态。红色＝皮脂腺漏斗状腺泡。两个刻度线之间的距离为100μm。（转载经 El Gammal 等允许）

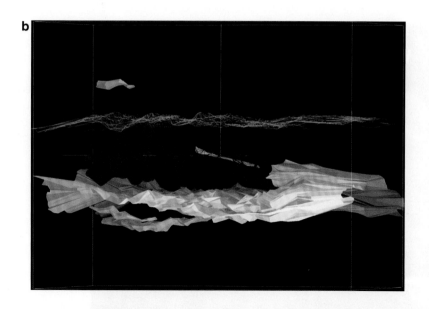

图7（续）

$P < 0.001$），而且表面更不规则。

　　随后的观察发现上述具有不同回声强度的条带主要代表角质层的角化过度程度：当用凡士林在银屑病过度角化的斑块区包封 60 分钟后，低回声区的厚度会增加，而其回声强度显著降低。反复对鳞屑表面用胶带进行剥脱则回声密集区的厚度会逐渐降低。当鳞屑被完全剥脱后，就只剩下一条单独的回声密集线。

　　总之，银屑病斑块区的鳞屑未做处理时角质层均为回声密集区；用凡士林处理后，回声密度降低。而且，棘皮组织表皮加真皮炎症浸润区会表现为一个独立的低回声区（El Gammal et al. 1999，2007）。

　　扁平苔藓：对于扁平苔藓的丘疹，正常无毛区的低回声条带集中变宽为梭形的低回声区。该条带的最大厚度和组织切片棘皮组织区炎症浸润的真表皮厚度相关性非常好（$r=0.86$）。扁平苔藓丘疹（图 11）在入口回声区下会有一个低回声区 EPB1（El Gammal et al. 1999）。

3.4 皮肤肿瘤

　　为了研究分辨率改进后的 100MHz 超声对肿瘤细节的可视化是否有影响，于是用图像分析法评估了薄的基底细胞癌。超声图谱和组织结构的对比揭示了肿瘤实质结构和间质在组织切片图上是分离的（图 12 插图），但在超声图上，两者在真皮层上方整合为一个统一的梭形低回声区（图 12）。也就是说，肿瘤实质细胞和间质结构表现为一个单一的低回声区。

　　我们通过超声图谱和组织结构进一步研究了薄的皮肤肿瘤（基底细胞癌，恶性黑素瘤和脂溢性角化病，痣细胞痣）。超声图谱通过比较皮肤肿瘤区域和邻近或对侧的正常皮肤（正常皮肤变化百分比）。大部分参数没有显著差异（表 1）。对于脂溢性角化病案例，皮肤入口回声区的厚度显著增加。而且肿瘤下部区域回声强度和入口回声厚度显著相关（$r=0.92$）。对于所有的肿瘤，低回声区的回声密度（表 2a）并没有统计学显著改变，除了脂溢性角化病和痣细胞痣相比具有统计学差异（$P=0.05$）。对于所有肿瘤，其下区域的回声密度显著不同（表 2b，$P < 0.01$），除了恶性黑素瘤和痣细胞痣相比的结果略有不同（$P < 0.05$）。

　　由此可以得出结论，依靠研究肿瘤低回声区的回声密度来区别肿瘤的种类是不可能的。但肿瘤下的正常真皮区域的回声密度给出唯一的提示，也就是肿瘤区域对超声吸收的特征：这些发现表明对于所有检测的色素性皮肤肿瘤，回声反射的吸收是显著不同的，但恶性色素瘤和痣细胞痣相比的情况除外。

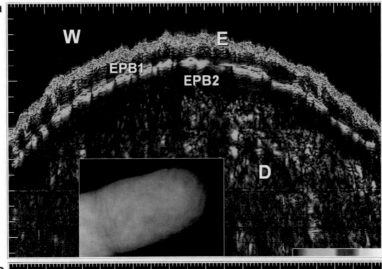

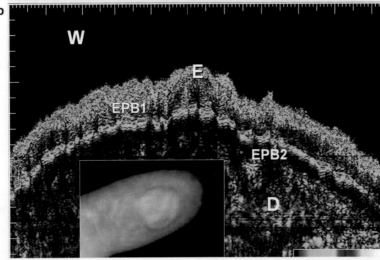

图8　30岁女性左手食指掌部（指骨末梢）：（a）乳液包封30分钟之前；（b）乳液包封30分钟之后。W，水（耦合剂）；E，入口回声；EPB1，低回声区1；EPB2，低回声区2；D，真皮。两个刻度线之间的距离=100μm。插图：包封之前之后手指的照片

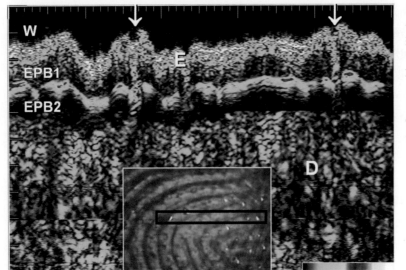

图9　高倍放大的39岁男性右手食指掌部皮肤。W，水（耦合剂）；E，入口回声；EPB1，低回声区1；EPB2，低回声区2；D，真皮；箭头：皮脂腺导管口。两个刻度线之间的距离为100μm。插图：左手示指的皮肤镜照片。在皮纹嵴处，可见白色的点，代表汗腺导管

图10 无毛皮肤到掌部皮肤的过渡区域，第二个回声密集线将 EPB1（上部低回声区）和 EPB2（下部低回声区）分割开。33 岁女性的手腕部。E，皮肤入口回声带；G，无毛皮肤；R，含皮嵴的皮肤（掌部皮肤）；D，真皮；S，皮下组织。两个刻度线之间的距离为 100μm

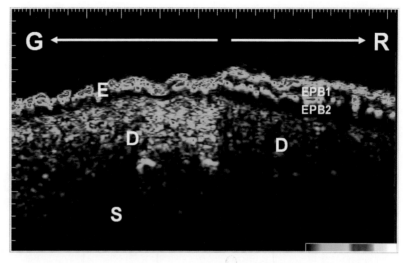

图11 65 岁女性大腿部扁平苔藓丘疹。丘疹中部，在入口回声区和其下的回声密集区之间可见有一条低回声线（*）。相应的组织切片图显示这个区域有明显的角化过度。组织切片图进一步显示 EPB2 对应于基底表皮生发层和真皮上部的炎症浸润部分。EPB，低回声条带；D，真皮。两个刻度线之间的距离为 100μm

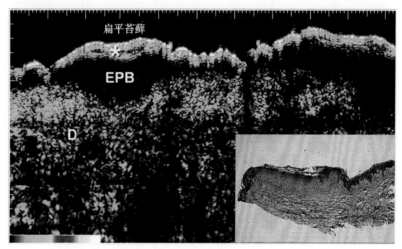

图12 78 岁女性背部基底细胞癌。相应的组织切片（插图）显示，在超声图谱真皮上部，肿瘤实质结构和间质（厚度共 912μm）共同构成了一个梭形的低回声区（最大厚度 770μm）。两个刻度线之间的距离为 100μm

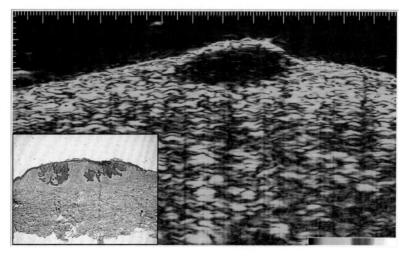

表 1　皮肤色素性肿瘤中不同感兴趣区域的统计学分析

		NCN	MM	SebK	Bas
皮肤入口回声	T 厚度	n.s.	n.s.	$P = 0.02$	n.s.
	邻近区域正常表皮平均回声密度	n.s.	n.s.	n.s.	n.s.
肿瘤低回声区	邻近区域正常真皮平均回声密度	33 % ± 9 %	16 % ± 6 %	13 % ± 6 %	25 % ± 9 %
肿瘤下区域	邻近区域正常真皮平均回声密度	71 % ± 23 %	50 % ± 15 %	25 % ± 3 %	86 % ± 24 %

n.s，差异不显著；NCN，痣细胞痣；MM，恶性黑素瘤；SebK，脂溢性角化病；Bas，基底细胞癌。

表 2　对皮肤肿瘤的评估，聚焦于（a）肿瘤低回声区和（b）肿瘤下区域。（a）对所有的肿瘤，低回声肿瘤区域的回声密度没有显著的统计学差异，除了 SebK 和 NCN 相比（$P=0.05$）。（b）对所有的肿瘤，肿瘤下区域都是显著不同的（$P < 0.01$），除了 MM 和 NCN 相比（$P < 0.05$）。SebK，脂溢性角化病；MM，恶性黑素瘤；Bas，基底细胞癌；NCN，痣细胞痣

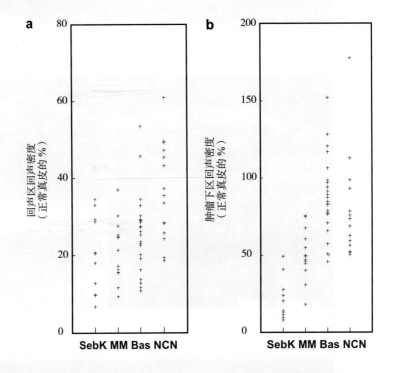

4　讨论

皮肤医学应对的是从皮肤表面到筋膜层之间的所有皮肤结构。所以通过成像工具来观测皮下结构是很必要的。超声是非常有价值的方法，因为它是无创，同时也是无害（无辐射），必要的时候还可以重复进行。

7.5～15MHz 超声成像造影术已经成为研究皮下和皮下组织病理情况的通用工具。典型的案例，包括结缔组织疾病、脂肪组织、血管疾病、软组织肿瘤和淋巴结病变等（Blum and Dill-Müller 1998，1999；Dill-Müllerand Maschke 2007；El Gammal et al. 2007）。

20MHz 超声成像造影术应用于真皮研究。不同的病理进程（几乎所有皮肤肿瘤，炎症浸润，水肿，瘢痕组织，弹性组织变性）也包括皮肤附属器及大血管的病理均可以表现为真皮回声密集区域里的低回声区（Altmeyer et al. 1992；El Gammal et al. 1993；Fornage et al. 1993）。

和 20MHz 超声扫描比起来，我们的 100MHz

实验超声单元可以对皮肤上层结构进行更精细的可视化检测。尤其对于在体评估角质层，100MHz是一个非常有价值的工具。然而对于正常无毛皮肤角质层太薄了（Kligman 1964，大约12～15μm；Idson 1978，干燥角质层平均厚度15μm，水合后角质层厚48μm），以至于其信号不能和入口回声区分离，对于掌部皮肤或者过度角化的状态，角质层可以表现为一个明显的条带，而且其厚度很容易测量。这些结果表明，角质层的回声密度是由其含水量决定的，比如银屑病的鳞屑，因为包含空气所以呈现为银色，也就是说它比掌部湿润的角质层的回声密度还要高。角质层和表皮生发层——可视的回声密集线——之间明显的间隙是可以用这些层的含水量来解释的。

如今大多数作者认同皮肤的入口回声是耦合剂和角质层之间阻抗的变化引起的伪像（Querleux et al. 1988；Gniadecka et al. 1994；Hoffmann et al. 1994；Seidenari 2005）。这个假设也被实验结果证实：无论角质层是被剥脱掉还是用外用敷料包封，抑或角质层被完全除掉，入口回声的厚度和回声密度均保持不变（El Gammal et al. 1999）。在大多数20MHz的研究中，回声信号被强烈放大，从而可以在到达较深层时仍然有比较强的信号。然而这样也导致了入口回声被严重的混淆。这个效应再加上20MHz仅有200μm极低的横向分辨率，使得入口回声区呈现为100～250μm厚，相对均匀的条带（Hoffmann et al. 1994）。100MHz采集图像的过程中，B/D扫描技术可以允许每4～8个水平条带，选择一个特定的放大倍率，随后合成超声图像。这样就避免了入口回声的过度放大。由于其优越的27μm的水平分辨率，入口回声区厚度仅为80μm。这样的图谱可以反映出皮肤表面微小的不规则，包括皮纹或者银屑病皮损引起的皮肤粗糙。

在20MHz正常无毛皮肤的超声图谱中，其真皮反射区和入口回声区直接相邻；约80μm厚的活表皮在图谱上不可见。但如果是100MHz，其分辨率足够显示真皮反射区上方薄薄的低回声区，这个条带的厚度及其平直的小边界表明它代表活表皮以及真皮乳头层。从正常皮肤到银屑病斑块，这个条带会加宽到400～500μm，且为无回声区。有类似厚度的无回声区在银屑病皮损20MHz的超声图谱中也可以观察到（DiNardo et al. 1992；Fornage et al. 1993；Hoffmann et al. 1995；Seidenari，1995；Stiller et al. 1994；Vaillant et al. 1994）。关于这个条带的本质的推论还存在争议。一些作者认为它是棘皮组织和真皮上部炎症浸润部分的加和（Fornage et al. 1993；Murakami and Miki 1989；Hoffmann et al. 1995），另外一些作者则把它解释为与真皮乳头层相关（DiNardo et al. 1992；Stiller et al. 1994；Vaillant et al. 1994）。我们的结果更支持第一种假设：相应的组织结构揭示它的厚度和组织学测量的表皮生发层加炎症浸润层的厚度有极好的相关性。而且，在100MHz超声图谱中，这个低回声条带其边界还算平直。那么如果它只代表表皮，下边界应该是波浪起伏的；如果它和真皮乳头层相关，其上边界应该是波浪状的，尤其对于具有显著的表皮突的斑块状银屑病。100MHz足够高的横向分辨率允许它可以分辨这个尺度的结构，就像对于掌部皮肤它可以分辨出皮纹的横截面一样。由此，我们可以得出结论：活表皮和炎症浸润的真皮均表现为低回声信号，且两者无法区分。

这些回声阐明了在超声图谱中是否可见一个结构，不仅仅是分辨率的问题。就像这些研究结果展示的一样，100MHz的分辨率可以检测小到角质层中的汗腺导管，但另一方面，却无法区分活表皮和真皮乳头层，而且，正如我们通过对于皮肤肿瘤的研究所知的那样，基底细胞癌的间质细胞也无法和肿瘤细胞巢区分开（图12），也无法区分炎症浸润和真皮乳头层（见图11）。

如何解释这一现象呢？根据Fields和Dunn的研究（1973），当所使用的频率在两种组织中产生不同的阻抗时，回声仅在两种组织的边界产生。很显然，对于活表皮和通过纤细的结缔组织连接的真皮乳头层之间没有阻抗的差异，同样在肿瘤肿块和浸润的淋巴细胞之间也没有阻抗差（impedance difference），但他们和真皮网状层之间是有阻抗差的。这些组织的声学特性在20MHz和更高频率时是基本类似的。

组织学结构和超声扫描，两者之间的完全的相关性是无法获取的，因为两种方法均受各种人为因素的影响：

- 组织切片的处理过程会使组织萎缩—老化和脂肪溶解。最初紧实的角质层会转变成疏松的网眼结构，这与在体解剖是不相符的。
- 超声检查需要用水作为耦合剂，这样就会导致角质层的水合膨胀。为了计算距离，必须了解组织中超声传播速度（ultrasound speed）。在皮肤医学的超声图谱中，距离的计算是基于超声信号的时长和声波在真皮中的传播速度（1580m/s）（Alexander and Miller 1979; Beck et al. 1986）。但是，对于指甲甲板，Finlay 等（1987）对比了 20MHz 超声和测微螺旋仪所测得的厚度，发现超声传播速度为 2 140m/s。Jemec 和 Serup（1989）把甲板分为传播速度不同的两个部分，上面干燥的部分（3 103m/s）和下面潮湿的内衬部分（2 125m/s）。推测角质层也有类似的情况，因为上层角蛋白含水量很低可以对应甲板的干燥部分。

炎症过程：炎症皮肤病如寻常性银屑病、扁平苔藓和急性或慢性皮炎在皮肤入口回声下方均有一个特征性的无回声条带。它代表表皮的棘皮部分和真皮浸润部分。换句话说，超声无法区分表皮棘皮组织和其下的真皮炎症浸润（表3）。尽管有这样的问题存在，高分辨率的超声图谱依然被证实是一种出色的无创方法，在炎症性皮肤疾病治疗过程中可以用于跟踪炎症进程和康复。

皮肤肿瘤：只要是局限在真皮回声密集区内，皮肤肿瘤的边界是很明显的。除了角蛋白内含物比如脂溢性角化病和钙化（皮肤钙化）是有很强的回声反射外，几乎所有的皮肤肿瘤（上表皮细胞瘤、色素细胞瘤、血管瘤或结缔组织瘤）都是低回声的。

考虑到皮肤肿瘤的特点，50 ～ 100MHz 的超声扫描和 20MHz 相比几乎是没有优势的：炎症浸润，肿瘤实质结构和间质细胞都是低回声的，且外观相似（表3）。和预期情况一样，用 20MHz 检测会高估恶性黑素瘤的超声图谱的垂直厚度（低回声区由肿瘤和炎症浸润区组成）（如果用 100MHz 的话，高估程度略低），这个结果是与组织切片结果对比后发现的（Gamblicher et al. 2007）。

如果仅聚焦于肿瘤的低回声区，要区分不同皮肤肿瘤是不可能的。但另一方面，肿瘤下（正常的）真皮的回声密度可以间接提示肿瘤的吸收特性。这个有趣的发现已经被 Harland 等证实（2000）。

真皮结缔组织改变：不论是真皮的纤维化，例如瘢痕或者硬皮病，还是光老化性弹性病中所产生的胶原蛋白稀疏同时弹性物质的增加，这些均会导致超声图谱回声密度的降低；真皮表现为更暗了。由于 20MHz 的组织渗透深度为 7mm，那么真皮中增厚的结缔组织结构和硬化病中脂肪组织的硬化都是超声图像可见的。不同的研究显示硬化病斑块的进程和康复都可以用超声图谱定量分析（Cole et al. 1981; Serup 1984; Akesson et al. 1986; Myers et al. 1986; Levy et al. 1993）。Hoffmann 等（1992b）对 63 例硬斑病（局限性硬皮病）患者的研究发现，和对侧健康身体部位相比，真皮厚度增加超过 60%。腹股沟区域的真皮特别薄，但在硬化期，其厚度显著增加（Hoffmann et al. 1992b）。

（赵小敏 译，郝宇 校／审）

表3　高分辨率超声图谱中的低回声和回声密集结构

低回声结构	回声密集结构
角质层	毛发（水做耦合剂的情况下）
表皮生发层（活表皮层）	入口回声 [a]
毛囊导管	汗腺导管（含皮嵴的皮肤）
光照所致弹性组织变性	网状真皮层（散斑结构）
真皮乳头层	角蛋白内含物
实体肿瘤块	钙化组织
炎症（如淋巴细胞）浸润	
血管腔	血管壁

[a] 由于相邻结构阻抗突越而产生的伪像。

参考文献

Akesson A, Forsberg L, Hederström E, Wollheim E. Ultrasound examination of skin thickness in patients with progressive systemic sclerosis (scleroderma). Acta Radiol Diagn. 1986;27:91–4.

Alexander H, Miller DL. Determining skin thickness with pulsed ultrasound. J Invest Dermatol. 1979;72:17–9.

Altmeyer P, Hoffmann K, Stücker M, Goertz S, el-Gammal S, Altmeyer P, Hoffmann K, Stücker M, Goertz S, el-Gammal S, et al. General phenomena of ultrasound in dermatology. In: Altmeyer P, Altmeyer P, el-Gammal S, Hoffmann K, editors. Ultrasound in dermatology. Berlin/Heidelberg/New York: Springer; 1992. p. 55–79.

Beck JS, Speace VA, Lowe JG, Gibbs JH. Measurement of skin swelling in the tuberculin test by ultrasonography. J Immunol Methods. 1986;86:125–30.

Beyer D, Peters PE, Friedmann G. Leistungsbreite der Real-time-Sonographie bei Lymphknotenerkrankungen. Rontgenpraxis. 1982;35:393–402.

Blum A, Dill-Müller D. Sonographie der Lymphknoten und der Subkutis in der Dermatologie; Teil 1. Hautarzt. 1998;49:942–9.

Blum A, Dill-Müller D. Sonographie der Lymphknoten und der Subkutis in der Dermatologie; Teil 2. Hautarzt. 1999;50:62–73.

Brockmann WP, Maas R, Voigt H, Thoma G, Schweer S. Veränderungen peripherer Lymphknoten im Ultraschall. Ultraschall. 1985;6:164–9.

Cole CW, Handler SJ, Burnett K. The ultrasonic evaluation of skin thickness in sclerederma. J Clin Ultrasound (NY). 1981;9:501–3.

Desai TD, Desai AD, Horowitz DC, Kartono F, Wahl T. The use of high-frequency ultrasound in the evaluation of superficial and nodular basal cell carcinomas. Dermatol Surg. 2007;33:1220–7.

Di Nardo A, Seidenari S, Giannetti A. B-scanning evaluation with image analysis of psoriatic skin. Exp Dermatol. 1992;1:121–5.

Dill-Müller D, Maschke J. Ultraschalldiagnositk in der Dermatologie. JDDG. 2007;5:689–708.

El Gammal S, Hoffmann K, Kenkmann J, Altmeyer P, Höss A, Ermert H. Principles of three-dimensional reconstructions from high resolution ultrasound in dermatology. In: Altmeyer P, el-Gammal S, Hoffmann K, editors. Ultrasound in dermatology. Heidelberg/New York: Springer; 1992. p. 355–87.

El Gammal S, Auer T, Hoffmann K, Matthes U, Hammentgen R, Altmeyer P, Ermert H. Highfrequency ultrasound: a non-invasive method for use in dermatology. In: Frosch P, Kligman AM, editors. Non-invasive methods in dermatology. Heidelberg/ New York: Springer; 1993. p. 104–29.

El Gammal S, Auer T, Hoffmann K, Paßmann C, Ermert H. High resolution ultrasound of the human epidermis. In: Serup J, Jemec GBE, editors. In vivo examination of the skin: a handbook of non-invasive methods. Ann Arbor/London/Tokyo: CRC Press; 1995. p. 125.

El Gammal S, El Gammal C, Kaspar K, Pieck C, Altmeyer P, Vogt M, Ermert H. Sonography of the skin at 100 MHz enables in-vivo-visualization of stratum corneum and viable epidermis in palmar skin and psoriatic plaques. J Invest Dermatol. 1999;113:821–9.

El Gammal S, El Gammal C, Altmeyer P, Vogt M, Ermert H. Sonography of the skin in health and disease. In: Wilhelm KP, Elsner P, Berardesca E, Maibach HI, editors. Bioengineering of the skin – skin imaging and analysis. New York: Informa Healthcare; 2007. p. 353–75.

Ermert H, Vogt M, Paßmann C, El Gammal S, Kaspar K, Hoffmann K, Altmeyer P. High frequency ultrasound (50–150MHz) in dermatology. In: Altmeyer P, Hoffmann K, Stücker M, editors. Skin cancer and UV radiation. Berlin: Springer; 1997. p. 1023–51.

Fields S, Dunn F. Correlation of echographic visualizability of tissue with biological composition and physiological state. J Acoust Soc Am. 1973;54:809–12.

Finlay AY, Moseley H, Duggan TC. Ultrasound transmission time: an in vivo guide to nail thickness. Br J Dermatol. 1987;117:765–70.

Fornage BD, McGavran MH, Duvic M, Waldron CA. Imaging of the skin with 20-MHz US. Radiology. 1993;189:69–76.

Gambichler T, Moussa G, Bahrenberg K, Vogt M, Ermert H, Weyhe D, Altmeyer P, Hoffmann K. Preoperative ultrasonic assessment of thin melanocytic skin lesions using a 100-MHz ultrasound transducer: a comparative study. Dermatol Surg. 2007;33: 818–24.

Gniadecka M, Gniadecki R, Serup J, Søndergaard

J. Ultrasound structure and digital image analysis of the subepidermal low echogenic band in aged human skin: diurnal changes and interindividual variability. J Invest Dermatol. 1994;102:362–5.

Gropper CA, Stiller MJ, Shupack JL, Driller J, Rorke M, Lizzi F. Diagnostic high-resolution ultrasound in dermatology. Int J Dermatol. 1993;32:243–50.

Gupta AK, Turnbull DH, Harasiewicz KA, Shum DT, Watteel GN, Fister FS, Sauder DN. The use of highfrequency ultrasound as a method of assessing the severity of a plaque of psoriasis. Arch Dermatol. 1996;132:658–62.

Harland CC, Bamber JC, Gusterson BA, Mortimer PS. High frequency, high resolution B-scan ultrasound in the assessment of skin tumours. Br J Dermatol. 1993;128:525–32.

Harland CC, Kale, Jackson P, Mortimer PS, Bamber JC. Differentiation of common pigmented skin lesions from melanoma by high resolution ultrasound. Br J Dermatol. 2000;143:281–9.

Hoffmann K, el-Gammal S, Gerbaulet U, Schatz H, Altmeyer P. Examination of circumscribed scleroderma using 20 MHz B-scan ultrasound. In: Altmeyer P, el-Gammal S, Hoffmann K, editors. Ultrasound in dermatology. Heidelberg/New York: Springer; 1992a. p. 231–43.

Hoffmann K, el-Gammal S, Winkler K, Jung J, Pistorius K, Altmeyer P. Skin tumours in highfrequency ultrasound. In: Altmeyer P, el-Gammal S, Hoffmann K, editors. Ultrasound in dermatology. Heidelberg/New York: Springer; 1992b. p. 181–201.

Hoffmann K, Stücker M, Dirschka T, Görtz S, el-Gammal S, Dirting K, Hoffmann A, Altmeyer P. Twenty MHz B-scan sonography for visualization and skin thickness measurement of human skin. J Eur Acad Dermatol. 1994;3:302–13.

Hoffmann K, Dirschka T, Schwarze H, el-Gammal S, Matthes U, Hoffmann A, Altmeyer P. 20 MHz sonography, colorimetry and image analysis in the evaluation of psoriasis vulgaris. J Dermatol Sci. 1995;9:103–10.

Idson B. Hydration and percutaneous absorption. Curr Probl Dermatol. 1978;7:132–4.

Ihn H, Shimozuma M, Fujimoto M, Sato S, Kikuchi K, Igarashi A, Soma Y, Tamaki K, Takehara K. Ultrasound measurement of skin thickness in systemic sclerosis. Br J Rheumatol. 1995;24:535–8.

Jemec GB, Serup J. Ultrasound structure of the human nail plate. Arch Dermatol. 1989;125:643–6.

Kligman AM. The biology of the stratum corneum. In: Montagna W, Lobitz WC, editors. The epidermis. New York: Academic; 1964. p. 387.

Lévy J, Gassmüller J, Audring H, Brenke A, Albrecht-Nebe H. Darstellung der subkutanen Atrophie bei der zirkumskripten Sklerodermie im 20 MHz-B-scan Ultraschall. Hautarzt. 1993;44:446–51.

Murakami S, Miki Y. Human skin histology using highresolution echography. J Clin Ultrasound. 1989;17:77–82.

Myers SL, Cohen JS, Sheets PW, Bies JR. B-mode ultrasound evaluation of skin thickness in progressive systemic sclerosis. J Rheumatol. 1986;13:577–80.

Paßmann C, Ermert H, Auer T, Kaspar K, el-Gammal S, Altmeyer P. In vivo ultrasound biomicroscopy. Proceedings of IEEE ultrasonics symposium 1989, p. 1015–8.

Querleux B, Lévêque JL, de Rigal J. In vivo cross-sectional ultrasonic imaging of the skin. Dermatologica. 1988;177:332–7.

Rukinava B, Mohar N. An approach of ultrasound diagnostic techniques of the skin and subcutaneous tissue. Dermatologica. 1979;158:81–92.

Seidenari S. High-frequency sonography combined with image analysis: a non-invasive objective method for skin evaluation and description. Clin Dermatol. 1995;13:349–59.

Seidenari S, Di Nardo A. B scanning evaluation of irritant reactions with binary transformation and image analysis. Acta Dermatol Venereol Suppl (Stockh). 1992;175:9–13.

Serup J. Decreased skin thickness of pigmented spots appearing in localized scleroderma (morphoea) – measurement of skin thickness by 15 MHz pulsed ultrasound. Arch Dermatol Res. 1984;276:135–7.

Serup J, Staberg B. Ultrasound for assessment of allergic and irritant patch test reactions. Contact Dermatitis. 1987;17:80–4.

Stiller MJ, Gropper CA, Shupack JL, Lizzi F, Driller J, Rorke M. Diagnostic ultrasound in dermatology: current uses and future potential. Cutis. 1994;53:44–8.

Vaillant L, Berson M, Machet L, Callens A, Pourcelot L, Lorette G. Ultrasound imaging of psoriatic skin: a non-invasive technique to evaluate treatment of psoriasis. Int J Dermatol. 1994;33:786–90.

Vogt M, Kaspar K, Altmeyer P, Hoffmann K, El Gammal S. High frequency ultrasound for high resolution imaging. Frequenz. 2001;55:12–20.

43

离体皮肤高频超声成像

Paola Pasquali

内容

关键词

高频超声·高分辨率超声·皮肤超声检查·皮肤超声·回声图像法·超声图像法·无创成像·基底细胞癌·诊治策略·高频超声图像法·HFUS评估·长度·形状·肿瘤深度·体积·离体·高分辨率超声图像法·非侵入性成像·非侵入性成像技术（NIIT）

缩略语

BCC	Basal cell carcinoma	基底细胞癌
HFUS	High-frequency ultrasound	高频超声
HRUS	High-resolution Ultrasound	高分辨率超声
NIIT	Noninvasive imaging techniques	非侵入性成像技术
PDT	Photodynamic therapy	光动力疗法
SCC	Squamous cell carcinoma	鳞状细胞癌

1 简介

在皮肤病日常问诊当中，皮肤肿瘤是常见的问诊原因。通常这些皮肤肿瘤是由病人本人，家属，朋友，护理人员或其他医生发现，然后前来进行问诊。针对不同情况，需要采取不同的治疗方案：有些肿瘤将不予治疗，有些会因美容原因而被去除，有些治疗为了缓解症状，最重要的是，有些肿瘤由于癌变原因而必须进行治疗。

对于那些已经决定要采取干预措施的肿瘤，我们需要获取尽可能多的信息。因为对肿瘤情况越了解，我们对于治疗方案的选择就越好。最好的治疗方案就是从一开始就采用了正确的措施，从而避免复发和后续额外的治疗。

由皮肤科医生指导而完成的一份完整的临床以及皮肤镜评估报告，可以把恶性肿瘤的确诊率提高到98%（Ahnlide and Bjellerup 2013）；然而，传统的临床/皮肤镜诊断也可以利用非侵入式成像技术（noninvasive imaging techniques，NIIT）进行补充、

完善、修改或者是对原始诊断进行再次确认。

这种非侵入式成像技术其中之一，就是高频超声（high-frequency ultrasound，HFUS）/高分辨率超声（high-resolution ultrasound HRUS），（Wortsman 2012；Wortsmanand Wortsman 2010）。这种技术可以对肿瘤的隐蔽部分进行无创评估，进而可以帮助医生进行进一步的评估和测量（Pasquali et al. 2014；Hoffmann et al. 1989；Desai et al. 2007）。

通过HFUS的评估，可以观察到如下的肿瘤特征：

体积/形状：肿瘤的体积可以帮助了解肿瘤的性质；例如大多数结节性基底细胞癌一般为椭圆形；侵入性肿瘤的底部呈现出凹凸不平的形状；浅表基底细胞呈扁平拉伸状（图1）。这些信息都有助于正确选择活检部位，或者有助于决定肿瘤的最佳切除方法。

深度：了解肿瘤的深度有助于决定手术的正确技巧。例如浅表基底细胞癌病变可通过临床/皮肤镜（dermoscopy）检查进行诊断（Argenziano et al. 2013）。可选择的治疗方法包括了冷冻手术（cryosurgery），使用局部免疫调节剂，例如咪喹莫特，光动力疗法（photodynamic therapy，PDT），或者刮除/电凝（curettage/electrocoagulation）等方法，而无须使用例如莫氏显微外科手术（Mohs micrographic surgery）这样昂贵的或有创性的技术。浅表基底细胞癌的HFUS显示出深度小于1mm的低回声椭圆形的区域，这些区域是拉伸的，浅表的，单个小卵圆形的，或是通过一个浅的低回声流所连接起来的类似一个项圈状的多卵石样的病变区域（图2）。单独来看的话，每个肿瘤岛的深度都超过1mm。在纵向上，它们可以很小（1～2mm），但也可以很大，这时候需要进行分段HFUS检查，才能覆盖整个区域。一般来说，长度/深度比是6：1（Pasquali et al. 2012a）。HFUS检查可以确定基底细胞癌（Basal cell carcinoma，BCC）是否仅是在浅表部位，亦或只是表面看起来是"浅表基底细胞癌"，而实际上是一种混合肿瘤，因为这种可能性大约占所有基底细胞癌的三分之一（Sexton et al. 1990；Crowson 2006）（图3）。后者是治疗失败

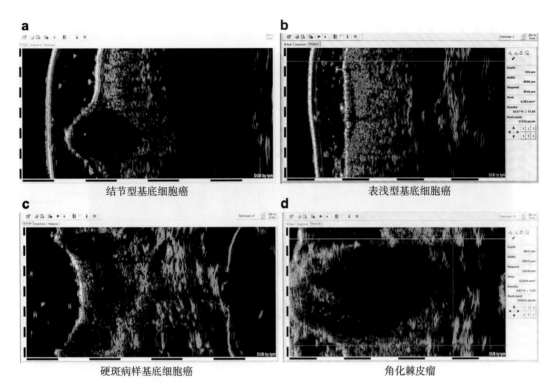

图 1 4 种具有不同的生物学表现的肿瘤并可被 HFUS 所分别。（a）结节性基底细胞癌，一般为椭圆形；（b）浅表性基底细胞癌，通常为浅表病变，呈现为孤立的肿瘤岛，或者是"珍珠领"形的阵列，或者是薄而大的肿瘤；（c）形态不规则的基底细胞癌，底部或侧面呈现凹痕的形态，显示其膨胀性和侵入性；同时，这种肿瘤往往有不规则的形状；（d）角化棘皮瘤，一般为圆形或椭圆形，同时体积很大，并且具有突出的（外部）部分

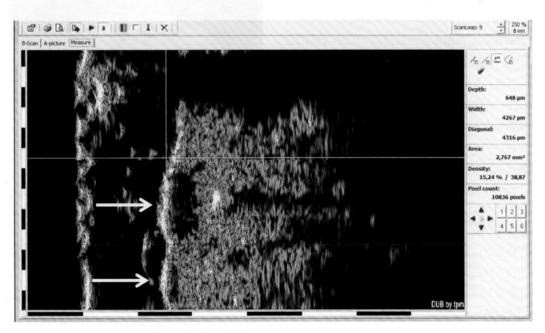

图 2 典型的"珍珠项圈"型的浅表型基底细胞癌的图像

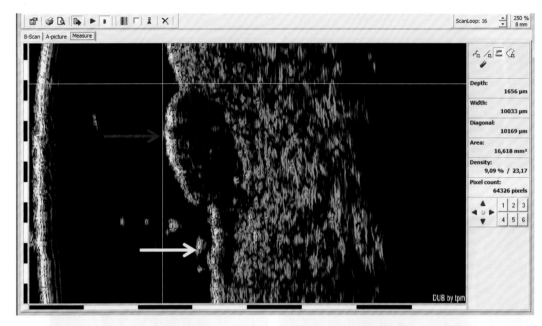

图 3　混合肿瘤，一部分呈现为结节性基底细胞癌（红色箭头），另一部分呈现为浅表基底细胞癌（白色箭头）

和术后出现复发的常见原因（图 4）。HFUS 检查更应该用于评估整个肿瘤，以便在每个点上记录其深度。通过 HRUS 获得的信息，要明显优于仅在肿瘤上"盲目地"进行皮肤活检（skin biopsy）（KamyabHesariet al. 2012）。肿瘤的视像范围可以被限制在一定范围内：例如使用 22MHz TPM® 设备，其深度测定范围的可以限制在 8mm 以内。

长度：有些肿瘤是冰山状的：在表面看起来它们很小，而皮表下方却更大，这就是手术切除后会出现多余边缘的原因。肿瘤视像范围可以被限制在一定范围内：例如对于 22 MHz TPM® 设备，其长度测定范围限制为 13mm。

HRUS 还可用于离体采样的检测（Petrella et al. 2010，2012）。肿瘤一经切除（手术，削切或碟形手术），就会进行扫描成像，以便在将样本送至病理检查之前就确认肿瘤已经被完全切除。由于这是非侵入性的成像技术，因此，可以帮助外科医生确认肿瘤完全切除或者需要延长手术切缘。虽然这种"预探路"手术切缘分析方法不能代替组织学评估，也不会有意要对标于莫氏手术切缘评估，但

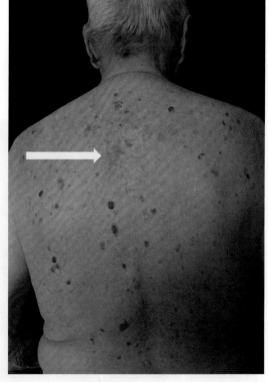

图 4　15 年前接受过电凝刮除术治疗的基底细胞癌复发患者，皮下肿瘤块看起来很像是感染囊肿

是，这种方法确实让外科医生可以通过更省力的方法，进行更好的肿瘤管理。

本章中所引的病例均来自公立医院，主要为皮肤恶性肿瘤。

2 高频超声与病理学以及皮肤镜之对比：从二维到三维成像

如果肿瘤的边缘很清晰的话，那么该肿瘤的二维信息（长度和宽度）可以通过临床和皮肤镜评估得到。使用皮肤镜检查，可以进一步证实甚至可以作出诊断，并且很好地界定出肿瘤的边界，并且可以在多数情况下确定组织病理学亚型（Lallas et al. 2014）。利用这些二维或共面的信息，可以得到皮肤表面上肿瘤的面积。

利用 HFUS 技术，可以得到长度、宽度和深度的三维信息及其面积和密度。利用 TPM® 22MHz 超声设备，当频宽高达 28MHz 时，其探测和观察的深度可以达到 8mm，对表皮和真皮的分辨率可以到达 72μm 以上，最大长/宽度可达 12.8mm 直线。

HFUS 和组织学以及皮肤镜测量之间的相关性，已经得到几位作者的确认（Jovanovic and Pesic 2013；Crisan et al. 2013；Hinz et al. 2012；Nassiri-Kashani et al. 2013）。在我们关于基底细胞癌的研究组当中，分别利用皮肤镜（表面长度）、HFUS 技术和组织学方法测得肿瘤长度，我们也确认了其他作者的观察结果，即 HFUS 与组织病理学样本所获得的数据具有相关性。而且，我们发现 HFUS 与组织学所测得的长度之间有很强相关性（图 5）。此外，在 58/60 的病例中发现，利用 HFUS 所测得的平均长度，大于组织学测得的长度（平均值 =60.1%，r^2=0.66）。

就深度测量而言，在 49/61 例中，由 HFUS/HRUS 的测量结果大于组织学的测量结果，平均增加了 27%，并呈现中等强相关性（r^2=0.65）。对于较大的肿瘤，HFUS/HRUS 与组织学相比，深度增加的百分比较小，但呈现了弱相关性（r^2=0.29）。

通过比较 24 例由皮肤镜，HFUS 和组织学

测量的基底细胞癌长度，发现它们之间有明确的关联。皮肤镜所测长度接近于 HFUS，并且总是大于组织学的测量值（图 6）。而且，结果显示出 HFUS 测量的尺寸更加接近于原位肿瘤的尺寸。

3 离体高频超声

离体高频超声（ex vivo HFUS），是一种非常简单快速的方法。其具体方法是：将经切除、剔除或碟形手术去除的皮肤离体样本，放置在纱布上并涂抹超声凝胶覆盖，然后利用超声进行检查。这种评估方法，可以帮助我们呈现整个肿瘤并确认其完全切除。应将 HFUS 探头置于标本上，并置于和术前测量时相同的位置上。所以，为了帮助我们找到正确的位置，最好事前沿着肿瘤纵轴的皮肤上做出标记，特别是对于较大的肿瘤。

在我们的一组 62 例患者中（Pasquali et al. 2012b），在对样本进行组织学检查之前，利用 HFUS 对 74 例肿瘤进行了术前和术后的离体样本进行了测量（图 7）。在这组肿瘤中，仅有 12 例为良性（1 例为异物，2 例为皮肤纤维瘤，1 例为错构瘤，5 例为皮内痣，2 例为囊肿和 1 例为瘢痕疙瘩），其余均为恶性肿瘤（58 例为基底细胞癌，2 例为鳞状细胞癌，1 例为非典型纤维瘤病，1 例为肥厚性日光性角化病）。

另外，这些肿瘤位于的解剖部位分别为：头/颈 47 例（63.5%），后胸 14 例（18.9%），胸腹部 5.4 例（5.4%），上肢 3 例（4.1%），下肢 6 例（8.1%）。

我们发现 HFUS 在测量长度和深度方面，离体测量和术前测量之间呈正相关，在长度测量上，这种相关性较强（r^2=0.681），而在深度测量上，相关性更强（r^2=0.876）。

虽然有一些波动性，但是由 HFUS 测得的两种长度数据（术前和术后离体样本）还是非常接近的（平均差异为 5%），但与组织学数据相比，这两个数据总是偏大的（组织学和离体 HFUS 之间的平均差异为 36.1%）。其长度测量之间的关系，可以在图 8 中找到。

至于测量深度，组织学和离体 HFUS 测量之

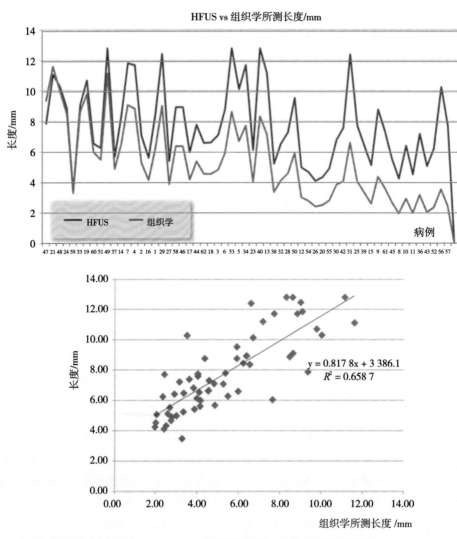

图 5 HFUS 与组织学所测长度的相关性（mm），HFUS 所测的平均长度一般大于组织学所测长度

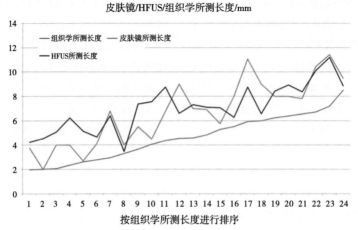

图 6 皮肤镜、高频超声（HFUS）与组织学所测长度的相关性（mm），皮肤镜所测长度数据接近于 HFUS 所测的，而两者皆大于组织学所测长度

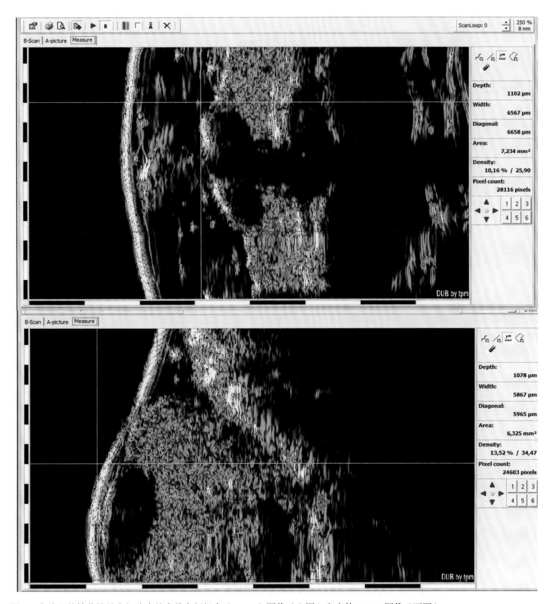

图 7　肩膀上的结节性基底细胞癌的术前高频超声（HFUS）图像（上图）和离体 HFUS 图像（下图）

间的平均差异为 21.7%。这两种测量方法之间的相关性可以在图 9 中找到。

　　离体 HFUS 测量的目的是显示出肿瘤 / 边界的总体积。除了肿瘤的表面积信息之外，HFUS 还有一个额外的价值，就是可以通过手动划分肿瘤区域，从而提供纵向截面的面积（图 10 和图 11）。通过比较术前和术后离体样本的 HFUS 面积，可以更好地了解肿瘤是否被整体移除。在组织学检测下，可以通过计算出椭圆的面积来估算（面积

$= \pi \times L \times d$；L 是长度的二分之一，d 是深度的二分之一），这种估算可以应用于横截面为椭圆的肿瘤，例如结节性基底细胞癌。

　　术前与离体 HFUS 测量之间的相关性，以及术前与组织学测量之间的相关性都很强（r^2=0.794，r^2=0.766）。测量面积之间的比较，见图 12 所示。平均而言，组织学测量面积比术前 HFUS 测量要小 32.9%，比离体 HFUS 测量的面积要小 34.4%。离体 HFUS 测量的面积比术前要大 5%。

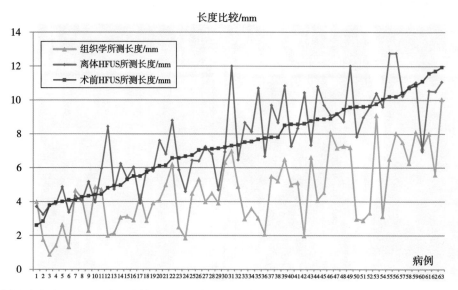

图 8 术前高频超声（HFUS）（红线）、离体 HFUS（蓝线）和组织学方法（绿线）所测得长度的比较。组织学所测长度小于两种 HFUS 的测量值

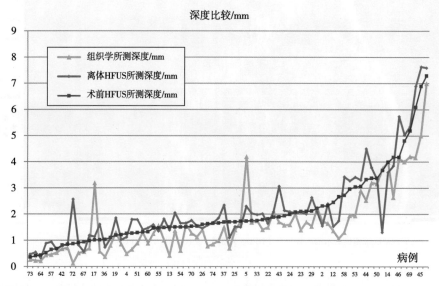

图 9 术前高频超声（HFUS）（红线）、离体 HFUS（蓝线）和组织学方法（绿线）所测得深度的比较

在 74 例中，有 10 例的组织学报告为阳性边界（3 例为良性，7 例为恶性）。其中的 7 个恶性肿瘤中的 5 个是大于 12mm 或深度大于 5mm，74 例中仅有 2 例肿瘤（2.7%）的组织学边缘，没有被 HFUS 检测到。

4 结论

HFUS 是一种无创检测技术，其价格适中、功能多样、便于学习和使用。与其他的无创成像技术相比，这种方法也很节省时间，并且很容易被患者接受。新一代的设备越来越小，方便手持操作，可

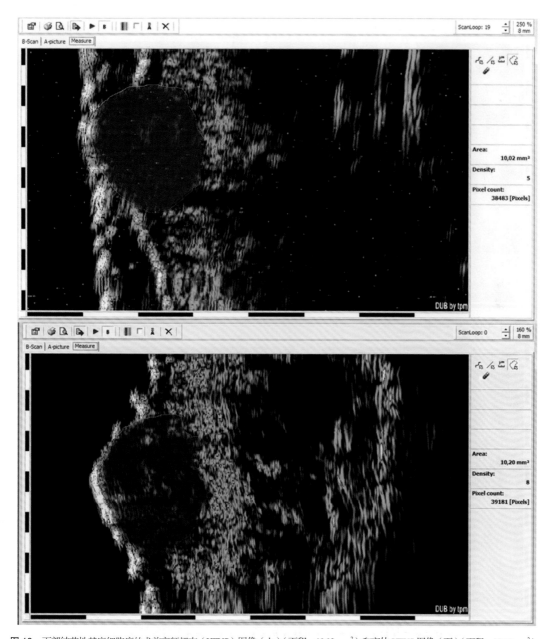

图 10 面部结节性基底细胞癌的术前高频超声（HFUS）图像（上）（面积，10.02 mm²）和离体 HFUS 图像（下）（面积，10.20 mm²）

以方便在不同手术室之间运送，而且成本也比大多数非侵入性成像技术便宜。尽管如此，目前 HFUS 仍然不像其他非侵入性成像技术那样普及。

利用 HFUS 所得到的肿瘤信息，对于治疗方案或后续的非手术治疗方案来说极其有用。如果一个外科医生掌握了更多的信息，就可以减少处理皮肤肿瘤时可能会发生的很多失误。未经治疗的肿瘤

具有癌变、美容或者是经济方面的问题，但是，过度治疗在美容和经济方面可能又会造成另外一个问题。

在皮肤肿瘤治疗当中，HFUS/HRUS 可以有助于评估肿瘤大小、形状和体积。这是一种方便学习，功能多样，成本低廉且易得可用的技术。但是，这项技术不能像共聚焦显微镜（confocal

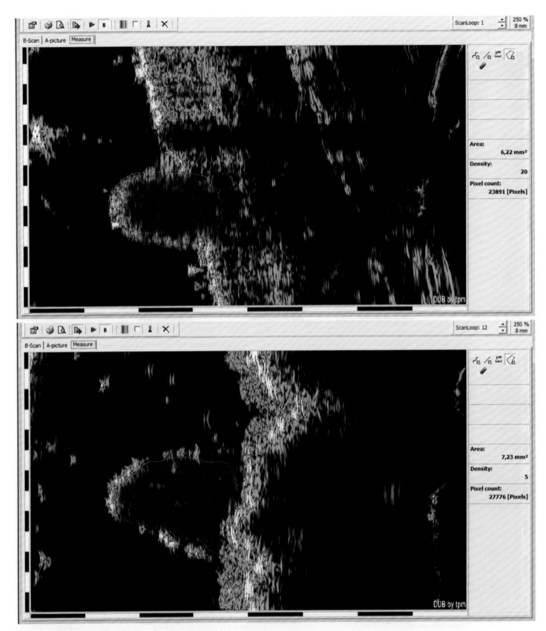

图 11　脸部的皮内痣的高频超声（HFUS）图像（上）（面积，6.22mm²）和离体 HFUS 图像（下）（面积，7.23mm²）

microcopy）那样提供细胞水平的信息。

　　至于肿瘤体积的测量，HFUS 可能会出现不连续的过大估计的测量结果，这可能是由于肿瘤周围区域存在炎症而引起的。但另一方面，组织学测量结果总是会偏低，这可能是由于在制备固定时候，组织收缩、皮肤松弛或者脱水所引起的。

　　离体 HFUS 的过大测量结果，可能是由于手术操作中局部麻醉和液体浸润所致的。另一个需要注意的因素是样本的方向，这有可能会进一步引入 HFUS 和组织学之间的测量差异。

　　HFUS/HRUS 与组织学在维度方面的比较，可以为外科医生提供非常有价值的信息。通常，组织学报告由于过低估计肿瘤的尺寸，而不能显示肿瘤真正的大小和 / 或边缘。这对于良性痣的切除术，

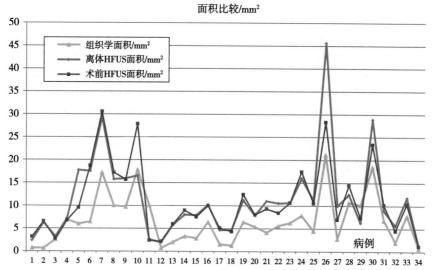

图 12　术前高频超声（HFUS）（红线）、离体 HFUS（蓝线）和组织学（绿线）所测面积的比较。组织学测量的肿瘤面积往往比术前 HFUS 和离体 HFUS 都小

也许不重要。然而，对于恶性肿瘤，其边缘必须遵循特定方法切除掉，如果低估肿瘤及其边缘可能会造成切除不完全，甚至会导致法律问题。皮肤镜和 HFUS 就可以提供更准确的肿瘤信息。

离体肿瘤测量可以帮助外科医生确认切除完全。小型的肿瘤可以通过碟形手术或刮削去除，从而避免不必要的手术。大型的混合肿瘤只能在深部进行手术切除，而浅部则可以使用其他侵入性较小的治疗方法。

HFUS/HRUS，可用于术前评估肿瘤的边缘（Marmur et al. 2010）。离体 HFUS /HRUS，也可用于术后评估肿瘤边缘并对正常皮肤的切除量进行记录。

另外，也很有必要开展进一步的临床研究，旨在确定基底细胞癌亚型和离体样本边缘的形态学差异，以及该差异与复发之间的相关性，并且可以拓展到其他的恶性肿瘤。

（郝宇 译，赵小敏 校，李利 审）

参考文献

Ahnlide I, Bjellerup M. Accuracy of clinical skin tumour diagnosis in a dermatological setting. Acta Derm Venereol. 2013;93(3):305–8.

Argenziano G, Giacomel J, Zalaudek I, et al. A clini-codermoscopic approach for skin cancer screening: recommendations involving a survey of the International Dermoscopy Society. Dermatol Clin. 2013;31 (4):525–34.

Crisan M, Crisan D, Sannino G, Lupsor M, Badea R, Amzica F. Ultrasonographic staging of cutaneous malignant tumors: an ultrasonographic depth index. Arch Dermatol Res. 2013;305(4):305–13.

Crowson AN. Basal cell carcinoma: biology, morphology and clinical implications. Mod Pathol. 2006;19: S127–47.

Desai TD, Desai AD, Horowitz DC, Kartono F, Wahl T. The use of high-frequency ultrasound in the evaluation of superficial and nodular basal cell carcinomas. Dermatol Surg. 2007;33:1220–7.

Hinz T, Ehler LK, Hornung T, Voth H, Fortmeier I, Maier T, Höller T, Schmid-Wendtner MH. Preoperative characterization of basal cell carcinoma comparing tumour thickness measurement by optical coherence tomography, 20-MHz ultrasound and histopathology. Acta Derm Venereol. 2012;92

(2):132–7.

Hoffmann K, el Gammal S, Matthes U, Altmeyer P. Digital 20 MHz sonography of the skin in preoperative diagnosis. Z Hautkr. 1989;64(10):851–2, 855–8.

Jovanovic DL, Pesic ZU. Preoperative skin tumours thickness determination by high-frequency ultrasound on head and neck region. J Eur Acad Dermatol Venereol. 2013;27(2):251–3.

Kamyab-Hesari K, Seirafi H, Naraghi ZS, Shahshahani MM, Rahbar Z, Damavandi MR, Naraghi MM, Rezvani M, Aghazadeh N. Diagnostic accuracy of punch biopsy in subtyping basal cell carcinoma. J Eur Acad Dermatol Venereol. 2014 Feb;28(2):250–3. Epub 2012 Sep 18.

Lallas A, Apalla Z, Argenziano G, Longo C, Moscarella E, Specchio F, Raucci M, Zalaudek I. The dermatoscopic universe of basal cell carcinoma. Dermatol Pract Concept. 2014;4(3):11–24. doi:10.5826/dpc.0403a02. eCollection 2014.

Marmur ES, Berkowitz EZ, Fuchs BS, Singer GK, Yoo JY. Use of high-frequency, high-resolution ultrasound before Mohs surgery. Dermatol Surg. 2010;36 (6):841–7.

Nassiri-Kashani M, Sadr B, Fanian F, Kamyab K, Noormohammadpour P, Shahshahani MM, Zartab H, Naghizadeh MM, Sarraf-Yazdy M, Firooz A. Pre-operative assessment of basal cell carcinoma dimensions using high frequency ultrasonography and its correlation with histopathology. Skin Res Technol. 2013;19(1):e132–8.

Pasquali P, Camacho E, Fortuño A. Basal cell carcinomas measured with high frequency ultrasound (22 MHz, TPM®). Correlation between dermoscopy, histology and Ultrasound. 6th World Congress Meeting of Interdisciplinary Melanoma Skin Cancer Centres/8th EADO Congress. Poster. 14–17 Nov 2012.

Pasquali P, Camacho E, Fortuño A. Ex vivo measurement of skin tumors using 22 MHz high resolution ultrasound (TPM®). 6th World Congress Meeting of Interdisciplinary Melanoma Skin Cancer Centres/8th EADO Congress. Poster. 14–17 Nov 2012.

Pasquali P, Freites-Martinez A, Fortuño-Mar A. Ex vivo high frequency ultrasound: a novel proposal for management of surgical margins in patients with non-melanoma skin cáncer. J Am Acad Dermatol. (In Press)10.1016/j.jaad.2016.01.006.

Pasquali P, Camacho E, Fortuño-Mar A. Use of 22 MHz high-frequency ultrasound in the management of skin cancer. In: Baldi A, Pasquali P, Spugnini EP, editors. Skin cancer a practical approach. New York: Humana Press Springer; 2014. p. 245–56.

Petrella LI, Valle HA, Issa PR, Martins CJ, Pereira WC, Machado JC. Study of cutaneous cell carcinomas ex vivo using ultrasound biomicroscopic images. Skin Res Technol. 2010;16(4):422–7.

Petrella LI, de Azevedo Valle H, Issa PR, Martins CJ, Machado JC, Pereira WC. Statistical analysis of high frequency ultrasonic backscattered signal. from basal cell carcinomas. Ultrasound Med Biol. 2012;38 (10):1811–9. Epub 2012 Aug 21.

Sexton M, Jones DB, Maloney ME. Histologic pattern analysis of basal cell carcinoma. J Am Acad Dermatol. 1990;23:1118–26.

Wortsman X. Common applications of dermatologic sonography. J Ultrasound Med. 2012;31:97–111.

Wortsman X, Wortsman J. Clinical usefulness of variablefrequency ultrasound in localized lesions of the skin. J Am Acad Dermatol. 2010;62:247–56.

44

在体皮肤磁共振成像

Rachid Kechidi and Sébastien Aubry

内容

关键词

皮肤·磁共振成像·正常·肿瘤·生理学·吸收

缩略语

BCC	Basal cell carcinoma	**基底细胞癌**
FIESTA	Fast imaging employing steady state acquisition	**利用稳态采集的快速成像**
MRI	Magnetic resonance imaging	**磁共振成像**
SCC	Squamous cell carcinoma	**鳞状细胞癌**
$T1_w$	T1 weighted	**T1 加权**
$T2_w$	T2 weighted	**T2 加权**
US	Ultrasound	**超声**

1 简介

由于皮肤在人体的最外层,因此临床上通常都是通过视觉和触觉的方法来进行检查。对皮肤的组成和结构的分析,首先可以使用光学显微镜,其次可以利用电子显微镜对活检样品进行分析。皮肤的无创成像技术被开发出来,首先就是为了提高皮肤肿瘤(tumors)诊断的准确性(Smith and Macneil 2011)。

皮肤本身的厚度及其不均匀性,要求空间分辨率在亚毫米级。目前实际应用的无创成像技术有高分辨率超声(ultrasound, US)、共聚焦显微镜(confocal microscopy)、光学相干断层扫描(optical coherence tomography, OCT)及磁共振成像(magnetic resonance imaging, MRI)。高频超声(20～100MHz)使用方便,价格也便宜,并且提供了极好的轴向和横向分辨率(Lassau et al. 2007; Querleux et al. 1988; Fornage et al. 1993)。而且,它和肿瘤厚度分析组织学的相关系数大于等于0.95(Fornage et al. 1993; Harland et al. 1993)。但是,这项技术集中在表皮和真皮上的视野,比MRI

小。另外,因为共聚焦显微镜和光学相干断层扫描技术的检测视野特别针对皮肤的浅表层,所以,这两项技术似乎与MRI技术更加相辅相成,互补的作用要大于竞争的关系:共焦显微镜仅限于表皮研究(Corcuff et al. 1993; Rajadhyaksha et al. 1995; Masters et al. 1997),而相干断层扫描术无法在乳头状真皮层以下进行深入探查(Mordon 2002; Welzel 2004)。

皮肤的MRI技术,是最近发展起来的一种成像技术:Bittoun 等(1990年)和 Richard 等(1991年,1993年)在20世纪90年代初,率先开展了皮肤的MRI。虽然这项技术成本高昂,但它确实有很多优点。由于其视野比超声技术更大,分辨率小于100μm,并且具有出色的对比度,因此磁共振技术可以对每层皮肤都进行高质量的成像。

除了皮肤的形态学分析(morphological analysis)之外,MRI还能够研究皮肤的一些物理和生化性质。本文的目的包括:回顾皮肤MRI技术,论述正常皮肤磁共振图像特征,讨论皮肤疾病诊断中面临的挑战,并展现了MRI在皮肤生物化学的体内表征方面的主要应用。

2 技术限制

皮下组织厚度的数量级是厘米(cm),真皮层厚度的数量级为毫米(mm),而表皮和角质层为100微米(μm)。因此,与MRI在其他领域的应用相比较,要想分析各个皮肤层,其空间分辨率必须达到100μm。然而,任何检测方法的质量都是采集时间、信噪比和空间分辨率之间妥协和折中的结果。在日常使用中,每个序列的时间长度要限制在6分钟,才可以避免人为移动干扰。由于视野较小(2～6cm)(图1),小型的只提供接收信号的表面线圈设计,可以很好地提高空间分辨率(Denis et al. 2008; Hyde et al. 1987; Kwon Song et al. 1997)。利用更强的磁场来增加信噪比,从而提高了对比度和空间分辨率(Bittoun et al. 1990; Aubry et al. 2009; Barral et al. 2010)。即使磁场的能量可能会受到某些技术层面人为因素影响,但已经表明,这些影响虽然可见,但并不妨碍图像的解读(Aubry

图 1 专用的只供接收的表面 MRI 线圈。其较小的直径使得皮肤成像具有小视野，旨在提高图像的空间分辨率

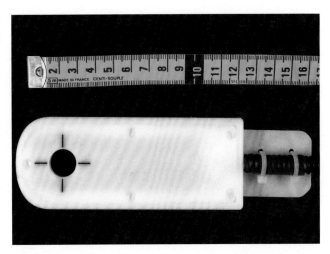

（et al. 2009）。Aubry 等在体内使用 MRI 和小型专用线圈，在自旋回波 T1 加权图像（T1$_W$）上相当于小于 3cm 的视野场中，已经获得了对正常皮肤分辨率为 87μm 的质量良好的图像。基本序列是 T1 加权（T1$_W$）和 T2 加权（T2$_W$）。对比度增强的 T1$_W$ 图像也可以用于肿瘤研究（Pennasilico et al. 2002）。

3 正常皮肤的形态学分析

皮肤由 4 层主要结构组成，由表及里，它们的磁共振图像如下（Bittoun et al. 1990，2006；Denis et al. 2008；Aubry et al. 2009）（图 2）：

• 角质层

角质层（stratum corneum）是皮肤最外面的保护层，主要由死亡的角质细胞组成。它仅在足跟部（Denis et al. 2008）和指尖处（Mirrashed and Sharp 2004a；Stefanowska 2010）呈现为一个明显的高信号带，它和低信号带的活表皮部分清楚地区分开。

• 表皮

表皮（epidermis）是由角化分层的鳞状上皮组成，它在 T1$_W$ 和 T2$_W$ 图像上呈现为一个高信号的浅表薄层。

• 真皮

真皮（dermis）是富含胶原蛋白的纤维组织，真皮可以分为真皮乳头层和网状真皮层。真皮中也含有包括毛囊、汗腺和毛囊皮脂腺在内的皮肤附属物。真皮的信号较弱，在表皮下深处可探测到。毛囊皮脂腺则呈现为高信号强度结构的平行细斜线，

图 2 小腿正常皮肤的 T1$_W$ 图像。表皮（白色箭头）是一条强信号表面细线。下面的真皮则呈现弱信号，穿过该层的细线则对应于毛囊皮脂腺（白色三角箭头）。皮下组织由于其脂肪量较高，则呈现强信号。在皮下组织中，弱信号的细线对应于叶间隔（黑箭头）

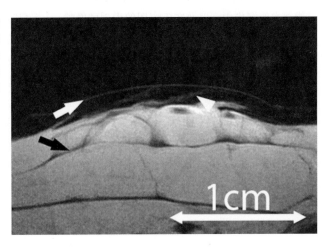

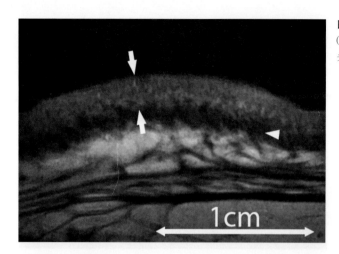

图 3　面部皮肤的 T1_W 图像上，表面的高信号带（白色箭头）与真皮深层的低信号带（白色三角箭头）形成清楚的对比

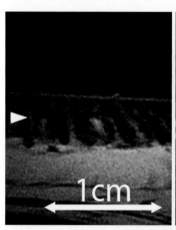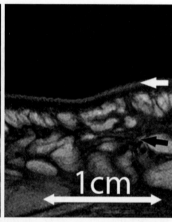

图 4　背部的真皮（左侧，白色三角箭头）比足部的真皮厚（右侧）。而足底表皮（白色箭头）看起来更厚。我们还可以观察到足底皮下极致密的结缔组织（黑色箭头）

可以看到这些细线，自皮下组织向上穿过真皮和表皮。

对于面部皮肤，在使用了稳态采集的三维快速成像技术的图像中，以及在 T1_W 图像中，可以观察到真皮又可以细分为：具有更强信号的上层结构和更弱信号的深层结构（图 3）。Richard（Richard et al. 1993）特别强调了在上真皮结构中的质子密度的增加，而且这种现象在老年人的皮肤当中更加明显，并可以解释这种磁共振图像的特点。这种现象也可能对应于超声图像中的亚表皮低回波带（Sandby-Moller and Wulf 2004），但其确切的含义仍有待进一步明确。

• 皮下组织

皮下组织（hypodermis）主要由脂肪组成。它有时被认为是皮肤的一部分，有时也会被认为是皮下的组织（Bittoun et al. 2006；James 2006；Kim et al. 2008）。这部分最深层的皮肤组织在磁共振图像上很容易被识别出来，因为它在真皮深部脂肪延伸部分的 T1_W 和 T2_W 图像上具有相当强的信号。另外在皮下组织中，小叶间隔及其确定小叶的血管丛，呈现出特有的低信号强度结构。

为了避免误诊为异常，我们还需要清楚了解，不同部位的正常皮肤的磁共振图像之间的区别；例如，足跟厚的角质层的正常图像（Denis et al. 2008）和面部皮肤里真皮中两个亚层的正常图像（Aubry et al. 2009）（图 3）。真皮和表皮厚度因身体部位的不同而呈现的不同也需要熟悉了解（图 4）。

4 皮肤疾病的磁共振成像（MRI）

在所有非侵入性的皮肤成像方法中，超声波技术首次证实了成像技术测得的皮肤厚度与组织学测量之间的良好的相关性（Edwards et al. 1989）。事实上，超声波技术的实用性，在术前预测黑素细胞肿瘤的厚度，以及有效区分小于等于1mm的肿瘤和大于1mm的肿瘤方面得到了清楚的证实（Hayashi et al. 2009；Vilana et al. 2009）。

通过MRI技术，得到清楚的解剖细节和对比度，已用于生成一些皮肤病理学的在体三维图像，例如痣、痤疮、牛皮癣、硬皮病等（Sans et al.），虽然目前对于诊断这些皮肤疾病还不需要这些图像。目前，在大多数临床应用中，MRI的主要目的还是在于区分不同类型的皮肤肿瘤，并在手术前评估肿瘤范围，例如在面部肿瘤的手术中切除部分应该尽量小。磁共振技术也有助于诊断，定位和描绘某些由于其特殊的表面特征可能很难被检测到的肿瘤，例如指甲下血管球瘤。这项技术还可以帮助确定深部的软组织内恶性肿瘤的侵袭程度，并且测量这些肿瘤的尺寸和厚度。2008年发表的一篇综述就是旨在列出几种良性和恶性的皮肤肿瘤最常见的磁共振图像的特征（Kim et al. 2008）。

4.1 隆凸性皮肤纤维肉瘤

这种罕见的梭形细胞肿瘤，通常在真皮中产生，并形成向外突出的肿块，一般被认为是中级病变。这种病变通常在真皮内，但也可能延伸到皮下组织甚至更深的位置，因此有时会和更高级别的肉瘤相混淆。这种病变最常见的位置一般是躯干上，几乎占所有病例的一半。隆凸性皮肤纤维肉瘤（dermatofifibrosarcoma protuberans）在完全切除后，预后一般非常好，但是如果手术切除边缘不充分的话，则局部复发倾向就会很明显，这一点也强调了利用MRI技术对于该疾病进行充分成像的重要性。

隆凸性皮肤纤维肉瘤在磁共振图像上，表现为$T1_W$图像上的低信号，$T2_W$图像上的高信号，而且相较于其他皮肤肿瘤，在对比增强的$T1_W$图像上更加明显（图5）。另外要注意的是，在这种肿瘤中偶尔会有出血现象，这会导致在磁共振图像上出现不均匀的图像（Torreggiani et al. 2002；Kransdorf and Meis-Kindblom 1994）。

4.2 血管球瘤

血管球瘤（glomus tumour）是一种罕见的良性肿瘤，由神经肌动脉血管球体发育而成，神经肌动脉血管球体包括了入球微动脉、迂回动静脉、收集静脉系统和通过吻合来调节血流量的神经血管网。血管球体存在于全身的网状层真皮，同时它们也高度集中在指尖、手掌和足底。这种疾病因为在甲下可能很难被检测到，这也是为什么对MRI技术感兴趣的地方（Bittoun et al. 2006；Goettmann et al. 1994；Drape et al. 1996）。

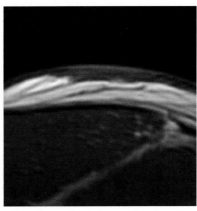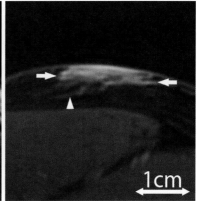

图5 隆凸性皮肤纤维肉瘤的磁共振图像。它在$T1_W$图像上的信号比正常真皮略高（左图）。在脂肪饱和的对比增强$T1_W$图像上（右图），这种表皮和真皮的病变（两个白色箭头之间部分）呈现出强烈增强的信号，并侵入皮下组织深度达6mm（白色三角箭头）

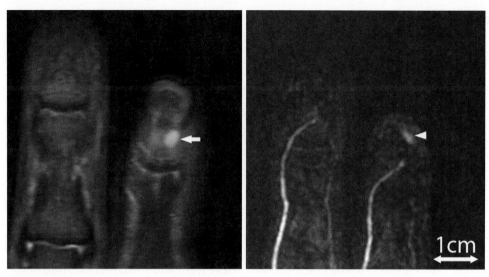

图6 第四手指的血管球瘤，在质子密度饱和脂肪冠状图像上，呈现为直径3mm卵圆形的高信号图像（左侧，白色箭头）。使用血管造影术对比增强序列，该信号也是被大大增强的（右侧，白色三角箭头）

可以被诊断为血管球瘤的MRI特征，包括了$T1_w$图像上的中等或低强度信号，$T2_w$图像上的高信号，以及在静脉输注钆造影剂以后，信号会强烈增加。典型的磁共振血管造影结果，包括了在动脉相和肿瘤发红区域的增强，以及在延迟相的尺寸增大（Baek et al. 2010）（图6）。

4.3 恶性黑素瘤

大多数黑素瘤是新生的，但有些黑素瘤与之前就存在的痣有关。黑素瘤（melanoma）和色素瘤是最早被研究的，因为黑素是顺磁性的，并可以诱导T1和T2的弛豫时间缩短（Zemtsov et al. 1989）。因此，黑素瘤的预期的磁共振信号反应，是$T1_w$图像的高信号和$T2_w$图像的低信号（Hawnaur et al. 1996；Marghoob et al. 2003）。MRI技术可用于测量黑素瘤的厚度和延伸的深度，以及体积和血管形成（Marghoob et al. 2003；Psaty and Halpern 2009）。在含有两种黑素瘤的一个小样本当中，Ono等发现了皮肤肿瘤的形态学和入侵深度，在MRI数据和组织学数据之间具有良好的相关性（Ono and Kaneko 1995）。

4.4 角化细胞性皮肤肿瘤

角化细胞性皮肤肿瘤（keratinocytic skin tumours）来源于皮肤附属器的表皮和角质形成细胞，主要包括基底细胞癌（（basal cell carcinoma，BCC）和鳞状细胞癌（squamous cell carcinoma，SCC）。这两种肿瘤在所有皮肤恶性肿瘤中占比大约为90%，而且发病率在过去几年中迅速增加（Miller 2000）。在体外测试中，使用7特斯拉（Tesla）的MRI技术（Aubry et al. 2012）显示出非黑素瘤皮肤癌的组织学测量，和MRI与之间存在很好的相关性（图7），但由于采集时间和成本原因，这些成果仍然很难转为临床常规方法。基底细胞癌是最常见的一种肿瘤，生长缓慢，而且大部分是局部性的，很少发生转移。Gufler等（2007）对于7例脸部患有基底细胞癌的患者使用了1.5T的MRI，证实了这项技术在确定肿瘤与邻近软组织相比的延伸，以及在确认肿瘤浸润深度，并排除骨侵犯的可能性等方面的有效性。

角化细胞性皮肤肿瘤，具有非特异性信号强度模式，在$T2_w$图像上具有高信号强度，并且在静脉

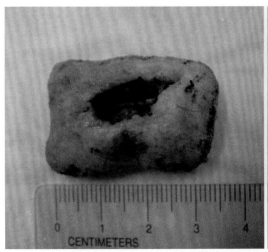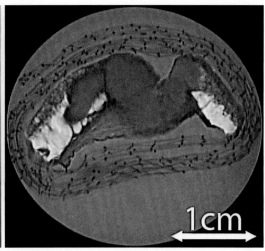

图7 头皮溃疡性鳞状细胞癌术后照片（左图）。在肿瘤的短轴方向，体外7特斯拉 T2$_w$ 图像显示出该肿瘤已经侵入了样本的整个厚度：病理学研究确定手术切缘部位呈现阳性。肿瘤和正常皮肤之间良好的对比度足以确保精确测量

输注型钆螯合剂后具有相对均匀的增强。鳞状细胞癌（SCC）也可能是异质性的，包括在对比增强的 T1$_w$ 图像上出现的未增强区域（Kim et al. 2008）。

4.5 良性纤维组织细胞瘤

这是一种很常见的肿瘤，通常好发于真皮层，亦称为组织细胞瘤（histiocytoma cutis）或真皮纤维瘤（dermatofibroma）。这种肿瘤好发于20多岁和40多岁的年纪，并且主要位于四肢（Gonzalez and Duarte 1982）。

在MRI上，这种肿瘤在 T1$_w$ 图像上表现为弱到中等信号强度，在流体敏感的MRI序列上表现为弱至高信号强度（图8）。有时这种肿瘤会出现出血现象，导致磁共振图像出现不均匀的现象（Kransdorf 2006）。

5 皮肤生化指标的参数分析

5.1 T1和T2弛豫时间和质子密度

MRI技术和其他成像模式相比，在捕捉获取组织参数信号方面具有特殊性：通过测量弛豫时间 T1、T2，以及可以反映不同皮肤层中的游离水和脂质的质子密度的信息，MRI技术可以提供皮肤中水分特征的重要信息（Richard et al. 1991；Querleux

2001）。小腿皮肤的表皮 T2 弛豫时间约为 22.3 ± 7 毫秒，真皮为 13 ± 2.4 毫秒，皮下组织为 35.4 ± 3.6 毫秒（Richard et al. 1991）。Richard 等（1993）实验发现，在表皮中的游离水的含量比在真皮中高出两倍，而且这个结果和测试者的年龄无关。这种定量测量游离水含量的方法被用来计算美容领域中的水合作用。欧洲的最新法规要求制造证明其化妆品的有效性，从而推动了皮肤水合作用领域的相关研究。Querleux 等（1994）研究了足后跟部位的角质层的水合作用。Aubry 等（Calzolari 2013）最近使用 T2- 图谱序列（图9），在使用保湿剂前后，尝试评估真皮的 T2 弛豫时间和质子密度。研究人员还通过测量病变区域的弛豫时间和 T2 信号（Takahashi and Kohda 1992）（图8），尝试区分良性和恶性的色素性皮肤癌。

5.2 磁化转移

磁化转移这一特性，在MRI中用于量化不同皮肤层中的游离水（Bittoun et al. 2006；Mirrashed and Sharp 2004a）。在2004年发表的一项研究中发现，真皮中磁化转移活性（magnetization transfer activity）的百分比要低于表皮。该研究的作者还发现，与网状真皮相比，乳头状真皮中磁化转移活性的百分比更高（Mirrashed and Sharp 2004b）。

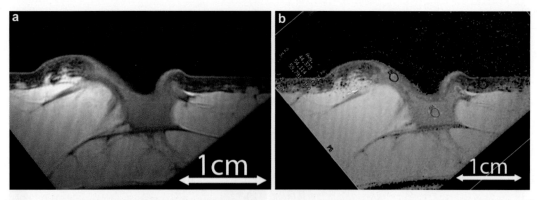

图8　组织细胞瘤的 T1$_W$ 图像。该肿瘤信号比正常真皮略高（a）。它侵入皮下深度为 7.8mm。在 T2 图像上（b），其 T2 弛豫时间也比正常真皮更长（54～59ms vs 44ms）

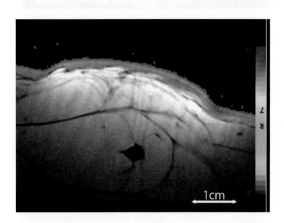

图9　小腿部位正常真皮的 T2 图像。真皮的 T2 弛豫时间或许可以利用该序列进行计算。该参数也许可用于化妆品的定量评估，或者用于皮肤病变的表征

5.3 水分扩散系数

扩散加权图像（diffusion-weighted images）帮助提供了皮肤中水分微观运动的相关信息。该技术广泛用于神经放射学，用于检测缺血性中风的早期征象。已经有好几项研究报道了该序列在量化皮肤中游离水的流动性方面的可行性，以及将来可能用于研究健康的或者病变的在体表皮的屏障功能机制（Bittoun et al. 2006；Kinsey et al. 1997；McDonal. et al. 2005；Lee et al. 1998）。

5.4 光谱学

皮肤的磁共振光谱学（magnetic resonance spectroscopy），是一个新兴的并且仍然是高度活跃的研究领域。所进行的研究主要集中在正常皮肤、水合特征以及这种技术的可行性等方面（Querleux 2004；Weis et al. 2001）。该领域的几种方法旨在获得不同分子（包括水、脂质）的独立图像和信息。该领域的研究大多数是应用磷光谱学（Chen et al. 1992；Zemtsov et al. 1994；Collier et al. 1994），只有少部分研究是利用质子光谱学进行的（Kim et al. 1989）。

6 结论

MRI 是一种无创、无辐射、可重复、非操作者依赖的成像模式。其良好的空间分辨率和对比度可以对不同皮层进行成像。即使在日常临床实践中，MRI 的空间分辨率还不足以对表皮或者极薄的病变部位进行最优的分析，但相较于其他成像技术，在皮肤的全方位整体研究方面，MRI 技术依然有其独特优势。许多研究已经验证了该技术在研究正常的或者病变皮肤方面的可行性和优势。而且，MRI 技术有望能在某些特定肿瘤的诊断和手术评估中发挥作用。另外，通过 MRI 技术获得的皮肤生化参数，在评估皮肤生理学、皮肤水合作用、美容产品的效果等方面也极具潜力和价值。

（郝宇　译，赵小敏　校，李利　审）

参考文献

Aubry S, Leclerc O, Tremblay L, Rizcallah E, Croteau F, Orfali C, et al. 7-tesla MR imaging of non-melanoma skin cancer samples: correlation with histopathology. Skin Res Technol. 2012;18(4):413–20.

Aubry S, Casile C, Humbert P, Jehl J, Vidal C, Kastler B. Feasibility study of 3-T MR imaging of the skin. Eur Radiol. 2009;19(7):1595–603.

Baek HJ, Lee SJ, Cho KH, Choo HJ, Lee SM, Lee YH, et al. Subungual tumors: clinicopathologic correlation with US and MR imaging findings. Radiographics. 2010; 30(6):1621–36.

Barral JK, Bangerter NK, Hu BS, Nishimura DG. In vivo high-resolution magnetic resonance skin imaging at 1.5 T and 3 T. Magn Reson Med. 2010;63(3):790–6.

Bittoun J, Saint-Jalmes H, Querleux BG, Darrasse L, Jolivet O, Idy-Peretti I, et al. In vivo high-resolution MR imaging of the skin in a whole-body system at 1.5 T. Radiology. 1990;176(2):457–60.

Bittoun J, Querleux B, Darrasse L. Advances in MR imaging of the skin. NMR Biomed. 2006;19(7): 723–30.

Chen Y, Richards TL, Izenberg S, Golden RN, Williams DL, Nelson JA, et al. In vivo phosphorus NMR spectroscopy of skin using a crossover surface coil. Magn Reson Med. 1992;23(1):46–54.

Collier SW, Sardon S, Ruiz-Cabello J, JohnsonWA, Cohen JS, Schwartz SL. Measurement of pharmacodynamic effects of dexamethasone on epidermis by phosphorus nuclear magnetic resonance spectroscopy in vitro. J Pharm Sci. 1994;83(9):1339–44.

Corcuff P, Bertrand C, Leveque JL. Morphometry of human epidermis in vivo by real-time confocal microscopy. Arch Dermatol Res. 1993;285(8): 475–81.

Denis A, Loustau O, Chiavassa-Gandois H, Vial J, Lalande Champetier de Ribes C, Railhac JJ, et al. High resolution MR imaging of the skin: normal imaging features. J Radiol. 2008;89(7–8 Pt 1):873–9.

Drape JL, Wolfram-Gabel W, Idy-Peretti I, Baran R, Goettmann S, Sick H, et al. The lunula: a magnetic resonance imagining approach to the subnail matrix area. J Invest Dermatol. 1996;106(5):1081–5.

Edwards C, Al-Aboosi MM, Marks R. The use of A-scan ultrasound in the assessment of small skin tumours. Br J Dermatol. 1989;121(3):297–304.

Fornage BD, McGavran MH, Duvic M, Waldron CA. Imaging of the skin with 20-MHz US. Radiology. 1993;189(1):69–76.

Goettmann S, Drape JL, Idy-Peretti I, Bittoun J, Thelen P, Arrive L, et al. Magnetic resonance imaging: a new tool in the diagnosis of tumours of the nail apparatus. Br J Dermatol. 1994;130(6):701–10.

Gonzalez S, Duarte I. Benign fibrous histiocytoma of the skin. A morphologic study of 290 cases. Pathol Res Pract. 1982;174(4):379–91.

Gufler H, Franke FE, Rau WS. High-resolution MRI of basal cell carcinomas of the face using a microscopy coil. AJR Am J Roentgenol. 2007;188 (5):W480–4.

Harland CC, Bamber JC, Gusterson BA, Mortimer PS. High frequency, high resolution B-scan ultrasound in the assessment of skin tumours. Br J Dermatol. 1993;128(5):525–32.

Hawnaur JM, Dobson MJ, Zhu XP, Watson Y. Skin: MR imaging findings at middle field strength. Radiology. 1996;201(3):868–72.

Hayashi K, Koga H, Uhara H, Saida T. High-frequency 30-MHz sonography in preoperative assessment of tumor thickness of primary melanoma: usefulness in determination of surgical margin and indication for sentinel lymph node biopsy. Int J Clin Oncol. 2009; 14(5):426–30.

Hyde JS, Jesmanowicz A, Kneeland JB. Surface coil for MR imaging of the skin. Magn Reson Med. 1987; 5(5):456–61.

James W. Andrews' diseases of the skin: clinical dermatology. 10th ed. Philadelphia: Saunders Elsevier; 2006.

Kim YH, Orenberg EK, Faull KF, Wade-Jardetzky NG, Jardetzky O. 1H NMR spectroscopy: an approach to evaluation of diseased skin in vivo. J Invest Dermatol. 1989;92(2):210–6.

Kim JH, Kim JY, Chun KA, Jee WH, Sung MS. MR imaging manifestations of skin tumors. Eur Radiol. 2008;18(11):2652–61.

Kinsey ST, Moerland TS, McFadden L, Locke BR. Spatial resolution of transdermal water mobility using NMR microscopy. Magn Reson Imaging. 1997;15(8): 939–47.

Kransdorf MJ. Benign fibrous and fibrohistiocytic tumors. In: Kransdorf MJ et al., editors. Imaging of soft tissue tumors. 2nd ed. Philadelphia: Lippincott

Williams & Wilkins; 2006. p. 195–6.

Kransdorf MJ, Meis-Kindblom JM. Dermatofibrosarcoma protuberans: radiologic appearance. AJR Am J Roentgenol. 1994;163(2):391–4.

Kwon Song H, Wehrli FW, Ma J. In vivo MR microscopy of the human skin. Magn Reson Med. 1997;37:185–91.

Lassau N, Chami L, Peronneau P. Imaging of melanoma: accuracy of ultrasonography before and after contrast injection for diagnostic and early evaluation of treatments. Bull Cancer. 2007;94(1):93–8.

Calzolari L, Kastler A, Mac-Mary S, Humbert P, Kastler B, Aubry S.3T-MRI analysis of epidermis and dermis moisturizing using the T2-mapping sequence. Skin Res Technol. 2013 May;19(2):152–4.

Lee D, Kim J, Lee H. Investigation of biochemical changes in skin layers by NMR microscopy. Skin Res Technol. 1998;4:142–6.

Marghoob AA, Swindle LD, Moricz CZ, Sanchez Negron FA, Slue B, Halpern AC, et al. Instruments and new technologies for the in vivo diagnosis of melanoma. J Am Acad Dermatol. 2003;49(5): 777–97; quiz 98–9.

Masters BR, Gonnord G, Corcuff P. Three-dimensional microscopic biopsy of in vivo human skin: a new technique based on a flexible confocal microscope. J Microsc. 1997;185(Pt 3):329–38.

McDonald PJ, Akhmerov A, Backhouse LJ, Pitts S. Magnetic resonance profiling of human skin in vivo using GARField magnets. J Pharm Sci. 2005;94(8):1850–60.

Miller S. The National Comprehensive Cancer Network (NCCN) guidelines of care for nonmelanoma skin cancers. Dermatol Surg. 2000;26:289–92.

Mirrashed F, Sharp JC. In vivo quantitative analysis of the effect of hydration (immersion and Vaseline treatment) in skin layers using high-resolution MRI and magnetisation transfer contrast. Skin Res Technol. 2004a;10(1):14–22.

Mirrashed F, Sharp JC. In vivo morphological characterisation of skin by MRI micro-imaging methods. Skin Res Technol. 2004b;10(3):149–60.

Mordon S. les techniques photoniques de l'UV aux IR. [cited 17/12/07]; Available from: e2phyin2p3fr/2002/actes/mordondoc. 2002.

Ono I, Kaneko F. Magnetic resonance imaging for diagnosing skin tumors. Clin Dermatol.

1995;13(4):393–9.

Pennasilico GM, Arcuri PP, Laschena F, Potenza C, Ruatti P, Bono R, et al. Magnetic resonance imaging in the diagnosis of melanoma: in vivo preliminary studies with dynamic contrast-enhanced subtraction. Melanoma Res. 2002;12(4):365–71.

Psaty EL, Halpern AC. Current and emerging technologies in melanoma diagnosis: the state of the art. Clin Dermatol. 2009;27(1):35–45.

Querleux B. Caractérisation de la peau humaine in vivo par imagerie et spectroscopie par résonance magnétique. In: Humbert P, Zaouani H, editors. Actualités en Ingénierie Cutanée. Paris: ESKA; 2001. p. 11–9.

Querleux B. Magnetic resonance imaging and spectroscopy of skin and subcutis. J Cosmet Dermatol. 2004;3(3):156–61.

Querleux B, Leveque JL, de Rigal J. In vivo cross-sectional ultrasonic imaging of human skin. Dermatologica. 1988;177(6):332–7.

Querleux B, Richard S, Bittoun J, Jolivet O, Idy-Peretti I, Bazin R, et al. In vivo hydration profile in skin layers by high-resolution magnetic resonance imaging. Skin Pharmacol. 1994;7(4):210–6.

Rajadhyaksha M, Grossman M, Esterowitz D, Webb RH, Anderson RR. In vivo confocal scanning laser microscopy of human skin: melanin provides strong contrast. J Invest Dermatol. 1995;104(6):946–52.

Richard S, Querleux B, Bittoun J, Idy-Peretti I, Jolivet O, Cermakova E, et al. In vivo proton relaxation times analysis of the skin layers by magnetic resonance imaging. J Invest Dermatol. 1991;97(1): 120–5.

Richard S, Querleux B, Bittoun J, Jolivet O, Idy-Peretti I, de Lacharriere O, et al. Characterization of the skin in vivo by high resolution magnetic resonance imaging: water behavior and age-related effects. J Invest Dermatol. 1993;100(5):705–9.

Sandby-Moller J, Wulf HC. Ultrasonographic subepidermal low-echogenic band, dependence of age and body site. Skin Res Technol. 2004;10(1):57–63.

Sans N, Faruch M, Chiavassa-Gandois H, de Ribes CL, Paul C, Railhac JJ. High-resolution magnetic resonance imaging in study of the skin: normal patterns. Eur J Radiol. 2011;80(2):e176–81.

Smith L, Macneil S. State of the art in non-invasive imaging of cutaneous melanoma. Skin Res Technol.

2011;17(3):257–69.

Stefanowska J, Zakowiecki D, Cal K. Magnetic resonance imaging of the skin. J Eur Acad Dermatol Venereol. 2010; 24(8):875–80.

Takahashi M, Kohda H. Diagnostic utility of magnetic resonance imaging in malignant melanoma. J Am Acad Dermatol. 1992;27(1):51–4.

Torreggiani WC, Al-Ismail K, Munk PL, Nicolaou S, O'Connell JX, Knowling MA. Dermatofibrosarcoma protuberans: MR imaging features. AJR Am J Roentgenol. 2002;178(4):989–93.

Vilana R, Puig S, Sanchez M, Squarcia M, Lopez A, Castel T, et al. Preoperative assessment of cutaneous melanoma thickness using 10-MHz sonography. AJR Am J Roentgenol. 2009;193(3):639–43.

Weis J, Ericsson A, Astrom G, Szomolanyi P, Hemmingsson A. High-resolution spectroscopic imaging of the human skin. Magn Reson Imaging. 2001; 19(2):275–8.

Welzel J. Optical coherence tomography. In: Agache P, Humbert P, editors. Measuring the skin. Berlin: Springer; 2004. p. 222–9.

Zemtsov A, Lorig R, Bergfield WF, Bailin PL, Ng TC. Magnetic resonance imaging of cutaneous melanocytic lesions. J Dermatol Surg Oncol. 1989; 15(8):854–8.

Zemtsov A, Dixon L, Cameron G. Human in vivo phosphorus 31 magnetic resonance spectroscopy of psoriasis. A noninvasive tool to monitor response to treatment and to study pathophysiology of the disease. J Am Acad Dermatol. 1994;30(6):959–65.

45

通过光谱学定量分析局部外用物质在皮肤上的不均匀分布：非均分布的定义

Hans-Jürgen Weigmann, Sabine Schanzer, Martina C. Meinke, Fanny Knorr, and Jürgen Lademann

内容

关键词

人类皮肤形貌·局部外用物质·非均匀分布·胶带粘贴·光谱学

1 简介

光学吸收谱（optical absorption spectroscopy）最常见的用途是对化学系统中物质进行定量分析，这个应用需要吸收物质在待测体系中均匀分布，只有这样光谱数据与吸收剂的量才呈线性关系［朗伯比尔定律（Beer-Lambert law）］。如果检测区域内待测吸收物质的浓度不同，或者某些区域内完全没有待测吸收物质，则总的检测信号就会降低。基于此，光谱法可以应用于检测吸收剂（absorbers）分布的不均匀程度。

人类皮肤表面具有特殊的结构，个体间差异较大。各种沟、纹、毛囊、汗腺、真皮损伤和角质细胞（Schaefer and Redelmeier 1996; Fritsch 2004）等构成每个人典型的皮肤表面特征（Helfrich et al. 2008; Krutmann et al. 2008），而皮肤表面涂抹配方后，分布并不均匀，这笼统指常规使用的化妆品，而这一点对于防晒产品来说更有特别意义。

防晒霜（sunscreens）的保护效果主要是由其中所含的特定的紫外线过滤剂决定的。给定浓度的过滤剂，根据其紫外吸收力一般比其理论吸收能力要低一些。这是由于皮肤表面形貌影响了过滤剂的均匀分布，其防晒效果也相应降低（Jain et al. 2010; Rohr et al. 2010; Schroeder et al. 2010）。通过与相同剂量防晒霜均匀涂抹后的吸光度值（absorbance）相比，可以比较获得光谱学意义上的不均匀性因子。这一数值非常适用于量化在皮肤表面涂抹的防晒吸收剂的分布性能，并研究不同参数对其的影响。

2 材料和方法

2.1 志愿者

该研究入组了 18 位年龄在 20 至 35 岁之间的健康志愿者（皮肤光反应类型为 II 和 III 型）（Fitzpatrick et al. 1993）。这些志愿者得到柏林大学医学院伦理委员的批准，并提供了书面知情同意书。

2.2 实验用配方

研究中使用了 5 种不同的防晒配方：COLIPA 低标准样品 P1（SPF4），CTFA 高标准样品（SPF12），高标准样品 P3（SPF15.5）（COLIPA 1994），以及市售产品，NIVEA Sun Sonnenmilch SPF8 和 NIVEA Sun Feuchtigkeits-Sonnenmilch SPF26，涂抹在前臂屈侧（$2.0mg/cm^2$）（COLIPA 1994）。

2.3 胶带粘贴法（tape stripping）

样品涂抹 30 分钟之后，使用标准方法进行胶带粘贴（Lademann et al. 2009; Weigmann et al. 1999）。将黏性胶带（tesa film，5529 号，拜尔斯道夫，汉堡市，德国）用印模压在皮肤上 5 秒钟（压力：$15kp/cm^2$）之后迅速撕下。

2.4 紫外／可见分光光度法（UV/visible spectrophotometer）测量

采用带积分球的紫外／可见分光光度仪（Lambda 5，PerkinElmer，Frankfurt/Main，德国），波长范围 240 ~ 500nm 进行测定。将 UVB 吸光带的最大消光度值作为基准值。

2.4.1 胶带粘贴样品

为了消除个体角质层颗粒间的差异，将测量空白胶带获得图谱作为初始参考值，然后用粘贴未处理皮肤区域的胶带获得的图谱进行修正，修正时使用软件 UV Winlab 2.70.01（PerkinElmer）。之前的研究（数据未显示）表明第一条粘贴的胶带最有效地反映了不均匀性程度（degree of inhomogeneity）。

2.4.2 溶液

将即时测定后的胶带的特定部分溶解在适量乙醇（UVASOL; Merck, Darmstadt, Germany）中，随后通过离心分离角质层颗粒（centrifugeMR 1812; JouanGmbH, Unterhaching, 德国），然后获得吸收剂均匀分布的溶液，随后测试该溶液的吸光度值。

2.5 在体激光扫描显微镜（in vivo laser scanning microscopy）

用以荧光素钠（sodium fluorescein）作为标记物的激光扫描显微镜（VivaScope 1500 Multilaser, MAVIGGmbH München）进行测试，在粘贴之后即刻分别对粘贴胶带和涂抹防晒霜的皮肤区域进行扫描，从而比较产品涂抹的分布均匀性。

3 结果与讨论

3.1 皮肤外用吸收剂的分布图

图 1 显示了使用激光扫描显微镜所得到的皮肤外用吸收剂的分布情况。

皮肤上荧光染料荧光素的在体分布（图1a）和粘贴后的胶带即刻测定的结果（图1b）相比较。在这两种情况下，染料都集中在角质细胞周围的脂质相中，表明了一种不均匀分布的模式。两种样品上分布的一致性表明皮肤表面的分布状况被正确的转移到粘贴的胶带上。因此，对粘贴胶带光谱的测定是适用于定量分析皮肤外用样品的涂抹均匀程度的。

3.2 不均匀性因子（factor of inhomogeneity）的定义

皮肤外用物质的分布均匀性不仅受个体皮肤表面形貌的影响，而且还受特定防晒霜组成的影响。

3.2.1 志愿者特异性吸光值的变化

将溶液中的均质吸光度值（A_{hom}）与胶带的吸光度值进行比较，可以反映吸收剂在所研究皮肤区域（A_{inhom}）的功效表现，6 名志愿者使用标准防晒霜（COLIPA P1）的结果如图 2 所示。

溶液中实测的吸光度值（A_{hom}）是由测试皮肤区域内的吸收剂的量决定的。在 3 个试验中，对应的吸光度值几乎是恒定的（A_{hom}=1.7），表明吸收剂的量也是一样的。此外，两组数据点明显不同，这证实了已知的情况，即在测定皮肤区域内部，防晒霜的分布是不均匀的。

溶液测试结果几乎一致的 3 名志愿者，其胶带吸光度值（A_{inhom}=0.4 ～ 0.62）差异很大，反映了个体皮肤形貌的差异引起的不同。以上两种结果均用分光光度法测得。其余防晒霜的测试也得到了类似的结果。

3.2.2 不均匀因子的测定

所讨论分光光度值的差异反映的是紫外吸收剂在特定皮肤上的分布，如 A_{hom} 代表绝对量的吸收剂测得的吸光度值，A_{inhom} 代表和皮肤形貌相关的测定粘贴的胶带获得的吸光度值。两个值的商，用于定义不均匀性因子：

$$F_{inhom}=A_{hom}/A_{inhom}$$

为了测试该因子的实用性，必须考虑其参数影响。

a

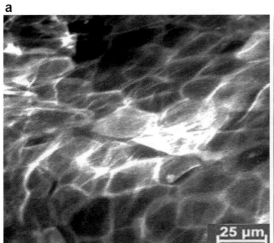

b

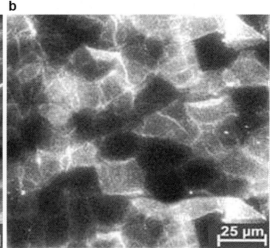

图 1　添加荧光物质（荧光素钠）的防晒剂在皮肤上涂抹后的分布。（a）在体测量（b）对从相应皮肤部位粘贴的胶带的测量

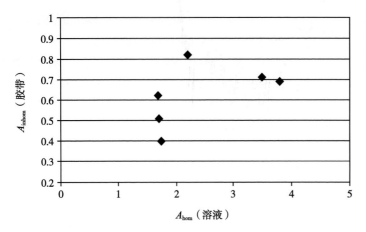

图2 使用标准防晒霜COLIPA P1（6名志愿者的第一条胶带）测得的吸光度值比较。A_{inhom}= 胶带粘贴后即刻测得的胶带吸光度值。A_{hom}= 胶带提取溶液的吸光度值

3.3 不均匀因子的影响参数

3.3.1 不同志愿者和配方的影响

在讨论测量值参数的依赖性时，需要考虑找到不同志愿者和配方的差异范围，表1总结了所得结果。

要获得配方对分布影响及不同志愿者对分布的影响，那么不均匀性因子关联配方的平均值是基础所在。

和防晒剂关联的不均匀性因子变异范围为：F_{inhom}=3.9 ～ 11.9。所有防晒霜的平均值为 F_{inhom}=8.3，这些数据对应的标准偏差为40%。这个

值描述了被研究的防晒霜在多大程度上改变了分布的不均匀性。这个平均值的提出可以用于消除不同志愿者皮肤形貌的影响。

由不均匀性因子表征的受试者个体差异列于表1的2～6栏。考虑到这些标准偏差的平均值达到1.9，其相应的占到总体值的23%。

40%与23%这两个百分数相比较，表明了配方对不均匀性因子的影响比个人差异的影响要更大。

3.3.2 皮肤预处理（skin pretreatment）的影响

研究紫外吸收剂在皮肤表面分布的一个重要方面在于它与防晒剂功效（efficacy of sunscreens）的

表1 对不同志愿者和不同配方，不均匀性因子的差异

志愿者	不均匀性因子				
	不同志愿者个体数值				
	COLIPA P1 SPF4	COLIPA P2 SPF12	COLIPA P3 SPF15.5	防晒霜 SPF8	防晒霜 SPF26
1	2.7	8.8	8.0	4.4	13.8
2	5.5	14.5	8.7	7.6	14.6
3	4.3	8.9	7.5	7.9	7.9
4	4.6	10.7	9.3	6.0	9.4
5	3.4	16.2	10.4	5.2	9.3
6	2.8	12.2	9.3	4.8	10.0
F_{inhom} 平均值 ± 标准偏差 /%	3.9 ± 1.0（26%）	11.9 ± 3.0（25%）	9.0 ± 1.5（15%）	6.0 ± 1.5（25%）	10.8 ± 2.7（25%）

5种配方的总体平均值（3.9 ～ 11.9）：F_{inhom}=8.3，其对应的标准偏差为40%；6名志愿者的标准偏差的平均值（1.0 ～ 3.0）=1.9，对应的标准偏差为23%。

相关性。早期的研究表明，防晒剂的不均匀分布使其防护性能降低 10 倍（Lademann et al. 2004）。相反，之前研究也表明更好的均匀性会增强防护效果。（Weigmann et al. 2012b）。关于皮肤用身体乳液预处理对 SPF8 的防晒霜的分布的影响，在被考量的体系中，不均匀性因子由于预处理而显著改善，在预处理之后吸光度值 $A_{inhom}=11.5$ 降到 $A_{inhom}=6.5$。通过考察另外一个分光光度值的增加，也就是表征对入射太阳辐射吸收的增加，即总吸光度值，这个值在涂抹身体乳液后会增加，这样也获得了结论的一致性。

但是，另一项研究表明，预处理导致在与水接触过程中所涂抹的防晒霜更容易被冲掉（Kluschke et al. 2014）。

3.3.3 不均匀性因子和光学测定获得的表征皮肤形貌的皮肤皱纹体积的比较

通过比较光谱学获得的结果与另一种光学方法测量的数据，评估了此处所提出不均匀性因子的重要性（Gebauer et al. 2012）。运用这种光学技术，皮肤形貌可以直接由一个特定的光学 3D 测量系统表征，该系统用于测定表面特征，通过考量皮肤形貌的最高点和最低点来计算体积。

所测试的 3 种防晒霜，当用以上光学数据和光谱数据比较时发现，两者呈线性相关，且具有 $P \leqslant 0.01$ 的统计学显著性，相关系数分别为 0.98、0.67 和 0.66。相关系数的减少反映了由于涂抹防晒霜而皮肤表面被改变，但改变的情况在不同个体间存在差异。

这两组数据的汇合表明不均匀性因子不仅适用于识别和优化皮肤外用物质的涂抹均匀性，也能够正确反映人体皮肤表面形貌的不同。

4 结论

人类皮肤的典型结构影响着皮肤外用防晒霜的特征性分布。由此产生的不均匀性决定了从皮肤表面粘贴所得胶带的光谱吸光度值 A_{inhom}。然后再测定提取胶带（A_{hom}）之后获得的溶液的吸光度值，两者相除即得到不均匀性因子：$F_{inhom}=A_{hom}/A_{inhom}$。

比较不同的志愿者和不同防晒霜的测试结果的差异，发现配方的影响程度高于志愿者关联数据影响。通过考察在防晒霜涂抹之前皮肤预处理对防晒霜分布的影响以及通过独立方法获得的皱纹体积和涂抹均匀性的良好相关性，均验证了不均匀性因子的相关度。

致谢

德国科学与人文捐赠协会的"皮肤生理学"基金会提供的资金支持。我们也感谢 Sabine Grenz 的语言支持和 Heike Richter 的技术支持。

（赵小敏 译 / 校，郝宇 审）

参考文献

Fitzpatrick TB, Eisen AZ, Wolff K, Freedberg IM, Austen KF. Dermatology in general medicine. 4th ed. - New York: Mc Graw-Hill; 1993.

Fritsch P. Dermatologie Venerologie. 2nd ed. Berlin/Heidelberg: Springer; 2004. p. 19–24.

Gebauer V, Weigmann HJ, Schanzer S, Meinke MC, Vergou T, SterryW, et al. Influence of skin aging effects on the skin surface profile and the correlated distribution of topically applied sunscreens. J Biophotonics. 2012;5(3):274–82.

Helfrich YR, Sachs DL, Voorhees JJ. Overview of skin aging and photoaging. Dermatol Nurs Dermatol Nurs Assoc. 2008;20(3):177–83.

Jain A, Rieger I, Rohr M, Schrader A. Antioxidant efficacy on human skin in vivo investigated by UVA-induced chemiluminescence decay analysis via induced chemiluminescence of human skin. Skin Pharmacol Physiol. 2010;23(5):266–72.

Kluschke F, Weigmann HJ, Schanzer S, Meinke M, Vergou T, Sterry W, et al. Gain or loss? Sunscreen efficiency after cosmetic pretreatment of the skin. Skin Pharmacol Physiol. 2014;27(2):82–9.

Krutmann J, Diepgen DL, Krutmann-Billmann C. Hautalterung. 2nd ed. Berlin/Heidelberg: Springer; 2008. p. 13–122.

Lademann J, Rudolph A, Jacobi U, Weigmann HJ, Schaefer H, Sterry W, et al. Influence of nonhomogeneous distribution of topically applied UV filters on sun protection factors. J Biomed Opt. 2004; 9(6):1358–62.

Lademann J, Jacobi U, Surber C, Weigmann HJ, Fluhr JW. The tape stripping procedure – evaluation of some critical parameters. Eur J Pharm Biopharm. 2009; 72(2):317–23.

Rohr M, Klette E, Ruppert S, Bimzcok R, Klebon B, Heinrich U, et al. In vitro sun protection factor: still a challenge with no final answer. Skin Pharmacol Physiol. 2010;23(4):201–12.

Schaefer H, Redelmeier TE. Skin barrier: principles of percutaneous absorption. Basel: Karger AG; 1996. p. 2. Schroeder P, Calles C, Benesova T, Macaluso F, Krutmann J. Photoprotection beyond ultraviolet radiation – effective sun protection has to include protection against infrared A radiation-induced skin damage. Skin Pharmacol Physiol. 2010;23(1):15–7.

COLIPA. International sun protection factor (SPF) test method. Bruxelles: The European Cosmetic, Toiletry and Perfumery Association; 1994.

Weigmann HJ, Lademann J, Meffert H, Schaefer H, Sterry W. Determination of the horny layer profile by tape stripping in combination with optical spectroscopy in the visible range as a prerequisite to quantify percutaneous absorption. Skin Pharmacol Appl. 1999;12(1–2):34–45.

Weigmann HJ, Schanzer S, Vergou T, Antoniou C, Sterry W, Lademann J. Quantification of the inhomogeneous distribution of topically applied substances by optical spectroscopy: definition of a factor of inhomogeneity. Skin Pharmacol Physiol. 2012a;25(3):118–23.

Weigmann HJ, de Sainte Claire MS, Schanzer S, Patzelt A, Meinke M, Antoniou C, et al. Determination of the protection efficacy and homogeneity of the distribution of sunscreens applied onto skin pre-treated with cosmetic products. Skin Res Technol. 2012b;18 (2):245–50.

46

皮肤的光学相干断层扫描成像

Alia Arif Hussain, Lotte Themstrup, Mette Mogensen,
and Gregor B. E. Jemec

内容

关键词

日光性角化病·基底细胞癌·大疱性类天疱疮·接触性皮炎·高分辨率光学相干断层扫描成像·咪喹莫特·氨基酮戊酸甲酯光动力治疗·非黑素瘤皮肤癌·光学相干断层扫描成像·皮肤病学·纤维化疾病·高分辨率·干涉技术·迟发性皮肤卟啉病·银屑病·硬皮病·伤口愈合

1 背景

光学相干断层扫描（optical coherence tomography，OCT）是一种无创的光学成像技术，常规用于眼科视网膜成像。自 20 世纪 90 年代以来，OCT 技术在眼科的常规成像领域凸显了领导地位（Huang et al. 1991；Swanson et al. 1993）。该技术也有可能用于如皮肤等其他组织的高分辨率成像，它不仅可以用于进行临床诊断，还可以包括无创监测病灶演变或治疗。类似于超声成像，OCT 图像主要是以俯视图显示。与超声相比，OCT 图像虽然穿透深度较低但具有更高的分辨率。水平成像的 OCT 也可能和临床的共聚焦显微镜媲美。在过去的 10～15 年中，OCT 技术已被改进用于皮肤成像，反映了数据处理和光学技术的双重发展。

2 方法和基本原理

OCT 是一种干涉（interferometric）成像技术，可实现临床上的无创、实时、高分辨率、横截面成像。它的工作原理是检测组织的反射和背散射光。

图像可以是二维或三维的，横向分辨率小于 7.5μm，轴向分辨率小于 5μm。图像可以在低分辨率情况下粗略地与组织学形态相比较，但对于单个细胞的成像是不可能的。一维深度扫描被称为 A 扫描，多个相邻的 A 扫描合并后可以创建二维或三维图像，从而提供特定样品的更多信息。

在定性分析 OCT 图像时，几种类型的反射和散射是相关的。呈现白色的区域是由于反射光，而呈现黑色的区域是吸收光的组织。在正常的皮肤中，液体和空气是低反射，也就是吸收介质，因此看起来很暗甚至全黑。带有致密的角蛋白或胶原蛋白的区域是高反射区域，因此是明亮的。

高分辨率 OCT（high-definition OCT，HD-OCT）是一种基于传统 OCT 原理的新型技术。在过去的两年中，几个研究中报道 HD-OCT 可以提高分辨率并具有单细胞成像的可能性，但相应地穿透深度就减少了。HD-OCT 与反射式共聚焦显微镜（reflectance confocal microscope，RCM）相比（Boone et al. 2012a），在正常皮肤中 RCM 提供了最佳的横向分辨率，而 HD-OCT 提供了最佳的穿透深度，表明 HD-OCT 填补了 RCM 和传统 OCT 成像的空缺。

3 如何使用 OCT

OCT 成像通常很简单。所有商用 OCT 系统均带有手持探头。大多数探头的大小范围为标准无绳电话的尺寸。这有时会造成在耳内和眼角附近进行 OCT 成像困难。记录 6mm 图像范围需要数秒钟时间。单次 OCT 扫描过程中可以获得几百个图像。

4 在皮肤病学中的应用

在过去的十年中，OCT 成像在皮肤病学（dermatology）上有显著的提高（Gambichler et al. 2005；Olsen et al. 2015）。几项临床研究发现，和其他成像技术相比，OCT 在诊断炎症皮肤病症、伤口愈合、非黑素瘤皮肤肿瘤（non-melanoma skin tumors，NMST）和水疱性疾病（blistering diseases）等方面具有优势。

皮肤活组织检查是目前大量皮肤病特别是非黑素瘤皮肤癌的黄金标准。由于皮肤活组织易于获取，精确且成本低，因此也对皮肤病学领域引入任何新的成像技术构成激烈的竞争。然而，对于非黑素瘤皮肤癌，有几个因素使其更有利于采用无创诊断。

首先也是最重要的，诸如 OCT 的非侵入型技术可提供非创伤性和非瘢痕性的辅助诊断，可在病床边实施操作，并可随时重复以检测已诊断疾病的潜在复发。其次，随着无创治疗的增加，对于快速诊断和无创监测的需求也随之增加。最后，免疫抑制患者的非黑素瘤皮肤癌发病率更高（Kempf et al. 2013；Jemec and Holm 2003），而 OCT 成像可能可以挽救这些患者免于过度活检和切除疑似肿瘤性病变组织。

健康皮肤的 OCT 图像在皮肤液体和空气的趋于呈现低反射 / 高吸收，因此它们呈现暗色或完全黑色，而高反射区域则为高亮带。渗透深度取决于特定的组织。从空气到皮肤的折射率突然变化会导致一个大的入口信号（图 1），通过在与皮肤接触的探头上使用接触或耦合介质可以减少入口信号。这些介质可以降低角质层表面的折射率。而且通过这种方式，吸收到皮肤中的甘油似乎通过减少散射从而增加穿透深度进而改善 OCT 图像（Serup et al. 2006）。也有研究提议，通过所谓的空间分集复合方案装置减少散斑（Mogensen et al. 2010），该技术同时也具有对成像质量的改善效果，从而使图像有更确定的边界线，例如皮肤肿瘤。

4.1 基底细胞癌

在几项临床研究中已经成功使用 OCT 诊断出基底细胞癌（basal cell carcinoma，BCC）（Mogensen et al. 2009a）。OCT 图像中 BCC 病变的临床特征是皮肤真表皮连接部（dermoepidermal junction，DEJ）和黑色卵圆形基底样细胞岛的改变，有时候还可以检测到黑暗、低反光的外周边界（光环）。次要特征则包括正常毛囊和腺体的缺失以及真皮毛细血管走向基底细胞岛的改变（图 2；Hussain et al. 2015）。

研究表明某些组织学特征会影响 BCC 中 OCT 图像的质量（Mogensen et al. 2011）。比如炎性浸润的存在会显著地损害图像的质量，而弹性组织变性则可以改善图像质量。同时，无论是溃疡还是角化过度看起来都不会显著影响 BCC 的 OCT 图像质量，这是尤为重要的，因为大多数 BCC 病灶具有角化过度的表面。

BCC 的发病率增加，使其成为许多国家最常见的癌症形式（Madan et al. 2010），这也引起了对其病因、发病机制和治疗的广泛研究。目前皮肤活检和刮除或切除术是诊断和治疗非黑素瘤皮肤癌（non-melanoma skin cancer，NMSC）的黄金标准。考虑到活检和切除是侵入性的，会形成瘢痕从而可能导致感染的风险。无创治疗在皮肤病学领域已经被很好地接受。咪喹莫特（imiquimod）是一种可用于治疗浅表性 BCC 的乳膏。最近的一项研究（Banzhaf et al. 2014）显示，OCT 可被用于治疗浅表性 BCC 的全过程——从初始诊断到监测治疗效果以及随访潜在的残余肿瘤组织。氨基酮戊酸甲酯光动力治疗（methyl aminolaevulinate photodynamic therapy，MAL-PDT）是另一种无创性治疗方式。在一项研究中（Themstrup et al. 2014），用 OCT 检测了 MAL-PDT 治疗前和 3 个月随访时的 18 个病例（其中 14 个 BCC 病变和 4 个日光性角

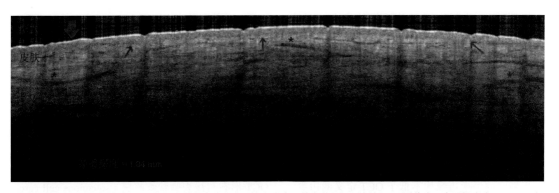

图 1 健康的皮肤。健康的 28 岁女性小腿的皮肤。穿透深度取决于特定的组织，在该 OCT 图像中，穿透深度为 1.84mm。细的白色高反射分界线（蓝色粗箭头所示）不是皮肤的一部分，但代表了由于从一种介质（空气）向另一种（皮肤）转变时的入口信号。红色细箭头：完整的真表皮连接。星号：血管

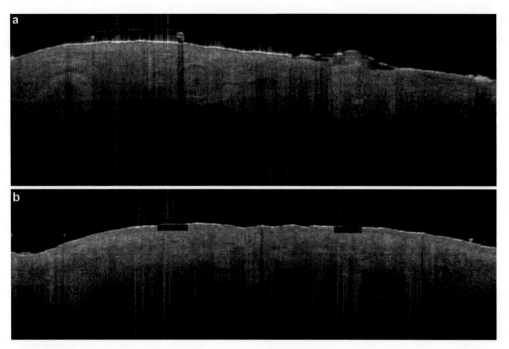

图 2 （a）基底细胞癌。一位 77 岁男性的 OCT 图像，眉毛上方有基底细胞癌病变。OCT 图像显示皮肤表面的真表皮连接（粗蓝色箭头）的破坏和与皮肤表面相对应的升起的深色区域，对应于小的溃疡 / 皮（细蓝色箭头）。在真皮中，有两个由黑色边界包围的圆形结构（星号）。这些结构对应基底细胞肿瘤岛。从表面伸出的垂直的低反光条纹是具有投影的毛发（红色箭头）。（b）与基底细胞癌病变相邻的健康皮肤（蓝色条带），具有表皮完整的真表皮连接和其下的均匀的真皮

化病），结果表明，在刚做完 MAL-PDT 之后，由于模糊现象和结痂形成，OCT 无法监测。随访中，5/18 例患者在临床检查后被怀疑复发，7/18 例患者在 OCT 检查后被怀疑复发，这表明 OCT 对复发率的检查比单独临床检查高 29%，随后这也经组织学进一步证实。这一研究意味着 OCT 最适合于诊断和随访治疗。此外，目前正在进行一项关于 OCT 监测用巨大戟醇甲基丁烯酸酯治疗的 BCC 的研究。

执行莫氏手术的外科医生（Wang et al. 2013；Alawi et al. 2013；Chan and Rohrer 2012）可以使用 OCT 来减少切除区域而不影响无肿瘤边界的完整性。这也可以减少侵入型操作的频次。一项研究（Alawi et al. 2013）显示，在 84% 的病例中，OCT 定义的外侧缘正确，表明肿瘤被切除。此外，外科医生划定的手术边缘均不低于 OCT 定义的边界，这表明 OCT 可能是有帮助的。

皮肤淋巴瘤的 OCT 成像也是一个发展领域。

一个病例报告（Christian Ring et al. 2012）对皮肤 T 细胞淋巴瘤进行了可视化，图示了增厚和高反射的角质层以及真皮中若干细长的低反射结构（解释为淋巴瘤浸润）。样本的组织学和 OCT 成像之间有很好的直接相关性。在真皮中类似的发现还包括对眼附属器淋巴瘤的描述，它可能在皮肤淋巴瘤中也是重要的。

一项关于基底细胞癌（BCC）病变的初步研究（Boone et al. 2012b）通过 HD-OCT 进行了可视化，这意味着 HD-OCT 促进了 BCC 的在体诊断，甚至可以区分不同的 BCC 亚型，这是传统 OCT 所不可及的。

4.2 日光性角化病

日光性角化病（actinic keratosis，AK）的 OCT 形态与浅表鳞状细胞癌（squamous cell carcinoma，SCC）有些相似。AK 病变有可能自发消退。然而大部分 AK 病变会进一步发展成 SCC。

与 BCC 病变不同，SCC 存在转移的风险（Schmitt and Bordeaux 2013）。

无创治疗 AK 病变是有很多可能的，例如用 MAL-PDT，咪喹莫特或冷冻手术。冷冻疗法是一种常用的病变定向治疗，通过对组织进行冷冻，然后由于在冻融循环期间发生的细胞损伤而招致组织破坏。液氮（-196℃）是最常用的冷却剂，但固态二氧化碳（-78.5℃）和液态二氧化碳（-56.6℃）也被用到。当 AK 被冷冻治疗法治疗时，皮肤起泡通常会发生在组织破坏之前。当皮肤开始愈合时，病变组织会剥落，新生皮肤也随之出现。

匹配非侵入性治疗，进行无创和无瘢痕形式的监测显得非常必要。几项已经进行的研究（Mogensen and Jemec 2007；Mogensen et al. 2009b，c）表明 OCT 对于 AK 诊断、治疗和监测是很有益的。AK 的 OCT 特征包括表皮的非典型性增厚，尤其是角质层。有时可以在 AK 下面的区域看到炎症引起的淋巴细胞浸润。

最近的一项研究（Themstrup et al. 2012）指出 OCT 有可能监测 AK 病变的冷冻疗法。结果表明，OCT 可以极其准确地可视化 AK 病变，并分辨其边界。当应用冷冻疗法时，首先观察到冰球图像，然后在治疗不久后形成囊泡。冷冻治疗期间要检测到冷冻深度是不可能的。据报道，使用 HD-OCT 可以对不同的日光性角化病进行在体诊断和分级（Maier et al. 2013）。

4.3 炎症性皮肤病

OCT 的另一个用途是常见炎症性疾病如银屑病（psoriasis）和接触性皮炎（contact dermatitis）的可视化。在大多数情况下，可以通过肉眼进行诊断，但在有疑问的情况下，要进行皮肤活检和组织学检查以确认。

银屑病是影响大量患者的疾病。通过测量结构变化，如表皮厚度和真皮的光密度，OCT 可以检测疾病的严重程度或者监测特定的治疗方法（Gambichler et al. 2005；Morsy et al. 2010）。最近的一项研究结果显示，银屑病斑的皮肤厚度与健康皮肤的厚度相差 30 ~ 40um。

此外，一项研究用 OCT 观察了银屑病关节炎和甲病变（Aydin et al. 2011，2013）。18 例甲病变患者接受了 OCT 和超声检查，结果显示 180 个指甲中有 67.8% 有临床表现，而超声检查病变阳性结果为 33.9%，OCT 检查结果为 44.4%。据报道，OCT 在 12 个临床正常指甲和 41 个超声检查正常的指甲中检测到了细微病变。该研究发现 OCT 阳性的敏感度为 44.4%，特异性为 95.8%，表示 OCT 有检测甲病变的潜力。关于甲病变，一项针对甲真菌病的研究（Grover and Khurana 2012）中报道了 OCT 筛查甲板内几个区域的能力，从而可以在局部或系统治疗过程中检测到持续存在的真菌元素。

接触性皮炎（Morsy et al. 2010）是另一种常见的炎症性皮肤病。OCT 扫描观察到与角质层角化过度和角化不全相对应的更高和更大的人口信号。

最近一项应用 Ackerman 模式识别算法（Boone et al. 2013）的研究表明，HD-OCT 是一种有前景的方法，可以通过可视化表皮和真皮中的单个细胞，以及对真表皮连接部，真皮乳头层和网状层形态的可视化，来实现对常见炎症性皮肤病进行无创性诊断、评估和管理。

一项病例研究报告显示皮肤肉芽肿性病变的 OCT 成像（Banzhaf and Jemec 2012）呈现一种新的形状，类似于翅膀。这方面还需要进一步的研究。

4.4 纤维化疾病

硬皮病（scleroderma）和其他纤维化疾病（fibrotic diseases），例如硬斑病（morphea）[局限性硬皮病（localized scleroderma）]、萎缩性硬化苔藓（lichen sclerosus et atrophicus，LSA）、瘢痕疙瘩（keloids）和瘢痕都以皮肤纤维化为特征。初步数据表明，纤维化疾病的 OCT 成像的特征是成层无序化，真表皮连接缺失严重。由于广泛的纤维化，真皮本身可见非常均匀的状态和高反射性。真皮还可以显示错综复杂的低反射模式。独特的形态学的差异表征可能有助于理解病变演变和评估可能的治疗方法。这对硬皮病尤其重要。

系统性硬皮病的特征是胶原沉积，小血管纤维内膜增生和血管痉挛发作。随着时间的推移，它可能导致组织缺血以及皮肤和其他器官的大范围纤维化。由于缺乏有效的治疗方式，治疗目标往往是通过使用例如抗纤维化制剂、局部润肤剂和补骨脂素光化学疗法（psoralen and ultraviolet A，PUVA）来预防疾病进一步恶化。随着新型抗纤维化制剂的兴起，皮肤的无创检测胶原的形态在治疗试验中变得更有意义（Abignano et al. 2013；Ring et al. 2015）。

4.5 大疱性疾病

大疱类皮肤病一直是 OCT 研究很少的疾病，但却是正在进行很受关注的研究领域。液体是一种吸收介质，因此呈现暗色（低反射）或完全黑色（反射）。研究显示可以区分特定形式的大疱性疾病。整个大疱表现为黑色，卵圆形至圆形，界限分明的结构。表皮内和表皮下大疱可能可以被区分，从而可以区分出大疱性疾病，如大疱性类天疱疮（bullous pemphigoid）、烧伤和天疱疮（pemphigus）（Mogensen et al. 2008）。然而，大疱性类天疱疮和天疱疮之间的差异太微弱，在已发表的研究中无法区

分这两种疾病。烧伤水泡是显著不同的。未来增强分辨率的 OCT 成像可能可以满足这些挑战（图 3）。

迟发性皮肤卟啉病（porphyria cutanea tarda，PCT）的水疱通常出现在被日光暴露的部位，特别是在手背部。大疱内含有卟啉浆液并伴随疼痛。图 4 展示了一只手部 PCT 和其邻近的正常皮肤之间的差异。

4.6 伤口愈合

众所周知，手术和激光治疗之后会伴随诸如感染或是延长的伤口愈合（wound healing），在皮肤学科里是一项颇具挑战性的任务。

一项动物实验的研究（Wang et al. 2008）追踪和监测了伤口愈合和组织再生期间的形态变化，当胶原蛋白植入之后，表明可能可以检测到皮肤再上皮化、肉芽组织的形成以及炎症反应。此外，有报道指出，当纵向 OCT 和超高分辨率多普勒仪联合使用时，就有可能增强影像的精准度从而追踪新生血管的形成，这是跟组织再生和细胞/组织分化的

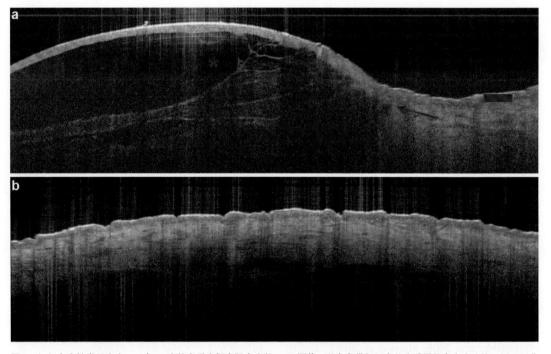

图 3 （a）大疱性类天疱疮。一名 81 岁的女子右侧大腿大疱的 OCT 图像。蓝色条带标记完整为受累的真表皮连接，用于区分表皮与真皮。注意皮肤中的裂缝（蓝色箭头）和大疱的皮下位置。由于含有大量液体，实际大疱（蓝色星号）是低反射性的。大疱内的高反射区域可能是可视化的多形性炎性浸润。（b）邻近大疱的健康皮肤的 OCT 图像

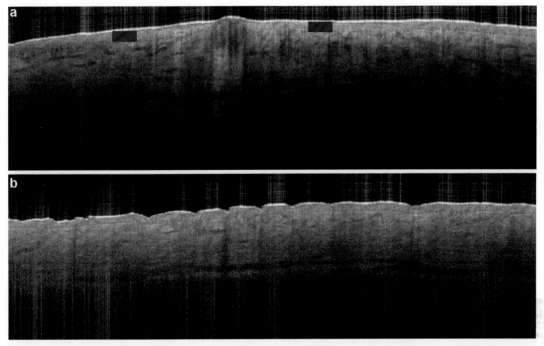

图4 （a）迟发性皮肤卟啉病。一名67岁女性右手背迟发性皮肤卟啉病（porphyria cutaneatarda，PCT）。真表皮连接完好无损（蓝色条纹），并且可以看到大疱（蓝色细箭头）的残留物通过表皮进入真皮层。圆形结构（蓝色箭头）是大疱的剩余部分。蓝色条纹标记真表皮连接，显示大疱如何延伸到真皮层，揭示了PCT愈合为什么会伴随瘢痕。（b）邻近迟发性皮肤卟啉病病灶的健康皮肤

普遍特征。另一项研究（Kuck et al. 2014）通过对比组织学和OCT的结果，表明OCT能够实现的检测，包括表皮的部分受损、血管收缩、血管舒张、皮肤的再上皮化。

还有报道称（Sattler et al. 2013），共聚焦激光扫描显微镜（confocal laser scanning microscopy，CLSM）和OCT能够用于量化动态伤口愈合过程的动力学。尽管点阵激光处理后，临床上观察7天和14天后的伤口愈合是完整的，然而，借由CLSM和OCT的影像技术，多数治疗区域在21天之后仍然可以检测到皮下的缺陷（图5）。

Banzhaf等（2016）最近运用了OCT和RCM研究了剥脱式点阵激光（ablative fractional laser，AFXL）孔道的闭合。AFXL通过破坏皮肤屏障创造微观垂直孔道，诱导适度伤口愈合相应来改善皮肤外观。研究表明，根据所应用的能量水平的不同，这个AFXL孔道在第一个24小时内均保持开放的模式，这可能为激光辅助药物透皮的最佳时效

提供可靠的依据。

5 结论

OCT在皮肤科学领域的影像是一种多样化的成像技术，可以简单快速用于病床边诊断。由于OCT的图像和传统影像技术包括超声和组织学有很高的相似度，所以OCT图像相对容易被解读。总的来说，通过对表皮和真皮上层高分辨率地成像，OCT影像技术能够辅助超声的皮肤成像。因为，OCT成像技术易于使用并能提供高分辨率的皮肤图像信息，临床应用上的瓶颈不是仪器自身，而是需要相应的诊断研究试验提出需求。在皮肤癌、光线性角化病、损伤或者大疱病等情况下，皮肤疾病的OCT成像不仅跟不同程度或严重性的皮肤疾病和非皮肤疾病有关，而且和研究机构内部或者研究机构之间是否协商一致相关，这一点更为重要。

当前，在皮肤学领域里的OCT研究，大部分

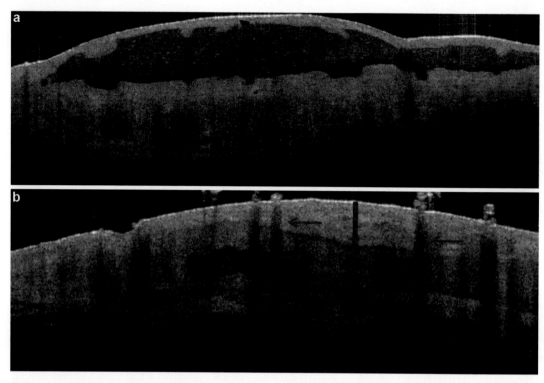

图 5 （a）日光性角化病。持续 10 秒的冷冻手术处理后 20 分钟，背部日光性角化病病灶的 OCT 成像。星号：沿着真表皮连接的一条反射大疱。向上蓝色箭头：表皮。向下蓝色箭头：真皮；（b）基底细胞癌残留病灶。基底细胞癌光力学治疗后 3 个月回访时的 OCT 成像。这个病灶位于太阳穴上。蓝色垂直线：正常成层的损坏。星号：低反射区域，坏死中心。粗蓝色箭头：肿瘤基质。细蓝色箭头：毛发伪影

的试验仍然是案例报告或初步研究，未来在许多的研究方向上均大有前景。

6 未来发展

考虑到 OCT 成像技术仍然是皮肤学领域的一项新的技术，有许多的皮肤疾病尚未被 OCT 研究或者未被充分地研究。对于 NMSC 和其他疾病来说，已经有一些研究数据，未来的发展涉及诊断方法的验证，包括优化定义、敏感性、特异性、研究机构内部和研究机构之间的差异，以及用于评估 OCT 图像的诊断算法的开发等。

（李舒婷 译，叶成达、段诗悦、
周治君 校，赵小敏 审）

参考文献

Abignano G, Aydin SZ, Castillo-Gallego C, Liakouli V, Woods D, Meekings A,Wakefield RJ, McGonagle DG, Emery P, Del Galdo F. Virtual skin biopsy by optical coherence tomography: the first quantitative imaging biomarker for scleroderma.Ann Rheum Dis. 2013; 72(11):1845–51.

Alawi SA, Kuck M,Wahrlich C, Batz S,McKenzie G, Fluhr JW, et al. Optical coherence tomography for presurgical margin assessment of non-melanoma skin cancer – a practical approach. Exp Dermatol. 2013;22(8):547–51.

Aydin SZ, Ash Z, Del Galdo F, Marzo-Ortega H,Wakefield RJ, Emery P, et al. Optical coherence tomography: a new tool to assess nail disease in psoriasis? Dermatology (Basel). 2011;222(4):311–3.

Aydin SZ, Castillo-Gallego C, Ash ZR, Abignano G, Marzo-Ortega H, Wittmann M, et al. Potential use of optical coherence tomography and high-frequency ultrasound for the assessment of nail disease in psoriasis and psoriatic arthritis. Dermatology (Basel). 2013;227(1):45–51.

Banzhaf C, Jemec GB. Imaging granulomatous lesions with optical coherence tomography. Case Rep Dermatol. 2012;4(1):14–8.

Banzhaf CA, Themstrup L, Ring HC, Mogensen M, Jemec GB. Optical coherence tomography imaging of non-melanoma skin cancer undergoing imiquimod therapy. Skin Res Technol. 2014;20(2):170–6.

Banzhaf CA, et al. Spatiotemporal closure of fractional laser-ablated channels imaged by optical coherence tomography and reflectance confocal microscopy. Lasers Surg Med. 2016;48(2):157–165.

Boone M, Jemec GB, Del Marmol V. High-definition optical coherence tomography enables visualization of individual cells in healthy skin: comparison to reflectance confocal microscopy. Exp Dermatol. 2012a; 21(10):740–4.

Boone MA, Norrenberg S, Jemec GB, Del Marmol V. Imaging of basal cell carcinoma by high-definition optical coherence tomography: histomorphological correlation. A pilot study. Br J Dermatol. 2012b; 167(4):856–64.

Boone M, Norrenberg S, Jemec G, Del Marmol V. Highdefinition optical coherence tomography: adapted algorithmic method for pattern analysis of inflammatory skin diseases: a pilot study. Arch Dermatol Res. 2013;305(4):283–97.

Chan CS, Rohrer TE. Optical coherence tomography and its role in mohs micrographic surgery: a case report. Case Rep Dermatol. 2012;4(3):269–74.

Christian Ring H, Hansen I, Stamp M, Jemec GB. Imaging cutaneous T-cell lymphoma with optical coherence tomography. Case Rep Dermatol. 2012;4(2):139–43.

Gambichler T, Moussa G, Sand M, Sand D, Altmeyer P, Hoffmann K. Applications of optical coherence tomography in dermatology. JDermatol Sci. 2005;40(2):85–94.

Grover C, Khurana A. Onychomycosis: newer insights in pathogenesis and diagnosis. Indian J Dermatol Venereol Leprol. 2012;78(3):263–70.

Huang D, Swanson EA, Lin CP, Schuman JS, Stinson WG, ChangW, et al. Optical coherence tomography. Science (New York). 1991;254(5035):1178–81.

Hussain AA, Themstrup L, Jemec GB. Optical coher-

ence tomography in the diagnosis of basal cell carcinoma. Arch Dermatol Res. 2015;307(1):1–10.

Jemec GB, Holm EA. Nonmelanoma skin cancer in organ transplant patients. Transplantation. 2003;75(3):253–7.

Kempf W, Mertz KD, Hofbauer GF, Tinguely M. Skin cancer in organ transplant recipients. Pathobiology. 2013;80(6):302–9.

Kuck M, Strese H, Alawi SA, Meinke MC, Fluhr JW, Burbach GJ, et al. Evaluation of optical coherence tomography as a non-invasive diagnostic tool in cutaneous wound healing. Skin Res Technol. 2014; 20(1):1–7.

Madan V, Lear JT, Szeimies RM. Non-melanoma skin cancer. Lancet. 2010;375(9715):673–85.

Maier T, Braun-Falco M, Laubender RP, Ruzicka T, Berking C. Actinic keratosis in the en-face and slice imaging mode of high-definition optical coherence tomography and comparison with histology. Br J Dermatol. 2013;168(1):120–8.

Mogensen M, Jemec GB. Diagnosis of nonmelanoma skin cancer/keratinocyte carcinoma: a review of diagnostic accuracy of nonmelanoma skin cancer diagnostic tests and technologies. Dermatol Surg. 2007;33(10): 1158–74.

Mogensen M, Morsy HA, Nurnberg BM, Jemec GB. Optical coherence tomography imaging of bullous diseases. J Eur Acad Dermatol Venereol. 2008;22(12): 1458–64.

Mogensen M, Thrane L, Jorgensen TM, Andersen PE, Jemec GB. OCT imaging of skin cancer and other dermatological diseases. J Biophotonics. 2009a; 2(6–7):442–51.

Mogensen M, Joergensen TM, Nurnberg BM, Morsy HA, Thomsen JB, Thrane L, et al. Assessment of optical coherence tomography imaging in the diagnosis of non-melanoma skin cancer and benign lesions versus normal skin: observer-blinded evaluation by dermatologists and pathologists. Dermatol Surg. 2009b;35(6): 965–72.

Mogensen M, Nurnberg BM, Forman JL, Thomsen JB, Thrane L, Jemec GB. In vivo thickness measurement of basal cell carcinoma and actinic keratosis with optical coherence tomography and 20-MHz ultrasound. Br J Dermatol. 2009c;160(5):1026–33.

Mogensen M, Jorgensen TM, Thrane L, Nurnberg BM, Jemec GB. Improved quality of optical coherence tomography imaging of basal cell carcinomas using speckle reduction. Exp Dermatol. 2010;19(8):e293–5.

Mogensen M, Nurnberg BM, Thrane L, Jorgensen TM, Andersen PE, Jemec GB. How histological features of basal cell carcinomas influence image quality in optical coherence tomography. J Biophotonics. 2011; 4(7–8):544–51.

Morsy H, Kamp S, Thrane L, Behrendt N, Saunder B, Zayan H, et al. Optical coherence tomography imaging of psoriasis vulgaris: correlation with histology and disease severity. Arch Dermatol Res. 2010;302(2): 105–11.

Olsen J, Themstrup L, Jemec GB. Optical coherence tomography in dermatology. G Ital Dermatol Venereol. 2015;150(5):603–15.

Ring HC, Mogensen M, Hussain AA, Steadman N, Banzhaf C, Themstrup L, Jemec GB. Imaging of collagen deposition disorders using optical coherence tomography. J Eur Acad Dermatol Venereol. 2015; 29(5):890–8.

Sattler EC, Poloczek K, Kastle R, Welzel J. Confocal laser scanning microscopy and optical coherence tomography for the evaluation of the kinetics and quantification of wound healing after fractional laser therapy. J Am Acad Dermatol. 2013;69(4):e165–73.

Schmitt AR, Bordeaux JS. Solar keratoses: photodynamic therapy, cryotherapy, 5-fluorouracil, imiqui-mod, diclofenac, or what? Facts and controversies. Clin Dermatol. 2013;31(6):712–7.

Serup J, Jemec GBE, Grove GL, editors. Handbook of non-invasive methods and the skin. 2nd ed. Boca Raton: Taylor and Francis Group; 2006.

Swanson EA, Izatt JA, Hee MR, Huang D, Lin CP, Schuman JS, et al. In vivo retinal imaging by optical coherence tomography. Opt Lett. 1993;18(21):1864–6.

Themstrup L, Banzhaf C, Mogensen M, Jemec GB. Cryosurgery treatment of actinic keratoses monitored by optical coherence tomography: a pilot study. Dermatology (Basel). 2012;225(3):242–7.

Themstrup L, Banzhaf CA, Mogensen M, Jemec GB. Optical coherence tomography imaging of non-melanoma skin cancer undergoing photodynamic therapy reveals subclinical residual lesions. Photodiagnosis Photodyn Ther. 2014;11(1):7–12.

Wang Z, Pan H, Yuan Z, Liu J, ChenW, Pan Y. Assessment of dermal wound repair after collagen implantation with optical coherence tomography. Tissue Eng Part C Methods. 2008;14(1):35–45.

Wang KX, Meekings A, Fluhr JW, McKenzie G, Lee DA, Fisher J, et al. Optical coherence tomography-based optimization of mohs micrographic surgery of Basal cell carcinoma: a pilot study. Dermatol Surg. 2013; 39(4):627–33.

47

皮肤伤口愈合的评估

Sylvie Meaume and Philippe Humbert

内容

关键词

藻酸盐模具·英商史耐辉（Flexigrid® opsite）·刻度计量器·干涉法·面积测量·聚氨酯薄膜·坐标纸·硅胶·标准图片·立体摄影术·透明膜描摹追踪·超声·视频图像分析·伤口尺寸·伤口愈合评估

总论

随诊的过程中，对慢性创面（chronic wound）的面积，体积和颜色进行测量是非常重要的。很多技术可以采用，从简单的描摹追踪（tracings）到拍照、摄像和计算机等精密技术的采用。这些技术常用于记录门诊病人不同时间的创伤状态，但通常不够精确。此外，基于无创和伦理合规的、对伤口愈合进行研究的几种客观测量方法通常很复杂（Ahroniet al. 1992）。尽管如此，要确认敷贴药物或者系统治疗的响应，那么对创伤愈合率进行定量测试就变得非常重要。

概括来讲，伤口测量的价值体现在以下3方面：

- 监控伤口的时间进程（属于对病人评估的一部分）。
- 评估局部和/或系统治疗的疗效。
- 尝试预测伤口愈合时间。

对测量精度的要求是和测量目的以及所用测量技术相关的。

伤口评价遇到3个主要困难包括：

- 对伤口周长（wound perimeter）的定义。这是一项依赖于观察者的完全主观的估计，观察者决定创面是由哪些部分构成。最常见的错误来源于因为表皮很薄且比较透明，所以很难确定表皮界限。
- 大而深的伤口会因为病人的体位不同而不同。基于此，如果每次测量伤口时，病人的体位没有保持完全一致，那么伤口的表象会有显著的不同。
- 人体四肢具有向外凸的外形，测量时经常会疏于考虑此因素从而引起测量误差。

尽管有如上这样那样的问题，但还是可以采用一些技术用于测量伤口的面积和体积，表1列举了一些主要的方法。

1 伤口参数：周长和表面积

测量伤口最常用的参数是测量伤口的主轴长度（伤口的长度和宽度）、投影面积和周长。不同的数学运算方法可以建立伤口表面积（surface area）和周长、长度及宽度之间的关联。

1.1 用标尺直接测量伤口

历史上，第一个用于测量伤口大小的参数是长度（伤口的最长轴，L）和宽度（垂直于长轴的短轴，W）。这些参数使用刻度计量器直接测量获取，如果测量目的是比较伤口尺寸大小，那么要确保始终使用同一个计量器，同时要执行严格的无菌操作，以防患者间细菌交叉感染。尽管不精确，这是

表1 伤口测量技术

接触伤口式测量	追踪：大小、表面积和轮廓
	测量深度
	体积：液体或者倒模
非接触伤口式测量	拍照
	视频
	立体摄像测量术
	结构光分析

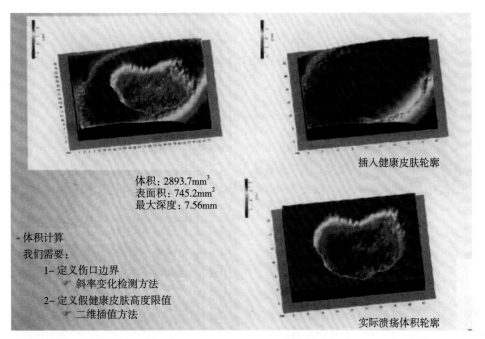

体积: 2893.7mm^3
表面积: 745.2mm^2
最大深度: 7.56mm

- 体积计算
我们需要:
    1- 定义伤口边界
        斜率变化检测方法
    2- 定义假健康皮肤高度限值
        二维插值方法

插入健康皮肤轮廓

实际溃疡体积轮廓

图 1 伤口长度和宽度直接测量。长度为 6.7cm，宽度为 4.8cm。表面积计算如下: 6.7cm × 4.8cm=32.16cm^2。校正后表面积: A'=32.16 × π/4=25.26 cm^2。通过对 1 × 1mm 的方块进行计数，A=25 cm^2。应用计算机数字化图像处理，A=26.28cm^2

测量伤口的第一个客观方法（图 1）。

如此计算所得表面积（A）肯定会产生误差，但通过应用公式可以部分规避误差从而校正面积。根据 Mayrovitz 的报道（1997），对于矩形的伤口采用 $A=0.73 \times L \times W$。对于椭圆形的伤口可以根据以下公式计算: $A=0.763 \times L \times W$（Schubert 1997）或者 $A=0.785 \times L \times W$（Kundin 1989）。当伤口比较浅且形状比较规则的时候，这个技术是适用的。加之良好的培训可以提高测量的灵敏度。

1.2 透明膜描摹追踪

1.2.1 透明材料上对伤口轮廓描摹

最常用的技术是在醋酸酯膜（acetate film）上，用细马克笔对伤口周长进行描摹来实现。描摹纸可以是一张普通的透明薄膜，也可以是有毫米刻度的膜片。一般原则，最好采用双层透明材料叠加使用，描摹轨迹在上层膜上，下层膜可能被伤口渗出液污染从而可以被丢弃。Flexigrid Opsite（Smith and Nephew 公司）是一种黏性的聚氨酯薄膜（polyurethane film），它有一层具有保护性的，有交叉网格线的薄膜可作为对浅性伤口随诊跟踪治疗。这种技术的主要限制是测量者无法获取足够精确的周长（Bohannon and Pfaller 1983）。描摹时过粗的线也会引起误差。

但这是种很快速的方法（1 分钟内就可以完成对伤口的描摹），而且成本很低，仅需要很少的培训就可以开展。

1.2.2 坐标纸的使用

接下来的步骤是对描摹轨迹进行分析。如前所述，要测量两个主要直径、周长和表面积。测量表面积的极简方法是把有描摹轨迹的薄膜放在布满 1mm^2 方格的坐标纸（scal. paper）上，然后只要数方格数就可以了（Gowland Hopkins and Jamieson 1983；Majeske 1992）。但这个方法烦琐冗长（分析 70cm^2 的伤口需要 10 分钟）。当伤口不能和交叉网格线完美吻合的时候，可以采用以下公式进行计算: $(N+N_C/2) \times$ 方格面积，其中 N 代表完全覆盖伤口的方格数量，N_C 代表被伤口轮廓线压到的方格数量。另外一种更快的方法是把按照描摹轨迹把薄膜裁剪出来，或者把描摹轨迹拷贝在厚度均匀的卡纸上，然后放在高精度的天平上通过称重获取结果（Bohannon and Pfaller 1983）。要注意的是，重复描摹并且裁剪卡纸或薄膜可能会产生额外的误差。

将描摹轨迹的膜片通过扫描仪扫描并备份输入电脑，抑或使用平板式或者相机扫描仪，可以避免以上缺陷。计算机程序可以快速、精准的分析描摹轨迹，从而快速计算伤口面积或者在描摹过程中识别的伤口中间的被描摹的新生表皮岛的面积（Coleridge Smith and Scurr 1989）。这种方法是临床研究中最为广泛使用的方法，用于评估产品和治疗的疗效。

1.3 计算机辅助的面积测量法

计算机辅助的面积测量法（computer-assisted planimetric measurement）是临床研究中对伤口测量时经常用到的方法。临床医生用连接电脑的笔将伤口的周长描绘出来，由此获得的表面积和长度、宽度、周长及长度宽度的乘积均有密切的相关性（Kantorand Margolis 1998a，b）。但对于非常大的伤口这种相关性会减小。此外，这些参数可以预测24周后的伤口愈合情况。对周长的采集可以直接通过伤口采集，也可以通过描摹在透明材料上的轨迹进行采集（描摹纸，塑料薄膜或者聚酯薄膜）（Liskayet al. 1993），也可以从标准照片上采集。

所有这些测量值均可以用于计算康复率，尤其是上表皮生成速率。在某些研究中后者似乎是个常数（Redden et al. 1998），每周延伸1～2mm，而且这个速率和伤口大小是无关的。

1.4 照片法

照片法（photography）指用标准照片来测量伤口参数。在一些研究中对比其与传统描摹轨迹方法的差异，结果显示是没有显著差异的（Griffin et al. 1993）。这个技术规避了以上讲述所有方法中共有的一个重要的缺点：需要和伤口直接接触。而直接接触可能导致疼痛和伤口污染。然而，值得注意的是非直接接触的流程也有其缺点。为了获悉图像

的大小信息，拍摄时伤口旁边要放置刻度尺，同时很难对伤口的凸起或者凹陷做补偿。此外要确保拍照时和伤口完全垂直，因为哪怕与垂直轴只有20°的偏离，都会导致伤口表面积减少10%（Palmer et al. 1989）。事实上，拍照时的位置和光线等条件必须严格定义，并确保有很好的重复性（Teot et al. 1996）。

分析照片时可以有多种选择：计算机辅助的图像分析远远优于老式的照片投影法或者二次描摹伤口轮廓。有趣的是，通过照片除了获取伤口的尺寸信息外，还可以用于评价其他参数：创面床的形貌，颜色的变化，以及坏死情况，纤维化，肉芽组织和表皮新生的情况。该技术的标准化至关重要，包括焦距的选择、快门和光圈的调整、光线条件、拍摄时离开伤口的距离，以及拍摄的角度。一部分作者（Minns and Whittle 1992）通过使用含附件的即显胶片相机（拍立得），这样可以在固定的角度和距离拍摄伤口，从而使照片具有可比性。新的拍立得系统尤其适合伤口的测量。Health Cam 系统可以使两次光源一致，从而实现拍照条件的良好重现性和可比性。网格膜片（Gridfilm）可以把网格叠加在伤口上从而可以在拍摄后直接测量大小。但在多数情况下，在伤口一侧会放置刻度尺，这样无论放大倍数多少，均方便测量尺寸。对于半自动的记录技术，伤口轮廓是靠数字笔来跟踪的，信号发出后，数字笔的移动被预先校准，并被微型计算机处理。另外一种技术是由操作员用鼠标直接绘制伤口并叠加在图片上，然后可以直接显示在电脑屏幕上（Mignot 1996）。

实践中，除非伤口具备非常简单几何规则的形状，或者伤口的周长被很好地描绘定义出来，否则直接通过照片获取数据是很难的。在单中心的研究中使用校准好的照片是非常重要的，因为可以确保在治疗的不同阶段照片的拍摄条件具备令人满意的重现性。多中心的研究所需具备条件限制了这种评价方法的使用，描摹轨迹法是更可取的。只有严格遵守特定的拍摄规则，照片法才能获取较高的可信度和重现性（Etris et al. 1994；Griffin et al. 1993）。

表2　3种测量伤口表面积方法的对比（Plassman 1995，此处转载经作者许可）

	标尺法（长度，宽度）	描摹轨迹法	照片法
使用容易程度	容易	容易	中等程度容易
记录所需时间	1 分钟	几分钟	几分钟
成本	非常低	低	中等
应用	常规	常规	常规
记录类型	数字	描摹轨迹和数字	图像和数字
是否与伤口接触	是	是	否
获取信息程度	很少	中等	中等
误差百分比 [a]	20%～25%	8%～10%	10%～12%

[a] 大伤口对应最小百分比，小伤口对应最大百分比。

1.5 视频图像分析

视频图像分析（video image analysis）是应用视频相机对伤口进行摄影（Solomon et al. 1995）。然后用特殊软件对记录的图像进行分析，分析过程中软件会校正伤口的维度从而补偿伤口原本凹陷或者凸起部分的尺寸。这种技术相对照片更精确，而且更简便、快速、成本更低。

表2给出了标尺法、描摹轨迹法及照片法之间的对比。

2 伤口体积

2.1 标尺法

在以上描述的方法中，伤口的深度是无法获取的。因为绝大多数伤口都是三维的，所以需要特殊的技术。最简单的技术，是使用无菌的钝头棒状物来探知伤口的最大深度（Covington et al. 1989；Thomas and Wysocki 1990）。实践中使用棉棒是最简便的方法。然而，这样的测量缺乏精确性，因为对最大深度的判断是很主观的。

1989 年，Kundin（1989，1985）开发了计算伤口体积（wound volume）的数学公式——标尺法（graduated ruler），该公式通过有伤口最大直径（长度 L 和宽度 W）计算所得的表面积和深度（D）来计算，即：$V=A \times D \times 0.327$，此处的 A=L×W×0.785。Thomas（Thomas and Wysocki 1990）研究显示这样

获取的结果和对小伤口通过描摹轨迹或者照片法获取的体积具有可比性。对于大伤口或者不规则的伤口（尤其是那些弯曲形状的伤口）结果都会偏低。当用此方法测量伤口体积时，即使对同一体位的同一病人的同一伤口，测量的标准偏差仍高达40%（Plassmannet al. 1994）。

2.2 用硅胶进行伤口倒模

硅胶（silicone rubber）可以硬化并被存储，这种高精度的方法可以用计算机通过轮廓测定法来计算体积（Zahouani et al. 1992；Humbert et al. 1998）。伤口倒模（wound molds）的第一步是使用安全性极高常在牙医门诊中使用的硅胶来实现，常用的两种产品包括 Silflo 和 Xantopren。硅胶和催化剂混合后可以获得具有一定黏度的液体，然后用小铲敷到伤口处。液体硅胶会渗入到极细小的裂缝中，从而可以把伤口的形状精准的复制出来。2～3分钟后硅胶硬化，然后很容易被作为一个整体取出。由于其随时间不会变化，所以可以被存储或者存档。然后用激光进行扫描，通过位置检测器可以识别每个点的位置。激光点的垂直位置（直径约30μm）可以通过双三角测量法来推测计算（Stil，Marseille，France and Digital Surf，Besançon，France）或者重新激光光束重新定焦后计算。对硅胶模型平行线性扫描可以创建一系列轮廓，这些轮廓的叠加可以用于计算伤口的体积。当评价腿部溃疡体积时，推荐激光扫描要沿着腿的主轴来扫描。

这样可以抵消腿部伤口凹陷的形状。在某些情况下，这个方法还可以通过自动检测来提供伤口轮廓的精准定义，这主要是通过对比和邻近健康皮肤的高度的差异来检测。

伤口的时间进程或者其愈合是一个动态的过程。监控这样一个过程需要随时间重复进行测量。那么硅胶倒模的方法可以使这样的测量成为可能，尤其是这种方法足够安全，无痛无创伤。

2.3 藻酸盐模称重法

藻酸盐模称重法（weighing alginate molds）指通过对藻酸盐在伤口处形成的模型，然后通过称重或者用水置换藻酸盐来测量伤口体积（Stotts et al. 1996）。然而这个方法有一定的局限性，尤其藻酸盐模型会因为含水量的不同，存储条件不同和伤口体积不同而发生变化。

2.4 立体摄影术

立体摄影术（stereophotogrammetry）（Bulstrode et al. 1986）可以测量伤口轮廓、表面积和体积。它主要基于从两个不同角度观察伤口并测量其深度。这种设备的初始机型是极难操作的（Erikson et al. 1979），但目前已有新的、更简单的机型（Bulstrode et al. 1986）。这种方法提供的精度大概是测试面积的 3.5% 和 5% 的测试体积。Bulstrode 于 1986 年开发的这种方法（Bulstrode et al. 1986）并没有被广泛使用，因为每次评价所必须耗费的时长限制了它在日常中的使用。

2.5 用生理盐水和聚氨酯薄膜直接测量体积

Berg 等（1990）重申了该简便方法的价值：在伤口上方贴一片有黏性的透明的膜，然后在下方注入生理盐水，生理盐水的量对应的体积就是伤口体积。

实践中，伤口上方覆盖一层消毒的聚氨酯薄膜然后下方注入生理盐水，注入的时候是用细针刺穿薄膜进行注液。但这种方法的精度控制在 20% 以内是几乎不可能的（Plassmann et al. 1994），特别是部分液体会被伤口吸收，部分液体会从黏性薄膜

的四周渗漏。某些情况下要把患者放置成合适的体位从而确保液体可以充满伤口本身就是不可能实现的。这个技术还受限于当薄膜从伤口上取下来时，可能引起潜在的感染，患者的不适，以及引起伤口创面的加重，这也都是直接接触技术共有的通病。

2.6 结构光分析法

结构光分析法（analysis of structured light）可以在非接触情况下对伤口的面积和体积进行测量。有色平行光投射到伤口表面，然后用摄像机记录光线的变形情况，然后伤口的尺寸可以通过三角测量法进行计算。这种方法的精度和上述生理盐水灌注法类似，但操作更便捷（Plassman and Jones 1992）。

2.7 超声法

超声利用的是伤口底部与周围区域相比反射的波路长度的区别。伤口愈合评估可以采用超声（ultrasound, US）（Pugliese et al. 1992），就像临床研究中对于由于活组织钻取产生的伤口愈合跟踪一样。在这项研究中，伤口的深度和内直径是由超声在不同时间点测定的，但伤口的外表面积是用前叙提到的平面几何法通过描摹轨迹测定的。这种技术只有当伤口很小时才有应用价值，因为伤口的边缘必须在超声束的覆盖范围内，因为边缘要作为超声测量伤口深度的参照物。使用超声探头会压平伤口边缘，所以要小心操作避免发生类似事件。同时应该取几次（通常 3 次）超声扫描的平均值来测量。此外，超声也可用于冷冻手术后伤口尺寸的监测，或者更好的评价病灶周围组织的状况（Rippon et al. 1998；Wertheim et al. 1999）。

2.8 干涉法（interferometry）和轮廓投影法（fringe projection）直接测量

基于干涉法的新技术已经在贝桑松工程实验室（法国）（P. Humbert，实验数据未发表）被开发出来了，主要用于在体定量测量溃疡的体积。这种对伤口进行三维重建的技术是基于对干涉条纹图的傅里叶转化来实现的（图1）。

这个体系由 CCD 相机和投影装置构成。该体

表3　5种测量伤口体积方法的对比（Plassmann et al. 1994，*此处转载经作者许可*）

	标尺和棉签	倒模	生理盐水	立体摄影术	结构光
应用便捷程度	容易	中等难度	中等难度	很难	很难
记录所需时长	1 分钟	几分钟	几分钟	20～30 分钟	4～5 分钟
成本	非常低	低	低	非常高	高
通用性	经常	经常	经常	研究中使用	可作为参考标准
数据记录类型	数字	倒模和数字	数字	三维重建模型	图像和数字
是否与伤口接触	是	是	是	否	否
培训时长	几个小时	不超过 1 小时	1 小时	几个小时	几个小时
误差百分比 [a]	10%～40%	5%～15%	8%～25%	0～3%	3%～5%

[a] 大伤口对应最小百分比，小伤口对应最大百分比。

系的分辨率由条纹干涉光的宽度以及相机和投影仪光轴之间的角度来决定。条纹干涉光基于参考平面的变形程度是和区分待测物体和参考平面的高度成正比的，这样就利用运算法则根据投影在待测物体上的条纹干涉光来重建待测物理三维外形，在此处，待测物体即为伤口。这个体系对于 5cm×5cm 大小的区域其 Z 轴的分辨率为 10μm，其计算周长和体积的方法和前述 Zahouani（1992）等报道的方法一致。

上述测量方法的对比见表3。

3 比色法或者红－黄－黑概念

比色法（colorimetry）是由 Hellgren 和 Vincent 开发的（1993；Vincent et al. 1994），该方法主要考量溃疡性伤口颜色的特征，该特征和伤口不同临床阶段是相关的。坏死性创伤是黑色的，纤维性表面是黄色的，肉芽组织是红色的。这种用于伤口不同阶段和预后情况的指示性描述已在全球范围内被广泛接受（Stotts 1990；Thomas 1990）。计算机化的比色分析法（computerized wound analysis，CWA）可以确保测量更客观（Engström et al. 1990）。采集照片时在伤口一侧放置灰度比色卡用于控制照片质量，图像数据随后被传入电脑。图像被数字化处理，然后基于色彩像素值被重建。每个像素的色彩值被表征为红、蓝和绿的强度值（范围从 0 到 255），这是方法验证过程中用到的手段。实践中，临床医生采

用瑞典 CWA 协会推荐的相机进行采集照片，该协会也是该方法的发起方。采集的照片随后被发送至该协会，他们会对照片进行盲处理，结果会在 6 周内返回。采集照片的方法会有详细的指导，以确保在最佳状态下获取照片，因为照片的质量直接影响到结果的可靠性。

4 结论

临床上对伤口愈合的随访需要伤口几何尺寸等数据的支撑。为确保客观的评价，定量化获取这些数据是必需的。最广泛使用的技术是在透明薄膜上对伤口周长进行描摹，但这种方法一定要经过严格的培训才能确保结果的可靠性。其他一些精密的可以提高体积测量精度的方法目前也是可行的，但目前还仅应用在研究项目中。

（赵小敏 译／校，郝宇 审）

参考文献

Ahroni JK, Boyko EJ, Pecoraro R. Reliability of computerised wound surface area determinations. Wounds. 1992;4:133–7.

Berg W, Traneroth C, Gunnarson A. A method for measuring pressure sores. Lancet. 1990;335:1445–6.

Bohannon RW, Pfaller BA. Documentation of wound surface area from tracings of wound perimeters.

Phys Ther. 1983;63:1622–4.

Bulstrode CJK, Goode AW, Scott PJ. Stereophotogrammetry for measuring rates of cutaneous healing: a comparison with conventional techniques. Clin Sci. 1986;71:437–43.

Coleridge Smith PD, Scurr JH. Direct method for measuring venous ulcers. Br J Surg. 1989;76:689.

Covington JS, Griffin JW, Mendiius RK, Tooms RE, Clifft JK. Measurement of pressure ulcer volume using dental impression materials: suggestions from the field. Phys Ther. 1989;69:690–3.

Engström N, Hansson F, Hellgren L, Johansson T, Nordin B, Vincent J, Wahlberg A. Computerized wound image analysis. In: Wadström T, Eliasson I, Holder I, Ljung A, editors. Pathogenesis of wound and biomaterial-associated infections. London: Springer; 1990. p. 189–92.

Erikson G, Eklund AE, Tolergard K. Evaluation of leg ulcer treatment with stereophotogrammetry. Br J Dermatol. 1979;101:123–31.

Etris MB, Pribbles J, LaBrecque J. Evaluation of two wound measurement methods in multicenter, controlled study. Wounds. 1994;6:107–11.

Gowland Hopkins NF, Jamieson CW. Antibiotic concentration in the exudate of venous ulcers: the prediction of ulcer healing rate. Br J Surg. 1983;70:532–4.

Griffin JW, Tolley EA, Tooms RE, Reyes RA, Clifft JK. A comparison of photographic and transparency-based methods for measuring wound surface area: research report. Phys Ther. 1993;73:117–22.

Hellgren L, Vincent J. Evaluation techniques for the assessment of wound healing. In: Westerhof W, editor. Leg ulcers: diagnosis and treatment. Amsterdam: Elsevier Science Publishers; 1993. p. 381–4.

Humbert P, Assoul M, Mignot J. Technique volumétrique des plaies. J Plaies Cicatris. 1998;12:53–4.

Kantor J, Margolis DJ. Efficacy and prognostic value of simple wound measurements. Arch Dermatol. 1998a;134:1571–4.

Kantor J, Margolis DJ. Is planimetric wound measurement really necessary? The efficacy and prognostic value of simple wound measurements. Wound Repair Regen. 1998b;6:A245.

Kundin JI. Designing and developing a new measuring instrument. Preoperative Nurse Q. 1985;1:40–5.

Kundin JI. A new way to size up wounds. Am J Nurs.

1989;89:206–7.

Liskay AM, Mion LC, Davis BR. Comparison of two devices for wound measurement. Dermatol Nurs. 1993;5:437–41.

Majeske C. Reliability of wound surface measurements. Phys Ther. 1992;72:138–41.

Mayrovitz HN. Shape and area measurement considerations in the assessment of diabetic plantar ulcers. Wounds. 1997;9:21–8.

Mignot J. Techniques morphométriques d'évaluation de la cicatrisation d'un ulcère. Rev Prat. 1996;46:S18–22.

Minns J, Whittle D. A simple photographic recording system for pressure sore assessment. J Tissue Viability. 1992;2:126.

Palmer RM, Ring EFJ, Ledgard L. A digital video technique for audiographs and monitoring ulcers. J Photogr Sci. 1989;37:65–7.

Plassman P. Measuring wounds. J Wound Care. 1995;4:269–2720,0.

Plassman P, Jones BF. Measuring leg ulcers by color-coded structured light. J Wound Care. 1992;1:35–8.

Plassmann P, Melhuish JM, Harding KG. Methods of measuring wound size: a comparative study. Wounds. 1994;6:54–61.

Pugliese PT, Moncloa F, McFadden RT. Ultrasound evaluation of wound volume as a measure of wound healing rate. In: Altmeyer P, Le-Gammal S, Hoffmann K, editors. Ultrasound in dermatology. Berlin/Heidelberg/New York: Springer; 1992. p. 267–72.

Redden RA, Blum B, Kilpadi D, Feldman D. Quantitative assessment of wound healing rate. Wound Repair Regen. 1998;6:A246.

Rippon MG, Springett K, Walmsley R, Patrick K, Millson S. Ultrasound assessment of skin and wound tissue: comparison with histology. Skin Res Technol. 1998;4:147–54.

Schubert V. Measuring the area of chronic ulcers for consistent documentation in clinical practice. Wounds. 1997;9:153–9.

Solomon C, Munro AR, Van Rij AM, Christie R. The use of video image analysis for the measurement of veinous ulcers. Br J Dermatol. 1995;133:565–70.

Stotts NA. Seeing red and yellow and black. The three-color concept of wound care. Nursing. 1990;20:59–61.

Stotts NA, Salazar MJ, Wipke-Tevis D, McAdoo E.

Accuracy of alginate molds for measuring wound volumes when prepared and stored under varying conditions. Wounds. 1996;8:158–64.

Teot L, Griffe O, Cherenfant E, Breuer JL. Photographie des plaies: standardisation, stockage, pièges à éviter. J Plaies Cicatris. 1996;4:25–30.

Thomas S. Wound management and dressings. London: Pharmaceutic Press; 1990. p. 81.

Thomas AC, Wysocki AB. The healing wound: a comparison of three clinically useful methods of measurement. Decubitus. 1990;3:18–25.

Vincent J, Bengtsson U, Engström N, Hansson F, Hellgren L, Johansson T, Lunnergard J, Moberg S. Computerized wound analysis. In: Wadström T, Holder IA, editors. Molecular pathogenesis of surgical infections. Int J Med Microbiol [Suppl]. 1994;27:499–507.

Vowden K. Common problems in wound care: wound and ulcer measurement. Br J Nurs. 1995;4:775–9.

Wertheim D, Malhuish J, Williams R, Harding K. Ultrasound imaging of the leg in patients with chronic wounds. Skin Res Technol. 1999;5:53–5.

Zahouani H, Assoul M, Janod P, Mignot J. Theoretical and experimental study of wound healing: application to leg ulcers. Med Biol Eng Comput. 1992;30:234–9.

48

皮肤的血流：组织生理学

Pierre Agache

内容

关键词

血管容量·获取·微血管·灌注压·毛囊周围网络·毛囊口周网络·血管阻力·皮肤血流量·皮下网络·血管收缩·血管舒张·血管舒缩

和其他器官一样，皮肤也有其血管系统。由于其尺寸较小（1mm），因此该系统仅属于微循环。如同所有的上皮组织一样，表皮，皮脂腺，毛囊，汗腺及其排泄管道均不包含血管，而是依赖周围的营养网络。并且这个网络即使在成年人身上也具有促进血管生成的能力，以便修复创伤。但是皮肤微循环的作用不仅仅局限于器官营养，它对于机体的体温调节也至关重要；并在血流动力学中发挥着重要作用，因为它至少占血液总量的 9%，其变化也尤为重要，最多可达到血液总量的 50%（Martineaud and Seroussi 1977）。

1 微血管系统

营养血管由皮下丰富的毛细血管网组成，是血管内外物质交换的场所（图 1）。共有 3 种类型的血管网络。第一种，皮下血管网是由乳头状环（在毛细血管镜下可见）和真皮浅层的水平血管丛组成（图 2）。第二种由滋养皮脂腺毛囊的毛囊周围血管网组成：每个毛囊都有一个发育良好的乳头状环和一个围绕毛皮外部上皮鞘的血管网。血管网的数目和毛发一样多，随着毛发一起生长发育，这就解释了为什么头皮创伤会导致大量出血。第三种由汗腺周血管网构成，它们密集分布在每个汗腺和汗腺导管周围，直到其进入表皮。根据不同部位，每平方厘米皮肤有 10～700 个小汗腺。真皮中至深层的毛囊及汗腺周围血管网络的生长发育是最为发达。

另外，真皮血管形成似乎很少，有时几乎不存在，只看到传送血管，而没有交换血管。皮下循环是由真皮中上部的小动脉如同烛台臂一样逐渐分出分支来保证血供的（Spalteholz 1927）（图 3）。真皮深层血管网来自于皮肤动脉供应的一个大的筋膜

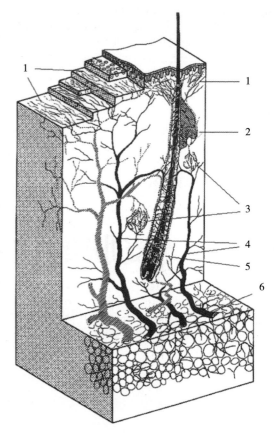

图 1 皮肤微血管（microvasculature）系统示意图。1. 表皮下血管丛；2. 汗腺周血管丛；3. 皮脂腺周围丛；4. 升支小动脉；5. 毛囊周血管丛；6. 皮肤动脉和皮下血管丛，皮峰水平切面。（Modified from Stuttgen and Forssman 1981）

层动脉网，然后再直接注入渐进性的小动脉和附属器血管网（Casey 1990）。

上皮下血管网起源上皮细胞在刺激影响下分化的间叶芽（Ryan 1973）。而皮下和深部皮肤血管是胚胎异构血管的分支（Ryan 1973）。除了这些胚胎学差异之外，与深循环相比（用激光多普勒观察），表皮下循环（毛细血管镜下观察的）相对自主（Fagrell et al. 1986）。这足以说明存在两个不同的系统吗？从解剖学的角度来看，答案是否定的。

从真皮到表皮，皮肤血管在各个层面的吻合都非常好。因此，局部小动脉闭塞后不可能发生皮肤梗死。有些吻合，如 Masson 血管球的吻合，是由神经控制的，存在于四肢的数量特别多，并且在四肢与外界的热交换中扮演着重要角色。

图2 在踝上区表皮下丛注入印度墨水，从皮肤上观察。箭头所指为乳头状血管袢，"M"指网状表皮下血管网

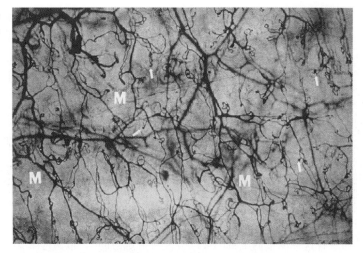

图3 （a，b）烛台臂状的末端小动脉，组织学切片的三维重建。（b）同一个树状结构旋转70°后从上面观察。注意周围的血液收集流向。黑色代表小动脉，灰色代表小静脉

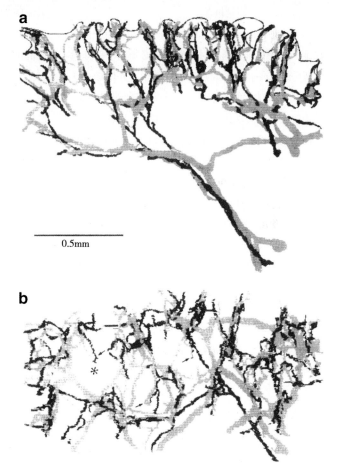

2 代谢及体温调节需求

皮肤血管有两个独有的特征。首先，它们在小动脉或小静脉中的低分化，反映了其与邻近上皮代谢需求有关的可逆功能特化，即控制上皮下毛细血管网络的形态和发育水平。例如，微循环与毛发生长周期或银屑病的表皮增殖期平行发展（Braverman and Sibley 1982）。其次，最深层的血管被平

滑肌纤维包绕，较浅层由周细胞包绕（Higgins and Eady 1981）。与内脏毛细血管相比，这些细胞给予皮肤血管的收缩力和机械阻力更强。这两个特性可能与皮肤支持身体的重量变换位置时导致的皮肤突然受压有关。在这种情况下，即使对向流动，血液也会被排去各个方向，只要姿势保持不变，就可能形成孤立的血腔（在某些情况下，这可能对判断身体局部皮肤受压有用（例如，站立时在脚底上，躺下时在尾骨上或肩胛骨上等）RS Scan International 公司（Belgium-RSscan INTERNATIONAL，Lammerdries 27，B-2250 Olen）提供了在固体表面进行这种测量的工具（可以分配映射压力的 60cm×50cm 的测量板）。

在这种长时间的灌注中断期间，皮肤必须自给自足。当没有压力施加时，血流量必须高于新陈代谢所需水平。这个因素通常被忽视，并增加了皮肤温度调节功能的需求：为了消除多余的卡路里，浅表的血管网必须像散热器一样运转。皮肤血流量（skin blood flow）（Martineaud and Seroussi 1977）大约是 0.5L/min（心脏，5.5L/min），在适度运动情况下达到 0.9L/min（心脏，9.7L/min），在炎热环境下剧烈运动可达 7L/min。而最小血流量大约是 0.02L/min。因此血流量的范围宽达 1～350 个倍数。由于皮肤的主要功能之一是散热，因此即便穿衣时，其温度依然能保持在 37℃以下（Agache 2004）。

因此，在舒适的温度下，即皮肤没有受压的情况下，其血流量是超过实际需要的，血液成分与动脉血非常接近。这意味着可以通过采集耳垂皮肤的血液来测量动脉血气。

3 身体部位和年龄的变化

对静息状态下血流量的研究表明，身体各区域之间的皮肤血管网密度和结构均存在相当大的差异（Tur et al. 1983）。特别是头部和四肢的血管密度很高。年龄是另一个变化因素（Ryan 1993）。新生婴儿的微循环丰富并且均匀，随后出现血管退化，尤其是在皮肤表面，因此肤色变得不那么红润），随后逐渐特化，最终止于老年人不太好的肤色和毛细血管扩张。但是，总流量无明显下降。吸烟引起的血管收缩（vasoconstriction）具有同样的作用，并且还会导致血管过早老化。

4 血管阻力

如身体其他部位一样，皮肤血流量（skin blood flow）由两个物理量来控制：灌注压（perfusion pressure）和对抗灌注压的阻力（外周阻力）。欧姆定律等价描述了这 3 个量之间的关系：血流 = 灌注压/外周阻力。灌注压取决于心脏的射血量和近端动脉的血流情况，它在心功能不全和动脉阻塞时减小。另一方面，外周阻力主要由小动脉控制，皮肤中小动脉数量众多，并有很强的调节作用。因此，它们在调节血压和保护毛细血管床免受血管内压力方面发挥重要作用。前额小动脉，尤其是仰卧位时，其收缩压变化与年龄变化并行（从 40mmHg 到 80mmHg），而舒张压无论年龄大小，均为 15～20mmHg（Agache et al. 1993），原因在于血管壁的张力。皮肤小静脉也参与外周阻力，但其作用较小。

5 血管收缩

小动脉和小静脉的持续收缩源于血管的弹性收缩，其机制如下：交感神经源性（去甲肾上腺素的局部释放）和肌源性（血压引起血管壁局部自主持续而强大的膨胀反应）（Holtz 1996）。交感神经系统也是动静脉反射的原因：静脉壁扩张引起小动脉收缩。其最显著的效果是从躺卧到站立时明显减少下肢血流量，从而防止血压下降。

中枢起源的主要血管收缩（vasoconstriction）刺激（Martineaud and Seroussi1977）包括通过关闭声门（也就是瓦尔萨尔瓦动作/闭口呼气试验）、心算、集中注意力和心理压力等呼气。皮肤中具有血管收缩作用的主要循环物质是肾上腺皮质激素（通过抑制 NO 扩张血管），肾上腺素（adrenaline）（作用于小动脉和小静脉的 α 受体，皮肤血管中似乎不存在 β 受体）和去甲肾上腺素（noradrenaline）。寒冷是一种强大的皮肤血管收缩剂：储存在静脉和小静脉中的大部分血液（容量系统）会转移到内脏，到达皮下丛的血液通过动静脉吻合支分流。皮肤变得越来越冷（室外温度降低，室内供暖减少）。然而，当皮肤温度低于 12℃时，血管收缩和血管舒张交替发生，可能是为了避免组织过度寒冷（这种现象称为打猎反应）。

内皮向壁层平滑肌分泌的血栓素 A_2（thromboxane A_2）、前列腺素 H_2（prostaglandin H_2）、血管紧张素 Ⅱ（angiotensin Ⅱ）和内皮素也可引起血管收缩。内皮素 -1（Endothelin-1）可能是最强的血管收缩肽，通过它在血管平滑肌细胞上的 ETA 受体收缩血管，而通过其在内皮细胞上的 ETB 受体介导血管舒张。

6 血管容量

小静脉因其可扩张性和体积，以及远多于小动脉的数量，形成血管容量（capacitive vessels）系统。这解释了这些血管中血流速度突然下降的原因，有利于跨壁交换。上皮下丛的小静脉由于其良好的管壁通透性，是交换血管，通常被称为皮肤毛细血管。如有其他血管扩张作用，血流速度降低水平会加剧，如在炎症中，伴随着白细胞的黏附、活化、渗出以及免疫复合物沉积，会出现血瘀。事实上，皮肤血管炎就是小静脉炎。整个体表皮肤可存储的血容量估计有 600ml，或占总血容量的 12%（Martineaud and Seroussi 1977）。与红皮病相关的血管充血和通透性增加导致血浆体积减小（Worm and Nielsen 1981）。在炎热的条件下进行剧烈运动（例如跑马拉松）可能会导致容量性皮肤血管过度扩张，从而导致回心血量不足（Martineaud and Seroussi 1977）。对广义的毛细血管扩张症也做过同样的观察（Agache et al. 1973）

7 血管舒张

在寒冷或温带气候条件下，皮肤温度始终低于中心温度：面部 35℃，四肢末端 32℃。内源性（肌肉发力、消化吸收）或外源性（阳光照射）产热时会导致血管扩张，即使无明显红斑。超过 43℃时，引起血管收缩（vasoconstriction）的交感神经反射会被中断。因此，在日光浴后突然站起来的人会出现直立性低血压的风险。广泛的皮肤血管舒张发生在孕期和产后，以及月经周期的黄体期。这种现象在夜晚和凌晨也能观察到（Martineaud and Seroussi 1977）。众所周知情绪或反射（辛辣食物）也会引起血管舒张（vasodilatation）。最后，任何皮肤局部缺血（持续局部压力，肢体止血带）后会出现明显的反应性充血代偿期。

血管扩张的机制是双重的——抑制血管收缩和局部的血管舒张，后者受以下情况影响：血流量减少动脉功能不全时足部红细胞减少、局部反射（NO 刺激）、内皮分泌［例如，通过内皮素 -1 ETB 受体，NO 激活 NO 合酶（Tsukahara et al. 1994）和局部血管舒张药使用（如组胺、花生酸类、PAF、激肽等）］（Worm and Nielsen 1981），甚至是从相邻上皮细胞而来的分泌物：疼痛时表皮分泌 NO（Palacio et al. 1997）。

8 皮肤血流量

由于大量持续性的血管收缩和血管舒张刺激，皮肤血液流动一直处于变化之中。此外，一些小动脉似乎只是偶尔发挥作用，对于其机制至今未有明确的解释：（Braverman et al. 1990）。另外，这些血管的管径表现出局部和自主变化。激光多普勒显示皮肤血管的节律性收缩，这被称为血管舒缩，叠加在心跳（60～80 次 /min）和吸气性血管收缩（18～24 次 /min）上。这些管径变化频率较低：神经源性的 β 波（6～10 次 /min）（可被麻醉药消除）和肌源性的 α 波（1～2 次 /min）（它们是由血管平滑肌外层产生）（Kastrup et al. 1989）（图 4）。它们是自发的，自主的，通常与相邻区域

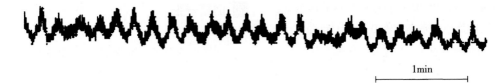

1min

图4 激光多普勒观察血管运动

不同步。血管收缩能促进血液流动（Wilkin 1989），并在相对缺血和下肢动脉功能不全时被触发或放大（Bollinger et al. 1991）。

9 总结

皮肤微循环是一种几乎没有分化的血管吻合系统，有较强的阻力壁，只有上皮附近的血管结构才较为清晰。这个网络有4个主要功能：

（a）外周阻力（peripheral resistance）作用。

（b）营养表皮及其附属器，特别当皮肤长时间受压及缺血时。

（c）强大的血管舒缩反应可利于体温调节。

（d）炎症及皮肤反应的重要部分。

功能（b）和（c）显示在静息时血液流动比供养时快得多。最后，皮肤微循环调节经皮吸收，确保真皮组织结构和基本神经感觉所需的营养，有助于血管生成以及发挥经典的血管内皮功能，特别是在凝血，纤维蛋白溶解、免疫复合物沉积和清除。

（曹灿、顾华 译，何黎 校/审）

参考文献

Agache P, Maurat JP, Laurent R, Risold JC, Bidard de la Noe AM. Telangiectasies diffuses essentielles et insuffiance cardiaque d'origine cutanée. Bull Soc Fr Dermatol Syphiligr. 1973;80:511–3.

Agache PG, De Rigal J, Lévêque JL. Influence of an external pressure on skin microcirculation. In: Boccalon H, editor. Vascular medicine. Amsterdam: Excerpta Medica; 1993. p. 527–32.

Agache P. Thermometry and remote thermography. In: Handbook of Measuring the skin. 1st edn. Berlin: Springer; 2004. p. 354–62.

Bollinger A, Hoffinann U, Franzeck UK. Evaluation of flux motion in man by the laser Doppler technique. Blood Vessels. 1991;28:21–6.

Braverman IM, Sibley J. Role of the microcirculation in the treatment and pathogenesis of psoriasis. J Invest Dermatol. 1982;78:12–7.

Braverman IM, Keh A, Goldminz D. Correlation of laser Doppler wave patterns with underlying microvascular anatomy. J Invest Dermatol. 1990;95:283–6.

Casey R. Angio-architecture fascio-cutanée: une nouvelle approche de la vascularisation. Nouv Dermatol. 1990;9:763–9.

Fagrell B, Intaglietta M, Tsai AG, Ostergren J. Combination of laser Doppler flowmetry and capillary microscopy for evaluating the dynamics of skin microcirculation. In: Mahler F, Messmer K, Hammersen F, editors. Techniques in clinical capillary microscopy. Basel: Karger; 1986. p. 125–38.

Higgins JC, Eady RAJ. Human dermal microvasculature: I. Its segmental differentiation. Light and electron microscopic study. Br J Dermatol. 1981;104:117–29.

Holtz J. Hemodynamics in regional circulatory beds and local vascular reactivity. In: Greger R, Windhorst U, editors. Comprehensive human physiology. From cellular mechanisms to integration, vol. 2. Berlin/Heidelberg/New York: Springer; 1996. p. 1917–40.

Kastrup J, Bulow J, Lassen NA. Vasomotion in human skin before and after local heating recorded with laser Doppler flowmetry. Int J Microcirc Clin Exp. 1989;8:205–15.

Martineaud JJ, Seroussi R. Physiologie de la circulation cutanée. Paris: Masson; 1977.

Palacio S, Schmitt S, Viac J. Contact allergens and

sodium lauryl sulphate upregulate vascular endothelial growth factor in normal keratinocytes. Br J Dermatol. 1997;137:540–5.

Revier J. Etude descriptive de la vascularisation dermique superficielle au niveau de la malléole interne. PhD in medicine, no. 69. France: Université de Besançon; 1981.

Ryan TJ. Structure, pattern and shape of the blood vessels of the skin. In: Jarrett A, editor. The physiology and pathophysiology of the skin, vol. 2. London: Academic; 1973. p. 577–652.

Ryan TJ. Direct observation of capillary modifications in the aged. In: Lévêque JL, Agache PG, editors. Aging skin: properties and functional changes. New York: Marcel Dekker; 1993. p. 87–104.

Spalteholz W. Blutgefässe der Haut. In: Jadassohn J, editor. Handbuch der Haut- und Geschlechtskrankheiten, vol. 1, part 1. Berlin/Heidelberg/New York: Springer; 1927.

Stüttgen G, Forssman WG. Pharmacology of the microvasculature of the skin. In: Stüttgen G, Spier H, Schwarz E, editors. Handbuch der Haut und Geschlechts krankheiten, Normal and pathologic physiology of the skin, III Erganzungswerk, vol. 1/4B. Berlin/Heidelberg/New York: Springer; 1981. p. 379–540.

Tsukahara H, Ende H, Magarinie HI, et al. Molecular and functional characterization of the nonisopeptideselective ETB receptor in endothelial cells: receptor coupling to nitric oxide synthase. J Biol Chem. 1994;269:21778–85.

Tur E, Tur M, Maibach HI, Guy RH. Basal perfusion of the cutaneous microcirculation: measurements as a function of anatomic position. J Invest Dermatol. 1983;81:442–6.

Wilkin JK. Poiseuille, periodicity, and perfusion: rhythmic oscillatory vasomotion in the skin. J Invest Dermatol. 1989;93:1135–85.

Worm AM, Nielsen SL. Increased microvascular water filtration and blood flow in extensive skin disease. J Invest Dermatol. 1981;76:110–2.

49

光体积描记术在皮肤评估中的应用

Pierre Agache

内容

关键词

手指动脉顺应性·光反射流体描记术·光电池·光体积描记术·脉搏光体积描记术·舒张压光体积描计术·应变体积描记术·体积光体积描记术

1 适应证

闭塞性外周动脉疾病，肢端血管疾病，动脉高血压，脂肪性皮肤硬化症和腿部溃疡，淤滞性皮炎，测量局部血管收缩或血管舒张。

2 原则

光体积描记术（photoplethysmography，PPG）是一项比较早期的技术（Hertzman 1937），这项技术的开发基础是：①红光或近红外光（700～1 000nm）可以相对很好地穿过人体皮肤；②红细胞散射效应；③红细胞可以降低该波长范围的反向散射（Weinman 1967）。皮肤内红细胞数量的变化可以引起在皮肤表面上检测到的反向散射光的逆向变化（大约为1%的入射光）。由此可见，光体积描记术可以对于测试位置的任何类型（主动或被动的）血量变化进行测量（光体积描记术一词，来自两个希腊词语：πλεθνσμος意为"增加"，以及Γραφη意为"描记"）。

在实际应用中，光源放置在皮肤上（用红光而不是白光，输出效果会更好），然后处于相同位置的光电原件（photoelectric cell）用来检测反向散射光。通常有两种信号可以使用：①收缩舒张压引起的反向散射光变化；②由于收缩舒张变化阻尼所引起的反向散射光基线的变化。第一种情况是脉搏的或动脉的光体积描记术，而第二种情况是体积性的或静脉的光体积描记术。事实上，第一种类型是记录阻力血管的行为，而第二种类型主要受容积性血管的行为的影响会更大。历史上，脉搏光体积描记术是第一种被人们使用的方法，但在20世纪70年代，这种方法在临床实践中被激光多普勒所取代。

然而，这种方法依然提供了很多不可替代的宝贵数据，但是现在，由于脉搏光体积描记术很少再被使用，因此一般人们使用光体积描记术这一术语的时候，通常是指体积性的光体积描记术。

当保持入射光量不变时，反向散射光的量仅取决于照射体积区域内血红细胞量的变化，即皮肤血管体积。这个体积越大，反向散射的光就越低。这个信号主要反映了皮肤深部血管和皮下血管丛（皮肤小动脉和静脉），因为它们比浅表血管大得多。因为既不知道入射光的扩散量，也不知道组织的吸收率，所以，光体积描记术信号只能以无量纲（伏特）来标记。光体积描记术可用于包括口腔和阴道在内的身体的任何部位。

3 脉搏（收缩压）光体积描记术

在光体积描记术仪器中，在大约20Hz的频率上采集信号，这些信号伴随血管容量的变化而变化，而且信号是反向的。所以，这个信号也是一个脉冲波。

3.1 形态和正常值

光体积描记术脉搏波的形状（图1）与动脉脉冲波相似，但光体积描记术脉冲波往往在其下行部分经常会呈现出一个肩坡甚至偶尔可能会出现重搏波。对于弹性很强的小动脉，有时候可以观察到几个振幅依次减小的回弹波（多波脉）。可以对曲线各部分进行量化，包括：脉搏波形总面积，上升斜率，下降斜率，最大振幅，波的持续总时间，以及重搏波的数量和面积。如果要求测量结果可比较的话，则需要设备的物理灵敏度随时间具有很好的稳定性（必须定期校准，同时必须及时记录增益等），同时具备相似的生理和环境条件（室温，受试人员的平衡，以及体位等）。然而，由于设备种类繁多，所以，很难得到绝对值（以伏特为单位），未来，需要进一步的标准化。

当受试者处于静止斜卧位时，身体的大部分区域中的正常值（normal values）很低，而且几乎没有波动（图2）（Tur et al. 1983）。然而，头部、颈

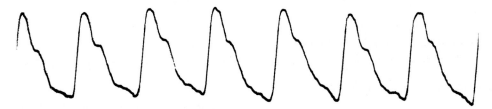

图 1   使用脉搏光体积描记术得到的脉冲波（贝桑松皮肤生物物理实验室）

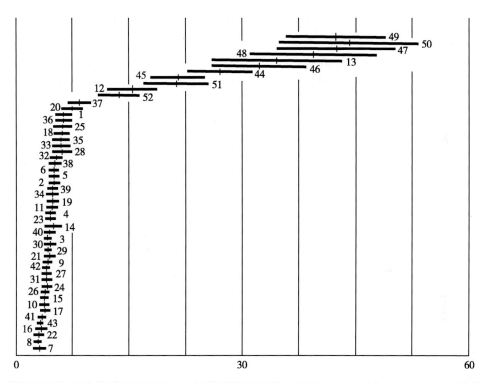

图 2   脉搏光体积描记术脉冲波信号幅度分布（10 名裸体斜卧位受试者；室温为 20 ～ 22℃）（Tur et al. 1983）。平均值和标准偏差（无量纲）。身体部位编号：1 肩胛上，2 肩胛下，3 下肋后，4 上臀，5 下臀，6 胸外侧，7 肋下前臂，8 髋，9 股骨转子下部，10 手臂背部，11 前臂背部，12 手掌，13 前手指腹，14 大腿伸侧上方，15 大腿伸侧下方，16 膝后窝区，17 小腿，18 脚后跟，19 脚底，20 大脚趾趾腹，21 大腿上部外侧，22 大腿下部外侧，23 腘区外侧，24 小腿外侧，25 锁骨下方，26 乳房下，27 脐旁，28 髂窝，30 手臂屈侧，31 前臂屈侧，32 手背，33 示指背，34 大腿上部内侧，35 大腿下部内侧，36 膝盖前部，37 大腿伸侧，38 小腿伸侧，39 足背部，40 上部大腿内侧，41 下部大腿内侧，42 膝盖内侧，43 小腿内侧，44 额头中部，45 上额外侧，46 前额外侧，47 颧骨区域，48 下颊部，49 耳垂，50 耳后，51 耳部乳突区，52 颈部外侧

部以及肢端则是明显的例外，这些区域的信号（收缩 - 舒张变化）不仅相当高，并且变化很大。这表明身体不同区域的皮肤血管体积以及血管舒缩能力存在巨大差异：图 2 实验中相对较低的室温可以帮助解释这种现象，因为受试者是裸露在 23±2℃的环境温度当中，这低于人体的热中性温度（30℃）；

此外人们可能会对足底和脚趾呈现出了极低值感到意外，因为众所周知，在温暖条件下这些部位的血液流动会明显增加（Agache 2004）。一般来说，男性受试者的光体积描记术信号幅度要大于女性受试者，而且随年龄的增长而增加。60 岁以后的信号幅度平均是 20 ～ 57 岁测到的振幅的两倍以上

（Lévêque et al. 1993），并且信号的变化随着血压升高和微血管顺应度的降低而发生变化。另外，光体积描记术还可以看到血管舒缩波，这种血管舒缩波以每分钟 6～8 次的频率，在不改变脉冲波形态（morphology）的情况下，上下移动信号的基线。

3.2 微血管脉冲波的形态发生

光体积描记术脉冲波的形状，记录并描绘了血管容积伴随收缩舒张发生的变化，而且这也取决于透壁压力。透壁压力又来自两个因素：灌注压力和血管壁的顺应度（弹性）。灌注压力取决于上游的动脉压力以及下游的阻力，而下游的阻力是由皮肤血管的血管收缩情况和下游静脉的充盈情况而决定的。血管壁顺应度的降低，使得血管容量的变化更加激烈（上升和下降的斜率变得更陡峭），并且不可能反弹。当抬起肢体时（这样会降低灌注压力，并因此降低了透壁压力）振幅会增加，而放下肢体或站立起来的时候，振幅会降低，这是因为增加了流体静压力而导致了透壁压力的升高。这种现象也可以在静脉淤滞和静脉血栓形成中观察到。

3.3 在疾病中的应用

在下肢中，一旦发生上游动脉闭塞，就会导致信号的最大振幅变小，斜率下降并且曲线的下降阶段变得陡峭。如果对诊断有疑义，可以通过观察 3 分钟近端闭塞后的反应性充血进行确认。闭塞前，一般是 3.4±0.8 秒达到半峰值，但在闭塞时或者在周边闭塞性动脉疾病中则会超过 10 秒（Fronek et al. 1977）。另外，静脉血液动力学问题也会让振幅减小，斜率降低，并且最主要的是会出现重搏波（特别典型的就是手足发绀症）。如果在诊断时，有任何不明确的地方，可以抬起肢体，此时引起患疾的静脉病灶处会得到相应缓解，便可以利用该方法来确认患处（Rettori 1998）。

3.4 脉搏光体积描记术的其他用途

3.4.1 测量远端收缩动脉压（systolic arterial pressure）

这种应用仅在四肢上可以获得。在光体积描记术仪器的传感器的近端加上止血带，加压至脉冲波被完全抑制；然后逐渐放松压制。当脉冲再次出现时，即可获得收缩压。

3.4.2 收缩压、舒张压和皮肤微血管系统（skin microvasculature）的顺应性

该测量可以通过应用传感器的垂直加压来实现（Agache et al. 1993）。最初，可以观察到波幅的增加，然后减小，最后当加压与收缩压相当时，波形消失。在峰值到达最高值的时候，外加压等于舒张压。因此，这种技术装置提供了测试区域内所谓的"外围阻力"的绝对值，而这也是目前可以得到这些参数的唯一的非侵入性方法。其基本原理与用示波法测量血压的原理基本相同（Geddes 1970；Raines et al. 1973）。此外，振幅峰值/初始值的比值就是微脉管系统的顺应性指数。在一项针对 16 名儿童、18 名成人和 25 名 60 岁以上的受试者进行的研究中发现，这 3 类人群的收缩压分别为 25±4、65±8 和 150±10mmHg；这些测量值分别是相同受试者的手臂血压的 42%、42% 和 54%。而测量所得的舒张压在 3 个年龄组中大致相同，分别为 15、18 和 16mmHg。这些测量值与使用导管所测得的指甲毛细血管的数值基本吻合（Mahler et al. 1979；Shore et al. 1993）。同时平均来看，血管顺应性指数会随着年龄的增长而下降，分别为 6.0、3.5 和 1.8（Agache et al. 1993）。如前所述，光体积描记术参数可以用于表征深部血管。然而，让皮肤发白的压力等同于表皮下血管丛透壁压力，在 3 个年龄组中，却基本是一样的，都是 30mmHg（Agache et al. 1993）。

4 体积（舒张压）光体积描记术

这种光体积描记术，也被称为光反射流体描记术（light reflection rheography）。这种技术应用于下肢静脉淤滞综合征时，效果非常好。该技术通过收缩-舒张变化阻尼来记录基线信号。传感器使用的是脉冲光体积描记术传感器，但是利用直流电进行测量记录。评估受试部位的皮肤血容量变化（以伏特为单位）的一种方法就是比较基线水平升高或

降低后的差异。至于脉冲光体积描记术，则必须进行外部或内部校准，并确认检测器的灵敏度没有变化，才能比较不同受试者。另外，实验室温度应控制在20℃至25℃之间，否则可能会出现明显的血管舒缩变化。同时，受试者必须处于放松不变体位，并在该条件下平衡至少15分钟。

在检查脂质硬皮症患者（无论是否同时伴有腿部溃疡）的下肢血流情况时，受试者需要保持站立静止不动（如果很难做到的话，可以取坐姿，然后将脚放置在支撑架上）。用双面胶带固定探头。当测量值稳定后，要求受试者保持前脚掌着地，然后规律地抬起脚后跟（例如，每10秒抬起1秒）；可以利用节拍器进行辅助。另一种操作方式是在保持脚跟着地，做十个最大幅度的前脚提升（Belcaro et al. 1995）。在第一次收缩期间，可以观察到皮肤血量减少（图3）。当脚完成动作重新回到地面保持不动时，数据记录保持60秒。可以观察到当动作一旦停止，皮肤就开始重新充血：测量并记录到达初始水平所需的时间（90%的排空时

间被校正）。另外，检查期间受试者需要保持静止和放松（不说话，正常呼吸），直至检查结束。

一般来说，正常的回充时间通常为35±12秒（Belcaro et al. 1995）。当发现测量值小于两个标准偏差时（即小于11秒），这就表明皮内深层或皮下有异常静脉回流。排空速率是另一个在已知流体静压力下的皮肤血量有关的参数，而且取决于光体积描记术探头和右心房之间的垂直距离。测试后的血量体积并不总是与初始血量体积相同。

请注意，当在下肢应用空气或应变体积描记技术的时候，可以测量腓肠肌泵的功效，但无法测得可能的静脉反流，而静脉反流可能与有问题或明显正常的腓肠肌泵有关。成像多普勒的分辨率太低，无法检测直径小于1mm的小静脉。因此，体积光体积描记术是目前唯一可以确定静脉反流进入真皮或皮下组织的技术。在应用静脉近端止血带后，静脉反流的抑制或减少，显示出了隐静脉系统的任务。如果使用止血带后没有发现静脉反流的抑制或减少，那么该反流可能是局部性的或者在皮肤很深

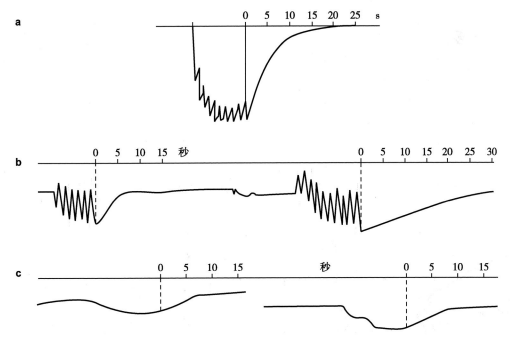

图3 利用体积光体积描记术记录下肢血流情况。在下肢进行皮下静脉回流测试的期间（a）正常（皮肤充血时间：25秒）。（b）大隐静脉功能不全（皮肤充血时间：9秒），在膝盖以上进行大隐静脉压迫后恢复正常。（c）腿部穿通静脉功能不全（皮肤充盈时间：7秒），膝盖以上大隐静脉受压后无变化；注意静脉小腿肌肉泵的功效（贝桑松皮肤生物物理实验室）

的位置。

在其他领域，体积光体积描记术可以通过灌注压的改变、静脉压力或流体静压力的改变，来测量皮肤血量的变化。对于给定的压力变化，通过测量皮肤血量变化也可以评估容量血管的弹性。在寒冷的环境中，血管收缩被表现为降低的基线，而当温度升高时，可以得到相反的结果。另外，体积光体积描记术也可以显示出血管舒缩波。

5 注意事项

- 为确保重复性，一定要保持检测器（由光源和光电池组成）与皮肤表面平行并且保持恒定稳定的压力。同时压力要必须尽可能小，否则会改变信号。甚至可以尽量避免与皮肤接触。可以使用很方便的双面胶纸环，这个方法比传统的指尖上用的钳子更加方便。
- 如果皮肤很湿润或油腻，这会让角质层变得更透明，光也更加容易出入皮肤；而这会导致信号的加强。
- 对于正常穿着的受试者，室温必须设定在20℃至25℃之间，否则会有明显的血管舒缩性变化。另外，受试者应处于静息状态并保持平衡15分钟。
- 目前，由于没有统一标准，每种设备产生的电压都不尽相同。因此，测试工作者应该对每个身体部位、年龄以及皮肤温度，建立自己的一套标准。

6 商业化设备

- Medasonics（美国）。
- Hemodynamics AV 1000（Laumann Medizintechnik Gmbh，德国）专为踝上体积光体积描记术所开发，并配有节拍器，温度检测器和脚部运动的标准测试。

（郝宇 译，赵小敏 校，李利 审）

参考文献

Agache P, De Rigal J, Leveque JL. Influence of an external pressure on skin microcirculation. In: Boccalon H, editor. Vascular medicine. Amsterdam: Excerpta Medica; 1993. p. 527–33.

Agache P. Thermometry and remote thermography. In: Handbook of Measuring the skin. 1st edn. Berlin: Springer; 2004. p. 354–62.

Belcaro G, Christopoulos D, Nicolaides AN. Photoplethysmography and light reflection rheography: clinical applications in venous insufficiency. In: Serup J, Jemec GBE, editors. Non-invasive methods and the skin. Boca Raton: CRC Press; 1995. p. 443–8.

Fronek A, Coel M, Bernstein EF. The pulse-reappearance time: an index of overall blood flow impairment in the ischemic extremity. Surgery. 1977;81:376–81.

Geddes LA. The direct and indirect measurements of blood pressure. Chicago: Year Book Medical Publishers; 1970.

Hertzman AB. Photoelectric plethysmography of the fingers and toes in man. Proc Soc Exp Biol Med. 1937;37:529–34.

Lévêque JL, de Rigal J, Agache P. Indirect assessment of changes in skin microcirculation with age. In: Leveque JL, Agache P, editors. Aging skin: properties and functional changes. New York: Marcel Dekker; 1993.

Mahler F, Muheim MH, Intaglietta M, Bollinger A, Anliker M. Blood pressure fluctuations in human nailfold capillaries. Am J Physiol. 1979;236(Heart Circ. PhysioL 5):H888–93.

Raines JK, Jaffrin MY, Rao S. A noninvasive pressure-pulse recorder: development and rationale. J Assoc Adv Med Instrum. 1973;7:245–50.

Rettori R. La pléthysmographie électronique dans les séquelles des phlébites et dans les artérites oblitérantes des membres inférieurs. In Cours dc perfectionnement de la Faculté de Médecine de Paris sur les maladies des vaisseaux périphériques. Ier Congrès de pathologie Vasculaire. Paris: L'Expansion Scientifique; 1998. p. 397–408.

Shore AC, Sandeman DD, Tooke JE. Effect of an increase in systemic blood pressure on nailfold capillary pressure in humans. Am J Physiol.

1993;265(or Heart Circ. Physiol. 34):H820–3.

Tur E, Tur M, Maibach HI, Guy RH. Basal perfusion of the cutaneous microcirculation: measurements as a function of anatomic position. J Invest Dermatol. 1983;81:442–6.

Weinman JA. Chapter 6:photoplethysmography. In: Manual of psychophysiological methods. Amsterdam: North Holland Publishing; 1967. p. 185–217.

50

皮肤微循环：
选择合适的评估方法

Pierre Agache

内容

表皮下血管丛·绿色激光多普勒·反射测量法·清除法·营养毛细血管·小动脉·小静脉·手指和脚趾血流

之前的章节介绍了皮肤血流（skin blood flow）测量的众多方法。每个测试方法都有其特定的参数。因此，有必要对这些方法进行比较，并从解剖学和生理学角度对其进行解析。因而可以评估它们在健康或病理状态皮肤、皮肤药理学、皮肤计量学等各种领域中的潜在作用。本章首先考察信号来源的深度，即评估深层还是表层的血流。其次，将尝试性帮助选择最合适的方法，主要是测定皮肤血管网的电阻还是电容式的。

1 从解剖学考虑的选择

1.1 表皮下血流测量

有两种方法是专门针对表皮下血管丛（subepidermal plexus）和乳头状血管袢（papillary loops）：经皮氧分压（transcutaneous oxygen pressure，$tcPO_2$）和毛细血管显微镜检查（capillaroscopy）。它们的含义和参数非常不同。

- 理论上，$tcPO_2$ 在37℃时能够以绝对单位测量出乳头状血管袢中的血流量，因此是一种非常有潜力的方法。但是，它的信号太弱而且变化很大，所以测量结果往往不准确。因此，该方法正式应用前仍需要更多的研究验证。

通常 $tcPO_2$ 是在加热到44℃的皮肤上测量的，该温度可以抑制血管收缩节律（vasoconstrictive tone）。因此，$tcPO_2$ 与皮下血管网最外层部分的血管舒张力有关（例如，对于脂性硬皮病和下肢静脉性溃疡以及下肢动脉硬化的情况，$tcPO_2$ 值会降低）。另外，似乎也可以通过近端包封释放后 $tcPO_2$ 的重现率，按照特定单位来测定皮肤血流量，但该方法仍缺乏临床验证。另一方面，近端包封过程中 $tcPO_2$ 下降速率是测量表皮氧耗的一种方法，这也是衡量其代谢的一种方法。虽然相关研究为数不

多，但这项技术在皮肤疾病评估中很有前景。

毛细血管显微镜可以适用于皮肤的任何部位。通过图像分析可以对表皮下血管丛和乳头状血管袢在上表皮的延伸部分进行定量分析。也可以测量（以特定单位）血管的尺寸和血红细胞的流速。这两个数据一旦结合起来就可以获得特定单位的血流量，这是一个不常见但非常有价值的参数。虽然之前少有研究提及，但作为先验方法可用于患病和健康皮肤，或评估炎症起始时的微小变化。

1.2 作为整体的表皮下血管丛

以下几种方法由于其操作模式，似乎已成为测量表皮下血管丛的理想方法：绿色激光多普勒（green laser Doppler）、反射测量法（reflectometry），以及基于血红蛋白可以吸收特定波长的比色法（colorimetry），另外还有热和上表皮氙清除法（epicutaneous xenon clearance）。

- 绿色激光多普勒使用的是可被氧合血红蛋白（oxyhemoglobin O_2Hb）吸收的特定波长。由于它的穿透深度应该超过表皮下血管丛最表层部分，所以可以进行彻底的检查。然而，正如它非常微弱的信号所表示的那样，它并不能穿透血管丛。因此该方法是一种测量整个血管丛平均通量的方法（移动的红细胞数量乘以平均速度）。因为它的值是无量纲的，因此无法与之前方法所测量的绝对值进行比较。

- 反射测量法是检测血红蛋白对绿光的吸收，其信号是由吸收后的反散射的 546nm 和 568nm 波长组成。中层真皮（皮肤）起到了部分的反射带的作用。因此，该方法把浅表真皮中的几乎所有的血量进行了测量，即表皮下血管丛，不过很可惜该测量值也是以无量纲单位表示的。目前市场上有简单易用的设备。同样的技术可以通过使用分光光度计进行改进，该分光光度计以 5nm 的步进扫描皮肤表面并选择氧化血红蛋白和还原血红蛋白的特定波长，分别测量皮肤中小动脉（主动血管扩张）和静脉（瘀血，被动血管舒张）血含量的变化。

– 比色计测量红 - 绿 - 蓝光三色光的反散射。该仪器将反散射的 RGB 光谱的强度转换为由 L*a*b* 参数所表示的肤色。原则上，蓝光立即被血红蛋白完全吸收。绿光亦如蓝光，但是因为绿光能穿透至真皮中部，所以绿光吸收程度较低，因此它的反射量可以涵盖整个表面真皮血管丛。红光可以到达皮下组织，它不被红细胞吸收，而是被其散射，因此伴随着皮肤更深处的血液量，红光散射量随之减少。由此可见比色法可以检测各种深度的所有皮肤血管，并评估由整个皮肤血液产生的反散射光谱。该光谱是未知的，只能得到它的 L*a*b* 参数。然而，由于蓝光和绿光的吸收占主导地位，所以信号可能主要受真皮表层血液的影响。分光光度计按照相同的原理操作，但是由于可以在整个可见光谱上扫描皮肤表面，所以原则上更精确。

– 清除法（clearance methods）是基于对从表面扩散到皮肤中的标记物的检测（氙 -133 或热量）：标记物浓度梯度随渗透而降低。消减过程首先意味着血管壁的渗透，这取决于累积面以及血管壁两侧的浓度差。从皮肤活组织切片的放射自显影发现，血管捕获的氙气全部集中在浅层真皮中，因此在表皮下血管丛中。这种方法的优点是可以获得流速绝对值，该数值单位是 ml/（min·100g）组织，相当于 ml/（min·m²），不过遗憾的是这种方法很麻烦，只在核医学单位中使用。

相比之下，热清除法（thermal clearance methods）操作简便，而且结果可以立即显示。该方法基于相同的原理。扩散的热量取决于血管壁的累积面积以及间质基质和血液之间的温差。一方面，在温度相对较低的浅层血液比在较深层的血液更有意义，另一方面，根据作者所述，热梯度急剧下降，且几乎只存在于深度为 100μm 的最表层，即浅层表层。因此，该信号主要反映表皮下血管丛血流变化，测量单位以皮肤热导率表示。然而，由于导热系数是绝对单位，似乎和进一步的分析所引导的流量单位相矛盾。这种很有潜力的方法已不再用，但

据称新设备正在开发中。

1.3 皮肤整体血流量的测量

由于红光或近红外光能穿透皮肤至皮下组织，所以可以利用这类光测量皮肤整体血流量，另外这个水平的血管体积和血流速度明显高于浅层真皮。因此，这些方法主要用于测量深部真皮和皮下组织（不包括脂肪组织）的血流量。

– 激光多普勒设备可以指示流动红细胞的数量和平均速度，以及两者的乘积，并得出流量，这些数据全部以无量纲单位表示。新技术开发由于避免了发射器和皮肤之间的接触并且可以对皮肤进行扫描，所以这些技术有两个显著的优点：血液流量不会因测量手法而改变，同时可以查看血流量分布情况。因此，对于健康或患病皮肤，血管舒缩反应的测量结果比远程热成像法更准确，而且无论皮肤表面状况如何（潮湿、溃疡等），都可以进行测量，而且无需软膏充当保护介质。在许多实验中，激光多普勒成像仪取代了传统的激光多普勒，因为它可以进行长时间和大面积的观察和记录。但是，我们也必须意识到，如果仅仅是皮下血管丛的血流变化，那么就可能无法被这种方法所检测到：一个典型的例子是局部皮质类固醇所引起的血管收缩。

– 光体积描记法（photoplethysmography，PPG）可以测量在皮肤照明量为恒定的前提下血液量变化。其原理是红细胞可散射光线并成比例减少反散射。该方法用于检测皮肤深部的舒张或收缩血液量的变化。其优点是简单且成本低廉，最重要的是它可以分别对皮肤微循环（skin microcirculation）的电阻和电容进行分析。

2 根据待研究的血管类型选择合适的方法

2.1 营养毛细血管

营养毛细血管（nutritive cappilaries）位于表皮和附属器上皮附近。使用 tcPO₂ 和毛细血管显微

镜，只能比较容易地检测到前者。似乎乳头状祥不是表皮的唯一营养血管：似乎超微静脉扮演了更重要的角色，甚至在没有乳头状结构的解剖部位也参与其中。这更凸显了新型毛细管显微镜技术的优势，因为该技术可以将皮下血管丛的最表层部分可视化。绿色激光多普勒技术也可以被视为检测营养血管的一种手段，尽管它也适用于检测血管丛深处的血管。由于毛囊皮脂腺和汗腺的营养毛细血管参与到真皮中层及深层的血管形成，所以毛囊和汗腺的总血流量或血流速度的测量是 PPG 或激光多普勒信号的一部分。

2.2 小动脉

通过温度测量方法对小动脉（arterioles）或皮下血管系统的上游部分专门进行了分析。除了四肢外，皮肤自发产生的温度表明有来自核心的血流，即来自一些开放的皮肤小动脉。可用的方法包括了可以给出近似分布图和红外热像图（telethermography）的精准或液晶温度测量法（thermometry）。后者具有两个显著的优点：它是非接触式技术，可以进行持续测量，并提供皮肤温度分布图。因此，理论上可以通过这些方法彻底检查活动性小动脉血管舒张（如炎症）和小动脉痉挛（如对冷或动脉高血压的超敏反应）。皮肤表面温度测量法不够可靠，因为会受到外界温度的影响。但测量红外光发射的热成像技术不存在这个问题，但可惜红外热成像的设备非常昂贵。

目前在这一领域的研究中，激光多普勒成像仪（laser Doppler imager）正在挑战热成像（thermography）技术。在真皮中深层或皮下组织中，血流受小动脉控制，这些小动脉在瘀血或被动血管扩张期间不会扩张（也以稳定或减少血流为特征）。激光多普勒成像仪的形貌分辨率（0.5mm，有时为0.2mm）高于热成像仪（5mm）。0.2mm 的分辨率甚至可以检测连续灌注的区域，每个区域可能对应一个小动脉。但在薄一点的皮肤部位，静脉血也会被记录下来。最后注意，与热成像相反，激光多普勒成像仪对湿度不敏感，并且能够测量去表皮区域的血流量。

收缩光体积描记法 PPG 是研究皮肤微循环最早的方法。该信号是一种脉搏波，其形态根据局部血流动力学状况而变化。它表征了真皮深部的收缩 - 舒张血容量随时间的变化。关注小动脉血管，是因为它是主要的脉管血管。PPG 脉搏波形态参数已被定性地尝试用于鉴别下游（如阻滞或阻力增加）或上游（如动脉狭窄或闭塞）的循环改变。虽然随着激光多普勒成像技术的发展，收缩光体积描记法被抛弃，但该方法提供的数据是完全不同的，并且具有不可替代性。由于对形态学参数的定量分析非常有用，所以仍需要进一步的物理和生理学研究。

2.3 小静脉

舒张 PPG 信号代表真皮深层和近皮下组织的小动脉和小静脉（venules）的总和。因此，在静脉压力的变化过程中或在下肢静脉功能不全的皮下静脉的回流过程中，该信号可以作为皮肤被动血液供应的量度（无量纲）。这显然是一种有用的方法，且在这些疾病中是不可替代的。

清除法更加注重表皮下血管丛的电容部分，因为它们的血管壁比小动脉的壁更易渗透，并且小静脉的数量和其壁的累积表面要大得多。相比小动脉的流速，氙 -133 清除法测得的血流速率可能更接近静脉。热清除法测量的血流量也是如此。

3 手指和脚趾

四肢特别是指尖和脚趾的检查是比较特殊的，因为存在大量皮内动静脉吻合，且与体温调节有关的强烈血管舒缩的干扰，以及手掌角质层的厚度。因此，上述测量表皮下营养血管血流量的方法是不适用的，但用其他方法进行测量又容易出错。针对这种情况，可以使用另一种旧方法，即应变式体积描记法。其原理是测量围绕在手指上的应变片的伸展，这是由脉搏或肢体的位置引起的。该应变计的仪表通常是一根水银填充的薄橡胶管，胶管的伸长和变窄会增加其电阻，然后由惠斯登电桥测量该电阻的改变。该信号与 PPG 信号相似：脉搏波或水平直线代表了肢体或手指舒张周长。如果仪器经过

表 1 测量皮肤微循环的可用方法及其特征的总结

解剖部位	高压部分（小动脉、微小动脉）总血量低	表皮下营养血管（毛细血管、小静脉）总血量极低	低压部分（小静脉、微小静脉）总血量大
表皮下		TcPO$_2$ 毛细血管显微镜 绿色激光多普勒	反射光法 比色法 热清除法 Xenon-133 清除法
真皮和皮下组织上部	收缩 PPG 红色激光多普勒 温度测量法 遥控热像图		舒张 PPG

校准，则测量的周长差（即体积）以绝对单位给出：毫升每分钟每 100ml 软组织。后者由具有许多微血管（小动脉，小静脉，毛细血管，动静脉吻合）的真皮组成，皮下组织包括脂肪，而且还包括指外侧小动脉，其流动速率无法单独评估。

4 结论

如何选择测量皮肤微循环的方法，必须根据具体的需要来确定，例如在静脉学研究中：tcPO$_2$、PPG 和表皮氙 -133 清除法可以提供相关数据。另外，即使只对单一目的，同时使用多种技术通常效果也更好，因为这样实验数据的含义更容易被理解。如果使用单个装置测量红斑或色素沉着，则特别推荐使用比色法或反射法。此外还应该根据定量或半定量测量类型的要求来选择设备。最后，只要有可能，更倾向于绝对和具体单位的测量。表 1 总结了可用方法的特点。

（江月明 译，赵小敏 校，郝宇 审）

51

皮肤的淋巴微循环

Pascale Quatresooz

关键词

淋巴管内皮细胞·鉴定·免疫组化

缩略语

BECs　Blood endothelial cells　血管内皮细胞
LECs　Lymphatic endothelial cells
　　　　淋巴管内皮细胞

1　结构和功能

淋巴系统（lymphatic system）是一个开放式的网络，它能将淋巴液运输回血液循环。微循环是血液或淋巴管与组织之间发生物质交换的场所。不经静脉回流到血液的细胞间液被毛细淋巴管收集并构成淋巴液，富含蛋白质的渗出液含有细胞和大分子（Cueni and Detmar 2006；Parsi et al. 2011）。因此，淋巴系统通过细胞外液的重吸收在体液动态平衡中发挥重要作用（Van der Auwera et al. 2006）。毛细淋巴管起始于真皮乳头内并逐渐汇合为前集合淋巴管，前集合淋巴管再汇合为集合淋巴管。淋巴液通过大的淋巴干回收入血。淋巴管穿过淋巴结，构成免疫循环细胞的途径。淋巴系统也具有免疫作用，这在皮肤中尤为重要，因为朗格汉斯细胞通过这些淋巴管道到达淋巴结（Bruyère and Noël 2010；Parsietal 2011）。淋巴系统来源于胚胎静脉，心血管系统具备功能时淋巴系统开始发育（Cuen and Detmar 2006）。

毛细淋巴管（lymphatic capillary）是盲管，起始于真皮乳头间隙。它们比毛细血管大得多，并且远离表皮层，而毛细血管更接近表皮。毛细淋巴管由单层、无孔的内皮细胞重叠而来，但缺乏基膜和周期细胞（Parsi et al. 2011）。这些细胞通过锚定细丝与细胞外真皮基质连接。当组织间隙压力增加时，淋巴内皮细胞被拉开，使毛细淋巴管腔变宽，多余的液体被吸收。

淋巴管（lymphvessel）在真皮中数量众多，但不存在于表皮中（Cueni and Detmar 2006）。淋巴

管密度表现出的解剖变异性可能与原发性皮肤肿瘤（primary cutaneous tumors）的转移潜能有关（Duffy et al. 2010）。然而，全身淋巴管在中垂线的两侧呈现对称分布（Reynoldset al. 2010）。

2　原始淋巴管的鉴定

尽管淋巴管数量很多，但在常规组织切片中难以辨别（Wu et al. 2012）。血管内皮细胞（blood endothelial cells，BECs）和淋巴管内皮细胞（lymphatic endothelial cells，LECs）有许多相同的结构和分子特征，单独通过组织学形态难以区分（Cueni and Detmar 2008；Oliver and Detmar 2002；Van der Auwera et al. 2006）。

直到21世纪才注意到淋巴系统，而且大部分知识是从最近10年进行的研究中得到的（Lee et al. 2010）。皮肤淋巴微循环（lymph microcirculation）的评估在淋巴水肿、银屑病和系统性硬化症的发病机制以及肿瘤转移和伤口愈合中具有重要意义。通过类似皮内注射荧光素或染料的微循环淋巴管造影（microlymphangiography）这样的方法可以研究这种微循环的功能方面，但并不能真正量化它（Wu et al. 2012）。

免疫组织化学（immunohistochemistry）标记仍然是鉴定LECs最常用的方法。淋巴血管内皮透明质酸受体-1（lymphatic vascular endothelial hyaluronan receptor1，Lyve-1）、Prox-1、podoplanin、VEGF受体-3（VEGFR-3）和desmoplakin是研究最多的特异性淋巴标记物（Bruyère and Noël 2010）。Lyve-1在毛细淋巴管中高度表达，在较大的血管中呈低度表达。Prox-1被认为是最具特异性的标记物（Cueni and Detmar 2006），但其核内免疫组织化学定位不适用于显微定量。因此，它可能更适合与其他标记进行双重染色。Podoplanin由D2-40抗体识别。这种抗体也可以标记几种非内皮细胞（例如基底角质形成细胞）和一些恶性肿瘤。尽管VEGFR-3在成人组织中的LECs表达，但它也可以在有孔毛细血管和病理状态下（肿瘤血管生成）的BECs表达（Cueni and Detmar 2006；Van der Auwera et al. 2006）。Desmoplakin 是一种细胞质蛋白，参与 LECs 和细胞外基质之间连接的组成（Cueni and Detmar 2006）。为了获得 BEC 和 LEC 之间的可靠区分，应该将几种标记方法联合起来。

目前，免疫组织化学可以通过成像定量评估一些重要参数，如结构特征、密度、直径、周长、表面积和绝对血管体积（Lokmic and Mitchell 2011；Wu et al. 2012）。全套制备的共聚焦显微镜和计算机图形三维重建提供了三维图像，并通过成像软件定量毛细淋巴管（Cui 2006；Wu et al. 2012）。然而，这些技术昂贵复杂，并且受人工因素的影响。为了确定研究淋巴微循环的最佳方法，还需要进一步的研究（Wu et al. 2012）。

（孙东杰、李艳 译，何黎 校 / 审）

参考文献

Bruyère F, Noël A. Lymphangiogenesis: in vitro and in vivo models. FASEB J. 2010;24(1):8–21.

Cueni LN, Detmar M. New insights into the molecular control of the lymphatic vascular system and its role in disease. J Invest Dermatol. 2006;126(10): 2167–77.

Cueni LN, Detmar M. The lymphatic system in health and disease. Lymphat Res Biol. 2008;6(3–4): 109–22.

Cui Y. Confocal imaging: blood and lymphatic capillaries. Sci World J. 2006;6:12–5.

Duffy K, Hyde MA, Tanner B, Goldgar D, Bowen AR, Florell SR, et al. Anatomic variability in superficial blood vessel and lymphatic vessel density. J Cutan Pathol. 2010;37(10):1108–9.

Lee S, Choi I, Hong YK. Heterogeneity and plasticity of lymphatic endothelial cells. Semin Thromb Hemost. 2010;36(3):352–61.

Lokmic Z, Mitchell GM. Visualisation and stereological assessment of blood and lymphatic vessels. Histol Histopathol. 2011;26(6):781–96.

Oliver G, Detmar M. The rediscovery of the lymphatic system: old and new insights into the development and biological function of the lymphatic vasculature. Genes Dev. 2002;16(7):773–83.

Parsi K, Partsch H, Rabe E, Ramelet AA. Reticulate eruptions. Part 1: vascular networks and physiology. Australas J Dermatol. 2011;52(3):159–66.

Reynolds HM, Walker CG, Dunbar PR, O'Sullivan MJ, Uren RF, Thompson JF, et al. Functional anatomy of the lymphatics draining the skin: a detailed statistical analysis. J Anat. 2010;216 (3):344–55.

Van der Auwera I, Cao Y, Tille JC, Pepper MS, Jackson DG, Fox SB, et al. First international consensus on the methodology of lymphangiogenesis quantification in solid human tumours. Br J Cancer. 2006;95 (12):1611–25.

Wu X, Yu Z, Liu N. Comparison of approaches for microscopic imaging of skin lymphatic vessels. Scanning. 2012;34(3):174–80.

52

通过激光多普勒血流仪和乙酰胆碱电离子导入法评价皮肤的微血管功能

Peter D. Drummond

内容

关键词

皮肤微血管功能·皮内输送·激光多普勒血流仪·经皮电离子导入法·血糖·皮肤血流量·血管平滑肌松弛·微透析·心血管疾病·糖尿病·小纤维周围神经病变

1 简介

多年来，激光多普勒血流仪（laser Doppler flowmetry）已被用于评估健康和疾病皮肤的微血管功能（microvascular function）。该方法通常与透皮乙酰胆碱电离子导入法（transdermal iontophoresis of acetylcholine）一起使用，以便获取关于微血管内皮和皮肤感觉神经的完整信息。下文综述了这种方法的重复性及其替代方法。同时亦描述了一些相关临床应用。

2 激光多普勒血流仪

该方法是将激光束（通常为 780nm）投射到皮肤中，并测量反向散射光近红外范围内的频率强度和多普勒频移（Doppler shifts in frequency）。反射光的强度与激光束照射到的红细胞浓度成正比，并且频率的偏移与血红细胞穿过照射组织的速度成正比。这两个值相结合，即可得到灌注量（perfusion）。灌注量随微血管血流量呈线性变化（Ahn et al. 1987）。测得的流动深度（大约 1 ～ 1.5mm）取决于激光光源的波长（波长越长穿透率越强）（Berardesca et al. 2002）。因此在皮肤中，激光多普勒信号表征了流经皮肤小动脉、静脉丛和动静脉吻合的净流量。

虽然激光多普勒血流仪可用于测量皮肤血流的相对变化，但由于光散射的复杂性及皮肤不同位置微血管密度和结构上的差异，信号无法以绝对单位予以校准（Berardesca 2002）。所以，微血管反应性（microvascular reactivity）（例如对药物或热刺激）最好以灌注单位（perfusion units）表示，并于标准条件下在同一部位进行规范化测量（例如静息

时或标准化刺激的反应）。

流量（flow）有时以待测区域的近似最大流量表示。将皮肤加热至 42℃ 诱导轴突反射（axon reflex），该反射在几分钟内达到峰值（Minson et al. 2001）。由于受到一氧化氮参与的局部微脉管系统的非神经性影响，血流量在接下来的 30 ～ 40 分钟内先短暂下降，然后持续上升（Kellogg et al. 2008）。这种方法可以引起流量近乎最大限度地增加，但是可能麻烦且费时，并且只能控制非神经性对流量上限的影响。流量也可以通过施用一氧化氮供体硝普钠引起的血管舒张反应来表示。然而，当通过激光多普勒血流仪（Roustit and Cracowski 2012）进行评估时，该反应的可重复性极差，并且不能控制其他血流量（blood flow）的影响因素（例如，感觉和自主神经供应能力，血管平滑肌和内皮细胞，浸润型免疫细胞和常驻肥大细胞，成纤维细胞和角质细胞释放血管活性物质）。另一种选择是以 5 ～ 6 分钟局部加热引起的轴突反应峰值相关的流量来表示（Brocx and Drummond 2009）。这可以控制空间微血管变化和感觉神经对血流的影响，但可能没有考虑对血流的非神经性影响因素。

也许最常用的方法是将流量表示为刺激开始前的基线时期所记录流量水平的比例。尽管这可以控制皮肤血管和神经结构的点对点差异，但是反应主要取决于在什么条件下测量基线。因此，将环境温度、一天的测试时间、测试前肌肉活动水平和摄入的可能影响血流的物质（例如咖啡因、尼古丁和酒精）进行标准化非常重要，同时，尽可能地也包括受试者的心理状态。

流量相对于平均血压有时会进行标准化处理（即流量以血管皮肤电导率单位表示），以便控制压力对灌注量的影响。然而，通过系统压力反映局部微脉管系统灌注压力的假设，可能并不总是成立（例如，血管活性药物局部给药或在测试区域加热或冷却时）。

3 电离子导入法

透皮电离子导入法（iontophoresis）是使用电流

将带电或极化的分子转移并透过皮肤屏障。该方法通常会通过向附着在皮肤上的胶囊中的药物溶液传递微弱的直流电，以协助药物穿过角质层。这样，带正电的离子被阳极排斥，带负电的离子被阴极排斥。带电荷的分子主要通过毛囊和汗管导入，然后经细胞外空间扩散到细微的微血管中，再通过血液循环进一步分散（Tesselaar and Sjoberg 2011）。通过该方法导入的剂量与电流强度（安培）和持续时间（秒）成正比，并且可以表示为离子导入电荷（库仑）。然而，该方法不能准确测量药物中的生理活性组分，因为部分电流会被非药物离子所携带（例如，来自溶液中，或者源自皮肤自身的离子）。此外，药物和反应之间的关系也是复杂的，因为一些注入的药物可能非选择性地与角质层或皮肤内的细胞结合或通过微血管床（特别是血管舒张药）被快速清除。

此外，离子电导法中使用的电流会引起非特异性血管舒张反应（vasodilator responses），从而改变局部血流量（Grossmann et al. 1995）。这种非特异性反应在阴极比阳极强，这可能涉及多种机制。在离子电渗疗法中，水电解释氢和氧会导致阳极下积聚氢离子（Sato et al. 1993）。加上电流对神经膜静息电位的直接影响，皮肤 pH 的局部变化可能使感觉神经纤维去极化，引发血管活性神经肽的逆向释放，例如来自真皮中神经末梢网络（一种称为轴突血管扩张的过程）的 P 物质和降钙素基因相关肽（calcitonin gene-related peptide，CGRP）。因此，受刺激部位的神经感受域内及距离其数厘米的局域内，电流均会增加。该部分的反应可以通过事先用辣椒素乳膏治疗予以阻断，以使 C 型痛感神经纤维和局部麻醉剂（例如防止去极化的 EMLA 乳剂）脱敏（Durand et al. 2002）。除了这些机制之外，局部加热和其他由带电荷分子透过皮肤迁移引起的变化，还可能会诱发前列腺素的产生，从而引发血管舒张。例如，环氧合酶抑制剂吲哚美辛阻断阳极电流引起的血管舒张（Tartas et al. 2005）。有趣的是，用塞来昔布预处理（抑制炎症反应中可诱导的环氧合酶异构体的形成）对阳极电流引起的血管舒张没有影响（Tartas et al. 2005），表明该反应是由原构型而不是诱导型环氧合酶异构体所驱动的。

4　离子导入法过程中测量微血管反应

离子导入法过程中血流量的变化，通常通过插入药物室顶部的激光多普勒流量探头，直接在药物注入位置上进行测量。这样可以在药物进入皮肤的部位连续测量直径为 2～3mm 单点的血液流量。不过由于微脉管系统的解剖学差异，微血管反应在不同位点之间差异非常大（Braverman et al. 1990）。例如，在我们实验室的一项研究中，与在前臂掌侧间隔 10cm 两处重复离子导入法相比，间隔 50 分钟在相同位置上的乙酰胆碱（acetylcholine）透皮离子导入的微血管反应的重现性更高（Brocx and Drummond 2009）。前臂近端比远端部位的反应更大，这可能是由于角质层厚度或汗腺厚度或微血管密度的差异所引起的。因此，在个体内或患者与对照组之间进行比较时，将测试位点标准化是非常重要的。

解决这个问题的一个办法是测量大表面积流量的变化。这可以利用激光多普勒成像（laser Doppler imaging，LDI）通过在测试区域多次移动激光束来拼接创建局部血流图而实现。虽然这可以最大限度地减少结构变化对血液流动的影响，但由于扫描测试区域需要时间，所以很难捕获流量的快速变化。可以采用的替代方法是使用激光散斑对比成像（laser speckle contrast imaging，LASCA），该成像采用照相机根据测试区域中的粒子运动生成照射组织的灌注图（perfusion map）。由于可以快速生成灌注图，因此可以使用此方法追踪快速反应（Mahe et al. 2012）。相比于用 780nm 激光束探测约 1mm 深度的激光多普勒技术，激光斑点对比成像可以探测到大约 0.3mm 的深度（该深度对应于营养血流而不是动脉血流）（Mahe et al. 2012）。对于血流测量的重现性，激光多普勒成像和激光散斑对比成像要优于点测激光多普勒血流仪（Mahe et al. 2012；Roustit and Cracowski 2012）。

5　皮肤血管对乙酰胆碱反应的重现性

乙酰胆碱通过刺激血管内皮表面上的毒蕈碱受

体诱导内皮依赖性血管舒张（endothelium-dependent vasodilatation）（Cracowski et al. 2006）。释放的一氧化氮再诱导血管平滑肌松弛及进一步的血管舒张。另外，乙酰胆碱离子导入位点周围的晕斑是由参与前列腺素生成的轴突反射介导的（Berghoff et al. 2002）。

乙酰胆碱离子导入的皮肤微血管反应的重现性尚未得到很好的验证，部分原因是因为所使用的剂量，数据表示方法和方案各不相同（Agarwal et al. 2010; Klonizakis et al. 2011; Puissant et al. 2013; Tibirica et al. 2011）。然而，我们最近使用这种技术来通过离子导入法逐步增加乙酰胆碱的转运来检查血管反应的可重复性（Brocx and Drummond 2009）。一个探针位于离子导入室内（测量反应的直接内皮依赖性组分），另一个探针位于离子导入室外 5～8mm（测量轴突反射）（Brocx and Drummond 2009）。在乙酰胆碱离子导入的位置，激光多普勒血流数据与基线成正比，以及与热刺激 5～6分钟后的反应也成正比。每种数据表示方式的可重复性在不同的前臂区域内和区域间进行验证。

当与局部 42℃ 热刺激 5～6 分钟后记录的水平成正比时，对乙酰胆碱的直接反应的可重现性最好（当在前臂掌侧的相同部位重复离子导入法时，共有方差为 55%，并且平均增加的流量在两种情况下都相似）（图 1）。当与基线记录的水平成比例表达时，该关联也很强，当在相同位置重复乙酰胆碱离子导入法时，共有方差为 74%。然而，当数据以这种方式表示时，第二次离子导入法的反应总是比在第一次中的小，部分原因是第一次离子导入法的基线残留（在第一次离子导入中，所有剂量的累积量增加是基线的 68 倍，而在第二次离子导入中，这一数字仅为基线的 30 倍）（图 2）。同样，对于前臂掌侧同一部位重复离子导入法，轴突反射性血管舒张反应在时间点 1 和时间点 2 的共有方差为 38%。然而，第一次的反应比第二次更大（分别增加 22 次和 14 次）（见图 2）。这说明了如果使用这种数据表示方式，则必须要尽量减少基线血流的非特异性影响。我们还尝试确定乙酰胆碱离子导入法的最佳电流强度和持续时间。"剂量 - 反应"曲线在离子导入法部位达到峰值，但轴突反射不稳定（见图 2），表明可能需要更高剂量才能完全捕获这种反应。

最近研究了可能影响血管扩张剂对乙酰胆碱反应重现性的附加变量。例如，研究发现，腿部在站立时乙酰胆碱离子导入的微血管反应比仰卧

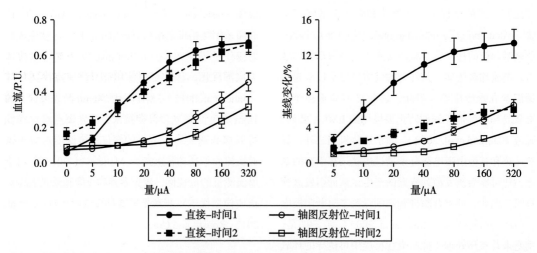

图 1 在前臂掌侧距肘部 5cm 处进行皮肤乙酰胆碱电离子导法时的血流量变化值（± 标准偏差），表示为前臂 42～43℃ 热刺激 5～6 分钟时的流血峰值比例。对于每一种剂量的乙酰胆碱，阳极电流作用药物室（内部直径 10mm）60 秒，并进一步监控药物作用处血流 2 分钟。整个过程在间隔 50 分钟后在同一位置重复。当表示为前臂热刺激时的峰值比例时，血流量峰值和总升高量在这两种离子交换中都是相似的。[基于 Brocx and Drummond（2009）的数据]

图例：
- 直接–时间1
- 直接–时间2
- 轴图反射位–时间1
- 轴图反射位–时间2

左图纵轴：血流/P.U.，横轴：量/μA
右图纵轴：基线变化/%，横轴：量/μA

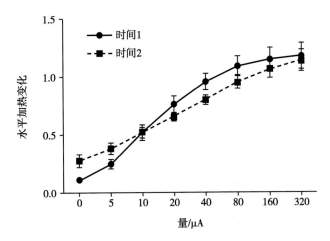

图 2　在同一部位（表达内皮依赖性血管舒张）和相距 5～8mm（轴突反射血管舒张的部位）进行皮肤乙酰胆碱电离子导法时血流量的变化值（± 标准偏差）。血流量变化（流量）以任意灌注单位（PU）表示，作为血流量水平的比例在电流（基线）作用之前记录 2 分钟。当以基线的比例表示时，由于残余的基础血管扩张，系列 1 的离子导入血流量的增加比系列二更大。［基于 Brocx and Drummond（2009）的数据］

位低，这可能是由于姿势导致的血管收缩反射（Klonizakis et al. 2011）。无论如何，当用激光多普勒成像仪测量时，反应在 2 周的时间间隔内是可重现的，并以无量纲的灌注单位表示。此外，在单剂量和递增剂量时，乙酰胆碱离子导入的峰值反应的重现性是类似的，尽管有学者担心随着乙酰胆碱剂量的增加，轴突反射性血管扩张可能会掩盖内皮依赖性血管舒张（Puissant et al. 2013）。

6 乙酰胆碱微透析的皮内输送

作为透皮离子导入法的替代方法，可以通过微透析（microdialysis）纤维皮内输送药物。该方法是在皮肤表面下几厘米深度插入 0.5～1mm 的多孔导管，以使药物可以绕过皮肤屏障直接递送至真皮。该技术的另一个优点是可以在透析液中测量从细胞外液扩散到微透析纤维中的生物标志物，从而获得其局部浓度的估计值。

微透析的一个难点是将纤维插入皮肤后会引发炎症反应，可能改变对所传输药物的响应和 / 或目标生物标志物的浓度（Stenken et al. 2010）。然而，这种炎症反应产生的效应似乎不同于离子导入过程中轴突反射的效应。例如，我们发现 α1- 肾上腺素受体

激动剂（如甲氧胺和去氧肾上腺素）通过经皮离子导入时引起轴突反射（Drummond 2009, 2011）。局部麻醉剂（EMLA 乳膏）预先外用于皮肤表面并通过 α1- 肾上腺素受体阻断剂可阻断轴突反射，并通过局部应用布洛芬凝胶而被抑制。相反，通过微透析纤维直接皮内递送去氧肾上腺素不会引起轴突反应（Zahn et al. 2004）。对这些发现的一种解释是，苯丙氨酸可能通过刺激角质形成细胞或皮肤伤害感受器上的 α1- 肾上腺素能受体（Dawson et al. 2011）来放大由离子电流引发的轴突反射。

当通过微透析纤维输送时，乙酰胆碱可以激惹周围皮肤，由感觉神经纤维中的神经肽如 CGRP 的逆向释放介导（Schlereth et al. 2013）。另外，通过微透析纤维皮内递送的乙酰胆碱通过一氧化氮和前列腺素释放诱导内皮依赖性血管舒张（Medow et al. 2008）。因此，尽管通过微透析进行的乙酰胆碱的皮内输送可以避免由电流辅助透皮输送引起的一些非特异性效应，但是在两种输送模式中，反应似乎是大致相似的。

7 临床表现

有效调节局部血流量对于最佳组织功能至关

重要。因此，许多疾病与血管内皮功能障碍和神经源性炎症反应的破坏有关（Steinhoff et al. 2003; Widlansky et al. 2003）。这些反应的完整性可以通过乙酰胆碱来激发内皮依赖性和神经源性血管舒张（neurogenic vasodilation）进行临床验证。

血清葡萄糖通过氧化应激和低度炎症对血管内皮依赖性血管舒张具有强烈的抑制作用，并对糖尿病（diabetes）内皮功能障碍产生影响（Sena et al. 2013）。这最终导致动脉粥样硬化、冠状动脉疾病、广泛的组织破坏和器官衰竭（例如在糖尿病神经病变和视网膜病变中）（Gilbert 2013）。相反，胰岛素增加了皮肤内皮依赖性血管舒张（de Jongh et al. 2004）。因此，乙酰胆碱透皮离子导入可用于检测心血管疾（cardiovascular disease）患者微血管紊乱（microvascular disturbances）的程度。例如，在糖尿病视网膜病变患者中，血管扩张剂对乙酰胆碱离子导入的反应小于无视网膜病变的糖尿病患者（Nguyen et al. 2011; Sasongko et al. 2012）。受损的血管舒张反应与高密度脂蛋白（high-density lipoprotein, HDL）胆固醇和载脂蛋白A1（HDL胆固醇的主要成分）的低血清水平相关（Sasongko et al. 2012）。类似地，外周糖尿病神经病患者的乙酰胆碱透皮离子导入法的微血管反应低于没有神经病变的糖尿病患者（Tomesova et al. 2013）。与糖尿病神经病变有关的微血管紊乱增加了伤口愈合困难，溃疡和随后肢体截肢受损的可能性（Chao and Cheing 2009）。

在肥胖个体中，透皮乙酰胆碱的微血管反应性也被削弱（Al-Tahami et al. 2011; de Jongh et al. 2004; Jonk et al. 2011）。例如，和单纯消瘦的个体相比，胰岛素抵抗但非糖尿病肥胖个体，在摄入了液体混合餐后，乙酰胆碱介导的血管舒张会更小（Jonk et al. 2011）。然而，这种削弱现象也可能依赖于发育因素或慢性疾病的演进，因为乙酰胆碱透皮离子导入法引起的内皮依赖性血管舒张在血压正常的瘦和超重对照个体，以及高血压肥胖青少年中的反应是类似的（Monostori et al. 2010）。

心血管疾病患者的微血管紊乱可能被某些膳食物质和锻炼所逆转。例如，可可和黑巧克力中的类

黄酮似乎通过增加一氧化氮的生物利用度来增加内皮依赖性血管舒张和抵消胰岛素抵抗（Grassi et al. 2013）。膳食补充金枪鱼油也有类似的效果（Khan et al. 2003）。此外，维生素C可能会抵消活性氧对内皮依赖性血管舒张的抑制作用（Rousseau et al. 2010）。乙酰胆碱诱发的血管扩张在活动个体上比久坐不动的个体更大（Demiot et al. 2007），并且在运动训练后有所增加（Hodges et al. 2010）。这对于老年人在运动过程保持皮肤血流增加尤其重要，因为微血管紊乱会随着衰老而增加（Simmons et al. 2011）。

距离乙酰胆碱离子导入部位1cm处可检测到皮肤血流量增加；因为这些增加可以通过用局部麻醉剂预先处理皮肤进行阻断，它们似乎是由C-纤维伤害感受器介导的轴突反应引起的（Caselli et al. 2003）。这种反应在外周糖尿病神经病变患者中会变弱（Caselli et al. 2003, 2006），这与其他感觉和自主神经功能指标中的缺陷相关，由于神经源性血管舒张对乙酰胆碱的影响在糖尿病性神经病变的轻微症状中减弱（Caselli et al. 2006），神经源性血管舒张反应的丧失可能是亚临床神经病变患者神经功能障碍的早期标志。

相反，在诸如玫瑰痤疮之类的皮肤疾病患者中，乙酰胆碱的神经源性血管扩张可能会增强。这种情况通常会影响脸颊、鼻子、下巴或前额，并以潮红和痤疮样面部丘疹或脓疱为特征（Elewski et al. 2011）。我们最近研究了轻度或重度玫瑰痤疮患者中乙酰胆碱透皮离子导入对血管内皮依赖性和神经源性血管扩张剂的反应，并将这些反应与年龄和性别匹配的对照组进行比较（Drummond and Su 2012）。离子导入法引起的刺痛感强度在患者中高于对照组。此外，严重症状患者比轻度患者的神经源性血管舒张程度更高，表明轴突反射会增加浮肿。如果是这样，降低神经血管反应性的药物（例如辣椒素乳膏）可以缓解严重玫瑰痤疮患者的症状。

8 结论

通过激光多普勒血流仪监测乙酰胆碱透皮离子

透入过程中血液流量的变化，可以深入了解健康皮肤和疾病皮肤的微血管功能。不幸的是，方法上的困难阻碍了其发展，尤其是由于离子导入法非特异性反应引起的误差和血流量点测量的相对较差的重复性。另外，该技术还缺乏标准化的输送方式和数据表示方式。尽管如此，最近的进展已经部分克服了这些问题。特别是激光多普勒成像和激光散斑对比成像的重复性要优于激光多普勒血流仪（Roustit and Cracowski 2012），这是因为将一个大的测试区域进行平均处理，可以最大限度地减少微血管结构的空间差异。此外，大尺寸腔体（Ferrell et al. 2002）和低密度电流有助于最大程度减少电离子导入法中非特异性反应因素（Droog et al. 2004）。由于这些技术是安全且无创的，因此它们很有希望成为评估反映心血管健康重要元素的微血管反应的窗口。

（江月明 译，赵小敏 校，郝宇 审）

参考文献

Agarwal SC, Allen J, Murray A, Purcell IF. Comparative reproducibility of dermal microvascular blood flow changes in response to acetylcholine iontophoresis, hyperthermia and reactive hyperaemia. Physiol Meas. 2010;31:1–11.

Ahn H, Johansson K, Lundgren O, Nilsson GE. In vivo evaluation of signal processors for laser Doppler tissue flowmeters. Med Biol Eng Comput. 1987;25:207–11.

Al-Tahami BA, Bee YT, Ismail AA, Rasool AH. Impaired microvascular endothelial function in relatively young obese humans is associated with altered metabolic and inflammatory markers. Clin Hemorheol Microcirc. 2011;47:87–97.

Berardesca E, Leveque JL, Masson P, European Group for Efficacy Measurements on C, Other Topical P. EEMCO guidance for the measurement of skin microcirculation. Skin Pharmacol Appl Skin Physiol. 2002;15:442–56.

Berghoff M, Kathpal M, Kilo S, Hilz MJ, Freeman R. Vascular and neural mechanisms of ACh-mediated vasodilation in the forearm cutaneous microcircula-tion. J Appl Physiol. 2002;92:780–8.

Braverman IM, Keh A, Goldminz D. Correlation of laser Doppler wave patterns with underlying microvascular anatomy. J Invest Dermatol. 1990;95:283–6.

Brocx KA, Drummond PD. Reproducibility of cutaneous microvascular function assessment using laser Doppler flowmetry and acetylcholine iontophoresis. Skin Pharmacol Physiol. 2009;22:313–21.

Caselli A, Rich J, Hanane T, Uccioli L, Veves A. Role of C-nociceptive fibers in the nerve axon reflex-related vasodilation in diabetes. Neurology. 2003;60:297–300.

Caselli A, Spallone V, Marfia GA, Battista C, Pachatz C, Veves A, Uccioli L. Validation of the nerve axon reflex for the assessment of small nerve fibre dysfunction. J Neurol Neurosurg Psychiatry. 2006;77:927–32.

Chao CY, Cheing GL. Microvascular dysfunction in diabetic foot disease and ulceration. Diabetes Metab Res Rev. 2009;25:604–14.

Cracowski JL, Minson CT, Salvat-Melis M, Halliwill JR. Methodological issues in the assessment of skin microvascular endothelial function in humans. Trends Pharmacol Sci. 2006;27:503–8.

Dawson LF, Phillips JK, Finch PM, Inglis JJ, Drummond PD. Expression of alpha1-adrenoceptors on peripheral nociceptive neurons. Neuroscience. 2011;175: 300–14.

de Jongh RT, Serne EH, RG IJ, de Vries G, Stehouwer CD. Impaired microvascular function in obesity: implications for obesity-associated microangiopathy, hypertension, and insulin resistance. Circulation. 2004;109:2529–35.

Demiot C, Dignat-George F, Fortrat JO, Sabatier F, Gharib C, Larina I, Gauquelin-Koch G, Hughson R, Custaud MA. WISE 2005: chronic bed rest impairs microcirculatory endothelium in women. Am J Physiol Heart Circ Physiol. 2007;293:H3159–64.

Droog EJ, Henricson J, Nilsson GE, Sjoberg F. A protocol for iontophoresis of acetylcholine and sodium nitroprusside that minimises nonspecific vasodilatory effects. Microvasc Res. 2004;67: 197–202.

Drummond PD. Alpha-1 adrenoceptor stimulation triggers axon-reflex vasodilatation in human skin. Auton Neurosci: Basic Clin. 2009;151:159–63.

Drummond PD. Inflammation contributes to axon

reflex vasodilatation evoked by iontophoresis of an alpha-1 adrenoceptor agonist. Auton Neurosci: Basic Clin. 2011;159:90–7.

Drummond PD, Su D. Endothelial and axon reflex vasodilatation to acetylcholine in rosacea-affected skin. Arch Dermatol Res. 2012;304:133–7.

Durand S, Fromy B, Bouye P, Saumet JL, Abraham P. Current-induced vasodilation during water iontophoresis (5min, 0.10mA) is delayed from current onset and involves aspirin sensitive mechanisms. J Vasc Res. 2002;39:59–71.

Elewski BE, Draelos Z, Dreno B, Jansen T, Layton A, Picardo M. Rosacea – global diversity and optimized outcome: proposed international consensus from the Rosacea International Expert Group. J Eur Acad Dermatol Venereol. 2011;25:188–200.

Ferrell WR, Ramsay JE, Brooks N, Lockhart JC, Dickson S, McNeece GM, Greer IA, Sattar N. Elimination of electrically induced iontophoretic artefacts: implications for non-invasive assessment of peripheral microvascular function. J Vasc Res. 2002;39:447–55.

Gilbert RE. Endothelial loss and repair in the vascular complications of diabetes. Circ J. 2013;77:849–56. Grassi D, Desideri G, Ferri C. Protective effects of dark chocolate on endothelial function and diabetes. Curr Opin Clin Nutr Metab Care. 2013;16:662–8.

Grossmann M, Jamieson MJ, Kellogg Jr DL, Kosiba WA, Pergola PE, Crandall CG, Shepherd AM. The effect of iontophoresis on the cutaneous vasculature: evidence for current-induced hyperemia. Microvasc Res. 1995;50:444–52.

Hodges GJ, Sharp L, Stephenson C, Patwala AY, George KP, Goldspink DF, Tim Cable N. The effect of 48 weeks of aerobic exercise training on cutaneous vasodilator function in post-menopausal females. Eur J Appl Physiol. 2010;108:1259–67.

Jonk AM, Houben AJ, Schaper NC, de Leeuw PW, Serne EH, Smulders YM, Stehouwer CD. Obesity is associated with impaired endothelial function in the postprandial state. Microvasc Res. 2011;82:423–9.

Kellogg Jr DL, Zhao JL, Wu Y. Endothelial nitric oxide synthase control mechanisms in the cutaneous vasculature of humans in vivo. Am J Physiol Heart Circ Physiol. 2008;295:H123–9.

Khan F, Elherik K, Bolton-Smith C, Barr R, Hill A,Murrie I, Belch JJ. The effects of dietary fatty acid supplementation on endothelial function and vascular tone in healthy subjects. Cardiovasc Res. 2003;59:955–62.

Klonizakis M, Manning G, Donnelly R. Assessment of lower limb microcirculation: exploring the reproducibility and clinical application of laser Doppler techniques. Skin Pharmacol Physiol. 2011;24:136–43.

Mahe G, Humeau-Heurtier A, Durand S, Leftheriotis G, Abraham P. Assessment of skin microvascular function and dysfunction with laser speckle contrast imaging. Circ Cardiovasc Imaging. 2012;5:155–63.

Medow MS, Glover JL, Stewart JM. Nitric oxide and prostaglandin inhibition during acetylcholine-mediated cutaneous vasodilation in humans. Microcirculation. 2008;15:569–79.

Minson CT, Berry LT, Joyner MJ. Nitric oxide and neurally mediated regulation of skin blood flow during local heating. J Appl Physiol. 2001;91:1619–26.

Monostori P, Barath A, Fazekas I, Hodi E, Mate A, Farkas I, Hracsko Z, Varga IS, Sumegi V, Gellen B, Bereczki C, Turi S. Microvascular reactivity in lean, overweight, and obese hypertensive adolescents. Eur J Pediatr. 2010;169:1369–74.

Nguyen TT, Shaw JE, Robinson C, Kawasaki R, Wang JJ, Kreis AJ, Wong TY. Diabetic retinopathy is related to both endothelium-dependent and -independent responses of skin microvascular flow. Diabetes Care. 2011;34:1389–93.

Puissant C, Abraham P, Durand S, Humeau-Heurtier A, Faure S, Leftheriotis G, Rousseau P, Mahe G. Reproducibility of non-invasive assessment of skin endothelial function using laser Doppler flowmetry and laser speckle contrast imaging. PLoS One. 2013;8: e61320.

Rousseau A, Tesselaar E, Henricson J, Sjoberg F. Prostaglandins and radical oxygen species are involved in microvascular effects of hyperoxia. J Vasc Res. 2010;47:441–50.

Roustit M, Cracowski JL. Non-invasive assessment of skin microvascular function in humans: an insight into methods. Microcirculation. 2012;19:47–64.

Sasongko MB, Wong TY, Nguyen TT, Kawasaki R, Jenkins AJ, Shaw J, Robinson C, Wang JJ. Serum apolipoproteins are associated with systemic and retinal microvascular function in people with diabetes. Diabetes. 2012;61:1785–92.

Sato K, Timm DE, Sato F, Templeton EA, Meletiou DS, Toyomoto T, Soos G, Sato SK. Generation and transit pathway of H+ is critical for inhibition of palmar sweating by iontophoresis in water. J Appl Physiol. 1993;75:2258–64.

Schlereth T, Breimhorst M, Werner N, Pottschmidt K, Drummond PD, Birklein F. Inhibition of neuropeptide degradation suppresses sweating but increases the area of the axon reflex flare. Exp Dermatol. 2013;22:299–301.

Sena CM, Pereira AM, Seica R. Endothelial dysfunction – a major mediator of diabetic vascular disease. Biochim Biophys Acta. 2013;1832:2216–31.

Simmons GH, Wong BJ, Holowatz LA, Kenney WL. Changes in the control of skin blood flow with exercise training: where do cutaneous vascular adaptations fit in? Exp Physiol. 2011;96:822–8.

Steinhoff M, Stander S, Seeliger S, Ansel JC, Schmelz M, Luger T. Modern aspects of cutaneous neurogenic inflammation. Arch Dermatol. 2003;139:1479–88.

Stenken JA, Church MK, Gill CA, Clough GF. How minimally invasive is microdialysis sampling? A cautionary note for cytokine collection in human skin and other clinical studies. AAPS J. 2010;12:73–8.

Tartas M, Bouye P, Koitka A, Durand S, Gallois Y, Saumet JL, Abraham P. Early vasodilator response to anodal current application in human is not impaired by cyclooxygenase-2 blockade. Am J Physiol Heart Circ Physiol. 2005;288:H1668–73.

Tesselaar E, Sjoberg F. Transdermal iontophoresis as an in-vivo technique for studying microvascular physiology. Microvasc Res. 2011;81:88–96.

Tibirica E, Matheus AS, Nunes B, Sperandei S, Gomes MB. Repeatability of the evaluation of systemic microvascular endothelial function using laser Doppler perfusion monitoring: clinical and statistical implications. Clinics (Sao Paulo). 2011;66:599–605.

Tomesova J, Gruberova J, Lacigova S, Cechurova D, Jankovec Z, Rusavy Z. Differences in skin microcirculation on the upper and lower extremities in patients with diabetes mellitus: relationship of diabetic neuropathy and skin microcirculation. Diabetes Technol Ther. 2013;15:968–75.

Widlansky ME, Gokce N, Keaney JF, Vita JA. The clinical implications of endothelial dysfunction. J Am Coll Cardiol. 2003;42:1149–60.

Zahn S, Leis S, Schick C, Schmelz M, Birklein F. No alpha-adrenoreceptor-induced C-fiber activation in healthy human skin. J Appl Physiol. 2004;96:1380–4.

53

皮肤的毛细血管显微镜检查

Philippe Humbert, Jean-Marie Sainthillier, Sophie Mac-Mary,
Thomas Lihoreau, Ferial Fanian, Adeline Jeudy, and Li Li

内容

皮肤微循环·毛细血管显微镜检查·甲襞毛细血管显微镜检查

1 简介

毛细血管显微镜检查（capillaroscopy）基于体内光学显微镜原理并旨在可视化浅表微血管，如小动脉（＜300μm）、毛细血管和小静脉（Rhodin 1981）。虽然也用于研究结缔组织、视网膜及舌和唇黏膜（Davis and Landau 1966; Merlen 1980），但是毛细血管显微镜的主要应用领域是皮肤和指甲。皮肤毛细血管显微镜检查可以与复杂的方法相关联，以分析血流速度（blood flow speed）、毛细血管压力（capillary pressure）和荧光示踪剂（fluorescent tracer）的浓度，从而可以对人类进行准确的生理和药理学研究（表1）。然而，浅表真皮毛细血管网络的直接形态分析就可以为涉及微血管各种疾病提供精确和非创伤性评估；因此，它是目前临床上研究人体微循环应用最广泛的技术。

表 1　用于研究皮肤微循环的非侵入性生物工程技术

皮肤温度测量（skin temperature measurements）
毛细血管显微镜检查（capillaroscopy）
动态毛细血管显微镜检查（dynamic capillaroscopy）
染色毛细血管动态显微镜检查（dynamic capillaroscopy with dye）
激光多普勒血流测量（laser doppler flowmetry）
同位素技术（氙-133）[isotope techniques（^{133}xenon）]
经皮氧气压力测量（transcutaneous measurement of partial oxygen pressure）
毛细血管压（capillary pressure）
光脉冲体积描记法（photo pulse plethysmography）
红外线热成像（infrared thermography）
比色法（colorimetry）
光声层析成像（photoacoustic tomography）
光学相干断层扫描（optical coherence tomography）
激光散斑对比成像（laser speckle contrast imaging）
组织活性成像（tissue viability imaging）
高光谱影像（hyperspectral imaging）

其原理很简单。在增强皮肤透明度后，光学放大系统可以直接透过表皮，皮下微脉管系统使其可视化。

2 皮肤表皮下微脉管系统

皮肤微脉管（skin microvasculature）系统包括两个水平方位的毛细血管丛，一处位于皮肤表面以下 1～1.5mm，另一处位于的真皮-皮下交界处，主要包括集合静脉。只有前者可以使用毛细血管显微镜来观察。小动脉从较深层向上移行，在表皮下层分成许多毛细血管袢（Rhodin 1981; Braverman 2000）。然后，这些毛细血管袢汇聚成表皮下毛细血管丛的集合静脉。不同部位的皮肤血管网络差异很大（Bongard and Bounameaux 1993; Miniati et al. 2001）（见 ▶ 第48章，"皮肤的血流：组织生理学"）。

通常来说，微循环具有不同的功能，尤其是皮肤微循环（表2）。组织营养是其主要功能，另外还有代谢交换、组织间液的稳态、血压调节和温度调节。因此，可以认为皮肤微循环由两个功能性血管床构成：一个负责温度调节，占皮肤总血流量85%，另一个负责营养支持，占总血流量15%，并且主要以毛细血管为代表（见第48章）。这两个功能在表皮下水平可以通过毛细血管显微镜进行研究。

表 2　皮肤微循环的主要功能

代谢交换和营养
组织间液的稳态
血压调节
体温调节

3 生物显微镜和双目放大镜

所使用的光学装置主要是立体显微镜（stereomicroscopes）（Carpentier 1999）或具有以下要求的双目放大镜（Maricq 1981）：

－入射照明（落射光）足够强大以提高可视化，横向因为小角度入射可以增强对比度，并在冷光下以避免血管扩张伪影（artifacts）。

- 放大倍数在 15 倍到 100 倍之间变化，但使用低倍放大更容易分析，诊断感兴趣区域的特征，尤其是毛细血管网络分布；其全景视野还可以用于全面和快速检查。
- 景深（field depth）很重要，这决定毛细血管图像的清晰度，因为它们绝不在同一个平面上。
- 几厘米的正面距离（物镜到对象）可以检查不合作的对象或手掌回缩（用于甲襞毛细血管检查）或隆起性病变。
- 用一滴浸油做皮肤准备。有时，当其厚度成为一个问题时，可以使用胶带稍微剥离角质层。
- 显微镜图像可以由相机或摄像机收集。

4 毛细血管显微镜检查（Humbert et al. 2006）

在现有研究皮肤微循环的各种技术中（Carpentier 1999；Allen et al. 2014），有一种特殊形式的活体显微镜，即人体毛细血管显微镜，其可直接显示活体毛细血管网络。原理很简单。使用一滴油滴在皮肤上，这时皮肤透明度增强，光学放大系统可以通过皮肤直接显示其血管网络。

用于检测活体皮肤毛细血管的光学设备大部分时间是光镜和立体显微镜（Carpentier 1999），但同时兼具录像功能。

4.1 接触式视频显微镜检查（contact videomicroscopy）

视频毛细血管显微镜（video capillaroscopy）（图 1）有趋势替代较传统的毛细血管镜。接触式视频显微镜设备最初应用在工业中用于非破坏性控制过程，现在可用于皮肤检查。它们需要对皮肤表面进行落射照明（Jairo and Monari 2000），并通过显微镜的光学系统将图像传输到摄像机。他们的主要特点是：

- 传感器位于软线的一端，可轻松检查任何皮肤部位。
- 传感器与皮肤接触，光纤传输照明光。
- 照明由手持探头提供；因此可以精确定位以避免镜面反射。
- 油可以被超薄凝胶薄层代替。
- 图像显示在屏幕上。
- 在检查期间可以完成图像电脑化；因此数据质量可以一次控制——成本目前与传统显微镜相当。

视频成像系统［Scopeman®，Microvision®，Microwatcher Model VS-10®（CapiFlow®，Capi-

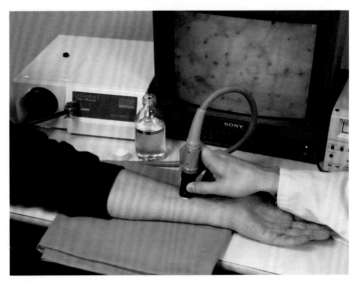

图 1 连接监视器的接触式视频毛细血管显微镜。Videomicroscope Optican 高分辨率系统（FORT ZI de la Gaudrée，91415 Dourdan，France）。录像机：SVO 9500 MDP Sony（Shinagawa，Ko Tokyo sp，Japan）。显示器：Sony PVM 1440 QM Japan。放大倍数为 200 倍，监测面积 1.73mm²。（Laboratory of Engineering and Cutaneous Biology，Besançon）

Flow AB，Kista，Sweden；OP-120，Optilia Instruments AB，Sollentuna，Sweden；CapXview HD，Xport technologies，Craponne，France；VideoCap，DS Medica，Milan，Italie；CapiScope，KK Technology，Honiton，England；Scopeman Microtech，Mendota，UK；Microwatcher Model VS10，Mitsubishi Kasei Corp，Tokyo，Japan）〕由视频信号控制单元和一个迷你 CCD 相机组成。柔性光纤将高强度的照明光传送到摄像头的圆盖。与摄像头连接的手动对焦系统可以获得毛细血管网络的清晰图像。放大倍数从 100 到 1 000 倍。放大率高于 600 倍的情况可使毛细血管中的血细胞可视化。静脉充血状态可以使检测到的毛细血管数量增加。之后视频信号被转换成 RGB 图像或录制在录像带上。每张照片都可以以标准化的图像文件格式保存。

4.2 甲襞毛细血管显微镜检查

甲襞毛细血管显微镜检查（nail fold capillaroscopy）（图 2 和图 3）通常用于寻找毛细血管畸形，描绘其病理情况。在甲襞这个部位，毛细血管位于一个水平面，因此大部分毛细血管袢可被观察到。它们有一个特点：毛细血管袢是平行的，并朝向手指末端。看起来像弯曲成管径 6～15μm 的发夹，它们或多或少地排成几排直线。毛细血管镜检查不提供对毛细血管壁的观察，而是红细胞柱的观察。因此只有针对在研究过程中具有功能的毛细血管才

可见。毛细血管袢的某些特性可有助于检测一些全身性病症，例如进行性系统性硬化症和红斑狼疮。雷诺现象是一种典型情况，在这种情况下，毛细血管显微镜检查至关重要，因为毛细血管袢特征通常对全身性疾病具有特异性或预测性。因此，必须系统地在所有可以检查的手指上系统性地寻找其形态异常。

- 红细胞外渗产生棕色沉积物，在连续的波浪中向表皮边缘移动；这些微出血显示可能与微血管病或激烈血管运动波或创伤有关的毛细血管功能障碍。
- 蜿蜒或小分支毛细血管（轻微营养不良）没有确切的病理学意义，而许多富含分支环（像蕨类植物或灌木丛样的）的存在表明毛细血管新生，提示血管炎或结缔组织疾病，但无法给出更准确的诊断。
- 有一种有趣的图像特征是存在巨大的毛细血管（直径超过 50μm，是正常大小的五倍），伴随着毛细血管密度的不均匀减少和管袢分布的混乱。这种图像是所谓结缔组织病的标志，特别指向系统性硬化症（systemic sclerosis，SSc）（表 3）、皮肌炎（dermatomyositis）及演变为硬皮病（scleroderma）的病症（Sharp 和 CREST 综合征）（表 4）。在疾病早期发生的这一特征可用于决策制定（Carpentier and Maricq 1990；

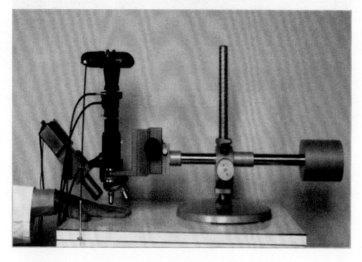

图 2 用于甲襞区域分析的毛细血管显微镜设备。尼康 SMZ 系统（贝桑松皮肤生物工程实验室）

图 3 甲襞毛细血管显微镜下：正常人

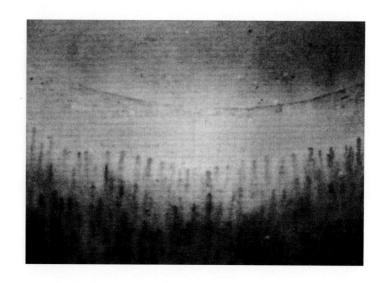

表 3 甲襞毛细血显微镜检查对系统性硬皮病诊断的敏感性和特异性（Carpentier and Maricq 1990）

	敏感性 /%	特异性 /%
Maricq	84	98
Vayssairat	95	92
Carpentier	97	89
Houtman	–	92
Joyal	83	97
Jouany	97	83
Blockmans	85	93

表 4 在明显孤立的雷诺现象中的甲襞毛细血管显微镜检查的预后价值（来自 Carpentier and Maricq 1990）

	患者数量	随访 / 年	硬皮病的发病率	
			正常的毛细血管检查	硬皮病模式
Maricq（1983）	51	2.8	4	57
Priollet（1987）	73	4.7	1.9	65
Fitzgerald（1988）	58	2.7	4.8	60
Weiner（1991）	77	4	7.9	76

Maricq et al. 1980，1982）（图 4），并证明在所有雷诺现象（Raynaud's phenomenon）中的甲襞毛细血管显微镜的意义（Maricq et al. 1982；Blockmans et al. 1996；Priollet et al. 1987）。

－ 不稀疏但中度扩张可能暗示中度手足发绀症，其进一步可能通常在静脉肢体中显示出重要的瘀滞，从而引起其香肠样扩张（可能需要在加温时进行监测）。

－ 不太常见的形态变异可能具有预后价值。在预后不良的系统性硬化症中，毛细血管内镜检查可能会显示毛细血管破坏、稀疏和紊乱，但有时其反应性新生与分支会比扩张更

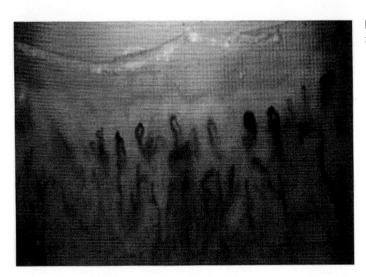

图 4　甲襞毛细血管显微镜下：不均匀分布的扩张毛细血管

占优势。众多的巨型毛细血管常常以有限的和不连续的形态出现（Maricq et al. 1983；Lamboba et al. 2010）。

4.3 "任意部位"毛细血管显微镜检查

视频显微镜的可获取性以及关于微循环在动脉和静脉功能不全的营养并发症的发病机制中的重要性的知识进展，解释了目前毛细血管显微镜在皮肤方面的发展。

定性毛细血管显微镜

不同的皮肤身体区域都有不同的建筑框架（architectural frameworks）（表 5），它们可能与不同的表皮厚度和微血管排列有关（Miniati et al. 2001），在皮肤较薄的地方观察平行排列；相反，在较厚的皮肤区域观察到垂直排列。

正常的建筑框架显示了两种主要模式，即相对于皮肤表面的毛细血管环的平行和垂直排列，平行排列的毛细血管构成具有网格的血管网，这些网格可以是规则的或不规则的。在大多数皮肤身体区域，管祥垂直于皮肤表面，因此只能看到顶部，它看起来像一个点或一个逗号（图 5），平行排列的区域中毛细血管直径从 15μm 到 20μm 不等，密度范围在每平方毫米的皮肤区域从 14 到 30 个毛细血管祥，其中管祥垂直于皮肤表面排列（Miniati et al. 2001）。直径和密度变化对评估动脉和静脉疾病的严重程度都很重要，因此，毛细血管镜检查可能的临床应用似乎大大增加（Prasad et al. 1995）。

表 5　皮肤毛细血管网的不同结构框架（Miniati et al. 2001）

平行排列和规则的网格网络	平行排列但不规则的网格网络	垂直排列和规则点线	垂直排列和不规则点线	平行排列的特殊图案
额头	躯干（前部和后部方面）	手指	手掌	指甲皱襞
颞部		大鱼际隆起	手背和脚背	
面颊	胸部	小鱼际隆起		唇黏膜
下颌	手臂（外侧）	趾尖	乳头	
手臂内侧	腿部（内侧和外侧表面）			

图 5 通过视频毛细血管显微镜（前臂掌侧）观察的毛细血管网络。深红色的点是管袢的顶部。在这之下，未对焦的部分，可以看到表皮下血管丛的浅表部分，其中有管袢嵌入（放大倍数 ×100 倍）

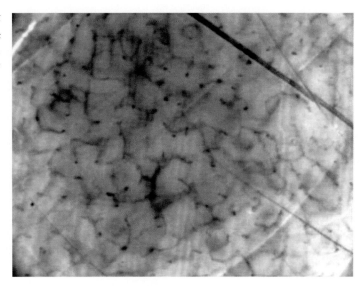

5 毛细血管显微镜和系统性疾病

前臂掌侧或手指掌侧的毛细血管网络分析可能对动脉性高血压（arterial hypertension）有意义。有人提出，毛细血管稀疏可能与原发性高血压的发生有关，正如在原发性高血压患者的各种组织中所描述的。甲襞毛细血管内镜检查发现毛细血管密度降低 15% ～ 20%，与正常血压对象相比，活体荧光血管造影发现高血压患者前臂皮肤毛细血管密度降低 20%（Prasad et al. 1995）。表皮下微循环可对其他几种疾病进行评估，如外周动脉闭塞疾病、下肢静脉功能不全（venous insufficiency），糖尿病和银屑病（表 6）等。视频毛细血管显微镜检查主要在静脉功能不全的足背部和动脉功能不全（arterial

insufficiency）的足背部（第一跖骨间隙和脚趾）进行。静脉功能不全的特征是毛细血管密度降低，真皮乳头大小变得不均匀，间距变宽，以及由含铁血黄素沉积物所标记的轮廓。毛细血管密度的下降因其长度增加而得到补偿，导致蜿蜒数量增加，甚至可能呈现最严重形式（脂肪样硬化，白色萎缩）中的肾小球簇形状。一旦出现第一次营养问题，小静脉就不再可见（图 6）（Fagrell 1995a；Franzeck et al. 1984；Stucker et al. 1995）。

在动脉供血不足中，Fagrell 描述了 3 个类别，严重程度逐级递增，并验证了它们对局部营养预后的区分价值（Fagrell et al. 1984；Bollinger and Fagrell 1990）：

（a）毛细血管扩张

表 6 视频毛细血管显微镜在病理学方面或者化妆品领域的用途

外周动脉闭塞性疾病（Fagrell 1995b）	具体的形态变化
静脉功能不全（Fagrell 1995b）	毛细血管袢的稀少和扩张
糖尿病（Chang et al. 1997）	扭曲和扩张的毛细血管
高血压（Serne et al. 2001）	毛细血管稀少
银屑病（Bull et al. 1992）	毛细血管扩张和弯曲
老化（Priollet et al. 1987；Kelly et al. 1995）	更多的灌注毛细血管
局部外用化妆品或化学制剂的影响	皮肤乳头内毛细血管袢减少

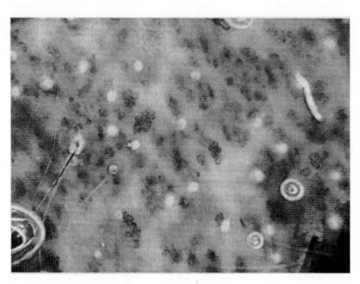

图 6　下肢静脉功能不全：扩张的管袢和不均匀分布

（b）水肿损害毛细血管可视化

（c）缺乏可见的毛细血管（坏死前期）

定性毛细血管检查主要用于其提供的形态信息，并且它优于间接技术（激光多普勒，经皮氧分压），因为它不存在解释伪像，这在像微循环那样复杂的领域具有相当大的优势。然而，毛细血管显微镜的量化和主观以及操作者依赖性的缺乏表明了它的局限性，但它们即将用图像分析（imaging analysis）技术来克服，这些技术目前允许开发定量（qualitative）毛细血管显微镜。

6　毛细血管显微镜和吸烟

吸烟不仅导致毛细血管袢的形态变化，毛细血管袢变得更加曲折，同时也使面部毛细血管袢的数量减少（Petitjean et al. 2006a）。这和吸烟者的光泽度下降相关（Petitjean et al. 2006b）。

7　年龄相关性皮肤微循环变化

随着年年龄的增加，可观察到皮肤毛细血管袢密度（cutaneous capillary loop density）显著下降。微血管通常形成于年轻的皮肤中，拥有许多有序排列的毛细血管环（点）和一些水平血管（线）（Li et al. 2004）。老年人皮肤变得更粗，扭曲和不

规则，水平血管出现曲折，拉长，排列紊乱和扩张（Zhu V. 评估皮肤微血管老化和光老化：一项应用视频毛细血管显微镜对高加索女性进行的研究。个人数据）。因此，平行脉管系统可以更容易地观察到老化，结果与光镜或电镜观察活检标本相符。随着表皮变薄，皮肤的透明度增加，便于观察乳头状血管丛；随着血管扩张和变厚，一些微血管通常难以观察，并且也可以检查更深的脉管系统。

真皮乳头中毛细血管环减少，但副乳头丛随年龄增加（Li et al. 2006a），已经证实了皮肤微循环的特定位置和年龄效应（Li et al. 2006b）。老年人毛细血管袢的密度比年轻人减少 40% ～ 70%，而血管长度增加 35% ～ 150%，除了手背的毛细血管密度比外眼角高四倍，外眼角的血管长度比手背长 3 倍。

8　真皮微循环的药物抑制

药剂（pharmacological agent）如苯福林（Neo-Synephrine）能够在局部应用后引起皮肤毛细血管密度降低（Degouy et al. 2002；Sainthillier et al. 2002），在这种情况下，视频毛细血管显微镜是一种可靠的工具，用于量化体内应用药剂之前和之后真皮层中的毛细血管袢的密度，该药理学模型可用于评估能够抑制真皮中的皮肤肾上腺素能反应的不同化妆品或药物的作用。

⑨ 形态计量学（morphometry）和在体毛细血管显微镜密度测定

9.1 成像和类型分析（pattern analysis）

基于数字图像分析与视频显微镜技术的联合应用（Michoud et al. 1994），使得在甲襞毛细血管显微镜中进行自动形态测量成为可能，该技术的处理能力迅速提高，而成本却降低。目前为皮肤微循环开发的系统可以自动量化直径，长度，面积和毛细血管密度；因此，可以获得用于诊断结缔组织疾病的非常有区别性的参数，同时促进了比较性随访（Michoud et al. 1994）。

9.2 毛细血管几何网络分析（geometrical network analysis）

随着计算机化系统的发展，在任何身体部位都可以进行定量毛细血管显微镜检查。可从图像中提取毛细血管位置，大小分布和密度，毛细血管间距离和体积分数（Hern and Mortimer 1999；Sainthillier et al. 2003）（图7和图8），还可以自动计算毛

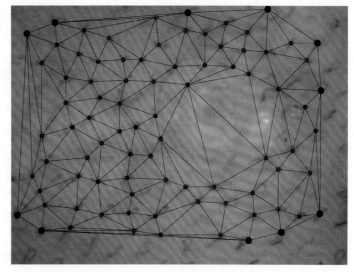

图7 应用德洛内三角剖分于带有噪点图像示例（头皮，1.52mm×1.14mm，物镜×200倍）。红点表示检测到的毛细血管，黑点表示位于凸包络上的毛细血管。在中心可以看到没有毛细血管的空白区域，它放松了这个区域的网络结构

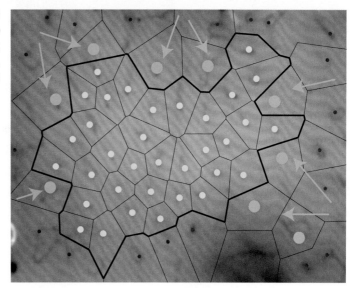

图8 沃罗诺伊图（Voronoi Diagram）示例（头皮，1.524mm×1.14mm，物镜×200倍）。每个多边形单元由一系列点定义，这些点比图中任何其他点更靠近单元的中心。绿色箭头表示从表面计算中消除的多边形（在表面分布标准化之后）

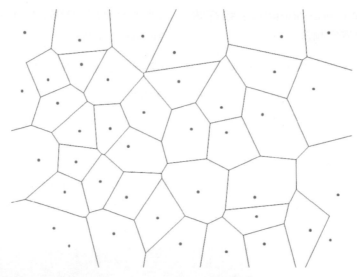

图9 沃罗诺伊图是将空间分割成多面体的分区。每个多面体被定义为沃罗诺伊单元，其由一组点构成，这组点比图中任何其他点都更靠近单元中心。所有沃罗诺伊细胞和面形成了细胞复合体。这个复合体的垂直称为沃罗诺伊垂直，周边无界的边缘是沃罗诺伊射线。在这个二维图像中，每个毛细血管重心被认为是多边形的中心（贝桑松皮肤生物工程实验室）

细血管。Zhong 等描述了通过使用图像处理和德洛内三角剖分算法来描绘毛细血管网络的方法（图9）（Zhong et al. 2000）。由于近年来应用神经网络（neural networks）对该领域的热度再次兴起，我们可以想象神经结构用于处理皮肤中的毛细血管分布；因此，一些实验室正在研究使用自动联想记忆来检测和储存定量毛细血管特征的效率，从而使用由神经系统计算的毛细血管坐标暂时建立毛细血管网络（Sainthillier et al. 2005）。

10 毛细血管的血流动力学

就临床研究而言，一些毛细血管显微技术已经解决了毛细血管血流动力学的定量方法。

10.1 毛细血管压力测量（pressure measurement）

使用由微操作装置控制的微量移液管可以直接测量毛细血管压力；待检查的手指需要小心贴附固定，以避免任何移动。测得的压力是必须施加的反压力以避免毛细血管红细胞朝向微量移液器返回。因此，可以在简单的水柱上记录瞬时压力，但是已经开发了一种装置，该装置允许基于与血液流入相关的微量移液管的电阻变化，使用伺服控制系统根据天气记录压力变化。这种"伺服归零系统（servo-nulling system）"（IPM®）使 Mahler 能够在毛细血管水平显示动脉脉冲的持续同步振荡（Bollinger and Fagrell 1990）。Tooke 团队也应用了这些技术；他们研究了皮肤温度和位置对毛细血管压力的影响（Bollinger and Fagrell 1990）。他们的研究还表明糖尿病患者存在皮肤毛细血管压力失调（Tooke 1995）。这些技术的使用是非常罕见的，因为它们需要先进的设备，高超的技能，丰富的经验以及受试者的充分配合。

10.2 红细胞速度评估（speed assessment）

视频毛细血管显微镜（如 IPM®）显示毛细血管内容物（红细胞聚集体，白细胞和血浆间隙及其沿血流的移动）的异质性。光密度随时间的变化可记录在毛细血管祥的不同点上，并且通过图像互相关，可以计算出红细胞从一点到另一点所需的时间并推断它们的平均速度。

CapiFlow® 是一种可以直接和非侵入性评估单个毛细血管中血细胞速度的软件，显微镜与电视机连接，需要比视频毛细血管显微镜更高的放大倍数（250～1 000 倍）。因此，人们可以很容易地观察到毛细血管内腔中的血细胞聚集体，这些聚集体被血浆间隙分开，需要获得良好清晰和对比的图像，并且必须观察毛细血管祥的相对较长的直线部分（＞40μm）。该方法需要以高放大倍数获得光学质量非常好并且没有干涉运动的图像，并且似乎只能用于甲襞区域。fagrell 的研究小组应用它在毛细血管水平，研究血管舒缩和缺血后反应性充血，研究对象涉及健康受试者和各种疾病：动脉炎，糖尿病和骨髓增生综合征（Bollinger and Fagrell 1990；Fagrell 1985；Hahn et al. 1998）。

被称为"飞点（flying spot）"的技术更简单，产生平行于毛细血管移动的虚像并在记录毛细血管流动序列的同时控制其速度。红血包的速度就是虚拟物体的速度，因此它是一种依赖于操作人员的技术；然而它可以与平均质量的图像一起使用（Boss et al. 1987）。

11 毛细血管显微镜检查和荧光示踪剂

常见的毛细血管检查方法使用血红蛋白产生的自然对比。正如前面所看到的，它们不会将毛细血管壁显示出来，而只能看到血管的红血细胞。因此，只能检测到功能性毛细血管；但是红细胞柱大部分时间都是通过不可忽略的血浆层与血管壁分开的，即使是在甲襞毛细血管中，有些毛细血管甚至

可能只充满血浆，例如高黏滞综合征或血管收缩性事件。使用具有血浆扩散的荧光产物可以显示和测量实际的血管直径（Lamah et al. 1996）。此外，荧光示踪剂的透毛细血管扩散也可以通过视密度量化来量化。这些技术主要由苏黎世勃林格集团勃林格集团（Bollinger's group）在人类中开发，他们使用荧光示踪剂，主要是荧光素钠（Na-fluorescein），它需要荧光显微镜，也就是说用汞蒸气照射系统和合适的激发和吸收过滤器系统（Bollinger and Fagrell 1990；Bollinger et al. 1982）。

更常用的方法是使用 0.02 ml/kg 的 20% 荧光素钠（一种广泛用于眼科的化合物）静脉注射，化合物或多或少快速地通过皮肤毛细血管壁扩散。该技术已被用于量化小分子的透毛细血管交换，描绘等离子体灌注毛细血管允许计算几种灌注指数（Carpentier and Maricq 1990）。由于需要进行静脉注射，这种技术更具有侵入性，因此该技术大大提高了营养网络病理异常的检测，在糖尿病和系统性硬化症中发现扩散增加（图 10）（Bollinger and Fagrell 1990；Bollinger et al. 1982，1986），内皮损伤导致的问题也在动脉源性下肢慢性缺血和血管炎中得到证实。

皮内注射的分子量 150 000 的葡聚糖 FITC 被淋巴系统再吸收，因此可以观察到其更浅表的元素。小淋巴管的可视化利用上述毛细血管技术

图 10 系统性硬化症患者的荧光毛细血管光镜。大的血管周围晕圈

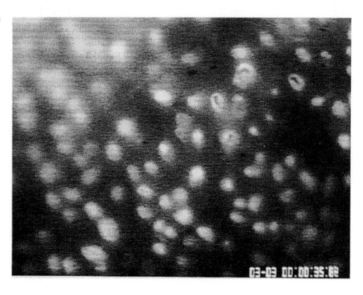

（Bollinger et al. 1989；Franzeck et al. 1993；Mellor and Mortimer 2004）给出了关于他们的流体动力学（压力和速度）的信息。

使用与白蛋白结合的吲哚菁绿探索了大分子的渗透性它，可以准确测量毛细血管的尺寸，并显示经典毛细血管镜检查未发现微动脉瘤的存在，这项技术需要红外视频显微镜（infrared videomicroscopy）。所有这些技术仍然处于研究领域，因为复方注射的无害性尚未得到证实。

12 结论

皮肤微循环中形态或动态变化的测定是无创生物测定技术的主要目标之一。就表皮下微血管而言，毛细血管检查既是最古老也是最简单的一种，同时也是最基础的，因为它基于视觉和直接观察。最近的进展使它可用于任何皮肤部位，这在皮肤病学和美容学中是非常重要的。因此，从现在起可以观察到由于局部外用美容产品或化学试剂引起的各种毛细血管改性；在病理学中，许多情况下都可以用这个新系统检查，它现在经常用于大多数医院和公司；此外，毛细血管显微镜检查正在成为一种定量工具，这将增强其在研究和临床领域的潜力，并促进相应的应用。因此，它正逐渐成为研究健康和疾病中皮肤毛细血管循环的生理学和病理生理学的不可替代的方式。

（刘建伟 译，王银娟 校，袁超 审）

参考文献

Allen J, Howell K. Microvascular imaging: techniques and opportunities for clinical physiological measurements. Physiol Meas. 2014;35:R91–R141.

Blockmans D, Beyens G, Verhaeghe R. Predictive value of nailfold capillaroscopy in the diagnosis of connective tissue diseases. Clin Rheumatol. 1996;15:148–53.

Bollinger A, Fagrell B. Clinical capillaroscopy. Toronto: Hogrefe et Huber Ed; 1990.

Bollinger A, Jager K, Geser A, Sgier F, Seglias J. Tran-

scapillary and interstitial diffusion of Na-fluorescein in chronic venous insufficiency with white atrophy. Int JMicrocirc Clin Exp. 1982;1:5–17.

Bollinger A, Jager K, Siegenthaler W. Microangiopathy of progressive systemic sclerosis: evaluation by dynamic fluorescence videomicroscopy. Arch Intern Med. 1986;146:1541–5.

Bollinger A, Pfister G, Hoffmann U, Franzeck UK. Fluorescence microlymphography in chronic venous incompetence. Int Angiol. 1989;8:23–6.

Bongard O, Bounameaux H. Clinical investigation of skin microcirculation. Dermatology. 1993;186:6–11.

Boss C, Schneuwly P, Mahler F. Evaluation and clinical application of the flying spot method in clinical nailfold capillary TV-microscopy. Int J Microcirc Clin Exp. 1987;6:15–23.

Braverman IM. The cutaneous microcirculation. J Invest Dermatol. 2000;5:3–9.

Bull RH, Bates DO, Mortimer PS. Intravital videocapillaroscopy for the study of the microcirculation in psoriasis. Br J Dermatol. 1992;126:436–45.

Carpentier PH. Méthodes d'exploration vasculaire chez l'homme : microcirculation et veines. Therapie. 1999;54:369–74.

Carpentier PH, Maricq HR. Microvasculature in systemic sclerosis. Rheum Dis Clin N Am. 1990;16:75–91.

Chang CH, Tsai RK, Wu WC, Kuo SL, Yu HS. Use of dynamic capillaroscopy for studying cutaneous microcirculation in patients with diabetes mellitus. Microvasc Res. 1997;53:121–7.

Davis E, Landau J. Clinical capillary microscopy. Springfield: Thomas Ed; 1966.

Degouy A, Creidi P, Sainthillier JM, Marsault D, Muret P, Montastier C, Hirt JP, Besne I, Breton JL, Gharbi T, Humbert P. *In vivo* transcutaneous capillaroscopy: assessment of dermal capillary density decrease after topical pharmacological agent applications. Ann Dermatol Venereol. 2002;129:1S451–2 (Abstract).

Fagrell B. Dynamics of skin microcirculation in humans. J Cardiovasc Pharmacol. 1985;7 Suppl 3:S53–8.

Fagrell B. Vital microscopy and the pathophysiology of deep venous insufficiency. Int Angiol. 1995a;14:18–22.

Fagrell B. Advances in microcirculation network evaluation: an update. Int J Microcirc. 1995b;15 Suppl 1:34–40.

Fagrell B, Hermansson IL, Karlander SG, Ostergren J. Vital capillary microscopy for assessment of skin viability and microangiopathy in patients with diabetes mellitus. Acta Med Scand Suppl. 1984;687:25–8.

Franzeck UK, Bollinger A, Huch R, Huch A. Transcutaneous oxygen tension and capillary morphologic characteristics and density in patients with chronic venous incompetence. Circulation. 1984;70:806–11.

Franzeck UK, Haselbach P, Speiser D, Bollinger A. Microangiopathy of cutaneous blood and lymphatic capillaries in chronic venous insufficiency (CVI). Yale J Biol Med. 1993;66:37–46.

Hahn M, Heubach T, Steins A, Junger M. Hemodynamics in nailfold capillaries of patients with systemic scleroderma: synchronous measurements of capillary blood pressure and red blood cell velocity. J Invest Dermatol. 1998;110:982–5.

Hern S, Mortimer PS. Visualization of dermal blood vessels: capillaroscopy. Clin Exp Dermatol. 1999;24:473–8.

Humbert P, Sainthillier JM, Mac-Mary S, Petitjean A, Creidi P, Gharbi T. Capillaroscopy and videocapillaroscopy assessment of skin microcirculation: dermatological and cosmetic approaches. In: Serup J, Jemec GBE, Grove GL, editors. Handbook of non-invasive methods and the skin. 2nd ed. Boca Raton: Taylor & Francis; 2006. p. 679–87.

Jairo J, Monari M. Human capillaroscopy by light emitting diode epi-illumination. Microvasc Res. 2000;59:172–5.

Kelly RI, Pearse R, Bull RH, Leveque JL, de Rigal J, Mortimer PS. The effects of aging on the cutaneous microvasculature. J Am Acad Dermatol. 1995;33:749–56.

Lamah M, Chaudhry H, Mortimer PS, Dormandy JA. Repeatability of intravital capillaroscopic measurement of capillary density. Int J Microcirc Clin Exp. 1996;16:23–9.

Lamboba S, Muller-Ladner U. Capillaroscopic pattern in systemic sclerosis - an association with dynamics of processes of angio- and vasculogenesis. Microvascular Res. 2010;80:534–9.

Li L, Mary S, Sainthillier JM, Degouy A, Gharbi T, De Lacharriere O, Humbert P. Changes of cutaneous microcirculation in the different anatomic sites with aging in women. Chin J Microcirc. 2004;2:43–5.

Li L, Mac-Mary S, Marsaut D, Sainthillier JM, Nouveau S, Gharbi T, de Lacharrière O, Humbert P. Age-related changes in skin topography and microcirculation. Arch Dermatol Res. 2006a;297:412–6.

Li L, Mac-Mary S, Sainthillier JM, Nouveau S, de Lacharrière O, Humbert P. Age-related changes of the cutaneous microcirculation in vivo. Gerontology. 2006b;52:142–53.

Maricq HR. Wide-field capillary microscopy. Arthritis Rheum. 1981;24:1159–65.

Maricq HR, LeRoy EC, D'Angelo WA, Medsger Jr TA, Rodnan GP, Sharp GC, Wolfe JF. Diagnostic potential of in vivo capillary microscopy in scleroderma and related disorders. Arthritis Rheum. 1980;23:183–9.

Maricq HR, Weinberger AB, LeRoy EC. Early detection of scleroderma-spectrum disorders by in vivo capillary microscopy: a prospective study of patients with Raynaud's phenomenon. J Rheumatol. 1982;9:289–91.

Maricq HR, Harper FE, Khan MM, Tan EM, LeRoy EC. Microvascular abnormalities as possible predictors of disease subsets in Raynaud phenomenon and early connective tissue disease. Clin Exp Rheumatol. 1983;1:195–205.

Mellor R, Mortimer PS. Dermal lymphatics. In: Handbook of Measuring the skin. 1st edn. Berlin: Springer; 2004. p. 392–9.

Merlen JF. La capillaroscopie, moyen d'exploration fonctionnelle. Ann Med Nancy. 1980;19:189–95.

Michoud E, Poensin D, Carpentier PH. Digitized nailfold capillaroscopy. VASA. 1994;23:35–42.

Miniati B, Macchi C, Molino Lova R, Catini C, Gulisano M, Contini M, Conti AA, Gensini GF. Descriptive and morphometric anatomy of the architectural framework of microcirculation: a videocapillaroscopic study on healthy adult subjects. Ital J Anat Embryol. 2001;106:233–8.

Petitjean A, Mac-Mary S, Sainthillier JM, Muret P, Closs B, Humbert P. Effects of cigarette smoking on the skin of women. J Dermatol Sci. 2006a;42:259–61.

Petitjean A, Sainthillier JM, Muret P, Closs B, Gharbi T, Mac-Mary S, Humbert P. Effet du tabagisme chronique sur la microcirculation: étude par vidéo-capillaroscopie. In: Uhoda E, Paye M, Piérard

GE, editors. Actualités en ingénierie cutanée,vol. 4.Paris:ESKA;2006b. p.167–72.

Prasad A, Dunnill GS, Mortimer PS, MacGregor GA. Capillary rarefaction in the forearm skin in essential hypertension. J Hypertens. 1995;13:265–8.

Priollet P, Vayssairat M, Housset E. How to classify Raynaud phenomenon: long term follow-up study of 73 cases. Am J Med. 1987;83:494–8.

Rhodin JAG. Anatomy of the microcirculation. In: Effros RM, Schmid-Schöbein H, Ditzel J, editors. Microcirculation: current physiologic, medical and surgical concepts. New York: Academic; 1981. p. 11–7.

Sainthillier JM, Creidi P, Degouy A, Muret P, Montastier C, Hirt JP, Besne I, Breton L, Gharbi T, Humbert P. Topical application of a manganese gluconate preparation inhibits the effects of neosynephrin on the cutaneous microcirculation. Ann Dermatol Venereol. 2002;129:460. abstr.

Sainthillier JM, Degouy A, Gharbi T, Pieralli C, Humbert Ph. Geometrical capillary network analysis. Skin Res Technol. 2003;9:312–20.

Sainthillier JM, Gharbi T, Muret P, Humbert P. Skin capillary network recognition and analysis by means of neural algorithms. Skin Res Technol. 2005; 11:9–16.

Serne EH, Gans RO, ter Maaten JC, Tangelder GJ, Donker AJ, Stehouwer CD. Impaired skin capillary recruitment in essential hypertension is caused by both functional and structural capillary rarefaction. Hypertension. 2001;38:238–42.

Shih TC, Zhang G, Wu CC, Hsiao HD, Wu TH, Lin KP, Huang TC. Hemodynamic analysis of capillary in finger nail-fold using computational fluid dynamics and image estimation. Microvascular Res. 2011;81:68–72.

Stucker M, Schobe MC, Hoffmann K, Schultz-Ehrenburg U. Cutaneous microcirculation in skin lesions associated with chronic venous insufficiency. Dermatol Surg. 1995;21:877–82.

Tooke JE. Microvascular function in human diabetes: a physiological perspective. Diabetes. 1995;44:721–6.

Zhong J, Asker CL, Salerud EG. Imaging, image processing and pattern analysis of skin capillary ensembles. Skin Res Technol. 2000;6:45–57.

54

评估皮肤的感官功能和血管舒缩反应

Parisa Gazerani, Thomas A. Nielsen, and Lars Arendt-Nielsen

内容

感官刺激的过程可能会引起感官反应相关的额外反应。血管舒缩刺激反应（provocation of vaso-motor reactions）就是一种额外反应。

关键词

皮肤·感官·血管运动·皮肤·定量

1 评价皮肤感官作用

皮肤感官无创性评价方法分为3类：

- 持续临床感官异常定量评估（如瘙痒、疼痛）
- 用于临床诊断、监测的实验诱发皮肤感官反应的定量评估
- 正常条件下，对健康志愿者进行皮肤超兴奋刺激诱导（如反射、痛觉超敏），定量评估实验诱导性皮肤敏感程度

定量感官测试（quantitative sensory testing，QST）具备多种刺激模式（热刺激、机械刺激、化学刺激、电刺激）和评估方法（心理物理学、电生理学、成像、微量渗析）。QST能够在正常和病理生理条件下提供涉及感觉传导、传递及识别机制的理解，并且有希望进一步提供以上述机制为基础的皮肤相关疾病的诊断、预防和管理。目前有不同的QST方法用于分析患者（尤其是疼痛领域），应用最广泛的为德国神经疼痛研究网开发的使用QST套组（Geber et al. 2011；Magerl et al. 2010；Maier et al. 2010）。简而言之，此方法可用于评估大神经纤维通路（触觉和颤动阈值）和小神经纤维通路（热阈值）的功能以及增加或减少的疼痛敏感性（痛觉敏感、痛觉超敏、痛觉过敏、挥臂样疼痛）。套组包含大部分皮肤刺激模式，但不包括如瘙痒、反射运动等。未来可开发适合儿童或早期潜在性老年痴呆患者的QST平台。

在QST研究中，注意力和思维模式往往倾向于高兴奋性反应，但重要的是同时关注"感觉功能的获得"和"感觉功能的丧失"，如痛觉过敏、痛觉丧失、痛觉超敏和反射运动。

用于评估感官功能的个人QST技术还可用于药物分析和新疗法开发，如瘙痒和疼痛。

动物的一些固有感官机制对QST技术发展及如何在应用在人类基础、临床和药物筛选研究中有重要提示。

2 评估刺激性血管舒缩反应

生理条件下，皮肤血流在体温调节中的作用至关重要。应对如环境变化和维持体内稳态，需要对外界炎热寒冷做出适当和及时的反应。皮肤血管舒张和血管收缩是这个体温调节系统的两个关键因素。人体皮肤血液循环受不同系统调控，包括内皮系统、肾上腺素系统和感觉系统。已证实一些因素可改变这些系统的功能，其功能失调可导致不同的皮肤循环疾病发生。

皮肤上直接局部应用控热促进了通过轴突反射达到稳态的瞬时血管舒张。这个阶段被认为是一氧化氮依赖及随后衰减的现象，这个缓慢逆转的过程依赖于完整的交感血管收缩神经。Barcroft和Edholm（1943）在一个很大的温度范围内首次测试出温暖和寒冷对人体前臂皮肤温度的影响，他们发现42℃时血液流动达到最高水平，称为最高应用热量。他们还报道了一种局部加热模式，皮肤表面血流早期出现短暂峰值，随后达到长期平稳，并随时间的推移恢复到基线血流水平。他们的研究为今后探索相关机制提供了基础，例如，皮肤变暖如何导致血管舒张。皮肤直接变暖会引起血管扩张取决于几个参数，如应用热的程度、热量传递的快慢（Hodges et al. 2009；Minson et al. 2001）。局部加热到42℃使皮肤血流量达到最大（Minson et al. 2001；Johnson et al. 1986）。这一特征也许是由于皮肤的血管平滑肌在这一温度是最大程度舒张的，将皮肤温度加温到42℃，通常用于比较不同身体部位或不同个体血流量实验测量值（Kellogg et al. 1993）。对此反应模式有影响的是以下几个系统：一氧化氮系统、肾上腺素能神经和感觉神经。局部升温引起的潜在的变化机制还有一些其他报道（Johnson and kellogg 2010；Charkoudian 2010）。

基于局部热增加区域微循环血流且在一定程度

上提高血管通透性的原理，可应用本技术评估药物渗透到循环系统的性能。控热应用是一种简单无创的方法，可提高局部药物的皮肤渗透率或增加药物吸收，来改善药物经皮传递效果。

我们通过一系列健康人体实验观察局部热量控制对皮肤血管舒缩反应的影响。尽管最常使用的部位为前臂无毛皮肤，但我们对不同的身体部位进行了测试，这些部分有潜在的性别相关差异，可能改变对直接局部加热的反应。

2.1 直接局部控热应用范例

应用直接局部控热后记录健康男性和女性的不同身体部位的皮肤血管舒缩反应（Gazerani and Arendt-Nielsen 2011）。应用不同模式在前额、前臂、手背、足背和腹部进行测量（38、41 和 43℃，每个温度分别进行 15、30 和 60 秒）。用激光多普勒成像技术（MoorLDI）、散斑对比成像技术（MoorFLPI）和热成像技术测量皮肤血流和皮肤温度。图 1 和图

2 是由 MoorFLPI 和 FLIR 热相机在直接局部控热量（43℃/60s）后拍摄的代表性图像。

表皮温度与血流之间并非总是呈线性关系（Vuksanovic et al. 2008）。本研究旨在寻找一种稳定的且强化的皮肤血流评价标准，这种皮肤血流可能适用于药物传递。结果表明在 43℃时持续 60 秒的瞬时直接局部控热应用可以显著提高皮肤的血液流动和皮肤温度，在 5 分钟时达到峰值，并在终止热应用（60 秒）后维持在基线以上长达 15 分钟。有趣的是，不同身体部位并未出现区别，增强血管舒缩反应现象是非性别依赖性的、无疼痛、耐受性良好的。此外，以 10 分钟为间隔时间，重复相同的热应用模式，效果稳定（Gazerani and Arendt-Nielsen 2011）。

热暴露可以增加药物经皮或皮下吸收（Shomaker et al. 2000；Klemsdal et al. 1992）。该技术可用来评估药物吸收率和吸收总量（血浆浓度）（Barry 2001）。通过增加组织灌注从而增强药物吸

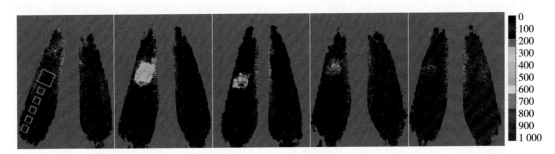

图 1　FLPI（Moor Instruments，Devon，UK）拍摄的散斑对比图像。以前臂做为基线，在直接局部控热（43℃/60s）的情况下，分别记录 1 分钟、5 分钟、10 分钟和 15 分钟（由左到右）的状态。红色代表高流速，蓝色代表低流速。ROI，关注区域，为 3cm×3ccm

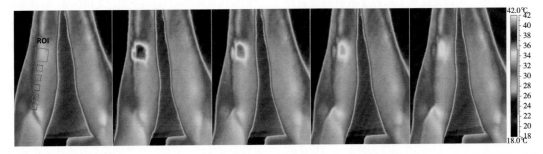

图 2　FLIR（Thermo Vision A40M，Sweden）拍摄的热像图。以前臂作为基线，在直接局部控热（43℃/60s）的情况下，分别记录 1 分钟、5 分钟、10 分钟和 15 分钟（由左到右）的状态。红色代表较高的温度，蓝色代表较低的温度。ROI，关注区域，为 3cm×3cm。

收能力过程依赖于多种因素包括药物在血管壁上扩散能力、区域内血管渗透能力，以及表皮其他区域的药物扩散（Song 1984）。皮肤血管丛的解剖和血管扩张反应持续时间是非常重要的因素（Braverman 2000）。局部控热通过影响位于表皮下真皮乳头状层的上部水平丛来提高药物传递。然而，长期的热应用也可能影响位于皮下组织边缘真皮深层的下层水平丛。我们研究显示结果不受部位或性别影响，这反映了这种技术在加强人体皮肤血管舒缩反应方面极广泛的应用前景。

2.2 局部控热用于药物传递的应用

在完成参数设置后，我们在随后的两项研究中尝试利用局部控热诱发血管舒缩反应来研究这种技术是否能提高皮肤对贴片中的尼古丁（Petersen et al. 2011）或皮下注射后的胰岛素（insulin）的吸收（Jakobse et al. 2011）。

尼古丁（Nicotine）贴片研究基于先前关于个体戴着尼古丁贴片蒸桑拿后检出高吸收率的报道（Vanakoski and Seppal. 1998）。类似的事件如高温条件下硝化甘油贴片出现增高的皮肤吸收率也有相关报道（Barkve et al. 1986）。

2.2.1 尼古丁

我们在健康非吸烟高加索男性受试者上臂贴上尼古丁（nicotine）贴片，观察局部控热是否增加了尼古丁的透皮传递。除了通过 LDI 和热成像术监测血管扩张反应，尼古丁贴片中尼古丁的残留由高效液相色谱法（high-performance liquid chromatography，HPLC）测定，从而确定上臂皮肤对尼古丁的吸收率。本研究提示了尼古丁吸收与血管舒缩反应存在正相关性（Petersen et al. 2011）。然而，个体反应差异是一个限制因素。理论上讲，局部控热的应用可增加皮肤从贴片上的药物吸收，并且成为药物更高水平、更快吸收的一个可选方法。但要注意使用热应用的药物浓度仍仍保持在治疗范围内，以避免安全问题和毒性问题。这需要对不同药物进行测试，以验证局部控热作为皮肤药物传递的一种方法是否适用。

2.2.2 胰岛素

对于胰岛素（insulin），我们的目的是研究局部控热应用是否能提高皮下组织中药物的累计吸收，以提高胰岛素水平或降低血糖（Jakobsen et al. 2011）。随时间变化反复进行血液采样，根据药代动力学研究皮下注射胰岛素的吸收速度和数量（短效胰岛素：Actrapid®，100 IU/ml）。调节胰岛素注射部位的温度能明显增强组织灌注。但是，组织灌注与胰岛素吸收并无相关性。此研究表明，组织灌注不是限制皮下高浓度短效胰岛素吸收速率的限速因素。这里的主要限速因子极有可能是由于胰岛素六聚体分解为二聚体和单体。因此，胰岛素类似物是更好的选择是因为这些类型仅仅以可吸收的形式存在，因此分解不会构成限速因子。

注射部位的胰岛素吸收率与环境温度有关（Vanakoski and Seppal. 1998；Guerci and Sauvanet 2005；Koivisto et al. 1981）。温暖的环境可将胰岛素吸收增加 5 倍，很大可能是由于皮肤温度升高，皮肤血流速度加快（Koivisto et al. 1981）。桑拿对胰岛素皮下注射部位胰岛素的吸收也有影响（Koivisto 1980；Cuppers et al. 1980）。

3 局部控热在敏感皮肤的应用

最近一项研究就局部控热（43℃，持续60秒）条件下外用辣椒素（软膏，1%）对血管舒缩反应的大小、时间和空间模式及性别差异进行了评估（Nielsen et al. 2013）。这项研究旨在发现局部控热对潜在敏感皮肤（sensitized skin）的影响。通过热成像和散斑对比成像仪对观察区域进行全面定义和监测。后者为高敏新技术，具备较高时间分辨率，同时可收集不同皮肤区域大面积的血流图像。本研究中，局部涂抹辣椒素诱发皮肤敏感，能明显增强皮肤血管舒缩反应，长达30分钟，女性反应更大，男性反应时间更长，分布范围更广。辣椒素所致神经源性炎症导致血管网络反应的封顶效应会影响标准化局部热应用延长和扩张血管舒缩反应，这提示了使用控热技术在正常完整皮肤和潜在敏感皮肤进行药物输送，结果存在差异。

4 结论

综上所述，短时间内（60 秒）热应用（43℃）可增强局部血管舒缩反应，无短期或长期副作用。正常情况下，皮肤血管舒缩反应可持续 15 分钟，而在敏感皮肤中延长两倍。使用的范例（43℃，持续 60 秒）不受身体部位及性别影响；然而敏感皮肤中，女性反应较男性更大，而男性则持续时间更长，范围更广。通过测试同一方法对两种不同药物，两种不同途径给药的影响，发现给药途径和药物本身两个因素都是寻找相关性（尼古丁）和不相关性（胰岛素）的重要影响因素。

（王银娟 译/校，袁超 审）

参考文献

Barcroft H, Edholm OG. The effect of temperature on blood flow and deep temperature in the human forearm. J Physiol. 1943;102(1):5–20.

Barkve TF, Langseth-Manrique K, Bredesen JE, Gjesdal K. Increased uptake of transdermal glyceryl trinitrate during physical exercise and during high ambient temperature. Am Heart J. 1986;112(3):537–41.

Barry BW. Novel mechanisms and devices to enable successful transdermal drug delivery. Eur J Pharmaceut Sci: Off J Eur Fed Pharmaceut Sci. 2001;14(2):101–14.

Braverman IM. The cutaneous microcirculation. J Invest Dermatol Symp Proc Soc Invest Dermatol Eur Soc Dermatol Res. 2000;5(1):3–9.

Charkoudian N. Mechanisms and modifiers of reflex induced cutaneous vasodilation and vasoconstriction in humans. J Appl Physiol. 2010;109(4):1221–8.

Cuppers HJ, Berchtold P, Berger M. Sauna-induced acceleration in insulin absorption. Br Med J. 1980; 281(6235):307.

Gazerani P, Arendt-Nielsen L. Cutaneous vasomotor reactions in response to controlled heat applied on various body regions of healthy humans: evaluation of time course and application parameters. Int J Physiol Pathophysiol Pharmacol. 2011;3(3):202–9.

Geber C, Klein T, Azad S, et al. Test-retest and inter-observer reliability of quantitative sensory testing according to the protocol of the German Research Network on Neuropathic Pain (DFNS): a multi-centre study. Pain. 2011;152(3):548–56.

Guerci B, Sauvanet JP. Subcutaneous insulin: pharmacokinetic variability and glycemic variability. Diabet Metab. 2005;31(4 Pt 2):4S7–24.

Hodges GJ, Kosiba WA, Zhao K, Johnson JM. The involvement of heating rate and vasoconstrictor nerves in the cutaneous vasodilator response to skin warming. Am J Physiol Heart Circ Physiol. 2009;296(1):H51–6.

Jakobsen LA, Jensen A, Larsen LE, et al. Effect of cutaneous blood flow on absorption of insulin: a methodological study in healthy male volunteers. Int J Physiol Pathophysiol Pharmacol. 2011;3(4):257–65.

Johnson JM, Kellogg Jr DL. Local thermal control of the human cutaneous circulation. J Appl Physiol. 2010;109(4):1229–38.

Johnson JM, O'leary DS, Taylor WF, Kosiba W. Effect of local warming on forearm reactive hyperaemia. Clin Physiol. 1986;6(4):337–46.

Kellogg Jr DL, Johnson JM, Kenney WL, Pergola PE, Kosiba WA. Mechanisms of control of skin blood flow during prolonged exercise in humans. Am J Physiol. 1993;265(2 Pt 2):H562–8.

Klemsdal TO, Gjesdal K, Bredesen JE. Heating and cooling of the nitroglycerin patch application area modify the plasma level of nitroglycerin. Eur J Clin Pharmacol. 1992;43(6):625–8.

Koivisto VA. Sauna-induced acceleration in insulin absorption. Br Med J. 1980;281(6240):621–2.

Koivisto VA, Fortney S, Hendler R, Felig P. A rise in ambient temperature augments insulin absorption in diabetic patients. Metab Clin Exp. 1981;30(4):402–5.

Magerl W, Krumova EK, Baron R, Tolle T, Treede RD, Maier C. Reference data for quantitative sensory testing (QST): refined stratification for age and a novel method for statistical comparison of group data. Pain. 2010;151(3):598–605.

Maier C, Baron R, Tolle TR, et al. Quantitative sensory testing in the German Research Network on Neuropathic Pain (DFNS): somatosensory abnormalities in 1236 patients with different neuropathic pain syndromes. Pain. 2010;150(3):439–50.

Minson CT, Berry LT, Joyner MJ. Nitric oxide and neurally mediated regulation of skin blood flow during local heating. J Appl Physiol. 2001;91(4):1619–26.

Nielsen TA, Da Silva LB, Arendt-Nielsen L, Gazerani P. The effect of topical capsaicin-induced sensitization on heat-evoked cutaneous vasomotor responses. Int J Physiol Pathophysiol Pharmacol. 2013;5(3):148–60.

Petersen KK, Rousing ML, Jensen C, Arendt-Nielsen L, Gazerani P. Effect of local controlled heat on transdermal delivery of nicotine. Int J Physiol Pathophysiol Pharmacol. 2011;3(3):236–42.

Shomaker TS, Zhang J, Ashburn MA. Assessing the impact of heat on the systemic delivery of fentanyl through the transdermal fentanyl delivery system. Pain Med. 2000;1(3):225–30.

Song CW. Effect of local hyperthermia on blood flow and microenvironment: a review. Cancer Res. 1984;44(10 Suppl):4721s–30s.

Vanakoski J, Seppala T. Heat exposure and drugs. A review of the effects of hyperthermia on pharmacokinetics. Clin Pharmacokinet. 1998;34(4):311–22.

Vuksanovic V, Sheppard LW, Stefanovska A. Nonlinear relationship between level of blood flow and skin temperature for different dynamics of temperature change. Biophys J. 2008;94(10):L78–80.

55

人体皮肤微循环振荡构件分析研究

Henrique Silva, Hugo Ferreira, and Luís Monteiro Rodrigues

内容

关键词

LDF·成分分析·小波变换·DFA·熵谱分析

1 简介

"微循环（microcirculation）"一词是指血管直径150μm，包括小动脉、毛细血管和静脉。最近，根据生理学理论提出，微循环与所有血管都是通过降低腔径上的肌原性来应对内部压力的增加，包括小动脉（Levy et al. 2001）。微循环血管为血液组织交换提供大量交换面积（Verdant and De Backer 2005），同时避免毛细管流体静压的大波动和测定外周阻力（Levy et al. 2001）。

1.1 皮肤微循环

皮肤血管存在于真皮中，按尺寸来定义微循环。主要有3个功能—营养皮肤组织、热量交换调节和压力下的血液循环再分配（Roddie 1983）。皮肤脉管有一个特殊组织，由两个真皮水平动脉丛组成——一个是涉及皮肤营养，存在于乳头状真皮的一种上（浅）水平丛，另一个是涉及热量调节，存在于真皮-皮下交界的下（深）水平丛（Braverman 1997）。人类皮肤微循环的一个特殊特征是动静脉吻合（AVAs），即深神经丛的小动脉和小静脉之间的直接连接。这些主要存在于肢端皮肤，特别是在甲床、手指和手掌表面，以及足端，但缺失于这些区域的背部（Braverman 1997）。

皮肤的血液流动由神经和局部机制共同调节。神经机制包括由调控所有皮肤区域的交感血管收缩纤维组成，包含无毛和有毛区，以及调控后者的交感血管舒张纤维（Lenasi 2011）。这些神经介导机制由昼夜节律（Aoki et al. 2003）、物理运动（Johnson et al. 1996）和月经周期（Charkoudian and Johnson 2000）共同调控。

控制局部皮肤血流的机制包括由血管内皮和局部神经末梢释放因子。内皮细胞通过产生广泛的血管收缩和血管舒张物质进行物理和化学刺激，这些物质调节血管张力、细胞黏附、血栓形成、平滑肌细胞增殖和血管壁炎症（Deanfield et al. 2007；Minson 2010）。

由于皮肤易获取且允许使用非侵入或微创性手段，因此皮肤是研究微血管较受欢迎的部位（Minson 2010）。此外，皮肤微循环可以作为血管系统的潜在代表，用于研究生理调节和全身功能障碍机制（Holowatz et al. 2008）。微血管功能障碍是全身系统性反应，在全身多处组织反应机制相似（Sax et al. 1987），因此皮肤可作为研究不同疾病微血管功能的替代物（Holowatz et al. 2008）。

以往研究中，皮肤作为高胆固醇血症（Khan et al. 1999）、高血压（Rizzoni et al. 2003）、肾脏疾病（Stewart et al. 2004）、2型糖尿病（Sokolnicki et al. 2006）、周围性血管疾病（Rossi and Carpi 2004）、动脉粥样硬化冠状动脉疾病（Shamim-Uzzaman et al. 2002）、心力衰竭（Cui et al. 2005）和初级老化（Thompson-torgerson et al. 2007）的研究模型。

激光多普勒血流测量（laser Doppler flowmetry，LDF）是目前最流行的评估技术之一，但在临床应用中并不常见。此技术基于对由皮肤组织反向散射的单色激光多普勒频率变化进行测量评估。频率变化与组织内移动粒子的速度有关，尤其是红细胞（Sacks et al. 1988）。此外，持续测量激发试验改变静息状态流动状况，获得相关机制（Holowatz et al. 2008；Rossi and Carpi 2004；Thompson-torgerson et al. 2007；Cracowski et al. 2006）。最常用的测试包括姿势变化（Abu-Own et al. 1994；Husmann et al. 2008；Silvaet al. 2013a）、肢体闭塞（Silva et al. 2013a；Berry et al. 2000；Morales et al. 2005）、药物应用（Morris and Shore 1996）、皮肤加热（Minson et al. 1985；Schubert 2000）、氧呼吸（Silva et al. 2013b；Crawford et al. 1985；Harward et al. 1985）。

LDF提供一种敏感的、连续的、无创的、实时的血流评估方法，不受底层骨骼肌血流影响（Saumet et al. 1988）。然而，信号变异的复杂性质使LDF变得难以理解（Srinivasa and Sujatha 2011），有以下几种方式进一步研究其组成部分：

1.2 小波转化

用线性方法研究 LDF 信号的振荡分量，如傅里叶转化（Rossi et al. 2006）和小波分析（Bernjak et al. 2008）。

小波（wavelet）被定义为快速衰减的小波或震动波。Morlet 认为小波是由一个单纯功能的"母波"$\psi(t)$ 转化或扩展出的，方程式如下（Sifuzzaman et al. 2009）

$$\psi_{a,b}(t) = \frac{1}{\sqrt{|a|}} \psi\left(\frac{t-b}{a}\right), a,b \in R, a \neq 0 \quad (1)$$

参数 a 是一个尺度参数或模式，测量压缩的程度。参数 b 为转化参数，决定小波的时间坐标。如果 $|a| < 1$，基于上述方程式，小波是母波的压缩版本（时域较小的支持），主要对应较高的频率。另一方面，当 $|a| > 1$，然后 $\Psi_{a,b}(t)$ 有一大的时间宽度比 $\Psi(t)$，对应于较低的频率。因此，小波具有适应其频率的时间宽度（Sifuzzaman et al. 2009）。

这些光谱分析显示了一些调节局部血流量的元素或振荡指标，它们在各自的频率间隔内定义良好：

- 心脏（0.6～2Hz）
- 呼吸（0.15～0.6Hz）
- 血管壁的肌原性活动（0.052～0.15Hz）
- 交感神经活动（0.021～0.052Hz）
- 一氧化氮依赖性代谢活动（0.095～0.021Hz）
  （Landsverk et al. 2007）

这些因素之间有着复杂的联系，然而个体信号分离是一个复杂的难题。

1.3 去趋势波动分析

Peng 等（1994）发明的去趋势波动分析（detrended fluctuation analysis，DFA），提供一个定量参数，标度指数 α 代表非平稳噪声时间序列相关性。以下为计算标度指数 α 的过程（Peng et al. 1995）：

首先，给一个时间序列，x_i，$i=1, \cdots, N$，包含：

$$y(k) = \sum_{i=1}^{k} [x_i - \bar{x}], \quad (2)$$

$$\bar{x} = \frac{1}{N} \sum_{i=1}^{N} x_i \quad (3)$$

然后，累计求和序列 $y(k)$ 被划分为相等长度（n）的非重叠的"boxes"，在每个盒子里，我们用最小二乘拟合的方式拟合 $y(k)$，代表了 box 里的局部趋势。每个 box 里的拟合线的 y 坐标为 $y_n(k)$。累积求和信号 $y(k)$，通过减去局部趋势，$y_n(k)$，在每个长度为 n 的 box 中，对一个给定的 box 大小 n，根源平方根（rms）的波动累计求和并计算去趋势信号：

$$F(n) = \sqrt{\frac{1}{N} \sum_{k=1}^{N} \left[y(k) - y_n(k)^2 \right]} \quad (4)$$

反复计算所有的 box，我们得到 $F(n)$ 和 box 大小 n 之间的关系。对于分形，且相似，信号，$F(n)$ 作为 n 的幂律函数，方程式如下：

$$F(n) \stackrel{d}{=} Cn^{\alpha} \quad (5)$$

C 为比例常数，符号 $\equiv$ 代表先前方程式两侧都在同一个分布中，符号表示前一个方程两边的统计性质仅在分布上相同。标度指数 α 代表信号相关性属性 e $[F(n)]$ 到 $\log n$，$\log[F(n)] = \log C + \alpha \log n$。

分形信号 DFA 分类可以基于 α 值来获得（Eke et al. 2002）：$0 < \alpha \leq 1$ 对应分数高斯噪声（fGn）。$\alpha = 0.5$ 的值提示信号完全不相关（白噪声）。$\alpha < 0.5$ 的信号提示短期相关性。当 $0.5 < \alpha \leq 1$ 时表示长期相关。在 $\alpha > 1$ 的情况下，分形时间序列类似于另一个类的时间信号，分数布朗运动（fBm）。$\alpha = 1.5$ 的值对应于远期相关性，并不一定与随机过程有必然关系，反映出确定相关性。

DFA 优于常规方法的优点是，可以在看似非平稳的时间序列中检测到长期相关性，同时避免了对显著长期相关性的虚假检测结果，是一种非平稳性的产物（Peng et al. 1995）。DFA 标度指数被用于区分从生理和病理生理条件获得的信号，并可作为诊断工具（Esen and Esen 2006）。

1.4 多尺度熵分析

Costa 等（2002，2012）提出了多尺度熵［multiscal. entropy（MSE）analysis］概念，使分析者能够接近于短而嘈杂的生理时间序列；MSE 包括通过几个尺度来获得熵值，即不确定性的度量。为此，给定一个时间序列 x_i，$i=1, \cdots, N$，连续的时间序列 $y^{(\tau)}$ 构造：

$$y_j^{(\tau)} = \frac{1}{\tau}\sum_{i=(j-1)\tau+1}^{j\tau} x_i \qquad (6)$$

其中 τ 表示规模因素，$1 \leqslant j \leqslant N/\tau$。计算每个粗粒度的样本熵（SampEn）。SampEn（m,r,N）是条件概率的负自然对数，一个长度为 N 的数据集，以一个公差 r 的形式，自动重复 $m+1$ 点，无自我匹配的：

$$SampEn(m,r,N) = -ln\frac{A^m(r)}{B^m(r)} \qquad (7)$$

$A^m(r)$ 表示两序列符合 $m+1$ 点的概率，$B^m(r)$ 表示两序列符合 m 点的概率。时间序列越有规律、越容易预测，SampEn 值越低。时间序列越随机，SampEn 值越高。

本章的目的是探讨如何通过下肢佳境止血带获得健康人群的 LDF 信号，并将其潜在应用作为人体血管功能的定量指标。

2 材料和方法

2.1 研究对象

一组 30 名受试者（subjects）（15 名男性和 15 名女性），年龄在 18 岁至 26 岁之间（22.3±3.1 岁），签署书面知情同意后入组。受试者没有已知的心血管或代谢性疾病、无吸烟史，4 名口服避孕药的女性除外，其他人均无药物服用史。测试前 24 小时，限制咖啡因和酒精摄入，禁止使用任何外用产品。

实验步骤符合《赫尔辛基宣言》（《赫尔辛基世界医学协会宣言：医学研究伦理原则》2013）的最新修订协议，并获得机构伦理委员会批准。

2.2 仪器（instrument）

LDF 探针置于第二脚趾下，来评估微循环血流，以 AU 为单位计量（PeriFlux PF 5010 系统，Perimed，瑞典），以 32Hz 为样本频率，计时 23 分钟记录 LDF 信号。

2.3 试验设计（experimental design）

所有测量均在温控室中进行（温度：21 ~ 23 ℃；湿度：40% ~ 60%，尽量减少受试者周围空气流动）。受试者着浅色衣服，坐位，暴露足部，适应环境 30 分钟后进行测试。测量踝臂指数（ankle-brachial index ABI）以排除外周动脉病变。ABI 是足踝收缩压和肱动脉收缩压的比值（Anderson et al. 2013）。

坐立位时，充气袖带（PF 5051 Pressure Accessory Kit）置于足踝上 1cm 处测试 10 分钟（Ⅰ期）。然后，手动为袖带充气至 200mmHg 并持续 3 分钟（Ⅱ期）。之后快速释放袖带中的气体，使其恢复（Ⅲ期）。图解见图 1。

2.4 数据分析（data analysis）

利用 Morlet 小波变换对 LDF 信号进行分割，并根据影响范围的确定范围进行选择。随后对影响范围以外的 LDF 数据进行分析。每个频率分量的振幅比由所有分量的正弦波曲线下的面积除以每个分量正弦曲线下的面积来获得。

DFAα 系数和 MSE 复杂指数（complexity index，CI）对应于 MSE 曲线下面积，确定 LDF 信号的每一个分段，用 MATLAB 工具箱确定小波变换的每一个组件。在 DFA 算法中，LDF 信号被分成了 100 份，每份 5000 个样本。MSE 算法中 $\tau=36$，$m=2$，$r=0.15 \times SD$，SD 为原始时间序列的标准差。

3 个阶段，每个阶段分别做统计分析：休眠期在 6：30 到 9：30 分，唤醒期在 10：00 和 13：00 分之间，恢复期在 18：00 至 21：00 分。统计分析都为美国纽约阿蒙克的 IBM 公司在 2012 年发布的 Windows 版 IBM SPSS 统计数据 21.0 版。用

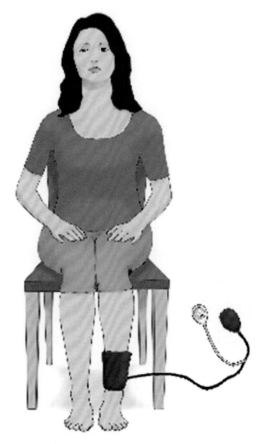

图 1　实验步骤说明

下血液流动显示巨大差异，表明无法控制所以影响因素，包括正常运动能力、测试前的食物摄入量、月经周期阶段（女性）以及 / 或测量时间的差异性（表 2 和表 3）。

图 2 描述了典型志愿者的 LDF 信号。由于机械压迫引起足部血液流动明显减少。终止闭塞可观察到正常生理反应——反应性充血，以还原其功能性及恢复能力。之后静息灌注值重新建立，提示恢复。在休息和恢复阶段，男性有较高的血流量，在闭塞期间灌注减低显像较弱，尽管这些差异未发现有统计学意义。

3.1 小波变换分析

小波变换的有限分辨率导致频率峰值扩大。LDF 信号也观察到相同情况。我们发现低频率分量显示的波更宽，高频率分量显示的波更窄，如图 3 所示。LDF 信号主要由振幅比较大的交感神经和内皮来源产生。在肢体闭塞期间，心脏、呼吸、肌原性和交感振幅比显著下降。然而，代谢振幅比显著增加，提示闭塞期间内皮依赖性一氧化氮的产生增加，与以往数据相符（Dakak et al. 1998），因为 NO 的产生是导致平滑肌松弛一个重要的促发因素。在恢复期，所有部件的振幅恢复到基线水平，进一步表明静止状态完全恢复。

3.2 DFA 分析

静息阶段，未分区 LDF 信号显示 α ～ 1.0，提示 1/f 类声行为。虽然无显著意义，但 α 指数在唤醒阶段增加。静息阶段和恢复阶段之间没有显著差异。图 4 显示了 LDF 信号的 DFA 分析，提示每一个片段的不同缩放区域。α 指数在任何一个阶段无

Wilcoxon 配对秩检验比较比较每一阶段的振幅比率 α 指数及复杂性指标。独立样本 Mann-Whitney U 检验用来检测性别差异，采用 95% 置信区间。

3　结果和讨论

样本特征在表 1 中可见。在两个年龄配对组中，ABI 值正常，排除了外周动脉疾病。静息状态

表 1　标本特征

特征	男士（$n=15$）	女士（$n=15$）
年龄（平均 ± 标准差）/ 岁	22.6 ± 3.1	22.0 ± 4.4
脚踝 SBP/mmHg	146.9 ± 11.7	132.6 ± 13.6
手臂 SBP/mmHg	125.6 ± 5.3	116.6 ± 11.5
ABI	1.2 ± 0.1	1.2 ± 0.1

SBP，收缩压；ABI，臂 - 踝指数。

表 2 LDF 平均差和标准差，每一阶段的 α 指数和 CI 与阶段 1 的统计学比较（ *-P < 0.05 ）

	LDF			DFA α 系数			MSE 复杂系数		
	基线	唤醒期	恢复期	基线	唤醒期	恢复期	基线	唤醒期	恢复期
男性	46.51 ± 37.42	16.62 ± 20.30	39.07 ± 31.33	1.01 ± 0.24	1.16 ± 0.21	0.89 ± 0.39	36.61 ± 12.49	16.39 ± 15.46	33.57 ± 15.71
女性	48.19 ± 66.99	9.89 ± 7.34	46.40 ± 72.48	1.03 ± 0.22	1.11 ± 0.3	0.97 ± 0.27	35.84 ± 12.20	13 ± 11.64	38.25 ± 15.44
全部	47.35 ± 53.32	13.25 ± 15.38	42.73 ± 54.99	1.02 ± 0.23	1.13 ± 0.26	0.93 ± 0.33	36.22 ± 12.14	14.69 ± 13.55	35.91 ± 15.49
P 值	—	< 0.001*	0.254	—	0.086	0.405	—	< 0.001*	0.813

表 3 每个阶段的 LDF、α 指数和 CI 的平均值和标准偏差值。阶段 1 的统计比较（ *-P < 0.05 ）

	小波振幅比 /%			DFA α 系数			MSE 复杂系数		
	基线	唤醒期	恢复期	基线	唤醒期	恢复期	基线	唤醒期	恢复期
心脏	3.90 ± 2.31	1.20 ± 0.72	4.18 ± 2.86	0.91 ± 0.21	1.04 ± 0.18	0.96 ± 0.16	38.95 ± 7.16	14.79 ± 9.83	35.91 ± 15.49
	—	< 0.001*	0.441	—	0.023*	0.254	—	< 0.001*	0.393
呼吸	6.20 ± 3.96	2.79 ± 1.69	6.82 ± 5.20	1.12 ± 0.23	1.24 ± 0.18	1.03 ± 0.16	14.12 ± 3.47	5.49 ± 4.11	15.03 ± 4.66
	—	< 0.001*	0.382	—	0.020*	0.080	—	< 0.001*	0.221
肌源性	18.28 ± 6.98	7.40 ± 3.41	19.18 ± 7.55	1.42 ± 0.19	1.65 ± 0.18	1.42 ± 0.19	8.35 ± 2.84	1.98 ± 1.78	8.27 ± 3.45
	—	< 0.001*	0.491	—	< 0.001*	0.813	—	< 0.001*	0.845
交感神经性	28.91 ± 6.88	20.25 ± 4.72	27.19 ± 7.02	1.55 ± 0.21	1.81 ± 0.13	1.54 ± 0.22	6.81 ± 3.24	3.44 ± 1.17	7.16 ± 4.33
	—	< 0.001*	0.309	—	< 0.001*	0.704	—	< 0.001*	0.750
代谢性	42.71 ± 9.17	68.36 ± 8.63	42.64 ± 13.32	1.50 ± 0.23	1.86 ± 0.14	1.48 ± 0.23	7.77 ± 4.66	3.23 ± 1.85	8.33 ± 3.85
	—	< 0.001*	0.926	—	< 0.001*	0.544	—	< 0.001*	0.544

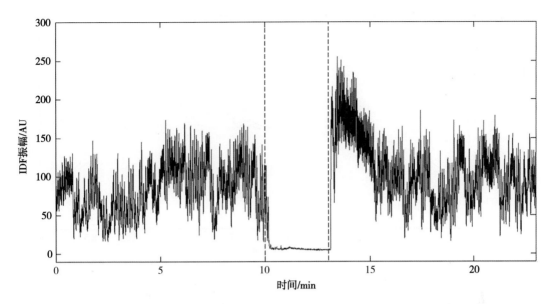

图 2 激光多普勒（LDF）信号振幅显示 3 个实验期：休眠期、唤醒期和恢复期。数据来源于代表性主体。垂直波线表示唤醒期的开始和结束。AU，任意单位

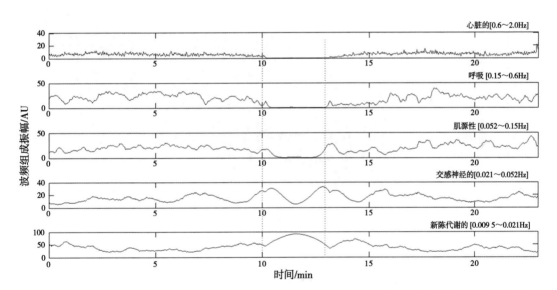

图 3 每一次实验条件获得一个波频组成的振幅。数据来自代表主体。垂直波线表示唤醒期的开始和结束。AU，任意单位

性别差异提示 LDF 信号在男性和女性中表现相似。

关于未分区 LDF 信号，所有小波组件显示 α > 0.5，为自相关信号。然而，不同的 α 指数反映不同的组件，如图 5 所示。静息期间，心脏和呼吸活动组件显示 α～1.0，提示有 1/f 类声行为。然而，肌源性（α～1.42）、交感神经（α～1.55）和代谢（α～1.50）活性成分可以反映出与布朗噪

声更接近的生理过程（α=1.5）。在阻塞和降低代谢活动组件心脏、呼吸、肌源性和交感神经部分的 α 指数显著增加。在恢复期，所有活动部分，α 指数和复杂指数回归到基线，提示当前实验条件下的全灌注恢复。我们的结果和先前研究一致（Ferreira et al. 2011），证明 DFA 是评估微血管对应动力变化的比例关系。

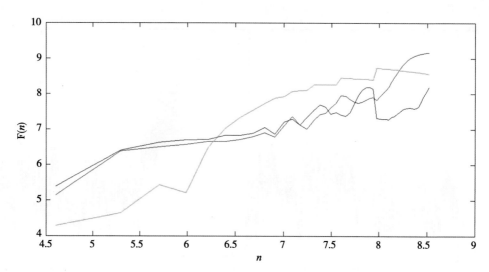

图4　图2显示 LDF 时间序列（一个代表性主体）的去趋势波动分析：休眠期（红色），唤醒期（绿色），恢复期（蓝色）

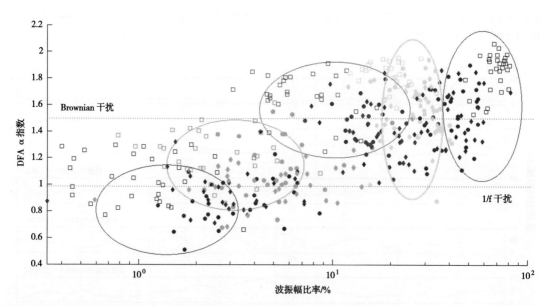

图5　显示去趋势波动分析（DFA）α指数与波振幅比（横坐标取值 log10）。不同的频率成分由不同颜色表示（心脏为蓝色；呼吸为绿色；肌源性的，粉色；交感神经为黄色；代谢为红色），不同分段由不同符号提示（基线，实心圆圈；唤醒期为空心方格；恢复期为实心菱形）。引用虚线 α=1（1/f 干扰）和 α=1.5（Brownian 干扰）

3.3 MSE 分析（MSE analysis）

　　阻塞情况下，静息状态下未分次 LDF 信号的熵显著降低，可能是由于变异性降低导致。恢复期熵值恢复到基线水平。检测过程中无性别差异。

　　图6显示了不同阶段的比例因子与 CI 的关系图。我们的研究结果表明，该步骤3个阶段的

MSE 剖面是非单调的（nonmonotonic），与之前观察相符（Guerreschi et al. 2012）。在静息期和恢复期，CI 值增加到最大值，τ=8 和 τ=9。之后 CI 值开始下降到 τ=12，静息状态和恢复状态时分别为τ=15 和 τ=16，再次上升。

　　从这些时间尺度，CI 值再次下降到一个最低水平，τ=26（静息期）和 τ=24（恢复期）。激发阶段，

图6 样本熵与不同 LDF 信号部分的比例系数（红色，基线；绿色，唤醒期；蓝色，恢复期）。竖直线条表示标准差

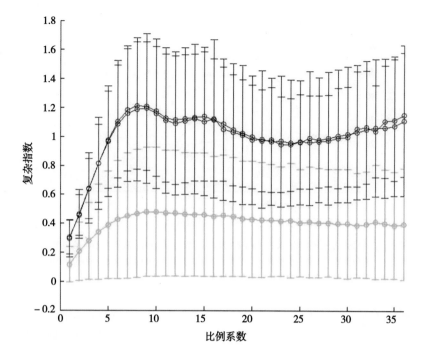

图7 DFAα 指数与激光多普勒流量仪（LDF）信号 3 个部分的 MSE 复杂指数（CI）的关系（三角，基线；圆圈，唤醒期；方形，恢复期）

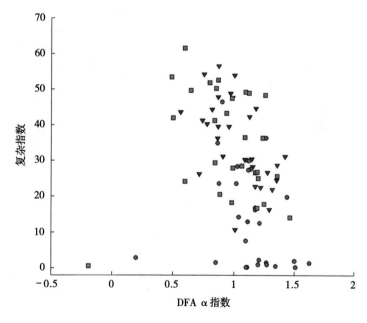

MSE 剖面也非单调，尽管变量较少。CI 值最大增加到 τ=9，然后降低。在所有阶段，这些最大值对应的时间尺度上的发生过程不规则性最大，在此之后，过程变得更规则和可预测。

图7 显示了 3 个 LDF 信号段与 CI 的 α 指数，表明与静止和恢复有关的弥散云实际上是重叠的，

提示 LDF 信号恢复。与闭塞期相关的弥散云，虽然部分与其他两个分离，但不能完全分离。

如图8 所示，心脏部分显示了最高熵值，显示出更随机的信号。肌源性、交感神经和内皮细胞成分的熵值较低，提示信号更有规律和可预测。在闭塞期间，频率熵值显著降低，恢复期间恢复到基线。

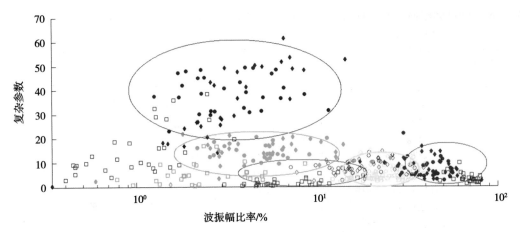

图 8 显示 MSE 复杂度指数（CI）与小波振幅比（横坐标 log10 表示）。不同的频率成分由不同颜色表示（心脏为蓝色；呼吸为绿色；肌源性的为粉色；交感神经为黄色；代谢为红色），不同分段由不同符号提示（基线为实心圆圈；唤醒期为空心方格；恢复期为实心菱形）

4 结论

小波变换、DFA 和 MSE 的联合应用，有可能成为激光多普勒血流测量的补充分析工具。深入研究这一复杂测量结果的振荡构件，不仅可以更好地观察皮肤微循环的调节现象，还有助于扩大 LDF 在临床、诊断或研究环境中的实用性。

（王银娟、王小娟 译，王银娟 校，袁超 审）

参考文献

Abu-Own A, Scurr JH, Coleridge Smith PD. Effect of leg elevation on the skin microcirculation in chronic venous insufficiency. J Vasc Surg Off Publ Soc Vasc Surg Int Soc Cardiovasc Surg N Am Chapter. 1994;20(5):705–10.

Anderson JL, Halperin JL, Albert N, Bozkurt B, Brindis RG, Curtis LH, et al. Management of patients with peripheral artery disease (compilation of 2005 and 2011 ACCF/AHA guideline recommendations): a report of the American College of Cardiology Foundation/American Heart Association Task Force on Practice Guidelines. J Am Coll Cardiol. 2013;61(14):1555–70.

Aoki K, Stephens DP, Saad AR, Johnson JM. Cutaneous vasoconstrictor response to whole body skin cooling is altered by time of day. J Appl Physiol. 2003;94:930–4.

Bernjak A, Clarkson PB, McClintock PV, Stefanovska A. Microvasc Res. 2008;76(3):224–32.

Berry KL, Skyrme-Jones RA, Meredith IT. Occlusion cuff position is an important determinant of the time course and magnitude of human brachial artery flow-mediated dilation. Clin Sci Lond Engl 1979. 2000;99(4):261–7.

Braverman I. REVIEW the cutaneous microcirculation: ultrastructure and microanatomical organization. Microcirculation. 1997;4(3):329–40.

Charkoudian N, Johnson JM. Female reproductive hormones and thermoregulatory control of skin blood flow. Exerc Sport Sci Ver. 2000;28:108–12.

Costa M, Goldberger AL, Peng CK. Multiscale entropy analysis of complex physiologic time series. Phys Rev Lett. 2002;89:062102.

Cracowski JL, Minson CT, Salvat-Melis M, Halliwill JR. Methodological issues in the assessment of skin microvascular endothelial function in humans. Trends Pharmacol Sci. 2006;27(9):503–8.

Crawford P, Good PA, Gutierrez E, Feinberg JH, Boehmer JP, Silber DH, Sinoway LI. Effects of supplemental oxygen on forearm vasodilation in humans. J Appl Physiol (Bethesda Md). 1985;82(5):1601–6.

Cui J, Arbab-Zadeh A, Prasad A, Durand S, Levine BD, Crandall CG. Effects of heat stress on thermoregulatory responses in congestive heart failure patients. Circulation. 2005;112:2286–92.

Dakak N, Husain S, Mulcahy D, Andrews NP, Panza

JA, Waclawiw M, Schenke W, Quyyumi AA. Contribution of nitric oxide to reactive hyperemia: impact of endothelial dysfunction. Hypertension. 1998;32(1):9–15.

Deanfield JE, Halcox JP, Rabelink TJ. Endothelial function and dysfunction: testing and clinical relevance. Circulation. 2007;115(10):1285–95.

Eke A, Herman P, Kocsis L, Kozak L. Fractal characterization of complexity in temporal physiological signals. Physiol Meas. 2002;23(1):R1–38.

Esen F, Esen H. Detrended fluctuation analysis of laser Doppler flowmetry time series: the effect of extrinsic and intrinsic factors on the fractal scaling of microvascular blood flow. Physiol Meas. 2006;27(11):1241–53.

Ferreira HA, Fernandes CD, Pinto PC, Rodrigues LM. Use of wavelet transforms and detrended fluctuation analysis in the evaluation of human skin microcirculation. Biomed Biopharm Res. 2011;1(9):79–86.

Guerreschi E, Humeau-Heurtier A, Bricq S, Mahe G, Lefheriotis G. Proceedings of the 20th European Signal Processing Conference (EUSIPCO). 2012.

Harward TR, Volny J, Golbranson, Bernstein EF, Fronek A. Oxygen inhalation-induced transcutaneous. J Vasc Surg. 1985;2:220–7.

Holowatz LA, Thompson-Torgerson CS, Kenney WL. The human cutaneous circulation as a model of generalized microvascular function. J Appl Physiol. 2008;105(1):370–2.

Husmann M, Willenberg T, Keo HH, Spring S, Kalodiki E, Delis KT. Integrity of venoarteriolar reflex determines level of microvascular skin flow enhancement with intermittent pneumatic compression. J Vasc Surg. 2008;48(6):1509–13.

Johnson JM, Proppe DW. Cardiovascular adjustments to heat stress. In: Handbook of physiology. Environ Physiol. 1996;215–43, Am Physiol Soc, Bethesda.

Khan F, Litchfield SJ, Stonebridge PA, Belch JJ. Lipid-lowering and skin vascular responses in patients with hypercholesterolaemia and peripheral arterial obstructive disease. Vasc Med. 1999;4:233–8.

Landsverk SV, Kvandal P, Bernjak A, Ste-fanovska A, Kirkeboen KA. The effects of general anesthesia on human skin microcirculation evaluated by wavelet transform. Anesth Analg. 2007;105:1012–9.

Lenasi H. Assessment of human skin microcirculation and its endothelial function using laser Doppler flowmetry. In: Erondu OF, editor. Medical imaging. Rijeka: InTech; 2011. p. 271–96.

Levy BI, Ambrosio G, Pries AR, Struijker-Boudier HA. Microcirculation in hypertension: a new target for treatment? Circulation. 2001;104(6):735–40.

Minson CT. Thermal provocation to evaluate microvascular reactivity in human skin. J Appl Physiol. 2010;109:1239–46.

Minson CT, Holowatz LA, Wong BJ, Kenney WL, Wilkins BW. Decreased nitric oxide- and axon reflexmediated cutaneous vasodilation with age during local heating. J Appl Physiol (Bethesda Md). 1985;93(5):1644–9.

Morales F, Graaff R, Smit AJ, Bertuglia S, Petoukhova AL, Steenbergen W, Rakhorst G. How to assess postocclusive reactive hyperaemia by means of laser Doppler perfusion monitoring: application of a standardised protocol to patients with peripheral arterial obstructive disease. Microvasc Res. 2005;69(1–2):17–23.

Morris SJ, Shore AC. Skin blood flow responses to the iontophoresis of acetylcholine and sodium nitroprusside in man: possible mechanisms. J Physiol. 1996;496(Pt 2):531–42.

Peng CK, Buldyrev SV, Havlin S, Simons M, Stanley HE, Goldberger AL. Mosaic organization of DNA nucleotides. Phys Rev E Stat Phys Plasmas Fluids Relat Interdisc Topics. 1994;49(2):1685–9.

Peng CK, Havlin S, Stanley HE, Goldberger AL. Quantification of scaling exponents and crossover phenomena in nonstationary heartbeat time series. Chaos. 1995;5(1):82–90.

Rizzoni D, Porteri E, Boari GE, DeCiuceis C, Sleiman I, Muiesan ML, et al. Prognostic significance of smallartery structure in hypertension. Circulation. 2003;108:2230–5.

Roddie IC. Circulation to skin and adipose tissue. In: Geiger S, editor. The cardiovascular system. Am Physiol Soc. 1983;285–317.

Rossi M, Carpi A. Skin microcirculation in peripheral arterial obliterative disease. Biomed Pharmacother. 2004;58(8):427–31.

Rossi M, Carpi A, Di Maria C, Galetta F, Santoro G. Spectral analysis of laser Doppler skin blood flow oscillations in human essential hypertension. Microvasc Res. 2006;72(1–2):34–41.

Sacks AH, Ksander G, O'Neill H, Perkash I. Difficulties in laser Doppler measurement of skin blood flow under applied external pressure. J Rehabil Res Dev. 1988;25(3):19–24.

Saumet JL, Kellogg Jr DL, Taylor WF, Johnson JM. Cutaneous laser-Doppler flowmetry: influence of underlying muscle blood flow. J App Physiol. 1988;65(1):478–81.

Sax FL, Cannon RO, Hanson C, Epstein SE. Impaired forearm vasodilator reserve in patients with micro-vascular angina. Evidence of a generalized disorder of vascular function? N Engl J Med. 1987;317: 1366–70.

Schubert V. The influence of local heating on skin microcirculation in pressure ulcers, monitored by a combined laser Doppler and transcutaneous oxygen tension probe. Clin Physiol (Oxford England). 2000;20(6):413–21.

Shamim-Uzzaman QA, Pfenninger D, Kehrer C, Chakrabarti A, Kacirotti N, Rubenfire M, et al. Altered cutaneous microvascular responses to reactive hyperaemia in coronary artery disease: a comparative study with conduit vessel responses. Clin Sci. 2002;103(3):267–73.

Sifuzzaman M, Islam MR, Ali MZ. Application of wavelet transform and its advantages compared to Fourier transform. J Phys Sci. 2009;13:121–34.

Silva H, Ferreira H, Tavares L, Bujan J, Rod-rigues LM. Exploring in vivo models to characterize peripheral microcirculation – a pilot study. Biomed Biopharm Res. 2013a;10(1):65–72.

Silva H, Ferreira H, Bujan J, Rodrigues LM. Explor-ing the oxygen challenge test as a microcircula-tion evaluation model. Biomed Biopharm Res. 2013b;10(2):209–15.

Sokolnicki LA, Roberts SK, Wilkins BW, Basu A, Charkoudian N, et al. Contribution of nitric oxide to cutaneous microvascular dilation in individuals with type 2 diabetes mellitus. Am J Physiol Endocrinol Metab. 2006;292:E314–8.

Srinivasa G, Sujatha N. Fractal dimension character-ization of in-vivo laser Doppler flowmetry signals. Phys Procedia. 2011;19:49–54.

Stewart J, Kohen A, Brouder D, Rahim F, Adler S, Garrick R, Goligorsky MS. Noninvasive interro-gation of microvasculature for signs of endothelial dysfunction in patients with chronic renal failure. Am J Physiol Heart Circ Physiol. 2004;287:H2687–E2696.

Thompson-torgerson CS, Holowatz LA, Flavahan NA, Kenney WL. Rho kinase-mediated local cold-in-duced cutaneous vasoconstriction is augmented in aged human skin. Am J Physiol Heart Circ Physiol. 2007;293(1):H30–6.

Verdant C, De Backer D. How monitoring of the microcirculation may help us at the bedside. Curr Opin Crit Care. 2005;11:240–4.

World Medical Association Declaration of Helsinki: ethical principles for medical research involv-ing human subjects. JAMA : J Am Med Assoc. 2013;310(20):2191–4.

3 正常数值

3.1 TcPCO$_2$

在 10 名年龄在 24 至 36 岁的健康男性中，发现了部位差异（Takiwaki et al. 1991）。

额头	67.2 ± 2.4mmHg
脸颊	69.2 ± 2.8mmHg
前臂掌侧	62.6 ± 3.3mmHg
腹部	63.7 ± 2.4mmHg
后背	63.9 ± 3.1mmHg
腿前部	61.1 ± 4.1mmHg
腿后部	62.8 ± 2.9mmHg
手掌	60.5 ± 3.1mmHg
耳垂	315.7 ± 42.0mmHg（42.1 ± 5.6 kPa）（n=7）（Christensen et al. 1991）

高耳垂数值较高可能因为角质层较薄阻力低和 / 或血流动力学或检测方法的影响（质谱分析法）。面部明显高于前臂掌侧（$P < 0.01$）可能因为不显性出汗或面部的新陈代谢较快。

3.2 经皮二氧化碳损失

位置	经皮二氧化碳损失 /（nl·cm^{-2}·min^{-1}）	参考
手	46	（Frame et al. 1972）
前臂	18	（Frame et al. 1972）
前臂 [a]	77.3 ± 47.2（n=7）	（Thiele and Van Kempen 1972）
前臂	23.1 ± 6.8（n=30）	（Wilson and Maibach 1982）
后背上部	28.1 ± 5.4（n=21 新生儿）	（Wilson and Maibach 1982）

[a] 计算 32℃（通常皮肤温度）的原子吸收光谱。

既往的研究发现，应用不同的方法，结果可能相差 10 倍（Frame et al. 1972）。

4 TcPCO$_2$ 与皮肤病

TcPCO$_2$ 在硬化性皮肤病（sclerodermatosis）、炎症性皮肤病、棘皮病（acanthosis）、角化过度性皮肤病（hyperkeratosis dermatosis）、腿部溃疡和皮肤肿瘤等皮肤病保持稳定（Takiwaki et al. 1991），在坏死前期组织如大疱性病变（bullous lesions）（类天疱疮（pemphigoid））和缺血性病变（坏死性筋膜炎、动脉供血不足）中会升高，"较高浓度的 tcPCO$_2$ 及较低浓度的 tcPO$_2$ 可作为由皮肤血气交换严重紊乱引起表皮和 / 或真皮前期病变的标志"（Takiwaki et al. 1991）。tcPCO$_2$ 较高可能继发于皮肤缺血后厌氧组织代谢。在应用稀释 NaOH 溶液的皮肤损伤后，tcPCO$_2$ 的降低与经表皮的水分丢失平行（Malten and Thiele 1973）。

可以从以下观点得出结论：Takiwaki 等（1991）提出，"tcPCO$_2$ 不同于 tcPO$_2$，受皮肤因素的影响较小"；Bourgain 和 Grenouillet（1985）提出，"目前仍不清楚 tcPCO$_2$ 与 tcPO$_2$ 相比对循环变化不敏感的原因"。因此，研究肺或皮肤呼吸时，tcPCO$_2$ 测量与 tcPO$_2$ 测量同步进行仍有重要意义。

（毕世鹏 译，李强 校，刘玮 审）

参考文献

Abernethy J. An essay of the nature of the matter perspired and absorbed from the skin. Surgical and physiological essays, part 2. London; 1793. pp. 107–140. (reference from Hansen TN, Sonoda Y, McIlroy MB (1980) Transfer of oxygen, nitrogen, and carbon dioxide through normal adult human skin. J Appl Physiol 49:438–443).

Bourgain JL, Grenouillet MC. Mesure transcutanée de la PO$_2$ et de la PCO$_2$. Agressologie (Paris). 1985;26:997–1003.

Christensen P, Hjarbaek J, Jensen B, Groenlund J. Measurement of transcutaneous PO$_2$, PCO$_2$ and skin blood flow at different probe temperatures using mass spectrometry. Acta Anaesthesiol Scand. 1991;35:631–4.

Ernstene AC, Volk MC. Cutaneous respiration in man, V. The rate of carbon dioxide elimination and oxygen absorption in subjects with diseases of the skin. J Clin Invest. 1932;11:377.

Frame GW, Strauss WG, Maibach HI. Carbon dioxide emission of the human arm and hand. J Invest Dermatol. 1972;59:155–9.

Goldman MD, Gribbin HR, Martin J. Transcutaneous PCO_2 in adults. Anaesthesia. 1982;37:944–6.

King RD, Cunico RL, Maibach H, Greenberg JH, West ML, Jeppsen JC. The effect of occlusion on carbon dioxide emission from human skin. Acta Derm Venereol (Stockh). 1978;58:135–8.

Malten KE, Thiele FAJ. Evaluation of skin damage. I IWater loss and carbon dioxide measurements related to skin resistance measurements. Br J Dermatol. 1973;89:565–9.

Nickelsen CN. Measurement of transcutaneous PCO_2. In: Serup J, Jemec GBE, editors. Handbook of non-invasive methods and the skin. Boca Raton: CRC Press; 1995. p. 197–200.

Rothman S. Carbon dioxide delivery. In: Rothman S, editor. Physiology and biochemistry of human skin. Chicago: University of Chicago Press; 1957. p. 580.

Severinghaus JW, Stafford M, Thunstrom AM. Estimation of skin metabolism and blood flow with $tcPO_2$ and $tcPCO_2$ electrodes by cuff occlusion. Acta Anaesthesiol Scand Suppl. 1978;68:9–15.

Shaw LA, Messer AC, Weiss S. Cutaneous respiration in man. I. Factors affecting the rate of carbon dioxide elimination and oxygen absorption. Am J Physiol. 1929;90:107.

Takiwaki H, Nakanisi H, Shono Y, Arase S. The influence of cutaneous factors on the transcutaneous $tcPO_2$ and $tcPCO_2$ at various body sites. Br J Dermatol. 1991;125:243–7.

Thiele FAJ, Van Kempen LHJ. A micro method for measuring the carbon dioxide release by small skin areas. Br J Dermatol. 1972;86:463–71.

Wilson DR, Maibach HI. Carbon dioxide emission rate in the newborn. In: Maibach HI, Boisits EK, editors. Neonatal skin: structure and function. New York: Marcel Dekker; 1982. p. 111–3.

Winberley PD, Burnett RW, Covington AK, et al. Guidelines for transcutaneous PO_2 and PCO_2 measurement. International federation of clinical chemistry, scientific division: committee on pH, blood gases and electrolytes. Clin Chim Acta. 1990;190:S41–50.

58

经皮氧分压

Pierre Agache

内容

关键词

麻醉学·小儿复苏·皮肤病·心外科·反应性充血试验·tcPO$_2$动力学测试·tcPO$_2$动态测量·经皮氧指数·经皮氧分压

正常血液循环时，溶解在血浆中的氧的一部分穿过毛细管壁并到达组织，保障它们的代谢需要。这种情况发生在真皮血管丛（dermal vascular plexus），特别是乳头下血管丛（subepidermal plexus）。当氧供应超过代谢需要时，气体到达皮肤表面，可以通过极谱电极（polarographic electrode）检测皮肤表面氧分压（也可以通过质谱仪检测，但这种技术没有被广泛使用）。经皮氧分压（transcutaneous oxygen pressure，tcPO$_2$）取决于血氧饱和度、表皮代谢活性（epidermal metabolic activity）、通过浅层的氧扩散速率（oxygen diffusion rate）、氧合血红蛋白（oxyhemoglobin，HbO$_2$）供应、血流量和HbO$_2$解离等局部因素。当肺功能正常且没有贫血或近端动脉供血不足的迹象时，主要为局部因素影响tcPO$_2$。血流量是必不可少的局部因素，因为它调节局部氧供应。当皮肤温度低于37℃时，tcPO$_2$低至无法测量，皮肤血管的直径随温度变化。在皮肤温度达到44℃并维持恒定时，血管舒张和皮肤血流量达到最大，tcPO$_2$剧烈升高，易于测量。

1 加热皮肤到44℃的结果

当皮肤被加热到44℃时，会产生许多结果（Lübbers 1981）：

– 由于细胞间脂质的流动性增加，促进了O$_2$通过角质层（stratum corneum）的扩散。

– 有些表皮耗O$_2$增加（Severinghaus 1979），有些表皮耗O$_2$减少（Christensen et al. 1991）.

– HbO$_2$解离曲线向右移动，有利于红细胞释放氧气。

– 由于交感紧张引起的血管收缩被抑制，导致小动脉和毛细血管舒张，因此皮肤血液是动脉性质的，PO$_2$类似于动脉PaO$_2$。

– 静脉-小动脉反射被抑制，静脉扩张（例如，通过增加静脉压）将不再产生动脉和小动脉血管收缩，而仅发生被动舒张。

以上结果表明，强烈的加热可以诱导非生理状态，关于tcPO$_2$的变化不容忽视。

2 仰卧位基础体温44℃时的tcPO$_2$

2.1 区域变化

在胸骨上测量的tcPO$_2$（锁骨中线的第二肋间间隙）与PaO$_2$最接近。年轻的成年人约为80mmHg，大腿上较低约为6%，脚或小腿约为10%（Hauser and Shoemaker 1983）。在健康受试者的脚和腿之间没有显著差异（Hauser and Shoemaker 1983；Agache et al. 1992）。表1（TakiwaKi 1994）提供的数据虽然病例数不多，但它显示了令人惊讶的至今无法解释区域差异。

去除角质层的手掌tcPO$_2$与前臂相同，去除角质层的额头tcPO$_2$仍然很低，可能与其具有较高的表皮代谢有关（Takiwaki 1994）。在儿童（10名年龄在3岁至9岁之间）中，脸部的数值（71.6±7.9 mmHg）与前臂相似（76.3±5.5 mmHg），这意味着从儿童到成年的面部表皮下血管网状结构有所改变（TakiwaKi 1994）。

2.2 生理变化

早产儿tcPO$_2$/PaO$_2$（经皮指数）接近1，儿童超过0.9，成人约为0.8。在早产儿中，氧气的扩散与出生体重成反比（Versmold et al. 1979）。

对单个个体而言，24小时的变异率约10%（Coleman et al. 1986）。在对75名健康受试者的研究中，女性的tcPO$_2$比男性高10mmHg（Agache et al. 1992），差异随着年龄的增长而稳定下降：回归线如下：（Agache et al. 1992）

– 女性：tcPO$_2$(mmHg)=92.6mmHg-0.37 岁

– 男性：tcPO$_2$(mmHg)=83.6mmHg-0.31 岁

tcPO$_2$的性别差异非常显著，但回归斜率（regression slope）是相同的。男性的结果较低可能

表 1 不同体表部位的经皮氧分压（$tcPO_2$）

解剖部位	$tcPO_2$ /mmHg	参考（数据溯源）
耳垂	49.2 ± 8.3	（Christensen et al. 1991）（7 个青年人）
额头	26.6 ± 21.0	（Takiwaki 1994）（年龄在 20 ～ 36 之间的 10 个成年人）
脸颊	29.6 ± 9.8	（Takiwaki 1994）
前臂掌侧	69.6 ± 5.3	（Takiwaki 1994）
腹部	63.8 ± 6.4	（Takiwaki 1994）
后背	60.6 ± 12.2	（Takiwaki 1994）
胫骨上	66.6 ± 6.1	（Takiwaki 1994）
腓侧	67.3 ± 6.8	（Takiwaki 1994）
手掌	26.4 ± 6.6	（Takiwaki 1994）

与较厚的角质层或较高的表皮代谢有关。

2.3 $tcPO_2$ 解释指南

在 44℃ 时，患者仰卧的基础 $tcPO_2$ 值取决于许多非病理因素，很有必要对这些影响因素做出精确的解释。各影响因素如下：

- 呼吸因素：早产儿和新生儿，44℃ 时的 $tcPO_2$ 等于动脉血的氧分压（PaO_2），因此首次使用这种技术是监测早产儿和儿童麻醉。在成人中，$tcPO_2 \approx 0.8PaO_2$（Dautzenberg et al. 1981）。肺通气或气体交换的任何异常都会影响 $tcPO_2$［例如，弥漫性硬皮病（diffuse Scleroderma）］。

- 一般血流动力学和血液学因素：休克［当心脏指数低于 2.2 dm^3/（min·m），$tcPO_2$ 降低且不能够准确反映 PaO_2（Bourgain and Grenouillet 1985）］，HbO_2 饱和度（吸烟增加 HBCO，减少 HBO_2，$tcPO_2$ 也如此）和红细胞比容（其增加引起 $tcPO_2$ 升高）。

- 局部血流动力学和血液学因素：每立方厘米皮肤毛细血管的体积（在健康受试者中，$tcPO_2$ 与真皮乳头层毛细血管同等程度增加）（Huch et al. 1983；Ryan 1992），$tcPO_2$ 随灌注压的降低而降低（Eickhoff et al. 1980），但在高血压患者中不增加；因此动脉供血不足时静脉压力与 $tcPO_2$ 同等程度增加）

（Eickhoff et al. 1980）。

- 局部组织因素：O_2 通过皮肤组织与表皮代谢扩散丁香酚（eugenol）的应用可减缓表皮代谢，增加 $tcPO_2$ 和 O_2 在角质层内扩散（Patel et al. 1989）。在低 $tcPO_2$ 时，使用胶带连续 15 次剥离角质层，可以获得可测量的 $tcPO_2$，可部分地消除扩散障碍。

当结果表明 $tcPO_2$ 降低时，必须注意校正电极膜改变、电解质不足、平衡时间过短等技术错误。

3 仰卧位基础体温 37℃时的 $tcPO_2$

37℃时的 $tcPO_2$ 反映了生理条件下的浅表血流量（superficial blood flow），此时浅表皮肤血流量是不规则的且远低于 44℃，$tcPO_2$ 数值较低变化较大（在耳垂中，18.2 ～ 16mmHg（Christensen et al. 1991）。此外，由于生理因素及静脉 - 动脉反射（venoarteriolar reflex）的存在，从躺卧位置到站立或坐姿可使 $tcPO_2$ 下降到零。

在银屑病中，$tcPO_2$ 的增加与激光多普勒检查平行，因为同时具有深层和浅层血管扩张（Duteil et al. 1993）。在硬化性脂膜炎（lipodermatosclerosis）中，37℃时的 $tcPO_2$ 增加，表明浅层血管流量增加（Dodd et al. 1985）在 44℃时下降，表明浅层血管扩张储备急剧下降。

因此，37℃ 时的 $tcPO_2$ 是有价值的，因为它反映了特定条件下表皮下血流量，而44℃时的 tcPO$_2$ 反映了在最大血管扩张（即血管舒张储备）状态时表皮下及更深层的血液流动。由于正常皮肤 tcPO$_2$ 测量值非常低，剥离角质层可便于检测。

4 44℃时 tcPO$_2$：动态测量

4.1 反应性充血

反应性充血试验（reactive hyperemia test）可以用止血带在近心端（动脉）压迫3分钟，或者在远心端通过相同时间长度的强压力来完成。达到峰值需要峰值阈值与足够的时间。测量峰值/基础比值可以体现由灌注压力升高（近心端反应性血管舒张）和/或血管容积的增加（浅毛细血管的数目和直径）引起的局部血流容量的增加。

4.2 改换体位——平卧位至端坐位或站立位

毛细血管容量和压力受静水压的影响（灌注压力不变）：心脏水平以下身体部位压力增加，位于心脏水平以上部位的压力降低。

4.3 测试方法

近心端动脉血管舒张引起 tcPO$_2$ 升高。通常使用的测试是标准化的"练习"（在跑步机上行走，站立，或者用节拍器踮起脚尖）。有关这些测试的信息，请参阅文献（Agache et al. 1993）。

4.4 吸氧

吸入氧气后 tcPO$_2$ 增加（5～10dM^3/min），可超过 PaO$_2$ 生理值。动脉供血不足患者 tcPO$_2$ 增加的程度对评价预后较有价值（Bongard et al. 1992）。

4.5 部分静脉闭塞

部分静脉闭塞（partial venous occlusion）（使用止血带施加50mmHg压力）相当于从躺卧到站立位置。

5 TcPO$_2$ 的动力学测试

5.1 在阻塞吸氧时 tcPO$_2$ 降低率

这种方法可以利用以下公式计算组织 O$_2$ 消耗：消耗 =α（ΔtcPO$_2$/Δt）（Severinghaus et al. 1978）。其中，ΔtcPO$_2$ 为闭塞前后的差异，Δt 为还原时间，α 为 O$_2$ 的溶解度［44℃时 α=28.8×10^{-6}ml/（g·mmHg），37℃时为 31.3×10^{-6}ml/（g·mmHg）］。健康受试者前臂中的 tcPO$_2$ 减少率在44℃时约为130mmHg/min，在37℃时约为90mmHg/min，在44℃时约为 3.7×10^{-3} ml/（g·min），37℃时为 2.7×10^{-3} ml/（g·min）（Severinghaus et al. 1978），这与表皮代谢有关。

5.2 闭塞抑制后 tcPO$_2$ 恢复率

去除闭塞后的 tcPO$_2$ 恢复率（O$_2$ 恢复指数，ORI）反映了浅表毛细血管血流量（取决于毛细血管血容量和灌注压力（Severinghaus et al. 1978））。同样适用于基础的 tcPO$_2$ 恢复时间（O$_2$ 再现时间，ORT）。

5.3 tcPO$_2$ 恢复率

丁香酚（eugenol）作为接触介质在测量 tcPO$_2$ 时部分抑制了下层组织的代谢，从而减少氧消耗和增加 tcPO$_2$（Patel et al. 1989）。组织中的氧消耗可以根据血流阻断时 tcPO$_2$ 下降的速率来评估，当受试者由呼吸空气转变为呼吸纯氧时，可以从 tcPO$_2$ 增加的速率估算组织中的血流。这两种方法是用丁香油酚和蒸馏水作为接触介质进行的，并证明了传感器温度在43℃以下时可以估计健康成人的动脉氧张力（arterial oxygen tension，aPO$_2$）。该方法可以在受试者吸入纯氧时后测量浅表血流。

6 应用

6.1 小儿复苏

TcPO$_2$ 在44℃时常规用于 PaO$_2$ 监测。它是

检测早产儿在保育箱中过量 PaO_2［后纤维增生症（retrolental fibroplasia）的风险］的唯一手段。探头必须每 4 小时移动一次，以避免局部烧伤。

6.2 麻醉学、心脏外科和血管学

44℃下的基础 $tcPO_2$ 是测量动脉闭塞远端组织灌注水平的一种有效的手段，因此对其进行分级（Agache et al. 1993）。仰卧位的基础 $tcPO_2$（足、胫前区、小腿、大腿）可评价血管狭窄情况并评估其严重程度。严重程度可通过各种以下方法改善：反应性充血、O_2 吸入、按标准方法练习、从卧位到站立位，以评估第 IV 期的预后（无增加预示预后差）。当 $tcPO_2$ 较低时，使用远端/胸部或远端/肱动脉 $tcPO_2$ 比值以排除呼吸因素影响（Hauser and Shoemaker 1983）。

如果在测量部位进行截肢，残肢愈合处基础 $tcPO_2$ 低于 20mmHg 同时比例低于 0.2 与正常结果相矛盾（Kram et al. 1989）。

术中连续监测 $tcPO_2$ 有助于检测急性发作的低氧血症和肺栓塞（Bourgain and Grenouillet 1985）及全麻机械辅助呼吸时早期检测呼吸衰竭（Bourgain and Grenouillet 1985）。在血管外科手术中，它可以对下游血流进行连续监测，保障手术的顺利进行（Neidhardt et al. 1987）。

6.3 皮肤病学

在迄今为止所有的研究（Takiwaki 1994）都表明 44℃时所有疾病基础 $tcPO_2$ 会降低：伴有或不伴有腿溃疡的硬化性脂膜炎（lipodermatosclerosis）（Agache1998）（可能是由于血管周硬化）、硬皮病（morphea）（可能来自血管萎缩）、恶性肿瘤、炎性疾病和棘皮病。即使浅层血管丛扩张的疾病基础 $tcPO_2$ 也会降低，如银屑病 $tcPO_2$ 减少约 40%（Patel et al. 1989；Duteil et al. 1993；Dodd et al. 1985；Agache et al. 1993；Bongard et al. 1992；Severinghaus et al. 1978；Kram et al. 1989；Neidhardt et al. 1987；Agache 1998；Kalis et al. 1990；Tronnier et al. 1979；Ottand Stüttgen 1984；Schalla 1986），下降程度随着斑块的改善而减小（Duteil et al. 1993；

Ott and Stüttgen 1984）。为了解释以上现象，有必要指出影响皮肤 $tcPO_2$ 的 3 个主要因素：浅层血流量（superficial blood flow）、表皮代谢率（epidermal metabolism）和 O_2 透皮扩散（O_2 diffusion rate through the epidermis）。

可以通过在闭塞或吸氧的情况下测量剥脱或不剥脱表皮 $tcPO_2$，衡量表皮耗氧量及表皮代谢率。银屑病患者在血管闭塞后 $tcPO_2$ 急速降低（在病变皮肤中 187mmHg/min 和正常皮肤中 111mmHg/min），这表明 O_2 的表皮消耗增加［计算给出在患病皮肤中 5.39×10^{-3} ml/（g·min）和在正常皮肤中 3.2×10^{-3} ml/（g·min）］，同时代谢亦增加（Ott and Stüttgen 1984）。呼吸商（0.84）是指在 20.27kJ/L 条件下 O_2 消耗乘以 O_2 的热系数（Houdas and Guieu 1977）。按上述数据，健康皮肤在 44℃结果为 1.08×10^{-3} W/cm^2 破损皮肤在 44℃ 时的结果为 0.91×10^{-3} W/cm^2。假定每升高 1℃，细胞代谢率增加 4%（Severinghaus et al. 1978），37℃时银屑病患者健康皮肤中数值为 0.71×10^{-3} W/cm^2，病变皮肤中（温度升高 1℃）数值为 0.87×10^{-3} W/cm^2［37℃的健康皮肤，0.65×10^{-3} W/cm^2（Houdas and Guieu 1977）］。年轻人的基础代谢率约为 4.3×10^{-3} W/cm^2。

Severinghaus 等提出测量表皮下血流量还有其他两种方法（Severinghaus et al. 1978）。第一种方法为测量整个皮肤的表皮氙清除法（epicutaneous xenon clearance），它是仅有的测量皮肤血流量两种方法之一。但在常规使用之前，还需要进一步的理论和实验研究。这种方法学流量用以下公式计算：通量 $=E_{O_2}/$（aO_2-vO_2），其中 E_{O_2} 是表皮 O_2 消耗和（aO_2-vO_2）动静脉内 O_2 浓度的差值。假设毛细血管 PO_2 在小动脉和静脉 PO_2 中间，考虑动脉和动脉 PO_2 是相同的（600mmHg），静脉 PO_2 为毛细血管 PO_2 与动脉 PO_2 差值。在 44℃和 Hb=14g/dl 时，使用血红蛋白离解曲线将 PO_2 差异转化为浓度差异。用这种方法，作者发现在 44℃下表皮血流量为 0.475ml/（g·min），这比 44℃在同一部位（前臂掌侧）使用氙-133 期间的数字高出 9 倍，这表明当皮肤温度升高时血流量可以增加。

第二种方法是在 44℃血管阻塞再吸纯氧后测量 $tcPO_2$ 恢复率，以估算反应性充血期间的血流量。$tcPO_2$ 的恢复率符合公式 $y=A(1-exp^{-t/\gamma})$ 的上升指数曲线，其中 y 是曲线的每个点上的 $tcPO_2$，A 是最终的 $tcPO_2$ 和 γ 是时间常数。对数变换可以获得 γ（秒）。然后，通过公式 $Q=60\lambda/\tau$ 获得血流速率 Q，其中，γ=0.9 是 O_2 皮肤 / 血液分配系数，假定在相同温度和相同压力下与 O_2 水 / 血液分配系数相同。作者发现在 44℃反应性充血时皮肤血流为 $1.2ml/(g \cdot min)$：这是一个非常高的数字，应该进一步证实。

该作者表示，也可以通过测量 37℃时闭塞解除后 $tcPCO_2$ 下降率计算血流速度。

6.4 毒理学

吸烟者 44℃ $tcPO_2$ 显著减少，是由于其血液高水平 HbCO 引起组织的氧供应减少（Lucas et al. 1989）。

7 使用 $tcPO_2$ 的建议

因为存在检测仪器移动的影响，大气氧气压力有关的校准需要根据测量频率每天进行一次或两次（Winberley et al. 1990）。

理论上，$PO_{2atm}=0.2093P_{atm}-PH_2O_{atm}$，其中 0.2093 是空气中的 O_2 分数。PH_2O_{atm} 是室温下水汽的绝对压力乘以相对湿度（relative humidity）（由表提供）。在现实中，有必要用压力为 159mmHg 的装置检查氧气气压。气压的变化在 760 ± 15mmHg 区间内可以忽略不计。

如果用气体控制校准，则误差应小于 0.5%。

在测量之前，必须清除检测部位的药膏或乳膏（这会妨碍氧气通道），剃掉体毛。同时为了保证电极和皮肤之间的最大接触，应用一种薄层电解溶液（通常由制造商提供），以促进氧的转移并避免空气进入。传感器需放置 15 至 20 分钟，直到测量值稳定值。

应该关注以下问题：

– 加热至 44℃对组织有损伤，因此在同一部位测量 $tcPO_2$ 不能超过 4 或 5 小时以避免烧伤。

– 由测量得到 PaO_2 降低而预期 $tcPO_2$ 降低时，PaO_2 必须通过血液采样或脉搏血氧饱和度来测量。这种测量方法得到的结果是近似的，因为它只表示 Hb 氧饱和度。

– 检测仪器不同，获得的结果也不尽相同。

8 商用设备

– TCM3 辐射计，哥本哈根，丹麦

– 皮肤 PO_2 监测仪 632，罗氏康诺特，巴塞尔，瑞士

（陈红 译，李强 校，刘玮 审）

参考文献

Agache P. Pathogénie des ulcères de jambe d'origine veineuse. Angeiologie. 1998;50:11–27.

Agache P-G, Lucas A, Agache A. Influence of age on transcutaneous oxygen pressure. In: Lévêque JL, Agache P, editors. Aging skin properties and functional changes. New York: Marcel Dekker; 1992. p. 125–32.

Agache P, Agache A, Lucas A. Transcutaneous oxygen pressure measurement: usefulness and limitations. In: Boccalon H, editor. Vascular medicine. Amsterdam: Excerpta Medica; 1993. p. 527–31.

Bongard O, Bounameaux H, Fagrell B. Effects of oxygen inhalation on skin microcirculation in patients with peripheral arterial occlusive disease. Circulation. 1992;86:878–86.

Bourgain JL, Grenouillet MC. Mesure transcutanée de la PO_2 et de la PCO_2. Agressologie (Paris). 1985;26:997–1003.

Christensen P, Hjarbaek J, Jensen B, Groenlund J. Measurement of transcutaneous PO_2, PCO_2 and skin blood flow at different probe temperatures using mass spectrometry. Acta Anaesthesiol Scand. 1991;35:631–4.

Coleman LS, Dowd GSE, Bentley G. Reproducibility of $tcPO_2$ measurements in normal volunteers. Clin Phys Physiol Meas. 1986;7:259–63.

Dautzenberg B, Carter H, Sors C. Mesure de la PO_2 par voie transcutanée ($tcPO_2$). Rev Fr Mal Respir. 1981;9:327–35.

Dodd HJ, Gaylarde PM, Sarkany I. Skin oxygen tension in venous insufficiency of the lower leg. J R Soc Med. 1985;78:373–6.

Duteil L, Queille-Roussel C, Czernielewski J. Assessing treatment of psoriasis and eczema by noninvasive methods. In: Frosch PJ, Kligman AM, editors. Noninvasive methods for the quantification of skin functions. Berlin/Heidelberg/New York: Springer; 1993. p. 223–40.

Eickhoff JH, Ishihara S, Jacobsen E. Effect of arterial and venous pressures on transcutaneous oxygen tension. Scand J Clin Lab Invest. 1980;40:755–60.

Hauser CJ, Shoemaker WC. Use of a transcutaneous regional perfusion index to quantify tissue perfusion in peripheral vascular disease. Ann Surg. 1983;197:337–43.

Houdas Y, Guieu JD. La fonction thermique. Villeurbanne: Simep-Editions; 1977.

Huch A, Franzeck UK, Huch R, Bollinger A. A transparent transcutaneous oxygen electrode for simultaneous studies of skin capillary morphology, flow dynamics and oxygenation. Int J Microcirc Clin Exp. 1983;2:103–8.

International Federation of Clinical Chemistry (IFCC) Scientific Division Committee on pH, blood gas and electrolytes. Guidelines for transcutaneous PO_2 and PCO_2 measurement. Ann Biol Clin. 1990;48:39–43.

Kalis B, de Rigal J, Léonard F, Lévêque JL, Riche O, Le Corre Y, de Lacharrière O. In vivo study of scleroderma by non-invasive techniques. Br J Dermatol. 1990;122:785–91.

Kram HB, Appel PL, Shoemaker WL. Multisensor transcutaneous oxymetric mapping to predict below-knee amputation wound healing: use of a critical PO_2. J Vasc Surg. 1989;9:796–800.

LübbersDW. Theoretical basis of the transcutaneous blood gas measurement. Crit Care Med. 1981;9:721–33.

Lucas A, Agache P, Risold JC, Cuenot C. Variations de la $tcPO_2$ en fonction de la consommation du tabac chez le sujet sain. J Mal Vasc. 1989;14:363–4.

Neidhardt A, Costes Y, Sava P, Roullier M, Christophe JL, Bachour K. Apport en chirurgie vasculaire du monitorage per-opératoire de la circulation périphérique par la pression transcutanée d'oxygène ($tcPO_2$). Conv Méd. 1987;6:1–5.

Ott A, Stüttgen G. Microcirculation in psoriasis. Acta Derm Venereol. 1984;1135:90–102.

Patel BT, Delpy DT, Hillson PJ, Parker D. A topical metabolic inhibitor to improve transcutaneous estimation of arterial oxygen tension in adults. J Biomed Eng. 1989;11:381–3.

Ryan TJ. Direct observation of capillary modifications in the aged. In: Lévêque JL, Agache P, editors. Aging skin: properties and functional changes. New York: Marcel Dekker; 1992. p. 87–104.

SchallaW. The transcutaneous oxygen pressure ($tcPO_2$) as a non-invasive measurement of aerobic skin metabolism and skin permeability in psoriasis. In: Marks R, Plewing G, editors. Skin models. Models to study function and disease of skin. Berlin/Heidelberg/New York: Springer; 1986. p. 136–9.

Severinghaus JW. Current trends in continuous blood gas monitoring. Biotelem Patient Monit. 1979; 6:9–15.

Severinghaus JW, Stafford M, Thunstrom AM. Estimation of skin metabolism and blood flow with $tcpO_2$ and $tcpCO_2$ electrodes by cuff occlusion. Acta Anaesthesiol Scand Suppl. 1978;68:9–15.

Takiwaki H. Transcutaneous PO_2 and PCO_2 measurement in dermatology. Acta Derm Venereol Suppl. 1994;185:21–5.

Tronnier H, Böttger EM, Hoffmann E. Transcutane PO_2-Messung unter UV-Therapie von Psoriasis und Akne (Vorläufige Mitteilung). Z Hautkr. 1979;54:546–50.

Versmold HT, Tooley WH, Severinghaus JW. Increase of skin O_2 diffusion resistance with birthweight. Birth Defects Orig Artic Ser. 1979;15:271–2.

Winberley PD, Burnett RW, Covington AK. International Federation of Clinical Chemistry (IFCC) Scientific Division Committee on pH, blood gase and electrolytes. Guidelines for transcutaneous PO_2 and PCO_2 measurement. Ann Biol Clin 1990;48: 39–43.

59

系统性硬化症患者的皮肤血供研究

Alessandra Della Rossa, Chiara Baldini, Massimiliano Cazzato,
MartaMosca, and Stefano Bombardieri

内容

关键词

系统性硬化症（SSc）· 皮肤 · 微血管受累 · 激光多普勒血流测量（LDF）· 激光多普勒成像（LDI）· 激光散斑对比分析（LASCA）

1 简介

系统性硬化症（systemic sclerosis, SSc）是一种罕见的进行性多因素来源的结缔组织病，其特征在于皮肤和内部器官中的血管异常和弥漫性纤维化。该疾病的发病基础是免疫系统激活，血管受累和细胞外基质沉积增加（Black et al. 2009）。

血管病变是该的核心特征，在疾病的最早期阶段，内脏器官以及皮肤中的微血管内膜结构异常都很明显（Kahaleh 2004）。

临床和组织学的发现提示这些改变的关键作用，特别是在该疾病开始时。渗透性和血管舒缩性改变可能是由血管收缩因子（血栓素（thromboxane）、内皮素（endothelin））增加引起的血管舒张物质（前列环素（rostacyclin）、一氧化氮（nitric oxide））相对减少引起的不平衡所致（Flavahan 2008）。先天性和适应性免疫系统在血管周围区域被激活并释放细胞因子和生长因子［转化生长因子 β（TGF-β），血小板衍生生长因子（PDGF）］以及皮肤和皮下层的广泛纤维化（Abraham et al. 2009）。

一方面，毛细血管逐渐丧失；另一方面，小动脉血管重塑导致的血流不足，造成了严重的慢性组织缺氧。缺氧是血管生成最重要的刺激之一，可导致促血管生成分子［主要是促进血管生成过程的血管内皮生长因子（VEGF）］的表达。然而，在系统性硬化症的患者中，有证据表明有缺陷的适应性血管生成。这种在疾病过程中，正常血管生成的失败在很大程度上源于促血管生成因子和抗血管生成因子之间平衡被打破，以及参与血管生成程序的分子和细胞的功能改变（Cipriani et al. 2011；Manetti et al. 2011）。

鉴于这些观察结果，显然微血管受累对参与系统性硬化症治疗的临床医生而言至关重要。

此疾病的周围微血管损伤的特征在于毛细血管的动态改变，其密度逐渐降低。微血管变化通常通过毛细血管显微镜检查（capillary microscopy）在甲床上观察到，事实上可用于系统性硬化症的早期诊断和预后（Cutolo et al. 2010a）。

然而，毛细血管显微镜检查提供的主要是静态信息，这种技术很少给出有关微血管动态数据。另一方面，在过去的几年中，为探索系统性硬化症相关疾病中皮肤血流的动态变化，已经做出了许多努力，以揭示疾病的最早期改变，并提供有关血管在疾病不同阶段的变化和对治疗措施的反应的有用信息。

在本章中，我们将回顾关于系统性硬化症皮肤血流测量的数据，特别是激光技术的应用。

2 皮肤血流的评估技术

临床评估法

温度测量法和热成像

T. Lewis 首次引入温度测量法（thermometry）作为皮肤血流量的定量指标。测量是通过皮肤接触或非接触来进行的。表面温度可以用红外相机或通过与液晶接触来绘制。皮肤温度代表潜在的血流量，且认为肌肉和皮肤灌注（perfusion）都有助于增强信号。由于一些限制，例如对营养血流和体温调节血流难以区分，对血流重要变化的敏感性差以及反应速度缓慢以及空间分辨率差（Imbert et al. 2010），目前很少使用这些方法。

在临床实践中，热成像（thermal imaging）主要用于评估雷诺现象（Raynaud's phenomenon）（图 1）。图中显示手部局部冷暴露抑制患者的缺血后充血反应，但不抑制正常对照；热成像能够以合理的敏感度检测到这种差异，但似乎并没有区分原发和继发的雷诺现象（Imbert et al. 2010；Murray et al. 2009）。

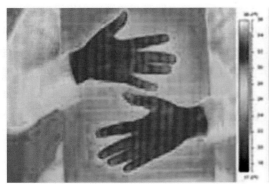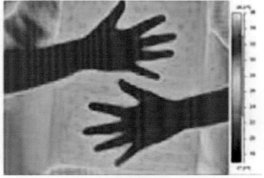

图1 冷激发后的热成像图像：健康受试者（左侧）与雷诺现象（右侧）

③ 整体微血管测量（microvascular measurement）

不同的物理传感器能够评估浅层组织的微循环。它们可以直接做到这一点，例如激光技术，或间接通过经皮氧分压（transcutaneous oxygen pressure，PO_2）测量的营养疗效，或应用全身体积流量来测量（Imbert et al. 2010；Cracowski et al. 2006）。

④ 光电容积描记术

光电容积描记法（photoplethysmography）是一种光学测量技术，可用于检测浅表组织微血管床中血容量的变化。最新的光电容积描记术传感器是基于半导体工艺的 LED，匹配工作条件为红外或近红外波长的光电探测器设备（Imbert et al. 2010；Allen 2007）。在雷诺现象中已经探索了冷激发试验期间的血管反应性；血管壁顺应性降低（Cooke et al. 1993）引起的降中峡的缺失被认为是继发于系统性硬化症的雷诺现象的典型征象。

⑤ 激光多普勒血流测量和激光多普勒成像

5.1 激光多普勒血流测量

激光多普勒血流测量（laser Doppler flowmetry，LDF）是基于红细胞在流过表面微血管时，反射激光照射时产生的多普勒效应（Doppler effect）。

低功率激光器与探测器并用，能够探测和精确测量多普勒信号（Imbert et al. 2010；Rajan et al. 2009）。这是一种单点测量方法，可实时记录采样量中的一体化灌注。这需要将传感器接触皮肤表面，用双面透明胶固定在皮肤上进行探测。测量深度取决于激光波长和光纤分离。对于标准光纤分离（0.25mm），波长 780nm 的测量深度为 0.5～1mm，体积约为 $1mm^3$。

在早期的研究中，氦氖（HeNe）激光（632.8nm）占主导地位；然而，现在优选了更长的波长（780～810nm），这样可以增加穿透深度和减少黑素吸收以降低肤色的影响，并且在工业生产中，固态激光光源可以使过程更有效且更稳定。而且，利用这些波长，也消除了对氧饱和度的任何依赖。捕获的信号与穿过取样组织体积的红细胞数量和平均速度成正比。由于未能精确确定所研究的体积，因此该测量是半定量的。此外，探测的血管不仅是浅表皮肤毛细血管，还有浅表和中层真皮的动脉和静脉血管；其他"寄生虫"运动也会影响测量结果。因此获得的测量结果的生理学解释并非总是明确的（Imbert et al. 2010；Li et al. 2006）。

针对这种类型的生理信号进行过许多改进，例如分析信号的速度和体积分量的特殊软件或双波长传感器，它们在两个不同的深度提供同时测量（Imbert et al. 2010）。

该方法的主要优点是灵敏度高，可记录自发性小动脉血管舒缩引起的灌注变化，以及生理刺

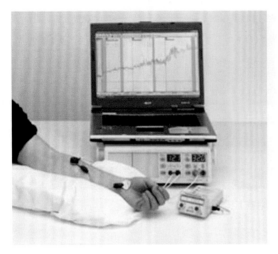

图2 激光血流测量：当红细胞流过微循环时，探头检测低功率激光束的多普勒频移。离子电渗疗法允许局部应用血管扩张剂物质。屏幕上描绘了血流描记。（由 A. Moneta，PerimedItalia srl 提供）

激影响期间发生的灌注变化，如阻断后反应性充血（post-occlusive reactive hyperemia，PORH），静脉动脉反射，血管活性物质离子电渗疗法的反应性，或全身给药（图2）（Salvat Melis et al. 2006；Rossi et al. 2012；Fries et al. 2005）。与健康受试者相比，系统性硬化症患者的特征在于较低或正常的外周血灌注（Correa et al. 2010；Cracowsky et al. 2002；Cutolo et al. 2010）。手指血液灌注与通过毛细血管镜检查评估的甲襞微血管损伤程度呈负相关，静脉注射伊洛前列腺素可获得改善（Cutolo et al. 2010b；Sulli et al. 2014，2013）。

此外，与对照组相比，系统性硬化症患者的微血管反应受损。缺血性挑战试验（ischemic challenge）和低温试验（cold test）已经产生了相似的结果，其中一些研究报告表明，在这些试验中原发性和继发性雷诺现象之间没有差异，而另一些研究与这些结果相矛盾（Cracowsky et al. 2002；Correa et al. 2010；Rajagopalan et al. 2003）。对于缺血性刺激和冷刺激的不同反应动力学已经在系统性硬化症不同皮肤亚型有内表征，弥漫性亚型在缺血性测试表现出明显的改变，局限性亚型表现出对冷刺激应答的普遍改变/异常（Grattagliano et al. 2010）。

有证据显示系统性硬化症局部加热后异常神经血管反应与皮肤受累的严重程度无关（Salvat Melis et al. 2006；Roustit et al. 2008；Boignard et al. 2005）。局部释放血管舒张物质产生了相互矛盾的结果；一些作者声称是由于内皮依赖性改变而不是由于内皮依赖性血管舒张的改变（Anderson et al. 1999），而另一些报道称两种反应都受损（Rossi et al. 2008）。

5.2 激光多普勒成像

激光多普勒成像（laser Doppler imaging，LDI）是一种相对较新的方法，可以对皮肤表面的皮肤灌注进行客观评估。目前这是通过扫描光束和逐点灌注测量来执行的，因此需要几分钟的成像时间。该测量是非接触式的，可以记录慢性改变或连续快速重复测量。LDI 通常使用波长为 633nm 的低功率激光束（1mW）。灌注信号整合在一起形成一个颜色编码图，颜色标度范围从深蓝色（最低值）到红色（最高值）（图3）。根据扫描仪的距离，扫描区域的大小范围可能为 5cm×5cm 至 50cm×50cm。血液流量以任意灌注单位表示，因为在这种情况下，采样体积也并不非常准确。尽管这种技术受成像速度慢的限制，但是兼有扫描面积大和可评估经时动态变化的优点（Imbert et al. 2010）。

激光多普勒成像（LDI）是一种有助于细化雷诺现象鉴别诊断的工具（Szabo et al. 2008；Rosato et al. 2009a），同时也是血管活性物质局部给药后，或通过离子电渗疗法或全身给药后，评价微循环的动态变化的有力工具（Anderson et al. 2004；Rosato et al. 2010；Shah et al. 2013）。通过强度成像和比色尺度，可以评估血流量的分布和均匀性，以及研究不同部位皮肤之间的部位差异；在系统性硬化症患者中已观察到不均匀灌注和近远端灌注梯度缺失同时存在。这与能够保持灌注梯度并且血流量均匀的健康受试者形成对比，并且与原发性雷诺综合征患者缺乏近远端梯度但血流量均匀也形成对比（Rosato et al. 2009a）。此外，激光成像本身可以间接评估可能的手指动脉阻塞（Rosato et al. 2009b）。

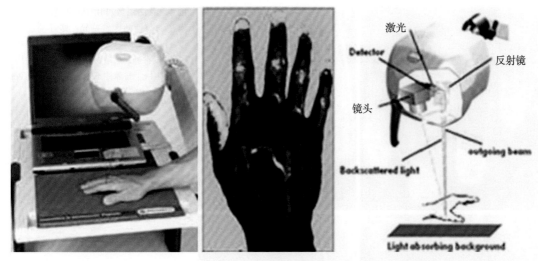

图 3 激光多普勒灌注成像仪。从深蓝（最低值）到红色（最高值）的彩色编码比例尺的强度信号。（由 A. Moneta，Perimed Italia srl 提供）

6 激光散斑对比成像

激光散斑对比成像（laser speckle contrast imaging，LASCA）是一种较新的动态探测相对较大皮肤区域的方法。与 LDI 一样，LASCA（或 Perfusion Speckle Imager，PSI）是一种非接触式方法，可根据扫描仪的类型和扫描仪探头与皮肤表面距离的不同，记录从几毫米到几厘米的范围区域的数据。波长为 785nm 的激光漫射光照射感兴趣区域，产生整个扫描皮肤区域的散斑图案，就像前述 LDI 中那样不需要点对点的扫描。当一个表面被激光照射时，背散射光会产生一个随机干涉图案，由黑点和亮点组成。这种图案称为散斑图案。如果照明表面是静态的，散斑图案是静止的，并且点与点之间具有高对比度。当存在活动组织中的红细胞等移动粒子时，斑点图案将随着时间而改变，因为点之间的对比度与运动物体的速度成反比。这些对比度的动态变化通过位于扫描头中的特殊相机以高空间分辨率即刻记录下来。因此，PSI 系统具有与 LDI 相同的优点，成像采集速度更快，分辨率更高。因此可以生成代表血流分布的彩图，并连续记录血流变化，视频的帧速率高达每秒 90 帧（取决于扫描区域的大小）（Imbert et al. 2010；Briers 2006）。类似于激光多普勒成像，可以评估血流量

的分布和均匀性以及不同皮肤区域之间的部位差异（图 4）（Della Rossa et al. 2013；Ruaro et al. 2013）；同时，可以探测生理刺激后的微循环动态（图 5），以及通过离子电渗疗法（iontophoresis）对血管舒张物质局部应用的反应（Ruaro et al. 2013；Roustit et al. 2010）。

在 SSc 患者中，缺血激发试验的结果差异可能有助于更好地细分疾病亚群，因为早期疾病似乎比已确诊疾病表现出更扩大的阻断后充血反应。与健康受试者相比，系统性硬化症患者的外周血灌注量较低；此外，随着微血管病变严重程度的增加，毛细血管血流量呈线性下降（Ruaro et al. 2013）。当测量基础皮肤血流量时，发现 LASCA 所需时间显著少于比 LDF；LASCA 和 LDF 高度相关（Ruaro et al. 2013；Roustit et al. 2010），但分析显示，与 LDF 相比，LASCA 呈现出较低的操作者间变异性，并且更好地被患者所接受（Roustit et al. 2010）。

7 总结

作为一种可靠的且非侵入性评估系统性硬化症患者血管反应性的方法，激光技术已经获得越来越多的关注。

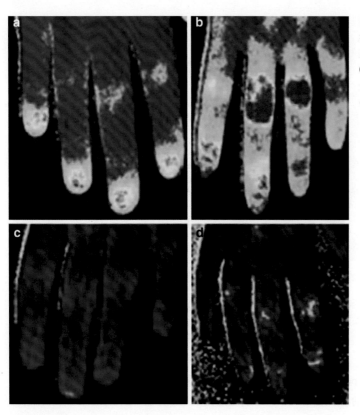

图4 灌注图像可用于检测灌注分布和灌注均匀性的区域差异：即近端远端梯度（a，b）存在均匀（a）与不均匀分布的（b），没有近端远端梯度（c，d）灌注均匀分布的（c）与灌注不均匀分布（d）（Pericam PSI，Perimed，Jarfalla）

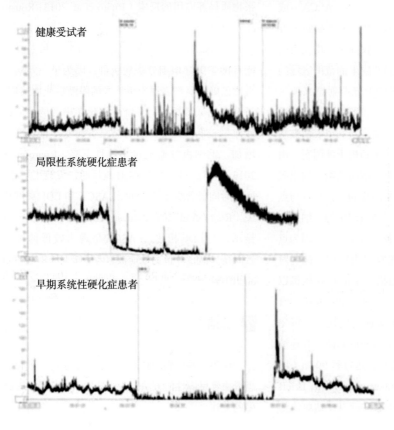

健康受试者

局限性系统硬化症患者

早期系统性硬化症患者

图5 健康受试者、局限性系统性硬化症患者和早期系统性硬化症（SSc）患者，阻断后反应性充血的描记（36）对比（Pericam PSI，Perimed，Jarfalla）

LDF 是一种具有单点式采样的接触式激光器。它非常灵敏，并且可以可靠地实时评估皮肤血流因生理刺激或通过电离子渗透疗法或系统性给予扩血管物质而产生的小而快的变化，这种技术的缺点是需要与皮肤接触（需要皮肤完整性）以及由于是单点式，无法探测更大区域。

LDI 允许绘制更大的区域，并且不需要接触，允许评估受伤皮肤区域。通过强度色彩尺度，可以评估流量分布的区域差异，并且允许不同种类的刺激（物理、药理、局部或系统）后的流动动态评估。主要缺点与相对较高的扫描时间有关，可能无法检测较短的血流量变化。

LASCA 是一种新型的全视场成像工具，它将采集的快速性与非接触性绘制相对较大的皮肤区域的可能性结合起来。它可以对不同区域的血流进行定性分析和流量分布的定量测量，也可以评估生理或药理刺激后的动态变化。与 LDF 相比，它是可重复的、快速的，并且更好地被患者接受。

致谢

我们感谢 Perimed Italia srl 的 Achille Moneta 博士修改稿件的技术部分并提供图片。

（刘建伟 译，王银娟 校，袁超 审）

参考文献

Abraham DJ, Krieg T, Distler J, Distler O. Overview of pathogenesis of systemic sclerosis. Rheumatology (Oxford). 2009;48 suppl 3:iii3–7.

Allen J. Photoplethysmography and its application in clinical physiological measurement. Physiol Meas. 2007;28:R1–39.

Anderson ME, Moore RL, Hollis S, Clark S, Jayson MIV, Herrick AL. Endothelial dependent vasodilatation is impaired in patients with systemic sclerosis, as assessed by low dose iontophoresis. Clin Exp Rheumatol. 1999;17:49–54.

Anderson ME, Moore TL, Hollis S, Jayson MIV, King TA, Herrick AL. Digital vascular response to topical glyceryl trinitrate, as measured by laser Doppler imaging, in primary Raynaud's phenomenon and systemic sclerosis. Rheumatology. 2004;41:324–8.

Black CM, Matucci-Cerinic M, Guillevin L. Progress in systemic sclerosis: a 10 year perspective. Rheumatology (Oxford). 2009;48(Suppl3):iii1–2.

Boignard A, Salvat Melis M, Carpentier PH, Minson CT, Grange L, Duc C, Darrot-Reynauld F, Cracowski JL. Local hyperemia to heating is impaired in secondary Raynaud's phenomenon. Artrhitis Res Ther. 2005;7:R1103–12.

Briers JD. Laser speckle contrast imaging for measuring blood flow. Proceedings of the symposium on photonics technologies for 7th framework program. Wroclaw 12–14 Oct 2006: 328–332.

Cipriani P, Marrelli A, Liakouli V, Di Benedetto P, Giacomelli R. Cellular players in angiogenesis during the course of systemic sclerosis. Autoimmun Rev. 2011;10(10):641–6.

Cooke ED, Steinberg MD, Pearson RM, et al. Reflex sympathetic dystrophy and repetitive strain injury: temperature and microcirculatory changes following mild cold stress. J R Soc Med. 1993;86:690–3.

Correa MJU, Andrade LEC, Kayser C. Comparison of laser doppler imaging, fingertip lacticemy test and nailfold capillaroscopy for assessment of digital microcirculation in systemic sclerosis. Arthritis Res Ther. 2010;12(4):R157.

Cracowski JL, Minson CT, Salvat-Melis M, Halliwill JR. Methodological issues in the assessment of skin microvascular endothelial function in humans. Trends Pharmacol Sci. 2006;27:503–8.

Cracowsky JL, Carpentier PH, Imbert B, Cachot S, Labesque FS, Bessard J, Bessard G. Increased urinary F2-isoprostanes in systemic sclerosis, but not in primary Raynaud's phenomenon. Arthritis Rheum. 2002;46:1319–23.

Cutolo M, Sulli A, Smith V. Assessing of microvascular changes in systemic sclerosis. Diagnosis and management. Nat Rev Rheumatol. 2010a;6:578–87.

Cutolo M, Ferrone C, Pizzorni C, Soldano S, Seriolo B, Sulli A. Peripheral blood perfusion correlates with microvascular abnormalities in Systemic sclerosis: a laser Doppler and nailfold videocapillaroscopy study. J Rheum. 2010b;37:1174–80.

Della Rossa A, Cazzato M, d'Ascanio A, Tavoni A, Bencivelli W, Pepe P, Mosca M, Baldini C, Rossi M, Bombardieri S. Alteration of microcirculation is a hallmark of very early systemic sclerosis patients: a laser speckle contrast analysis. Clin Exp Rheumatol. 2013;31(2 Suppl 76):109–14.

Flavahan NA. Regulation of vascular reactivity in scleroderma: new insights into Raynaud's phenomenon. Rheum Dis Clin N Am. 2008;34(1):81–7.

Fries R, Kaveh S, Wilmowsky H, Bohm M. Sildenafil in the treatment of Raynaud's phenomenon resistant to vasodilator therapy. Circulation. 2005;112:2980–5.

Grattagliano V, Iannone F, Praino E, De Zio A, Riccardi MT, Carrozzo N, et al. Digital laser doppler flowmetry may discriminate "limited" from "diffuse" systemic sclerosis. Microvasc Res. 2010;80(2):221–6.

Imbert B, Carpentier P. Techniques for evaluating the microcirculation. In: Cutolo M, Smith V, Sulli A, editors. Atlas of capillaroscopy in rheumatic diseases. Milano: Elsevier; 2010. p. 17–24. Chapter 3.

Kahaleh MB. Raynaud's phenomenon and the vascular disease in scleroderma. Curr Opin Rheumatol. 2004;16:718–22.

Li L, Mac-Mary S, Marsaut D, et al. Age related changes in skin topography and microcirculation. Arch Dermatol Res. 2006;297:412–6.

Manetti M, Guiducci S, Ibba-Manneschi L, Matucci-Cerinic M. Impaired angiogenesis in systemic sclerosis: the emerging role of the antiangiogenic VEGF(165) b splice variant. Trends Cardiovasc Med. 2011;21 (7):204–10.

Murray AK, Moore TL, Manning JB, et al. Non invasive imaging techniques in the assessment of scleroderma spectrum disorders. Arthritis Rheum. 2009;61: 103–11.

Rajagopalan S, Pfenninger D, Kehrer C, Chakrabarti A, Somers E, Pavlic R, et al. Increased asymmetric dimethylarginine and endothelin 1 levels in secondary Raynaud's phenomenon implications for vascular dysfunction and progression of disease. Arthritis Rheum. 2003;48(7):1992–2000.

Rajan V, Varghese B, Van Leeuwen TG, Steenbergen W. Review of methodological developments in laser Doppler flowmetry. Lasers Med Sci. 2009;24: 269–83.

Rosato E, Borghese F, Pisarri S, Salsano F. Laser Doppler perfusion imaging is useful in the study of Raynaud's phenomenon and improves capillaroscopic diagnosis. J Rheumatol. 2009a;36:2257–63.

Rosato E, Roumpedaki E, Pisarri S, Salsano F. Digital ischemic necrosis in a patient with systemic sclerosis: the role of laser Doppler perfusion imaging. VASA. 2009b;38(4):390–3.

Rosato E, Molinaro I, Borghese F, Rossi C, Pisarri S, Salsano F. Bosentan improves skin perfusion of hands of patients with systemic sclerosis with pulmonary artery hypertension. J Rheumatol. 2010;37 (12):2531–9.

Rossi M, Bazzichi L, Di Maria C, Franzoni F, Raimo K, Della Rossa A, Santoro G, Bombardieri S. Blunted increase of digital skin vasomotion following acetylcholine and sodium nitroprusside iontophoresis in systemic sclerosis patients. Rheumatology (Oxford). 2008;47(7):1012–7.

Rossi M, Bazzichi L, Ghiadoni L, Mencaroni I, Franzoni F, Bombardieri S. Increased skin vasoreactivity and stimulated vasomotion associated with simvastatin therapy in systemic sclerosis hypercholesterolemic patients. Rheumatol Int. 2012;32:3715–21.

Roustit M, Simmons GH, Carpentier P, Cracowski JL. Abnormal digital neurovascular response to local heating in systemic sclerosis. Rheumatology. 2008;47:860–4.

Roustit M, Millet C, Blaise S, Dofournet B, Cracowsky JL. Excellent reproducibility of laser speckle contrast imaging to assess skin microvascular reactivity. Microvasc Res. 2010;80:505–11.

Ruaro B, Sulli A, Alessandri E, Pizzorni C, Ferrari G, Cutolo M. Laser speckle contrast analysis: a new method to evaluate peripheral blood perfusion in systemic sclerosis patients. Ann Rheum Dis. 2013. doi:10.1136/annrheumdis-2013-203514. [Epub ahead of print] PubMed.

Salvat Melis M, Carpentier PH, Minson CT, Boignard A, Mc Cord GR, Paris A, Moreau-Gaudry A, Cracowski JL. Digital thermal hyperaemia impairment does not relate to skin fibrosis or macrovascular disease in Systemic sclerosis. Rheumatology. 2006;45:1490–6.

Shah AA, Schiopu E, Hummers LK, Wade M et al. Open label study of escalating doses of oral treprostinil diethanolamine in patients with systemic sclerosis and digital ischemia: pharmacokinetics and correlation with digital perfusion. Arthritis Res Ther. 2013;15(2):R54.

Sulli A, Ruaro B, Smith V, Pizzorni C, Zampogna G, Gallo M, Cutolo M. Progression of nailfold microvascular damage and antinuclear antibody pattern in systemic sclerosis. J Rheumatol. 2013;40(5):634–9.

Sulli A, Ruaro B, Alessandri E, Pizzorni C, Cimmino MA, Zampogna G, Gallo M, Cutolo M. Correlations between nailfold microangiopathy severity, finger dermal thickness and fingertip blood perfusion in systemic sclerosis patients. Ann Rheum Dis. 2014;73 (1):247–51.

Szabo N, Csijki Z, Szanto A, et al. Functional and morphological evaluation of hand microcirculation with nailfold capillaroscopy and laser Doppler imaging in Raynaud's and Sjogren's syndrome and poly/dermatomyositis. J Rheumatol. 2008;37:23–9.

60

鲜红斑痣的评估与治疗

Yuanhong Li

内容

鲜红斑痣（port-wine stains，PWS）是一种先天性的严重影响美观的毛细血管和后微静脉畸形，发病率为 0.3% ～ 0.5%（Jacobs and Walton 1976；Lorenz et al. 2000）。皮损大多位于面颈部（常见于三叉神经分布区），无法自行消退。刚出生时，皮损通常较小，呈浅粉色斑片状。治疗不及时或不充分可能造成结节、肥厚及软组织过度生长，导致畸形、不对称，偶尔还会出现自发性出血（Kira et al. 2009）。这些颜色和形态上的改变主要是由异常真皮血管丛的进行性扩张所致。因此尽早治疗鲜红斑痣至关重要，往往需要多次维持治疗以防止结节和肥厚皮损的发生。

鲜红斑痣没有明显的遗传倾向，没有特定的危险因素，也没有预防措施。关于鲜红斑痣的发生发展，有假说认为是围绕在扩张的毛细血管后微静脉的调节血流的神经元缺失或不足，导致血管无法正常收缩，从而呈持续扩张状态。有研究表明鲜红斑痣主要发生于妊娠期第 2 ～ 8 周（Schneider et al. 1988）。此外，鲜红斑痣偶尔会发展为进行性淋巴管扩张、软组织肥厚［如 Klippel-Trenaunay-Weber 综合征（Klippel-Trenaunay-Weber syndrome）］、Cobb 综合征（Cobb syndrome）和普罗特斯综合征（Proteus syndrome，PS）等。

组织病理学上，鲜红斑痣由位于真皮乳头层及网状层的持续扩张的毛细血管及小静脉组成，这些扩张的血管不像血管瘤，它们不会增殖，因此与个体生长发育成比例生长。血管瘤常有自发性消退趋势，而鲜红斑痣的血管随时间呈渐进式扭曲和扩张，其发病机制尚不完全明确。其中一个假说是血管收缩能力的缺失导致血流的调节异常。最近有研究表明 RASA1 基因突变可导致毛细血管和动静脉的畸形以及遗传性毛细血管畸形和不伴有动静脉畸形的肢体肥大等临床表现（Revencu et al. 2008；Boon et al. 2005；Hershkovitz et al. 2008）。另有研究结果显示，与对照组相比，鲜红斑痣中血管内皮细胞生长因子（vascular endothelial growth factor，VEGF）和血管内皮细胞生长因子受体 2（VEGF-receptor 2，VEGF-R2）的表达显著升高，表明 VEGF 和 VEGF-R2 可能与血管增生和血管扩张相关（Vural et al. 2008）。

传统治疗手段包括切除、冷冻、植皮、磨削和放射线疗法，疗效均不明显且不良反应严重。近几十年来，激光疗法，如脉冲染料激光被广泛用于鲜红斑痣的治疗，并且非常受欢迎（Landthaler and Hohenleutner 2006）。其他光电设备，包括翠绿宝石激光、强脉冲光及 585/1064nm 联合激光器（combined 585/1064-nm devices），也取得了可观的疗效。其治疗原理均基于选择性光热作用（selective photothermolysis，SP）。血红蛋白吸收特定波长的激光后随即将光能转化为热能，导致治疗区域血管内皮细胞凝固坏死。

1 治疗

1.1 脉冲染料激光

脉冲染料激光（pulsed dye laser，PDL）（波长为 577nm、585nm 或 595nm）被广泛用于鲜红斑痣的治疗。由 PDL 产生的黄光被血管中的血红蛋白选择性吸收后，被转化为热能，从而产生热损伤和血栓形成。此外，直径为 50 ～ 150μm 的皮肤血管的热弛豫时间（thermal relaxation time，Tr）在 1.4 ～ 12.8 毫秒之间，因此这些激光产生的 0.45 ～ 50 毫秒的脉宽时间（pulse duration）正好与真皮血管的 Tr 相匹配，从而使更多的激光能量被靶血管吸收，避免向周围组织的热弥散导致热能丢失（Nelson et al. 1995）。

据文献报道，577nm PDL 的穿透深度只有 0.5mm，而 585nm PDL 的穿透深度为 1.2mm，可穿透基底细胞膜从而达到血管的选择性吸收（Tan et al. 1989）。组织学研究（Fiskerstrand et al. 1996；Hohenleutner et al. 1995）表明使用 585nm PDL，脉宽 0.45 毫秒，5mm 光斑，能量 6 ～ 8J/cm^2 治疗，组织热凝固的深度大约为 0.65mm。此外，表浅血管管腔达到完全热凝固的最大直径可达 150μm，而更大更深的血管，由于受到表浅血管对于激光的吸收作用以及穿透深度的限制，存在治疗抵抗（Lucassen et al. 1996），所以波长更长的 PDL 对于深部皮损的治疗就显得尤为重要了（Geronemus et al. 2000）。新一代长脉宽可调染料激光（long-pulsed tunable dye lasers，LPTDLs），相比传统的PDL 而言具有潜在优势。LPTDLs 的脉宽为 1.5 毫秒，波长在 585 ～ 600nm 之间可调，这些参数更多用于扩张明显以及深在血管的治疗。与 585nm激光相比，595nm 激光对于氧合血红蛋白的吸收系数更低（Greve and Raulin 2004；Chang et al. 2002；Prahl 1999）。因此，在使用 595nm 激光治疗时，需要选择的能量参数更大，脉宽更宽。

1.2 1 064nm Nd:YAG 激光

与 PDL 相比，1064nm Nd:YAG 激光的穿透深度更深。理论上，它可以作用于更厚及更深的血管，在增厚型鲜红斑痣的治疗中具有明显优势。然而，深在血管的热损伤可能诱发真皮周围组织的坏死，与 PDL 相比，诱发瘢痕的概率更高。Yang等（2005）曾报道 1064nm Nd:YAG 激光使用最小致紫癜剂量治疗鲜红斑痣，与 PDL 相比疗效相当。此外，有报道表明使用 1064nm Nd:YAG 激光治疗嘴唇部增厚型鲜红斑痣亦安全有效（Kono et al. 2009）。

总之，1064nm Nd:YAG 激光在鲜红斑痣的治疗中具有重要地位，尤其是对于结节型和增厚型皮损而言。

1.3 双波长激光（595nm PDL 和 1 064nm Nd:YAG 激光）

PDL 与 Nd:YAG 激光治疗血管型皮损协同效应的具体原理尚不十分明确。一个可能的解释是激光诱发热凝固过程中血液光吸收特性的转移学说。在双波长激光系统中，氧合血红蛋白靶向吸收 595nm 的激光能量，而后转化成高铁血红蛋白，由于 1 064nm 波长激光对高铁血红蛋白有选择性吸收峰，从而靶向吸收 1 064nm 激光能量（Alves and Wajnberg 1993；Randeberg et al. 2004）。在 2009年，Alster 和 Tanzi 报道了双波长激光在难治性和增厚型鲜红斑痣的治疗上优于单独 PDL 的治疗。术后只有一位患者出现轻度紫癜和小水疱，并于6 天内消退。其他作者也相继报道了双波长激光安

全有效（Borges da Costa et al. 2009）。

1.4 强脉冲光

强脉冲光（intense pulsed light，IPL）属于宽光谱、多色不相干光源，波长在 500 ～ 1 400nm 之间，脉宽属于毫秒级。因此，IPL 相比其他激光器有潜在优势，而且更长的波长可以穿透到真皮层，从而达 IPL 涵盖了氧合血红蛋白的吸收峰 577 ～ 600nm到对真皮血管的破坏（McGill et al. 2008）。

IPL 的宽光谱、不良反应轻微、经济实惠，为鲜红斑痣的治疗提供了另一个选择。在一些案例中，未予治疗的以及对于激光抵抗的鲜红斑痣使用IPL 治疗时得到了很好的疗效（Raulin et al. 1999；Bjerring et al. 2003；Ozdemir et al. 2008）。近期，Wang 等（2013）报道了 29 例颈部鲜红斑痣的中国患者（之前未予治疗），IPL 治疗五次，每次治疗间隔 4 ～ 5 周，超过 60% 的患者获得了 50% 以上的改善。

1.5 翠绿宝石激光

755nm 的翠绿宝石激光（alexandrite laser）已被证实可用于增厚型及 PDL 治疗抵抗的鲜红斑痣的治疗（Li et al. 2008；Izikson et al. 2009），尤其在与 PDL 联合治疗时，取得了良好的疗效。翠绿宝石激光对于脱氧血红蛋白的选择性吸收高于氧合血红蛋白，因此理论上它更适合用于破坏小静脉（如鲜红斑痣血管），而不损伤小动脉，并且比 PDL 穿透组织的深度增加了 50% ～ 70%。当然，我们也需要告知患者在进行治疗时可能会产生永久性脱毛的副作用。由于翠绿宝石激光穿透更深，血红蛋白对更长波长的激光吸收减少，因此伴发色素改变及瘢痕等不良反应的风险也相应增加。

1.6 光动力疗法

光动力疗法（photodynamic therapy，PDT）的机制是使用光敏性药物作为外源性色基注入扩张毛细血管内，起到吸收光的作用。在组织特定部位的药物作为光敏剂选择性吸收相应波长的光，这样可以诱发活性氧的产生，引起毛细血管内的光热损伤和

光化学作用，从而破坏真皮血管，避免表皮热损伤。

2013年，Gao等（2013）报道了一个PDT和PDL治疗鲜红斑痣的半脸对照试验。使用585nm激光器联合血卟啉单甲醚（hematoporphy-rin monomethyl，HMME）和低能量铜蒸汽激光（low-power copper vapor laser）（510.6和578.2nm）进行PDT治疗。对于红型鲜红斑痣，PDL和PDT在2个月随访后的改善率分别为11%～24%和22%～55%。对于紫红型鲜红斑痣，PDL和PDT的改善率分别为8%～33%和30%～45%，说明PDT和PDL一样安全有效，在一些案例中更优于PDL。另外一些作者发现PDT联合PDL与单用PDL相比并没有明显优势（Evans et al. 2005）。然而，其他作者发现苯并卟啉衍生物单环酸PDT联合PDL比单用PDL治疗疗效明显。

总之，PDT为鲜红斑痣的治疗提供了有力的选择，但因光敏剂使用后系统性光敏感持续时间较长，从而限制了它的临床应用。

1.7 染料脉冲光

近期，染料脉冲光（dye pulsed light，dye-PL）也被用于鲜红斑痣的治疗，其波长在500～600nm之间，正好涵盖氧合血红蛋白542nm和577nm两个吸收峰。dye-PL的波段接近585/595nm的PDL，理论上适用于鲜红斑痣的治疗，但需要更多的临床和基础研究去验证其疗效。

2 结论

如今，激光/光或其他替代疗法已广泛用于鲜红斑痣的治疗。大量临床试验证明，结合表皮冷却装置的PDL（波长585～600nm，脉宽0.45～10毫秒）治疗鲜红斑痣安全有效。然而，由于鲜红斑痣的血管大小和深度不同以及血管重建的发生，目前的激光/光技术很难达到皮损彻底清除的效果。除PDL以外，亟待新的治疗手段和临床随机对照试验来进一步确立非相干光源和其他激光的治疗作用。

（王彬、李远宏 译，赵倩、刘莲 校，蒋献 审）

参考文献

Alster TS, Tanzi EL. Combined 595-nm and 1,064-nm laser irradiation of recalcitrant and hypertrophic portwine stains in children and adults. Dermatol Surg. 2009;35:914–9.

Alves OC, Wajnberg E. Heat denaturation of metHb and HbNO: e.p.r. evidence for the existence of a new hemichrome. Int J Biol Macromol. 1993;15:273–9.

Bjerring P, Christiansen K, Troilius A. Intense pulsed light source for the treatment of dye laser resistant port-wine stain. J Cosmet Laser Ther. 2003;5:7–13.

Boon LM, Mulliken JB, Vikkula M. RASA1: variable phenotype with capillary and arteriovenous malformations. Curr Opin Genet Dev. 2005;15(3):265–9.

Borges da Costa J, Boixeda P, Moreno C, Santiago J. Treatment of resistant port-wine stains with a pulsed dual-wavelength 595- and 1064-nm laser: a histochemical evaluation of the vessel wall destruction and selectivity. Photomed Laser Surg. 2009;27(4):599–605.

Chang CJ, Kelly KM, Van Gemert MJ, Nelson JS. Comparing the effectiveness of 585-nm vs 595-nm wavelength pulsed dye laser treatment of port-wine stains in conjunction with cryogen spray cooling. Lasers Surg Med. 2002;31(5):352–8.

Evans AV, Robson A, Barlow RJ, Kurwa HA. Treatment of port-wine stains with photodynamic therapy, using pulsed dye laser as a light source, compared with pulsed dye laser alone: a pilot study. Lasers Surg Med. 2005;36(4):266–9.

Fiskerstrand EJ, Svaasand LO, Kopstad G, Ryggen K, Aase S. Photothermally induced vessel-wall necrosis after pulsed dye laser treatment: lack of response in port-wine stains with small sized or deeply located vessels. J Invest Dermatol. 1996;107:671–5.

Gao K, Huang Z, Yuan KH, Zhang B, Hu ZQ. Side-by-side comparison of photodynamic therapy and pulsed-dye laser treatment of port-wine stain birthmarks. Br J Dermatol. 2013;168(5):1040–6.

Geronemus RG, Quintana AT, Lou WW, Kauvar AN. High-fluence modified pulsed dye laser photocoagulation with dynamic cooling of port-wine stains in infancy. Arch Dermatol. 2000;136:942–3.

Greve B, Raulin C. Prospective study of port-wine stain treatment with dye laser: comparison of two wavelengths (585 nm vs. 595 nm) and two pulse durations (0.5 milliseconds vs. 20 milliseconds). Lasers Surg Med. 2004;34(2):168–73.

Hershkovitz D, Bercovich D, Sprecher E, Lapidoth M. RASA1 mutations may cause hereditary capillary malformations without arteriovenous malformations. Br J Dermatol. 2008;158(5):1035–40.

Hohenleutner U, Hilbert M, Wlotzke U, Landthaler M. Epidermal damage and limited coagulation depth with the flashlamp-pumped pulsed dye laser: a histochemical study. J Invest Dermatol. 1995;104: 798–802.

Izikson L, Nelson JS, Anderson RR. Treatment of hypertrophic and resistant port wine stains with a 755 nm laser: a case series of 20 patients. Lasers Surg Med. 2009;41:427–32.

Jacobs AH, Walton RG. The incidence of birthmarks in the neonate. Pediatrics. 1976;58:218–22.

Kira M, Roy GG, Hale EK. Port wine stain progression: a potential consequence of delayed and inadequate treatment? Lasers Sur Med. 2009;41:423–6.

Kono T, Frederick Groff W, Chan HH, Sakurai H, Yamaki T. Long-pulsed neodymium:yttrium-aluminum-garnet laser treatment for hypertrophic port-wine stains on the lips. J Cosmet Laser Ther. 2009;11(1):11–3.

Landthaler M, Hohenleutner U. Laser therapy of vascular lesions. Photodermatol Photoimmunol Photomed. 2006;22:324–32.

Li L, Kono T, Groff WF, Chan HH, Kitazawa Y, Nozaki M. Comparison study of a long-pulse pulsed dye laser and a long-pulse pulsed alexandrite laser in the treatment of port wine stains. J Cosmet Laser Ther. 2008;10:12–5.

Lorenz S, Maier C, Segerer H, et al. Skin changes in newborn infants in the first 5 days of life. Hautarzt. 2000;51:396–400.

Lucassen GW, Verkruysse W, Keijzer M, van Gemert MJ. Light distributions in a port wine stain model containing multiple cylindrical and curved blood vessels. Lasers Surg Med. 1996;18:345–57.

McGill DJ, MacLaren W, Mackay IR. A direct comparison of pulsed dye, alexandrite, KTP and Nd:YAG lasers and IPL in patients with previously treated capillary malformations. Lasers Surg Med. 2008;40(6):390–8.

Nelson JS, Milner TE, Svaasand LO, Kimel S. Laser

pulse duration must match the estimated thermal relaxation time for successful photothermolysis of blood vessels. Lasers Med Sci. 1995;10:9–12.

Ozdemir M, Engin B, Mevlito lu I. Treatment of facial portwine stains with intense pulsed light: a prospective study. J Cosmet Dermatol. 2008;7:127–31.

Prahl, S. (1999). Optical absorption of hemoglobin. http://omlc.ogi.edu/spectra/hemoglobin/. Accessed 12 Dec 2010.

Randeberg LL, Bonesronning JH, Dalaker M, et al. Methemoglobin formation during laser induced photothermolysis of vascular skin lesions. Lasers Surg Med. 2004;34:414–9.

Raulin C, Schroeter C, Weiss RA, et al. Treatment of portwine stain with a noncoherent pulsed light source: a retrospective study. Arch Dermatol. 1999;135:679–83.

Revencu N, Boon LM, Mulliken JB, Enjolras O, Cordisco MR, Burrows PE, Clapuyt P, Hammer F, Dubois J, Baselga E, Brancati F, Carder R, Quintal JM, Dallapiccola B, Fischer G, Frieden IJ, Garzon M, Harper J, Johnson-Patel J, Labreze C, Martorell L, Paltiel HJ, Pohl A, Prendiville J, Quere I, Siegel DH, Valente EM, Van Hagen A, Van Hest L, Vaux KK, Vicente A, Weibel L, Chitayat D, Vikkula M. Parkes Weber syndrome, vein of Galen aneurysmal malformation, and other fast-flow vascular anomalies are caused by RASA1 mutations. Hum Mutat. 2008;29 (7):959–65.

Schneider BV, Mitsuhashi Y, Schnyder UW. Ultrastructural observations in port wine stains. Arch Dermatol Res. 1988;280:338–45.

Tan OT, Murray S, Kurban AK. Action spectrum of vascular specific injury using pulsed irradiation. J Invest Dermatol. 1989;92:868–71.

Vural E, Ramakrishnan J, Cetin N, Buckmiller L, Suen JY, Fan CY. The expression of vascular endothelial growth factor and its receptors in port-wine stains. Otolaryngol Head Neck Surg. 2008;139(4):560–4.

Wang B, Wu Y, et al. Treatment of neck port-wine stain with intense pulsed light in Chinese population. J Cosmet Laser Ther. 2013;15(2):85–90.

Yang MU, Yaroslavsky AN, Farinelli WA, et al. Long-pulsed neodymium:yttrium-aluminum-garnet laser treatment for port-wine stains. J Am Acad Dermatol. 2005;52:480–90.

61

鲜红斑痣评估

Pierre Agache, Yasser Afifi, and Philippe Humbert

内容

关键词

鲜红斑痣·评估

鲜红斑痣评估

- 颜色（色调和亮度）

1. 正常皮肤

2. 浅粉红色

3. 浅红色或亮粉红色

4. 浅紫色或暗粉红色

5. 暗红色

6. 亮紫色或暗红色

7. 暗紫色

- 斑片

1. 无斑片

2. 小斑片

3. 中等斑片

4. 明显斑片

- 边界

1. 模糊

2. 比较清晰

3. 非常清晰

- 尺寸

1. 不存在

2. 很小

3. 小

4. 中等大小

5. 大

6. 非常大

- 形状

1. 规则

2. 轻度不规则

3. 明显不规则

- 表面

1. 光滑

2. 中度凹凸不平

3. 明显凹凸不平

- 增生（hypertrophy）

1. 无增生

2. 轻度增生

3. 中度增生

4. 明显增生

在 90 例鲜红斑痣（port-wine stains，PWS）患者中对这一分级进行评估。颜色与边界状态相关，大小与增生程度相关。形状和斑片很难区分（不规则形状的鲜红斑痣常被认为是斑片）（Koster et al. 1998）。

根据形态、大小、轮廓长度和形状规则程度，不需要任何设备就能进行简单快速的评估。因此，这种分类可能很容易被测量工具取代。

（刘莲、张南 译，左颖 校，蒋献 审）

参考文献

Koster PHL, Bossuyt PMM, van der Horst CMAM, Gijsbers GHM, van Gemert MJC. Characterization of port-wine stain disfigurement. Plast Reconstr Surg. 1998;102:1210–6.

62

汗腺的组织生理学

Claudine Piérard-Franchimont, Gérald E. Piérard, and TrinhHermanns-Lê

内容

关键词

顶泌汗腺·外泌汗腺·无汗汗腺·免疫组化

缩略词

AESG	Apoeccrine sweat gland	无汗汗腺
ASG	Apocrine sweat gland	顶泌汗腺
CEA	Carcinoembryonic antigen	癌胚抗原
CK	Cytokeratin	细胞角蛋白
EMA	Epithelial membrane antigen	上皮膜抗原
ESG	Eccrine sweat gland	外泌汗腺
SC	Stratum corneum	角质层
UEA	Ulex europaeus agglutini	荆豆凝集素

1 简介

在人体皮肤中，汗液是由特定的腺体产生的。在汗液中，构成细胞在分泌过程中不会受到破坏，皮肤汗腺有两个主要类型，即外泌汗腺和顶泌汗腺，一般是从组织形态学上对其进行区分（Saga 2001；Noël et al. 2013）。越来越多的学者也支持存在无汗汗腺这一假设（Sato et al. 1987）。各种生理和病理状况使汗液的分泌量和成分发生变化。外泌汗腺、顶泌汗腺和假定的无汗汗腺在身体不同部位密度不同。此外，年龄和特殊刺激也会引起汗腺形态和功能的变化。皮肤表面的细菌微生物菌群（生物群落）是引起汗臭的主要原因。

尽管在全世界的人群中存在社交、文化方面的差异，但多汗和身体异味通常都是令人不愉快的（Sato et al. 1989）。相反，局部少汗和无汗症尽管损害到了体温调节，并且通常还代表了一些系统性疾病的警示信号，却似乎不那么令人不安。

虽然形态组织学（morphologic microanatomy）是汗腺分类的基础，但在可能的情况下，也应结合分子表型和功能特征。在人体的某些情况时，不确定某些腺体是 ESG 还是 ASG，这取决于所选用的标准。为此，引入了包括细胞角蛋白（cytokeratin，CK）表型、上皮膜抗原（epithelial membrane antigen，EMA）、癌胚抗原（carcinoembryonic antigen，CEA）等多种免疫组化标记物（Noël et al. 2013；Wollina 1991；Saga 2002；Wilke et al. 2004）。此外，糖复合物的鉴定也被用于描述健康和疾病状态的汗腺（Wollina et al. 1989；Sames et al. 1999；Li et al. 2009）。

2 汗腺结构

2.1 外泌汗腺

外泌汗腺（eccrine sweat glands，ESG）即为通常所说的小汗腺，每一个 ESG 都是由一个位置较深的盘绕结构和一段较直的皮内导管构成，其末端是真皮内的一段螺旋形的汗管。分泌部约占盘绕结构的三分之二，包含一种由大的透明（分泌）细胞［clear（secretory）cells］和更小颗粒状的暗（黏液）细胞［dark（mucoid）cells］混合而成的上皮层，外周包绕梭状的肌上皮（收缩）细胞［myoepithelial（contractile）cells］。透明细胞富含糖原（glycogen）和线粒体（mitochondria），它们主要分泌汗液，细小管收集相邻透明细胞之间挤压分泌出的汗液，每一个小管都代表一个从腔隙延伸出来的囊袋。颗粒状的暗细胞呈金字塔状的构造，其靠近外围基底膜的基底部狭窄。表皮内的顶端汗管内衬上皮细胞，结构与笔直的皮内导管相似。

有 200 万～400 万个 ESG 分布于人体皮肤上，平均达到 60～200 个 /cm²，手掌和足底的密度更高（约 600 个 /cm²）（Xhauflaire-Uhoda et al. 2010a）。每一个单独的 ESG 通过一个单独的顶端汗管直接开口于皮肤表面。ESG 在唇部、甲床和生殖器的某些部位上缺失。ESG 活性是由一种独特的胆碱能交感神经支配（cholinergic orthosympathetic innervation）的，不同的热度、情绪、智力和味觉刺激激活了控制 ESG 分泌的那部分大脑中枢。此外，低血糖（hypoglycemia）、甲状腺功能亢进症（hyperthyroidism）和高碳酸血症（hypercapnia）等也是刺激 ESG 分泌的因素（Xhauflaire-Uhoda et al. 2010a）。ESG 的总体排泄活性比肾脏低。

小汗腺汗液是分泌部的外分泌产物，分泌部产生等离子体的超滤液，是一种富含有机和无机电解质的清澈、无色、无味的水溶液。小汗腺汗液成分根据分泌率、分泌导管内的转运时间、醛固酮活性（aldosterone activity）、体能训练和适应环境的湿度和温度而变化。事实上，小汗腺汗液在皮内导管的迁移过程中，发生离子的部分选择性再吸收，尤其是 Na^+ 和 Cl^-。其他电解质也被重新吸收，特别是在大量出汗的情况下，小汗腺汗液变得低渗，含有较少的电解质和微量的葡萄糖，相比之下，乳酸含量增加。在末端导管部分，部分汗液蒸发到顶管内，根据出汗率（Sato et al. 1989）在角质层（stratum corneum，SC）表面生成蒸汽或液体，SC 表面的小汗腺汗液数量和组成成分根据身体部位不同，随时间的调节产生个体差异（Sato et al. 1989）。值得注意的是，小汗腺汗液中含有的某些化合物，如重金属、一些药物、其他有机化合物和（光）变应原等有重要的临床价值。

在正常情况下，在身体的大部分部位，ESG 的活性呈现间歇性，即输出与暂停循环周期性出现。搏动的节奏约为每分钟产生 0.3～12 个汗珠，这种有节律的活动根据环境和身体部位的不同表现出个体差异。这可能是汗液流动引起毛细血管周围肌上皮细胞扩张导致的痉挛性收缩引起的。一般情况下，相邻 ESG 交替激活，即使在大量出汗的情况下，预计只有约 50% 的 ESG 同时释放汗液。这种功能性特征在掌跖部位不存在，因为这个部位汗液的产生在很大程度上和大多数 ESG 是同步的（Sato et al. 1989；Xhauflaire Uhoda et al. 2010a）。

汗液从汗孔中蒸发（Uhoda et al. 2005；Xhauflaire Uhoda et al. 2010b）是人体在温暖环境或体温过高时体温调节的一种机制。相比之下，在皮肤表面流动的汗珠很少或没有体温调节的作用。浅表血管的血流量调节和血管扩张在很大程度上有助于恒温控制。人体静止状态下，SC 表面上每个汗孔的水分蒸发量和实际经表皮水分流失量（transepidermal water loss，TEWL）相加，形成全身每天约 600g 左右的隐性出汗。

2.2 顶泌汗腺

顶泌汗腺（apocrine sweat glands，ASG）即为通常所说的大汗腺，大部分 ASG 位于腋窝和腹股沟中，肚脐、会阴部和乳晕周围较少。每个 ASG 都由导管和位于深部的螺旋形的分泌部分组成。腺体部分由含立方状或柱状细胞组成，在色素较深部位细胞内可见颗粒或液泡。大汗腺排泄管结构非常类似于小汗腺管，管壁由双层或三层相当相似的立方状细胞组成。边缘基底层含有大量的线粒体（mitochondria）和微绒毛（microvilli），大汗腺分泌的汗液量少但黏稠。

ASG 在儿童期保持静止状态，在青春期雄激素的刺激下，功能成熟之后，性激素控制不再有效，而被肾上腺素能和胆碱能刺激所取代。

顶泌汗液是由位于真皮和皮下组织深处的大 ASG 腺泡产生的富含脂质的液体组成。在到达 SC 表面之前，它被释放到邻近毛囊的毛囊皮脂导管中。顶泌汗液呈乳白色，带有轻微黏性，富含脂质、氮、乳酸和各种其他离子，包括 Na^+、K^+、Ca^{2+}、Mg^{2+}、Cl^- 和 HCO_3^-。大汗腺的分泌似乎是从分泌细胞顶端的细胞质中分离出来的。耳廓上的莫尔腺、耳道中的耵聍腺和乳晕的乳轮腺及肛门生殖器腺都是适应特殊环境的 ASG（Van Der Putte 1994）。

2.3 无汗汗腺

无汗汗腺（apoeccrine sweat glands，AESG）在腋窝中被初步鉴定出来，假设腋窝皮肤中含有大约相等数量的 ESG、ASG 和 AESG，则估计腋窝有超过 25 000 个 AESG。AESG 通常与 ESG 和 ASG 有一些共同的特点（Sato et al. 1987）。然而，它们的存在仍然是一个有争议的问题（Sato et al. 1987；Hermanns-Lê et al. 2004），AESG 与 ESG 和 ASG 之间的区别主要在于大体形态上（Uhoda et al. 2005）。AESG 的生理学和药理学刺激似乎与控制 ASG 的不同，它们可能是直接开口于皮肤表面，并似乎对心理压力反应迅速，有学者认为 AESG 很大程度上导致了腋窝汗液的产生。

3 汗腺免疫组织化学

多学科交叉免疫组化方法有助于人类汗腺的研究，虽然排泄管在不同的汗腺中表现出相似的表型，但分泌部则显示出独特的分化模式。

用 CAM 5.2 抗体可以鉴定 ESG 的分泌部和少量导管细胞，包括分泌和导管细胞在内的所有 ASG 片段都被该抗体所修饰，单克隆 CAM 5.2 CK 抗体与 CK 8 反应强烈，而与 CK 7 反应较低（Noel et al. 2013）；CK 18 没有反应活性，不同的 ESG 部分含有由几个不同的 CK 组成的细胞骨架（Metze and Luger 1996；Metzler et al. 1990），包括 CK 7、CK 8、CK 14、CK 18 和 CK 19，以及上皮膜抗原（Epithelial membrane antigen，EMA）和癌胚抗原（Carcinoembryonic antigen，CEA）（Li et al. 2009）。据报道，CK 7、CK 18 和 CK 19 的表达要强于 CK 8 和 CK 14（Li et al. 2009），目前对 CK 10 的表达还有争议（Li et al. 2009；Demirkesen et al. 1995）。

多克隆 S100-B 蛋白抗体检测出了 S100 家族中 19 个 Ca^{2+} 结合蛋白中的一个，S100-B 蛋白主要位于 ESG 分泌细胞的细胞质内。单克隆 EMA 抗体（Li et al. 2009；Metze and Luger 1996）和多克隆 CEA 抗体（Li et al. 2009）通常标记汗腺（Noël et al. 2013）。EMA 位于小汗腺分泌段管腔包膜及暗细胞中，不同的 ASG 片段中含有 EMA，包括肾小球结构和排泄管（Noël et al. 2013）。CEA 存在于各级 ESG 中，ASG 导管壁显示出了多相的 CEA 标记。荆豆凝集素（ulex europaeus agglutini，UEA）-1 是一种与 α-L- 岩藻糖基结合的凝集素，抗 UEA-1 抗体显示与末端 α- 岩藻糖低聚糖相对应的凝集素结合位点，其中一些存在于汗腺中（Noël et al. 2013；Metzler et al. 1990）。在 ESG 分泌部，透明细胞表现出胞质内 UEA-1 染色丰富。ASG 整体上出现强标记性，分泌 ESG 片段的细胞数为强阳性。单克隆抗体 CD138 发现跨膜粘结合蛋白多糖酶 -1 蛋白多糖（Noël et al. 2013），不同数量的 ESG 分泌细胞此抗体强阳性。CD63 单克隆抗体（NKi-C3）可以检测分子量在 25 ～ 100kD 之间的各种蛋白质，它们可能是位于细胞质液泡中的溶酶体抗原的一部分（Noël et al. 2013），在 ESG 中，CD63 免疫染色存在于分泌细胞顶端部分。在 ASG 中，对总囊性疾病液体蛋白 -15 的阳性反应是典型的（Uhoda et al. 2005）。

到目前为止，使用免疫组化法并没有明确和特异性地鉴定出 AESG，并且关于这个话题的论文仍然很少，也存在争议（Sato et al. 1987；Hermanns-Lê et al. 2004）。然而，最近的研究表明，S100-B 蛋白、CEA 和 CD63 的免疫反应可能有助于鉴定出一些 AESG（Noël et al. 2013）。

（谈益妹 译，邹颖 校，李祎铭 审）

参考文献

Demirkesen C, Hoede N, Moll R. Epithelial markers and differentiation in adnexal neoplasms of the skin: an immunohistochemical study including individual cytokeratins. J Cutan Pathol. 1995;22:518–35.

Hermanns-Lê T, Garcia R, Arrese JE, Piérard GE. Pitted keratolysis: new ultrastructural insight in keratohyalin granule and corneodesmosome alterations. Exog Dermatol. 2004;3:107–11.

Li HH, Zhou G, Fu XB, et al. Antigen expression of human eccrine sweat glands. J Cutan Pathol. 2009;36:318–24.

Metze D, Luger TA. Ultrastructural localization of carcinoembryonic antigen (CEA) glycoproteins and epithelial membrane antigen (EMA) in normal and neoplastic sweat glands. J Cutan Pathol. 1996;23:518–29.

Metzler G, Schaumburg-Lever G, Liebig K. Ultrastructural localization of keratin and alpha-L-fucose in human eccrine sweat glands. Arch Dermatol Res. 1990;282:12–6.

Noël F, Piérard GE, Delvenne P, et al. Immunohistochemical sweat gland profiles. J Cosmet Dermatol. 2013;12:179–86.

Saga K. Histochemical and immunohistochemical markers for human eccrine and apocrine sweat glands: an aid for histopathologic differentiation of sweat gland tumors. J Invest Dermatol Symp Proc. 2001;6:49–53.

Saga K. Structure and function of human sweat glands studied with histochemistry and cytochemistry. Prog Histochem Cytochem. 2002;37:323–86.

Sames K, Moll I, van Damme EJ, et al. Lectin binding pattern and proteoglycan distribution in human eccrine sweat glands. Histochem J. 1999;31:739–46.

Sato K, Leidal R, Sato F. Morphology and development of an apoeccrine sweat gland in human axillae. Am J Physiol. 1987;252:166–80.

Sato K, Kang WH, Saga K, Sato KT. Biology of sweat glands and their disorders. I. Normal sweat gland function. J Am Acad Dermatol. 1989;20:537–63.

Uhoda E, Piérard-Franchimont C, Petit L, Piérard GE. The conundrum of skin pores in dermocosmetology. Dermatology. 2005;210:3–7.

Van Der Putte SC. Mammary-like glands of the vulva and their disorders. Int J Gynecol Pathol. 1994;13:150–60.

Wilke K, Keil FJ, Wittern KP, et al. Immunolabelling is essential for the differentiation of human axillary apoeccrine glands. J Invest Dermatol. 2004;123: A93.

Wollina U. Human eccrine sweat gland. Expression of neuroglandular antigens and coexpression of intermediate filaments. Histol Histopathol. 1991;6: 191–8.

Wollina U, Schaarschmidt HH, Hipler C, et al. Distribution of glycoconjugates in human skin appendages. Acta Histochem. 1989;87:87–93.

Xhauflaire-Uhoda E, Paquet P, Quatresooz P, Piérard GE. Characterization of the skin using capacitance imaging. Expert Rev Dermatol. 2010a;5:149–58.

Xhauflaire-Uhoda E, Piérard-Franchimont C, Piérard GE, et al. Weathering of the hairless scalp: a study using skin capacitance imaging and ultraviolet lightenhanced visualization. Clin Exp Dermatol. 2010b;35:83–5.

63

汗腺的评价方法

Claudine Piérard-Franchimont and Géral. E. Piérard

内容

关键词

外泌汗腺·顶泌汗腺·隐汗·皮肤电容映射成像

缩略词

ASG	Apocrine sweat gland	顶泌汗腺
ESG	Eccrine sweat gland	外泌汗腺
SC	Stratum corneum	角质层
SCMI	Skin capacitance mapping/imaging 皮肤电容映射成像	
SSWL	Skin surface water loss	皮肤表面失水
TEWL	Transepidermal water loss 经表皮失水	

人体的外泌汗腺（eccrine sweat glands，ESG）和顶泌汗腺（apocrine sweat glands，ASG）功能各异，适合评价它们在皮肤表面分泌活动的无创性检测方法有所不同。

1 外泌汗液分泌生物计量学

外泌汗液分泌活动与温度、情感和味觉应激有关，受胆碱能交感神经支配的乙酰胆碱调控。在正常生理状态下，ESG活性对调节体温起着重要作用，但其调控体温的作用受到很多系统性疾病的影响。例如，糖尿病性神经病变经常累及末梢感觉运动神经支配，导致外周汗液分泌减少，进而改变高度依赖性的体温调节排汗（Piérard 2003）。因此，受糖尿病神经病变影响的腿部通常是少汗的，伴有上身"代偿性"多汗症（Xhauflaire-Uhoda et al. 2011）。糖尿病人其他可能出现的出汗改变包括区域性少汗和更罕见的孤立性皮肤病参与；一些患者患有两种或多种这些病症，甚至是全身性无汗症（Piérard 2003）。据报道，体表无汗症程度与临床自主神经障碍的严重程度呈正相关（Piérard 2003）。迄今为止，很少使用灵敏的生物计量方法来探索汗腺功能障碍各方面的微调客观评价（Xhauflaire-Uhoda et al. 2011）。然而，考虑到ESG活性

在各种生理病理条件下的影响，可采用多种方法记录ESG数量并评估其功能状态（Piérard 2003）。在体试验主要包括两大类（Noël et al. 2012）。

第一类方法能够测量总体出汗量，不计活性ESG的数量。这样的评估方法包括收集和称量体表汗液称重法，该方法测量体重在几个小时内的减少量，表示在选定时间内汗液的分泌量；单个汗腺管微插管是一种繁琐的辅助方法，通过测量经表皮失水（transepidermal water loss，TEWL）整体评估皮肤表面水分的挥发量；角质层水分定量介电测量法是一种间接评估ESG分泌活性的方法。

第二类方法主要用于评估特定皮肤表面区域内活性ESG的密度（Noël et al. 2012；Hermanns-Lê et al. 2004）。特别是皮肤电容映射成像法（skin capacitance mapping/imaging，SCMI）——一种实时无创的检测方法，能够非常方便地观察到单个汗腺微小的分泌活动。

1.1 称重法

称重法以前被开发用于量化在限定时间间隔内、在受控条件下（持续时间、温度、测量部位等），过量产生的实际汗液量。因此，采用吸附性滤纸或者一定规格的垫片在封闭环境下探索热出汗（Leyden et al. 1981），任何药物刺激或抑制ESG都可能影响。在这些过程中，用于吸收汗液的实验材料在使用前和吸汗后分别称重。为准确量化，该方法的最小汗液重量不能小于100mg，一个依从性好的受试者一天出汗量可达到10L。

1.2 水分蒸发定量法

通常，TEWL值用于测试角质层的屏障功能，但这种评价方法适用于没有出汗的情况下进行的测试，这也表明在一些条件下通过TEWL评价皮肤屏障功能是不可行的。确实，用于TEWL测量的设备也可以用于测量在休息状态下弥散分布的小汗腺汗液的挥发量。文献中很少对仪器测量的TEWL值中微量汗液蒸发量量化研究（Rennie et al. 1991），因而在解释TEWL数据时通常被忽略。然而，必须承认任何生理、热和情绪压力都会通过汗

液来影响常规的 TEWL 值。

TEWL 检测相当耗时，且通常测量到的皮肤区域很小，但是可以进行连续记录，特别是开放式测量法。因此，该方法也可用于检测汗液挥发过程中的中等生理状况改变。但需要注意的是，当大量汗液在皮肤表面流动而又未完全挥发时是无法进行检测的。

1.3 汗液染色可视法

几种在体检测汗液的简单方法使用了特异性染料。在测量之前，首先擦拭去除测试部位皮肤上残留的汗液，然后在皮肤上涂抹活性染料，或者用浸有该试剂的吸汗材料覆盖。单独使用或组合使用的染料，都是可以检测汗液的。这种染色方法可以方便地进行流汗连续图像记录和图像分析。

还有一种染色法是使用浸有 1% 溴酚蓝酒精溶液（bromophenol blue alcoholic solution）的滤纸。将浸润后的材料放置于出汗的角质层表面数秒钟，灰色粉末与水溶液接触后，在 pH 值高于 4.6（与汗液一致）时变成蓝色。去除贴敷材料后，出汗点位置处显现出很多蓝色点。或者，也可以将溴酚蓝粉末直接撒在皮肤表面上，或者将染料分散溶解于油性介质后均匀涂抹薄薄一层到皮肤表面上。

迄今为止，最简单、最安全的染色方法就是碘淀粉（iodine starch method）反应方法。该方法是在皮肤表面涂抹 2% 的碘乙醇溶液（iodine ethanol solution），待溶液自行挥发后，将富含淀粉的滤纸贴敷于皮肤表面几秒钟。去除滤纸后，就会在出汗活跃的地方出现深蓝色的印记。另一种方法是将滤纸浸入碘和蓖麻油的乙醇溶液中，自然晾干后，将该滤纸覆盖于皮肤表面 1 分钟，然后移除，再撒上淀粉，就显现蓝色斑点了。还有一种衍生的方法是将分散于蓖麻油中的淀粉涂抹于涂有碘酒的皮肤上，活跃的汗孔在皮肤上呈现出深蓝色斑点，然后用图像分析来评估 ESG 的数量和活性。

最简单、最通用的碘淀粉法是基于喷涂在角质层（stratum corneum，SC）上的碘化淀粉这一步骤，汗滴直接在皮肤表面显示为深蓝色或紫色斑点，将皮肤表面的碘化淀粉擦掉后，可在同一部位重复此

方法。由于吸入碘化淀粉是很危险的，所以必须要保证试验程序的安全性。其他一些染料也可能会被用到，诸如罗丹明（rhodamine）和普鲁士蓝粉（prussian blue powdered），将其喷洒在自黏性透明薄膜上，与汗液接触后变成蓝色。

如果假定汗滴是半球形（$2/3\pi \cdot r^3$）或近似于球形（$\pi \cdot r^3$），通过相加每个汗滴的估计体积可以计算一定面积皮肤的汗液分泌率。

前面提及的染色法可能存在不同的缺陷：残留在角质层上的表面活性剂可能改变汗液的流变性，在印记形成阶段的侧移或由于大量出汗造成汗滴合并，导致汗滴在染料印记形成之前在皮肤表面流动了；在某些情况下，很难准确地界定提取印记的皮肤区域。

1.4 特殊有机汗液化合物的染色方法

一些粉末或者液体染料涂于皮肤可用于检测特定的有机汗液化合物。例如，阿斯特拉蓝（astra blue）揭示了各种有机离子，醌茜素（quinizarin）在碳酸盐存在下变黑了，在皮肤上涂上 5% 邻苯二醛（orthophthalaldialdehyde）二甲苯（xylene）溶液与小汗腺毛孔处的氨接触后，在 2～3 分钟内出现一种黑色的反应产物。

茚三酮（ninhydrin）接触氨基酸后变成蓝紫色，该化学物对皮肤有刺激性，被禁止用于局部皮肤。一种更安全的方法是用一张滤纸蘸上 1% 茚三酮丙酮溶液，120℃烘干后应用于皮肤上，接触汗液后呈现出紫罗兰色。

1.5 制模法

利用疏水性材料特性开发的硅胶制模法（silicone rubber methods）的原理是当模具材料应用于皮肤表面后，来自 ESG 的汗液能够阻止疏水性材料的沉积，从而在模具上留下印迹。

硅胶是一种易得、价廉、安全的材料，可以应用全身任何皮肤表面。具体操作方法如下，首先将硅胶与聚合剂混合，贴敷于皮肤表面，再小心剥脱下来，在显微镜下观察。汗滴在硅胶薄膜上显示为一个个小孔，因此能够方便地计算单位面积 ESG

的数量。硅胶复制技术可能的一个缺点是在模具下产生气泡。

当硅胶材料很薄时，汗珠会在薄膜上形成小孔，一定面积皮肤表面上的 ESG 数量就可以方便地计算出来。另一种制模方法是在皮肤表面涂上一层薄薄的凡士林来记录汗珠，通过图像分析计算每个 SC 单位面积上的 ESG 密度（Piérard 2003）。

1.6 电测法

SC 湿度会影响皮肤的介电性能，在出汗的情况下，皮肤的电容和导电性会增加（Piérard 2003）。电测法作为一种筛选工具，由于测量是相对和间接的，很少被用于汗腺的功能评估，而且当大量出汗时，角质层的饱和效应迅速发生。

1.7 皮肤电容映射成像法

在生理条件下，通过表皮和汗腺的微小蒸发，水分明显流失。基本上，有 3 种汗腺活动 SCMI 仪器（Xhauflaire-Uhoda et al. 2010a，b，2011；Noël et al. 2012；Batisse et al. 2006；Lévêque et al. 2006；Piérard-Franchimont，Piérard2015；Piérard-Franchimont et al. 2016）。皮肤集成仪 SkinChip®、汗液集成仪 Sweatchip® 和水分分布仪 HM100（CK Technology，Vise，openate...）（L'Oréal，Paris）操作都是通过多传感器探头在 SC 上以 50μm 的分辨率进行具体的电容测量。SCMI 图像基于每个位点的电容值以不同水平的灰度显示出来。由此，生成皮肤表面的非光学电容图。像素越黑表示电容值越高，反之，浅明一些的像素对应的电容值较低。皮肤的电容值受汗液的影响很大，当 SCMI 探头与 SC 长时间接触超过 5 秒钟，将会使汗液、TEWL 和水饱和度积累，导致灰度值增高。

第一，在汗液静止期没有明显的 SCMI 表现。第二，汗腺即使在没有明显出汗的情况下也会离散地活动，在这种情况下，汗腺只释放离散的水蒸气。当受试者处于无过热的安静状态下，使用 SCMI 可以方便地观察到通过汗孔的不易察觉的隐汗。微小的黑点标志着角质层表面上每个有发散活动的 ESG 的连接。这些小黑点要么对应于开放

的 ESG 导管，要么对应于柔软的角质化和保湿的角质层帽套在汗孔上，这些结构可能表现出一种捕捉汗水蒸气的持汗能力。当 ESG 处于活动状态但没有流淌的汗液时，汗水蒸气的排放量明显很小，此时的 TEWL 值几乎没有变化。但这种情况与角质层内部保湿的总体增加有关（Noël et al. 2012），TEWL 值一般也会相应增高。第三，当汗水大量从活跃的 ESG 流出时，这意味着皮肤表面水分丢失（skin surface water loss，SSWL）比正常情况下的 TEWL 要高得多。但汗液越多，SCMI 黑点越大，其中一些融合后形成不规则的黑色"水滩"。这时的 SCMI 更接近于 SSWL。由于汗液呈现为黑点，所以可以考虑通过阈值化来测量其对平均灰度的贡献（Noël et al. 2012）。

运动后的 SCMI 受到汗腺活性和角质层水合能力两个主要因素改变的影响（Noël et al. 2012）。一方面，这些大小和分布相对一致的大量小黑点代表着活跃的 ESG，随着这些小黑点的增大和融合将会形成一些大的黑斑。另一方面，SCMI 的背景颜色相对于运动前更加暗了，这意味着角质层湿度在增加。据报道，这些特征在运动后即刻和 1 分钟非常明显，5 分钟后就消失了。

综上所述，SCMI 是一种研究 ESG 多种活性的简便方法，它能够灵敏地检测各种刺激后 ESG 在早期的信号变化。自主神经病变（autonomic neuropathies）对 ESG 的影响，包括糖尿病类型是有可能通过 SCMI 法来测量的（Xhauflaire-Uhoda et al. 2011；Noël et al. 2012）。但需要强调的是，一些角化过度性疾病（hyperkeratotic disorders）会抑制汗液分泌，如患花斑癣[tinea（pityriasis）versicolor]和银屑病（psoriasis）时，汗液分泌在很大程度上受到限制（Uhoda et al. 2005；Xhauflaire-Uhoda et al. 2006）。

2 顶泌汗液分泌的生物计量学

人体的 ASG 主要分布在腋窝、会阴、脐周和乳晕等部位，它们在青春期开始起作用。其主要功能包括产生臭味、分泌信息素、区域标记和作为

警告信号，ASG 分泌信息素的作用存在于很多物种中。

2.1 顶泌汗管

聚集在真皮毛囊皮脂腺管的顶泌汗腺汗液，通过 1∶2000 生理盐水稀释的肾上腺素收缩平滑肌细胞，可以部分地被挤压至皮肤表面。该方法会产生明显的疼痛，可以采用毛细管从毛囊皮脂腺管收集顶泌汗腺汗液。每个顶泌汗腺孔中大约能收集到 1μl 乳白色的顶泌汗腺分泌汗液。但在肾上腺素漂白的皮肤区域仅有少量的毛囊皮脂腺管能分泌汗液。

2.2 腋臭评估

在进行腋臭评估之前需要限定剔除腋毛、清洁产品、除臭、香水的使用及在腋下的使用频率（Piérard 2003）。常规操作程序是将彻底清洁和高压灭菌处理后的棉纱垫放置于测试腋下保持 6～9 小时，然后采用色谱分析法（chromatographic analytic analysis）检测导致腋臭的化学成分。但由于导致腋臭的成分复杂，以及个体间成分差异较大使得该方法的应用具有一定的局限性。同时，色谱分析法无法进行定量检测。

体外微生物实验结果显示引起腋臭的一些成分具有抑制微生物生长的作用。因此，这项技术能够用于对除臭剂潜在活性的间接评估。而在体微生物学评价方法取决于角质层上微生物菌群的采集，可以通过培养后计数菌落数或采用流式细胞技术评估其活力。然而，在体定量评估方法的最大难点在于皮肤表面生物菌群采集的质量控制。

（江文才 译，谈益妹 校，李祎铭 审）

参考文献

Batisse D, Giron F, Lévêque JL. Capacitance imaging of the skin surface. Skin Res Technol. 2006;12:99–104.

Hermanns-Lê T, Garcia R, Arrese JE, Piérard GE.

Pitted keratolysis: new ultrastructural insight in keratohyalin granule and corneodesmosome alterations. Exog Dermatol. 2004;3:107–11.

Lévêque JL, Xhauflaire-Uhoda E, Piérard GE. Skin capacitance imaging, a new technique for investigating skin surface properties. Eur J Dermatol. 2006;16:500–6.

Leyden JJ, McGinley KJ, Hölzle E, et al. The microbiology of the human axilla and its relationship to axillary odor. J Invest Dermatol. 1981;77:413–6.

Noël F, Piérard-Franchimont C, Piérard GE, Quatresooz P. Sweaty skin, background and assessments. Int J Dermatol. 2012;51:647–55.

Piérard GE, the EEMCO group. EEMCO guidance for the efficacy assessment of antiperspirants and deodorants. Skin Pharmacol Appl Skin Physiol. 2003;16:324–42.

Piérard-Franchimont C, Piérard GE. Sweat gland awakening on physical training. A skin capacitance mapping observation. Clin Res Dermatol. 2015;2:1–4.

Piérard-Franchimont, C, Hermanns-Lê T, Piérard GE. Skin capacitance mapping of eccrine sweat gland activity during pregnancy. Open Access. J Science Technol. Vol. 4 (2016), Article ID 101187, 4 p.

Rennie PJ, Gower DB, Holland KT. In vitro and in vivo studies of human axillary odour and cutaneous microflora. Br J Dermatol. 1991;124:596–602.

Uhoda E, Piérard-Franchimont C, Piérard GE. Anhidrotic pityriasis versicolor. Dermatol Actual. 2005;89:16–7.

Xhauflaire-Uhoda E, Piérard-Franchimont C, Piérard GE. Skin capacitance mapping of psoriasis. J Eur Acad Dermatol Venereol. 2006;20:1261–5.

Xhauflaire-Uhoda E, Piérard GE, Quatresooz P. The skin landscape following nonoptical capacitance imaging. Am J Clin Dermatol. 2010a;11:89–94.

Xhauflaire-Uhoda E, Piérard-Franchimont C, Piérard GE, et al.Weathering of the hairless scalp: a study using skin capacitance imaging and ultraviolet light-enhanced visualization. Clin Exp Dermatol. 2010b;35:83–5.

Xhauflaire-Uhoda E, Mayeux G, Quatresooz P, et al. Facing up to the imperceptible perspiration modulation. Influence of diabetic neuropathy, physical exercise and antiperspirants. Skin Res Technol. 2011;17:487–93.

64

人体皮肤感知湿度的神经生理学与评估

Davide Filingeri, Simon Hodder, and George Havenith

内容

关键词

皮肤·湿度·皮肤感受器·水分·汗液·温度·触觉·定量·感官测试·心理测量量表·感知

1 简介

自从 Pharo Gagge 在 John B. Pierce 基金会实验室开展了一项重要的工作：把皮肤湿度（skin wetness）作为物理参数进行测量，该项工作就引起了很大的关注，尤其是它在评估身体在代谢性产热（metabolic heat production）（如肌肉锻炼）和热量散失减少（如外界环境温度升高）等条件下机体热平衡（heat balance）中的作用（Nadel and Stolwijk 1973；Candas et al. 1979；Havenith 2001；Havenith et al. 2013）。虽然皮肤湿度在维持机体体温平衡中的作用已经阐明，但是很少有研究去阐述人们是如何感知皮肤湿度的，以及真实的皮肤物理湿度水平和人们感知的皮肤湿度水平是如何关联的。

研究人们是如何感知皮肤湿度的具有理论和实际意义。理论上，这可以帮助人们更好地理解外周和中枢神经系统是如何交互产生复杂的躯体感觉（Craig 2003）。在实际应用上，它也对潜在的临床应用和工业应用都有较大的作用。在临床中，它可以帮助诊断躯体感觉障碍疾病（somatosensory disorders）[如多发性硬化症（multiple sclerosis）和糖尿病神经病变（diabetic neuropathy）]（Gin et al. 2011）或者其他病变（Mayrovitz and Sims 2001）。在工业上，它可以帮助开发新型服装设计改善皮肤热舒适度，或者设计最佳化个人及病人护理的卫浴产品。确实，局部皮肤湿度在热和服装不适对皮肤的作用起始阶段已经确切显示出关键作用（Fukazawa and Havenith 2009），同时当病人卧床或者使用卫生产品（如尿布）时，其对压力性溃疡（pressure ulcers）也是危险因素（Mayrovitz and Sims 2001）。

本章将阐述人们感知皮肤湿度的神经生理学（neurophysiological）和心理物理学（psychophysi-cal）基础，同时也对现在最新的评估感知皮肤湿度的方法进行综述。

1.1 皮肤湿度作为物理变量

皮肤湿度作为物理参数是 Gagge（1937）基于其在机体热平衡中的作用第一次提出的。

无论是身体在代谢性产热（如运动）和外环境温度增高条件下，机体温度调整中心就会启动，通过出汗的方式维持热平衡（Candas et al. 1979）。通过出汗的方式增加热量散失对降低皮肤温度起关键作用，这样可以维持合适的调控中心，调控从皮肤到外界环境的热量散失温度梯度（Kondo et al. 1997）。因此，在外界环境允许完全蒸发的情况下，机体皮肤湿度水平是一个重要的表示皮肤出汗蒸发效能的参数（Candas et al. 1979）。因此，皮肤湿度被定义为在一定温度下皮肤机体被液体覆盖的比例（比如汗液），它代表了蒸发过程中，皮肤湿度程度的物理测量结果（Gagge 1937）。皮肤湿度通常写为小数形式，最大值为 1，表示完全湿润的皮肤，因为隐性出汗（insensible perspiration）的缘故，最小值为 0.06（Nishi and Gagge 1977）。

自从 Gagge 开展的这项重要工作：把皮肤湿度作为物理参数进行测量，该项工作就得到了很大的关注，尤其是在预测代谢性产热增加和向外界环境热散失减少等情况下机体热平衡的背景下（Nadel and Stolwijk 1973；Candas et al. 1979；Havenith 2001；Havenith et al. 2013）。虽然皮肤湿度在维持机体热稳态中的生物物理作用已经有较多研究，但是很少有研究去阐述人们是如何感知皮肤湿度的，以及真实的皮肤物理湿度水平与人们感知的皮肤湿度水平之间的关系。

1.2 皮肤湿度作为知觉变量

昆虫体内湿度感觉受体（receptors）已经被证实并且广泛论述（Tichy and Kallina 2010），而与昆虫相比，人类最大的感受器官皮肤，却似乎还没有发现特异的湿度感觉受体（Clark and Edholm 1985）。当皮肤接触湿润物体表面或者出汗时（Bergmann Tiest et al. 2012a），通过皮肤、水分和

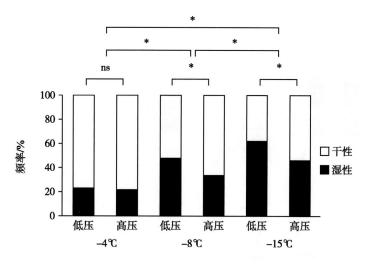

图2 分别用低压力和高压力将3种冷干刺激（低于局部皮肤温度4、8和15℃）作用于皮肤后的局部湿度感知评分的频率分布。同样的干冷刺激被认为是"干的"或"湿的"的频率被表示为所有刺激总反应的百分数（%），差异有统计学意义（*P < 0.05），或无统计学意义（如 ns）。［Reprinted from Neuroscience, 258, Filingeri D, Redortier B, Hodder S, Havenith G, Thermal and tactile interactions in the perception of local skin wetness at rest and during exercise in thermo-neutral and warm environments, 121–130, Copyright（2014）, with permission from Elsevier］

觉模式与由刺激引起的局部皮肤冷感大小无关。换句话说，刺激导致皮肤较冷的区域（也就是侧胸壁）不一定是刺激被认为更冷、更湿润、更不舒服的位置（Filingeri et al. 2014a）（图3）。

4. 在最初的静态接触潮湿的物体表面时，温热刺激会抑制了皮肤湿润的感觉（图4）。

5. 研究发现，个体感知温热和中性湿刺激比寒冷湿度感知更不敏感，即使是在相同的含水量条件下。同时，研究表明，当通过选择性地降低 A 传入神经纤维的活动（促进冷觉和轻触觉皮肤敏感性）降低皮肤寒冷和触觉敏感度时，湿度感觉明显降低。最后，我们观察到一种趋势，即湿度感觉在有毛发的皮肤上比无毛的皮肤上更高。这可能是由于多毛皮肤（更多的是热感觉器官）和无毛皮肤（更多的是用于热交换的器官）结构（例如，无毛皮肤有较厚的角质层和更高的隔热性能）和功能上（例如，无毛皮肤有更高密度的机械感受器，而多毛皮肤则有更高密度的体温感受器）有差异的原因（Filingeri et al. 2014b）（图5）。

6. 基于知觉学习和 Bayesian 知觉推理的概念，首次建立了以冷感觉和机械感觉皮肤传入的多感觉整合为中心的皮肤湿敏神经生理模型，旨在解释人类是如何感知温暖、中性和寒冷的皮肤湿度的（Filingeri et al. 2014b）（图6）。

上述的发现是在5项实验研究中获得的，这些实验是为了调查与外部（干或湿）刺激的接触所导致的皮肤湿度知觉。这些结果证明了冷热信号和机械压力信号以压力和黏性的形式在诱发皮肤湿润感觉中起主要作用。

在这方面，值得提及的是，汗液的主动产生（无论是由于暴露在热环境中还是来自于运动），作为体验皮肤湿润感的另一种方式，代表了一种可以评估这种感觉体验的条件。

尽管在这种情况下，由于在严格控制所使用刺激物的特性方面存在困难（例如，由出汗诱导的皮肤湿度的量和部位），实施定量方法以及使用 QST 来区别不同感官信号（例如，热和触觉的）的个体贡献的可能是有限的。为使读者更全面地了解皮肤湿度感觉背后的理论框架，从而为读者提供一个更全面的理论框架；下面总结了最具代表性的研究的结果，这些研究评估了由主动出汗（active sweating）引起的皮肤湿度知觉。

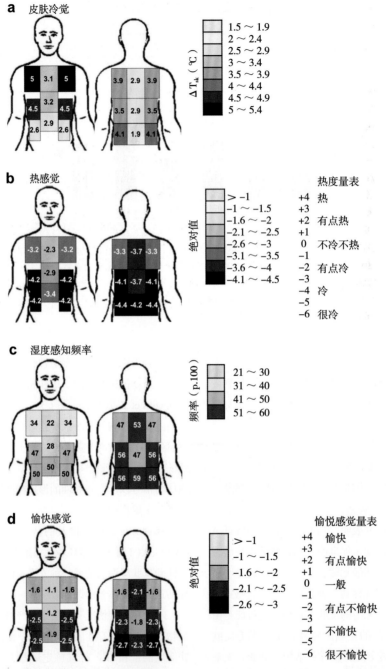

图3 区域分布身体地图。(a)刺激引起的局部皮肤冷却(℃);(b)热敏感度绝对平均值;(c)湿度感知频率;(d)相对于冷刺激(低于局部T_{sk}15℃)作用于局部皮肤10s后舒适感的绝对平均值。数据在身体的左侧收集,展示的身体地图是假设左右对称的情况下(见Ouzzahra et al. 2012)。显示出更大的皮肤冷却、更冷的感觉、更频繁的湿度感知,以及更多的不愉快感觉的区域用深颜色表示。参与者评估他们绝对热和愉悦感使用的部分评分量表在相应的身体地图旁边。有两个主要趋势:首先,热感、湿感和愉悦感的区域差异在躯干上呈现出相似的模式(例如,相对于胸部,外侧和下背部对寒冷、湿润和热不舒服更为敏感)。其次,这些感觉模式似乎与皮肤冷却的区域变化无关(显示皮肤较冷的区域,如侧胸,刺激不一定被认为是更冷,经常被感知为潮湿或更不愉快感)。[Reprinted from Journal of Applied Physiology, doi: 10.1152/japplphysiol.00535.2014, Filingeri D, Fournet D, Hodder S, Havenith G, Body mapping of cuta-neous wetness perception across the human torso during thermo-neutral and warm environmental exposures, Copyright(2014)]

图4 应用温干和温湿刺激前和刺激过程中的皮肤湿度感知分值。刺激前后分值（ΔVotes）的平均变化也有报道（Filingeri et al. 2015）。[Reprinted from Skin Research and Technology，doi: 10.1111/ srt.12148，Filingeri D，Redortier B，Hodder S，Havenith G，Warm temperature stimulus suppresses the perception of skin wetness during initial contact with a wet surface，Copyright（2014），with permission from John Wiley and Sons]）

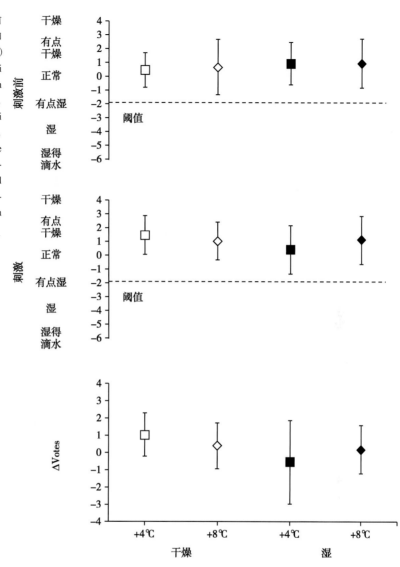

皮肤湿度感觉：出汗

有一项研究通过调查热舒适灵敏度研究运动出汗产生的局部湿润感，Fukazawa and Havenith（2009）发现躯干似乎比四肢对湿度敏感度低。Gerrett 等在 2013 年的研究也报道了相似的结果，该研究是在一个自然条件下（即运动时汗液在躯干的自然分布）进行的。然而，当躯干出汗率远高于四肢时（Havenith et al. 2008；Smith and Havenith 2011，2012），在自然状况下皮肤躯干体验的湿度感是更高的（Gerrett et al. 2013）。Lee 等的研究

（2011）也证实了这一点，研究表明在 25～32℃、50% 湿度中休息或者中等强度运动时，个体躯干（胸部和背部）经常被看到是潮湿的。

有趣的是，在所有这些研究中，皮肤温度在运动过程中总是明显增加的，这表明参与者能够感知和区域识别出汗导致的皮肤湿度，尽管没有经历任何冷的感觉，一个主要的诱发皮肤湿度的感官信号（Filingeri et al. 2013，2014a，b，c，2015）。因此可以认为，在出汗导致皮肤湿润的条件下，个体更依赖触觉（例如，衣物的黏性）而不是热觉信号输入（即冷热的感觉）去识别皮肤湿润的感觉。这

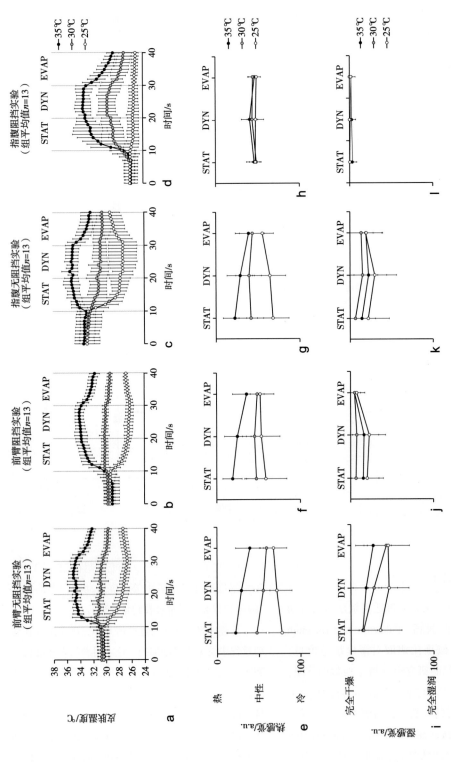

图 5 在接触温湿（35℃）、中性湿（30℃）和冷湿（25℃）的刺激下，在静态（static，STAT）、动态（dynamic，DYN）和蒸发（evaporation，EVAP）阶段，前臂和指腹皮肤温度（℃）以及相应的热感觉和湿感觉。a 和 c、e 和 g，i 和 k 分别显示前臂和指腹无阻挡试验期间记录的皮肤温度、热感觉和湿感觉数据；b 和 d，f 和 h，j 和 l 分别显示前臂和手指腹阻挡试验期间皮肤温度的变化相匹配，湿感觉随着接触皮肤温度的降低而增加（静态阶段）、热感觉和湿感觉数据。可以发现两个趋势：在无阻挡试验中，热感觉与皮肤温度相匹配，湿感觉随着接触皮肤温度的降低而增加（静态阶段），从静态到动态再到蒸发（特别是在冷的时候）。这导致了在所有的温度刺激（特别是在冷的时候）和相互作用的所有阶段的湿度感知均显著下降。手指腹的冷敏感性和热敏感性均降低。在阻挡试验中，前臂的冷敏感性降低，手指腹的冷敏感性降低、前臂和手指腹的热敏感性均降低。数据以均值（每组 13 例）和标准差（垂线）显示。［Reprinted from Journal of Neurophysiology，doi: 10.1152/jn.00120.2014，Filingeri D, Fournet D, Hodder S, Havenith G, Why wet feels wet? A neurophysiological model of human cutaneous wetness sensitivity，Copyright（2014）］

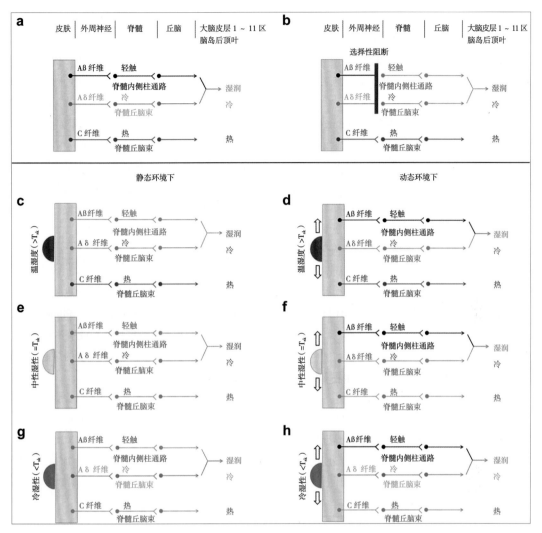

图6　皮肤湿度敏感性的神经生理模型。图中显示了机械性 Aβ、冷感觉 Aδ 和温感觉 C 敏感神经纤维和他们在皮肤中的受体，在周围神经、脊髓［脊髓内侧丘系通路（dorsal column-medial lemniscal pathway）和脊髓丘脑束（spinothalamic tract）］、丘脑、大脑皮层躯体感觉（somatosensory cerebral cortex）（包括初级和次级躯体感觉皮层 SI 和 SII，以及岛叶皮质和后顶叶）的传递通路。a 和 b. 分别显示在正常和选择性阻断 A 神经纤维活动条件下湿度敏感的神经模型（包括 Aδ 和 Aβ 传入）。c、e 和 g. 显示了在温暖、中性和寒冷的湿度条件下静态接触时湿度感知神经传递路径。d、f 和 h. 显示了温暖、中性和寒冷的湿度条件下动态接触时的湿度感知神经传递路径。［Reprinted from Journal of Neurophysiology，doi: 10.1152/jn.00120.2014，Filingeri D，Fournet D，Hodder S，Havenith G，Why wet feels wet? A neurophysiological model of human cutaneous wetness sensitivity，Copyright（2014）］

个假设是被实际情况所支持的，即皮肤的浮肿状态（出汗导致）已经被认为有可能通过增加皮肤对触觉刺激的敏感性来影响对皮肤湿润的区域感知（Gerrett et al. 2013）。

　　在出汗导致皮肤湿润的情况下，与热信号相比个人更依赖触觉来识别湿润的感觉，这种可能性也符合先前 Bergmann Tiest 等（2012a）的研究。该研

究显示皮肤接触外部刺激（即手工的湿材料）时，当热信号（如湿材料的热导率）提供不了充足的感觉输入信息时，个人似乎会使用机械信号（例如，湿材料黏附在皮肤上产生的黏性）来帮助他们来识别皮肤湿度知觉（Bergmann Tiest et al. 2012a）。然而，在上述的研究中（Fukazawa and Havenith 2009；Lee et al. 2011；Gerrett et al. 2013），皮肤的机械相互

作用既不受操纵也不受控制；这些研究并没有提供确凿的证据来证明当皮肤因出汗而湿润时，皮肤表面局部发生的热变化和触觉变化之间的潜在联系，以及参与者用来描述他们对皮肤湿润感觉的感官输入。

我们团队在这方面做了些研究（Filingeri et al. 2013，2014a，b，c 2015），专注于评估皮肤接触外部干和／或湿刺激时的湿润知觉，这些研究旨在分离对皮肤湿度起作用的热感和触觉信号的各自贡献。因此，需要开发一种皮肤湿度的感知模型，并以此作为参考，应用于主动出汗引起的皮肤湿润研究中。在此过程中，我们开发了一套结构化和系统化的方法来评估皮肤湿润感。下面的章节总结了所开发的方法（包括所有相关的设备），并提供了一种典型实验方案的操作大纲，用于评价皮肤湿润感。

5 皮肤湿度定量感官测试：实用框架

调查皮肤湿度的感知时，感官测试的目的之一是为了区分皮肤热和触觉因素分别对湿度感知的贡献，从而可以评估参与者感知皮肤湿度的体感能力。

在这方面，由于除了热和触觉（例如视觉）之外的其他感觉模态可能代表皮肤湿度感知评估中潜在的混杂因素，所以需要特定的设置。例如在上述研究中，我们想限制视觉对皮肤湿度的感知体验的贡献（因此关注这种感知的体感部分）；因此没有向参与者提供任何关于使用的刺激类型的具体信息。此外，在评估皮肤湿度感知期间，参与者对刺激部位是不知情的。这种方法被认为是皮肤湿度感知评估中减少任何期望效应以及任何混杂因素的贡献所必需的。因此，设计了特定的设置。下面介绍其特征的概述。

5.1 实验装置

在第一项调查与外界刺激接触的皮肤湿度的研究中，前臂被选为刺激的优选位点（Filingeri et al. 2013）。实验过程前告诉受试者接受刺激的身体区域，但不告知关于刺激的类型和强度的信息，以限制受试者产生任何期望效应。

为了使参与者对刺激部位单盲，实验设计在桌上放置S形木制板（宽81cm，长74cm，高60cm），面板上有一个孔（宽12cm，高13cm）让受试者将左前臂放入其中并手掌向上。这一设置使受试者无法看到在他们的前臂上施加的刺激（图7）。

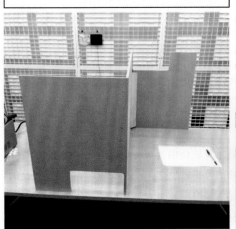

S形木板

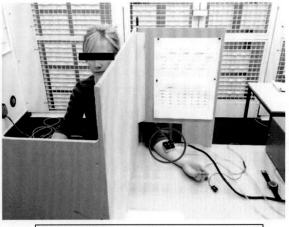

刺激位点

图7　用于使受试者看不到刺激部位的S形木板

在第二和第三项调查与外部刺激接触过程中的皮肤湿度的研究，上／下背部被作为刺激的首选位置，在参与者休息或锻炼（骑自行车）时进行测试（Filingeri et al. 2014c，2015）。在这类型测试中，只告诉受试者接受刺激的身体区域，但不告知关于刺激的类型和强度的信息，以限制受试者产生任何期望效应。因为测试部位在背部，参与者自然对刺激的部位视而不见（图 8）。

鉴于皮肤湿度感知的区域敏感性已经明确，在第四项调查与外部刺激接触过程中皮肤湿度的研究中，研究者选择了躯干前后部共 12 个区域作为刺激的优选位点（图 9）（Filingeri et al. 2014a）。在这项试验中，受试者同样只被告知接受刺激的身体区域，没有提供刺激的类型和强度信息，以限制受试者产生任何预期效应。

为了让参与者对刺激位点单盲，研究者设计了以下步骤（图 10）。当刺激前躯干时，受试者被要求平躺在长椅上，将手臂放在身体两侧。在参与者的脖子上方放置一块长方形的织物屏幕（长 81cm；身高 67cm）。调整屏幕的位置使受试者确认他们看不到自己的上半身和调查者。当刺激背部躯干时，参与者被要求趴在长椅上，胳膊与身体并排，面向左手侧，而调查者站在其右手侧（Filingeri et al. 2014a）。

在第五次也是最后一次调查与外部刺激接触过程中的皮肤湿度的研究中，前臂和示指指腹被作为

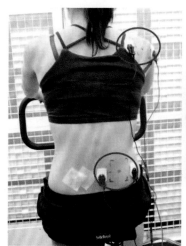
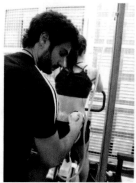
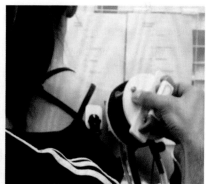

刺激位点	应用刺激

图 8　Filingeri 等采用的实验装置 .（2014c，2015）

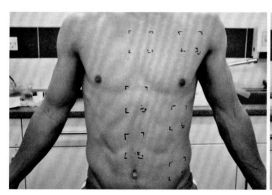
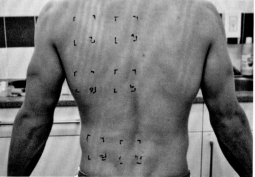

图 9　选择躯干前后的 12 个皮肤部位作为刺激位点

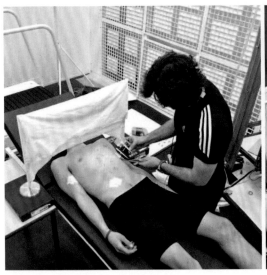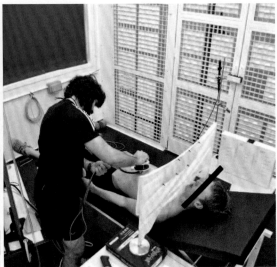

图 10 Filingeri 等采用的实验装置（2014a）

刺激的优选位点（图 11）（Filingeri et al. 2014b）。同样，参与者只被告知受刺激的身体部位，没有提供刺激的类型和强度信息，以限制受试者产生任何预期效应。

为了使参与者对刺激位点单盲，实验设计将一块 S 形木板（宽 81cm，长 74cm，高 60cm）置于桌上，面板上有一个孔（宽 12cm，高 13cm），让受试者将左前臂放入其中，从而可以与刺激接触。这种设置使受试者无法看到施加在他们的前臂的刺激。此外，在这项研究中，使用压缩性缺血试验方案可以选择性地降低皮肤的寒冷和触觉敏感性；在使用这一方案进行的实验中，在参与者的前臂佩戴血压袖带已进行检测（图 12）。

总之，上述介绍的实验装置提供了关于如何满足在身体不同区域以及不同实验条件下评估皮肤湿度感知所需的条件的实例。

用合适的装置满足这些实验条件只是实施皮肤湿度感知的 QST 时所需的步骤之一。事实上，选择合适的刺激器来提供所需的特定刺激，以及选择适当的生理和心理测量方法，并最终设计合适的实验方案都是皮肤湿度感知被有效地评估的必需因素。下面主要介绍这些因素的概述。

5.2 刺激器

用于评估皮肤湿度感知的刺激器（stimulator）类型，必须满足特定的标准，这对于有效研究皮肤

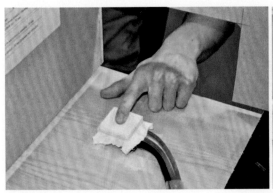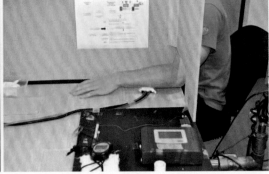

图 11 选择两个皮肤部位作为刺激点

图12　使用 S 形木制面板让参与者对刺激
不知情

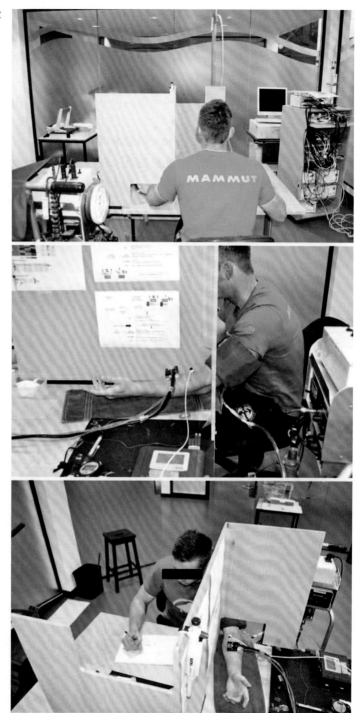

湿度感受中涉及的热和触觉组分是必不可少的。刺
激器必须是：温度可控，皮肤上产生的机械压力可
控，以及湿度范围可控。相对较小并且易于在不同
的条件下（例如，休息和锻炼的时候）在身体的不
同部位使用。

　　在我们的研究中，物理温度热探头（Physitemp
thermal probe）（Physitemp Instruments，Inc.，USA）
可以实现以上标准。这种热刺激器的热探头重量

269g，具有一个 25cm² 的金属接触表面（图 13a）。热探头由热电［珀耳帖效应（Peltier effect）］模块驱动。该系统由热探头所连接的控制器（读出单元）组成。为了稳定运行，热电模块需要冷却水，由连接到控制器的泵和储罐单元提供（图 13b）。

我们使用的热探头具有 20～30℃ 的基本可调温度范围。根据基准温度，温度控制范围在 ±20.5℃ 是允许的。热探针在加热和冷却过程中的应答时间小于 4 秒。

就目前而言，这一热探针确保了所需的一些要求（即具有可控的温度以及相对较小并且易于适用于身体的不同部位）。然而，需要进行具体的修改以确保相同的刺激器可以允许施加具有不同湿度水平的刺激，以及控制施加于皮肤的机械压力。

关于第一个要求，将 100cm² 表面的测试织物（100% 棉）放在热探头上并用弹性带固定，以控制探头的表面接触的干燥或湿润（图 14）。根据测试要求，使用可变容量移液器（SciQuip Ltd.，Newtown，UK）在环境温度（约 23℃）下用水润湿测试织物。

为了确保湿织物达到探头所需的温度，使用薄热电偶（0.08mm 电线直径，40 号；5SRTC-TT-TI-40-2M，Omega，Manchester，UK））放置在热探针的表面上来监测探针和测试织物之间的接触温度。然后使用 Grant Squirrel SQ2010 数据记录器（Grant Instruments Ltd.，Cambridge，UK）在线监测探针织物温度。

关于第二个要求，为了使用和控热探头施加的机械压力，我们设计并开发了一套压力控制系

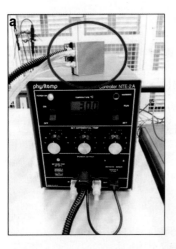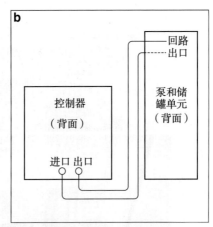

图 13　用于应用外部刺激的热探针。面板 a 显示控制单元可以控制探头温度（设置波动范围 ±5℃、±1℃或 ±0.1℃）和热探针与 25cm² 的金属表面相接触（红圈中）。面板 b 显示了结构：控制单元如何连接泵和储罐单元

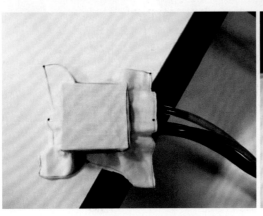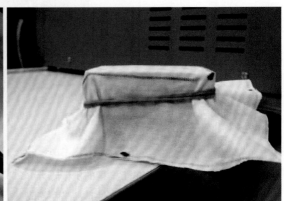

图 14　用于使探针的接触表面保持干燥或潮湿的测试织物

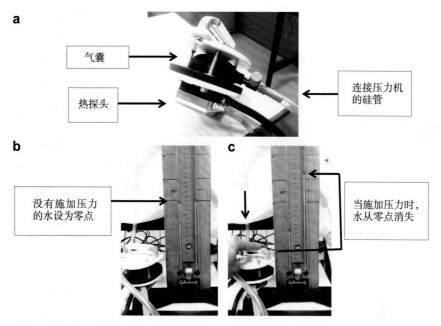

图 15 开发的压力控制系统用于操纵和控热探头施加的机械压力。该系统由一个气囊组成，插入一个框架并连接到热探头。气囊连接到整个硅管（a）上的压力计（含水）。当没有压力施加到系统时，压力计的水位设置为"零"点（b）。当施加压力时，气囊变形，在系统中产生压力变化，将压力计中的水从其设定的"零"点移出（c）。作为压力变化的结果，管中的水所达到的点被用作控制施加到皮肤机械压力的指示器。[Reprinted from Neuroscience, 258, Filingeri D, Redortier B, Hodder S, Havenith G, Thermal and tactile interactions in the perception of local skin wetness at rest and during exercise in thermo-neutral and warm environments, 121–130, Copyright（2014），with permission from Elsevier]

统（图 15）。该系统由一个气囊组成，该气囊插入与热探针相连的框架中，并连接贯穿硅管的压力计（含水）。这个框架由两个木制的圆盘组成，一个放在另一个上面，并由三个弹簧连接，这样可以让上面的圆盘自由向下转动。圆盘的顶端连接一个把手，从而可以将探头放在皮肤上。在这种情况下，气囊变形，在压力控制系统中产生压力的变化，从而导致压力计中的水从其设定的"空"点（不施加压力）移位。管内的水由于压力变化而达到的点被用作控制机械压力的指示器。为了校准和标准化最后到达的位置，使用数字标尺（梅特勒托利多公司，美国）来测量施加探针所产生的力。

系统可应用并测量的最低和最高压力之间的范围为 7 ～ 55kPa。在原型开发过程中进行测试，以检查压力控制系统施加的标称压力的准确性和可重复性。已经完成了一百次试验。这些测量包括测量探头在电子秤（Mettler Toledo, Inc., USA）上应用产生的力，同时控制压力计上的水位移是所选

压力所需的位移。计算两个参考压力（即 7 和 10 kPa）的 95% 置信区间值，结果如下：7kPa=7.1kPa（下限），7.2kPa（上限）；10kPa=10.4kPa（下限），10.6kPa（上限）。

值得一提的是，虽然上述刺激器可满足评估皮肤湿度感知所需的条件，但是该装置的备选方案也是可用的，并且之前已经发现其能够有效地对皮肤提供可控的干燥和/或湿刺激。Ackerley 等在他们调查不同身体部位的皮肤湿度敏感性试验中使用的自动旋转触觉刺激器（Dancer Design, Wirral, UK）是这种装置的代表例子（2012）。

旋转触觉刺激器具有 4 个径向臂，在每个末端（长 6cm，宽 3cm）具有光滑的略微圆化的塑料表面，可以在其上施加测试织物，例如通过 VELCRO® 片。作者使用这种自动旋转触觉刺激器以预定的力，方向和速度不断地向使用 LabVIEW（National Instruments, Austin, USA）的标记的皮肤部位传递可控的刺激。

5.3 皮肤温度感知测量

为了克服先前在文献中报道的局限性（即在应用外部刺激期间缺乏对皮肤局部变化的特定生理测量），在我们最近的研究中进行的皮肤湿度感知评价时，需要监测：①当皮肤受到探头刺激时皮肤温度的局部变化；②当受试者暴露于不同的环境和运动条件下时，全身皮肤温度的平均变化情况。

刺激前或刺激后的局部皮肤温度通过使用单点红外温度计（single-spot infrared thermometer）（Fluke 566，Fluke Corporation，USA）来测量。该温度计的范围从 -40℃到800℃，精确度 ±1℃（图16）。为了最大限度地提高温度读数的准确性，在所有测试过程中，红外温度计应用一块无光泽的黑板进行校准，该板的温度由热敏电阻（Grant Instruments，Cambridge，UK）监测。

接触刺激的局部皮肤温度通过使用薄热电偶（0.08mm 线 直 径，40 标 准；5SRTC-TT-TI-40-2M，Omega，Manchester，UK）进行测量。使用透明胶带（3M，Loughborough，UK）将其置于前臂内侧或指腹上，传感器尖端接触皮肤，而不被胶带包裹（图17）。为了监测（在线）并记录接触温度，将热电偶插入 Grant Squirrel SQ2010 数据记录器（Grant Instruments Ltd.，Cambridge，UK）中。

最后，应用 iButton 无线温度记录器（Maxim，San Jose，USA）来估算皮肤的平均温度。该记录器的监测范围为 -55 ～ 100℃，分辨率为 0.5℃，响应时间为 2 秒。将这些记录器粘贴在身体左侧的 5 个皮肤部位（即面颊、腹部、上臂、下背部和大腿后部）以记录局部皮肤温度（图18）。根据 Houdas 和 Ring（1982）的研究结果，平均皮肤温度（T_{sk}）按如下公式计算：

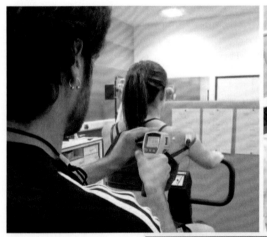
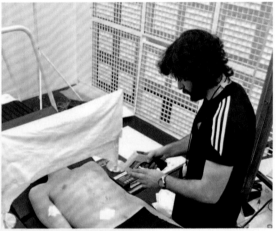
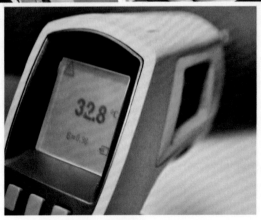

图16　红外温度计用于测量接触刺激之前或之后的局部皮肤温度

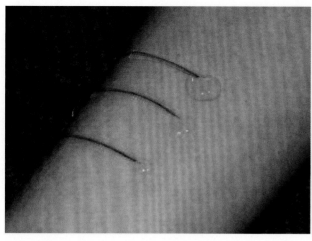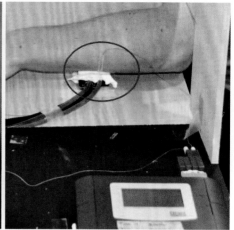

图 17　用于测量接触刺激时局部皮肤温度的薄热电偶

图 18　用测量局部皮肤温度的 iButton
（无线温度记录仪）来估计平均皮肤温度

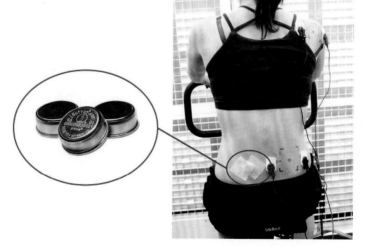

平均 T_{sk}=（面颊 ×0.07）+（腹部 ×0.175）+（上臂 ×0.19）+（下背部 ×0.175）+（大腿后部 ×0.39）

5.4　皮肤湿度感知测量

　　为了测量皮肤湿度感知，在我们进行的实验工作中使用了两种主要类型的心理量表：Likert 量表和视觉模拟量表，它们与类似的量表一起用于评估热感觉（图 19）。

　　关于每种类型量表的特殊性，以及根据实验条件的设定如何恰当地使用它们，人们通常认为 Likert 量表更适合用于帮助受试者使用语言描述其感觉。当外部噪音或干扰可以影响定义个人感觉的主观能力时尤其如此（Lee et al. 2010）。根据这一观点，结合我们的实验，Likert 量表主要用于锻炼中评估受试者皮肤湿度感知，或者因为特定的实验设置而无法通过手写标记自己的感觉时。

　　关于视觉模拟量表，当需要在测量特定感觉时具有更高的敏感度，这些量表通常认为是优选的。此外，通过不限制个人根据具体言语描述来评价他们的感觉的能力，这些量表被认为是个体提供更大的灵活性，因此有更准确的感觉区分（Lee et al. 2010）。与这一点相一致，我们通常使用视觉模拟量表来评估需要受试者对湿度辨别具有更高的准确

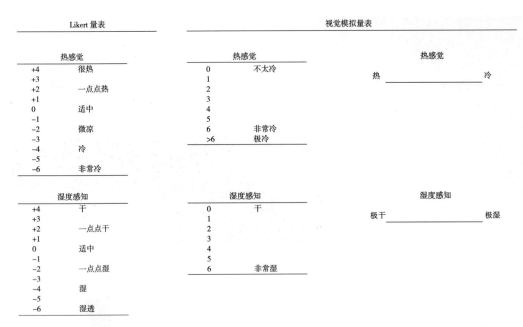

图 19 Likert 量表和 Filingeri 等（2013，2014a，b，c，2015）使用的视觉模拟量表用于评估热感觉和皮肤湿润感的概述

性的皮肤湿度感知的情况，因为这些受试者暴露于大量不同刺激（例如给予不同温度的刺激）。

6 皮肤湿度感知评估方案

一旦满足了皮肤湿度感知评估的必要要求（即适合的实验装置、刺激器、生理学和心理学测量），就可以进行 QST 测试。为了确保评估的有效和可靠性，必须按照标准化的实验操作程序执行。因此，基于我们前期进行的实验性研究（Filingeri et al. 2013，2014a，b，c，2015），本文提出一个可用于皮肤湿度感知评估的通用操作程序：

1. 受试者到达实验室或测试点，在预定正式开始时间前 30 分钟进行测试准备程序。记录人体参数测量（如半裸体重、身高和皮褶厚度，用于计算身体成分），来描述受试者的特征。

2. 受试者需要根据不同的评估类型更换适合的舒适衣物。例如，如果受试者需要评估运动时的皮肤湿度感知，则会要求穿着 T 恤衫、跑步短裤、袜子和跑鞋。

3. 更换相应衣物后，5 枚 iButton（Maxim，美国）将被分别贴在左侧皮肤的 5 个检测点上（脸颊、腹部、上臂、下背和小腿背）以记录局部皮肤温度。这 5 个温度检测点可在整个测试过程中每间隔 1 分钟进行记录，每 5 分钟计算数据的加权平均值（Houdas and Ring，1982），以此估算整体平均皮肤温度。该方法特别适合评估暴露于不同环境条件下导致潜在身体热改变的皮肤湿度感知。

4. 接下来，在准备测试的皮肤部位使用可清洗的记号笔标记，以确保刺激部位的一致性。检测点可以选择身体的任何部位（如我们前期研究中使用的前臂、躯干前端和后端、示指指尖）。

5. 完成准备后，受试者进入检测室（或环境室，如果测试是在不同的环境条件下进行的），稳定 10 分钟以适应新环境。在这段时间，使受试者熟悉用来记录个体热感觉和湿度感知的心理测量评定量表，给受试者解释并指导如何使用量表。例如，当使用 Likert 量表时（见图 19），可以对受试者说：

在测试过程中，我会要求你评定你皮肤的局部温度和湿度感觉。当我把刺激物放在你皮肤上时，请马上使用量表上最适合描述你现在感觉的数字报告你局部的第一感觉／知觉。

同样，当使用视觉模拟量表时（见图 19），可以对受试者做如下说明：

当评价热感觉时，我希望你把"热"（量表左侧）和燃烧的热平底锅联系在一起，"冷"（量表右侧）和冰块联系在一起，并在你的皮肤接触刺激物时，根据冷热感觉在量表上选择对应的程度。请将量表的中间作为一个中性点（既不热也不冷的感觉）。当报告湿度感觉时，我希望你将"极干"（量表左侧）与没有任何湿润感关联起来。其他没有在标尺的左侧边缘的刻度与皮肤的湿度感觉相对应，越接近"极湿"（量表右侧），刺激物在皮肤上的湿度感觉越强烈。

6. 在稳定和适应期后，请受试者根据不同的条件（如休息或锻炼）保持坐姿或在电磁制动循环测力仪（electromagnetically braked cycle ergometer）上运动（例如 Lode Excalibur，the Netherlands），并根据任何需要的锻炼强度进行骑行。

7. 在这一时刻可以开始进行 QST 的皮肤湿度感知测试。首先，请受试者在给予刺激之前对热感觉和湿度感觉进行评分，从而提供一个该部位的基线感觉。同时，局部皮肤温度可用红外线温度计或连续监测接触点上的热电偶进行测量。

其次，热探头设置为要求的湿度水平（例如，在"刺激物"段落中描述的，将已知水分含量的织物应用于探头上），设置所需的温度，然后按照设定的压力用手将探头放在受试者皮肤待测部位。在给予刺激前给出口头警告以避免受试者感到意外而影响短暂的感觉。根据是否评估到初始瞬态或稳态的感觉，探头放置的时间可以从短（例如 10 秒）到更长时间的接触（例如 30 秒）。

在刺激过程中，探头不能移动，并且（根据具体的实验程序）受试者不能看到刺激部位。在刺激结束时，指导并鼓励受试者使用 Likert 量表上的任一合适的数值（仅限整数）或在视觉模拟量表上标记相应的程度报告他／她的局部感觉和知觉。其后立即移除探头，如果使用红外线测量皮肤温度，刺激区域的皮肤温度将被记录下来。这种方法使得感知评分时与刺激后记录的皮肤温度更加一致。

8. 如果不止测量一种刺激的话，以上程序可以重复进行，期间至少间隔 1 分钟。在多重刺激和

多次测试的情况下，认可平衡的应用顺序将有助将学习和期望效应降至最低。

作为上述方案的潜在替代方案，可以通过让受试者积极地与刺激物的互动而不是被动地接触它，来进行相同的过程并评估皮肤湿度感知。这种方法的好处在于可以要求受试者与刺激物动态地（而不是静态地）相互作用，从而能够评估皮肤湿度感知的触觉成分（如皮肤摩擦）。

在这方面，本方案的一个事例通过使用如图 7 和 11 所示的相同的实验装置（如刺激前臂或示指指腹）说明如下：

1. 将温度探针用手术胶带固定在受试者看不见的桌子一侧，温度控制面朝上。

2. 在与刺激物相互作用之前，为了设定特定的基线皮肤温度，受试者被要求将手臂伸入面板上的孔，将前臂或示指指腹放置在热探头上至少 30 秒。

3. 然后受试者将手臂从热探头上移开，放在自己可以看见的桌子一侧，等待 1 分钟以准备刺激物。

4. 在此期间，将探头设置为所需温度，并将测试织物固定在探头上，然后按所需的水分用移液器湿润织物。湿润织物通常需要平均 1 分钟的时间以达到所选温度。

5. 一旦刺激物准备完成，与湿刺激的相互作用将被启动。如果对热和触觉进行评估，这种相互作用由两个阶段组成：静态和动态。

6. 首先，指导受试者将他／她的左臂穿过面板上的洞，并将前臂或示指指到与热探头完全接触为止。一旦进行静态接触后，立即鼓励受试者报告他／她的皮肤局部温度和湿度知觉，例如通过在受试者可视区域放置的温度和湿度标尺上标记一点（响应时间 5 秒）。

7. 其次，要求受试者移动前臂或示指向前（2.5cm）和向后（2.5cm）两次，同时保持与热探头的充分接触。这种动态交互结束后，要求受试者再次对他／她的皮肤局部温度和湿度知觉进行评分（响应时间 5 秒）。

8. 这个顺序（如设置基线皮肤温度、准备，和之后与湿刺激的相互作用）可以针对要评估的每

一个刺激进行重复，但要确保实施的平衡顺序，在连续应用刺激物之间至少间隔 1 分钟。

注：由于在刺激过程中没有视觉反馈，为了确保与刺激相互作用（如探头施加压力及水平位移的动态阶段）的一致性，研究者应该轻柔地引导受试者的手臂与每次刺激相互作用，并口头知道何时改变相互作用（例如从静态到动态时）。同时，确保受试者在测试前熟悉实验流程。

7 结论和建议

本章介绍了目前有关人类感知皮肤湿度的神经生理学和心理物理学的基础知识，并概述了用于评估人体皮肤感官特征的最新方法。

感知皮肤湿度的能力代表了皮肤众多体感特征之一。由于人类似乎不具备特定的皮肤湿度感受器，所以皮肤湿度的感觉已被证明是依靠由皮肤、水分和（如果穿上）衣物产生的热（如热传递）和触觉（如机械压力和皮肤摩擦力）组成的复杂多感官整合。因此，当评估皮肤湿度感知时，这些参数（如皮肤热敏感性和触觉敏感性）应在特定的测试条件下进行测量和控制。

定量感官测试已被证明是评估皮肤湿度感知的可靠方法。然而，这种方法必须具备特定的实验装置，并按照标准步骤操作得以实施。在这方面，本章提供了皮肤湿度感知的经验框架，以及首个可用的感官模型，可用作评估这种感知的参考框架。此外，提供这一个实用的评估框架便于使程序标准化，并确保皮肤湿度感知评价的一致性。

对于皮肤湿度感知作为皮肤躯体感觉特征的整合过程我们仍然知之甚少。然而，由于皮肤感知湿度的能力在日常生活中具有根本性和实际意义，开发和标准化特定测试程序（如本章中所提出的）是至关重要的，不仅是为了进一步理解这种感官体验，还可以设计出特定的诊断测试方法，从而广泛应用于工业及临床中。

（高延瑞、付琴、拓江 译，谈益妹、马黎 校，李祎铭、李利 审）

参考文献

Ackerley R, Olausson H, Wessberg J, McGlone F. Wetness perception across body sites. Neurosci Lett. 2012;522(1):73–7.

Bentley I. The synthetic experiment. Am J Psychol. 1900;11(3):405–25.

Bergmann Tiest WM, Kosters ND, Kappers AM, Daanen HAM. Haptic perception of wetness. Acta Psychol (Amst). 2012a;141(2):159–63.

Bergmann Tiest WM, Kosters ND, Kappers AML, Daanen HAM. Phase change materials and the perception of wetness. Ergonomics. 2012b;55(4):508–12.

Candas V, Libert J, Vogt J. Human skin wettedness and evaporative efficiency of sweating. J Appl Physiol Respir Environ Exerc Physiol. 1979;46 (3):522–8.

Chong PST, Cros DP. Technology literature review: quantitative sensory testing. Muscle Nerve. 2004;29(5): 734–47.

Clark R, Edholm O. Man and his thermal environment. London: E. Arnold; 1985.

Craig A. Interoception: the sense of the physiological condition of the body. Curr Opin Neurobiol. 2003;13:500–505.

Daanen HAM. Method and system for alerting the occurrence of wetness. EP Patent. 2009;2:110–08.

Driver J, Spence C. Multisensory perception: beyond modularity and convergence. Curr Biol. 2000;10(20):R731–5.

Filingeri D, Redortier B, Hodder S, Havenith G. The role of decreasing contact temperatures and skin cooling in the perception of skin wetness. Neurosci Lett. 2013;551:65–9.

Filingeri D, Fournet D, Hodder S, Havenith G. Body mapping of cutaneous wetness perception across the human torso during thermo-neutral and warm environmental exposures. J Appl Physiol (1985). 2014a. 117:887–97.

Filingeri D, Fournet D, Hodder S, Havenith G. Why wet feels wet? A neurophysiological model of human cutaneous wetness sensitivity. J Neurophysiol. 2014b. 112:1457–69.

Filingeri D, Redortier B, Hodder S, Havenith G. Thermal and tactile interactions in the perception of local skin wetness at rest and during exercise in thermo-neutral and warm environments. Neuroscience.

2014c;258:121–30.

Filingeri D, Redortier B, Hodder S, Havenith G. Warm temperature stimulus suppresses the perception of skin wetness during initial contact with a wet surface. Skin Res Technol. 2015. 21:9–14.

Fukazawa T, Havenith G. Differences in comfort perception in relation to local and whole body skin wettedness. Eur J Appl Physiol. 2009;106(1):15–24.

Gagge A. A new physiological variable associated with sensible and insensible perspiration. Am J Physiol. 1937;120:277–87.

Gerrett N, Redortier B, Voelcker T, Havenith G. A comparison of galvanic skin conductance and skin wettedness as indicators of thermal discomfort during moderate and high metabolic rates. J Therm Biol. 2013;38(8):530–8.

Havenith G. Individualized model of human thermoregulation for the simulation of heat stress response. J Appl Physiol (1985). 2001;90(5):1943–54.

Havenith G, Fogarty A, Bartlett R, Smith CJ, Ventenat V. Male and female upper body sweat distribution during running measured with technical absorbents. Eur J Appl Physiol. 2008;104(2):245–55.

Havenith G, Bröde P, den Hartog E, Kuklane K, Holmer I, Rossi RM, Richards M, Farnworth B, Wang X. Evaporative cooling: effective latent heat of evaporation in relation to evaporation distance from the skin. J Appl Physiol (1985). 2013;114(6):778–85.

Houdas Y, Ring E.Human body temperature-Its measurement and regulation. Plenum Press, New York, NY, 1982.

Jeon E, Yoo S, Kim E. Psychophysical determination of moisture perception in high-performance shirt fabrics in relation to sweating level. Ergonomics. 2011;54(6):576–86.

Kondo N, Nakadome M, Zhang K, Shiojiri T, Shibasaki M, Hirata K, Iwata A. The effect of change in skin temperature due to evaporative cooling on sweating response during exercise. Int J Biometeorol. 1997;40(2):99–102.

Lee JY, Stone EA, Wakabayashi H, Tochihara Y. Issues in combining the categorical and visual analog scale for the assessment of perceived thermal sensation: methodological and conceptual considerations. Appl Ergon. 2010;41(2):282–90.

Lee J, Nakao K, Tochihara Y. Validity of perceived skin wettedness mapping to evaluate heat strain. Eur J Appl Physiol. 2011;111(10):2581–91.

Li Y. Perceptions of temperature, moisture and comfort in clothing during environmental transients. Ergonomics. 2005;48(3):234–48.

Likert R. A technique for the measurement of attitudes. Arch Psychol. 1932;22:5–55.

Mayrovitz HN, Sims N. Biophysical effects of water and synthetic urine on skin. Adv Skin Wound Care. 2001;14(6):302–8.

Nadel ER, Stolwijk JA. Effect of skin wettedness on sweat gland response. J Appl Physiol. 1973;35 (5):689–94.

Niedermann R, Rossi R. Objective and subjective evaluation of the human thermal sensation of wet fabrics. Text Res J. 2012;82(4):374–84.

Nishi Y, Gagge A. Effective temperature scale useful for hypo-and hyperbaric environments. Aviat Space Environ Med. 1977;48(2):97–107.

Ouzzahra Y, Havenith G, Redortier B. Regional distribution of thermal sensitivity to cold at rest and during mild exercise in males. J Therm Biol. 2012;37:517–523.

Scott J, Huskisson EC. Graphic representation of pain. Pain. 1976;2(2):175–84.

Smith CJ, Havenith G. Body mapping of sweating patterns in male athletes in mild exercise-induced hyperthermia. Eur J Appl Physiol. 2011;111(7):1391–404.

Smith CJ, Havenith G. Body mapping of sweating patterns in athletes: a sex comparison. Med Sci Sports Exerc. 2012;44(12):2350–61.

Sweeney MM, Branson DH. Sensorial comfort: part I: a psychophysical method for assessing moisture sensation in clothing. Text Res J. 1990a;60(7):371–7.

Sweeney MM, Branson DH. Sensorial comfort: part II: a magnitude estimation approach for assessing moisture sensation 1. Text Res J. 1990b;60(8):447–52.

Tichy H, Kallina W. Insect hygroreceptor responses to continuous changes in humidity and air pressure. J Neurophysiol. 2010;103(6):3274–86.

Walk D, Sehgal N, Moeller-Bertram T, Edwards RR, Wasan A, Wallace M, Irving G, Argoff C, Backonja MM. Quantitative sensory testing and mapping: a review of nonautomated quantitative methods for examination of the patient with neuropathic pain. Clin J Pain. 2009;25(7):632–40.

Yamakawa M, Isaji S. Factors affecting the clamminess. J Text Mach Soc Jpn. 1987;33:9–15.

Yamakawa M, Setsuku I. Factors affecting the clamminess. J Text Mach Soc Jpn. 1987;33:9–15.

65

重量测定在原发性多汗症患者和健康人群出汗评估中的应用

Tomasz J. Stefaniak

关键词

多汗症·重量测定·客观评估

1 背景

虽然普遍认为多汗症（hyperhidrosis，HH）是一种主观感知性的疾病，但仅仅通过主观评估就将患者纳入手术治疗资格的方法越来越遭到质疑（Haider and Solish 2005）。蒸气测量法（vapometry）提供了有价值且可靠的评估方法，然而这一方法不能同时对患者一个以上的多个部位（脸、手、腋窝、躯干、脚）进行测试（Larson 2011）。但是，这种试验设备相当昂贵，不能作为外科诊所的标准仪器。此外，重量测定是一种简单、廉价、快速评估出汗的方法（Heckmann et al. 2001；Hund et al. 2002；Stefaniak et al. 2011）。重量测定（gravimetry）是一种简单易行客观测量汗液的方法。它通过使用 3 个称过重量的棉签在 1 分钟内收集汗液，根据总重和棉签重量的差值来计算净重。为了涵盖容易出汗的区域所导致的个体差异，用净重除以全身体表面积，以此标准化。对出汗强度进行充分和客观的评估对手术的纳入评估以及干预结果的可靠评估起着至关重要的作用。在一些案例中，尽管患者有明显的无汗症（anhidrosis），但仍然要求进一步治疗（Kreyden et al. 2002），这可能是由精神疾病引起的，例如身体畸形综合征。在这些患者中，侵入性治疗不仅可能导致不满，还可能导致严重的精神障碍甚至自杀。手术前后常规引入对出汗的定量评价，能够向患者提供为其匹配了参考值的出汗信息。

关于多汗症（hyperhidrosis，HH）的流行病学研究目前仅基于从问卷中收集的主观数据。基于这些数据，Strutton 等（2004）研究显示，HH 发病率约占人群的 2.8%，而手掌 HH 在 13 岁左右的青少年中出现频率最高。中国的大样本研究（Tu et al. 2007）同样是基于主观调查问卷，在 33 000 个 11 岁到 22 岁之间的青少年中进行，调查显示中国总人口的 HH 发生率为 4.36%。在美国也进行了

类似的基于问卷调查的研究，发现有 1.4% 的受访者患有 HH（Adar et al. 1977），另一项 Westphal 等（2011）进行的基于问卷的调查显示，巴西人口中 HH 的患病率高达 5.5%。

在文献中的大多数研究中，作者们集中研究了不同形式的治疗对重量分析测量出汗量的相关影响（Heckmann et al. 2001；Hund et al. 2002；Hong et al. 2012；Lowe et al. 2007；Proebstle et al. 2002）。大多数情况下，这些测量都是在皮肤病学环境中进行的，并且关注的是局部治疗方法的结果，如肉毒杆菌治疗（Botox treatment）或离子导入疗法（iontophoresis）。在这些与低水平的短暂性并发症或副作用有关的治疗方法中，即使不那么严格的纳入资格评估也不会对患者造成长期的伤害。由于在手术前后常规引入对出汗的定量评价，可以向患者提供与参考值相比较的出汗信息。通过这一评价手段可以确认手掌多汗症（palmar hyperhidrosis，PHH）患者腹腰部出汗的术前值是极低的。这个部位出汗增加通常是患者的主观感受。然而根据我们的经验，术后腹腰部的出汗率仍然很低且没有超过对照组的参考值（Stefaniak 2013u）。

2 评估方法

重量测定的方法与 Heckmann 等（2001）and Hund 等（2002）描述的操作类似。简言之，患者在静坐 15 分钟后，进入有空调的测量室，室内标准温度（24 ～ 25 ℃）和湿度 15% ～ 17%。受试者在评估前 48 小时不允许饮酒，并禁食至少 6 ～ 8 小时。所有的测试均需佩戴一次性手套进行操作。

首先使用精确称量天平（d=0.5mg）（Radwag，Poland – scal. type WPS 110/C/S，Poland）称重一个标准的小纱布垫。然后将纱布给受试者，让受试者仔细的擦拭所评估的区域，每个部位擦拭 1 分钟。之后再次称重纱布，计算差值。为了避免与受试者不同身体部位相关的偏倚，将这种差异通过按受试者的身高计算的体表面积（body surface area）进行标准化［Mosteller 提出，体表面积（m²）

=0.016 67× 身 高（cm）0.5× 体 重（kg）×0.5］（Verbraecken et al. 2006）。我们开发了一种网络工具，便于简化将原始数据转换成根据患者体表面积调整后的结果（www.chirurgiapomorska.edu.pl/gravimetrictool）。

PHH 患者术前出汗的平均重量强度（mean gravimetric intensity），面部为 24.49 ± 45.64mg/（min·m²），手掌为 153.37 ± 160.39mg/（min·m²），腋下为 66.23 ± 56.18mg/（min·m²），腹腰部为 31.24 ± 72.97mg/（min·m²）（Stefaniak 2013）。术后手掌为 14.48 ± 11.64mg/（min·m²），腋窝为 23.63 ± 24.56mg/（min·m²），腹腰部为 28.86 ± 56.05mg/（min·m²）（Stefaniak 2013）。我们团队对健康志愿者进行的另一项研究中发现，重量分析评估出汗强度的平均值分别是 19.15 ± 14.97、18.49 ± 14.06、42.39 ± 47.08 和 15.77 ± 16.87mg/（min·m²）。

总的试验-重复试验的相关性为 0.71（Stefaniak et al. 2013）。志愿者不同部位试验-重复试验的测量值面部为 0.64，手掌为 0.54，腋窝为 0.84，腹腰部为 0.70。在随访的患者中，相应部位的值分别为 0.82、0.81、0.79 及 0.66（试验-重复试验的评估只包含随访的结果）。

正如本章的背景所述，HH 的流行病学表明，大约有 1% ~ 4% 的人患有顽固性症状，我们认为这些症状应该纳入手术治疗资格。在正态分布中，有 95.5% 的观测值都在均值 ±2 个标准差的范围内。考虑到只有标准值的上限对诊断多汗症有重要意义，可以计算出 2.25% 的病例在高于均值 ±2 标准差的范围内。这一比例与人群中 PHH 的流行病学数据一致，据报道该比例已达到 2.8%（Haider and Solish 2005；Strutton et al. 2004）。因此，为了获得诊断多汗症的阈值，一般人群中增加了双重标准差。下表列出了这次阈值（表 1）。

3 评论

在这里必须强调的是，作为一种资格纳入标准，重量评估可以将有心理问题而无生物问题的人纳入手术治疗的风险最小化。主观的 HH 评估经常发现与客观测试的结果并不相符，这通常是因为病人倾向于把自己和周围的人进行比较，而不是客观地看待自己。"主观-客观"差异的另一个原因是通过比较"理想的我"和"真实的我"。由于这些差异，我们经常在评估患者时看到，他或她的主观 HH 评估过高，而客观测试显示并非如此。另一方面，那些符合手术治疗标准的患者往往看不到真正的问题所在。

鉴于上述内容，可见进行额外的客观评估更加重要。客观评估具有高度敏感性，可用于筛查那些实际患有严重 HH 的患者。进行客观的 HH 评估也可以避免事实上只是轻度 HH 的患者纳入手术治疗，这些轻型患者可以通过其他治疗方法获益，比如电离子透入疗法或肉毒杆菌毒素治疗。还应提及的是，重量测定可额外对多汗症进行定性评价，通过 5 点评估（脸部、手、腋窝、腹腰区域和脚）来实现。在原发性多汗症（primary hyperhidrosis）中，5 个部位中有两个部位出汗会增加（手和脚），而其他部位则会低一些，尤其是在腹腰区域。所有

表 1　通过重量测量评估身体不同部位出汗的参考值以及交感神经切除术资格的推荐阈值（Stefaniak 和 Proczko 2013）

交感神经切除术资格阈值	1 分钟汗液重量测定的平均值除以体表面积	定位
49mg/（min·m²）	19mg/（min·m²）	面部
46mg/（min·m²）	18mg/（min·m²）	手部
136mg/（min·m²）	42mg/（min·m²）	腋窝
不适用[a]	16mg/（min·m²）	腰腹部
46mg/（min·m²）	18mg/（min·m²）	足部

[a] 这个部位的多汗症不纳入交感神经切除术资格。

5 个部位均有增加表明可能是由于内分泌问题导致的普遍的多汗症，比如更年期、肥胖、或性激素紊乱（Stefaniak et al. 2012）。

综上所述，仅根据主观报告的出汗强度来进行 ETS 鉴定，可能会给那些出汗但不超过特定人群标准值或是其他潜在疾病症状的患者带来手术治疗的风险。考虑到 ETS 后的补偿性出汗的发生（Lyra et al. 2008），以及其不可预测的强度，我们认为将不符合客观 HH 标准的患者纳入外科手术资格是错误的（Lyra et al. 2008）。本研究的关键信息是，在评估 HH 患者时，有必要同时采用客观和主观评估方法。

4 结论

重量测定法是一种简便、可重复、廉价、快速的评价汗液的方法。参考值稳定，且可以作为评估任何部位 PHH 患者的纳入和随访方法。

（张洢祎 译，马黎 校，李祎铭 审）

参考文献

Adar R, Kurchin A, Zweig A, Mozes M. Palmar hyperhidrosis and its surgical treatment: a report of 100 cases. Ann Surg. 1977;186:34–41.

Haider A, Solish N. Focal hyperhidrosis: diagnosis and management. Can Med Assoc J. 2005;172(1):69–75.

Heckmann M, Ceballos-Baumann AO, Plewig G. Hyperhidrosis study group. Botulinum toxin a for axillary hyperhidrosis (excessive sweating). N Engl J Med. 2001;344(7):93–488.

Hong HC, Lupin M, O'Shaughnessy KF. Clinical evaluation of a microwave device for treating axillary hyperhidrosis. Dermatol Surg. 2012;38(5):35–728.

Hund M, Kinkelin I, Naumann M, Hamm H. Definition of axillary hyperhidrosis by gravimetric assessment. Arch Dermatol. 2002;138(4):41–539.

Kreyden OP, Heckmann M, Peschen M. Delusional hyperhidrosis as a risk for medical overtreatment: a case of botulinophilia. Arch Dermatol. 2002;138(4):9–538.

Larson DL. Definitive diagnosis and management of axillary hyperhidrosis: the VapoMeter and suction-assisted arthroscopic shaving. Aesthet Surg J. 2011;31(5): 9–552.

Lowe NJ, Glaser DA, Eadie N, Daggett S, et al. North American botox in primary axillary hyperhidrosis clinical study group. Botulinum toxin type A in the treatment of primary axillary hyperhidrosis: a 52-week multicenter double-blind, randomized, placebocontrolled study of efficacy and safety. J Am Acad Dermatol. 2007;56(4):11–604.

Lyra RM, Campos JR, Kang DW, et al. Guidelines for the prevention, diagnosis and treatment of compensatory hyperhidrosis. J Bras Pneumol. 2008;34:967–77.

Proebstle TM, Schneiders V, Knop J. Gravimetrically controlled efficacy of subcorial curettage: a prospective study for treatment of axillary hyperhidrosis. Dermatol Surg. 2002;28(11):6–1022.

Stefaniak TJ. Gravimetry in sweating assessment in primary hyperhidrosis and healthy individuals. Clin Auton Res. 2013;23(4):197–200.

Stefaniak T, Proczko-Markuszewska M, Royton A, Idestal A, et al. Importance of objective evaluation of sweating in qualification and follow-up of primary hyperhidrosis patients undergoing sympathectomy. In: International Symposium on Sympathetic Surgery, Abs. p 5, 2011 June 17–19; Odense, Final program; 2011.

Stefaniak T, Cwigon M, Łaski D. In the search for the treatment of compensatory sweating. Sci World J. 2012;2012:134547.

Stefaniak T, Tomaszewski KA, Proczko-Markuszewska M, Idestal A, Royton A, Abi-Khalil C. Is subjective hyperhidrosis assessment sufficient enough? Prevalence of hyperhidrosis among young Polish adults. J Dermatol. 2013;40(10):819–23.

Strutton DR, Kowalski JW, Glaser DA, Stang PE. US prevalence of hyperhidrosis and impact on individuals with axillary hyperhidrosis: results from a national survey. J Am Acad Dermatol. 2004;51(2):8–241.

Tu YR, Li X, Lin M, et al. Epidemiological survey of primary palmar hyperhidrosis in adolescent in

Fuzhou of People's Republic of China. Eur J Cardiothorac Surg. 2007;31:737–9.

Verbraecken J,Van de Heyning P, De BackerW,Van Gaal L. Body surface area in normal-weight, overweight, and obese adults. A comparison study.

Metabolism. 2006;55(4):24–515.

Westphal FL, de Carvalho MA, Lima LC, de Carvalho BC, Padilla R, Araujo KK. Prevalence of hyperhidrosis among medical students. Rev Col Bras Cir. 2011;38:392–7.

66

皮下组织的组织生理学

Helene M. Langevin and Pierre Agache

内容

关键词

皮下组织·脂肪组织·皮下结缔组织

真皮与其下的筋膜、肌肉或骨骼之间的组织，称为皮下组织（subcutaneous tissue），在不同个体及同一个体不同部位的厚度不均。"皮下筋膜（subcutaneous fascia）"这一术语有时被用作皮下组织的同义词，但如下文所述，当前这一定义具有争议。从解剖学和生理学的观点来看，皮下组织包含两部分，即间质组织和脂肪组织，虽然相互交织在一起，但功能不同。

1 间质结缔组织

1.1 组织形态学（histomorphology）

皮下的间质结缔组织在结构上与真皮相似，但更为疏松。它是由胶原纤维和弹性纤维组成的网状结构，其中充填由吸收大量水的多糖凝胶和少量的"自由"间质液体组成的基质（Brace and Guyton 1979）。皮下组织外侧直接与真皮相连，其间的连接不规则，真皮下延（皮支持带）与皮下组织相连。最深处的汗管（见第27章和第1章）和生长期的终毛的毛球位于皮下组织突入真皮的区域。在身体的某些部位，皮下组织含有薄薄的一层肌肉，称为皮下肌肉或肉膜。在人类，这种皮下肌肉仅存在于颈部和睾丸，而在大多数哺乳动物中，皮下肌肉覆盖于躯干的大部分。在人类（也包括猪）身体某些部位的皮下组织中，有一层更薄的膜，将皮下组织分为不同的两个区域：有脂肪的浅层（Camper筋膜）和更薄更深的膜性层（Scarpa筋膜）。

关于皮下组织中膜性层的正确命名，存在着一些争论，有些人把它称为"皮下筋膜"，而另一些人则认为皮下筋膜这个术语应该用来指整个皮下组织，膜性层则指"皮下筋膜中的膜性层"（Abu-Hijleh et al. 2006; Benjamin 2009; Lancerotto et al. 2011）。

皮下组织的松散结构使它成为身体远处部位血

管、淋巴管及神经进出的通道，它们的行程在躯干和头部较短，在四肢则较长，这是由于在子宫内肢体生长过程中，体节的伸长和变形造成的。此外，皮下组织还具有一种特殊的神经结构——Pacinian小体（Pacinian corpuscle）（也称为环层小体），它作为机械压力感受器以及游离的神经末梢，主要存在于毗邻肌周筋膜的皮下组织中（Corey et al. 2011; Hoheisel et al. 2011; Tesarz et al. 2011）。再则，它包含本身就作为一个器官的皮下脂肪组织。

皮下组织的顺应性比真皮和肌周筋膜好，由于它位于结构较为坚韧的组织之间，皮下组织在变形、应变中起到重要作用，使得其在非肌肉软组织中，不论从内部还是外部增强其对机械应力的缓冲。

1.2 间质压（interstitial pressure）

在没有机械应力的情况下，我们将一枚有洞的胶囊植入动物的皮下组织，直至最终发生创伤性炎症，研究了在无机械应力情况下的间质压力。在胶囊内，压力为负值，约为6托（1托=1mmHg（以纪念Torricelli））（Brace and Guyton 1979）。最近有证据表明，结缔组织成纤维细胞积极参与调节间质流体压力和跨毛细血管液体流动。蜂窝结缔组织的一个特征是其松散的胶原网填充了结合大量水的聚阴离子葡糖胺聚糖。Reed等证明，成纤维细胞通过整合素作用于胶原网的张力，通过防止渗透活性糖胺聚糖最大限度地水化，来抑制松散基质的过度膨胀。因此，我们可以把蜂窝结缔组织看作是一个网状的组织，它孔隙的一部分被细胞（成纤维细胞）占据，细胞（成纤维细胞）紧贴空隙两侧，使网眼保持在一定的平均孔径内，防止肿胀（Reed and Rubin 2010; Wiig et al. 2003）。在急性炎症过程中，整合素介导的细胞基质张力的丧失，使得间质流体压力迅速下降（变得更负），毛细血管流量大幅度上升，从而形成水肿。

1.3 分子转运功能（molecular transfer function）

只要毛细血管通过皮下组织间隙，就会发生交换和分子转移。这种交换是被动的，受扩散定律

（1～2秒），因为在持续压力下，褶皱厚度逐渐减小。

测量应该在4个不同的部位进行，然后计算总和（Σ4SKF）（Lohman et al. 1988）：①肱三头肌：在上臂后方中线三头肌上方，位于肩峰和喙突之间的中点（当肘部伸展和放松时）的垂直折叠测量；②肱二头肌：在肱三头肌部位水平位于上臂前腹中线上方的垂直折叠测量；③肩胛下：一个略低于肩胛骨下角的对角折叠测量；④前腰：在腋中线上紧靠髂嵴的对角折叠测量（Lohman et al. 1988）。

测量皮下组织厚度需要在同一区域进行两次测量：首先是包括皮肤和皮下组织的大褶皱，然后是单独的皮肤（非常薄的浅表褶皱）；后者的值再从前者中减去。大多数发表的结果中没有提到这种预防措施：与脂肪组织相比，皮肤厚度可以忽略不计，或者这种测量对于几个解剖部位的比较研究是没有用的。但是，以这种方式测量的表皮厚度可能超过2mm。通过与超声波测量结果的比较，证实真皮厚度不能被忽视。因此，在可能的情况下优先选择使用超声测量。

肩部和臀部的正常值（测量肥胖的参考部位）在5～10mm（表2）。不同身体部位的数值间有很大差异。仅用肱三头肌皮褶厚度（上臂）检测超重似乎不如BMI敏感（Rudolf et al. 2001）。

1.3.2 机械增强纹理的图片评分

为了达到定量评估抗脂肪团治疗功效，最近开发了皮下组织的皮下褶皱衍生测量技术（Perin et al. 2000）。在这种情况下，通过触诊发现皮下结节，使用弹簧深深地捏住每侧的皮肤来抬起感兴趣的区域（约20cm²），从而使结节隆起，然后在斜光（30°）下拍摄照片，通过与7个角度的摄影量表相比较而进行定量。

1.3.3 超声成像（ultrasound imaging）

用于皮下成像的设备应该使用2～10MHz的超声波频率，这些频率可以提供几百微米的分辨率，并可检查几毫米的深度。这些频率在随频率增加的空间分辨率和随频率降低的聚焦深度之间达到最佳平衡。通常使用线性扫描探头来研究脂肪组织。在实践中，7.5、10和13MHz频率分别达到的轴向分辨率为300、150和120mm，探测的深度分别为110、50和20mm（图1）。探头接触面积为3～5cm²，图像显示率为10～50帧/秒，图像上显示128～512的回波线。

脂肪组织成像十分方便快捷。皮肤-皮下组织和皮下组织-肌肉界面的显著对比可以方便地观察和测量组织厚度（图2）。正常妇女的大腿皮下组织厚度在20～60mm之间，但在肥胖受试者中可能达到几百毫米（Perin et al. 2000；Diridollou et al. 2000；Schnebert et al. 1999；Pittet et al. 1996）。因此，在这个特定的位点，7.5～10MHz频率提供了良好的轴向分辨率（150～300μm）和探测深度达11cm之间的最佳折中。在相同的受试者中以7.5、10、13和20MHz获得的同一大腿区域的图像（图3）显示了对于所需信息（皮肤或皮下组织

表2 皮下脂肪厚度（mm）：皮褶的 mean±2 SEM（同一水平的平均周长：外侧、前侧、内侧、后侧）
（Vague et al. 1984）

年龄组/岁	男性上臂	臀	人数	女性上臂	臀	人数
5～9	5.4±0.7	14.8±1.8	17	6.7±0.8	18.4±2.2	9
10～14	5.5±0.6	16.3±1.9	24	8.3±1.0	26.4±3.2	17
15～19	5.8±0.6	10.0±1.2	22	10.9±1.2	30.5±3.8	25
20～29	6.3±0.7	9.7±1.1	42	10.9±1.3	31.3±3.5	53
30～39	6.2±0.7	8.6±1.0	22	10.4±1.2	31.5±3.9	21
40～49	6.3±0.7	9.1±1.1	27	10.6±1.2	31.6±4.0	20
50～69	6.4±0.9	9.4±1.0	13	11.1±1.4	29.1±4.1	14
70～91	5.8±0.8	8.3±1.0	13	9.1±1.1	13.3±1.8	22

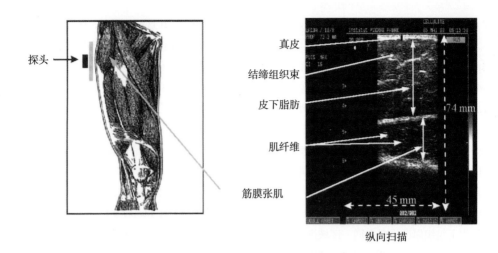

图1 大腿上部外侧的 7.5 ～ 10MHz B 扫描。AU 5（Esaote，Genoa，Italy）），带有线性涂药器

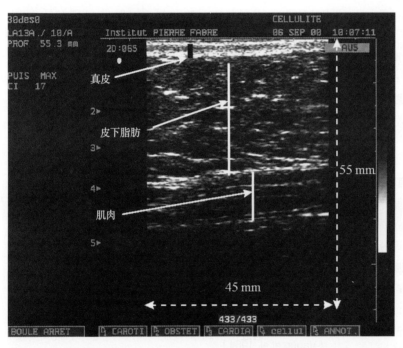

图2 腹部 10MHz B 扫描，皮下层厚度：26mm。AU5（Esaote，Genoa，Italy），带有线性涂药器

厚度，观察视网膜乳头细胞或连接束）的不同频率的选择。超声成像对于测量与月经周期相关的脂肪组织厚度变化非常敏感（Perin et al. 2000；Pittet et al. 1996，1997），并可用于评估抗脂肪团产品的功效（Schnebert et al. 1999；Armengol et al. 1992）。该方法的检测必须严格要求，需要特别注意受试者位置、探头位置、皮肤上探头压力的控制以及位置标记。每个图像应该进行多次测量。

有研究通过两名操作者（其中只有一人有操作经验）对 20 名 18 ～ 35 岁女性（体重 58.2±6kg）进行检测，结果显示：（a）皮下组织厚度为 37.2±7.2mm；（b）根据操作者的专业程度，重现性为 1% ～ 5%；（c）操作者之间的相关系数为 0.985（Diridollou et al. 2000）。

表3列出了使用 15MHz A 型超声设备测量的 7 个新生儿（Petersen et al. 1995）的腹部（直肌前）和背部（肩胛下区域）的皮下脂肪厚度。

20-MHz B 模式成像是一种常用于测量皮肤厚

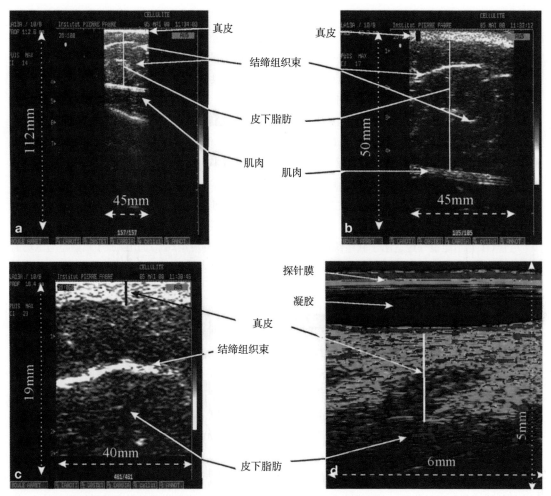

图3 大腿上部外侧相同区域扫描。(a) 7.5MHz AU 5;(b) 10MHz AU 5;(c) 13MHz AU 5 (Esaote, Genoa, Italy)。(d) 20 MHz Dermcup 2020 (2 MT,Labège,France)

表3 新生儿皮下脂肪厚度 (n=7),A 型超声模式
(Petersen et al. 1995)

体重 /g	腹部 /mm	背部 /mm
1 095	0.65 ± 0.07	0.77 ± 0.10
1 810	0.78 ± 0.13	0.95 ± 0.13
1 940	1.52 ± 0.20	1.53 ± 0.16
2 900	1.67 ± 0.17	1.87 ± 0.19
3 390	1.80 ± 0.16	1.74 ± 0.23
3 890	1.95 ± 0.31	1.84 ± 0.27
4 750	2.90 ± 0.22	2.45 ± 0.24

度的技术 (Einsenheiss et al. 1998),由于超声波的衰减几乎无法可视化深部的皮下组织。然而,该技术可应用于研究真皮 - 皮下组织界面,其通过在皮下组织(视网膜乳头)中锚定真皮乳头来标记。通过在 482mm^2 皮肤表面区域(超声 C 模式成像)上拍摄的 28 幅图像的总和,证明了蜂窝组织炎通过按摩治疗后的真皮 - 皮下组织界面的面积减小 (Lucassen et al. 1997)。

综上所述,基于声音方法学的超声成像具有简单、快速、无创、可靠性和可重复性等优点。其局限性在于操作者经验的实质性作用。操作人员必须特别注意精确选择并标出测试位点,这在重复调查中是必不可少的。

1.3.4 计算机断层扫描

计算机断层扫描(computed tomography,CT)

是一种基于重建横断面图像分析的 X 射线检查方法，可直接显示和测量深部器官或结构。其原理是根据 X 射线穿过组织的密度、原子组成和厚度的差分透射。通过不同入射角度对吸收密度的系列测量，可以得到一组截面图像重构的剖面图。这一设备主要用于医院。随着时间的推移，测量越来越敏感：螺旋扫描仪扫描距离为 0.5mm。通过几个横截面，可以重建其他任何入射角度的图像。在脐部水平的 CT 单个横截面辐照为 1μSv，但是通常需要获取多个相邻的横截面，并且横截面之间总是存在大量重叠，因此总辐照量可达 100μSv。

尽管 CT 并不能很好地适用于软组织的研究，但由于皮下脂肪的密度低于皮肤和肌肉，可以使用 CT 进行研究（Enzi et al. 1986）。使用 CT 可以很容易地观察皮下组织和肌腱 - 肌肉界面，并测量皮下组织厚度（图 4 和图 5）。CT 还提供了口腔脂肪组织（Levine et al. 1996）和腰部水平（L2 ～ L3 间隔）的腹部和皮下脂肪的可靠测量（Jensen et al. 1995）。在对健康受试者的研究中，脂肪组织横截面积分别为 8 ～ 20cm^2（脸颊）、16 ～ 100cm^2（内脏脂肪）和 20 ～ 150cm^2（皮下脂肪）。

CT 的主要优点是可以提供身体任何部位的横截面图像，从而体现任何部位的皮下脂肪厚度或脂肪量的可视化和定量测量。其空间分辨率约为 1mm。操作者的快速性和独立性是明显的优势。

缺点包括需要使用 X 射线（脐部水平照射单个横截面辐照量为 0.01Gy），以及仅能在医院中使用且设备较为昂贵。

1.3.5 磁共振成像

磁共振成像（magnetic resonance imaging, MRI）基于磁共振（nuclear magnetic resonance, NMR）技术，是于 1946 年由 Bloch 和 Purcell 开发的，最早应用于化学领域。在 20 世纪 80 年代早期，两种检查设备的应用使得医学成像领域迈出了重大的一步，包括可以显示全身断层图像的 MRI，以及磁共振波谱（magnetic resonance spectrometry, MRS）。两种应用均基于组织原子核磁矩与磁场的相互作用。在光谱学中氢和磷 -31 中的氢原子核与成像相关。当置于强磁场中时，核自旋转向并与场轴对齐，然后被射频波激发，从而通过共振现象垂直于该轴。当激发停止时，旋转逐渐恢复其基本位置（核弛豫）。其中包括两种类型的磁相互作用，其特征在于纵向（T1）和横向（T2）弛豫时间。在这个基本信号处理之后，信息可以作为频谱（MRS）或图像（MRI）给出。

根据 MRI 生成的信号，可以重建身体任何部位的横截面图像。氢是水和脂质的主要成分。这使得 MRI 在显示软组织和大部分脂肪组织方面的表现比 CT 更好。脂肪可以很容易通过强烈的 T1 信号检测到，在图像上表现为明亮的区域。这使得直

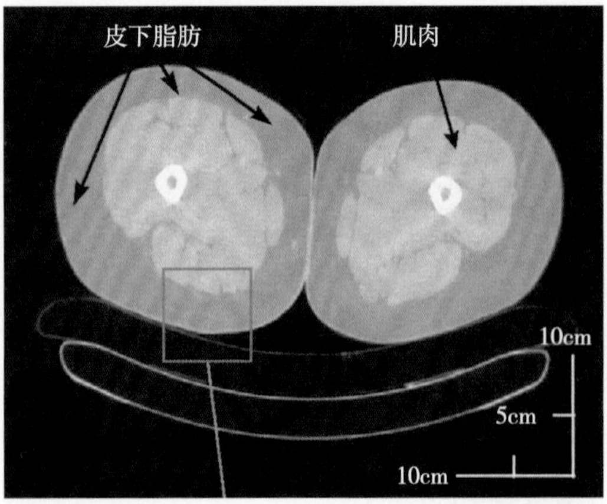

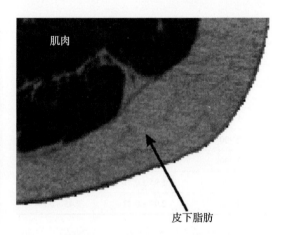

图 4 大腿两侧的计算机断层扫描横截面。（Courtesy of Prof. Joffre，Radiology Department，Rangueil University Hospital，Toulouse，France）

图 5 大腿部位的计算机断层扫描。部分截面的脂肪强化。（Courtesy of Prof. Joffre，Radiology Department，Rangueil University Hospital，Toulouse，France）

图6　小腹的MRI横截面，T1弛豫相。（Courtesy of Prof. Joffre，Radiology Department，Rangueil University Hospital，Toulouse，France）

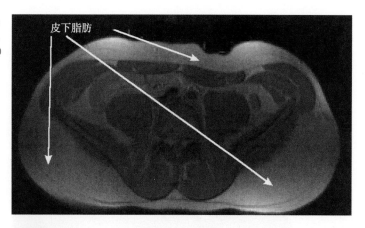

皮下脂肪

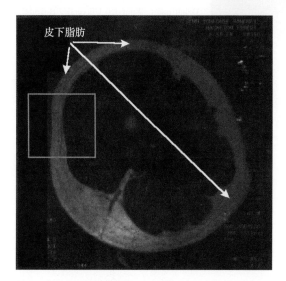

皮下脂肪

图7　大腿的MRI横截面，T1弛豫相。（Courtesy of Prof. Joffre，Radiology Department，Rangueil University Hospital，Toulouse，France）

接测量脂肪层的厚度成为可能（图6和图7），甚至可以与结缔组织隔膜相区分（图8）。非脂肪非骨组织给出中等强度的T1或T2信号并显示为灰色区域（图8）。70μm～1mm范围内的分辨率可分别用于研究毫米至厘米级别的深度。通过增加一个特殊线圈可以获得高分辨率（参见第41章）。此外，MRI可以通过对弛豫时间的测量获得脂肪组织的脂质和水含量的数据（Brix et al. 1993；Saiag et al. 1994；Krug et al. 1998；Richard et al. 1991，1993；Lopez et al. 1997；Idy Peretti et al. 1998；Querleux et al. 1994，1998，2000；Franconi et al. 1995；Wright et al. 1998；Harada et al. 1994；Fowler et al. 1990；Schreiner et al. 1996）。

MRI的优点是图像的分辨率高，可以精确的测量脂肪组织厚度和横截面分布，无需操作人员的直接干预。提供组织成分的图像是特定输出，对于确定皮下组织水和脂质含量十分有用。

Querleux等（2002）研究了有关不同性别的和有脂肪团存在的皮下脂肪组织的解剖学和生理学。通过使用高空间分辨率研究了皮肤-皮下组织连接的形态和皮下纤维隔膜的三维结构。此外，使用质子光谱法对脂小叶内的水和脂质部分进行了定量。一项研究观察了21名脂肪团患者与20名没有脂肪团的女性以及23名男性的比较。结果显示脂肪组织越深入真皮层，真皮厚度增加，皮下脂肪组织深层厚度也增加。然而在有脂肪团的女性中，水含量或脂肪组织中不饱和脂肪和饱和脂肪的组分均没有改变。

综上所述，MRI是软组织成像和量化的最有力工具，尤其适用于脂肪组织。它还可以提供身体任何部位任何角度的横切面。这些优势使其独特并且不可替代。它的缺点是技术费用和复杂性：MRI仅用于医疗目的，并且只能在大型医院中使用（图9）。它需要经过专门培训的员工，并意味着需要对受试者进行较长时间和较紧张的检查。因此，这是一种用于研究或特殊情况的保留方法。

2　结论

现今，可用于研究体脂的方法繁多，如何选择

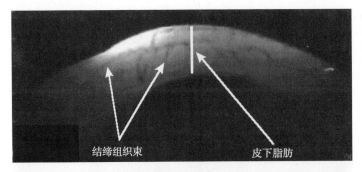

图 8　带有附加表面线圈的 MRI 大腿横截面，T1 弛豫相。（Courtesy of Prof. Joffre, Radiology Department, Rangueil University Hospital, Toulouse, France）

结缔组织束　　皮下脂肪

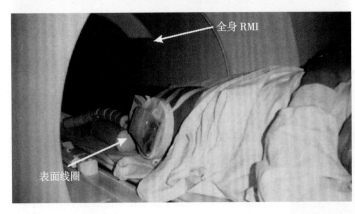

全身 RMI

表面线圈

图 9　带有整个表面线圈的全身 MRI 设备，用于皮肤和皮下组织成像，T1 弛豫相。（Courtesy of Prof. Joffre, Radiology Department, Rangueil University Hospital, Toulouse, France）

一种合适的方法主要取决于测定的目的。

　　BMI 以及后续的腰围和腰臀比等参数在确诊超重或肥胖症并确定其类型时作用显著，且目前已得到了广泛的应用。而通过 DXA 或 BIA 则可实现其定量分析。对比上述这两种方法，考虑到患者日后的随访，后者生物电阻抗法更优于双能 X 射线吸收法。这是因为在使用前者方法的过程中，患者需要承担由多次 X 射线辐射所带来的不良反应风险。对儿童而言，在使用美国的 CDC 量表和其他各国的 IOTF 量表时，都应当涉及体重指数。生物电阻抗分析法易于操作且对人体安全，但由于它是一种基于预测方程的间接性研究方法，因此其结果会存在一定的不确定性。而双能 X 射线吸收法不能对患者反复使用。

　　10MHz 频率的超声成像是测定某一特殊位点皮下脂肪组织厚度的最佳方法。在缺乏超声设备时，测定皮褶厚度或是其他的皮肤挤压形变物也是一种很好的替代方法。而 CT 和 MRI 则应当仅用于研究。

3 皮下结缔组织（connective subcutaneous tissue）的特殊参数

3.1 组织内压

　　Merlen 在 1967 年通过使用一台简单的实验设备发现将液体注入前臂皮下组织所需的压力在 1～15mmHg 之间。该设备组成包括一根末端密封，侧边开口有数个小孔的针头，经由一个玻璃容器连接到一支注射器上（玻璃容器的作用是减弱由注射器活动所产生的逐渐增大的压力率）。在针头和玻璃容器之间（接头 1）以及玻璃容器与注射器之间（接头 2），两个三通接头将之彼此相连以联通外界大气压，同时一个测压计被置于接头 1 与玻璃容器之间的旁路上。测量的过程包括几个连续的步骤：①注射器中装入微过量的生理盐水，并用墨水在注射器表面标出液面的位置；②关闭接头 1，并将针头注入皮下组织；③将接头 1 和 2 打开与外界相通——此时测压计的读数为零（生理盐水处于大气压环境下）；④关闭接头 2，并向注射器内注入能够推动生理盐水的最小所需量气体（即向皮下组织内注射少量的生理盐水）；⑤关闭接头 1，并记录此时测压计上所显示的压力。

Guyton 在他的实验中（Brace and Guyton 1979）将一个连接到静脉血压换能器的胶囊插入皮下组织并放置数日。该实验在动物身上进行。与 Merlen 的实验数据相比，该实验记录到一个负压结果。此结果可能的意义在第 66 章第 1.2 节进行讨论。

3.2 皮下组织氧分压

对皮下组织氧分压（oxygen partial pressure）的测定在有关皮下组织的疾病中非常有用，特别是对于各种原因引起的腿部溃疡，以及相关的美容和整形手术。但是它并没有得到广泛的使用。

在皮下组织植入一个包含有克拉克极谱电极［Clark-type polarographic electrode（Revoxode）］和 pH 值为 7.4 的电解质溶液的微导管（血管内微传感氧压力导管）后，可以对皮下组织的氧分压进行监测。此测定过程是自动进行的（LICOX CMP 监护仪，GMS 24247 Kiel-Mielkendorf Germany，邮箱：gmsmb@aol.com）。在测定过程中，实时温度和血流（利用激光多普勒）可被同时记录下来。

另一种测定皮下组织氧分压的方法是使用氧气诱导的荧光消光法（Oxylite 组织血流灌注监测仪）。它同样可以提供皮下组织氧分压的监测和血流及温度的实时测定（Oxford Optronix Ltd，Oxford，UK，邮箱：sales@oxford-optronix.com）。

3.3 力学特性

皮下组织的力学功能具有双重作用：其一，允许覆盖于其上的皮肤以一个整体朝着水平以及垂直的方向运动；其二，减弱和 / 或分散不时出现的作用于皮肤的外部压力。尽管目前市面上已经能够买到一些有效的设备，它们能够对皮肤施加外力使皮肤朝各个方向移动，并记录下移动的位移，但是显然这些设备无法获得皮下组织弹性和黏滞阻力的数据。然而，一些研究已经开始探究皮下组织在受压状态下的特性，以主要用于评估水肿：皮肤力

学阻抗的大小随着频率的增加而降低（最大值在 10 ～ 30Hz 的低频段），随着凹陷性水肿的程度而降低。但当发生硬性水肿、非凹陷性水肿时，其力学阻抗则会增加。皮下组织含水量的这些变化和体外凝胶含水量的变化方向一致（Mridha and Ödman 1985）。这两位作者还提出了一种同时评估水肿程度和水肿液黏滞度的方法。使用一个直径 17mm 的圆盘对皮肤骤然（26mm/s）施加一个压力，使其向下凹陷 4mm，并随着压力的持续，记录 30 秒内压力比上时间的数据（Mridha and Ödman 1986）。随着皮下组织的液体流出皮肤受压的区域，皮肤所受到的压力逐渐减弱。使用压力减弱百分数比上时间的曲线，按照如下公式来评估流出液体的量：

$$V_t = 0.9\,(1 - F_t / F_{t=0})$$

其中 V_t 指时间 t 时流出液体的量（单位：ml），F_t 和 $F_{t=0}$ 是指在时间 t 和 0 时皮肤所受到的压力，0.9 是指压力头部面积乘以皮肤下压深度。

正如现在松弛实验中所见，在正常组织中可以观察到两种不同的压力减弱速率，先是一个数值较高的速率，然后是一个较低的，它们分别表明了两种不同类型的黏滞度。在凹陷性水肿中，由于水肿液的流出作用，在实验的最初阶段还可以看到第三种数值更高的减弱速率。这种简单实验方法的优势在于可避免对组织的弹性阻力进行测量。

（马黎、王建玟 译，樊国彪 校，李利 审）

参考文献

Aloia JF, Vaswani A, Mikhail M, Raster ER. Body composition by dual-energy X-ray absorptiometry in black compared with white women. Osteoporos Int. 1999;10:114–9.

Armengol R, Girones E, Bellés A, Polo C, Pepio M, Gisbert JM, Garrofé C, Roldos F, Sanmarti E. Quantitative evaluation of the anti-cellulite efficacy by scan-ultrasound and its relation with traditional clinic studies. IFSCC. 1992;3:1218–39.

Behnke AR, Feen BG, Welham WC. Specific gravity of healthy men. JAMA. 1942;118:495–8.

Black MM, Cunliffe WJ. Subcutaneous fat. In: Rook A, Wilkinson DS, Ebling FJG, Champion RH, Burton JL, Burns DA, Breathnagh SM, editors. Textbook of dermatology. 6th ed. Oxford: Blackwell; 1998. p. 2403–7.

Boulier A, Thomasset AL, Apfelbaum M. Bioelectricalimpedance measurement of body water. Am J Clin Nutr. 1992;55:761–2.

Brace RA, Guyton AC. Interstitial fluid pressure: capsule, free fluid, gel fluid, and gel absorption pressure in subcutaneous tissue. Microvasc Res. 1979;18:217–28.

Bray GA. Obesity. In: Brown ML, editor. Present knowledge in nutrition. 6th ed. Washington: International Life Sciences Institute, Nutrition Foundation; 1990. p. 23–8.

Brix G, Heiland S, Bellemann ME, Koch T, Lorenz WL. MR imaging of fat-containing tissues: evaluation of two quantitative imaging techniques in comparison with localized proton spectroscopy. Magn Reson Imaging. 1993;11:977–91.

Carella MJ, Rodgers CD, Anderson D, Gossain VV. Serial measurements of body composition in obese subjects during a very low energy diet comparing bioelectrical impedance with hydrodensitometry. Obes Res. 1997;5:250–6.

Centre for Disease Control. Vital and health statistics of the Centre for Disease Control and Prevention/National Centre for Health Statistics (NCHS) growth charts: United States, No. 314; 2000.

Cole TJ, Bellizi MC, Flegal KM, Dietz WH. Establishing a standard definition for child overweight and obesity worldwide: international survey. BMJ. 2000;320:1240–3.

Despres JP, Prudhomme D, Pouliot MC, Tremhlay A, Bouchard C. Estimation of deep abdominal adipose-tissue accumulation from simple anthropometric measurements in men. Am J Clin Nutr. 1991;54:471–7.

Diridollou S. Echographie – Intérêt en dermatologie et dermo-cosmétologie. 2nd Colloque National d'Ingénierie Cutanée (Soc Fr Ing Cut); 2000 June 22–23, Toulouse; 2000.

Einsenheiss C, Welzel J, Schmeller W. The influence of female sex hormones on skin thickness: evaluation using 20 MHz sonography. Br J Dermatol. 1998;139:462–7.

Enzi G, Gasparo M, Biodetti PR, Fiore D, Semisa M, Zurlo F. Subcutaneous and visceral fat distribution according to sex, age and overweight, evaluated by computed tomography. Am J Clin Nutr. 1986;44:39–746.

Fowler PA, Casey CE, Cameron GG, Ester MA, Knight CH. Cyclic changes in composition and volume of the breast during the menstrual cycle, measured by magnetic resonance imaging. Br J Obstet Gynaecol. 1990;97:595–602.

Franconi F, Akoka S, Guesnet J, et al. Measurement of epidermal moisture content by magnetic resonance imaging: assessment of hydration cream. Br J Dermatol. 1995;132:913–7.

Harada M, Amano Y, Matsuzaki K, Hayashi Y, Nishitani H, Yoshizumi M, Yoshida O, Katoh I. Quantitative evaluation of intraarterial lymphocyte injection therapy for lymph edema using MR imaging. Acta Radiol. 1994;35:405–8.

Hendel HW, Gotfredsen A, Hoejgaard L, Andersen T, Hilsted J. Change in fat-free mass assessed by bioelectrical impedance, total body potassium and dual energy X-ray absorptiometry during prolonged weight loss. Scand J Lab Invest. 1996;56:671–9.

Idy Peretti I, Bittoun J, Alliot F, et al. Lymphedematous skin and subcutis: in vivo high resolution magnetic resonance imaging evaluation. J Invest Dermatol. 1998;110:782–7.

Jensen MD, Kanaley JA, Reed JE, Sheedy PE. Measurement of abdominal and visceral fat with computed tomography and dual-energy x-ray absorptiometry. Am J Clin Nutr. 1995;61:274–8.

Jungermann K, Barth CA. Energy metabolism and nutrition. In: Greger G, Windhorst U, editors. Comprehensive human physiology. Berlin/Heidelberg/New York: Springer; 1996. p. 1425–57.

Krug B, Kugel H, Schulze HJ, Krahe T, Gieseke J, Lackner K. High- resolution MR imaging of the cutis and subcutis. Acta Radiol. 1998;39:547–53.

Levine JA, Ray A, Jensen MD. Relation between chubby cheeks and visceral fat. N Engl JMed. 1996;339:1946–7.

Lohman TG, Roche AF, Martorell R, editors. Anthropometric standardization reference manual. Champaign: Human Kinetics Books; 1988.

Lopez JA, Saez F, Larena JA, Capelastegui A, Martin JI, Canteli B. MRI diagnosis and follow-up of subcutaneous fat necrosis. J MRI. 1997;7:929–32.

Lucassen GW, van der Sluys WLN, van Herk JJ, Nuijs AM, Wierenga PE, Barel AO, Lambrecht R. The effectiveness of massage treatment on cellulite as monitored by ultrasound imaging. Skin Res Technol. 1997;3:154–60.

Mazess RB, Baraen HS, Bisek JP, Hanson J. Dual-energy X-ray absorptiometry for total body and regional bonemineral and soft-tissue composition. Am J Clin Nutr. 1990;51:1106–12.

Merlen JF. La pression tissulaire sous-cutanée: résistance élastique des tissus. Rev Med. 1967;24:1195–200.

Mridha M, Ödman S. Characterization of subcutaneous edema by mechanical impedance measurements. J Invest Dermatol. 1985;85:575–8.

Mridha M, Ödman S. Noninvasive method for the assessment of subcutaneous oedema. Med Biol Eng Comput. 1986;24:393–8.

Perin F, Pittet JC, Schnebert S, Perrier P, Tranquart F, Beau P. Ultrasonic assessment of variations in thickness of subcutaneous fat during normal menstrual cycle. Eur J Ultrasound. 2000;11:7–14.

Petersen JS, Petersen S, Serup J. High-frequency ultrasound measurement of dermis and subcutaneous fat in the newborn infant. Skin Res Technol. 1995; 1:86–9.

Pittet JC, Schnebert S, Perrier P, Beau P. Follow of the thickness evolution of the adipose tissue of the external face of thigh in woman by ultrasound. Skin Res Technol. 1996;12:223.

Pittet JC, Perrier C, Schnebert S, Perrier P, Tranquart F, Beau P. Variability of fatty tissue thickness measurement using ultrasonography (US). Skin Res Technol. 1997;3:205.

Querleux B, Richard S, Bittoun J, et al. In vivo hydration profile in skin layers by high resolution magnetic resonance imaging. Skin Pharmacol. 1994;7:210–6.

Querleux B, Jolivet O, Bittoun J et al. In vivo proton magnetic resonance spectroscopy in human skin. In Elsner P, Barel AO, Berardesca E, Gabard B, Serup J (eds): Skin bioengineering techniques and applications in dermatology and cosmetology. Curr Probl Dermatol. Basel, Karger. 1998;26:12–19.

Querleux B, Cornillon C, Alonso-Ricarte A, Jolivet O, Bittoun J. Do gender and cellulite grade induce modifications in the morphology and physiology of the subcutaneous adipose tissue? An in vivo MR imaging and spectroscopy study. Skin Res Technol. 2000;6:174.

Querleux B, Cornillon C, Jolivet O, Bittoun J. Anatomy and physiology of subcutaneous adipose tissue by in vivo magnetic resonance imaging and spectroscopy: relationships with sex and presence of cellulite. Skin Res Technol. 2002;8:118–24.

Richard S, Querleux B, Bittoun J, Jolivet O, Idy-Peretti I, Jolivet O, Cermakova E, Lévêque JL. In vivo proton relaxation times analysis of the skin layers by magnetic resonance imaging. J Invest Dermatol. 1991;97:120–5.

Richard S, Querleux B, Bittoun J, Jolivet O, Idy-Peretti I, De Lacharriere O, Leveque JL. Characterization of the skin in vivo by high resolution magnetic resonance imaging: water behavior and age related effects. J Invest Dermatol. 1993;100:705–9.

Rolland-Cachera MF, Cole TJ, Sempe M, Tichet J, Rossignol C, Charraud A. Body mass index variations: centiles from birth to 87 years. Eur J Clin Nutr. 1991;45:13–21.

Rudolf MC, Sahota P, Barth JH, Walker J. Increasing prevalence of obesity in primary school children: cohort study. Br Med J. 2001;322:1094–5.

Saiag P, Le Breton C, Pavlovic M, Fouchard N, Delzant G, Bigot JM. Magnetic resonance imaging in adults presenting with severe acute infectious cellulitis. Arch Dermatol. 1994;130:1150–8.

Schnebert S, Perin F, Pittet JC, Beau P, Perrier P, Pourcelot L. Echographie, une technique accessible et fiable pour mesurer l'efficacité des produits amincissants. Cosmétologie. 1999;22:35–8.

Schreiner PJ, Terry JG, Evans GW, Hinson WH, Crouse JR, Haiss G. Sex-specific associations of magnetic resonance imaging-derived intra-abdominal and subcutaneous fat areas with conventional anthropometric indices. Am J Epidemiol. 1996; 4:335–45.

Segal KR, Van Loan M, Fitzgerald PL, Hodgdon JA, Van Itallie TB. Lean body mass estimation by bioelectrical impedance analysis: a four-site cross-validation study. Am J Clin Nutr. 1988;47:7–14.

Stolarczvk LM, Heyward VH, Van Loan MD, Hicks VL, Wilson WL, Reano LM. The fatness-specific bioelectrical impedance analysis equations of Segal et al.: are they generalizable and practical?Am J

Clin Nutr. 1997;66:8–17.

Utter AC, Nieman DC, Ward AN, Butterworth DE. Use of the leg-to-leg bioelectrical impedance method in assessing body-composition change in obese women. Am J Clin Nutr. 1999;69:603–7.

Vague J, Boyer J, Jubelin J, Nicolino J, Pinto C. Adipomuscular ratio in human subjects. In: Vague J, Denton RM, editors. Physiopathology of adipose tissue. Amsterdam: Excepta Med; 1969. p. 360–86.

Vague J, Meignen JM, Negrin JF, Thomas M, Tramoni M, Jubelin J. Androgènes, oestrogènes et cortisol dans la physiopathologie du tissu adipeux. Sem Hôpitaux Paris. 1984;60:1465–76.

Wahner HW, Fogelman I. Total body bone mineral and body composition by absorptiometry. In: Wahner HW, Fogelman I, editors. The evaluation of osteoporosis: dual energy X-ray absorptiometry in clinical practice. London: Martin Dunitz; 1994. p. 196–218.

World Health Organization. Obesity: preventing and managing the global epidemic. Report of a WHO consultation on obesity; 1997 June 3–5; Geneva; 1998 (WHO/NUT/NCD/98.1).

Wright AC, Bohning DE, Pecheny AP, Spicer KM. Magnetic resonance chemical shift microimaging of aging human skin in vivo: initial findings. Skin Res Technol. 1998;4:55–62.

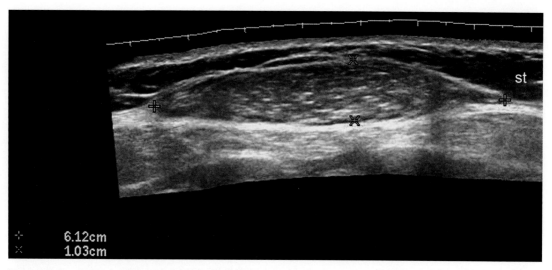

图 8 脂肪瘤。灰阶超声（横向视图，腹壁右侧）体积为 6.12cm 长 × 1.03cm 宽，为椭圆形低回声实性结构（*），位于皮下组织

组成的比例不同，脂肪瘤在超声图像中显示出不同的形状。因此，纤维脂肪瘤或单纯脂肪瘤倾向于随着皮肤表层的走向形成边界清晰、椭圆形、低回声反应的皮下实性肿块（图 8）。在其内部通常可以检测到高回声反应的纤维隔膜。相反，血管脂肪瘤更多是在皮下组织中表现出圆形或椭圆形的高回声反应。脂肪瘤通常内部很少有血管，如果在脂肪瘤中发现过多的血管，那么该脂肪瘤可能为非典型病变或存在恶化倾向（Wortsman 2012a，b；Fornage and Tassin1991；Kuwano et al. 2009；Lee et al. 2011）。

毛发来源肿瘤

毛母细胞瘤（pilomatrixomas）

这些毛发来源的肿瘤，也称为马尔赫布上皮瘤（epitheliomas of Malherbe），最常见于儿童和年轻人。它们由基底层和血影细胞（ghost cells）组成的小叶团块、嗜酸性角质碎片和钙化物组成。毛母细胞瘤被结缔组织的纤维假包膜包裹，而且这些肿瘤通常累及真皮和皮下组织。在超声图像中，毛母细胞瘤形状各异，最常见的是靶形（低回声边缘和高回声中心）（图 9）。其他表现形式包括囊泡状（无回声区和低回声区）和完全钙化型（伴有后部增强的伪影）。在高达 80% 的病例中可以检测到高回声的钙沉积。也有部分毛母细胞瘤在彩色多普勒

超声（color Doppler ultrasound）下可以观察到血流灌注增强（Hwang et al. 2005；Choo et al. 2010；Wortsman et al. 2010）。

5.2.2 恶性肿瘤

黑素瘤（melanoma）转移

运用超声可以进行局部区域的黑素瘤的探查。因此，可以检测到次级超声传播（距离原发病灶＜2cm），在肿瘤转移过程中（距原发病灶约 ≥2cm）可以检测淋巴结转移。这些转移瘤通常累及皮下组织，并显示为低回声实性结节，并可能呈现显著的血管分布（图 10）。转移的淋巴结失去其高回声中心，表现为圆形或椭圆形的低回声结构。通常可以观察到由于细胞过多（而非坏死）和淋巴结内弯曲、不规则血管造成的无回声区（Gupta et al. 2011；Catalanoet al. 2011）。

皮肤纤维肉瘤（dermatofibrosarcoma）隆突

这种局部侵袭性皮肤成纤维细胞瘤主要累及青年人和中年人的躯干和近端肢体。组织学显示细胞核延长的梭形细胞增殖，很少或没有多形性。这种恶性肿瘤通常累及真皮和皮下组织甚至更深的层次。在超声检查中，最常见的表现形式是界限不清的异质性实体瘤，伴有低回声区和高回声区，呈现分叶状边界，沿水平轴呈伪足样投影（图 11）。在肿瘤内经常检测到内部流速缓慢的血管（Oliveira-

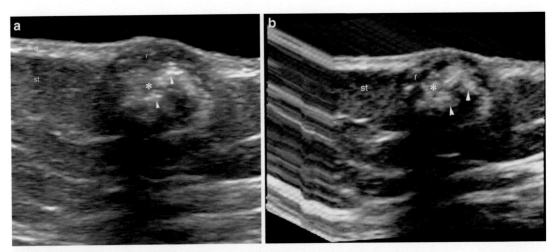

图9 毛母细胞瘤（纵向视图，左腿的前侧面）。(a) 灰阶超声和 (b) 三维重建超声显示皮肤和皮下组织，具有低回声反应边缘（r）和高回声反应中心（*）的目标型结构。注意与钙沉积相对应的高超声反应区（箭头）。缩写：d，真皮；st，皮下组织

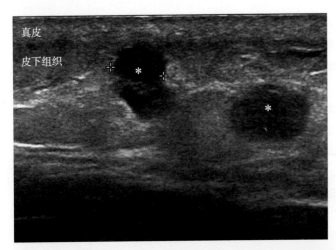

图10 黑素瘤的转移过程。灰度超声（纵向视图，左大腿内侧后方）显示了在皮下组织中的两个边界清楚的椭圆形低回声结构（*）。注意局部水肿继发的周围皮下组织回声增加

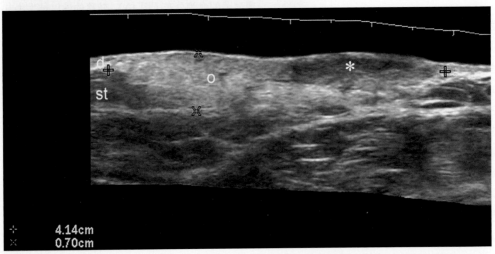

图11 隆突性皮肤纤维肉瘤。灰阶超声（纵向视图，左臂）显示一个 4.14cm × 0.7cm 的混合回声性病变（标记之间）与低回声（*）和高回声伪足样（o）投影。缩写：d，真皮；st，皮下组织

Soares et al. 2002；Shin et al. 2008）。

5.3 内源性物质

5.3.1 钙化（calcifications）

皮下钙沉积物可以在比如炎性结缔组织疾病下检测到，例如（例如继发性钙质沉着症）或与血管畸形（静脉石）有关。皮下组织中大量异位成熟层状骨沉积物的存在被称为骨化性脂膜炎（panniculitis ossificans）（Wollinaet al. 2009；Müller et al. 2010）。分离的未成熟和成熟层状骨之间的区别通常表现在组织学上。在超声检查中，钙沉积物表现为高回声斑点，大型钙沉积物通常表现为后部超声阴影状伪影（posterior acoustic shadowing artifact）（图12）。

5.4 外源性物质

5.4.1 外源性物质（foreign bodies）

通常是意外嵌入皮下组织的外源性物质。可根据其属性而分为有机体（例如木头或荆棘的碎片）或无生命体（例如玻璃和金属的碎片）。在超声中表现为由低回声肉芽肿组织包围的界定明确的层状或双层高回声结构。玻璃或金属碎片通常会产生后混响伪影（图13）。超声可以支持外源性物质的诊断和经皮取出（Wortsman 2012a；Bradley 2012）。

5.4.2 填充物（fillers）

这些化合物用于美容目的，根据其特征分为可降解物质（如透明质酸（hyaluronic acid））和不可降解物质［如硅油（silicone oil）、聚甲基丙烯酸甲酯（polymethyl methacrylate）、羟基磷灰石钙（calcium hydroxyapatite）和聚丙烯酰胺（polyacrylamide）］。这些填充物通常沉积于皮下组织中并在超声下显示不同外观。透明质酸呈小圆形或椭圆形的无回声假性囊肿，其尺寸随时间推移（3～6个月）而减小，通常在6个月后几乎或完全无法检出。硅油填充物未经FDA批准，但在某些国家被未标志用途地使用。其表现为具有后部超声混响伪影的高

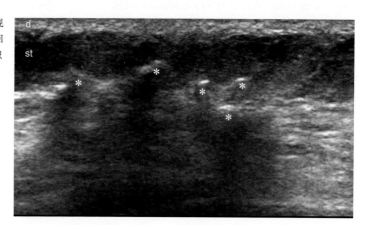

图12 钙质沉着症。灰度超声（纵向视图，腹壁左侧）显示伴有后部伪影的高回声斑点（*）。缩写：d，真皮；st，皮下组织

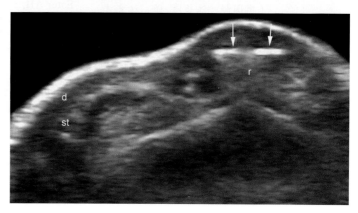

图13 异物。灰阶超声（横向视图，右手示指的伸侧）显示了两个与玻璃碎片相对应的高回声线状碎片（箭头），并引起后部混响伪影（r）。缩写：d，真皮；st，皮下组织

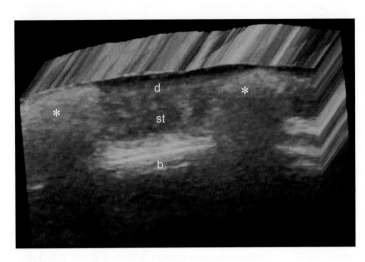

图14　硅油。三维重建（横向视图，眉间区，5～8秒扫描）在真皮和皮下组织中显示两个高回声沉积物（*），后部混响伪影。缩写：d，真皮；st，皮下组织；b，头骨骨缘

回声沉积物（图14）。聚甲基丙烯酸甲酯表现为多个明亮的高回声点，引起微型彗星尾状的伪影（细小尾状的混响伪影）。钙羟基磷灰石呈高回声表现，伴后部遮蔽伪影。聚丙烯酰胺显示出明确的中等或大尺寸无回声假囊肿结构，周围皮下组织具有增强的回声。据报道，大尺寸的聚丙烯酰胺沉积物至少在18个月内不会发生改观（Wortsman et al. 2012；Wortsman and Wortsman 2011，2012）。

6 结论

超声能以高分辨率显示影响皮下组织的各种皮肤病变和非皮肤病变的解剖特征。它可以实时测量所有轴线上的异常改变，并显示其血管分布模式，为皮下实体提供病理生理学的无创探查。

（樊国彪、江长清 译，江文才、
谈益妹 校，李利 审）

参考文献

Bradley M. Image-guided soft-tissue foreign body extraction – success and pitfalls. Clin Radiol. 2012;67:531–4.

Catalano O, Voit C, Sandomenico F, Mandato Y, Petrillo M, Franco R, Botti G, Caracò C, Mozzillo N, D'Errico AG. Previously reported sonographic appearances of regional melanoma metastases are not likely due to necrosis. J Ultrasound Med. 2011;30:1041–9.

Choo HJ, Lee SJ, Lee YH, Lee JH, Oh M, Kim MH, Lee EJ, Song JW, Kim SJ, Kim DW. Pilomatricomas: the diagnostic value of ultrasound. Skeletal Radiol. 2010;39:243–50.

Dubois J, Patriquin HB, Garel L, et al. Soft tissue hemangiomas in infants and children: diagnosis using Doppler sonography. Am J Roentgenol. 1998;171:247–52.

Dudea SM, Lenghel M, Botar-Jid C, Vasilescu D, Duma M. Ultrasonography of superficial lymph nodes: benign vs. malignant. Med Ultrason. 2012;14:294–306.

Ebling FJG, Eady RAJ, Leigh IM. Anatomy and organization of human skin. In: Rook AJ,Wilkinson DS, Ebling FJG, editors. Textbook of dermatology. Oxford: Blackwell Scientific Publications; 1992. p. 49.

Ester AH, Carolyn RA, Ximena WC, Yamile CS, Dafne SV, Gabriela SB, et al. Newborn fat necrosis: casereport. Rev Chil Pediatria. 2009;80:60–4.

Fornage BD, Tassin GB. Sonographic appearances of superficial soft tissue lipomas. J Clin Ultrasound. 1991;19:215–20.

Gupta A, Rahman K, Shahid M, Kumar A, Qaseem SM, Hassan SA, Siddiqui FA. Sonographic assessment of cervical lymphadenopathy: role of high-resolution and color Doppler imaging. Head Neck. 2011;33:297–302.

Hwang JY, Lee SW, Lee SM. The common ultrasonographic features of pilomatricoma. J Ultrasound Med. 2005;24:1397–402.

Kuwano Y, Ishizaki K, Watanabe R, Nanko H. Efficacy of diagnostic ultrasonography of lipomas, epidermal cysts, and ganglions. Arch Dermatol. 2009;145:761–4.

Lee JY, Kim SM, Fessell DP, Jacobson JA. Sonography of benign palpable masses of the elbow. J Ultrasound Med. 2011;30:1113–9.

Mentes O, Oysul A, Harlak A, Zeybek N, Kozak O, Tufan T. Ultrasonography accurately evaluates the dimension and shape of the pilonidal sinus. Clinics (Sao Paulo). 2009;64(3):189–92.

Müller CS, Rass K, Tilgen W. Panniculitis ossificans non-traumatica of the scalp. J Cutan Pathol. 2010;37:703–4.

Oliveira-Soares R, Viana I, Vale E, Soares-Almeida LM, Picoto A. Dermatofibrosarcoma protuberans: a clinicopathological study of 20 cases. J Eur Acad Dermatol Venereol. 2002;16:441–6.

Paltiel HJ, Burrows PE, Kozakewich HPW, Zurakowski D, Mulliken JB. Soft tissue vascular anomalies: utility of US for diagnosis. Radiology. 2000;214:747–54.

Requena L, Sánchez YE. Panniculitis. Part II. Mostly lobular panniculitis. J Am Acad Dermatol. 2001;45:325–61.

Requena L, Yus ES. Panniculitis. Part I. Mostly septal panniculitis. J Am Acad Dermatol. 2001;45:163–83.

Ryu JK, JinW, Kim GY. Sonographic appearances of small organizing hematomas and thrombi mimicking superficial soft tissue tumors. J Ultrasound Med. 2011;30(10):1431–6.

Shin YR, Kim JY, Sung MS, Jung JH. Sonographic findings of dermatofibrosarcoma protuberans with pathologic correlation. J Ultrasound Med. 2008;27:269–74.

Solivetti FM, Elia F, Panetta C, Teoli M, Bucher S, Di Carlo A. Preoperative advantages of HF sonography of pilonidal sinus. G Ital Dermatol Venereol. 2012;147:407–11.

Wollina U, Koch A, Schönlebe J, Witzigmann H, Kittner T. Panniculitis ossificans of the lower leg. Int J Low Extrem Wounds. 2009;8:165–8.

Wortsman X. Common applications of dermatologic sonography. J Ultrasound Med. 2012a;31:97–111.

Wortsman X. Sonography of cutaneous and ungual lumps and bumps. Ultrasound Clin. 2012b. doi:10.1016/j.cult.2012.08.006.

Wortsman X, Wortsman J. Clinical usefulness of variable frequency ultrasound in localized lesions of the skin. J Am Acad Dermatol. 2010;62:247–56.

Wortsman X, Wortsman J. Sonographic outcomes of cosmetic procedures. AJR Am J Roentgenol. 2011;197: W910–8.

WortsmanX,Wortsman J.Polyacrylamidefillers on skin ultrasound. J Eur Acad Dermatol Venereol. 2012;26:660–1.

Wortsman X., Holm EA, Jemec GBE. Ultrasound imaging of the subcutaneous tissue and adjacent structures, Chapter 2.9.11, In: Wortsman X, Holm EA, Jemec GBE, editors. Handbook of non-invasive methods and the skin, 2nd ed. Boca Raton, Taylor and Francis 2nd Ed, 2006. p. 515–30.

Wortsman X,Wortsman J, Arellano J, Oroz J, Giugliano C, Benavides MI, Bordon C. Pilomatrixomas presenting as vascular tumors on color Doppler ultrasound. J Pediatr Surg. 2010;45:2094–8.

Wortsman X, Wortsman J, Orlandi C, Cardenas G, Sazunic I, Jemec GBE. Ultrasound detection and identification of cosmetic fillers in the skin. J Eur Acad Dermatol Venereol. 2012;26:292–301.

Yuan WH, Hsu HC, Lai YC, Chou YH, Li AF. Differences in sonographic features of ruptured and unruptured epidermal cysts. J Ultrasound Med. 2012;31:265–72.

69

脂肪团：定义和评估

Doris Hexsel and Mariana Soirefmann

内容

关键词

脂肪团·相机设置·脂肪团分类·脂肪团定义·图像文件·超声波·磁共振成像（MRI）·激光多普勒流量仪·激光多普勒成像（LDF）·牵拉实验·温度记录仪

1 简介

脂肪团（cellulite）以臀部、后臀部、大腿后侧皮肤凹陷或邹纹为特征，也被描述为橘皮样、奶酪样或床垫样外观（Hexsel et al. 2010a；Hexsel and Soirefmann 2011）（图 1）。

调查发现约 85% 的成年女性有不同程度的脂肪团（Draelos and Marenus 1997；哈佛大学女性健康关注脂肪团溶解 1998）。由于结缔组织的不同，男人较少出现这种情况（Hexsel et al. 2010a）。

根据 Scherwitz 和 Braun-Falco（Khan et al. 2010），

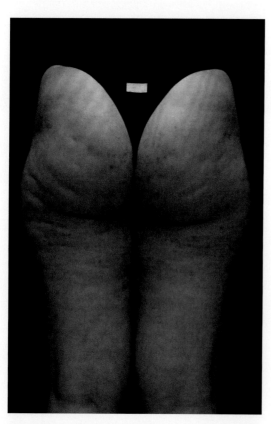

图 1　臀部及大腿根部脂肪团凹陷性皮损，伴随床垫样外观

Alquier 和 Paviot 在 1920 年首次将脂肪团描述为一个非炎症、复杂的细胞营养不良的间充质组织，由于创伤、局部炎症或腺体的刺激，造成水代谢障碍，通过组织间液（interstitial liquids）使相邻组织饱和。

脂肪团的同义词包括水肿性肥胖病、初期脂肪团或稳定脂肪团、成熟的脂肪团或畸形结节、结节性脂肪硬化、脂肪代谢障碍、水肿 - 胶原纤维硬化脂膜病（Khan et al. 2010）。

2 定义

脂肪团（cellulite）被定义为局部代谢障碍引起的皮下组织疾病，可引起女性体型改变，表现为皮肤表面凹陷及结节样改变。主要发生在女性骨盆区域、下肢及腹部（Khan et al. 2010）。

脂肪团通常在青春期后逐步出现（Hexsel et al. 2009a）。在不同国家和文化中，虽然脂肪团作为一种常见的临床症状，影响绝大多数女性，但它被认为是女性的第二性特征（Khan et al. 2010；Hexsel et al. 2009a）。脂肪团很少出现于男性（Hexsel et al. 2009a）。男女性之间皮下组织结构的差异可解释女性在这方面趋势明显（Nürnberger and Müller 1978）。皮下组织局部脂肪沉积和水肿导致脂肪团出现。女性的结缔组织带源于真皮层纵线，从深筋膜到真皮层。这些带形成分离脂肪到管道的纤维中隔。当脂肪层膨胀时，皮下脂肪嵌入纤维结缔组织中形成疝，导致皮肤形成褶皱外观（Khan et al. 2010；Querleux et al. 2002；Piérard et al. 2000）。男性大腿和臀部的结缔组织以交叉排列模式支撑着脂肪层，防止脂肪组织在皮肤表面形成凸起（Querleux et al. 2002；Piérard et al. 2000）。

脂肪团患者中可看到不同形态模式，皮肤表面常常低于正常相邻皮肤，也可见高出皮肤表面。皮肤表面凹陷是由于成纤维隔膜的牵拉，凸出是由于皮下脂肪隆起（Hexsel 2001）。

磁共振成像结果分析表明，纤维隔膜垂直于皮肤表面且呈网状，臀部脂肪团下陷与厚纤维隔膜的出现显著相关（Hexsel and Soirefmann 2011；

Hexsel et al. 2009b）。

衰老导致皮肤顺向松弛，使皮肤凹陷越来越明显，同时呈线性和卵圆形，沿着皮纹呈凹陷外观（Hexsel et al. 2009b）。

脂肪团不局限于体重超标的女性，但体重增加导致脂肪小叶增大，进而向真皮层凸起，加剧脂肪团发生（Smalls et al. 2005）。

3 评估

临床评估脂肪团患者，大多数情况下依靠临床检查及偶尔使用图像测试。

与挤压测试（pinch test）或肌肉收缩不同，通常在站立姿势及肌肉放松的情况下进行脂肪团评估，以便识别脂肪团的明显凹陷（Hexsel and Mazzuco 2000）。检查过程中使用挤压测试可加剧此现象（图 2）。

在治疗前后需要采集数码照片。每次采集过程

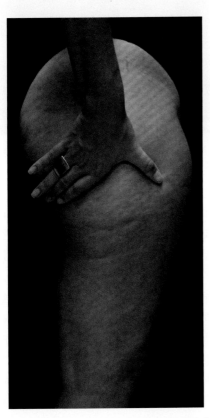

图 2　牵拉或挤压受累皮肤会导致更明显的脂肪团呈现

遵循相同标准非常重要，包括相机的光模式、位置及其他设置（图 3）（Hexsel et al. 2001 年）。

Gherardini 等发表一项研究中阐述了获得标准身体外部轮廓相片，需要合适的光源、设备及背景等拍摄条件。回顾临床拍照的大体原则，作者对皮肤结构变化和脂肪团拍摄进行建议，并对前后结果和技术进行比较（Gherardini et al. 1997）。Khavkin 等也强调使用合适的仪器、光源和患者正确拍照位置可有助于获得标准的、高质量的图像（Khavkin and Ellis 2011）。为了获得标准化、一致性的和重复性的图像，Persichetti 等起草了针对不同解剖部位拍摄精确图像的拍摄指南。作者给出的重点如下（Persichetti et al. 2007）：

1. 背景：平坦、无反光、单色平面。白色或蓝色背景置于患者身后 50 ~ 90cm。

2. 相机设置：首选单反数码相机（Single-lens reflex camera，SLR），鉴于人眼焦距 50mm，相机固定焦距 35 ~ 70mm 以保证相片不失真。

3. 姿势：患者必须距相机有一定距离，以保证所有解剖部位均被纳入图片中。相机距患者 1m 左右，使用变焦来调节。捕捉细节时优先选择使用变焦（Persichetti et al. 2007）。

4. 照明（illumination）：足够照明保证身体各部位清晰可见且具备重复性。在一个照明工作室里，灯的固定设置须遵循以下几个原则：两个灯在正前方 45° 角平行光源。一个灯处于矢状面，于前侧灯垂直，另一个光源在病人的背后，水平平行，向前。第二盏灯放置距背景 30 ~ 60cm 处。实验中首选"冷光"（Persichetti et al. 2007）。其他报道也强调检查室充分向下的照明系统有助于观察皮肤脂肪团凹陷（Hexsel and Mazzuco 2000；Hexsel et al. 2010b）。

目前，市场上有些专业收集脂肪团图像的设备，包括来自 Canfield Scientific（美国）公司的 Vectra XT1®，IntelliStudio® 系统。Vectra XT1 是一个三维拍照系统，超高分辨率彩色图像可捕捉到刀刮细节。IntelliStudio 是制作高质量标准性临床照片的软件系统，可快速捕捉术前视图及术后复查的再次定位。

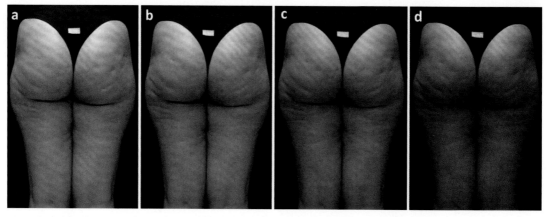

图 3　同一患者在同一光源下、不同相机设置的一系列相片

近期，图片检测被作为脂肪团的附加评估。图片检测被应用于某些检测的特殊研究中。

超声可应用于研究结缔组织的厚度及质量，还可检测脂肪团水肿（Biefeldt et al. 2008）。脂肪团皮肤超声成像（ultrasound imaging）显示脂肪团影为真皮层被皮下脂肪上推引起真皮层变薄，形成脂肪团褶皱皮肤（Draelos 2005）。另一项研究中利用一个 20MHz 超声波提示脂肪团的严重程度与脂肪凸出影响真皮的关系（Biefeldt et al. 2008）。

磁共振成像（magnetic resonance imaging，MRI）显示脂肪团导致的皮下组织结构变化，这项技术清晰显示真皮下脂肪层及肌肉影像，同时可以量化脂肪组织疝入真皮层的程度。因此，MRI 是临床上评估脂肪团（Biefeldt et al. 2008）及其解剖结构的好方法（Hexsel et al. 2009b）（图 4）。

激光多普勒血流测量（laser Doppler flowmetry，LDF）是通过提供皮肤血流情况和红斑信息来评估皮肤微循环的一门光学技术。由皮肤反射的辐射转化为电信号，与血液流动红细胞的通量成正比，是一种可靠的皮肤微循环评估方法（Biefeldt et al. 2008）。

热成像（thermography）是一种有效评估局部皮肤温度的技术，基于探测皮肤发出的红外射线。局部可受脂肪团影响致血液流动减少，皮温降低（Biefeldt et al. 2008）。

最近，热红外相机成为评估脂肪团严重性的一种可重复方法。热成像仪可通过记录皮肤温度的改

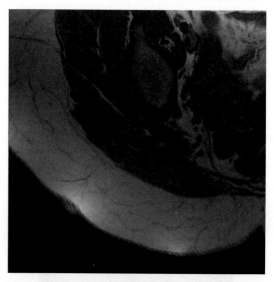

图 4　MRI 臀部图像显示脂肪团凹陷以及相连的纤维隔膜，可用来研究脂肪团中的脂肪

变评估脂肪团的严重程度（Nkengne et al. 2013），为了进一步提高评估能力，补充这一方面的相关知识，其图像和热装置的进一步研究使用是必要的。

病人应该根据脂肪团的严重程度分类，这对于决定更合适的治疗和监测治疗效果的改善情况是非常重要的。目前有两种分类方法。第一个基于临床基础（表 1）（Hexsel and Mazzuco 2000）。

尽管这个分类很有用，但不适用于特殊形态脂肪团（如松弛型）且对治疗效果的评估并不理想。Hexsel、Dal'Forno 和 Hexsel 发表了一个新的

表 1　根据临床标准的脂肪团分类（Nürnberger and Müller 1978）

级别或阶段	临床特征
0	皮肤表面无改变
I	站立或平躺时皮肤表面光滑，拉扯皮肤或肌肉牵拉时出现皮肤表面改变
II	站立时橘皮样或床垫样外观明显，无需任何操作（拉扯皮肤或肌肉牵拉）
III	除外 II 阶段表现，同时还出现突起或结节

脂肪团分类（Hexsel et al. 2009a），基于对脂肪团临床和形态各方面评估的一种新衡量方式。这个评分量表被称为 Hexsel、Dal'Forno 脂肪团严重程度评估量表（Hexsel et al. 2009a）见表 2。这是一个 α- 光学数值量表，基于以下 5 项，将脂肪团分级：（A）明显的凹陷性皮损；（B）凹陷皮损的深度；（C）皮肤表面外观形态改变；（D）松弛或下垂皮肤级别；（E）Nürnberger 和 Müller 脂肪团

表 2　Hexsel、Dal'Forno 和 Hexsel 脂肪团严重程度量表（CSS）（Hexsel et al. 2009a）

（A）显著凹陷的数量
肉眼所及的检测区域内所有显著凹陷的总数量。分数表达为：
0= 无凹陷
1= 小数量：1～4 处可视凹陷
2= 中等数量：5～9 处可视凹陷
3= 大量 :10 处及以上可视凹陷
（B）凹陷深度
肉眼可见凹陷深度；推荐 CSS 图片比较
0= 无凹陷
1= 表浅凹陷
2= 中等凹陷
3= 深度凹陷
（C）皮肤表面形态改变
评估皮肤表面不同的形态模式；推荐 CSS 图片比较
0= 无突起
1= 橘皮样
2= 干酪样
3= 床垫样
（D）皮肤松弛、松软及下垂的程度
皮肤松弛、松软及下垂影响皮肤外观，并加剧脂肪团固积。D 项评估松软级别，推荐 CSS 图片比较
0= 无皮肤松弛、松软及下垂的程度
1= 轻度下垂
2= 中度下垂
3= 重度下垂
（E）Nürnberger 和 Müller 首次提出的脂肪团分级（1978）
如表 1 所示，这个项目包含了脂肪团的第一类别。病人在站立位和臀肌放松的情况下被评估。当病人没有明显凹陷，可要求患者收缩臀肌或牵拉测试（拇指和食指挤压皮肤），得分为 0 或 1
0= 零级
1= 一级
2= 二级
3= 三级

表 3　基于脂肪团严重程度量表的新分类

分数	脂肪团新分类
1 ～ 5	轻度
6 ～ 10	中度
11 ～ 15	重度

分类。每一个项目得分从 0 到 3。分数之和产生一个新分类，如表 3 所示，分为轻度，中度，或重度。

Hexsel、Dal'Forno 脂肪团严重程度评估量表（Hexsel et al. 2009a）的文献发表在评估脂肪团患者分类上有重要意义，因为这个新分类包括脂肪团皮损的不同方面及其形态学特征（图 5）。

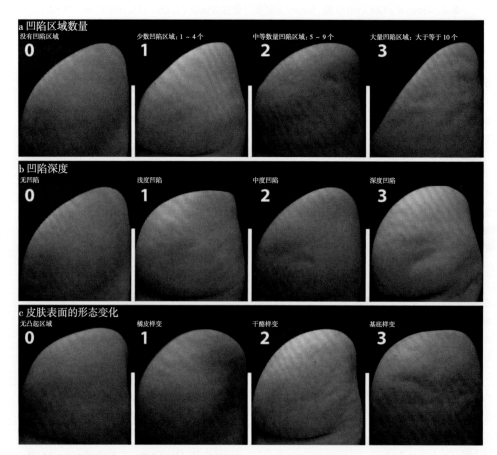

图 5　Hexsel、Dal'Forno 和 Hexsel 脂肪团严重程度评估量表（CSS）（Hexsel et al. 2009a）

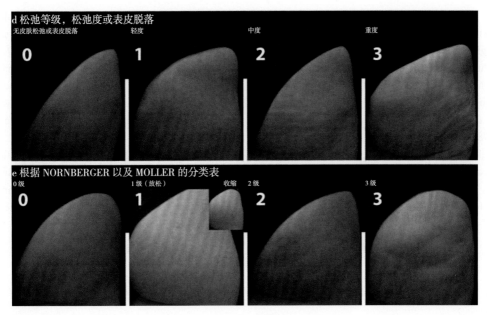

d 松弛等级，松弛度或表皮脱落

无皮肤松弛或表皮脱落　　　　轻度　　　　　　中度　　　　　　重度

0　　　1　　　2　　　3

e 根据 NORNBERGER 以及 MOLLER 的分类表

0级　　　1级（放松）　　　收缩　2级　　　　3级

0　　　1　　　2　　　3

图 5（续）

（王银娟、王小娟 译，王银娟 校，袁超、李利 审）

参考文献

Biefeldt S, Buttgereit P, Brandt M, et al. Non-invasive evaluation techniques to quantify the efficacy of cosmetic anti-cellulite products. Skin Res Technol. 2008;14(3):336–46.

Draelos DZ. The disease of cellulite. J Cosmet Dermatol. 2005;4:221–2.

Draelos ZD, Marenus KD. Cellulite. Etiology and purported treatment. Dermatol Surg. 1997;23(12):1177–81.

Gherardini G, Matarasso A, Serure AS, et al. Standardization in photography for body contour surgery and suction-assisted lipectomy. Plast Reconstr Surg. 1997;100(1):227–37.

Harvard Women's Health Watch Cellulite meltdown. Harv Health Pub Group. 1998;5:7.

Hexsel DM. Body repair. In: Parish LC, Brenner S, Ramose-Silva M, editors. Women's dermatology from infancy to maturity. New York: Parthenon Publishing; 2001. p. 586–95.

Hexsel DM, Mazzuco R. Subcision: a treatment for cellulite. Int J Dermatol. 2000;39(7):539–44.

Hexsel D, Soirefmann M. Cosmeceuticals for cellulite. Semin Cutan Med Surg. 2011;30(3):167–70.

Hexsel DM, Siega C, Schilling-Souza J, et al. A bipolar radiofrequency, infrared, vacuum and mechanical massage device for treatment of cellulite: a pilot study. J Cosmet Laser Therapy. 2001;13(6):297–302.

Hexsel DM, Dal'Forno T, Hexsel CL. A validated photonumeric cellulite severity scale. J Eur Acad Dermatol Venereol. 2009a;23(5):523–8.

Hexsel DM, Abreu M, Rodrigues T, et al. Side-by-side comparison of areas with and without cellulite depressions using magnetic resonance imaging. Dermatol Surg. 2009b;35:1–7.

Hexsel D, Zechemeister do Prado D, Goldman MP. Topical management of cellulite. In: Goldman M, Hexsel D, editors. Cellulite: pathophysiology and treatment. London: Informa Health Care; 2010a. p. 62–8.

Hexsel D, Dal'Forno T, Soirefmann M, Hexsel C. Reduction of cellulite with subcision. In: Murad A, Pongprutthipan M, editors. Body rejuvenation. New York: Taylor and Francis; 2010b. p. 167–72.

Khan MH, Victor F, Rao B, et al. Treatment of cellulite Part I. Pathophysiology. J Am Acad Dermatol. 2010;62 (3):361–70.

Khavkin J, Ellis DAF. Standardized photography for skin surface. Facial Plast Surg N Am. 2011;19(2):241–6.

Nkengne A, Papillon A, Bertin C. Evaluation of the cellulite using a thermal infra-red camera. Skin Res Technol. 2013;19(1):231–7.

Nürnberger F, Müller G. So-called cellulite: an invented disease. J Dermatol Surg Oncol. 1978;4(3):221–9.

Persichetti P, Simone P, Langella M, Marangi GF, Carusi C. Digital photography in plastic surgery: how to achieve reasonable standardization outside a photographic studio. Aesth Plast Surg. 2007;31(2): 194–200.

Piérard GE, Nizet JL, Piérard-Franchimont C. Cellulite: from standing fat herniation to hypodermal stretch marks. Am J Dermatopathol. 2000;22(1):34–7.

Querleux B, Cornillon C, Jolivet O, et al. Anatomy and physiology of subcutaneous adipose tissue by in vivo magnetic resonance imaging and spectroscopy: relationships with sex and presence of cellulite. Skin Res Technol. 2002;8:118–24.

Smalls LK, Lee CY, Whitestone J, et al. Quantitative model of cellulite: three dimensional skin surface topography, biophysical characterization and relationship to human perception. J Cosmet Sci. 2005;56:105–20.

70

实用皮肤表面测量学

Shahram F. Mevaloo

关键词

体表人体测量学·皮褶·腰围·宽度·体重指数（BMI）·腰臀比（WHR）·体脂率（PBF）·人体骨架尺寸

1 基本概念

人体测量学（anthropometry）是指测量人体及其维度的方法学。体表人体测量学（surface anthropometry）包括体重、身高、骨骼宽度、四肢长度、周径和皮褶厚度等测量，无论是测量的原始数据还是预测值，均用于描述诸如绝对值和人体骨架尺寸（body frame size）、身体组成（body composition）和体表面积（body surface area）等概念（Stewart and Eston 2007）。人体测量学是一门多学科的科学，它与解剖学、生理学、医学和营养学等其他学科都有关联。过去以来，体表人体测量学的主要关注点一直都是测量的标准化。在过去的 50 年里，一些研究人员和组织试图达成普遍认可，并拟定人体测量学的国际标准（Lohman et al. 1988; Norton and Olds 1996）。这一章基于国际促进人体测量学会的最新标准（International Society for the Advancement of Kinanthropometry，ISAK）（ISAK 2011），目的是为测量最常用的人体测量参数提供关键的原则、方法和设备。

2 标准仪器设备

测距仪（stadiometer）（如 Holtain，SECA）：可安装在墙上或竖在滑动床头板支架上，精确到 1mm。测距仪需每月检查一次，或者在测量 30 个测试对象后，对比标准高度进行校准检查。

体重秤（weighing scales）：便携式带梁平衡秤，刻度值为 1kg 和 0.1kg（150kg）（例如 SECA）。如今电子数字秤正变得越来越普遍并且有着相同的测量精度。

皮褶测定计（skinfold calipers）：Harpenden 或 Slim Guide 皮褶测定计定标为 $10g \cdot mm^{-2}$，刻度为

80mm，可以分别读数到 0.1mm 和 0.5mm。Holtain 卡钳也具有类似的特征，且测量精度相同。

人体测量尺（anthropometric tape）：在距测量起始线 6 ～ 10cm 处（空白区域），有一个金属头。Lufkin W606PM 及其改良版的 Rosscraft 人体测量尺和 CESCORF 人体测量尺是进行周径测量的首选仪器。所有这些仪器均可以读数到 0.1cm。

钢卷尺（segmometer）：一种可弯曲的金属卷尺，带有刚性的滑动分支，用于确定长度和标记位置（rosscraft），最小读数为 1mm。

骨卡尺（bone calipers）：Tommy 2、Tommy 3 和 Bonimeter 1 有加长的分支和直径 15mm 的圆形压力板，是很好的代表性骨卡尺。

3 标准方法学

3.1 共同先决条件

体表人体测量学有一些重要的考虑因素：

- 需要事先告诉被测者有关测量适当的信息，并且要求填写知情同意书。
- 考虑被测者的个人空间（被测者身体所占用的空间）和被测者的隐私需求等，确保测量环境物理空间足够大（3m×3m）和照明情况良好，能够让被测者自由移动。
- 要求被测者静止状态，补充足够的水分，空腹（大便排空）。
- 要求被测者测量时尽可能着装简洁。推荐穿着泳衣（女性被测者两件套）。
- 文化差异可能会阻碍获取一些被测者的部分甚至全部测量值。男性操作人员在对成年女性或儿童进行测量时尤其敏感，需要取得监护人的同意。在这种情况下，最好让另一个成年人（最好是女性）在场。

3.2 身高

进行身高测量时要求被测者赤足，数值精确到 1mm。测量时取立正姿势，双足跟并拢，两眼直视前方。被测者准备好后，测量人员将水平压板向下移动至头部，压实。

3.3 体重

体重测量可精确到 0.1kg。体重测量时，需要考虑着装问题，服装的款式和数量必须要统一。由于饮食消化、排尿、排便和脱水或水分流失等因素，人的体重在一天的不同时间里发生着变化。因此，推荐测量时划定标准测量时间（如大清早、进食后 12 小时和便后）。

3.4 皮褶

在体表人体测量学中，皮褶（skinfolds）是人体测量最常见的项目之一。它能很好地体现人体肥胖程度和皮下脂肪含量水平。测量开始前，测量人员需要做好标记。事实上，准确的标记是保证体表测量质量良好的重要因素之一。同时，扎实的表面解剖学知识也是必不可少的。骨骼标志是重要的参照点，为了保证测量的可重复性，需要通过一套相同的操作程序来进行定位。我们利用两条相交成直角的直线画 × 来标记皮褶位置。较长的直线显示皮褶方向，较短的直线表示示指与拇指的位置。通常骨边缘用较短（0.5cm）的线条来标识，而点位（例如肩胛下端）用一个点标记，从被测部位骨骼标志处开始线性测量。表 1 中列举了常见的几种标志。

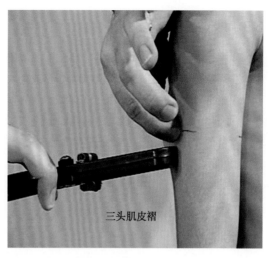

三头肌皮褶

图 1　三头肌皮褶厚度测量演示

抓住皱褶，向上提拉到足够的高度，但不要过度，直到褶皱出现平行的边即可。测量人员需用左手的拇指和示指捏起皮褶，皮褶包含皮下脂肪和皮肤两层的皱褶。良好的触诊技能能够避开肌肉，保证捏起的皮褶只包含脂肪组织和皮肤。钳口放于距拇指和示指捏起褶皱 1cm 处的位置，大约半个指甲的深度。测量时需始终捏住皱褶，直至测量完毕。（图 1）

卡钳与皮褶走向保持垂直，弹簧释放压力后，测量数值会在 2 秒后记录。松开皮褶前，先将卡钳移除。常见的皮褶测试部位见表 2。

表 1　骨骼标志和相对应的皮褶

测量部位	描述
肩峰～桡腕骨中部	三角肌的前后缘（肩峰）中部肩峰上边界的最外侧的点和桡骨头最上部和最外侧边缘（桡腕骨）的点之间中点水平位。（肱三头肌皮褶和肱二头肌皮褶）
肩胛下肌	肩胛骨下角尖端处（肩胛下皮褶）
髂嵴点	髂腋线上髂嵴上最外侧的点（髂嵴皮褶）
髂前上棘	髂前上棘的最下端或最底端（棘上皮褶）
脐中心	肚脐的中点或脐中（腹部皮褶）

表 2　皮褶测量方法（位置与方向）

皮褶位置	位置与方向
肱三头肌	上臂后侧，肩峰与桡腕骨连线中点处（垂直）
肩胛下角	肩胛骨下角下方外侧 2cm 处（非垂直）
肱二头肌	上臂前侧，肩峰与桡腕骨连线中点处（垂直）
髂嵴	紧邻髂前上棘（水平）
棘上	髂嵴和髂前上棘标志的交点（非垂直）
腹部	脐中心右侧 5cm 处（脐部）（垂直）
大腿前侧	大腿前面中线处腹股沟褶皱与坐位膝盖弯曲呈 90° 时髌骨后缘中点连线垂直距离中点处（垂直）
小腿中央	被测者站立，体重均匀分布于双足时，小腿中间最大水平围

进行皮褶厚度测量时，测量人员需站立于人体的右侧。被测者的皮肤应干燥、不油腻、健康。拇指朝下捏起皮褶，保证手背完全在测量人员的视野范围内。沿着皮纹（兰格线），在相应方向上紧紧

3.5 周径

十字手势的标准动作是左手拿尺头，右手拿住尺盒。周径用卷尺测量，测量时卷尺与骨骼或身体长轴呈直角。用右手抓住卷尺的尺头从被测者的右侧绕过身体，然后用适当的力度将其拉回至左手。十字手势的技巧很简单，主要是用左手实现交叉，用拇指和示指抓住尺头，右手则拿住尺盒。测量时，皮肤应没有可见的压痕。常用周径测量方法总结见表3。

3.6 宽度

在体表人体测量学中，骨宽度是非常重要的变量之一。常被用于估计人体的尺寸、体型和生长情况。测量时，骨卡钳置于手背上，拇指对着骨卡钳口的内边缘，示指沿着卡钳口的外表面伸展开。找到正确的骨性标志后，将卡尺放置在合适的位置进行测量，测量时示指上的力度保持不变。常用宽度测量方法总结见表4。

4 实际应用

4.1 体重指数

体重指数（body mass index，BMI）是体重与身高平方的比值：BMI（kg/m^2）=体重（kg）/身高（m）^{2}。在流行病学研究中，体重指数是常用于评价超重和肥胖的粗略指数。美国运动医学会（American College of Sports Medicine，ACSM）（2014）推荐利用BMI来评估作为冠心病危险因素之一的肥胖（BMI ≥ 30kg/m^2）。BMI分级的详细描述见表5。

表3　周径测量（位置与被测者姿势）

周径	位置	被测者姿势
腰围	取肋骨下缘与骨盆之间最小周长	手臂折叠或外展
臀围	臀部最大后凸部位周长	放松，双脚并拢
上臂围（放松状态，肘伸展位）	肩峰～桡腕骨中点处	手臂微微弯曲，肘部外展
上臂围（紧张屈曲状态，肘屈曲位）	收缩状态时最粗部位	手臂抬起，肘关节弯曲至45°
小腿围	小腿最粗部位	体重均匀分布于双足

表4　宽度测量（位置与被测者姿势）

宽度	位置	被测者姿势
肱骨	肱骨内、外上髁距离	被测者取站立姿，右手抬起至水平位，肘部弯曲与上臂呈直角
股骨	股骨内、外上髁距离	被测者取坐姿，膝盖弯曲呈直角

表5　体重指数（BMI）分级

分级	BMI
体重过轻	< 18.5kg/m^2
正常	18.5 ～ 24.9kg/m^2
超重	25 ～ 29.9kg/m^2
肥胖	30 ～ 39.9kg/m^2
病态性肥胖	> 40kg/m^2

ACSM（2014）

4.2 腰臀比

腰臀比（waist-to-hip ratio，WHR）是腰围与臀围的比值，是评价人体脂肪分布情况（例如，苹果型或梨形身材）和衡量健康状况的指标之一。过高的腰臀比已被证实为慢性病的危险因素之一。该测量技术简单且只需要一个用于人体测量的卷尺。某些情况下，腰臀比可能比 BMI 更能预测死亡率。然而，由于仅仅是一个周长比值，腰臀比并不能体现人体脂肪百分比。腰臀比标准范围参考见表 6。

4.3 体脂率

皮褶厚度与标准测量方法如水下称重法（hydrodensitometry）得出的结果有良好的相关性（r=0.7 ~ 0.9）。皮褶厚度测量方法的前提条件是人体脂肪总量与皮下脂肪含量成正比。该方法假定人体脂肪总量的近三分之一都是存储在皮下的。这导致体脂预测所需要的回归方程增加到数百个。一个用来估计体脂率（percent of body fat，PBF）的著名回归方程列表包含了多种参数（Norton and Olds 1996; Lohman et al. 1988）。这些方程一般可分为广义方程和特定方程。用于将皮褶厚度转换成体脂率的回归方程，为达到最大准确性，需要考虑一些变量的影响，例如性别、年龄和种族等。表 7 和表 8 分别汇总了按年龄划分的女性和男性的体脂率范围。

表 6　腰臀比对照表（WHR）

	年龄 / 岁	低风险	中等风险	高风险	极高风险
男性	20 ~ 29	< 0.83	0.83 ~ 0.88	0.89 ~ 0.94	> 0.94
	30 ~ 39	< 0.84	0.84 ~ 0.91	0.92 ~ 0.96	> 0.96
	40 ~ 49	< 0.88	0.88 ~ 0.95	0.96 ~ 1.00	> 1.00
	50 ~ 59	< 0.90	0.90 ~ 0.96	0.97 ~ 1.02	> 1.02
	60 ~ 69	< 0.91	0.91 ~ 0.98	0.99 ~ 1.03	> 1.03
女性	20 ~ 29	< 0.71	0.71 ~ 0.77	0.78 ~ 0.82	> 0.82
	30 ~ 39	< 0.72	0.72 ~ 0.78	0.79 ~ 0.84	> 0.84
	40 ~ 49	< 0.73	0.73 ~ 0.79	0.80 ~ 0.87	> 0.87
	50 ~ 59	< 0.74	0.74 ~ 0.81	0.82 ~ 0.88	> 0.88
	60 ~ 69	< 0.76	0.76 ~ 0.83	0.84 ~ 0.90	> 0.90

Heyward and Gibson（2014）

表 7　女性体脂率（PBF）标准

	年龄 / 岁					
	20 ~ 29	30 ~ 39	40 ~ 49	50 ~ 59	60 ~ 69	70 ~ 79
偏瘦	11.0 ~ 14.0	11.2 ~ 14.3	12.1 ~ 15.2	13.9 ~ 16.9	13.9 ~ 17.7	11.7 ~ 16.4
完美	15.0 ~ 17.0	15.5 ~ 17.5	16.8 ~ 19.5	19.1 ~ 22.3	20.2 ~ 23.3	18.3 ~ 22.5
好	17.5 ~ 20.0	18.3 ~ 21.2	20.6 ~ 23.7	23.6 ~ 26.7	24.6 ~ 27.5	23.7 ~ 26.6
一般	20.5 ~ 23.5	22.0 ~ 24.8	24.6 ~ 27.5	27.6 ~ 30.1	28.3 ~ 30.8	27.6 ~ 30.5
差	24.0 ~ 28.5	25.8 ~ 29.6	28.4 ~ 31.9	30.8 ~ 33.9	31.5 ~ 34.4	31.0 ~ 34.0
非常差	30.5 ~ 38.5	31.5 ~ 39.0	33.4 ~ 39.1	35.0 ~ 39.8	35.6 ~ 40.3	35.3 ~ 40.2

ACSM（2014）

表 8　男性体脂率（PBF）标准

	年龄 / 岁					
	20 ～ 29	30 ～ 39	40 ～ 49	50 ～ 59	60 ～ 69	70 ～ 79
偏瘦	4.2 ～ 6.4	7.3 ～ 10.3	9.5 ～ 12.9	11.0 ～ 14.8	11.9 ～ 16.2	13.6 ～ 15.5
完美	7.9 ～ 10.5	12.4 ～ 14.9	15.0 ～ 17.5	17.0 ～ 19.4	18.1 ～ 20.2	17.5 ～ 20.1
好	11.5 ～ 14.8	15.9 ～ 18.4	18.5 ～ 20.8	20.2 ～ 22.3	21.0 ～ 23.0	21.0 ～ 22.9
一般	15.8 ～ 18.6	19.2 ～ 21.6	21.4 ～ 23.5	23.0 ～ 24.9	23.6 ～ 25.6	23.7 ～ 25.3
差	19.7 ～ 23.3	22.4 ～ 25.1	24.2 ～ 26.6	25.6 ～ 28.1	26.4 ～ 28.8	25.8 ～ 28.4
非常差	24.9 ～ 33.4	26.4 ～ 34.4	27.8 ～ 35.2	29.2 ～ 36.4	29.8 ～ 36.8	29.4 ～ 37.2

ACSM（2014）

4.4 人体骨架尺寸

骨架尺寸的测量是对高度测量的补充，同时有助于更好地估计骨骼或身体的宽度。骨架尺寸作为评价和评估体重的一个重要概念，可以增加身高 - 体重表的有效性。骨架大小不能够被直接测量出来，现普遍认为，作为骨架尺寸替代的测量方法应该在人群中正态分布，与瘦体质量高度相关，而与脂肪无关。很多体表位置已经被提议用来评估骨架大小：

- 肱骨（肘）宽度
- 两茎突间（手腕）宽度
- 脚踝宽度
- 股骨（膝盖）的宽度
- 双肩峰（肩膀）宽度
- 双髂嵴间（臀部）宽度
- 两转子间宽度
- 身高与腕围比

研究样本中一些可能与骨架尺寸大小有关的因素差异会妨碍以上这些方法的比较和评价，并可能混淆数据结果。这些因素包括年龄、性别和种族。除了肘宽以外，这些部位的测量都没有参考标准。实际上，测量肘宽是目前应用最广泛的、最好的骨架测量方法，其已经过验证，具有参考价值，并且操作简单、实用。肱骨宽度的参考数据见表 9。

表 9　男性和女性肱骨（肘）宽度标准

	年龄 / 岁	偏小尺寸 /cm	正常范围 /cm	偏大尺寸 /cm
男性	18 ～ 24	≤ 6.6	6.6 ～ 7.7	≥ 7.7
	25 ～ 34	≤ 6.7	6.7 ～ 7.9	≥ 7.9
	35 ～ 44	≤ 6.7	6.7 ～ 8.0	≥ 8.0
	45 ～ 54	≤ 6.7	6.7 ～ 8.1	≥ 8.1
	55 ～ 64	≤ 6.7	6.7 ～ 8.1	≥ 8.8
	65 ～ 74	≤ 6.7	6.7 ～ 8.1	≥ 8.1
女性	18 ～ 24	≤ 5.6	5.6 ～ 6.5	≥ 6.5
	25 ～ 34	≤ 5.7	5.7 ～ 6.8	≥ 6.8
	35 ～ 44	≤ 5.7	5.7 ～ 7.1	≥ 7.1
	45 ～ 54	≤ 5.7	5.7 ～ 7.2	≥ 7.2
	55 ～ 64	≤ 5.8	5.8 ～ 7.2	≥ 7.2
	65 ～ 74	≤ 5.8	5.8 ～ 7.2	≥ 7.2

（徐雅菲　译，程英　校，周蓉颖　审）

参考文献

Heyward V, Gibson A. Advanced fitness assessment and exercise prescription. 7th ed. Champaign: Human Kinetics; 2014.

International Society for the Advancement of Kinanthropometry. International standards for anthropometric assessment. Potchefstroom: North West University (Potchefstroom Campus); 2011.

Lohman TG, Roche AF, Martorell R, editors. Anthropometric standardization reference manual. Champaign: Human Kinetics; 1988.

Norton K, Olds T, editors. Anthropometrica. Sydney: University of New South Wales Press; 1996.

Pescatello LS. ACSM's guidelines for exercise testing and prescription. Baltimore: Lippincott, Williams and Wilkins; 2014.

Stewart A, Eston R. Surface anthropometry. In:Winter EM et al., editors. Sport and exercise physiology testing. London: Routledge; 2007. p. 76–83.

Dr. Shahram F. Mevaloo is a criterion anthropometrist, criterion photoscopic somatotype rater, and executive council member of the International Society for the Advancement of Kinanthropometry (ISAK). He is currently Head of Sport Nutrition and Anthropometry Committee of Iran Sport Medicine Federation.

71

毛发组织生理学

Francisco M. Camacho

内容

关键词

毛囊干细胞·毛干·内毛根鞘（IRS）·外毛根鞘（ORS）·同伴层（CL）·毛发生长周期·厚度·直径·长度·密度·生长

1 简介

毛囊（follicle）远端由毛球组成，毛球（bulb）由毛基质（hair matrix）及毛乳头（papilla）形成。毛囊侧壁，由下至上，隆起处有毛囊胚芽细胞，是立毛肌、皮脂腺及顶泌汗腺的附着点。在胚芽部分，存在着毛球基质细胞，当隆起部细胞活化时毛球基质细胞出现增殖并形成与毛干、内毛根鞘相对应的分化成熟的结构。未分化基质细胞与已分化细胞的界限称之为 Auber 线（Auber's line）。与毛干相对应的中央部分有 3 个同心层，由内至外分别为：皮质、髓质、毛小皮（或称为毛表皮）。内毛根鞘（inner root sheath，IRS）也由 3 个垂直层组成，由内至外分别是：鞘小皮、Huxley 层、Henle 层。在内毛根鞘与外毛根鞘（outer root sheath，ORS）之间有一单细胞层，称之为同伴层。外毛根鞘来源于上皮细胞，与隆起部干细胞一起在伤口上皮形成中有重要意义。外毛根鞘伴随着毛肌及皮脂腺之间毛囊区称为 Straile 区（Straile's area），该区域内的临时结构崩解（图 1）。在外毛根鞘以外，由纤维结缔组织鞘形成的基底毛囊层称之为玻璃膜（vitreous membrane），神经血管结构位于结合囊中。毛囊含有 2 个毛囊基质区：基质细胞包裹在真皮乳头外的毛球及位于该结构底层的隆起部基质细胞。隆起部细胞的活化启动毛囊周期。

毛囊生长周期（hair growth cycle）在出生时即建立。当毛发生长时毛囊处于生长期（anagen phase），毛发休息时毛囊处于休止期（telogen phase）。在生长期及休止期之间的过渡期称之为退行期（catagen phase）。在休止期，毛囊从内部清除毛干，在外生期仍保持中空状。在处于毛发生长期代替毛休止期失败时的脱发早期，潜伏期（kenogen phase）即表现为中空的毛囊。生长期毛囊由来源

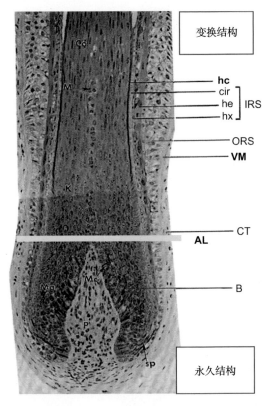

图 1　毛囊的下部。未分化的基质细胞（Ma）在毛球中（B）排列呈线状，当它们朝角质增生区域（K）生长，在该区域内皮质细胞（Co）发生角化。毛球包含真皮乳头（p）。在基质细胞的正上方，有一条线称之为 Auber 线（AL），将暂时结构与永久结构分开。黑素细胞（Mc）排列在真皮乳头顶部。毛发由位于中央的髓质细胞组成。注意髓质是不连续的。围绕髓质的是毛皮质及毛表皮或毛小皮（hc）。外毛根鞘（ORS）、内毛根鞘（IRS）及其不同的 3 层［Henle 层、Huxley 层、内毛根鞘小皮（cir）］能很容易到达毛球水平，在那里它们被来自同伴层的暗棘细胞（sp）分隔。结缔组织鞘（CT）与真皮乳头相连，由厚的玻璃膜（VM）分隔，其内膜可能与基底膜相混淆

于真皮内血管丛分支或直接来自肌肉皮肤动脉的密集的小动脉及毛细血管丛包绕。毛囊的神经分布根据是否伴随终末期毛囊或毳毛而不同。有些带髓鞘神经与毛囊永恒部分伴随存在，另外一些神经形成袜状或袋状网络包绕在毛囊剩余部分。簇集状平行排列的带髓鞘神经纤维在毛囊管道附近形成栅栏状结构，部分神经在邻近远端处分枝形成膨大，似叉头。与大的终毛毛囊不同，神经能更好地形成于毳毛周围（图 2a，b），因此毳毛被认为毛囊触觉器官（follicular tactile organ）（Holbrook 1983）。

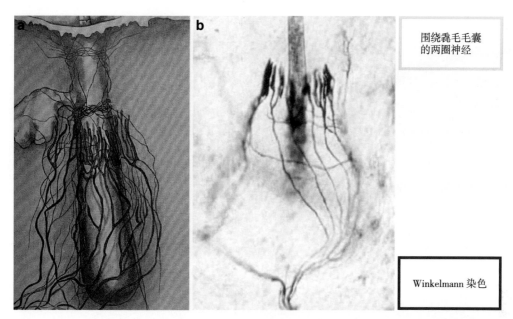

围绕毳毛毛囊
的两圈神经

Winkelmann 染色

图2 （a）神经很有规则的包绕毳毛毛囊。围绕在一个毳毛毛囊周围的两圈神经形成了一个结构良好的感觉神经末梢；（b）带髓鞘的神经包绕在一个毳毛毛囊周围。采用 Winkelmann 银染技术

2 毛囊形成：胚胎学

毛发早在胎儿期就活跃生长。毛囊在第2个月末开始分化（sHolbrook 1983；Billingham 1958），首先在眉弓、上唇、下颏，其次在头皮及面部。在第4或5月左右，毛囊在身体的其他部位形成并持续形成至妊娠终止。毛囊生长开始于发际线，这种分布在所有人都是类似的，随后，随着胎儿身体表面的扩增，它们在这些线之间的空间内生长。根据目前可获取的资料，当我们出生时已经拥有了未来的所有毛囊，因此出生以后再无新的毛囊形成（Billingham 1958）。

在胎儿时期，毛发在生长期生长至一固定长度后毛囊进入退行期、休止期。在短暂的休息期后，毛囊再次生长进入生长期，并且新的毛发代替休止期毛发（Montagna et al. 1992）。在胚胎期，这个过程在头面部可能会发生2次甚至更多，但在其他部位发生次数更少（Montagna et al. 1992）。

胎儿期毛囊分化开始于一簇细胞的出现。这些被称为"原始毛发胚芽（primitive hair germ）"的细胞聚集，在表皮下方形成一个小的突起。一旦原始毛发胚芽细胞被识别，真皮内间叶细胞则在其下方聚集，它们在毛囊的真皮乳头内发出信号。两簇细胞在真皮内不断倾斜渗透，形成毛球底部、毛囊乳头、暂时性结构，以及在毛囊上部形成立毛肌附着及皮脂腺及顶泌汗腺的凸出部。

胎儿毛囊分化的知识进展

2.1.1 上溯自1980年的知识

Montagna 及 Camacho 指出（2013），人类胎儿期毛囊分化开始于仍处于相对未分化的基底层细胞簇及未来分化为表皮的双层周皮。表皮基底层细胞是压缩的，其小且嗜碱性细胞核延长并垂直于皮肤排列（图3a）。这些细胞簇被称为"原始毛发胚芽"、"蓓蕾"或"基板"，能在周皮底层产生一个小凸起，且能观察到"蓓蕾"下的真皮间叶细胞如何聚集，这意味着每个毛囊真皮乳头的出现。毛囊胚芽的基底细胞及未来形成乳头的间叶细胞这两个细胞群显得更加明显，在上皮细胞柱的推动下逐渐在真皮层内渗透形成"杵状结构"（图3b）。

杵状结构柱呈棒状且前后倾斜。该结构表现为大量的柱状细胞在外周呈放射状排列，并且中心细

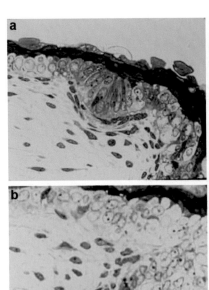

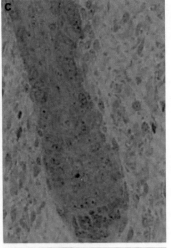

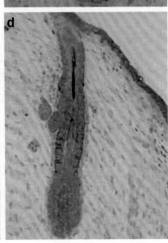

图 3 （a）基板。基底上皮细胞垂直排列于表面。毛乳头的前身间质细胞开始聚集于"蓓蕾"底部。（b）毛胚芽非常明确，真皮乳头细胞更清晰地勾勒位于凹形柱状细胞底部。（c）原始毛囊。上皮柱的核心内细胞垂直排列并开始产生内毛根鞘的角蛋白。在侧壁，一个原始皮脂腺正在发育。（d）原始毛囊发育良好。毛球包含毛乳头结构。毛囊层分化良好，其中央形成一根毛发。在其侧壁发现有 2 个膨出处，下部的突起及位于皮脂腺原基的上层突起。在突起之上可见立毛肌

胞纵向对齐排列。这便形成了完整的原始毛囊。原始毛囊的远端有所缩短，推动真皮内层向真皮乳头间叶细胞发展（图 3c）。棒状柱开始在远端分裂并募集真皮乳头的间叶细胞。在上皮柱的背面，两个突起开始生长：在下层起初大些、后来缩小的一个突起，是立毛肌附着处，相对应于膨胀部；在上层的突起与原始皮脂腺相对应（图 3d）。在早期，它决定了皮脂突起中部细胞拥有泡沫样胞浆，从而产生了脂质最早的合成及聚集。也是在这个时期结缔组织被证实已存在，间叶细胞在皮脂腺下呈线状簇状聚集，朝膨胀部生长形成了未来立毛肌轮廓。毛囊开始分裂其缩短的远端部位以便在真皮乳头细胞周围生长，即使它仍然被一个狭窄的茎黏附于一群球周鞘细胞。起初，能在毛球周围观察到有色素的黑素细胞，但是后来仅能在真皮乳头层上部观察

到。毛球底部的大多数细胞是未分化的且构成了增殖的毛基质。第 1 个毛囊分化发生在内毛根鞘，内毛根鞘细胞围绕在真皮乳头周围，垂直排列，以便获得毛透明蛋白颗粒，随后形成毛发内层。当原始毛囊差不多形成时，能观察到毛球包含了位于毛球基底层的毛乳头及未分化基质细胞，立毛肌及皮脂腺附着处的两边是膨出的（图 3d）。15 至 20 周之间，在两个膨出处之上形成第 3 个突起或膨出成为顶泌汗腺的雏形。当原始毛囊完全形成时，在倾斜的侧壁，从下至上能看到 3 个突起。皮质细胞开始在其中央分化，到达狭部及漏斗部，且与内毛根鞘细胞一并形成表皮内毛管。仅有皮质细胞而缺乏髓质及色素的首个毛干也会在那时出现（图 4；Holbrook 1983；Montagna 1981；Hashimoto 1978；Montagna et al. 1985a）。

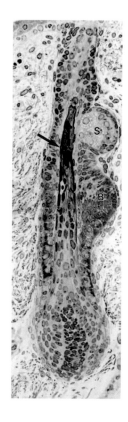

图4 完全形成的胚胎期毛囊。在后部可见与皮脂腺（S）轮廓相对应的上层膨胀部以及较低部位的突起也就是膨胀部（B）。箭头所指向的"发锥"顶端仅可见内毛根鞘。（Courtesy Dr. K. Holbrook. From Montagna and Camacho 1997）

2.1.2 关于胎儿毛囊分化的新知识

如上提及，在第2个月末及第3个月开始时，原始毛囊（primitive hair follicle）可能已经能够在头部，特别是眉毛或者睫毛区域、上唇中央及下颌看到。在之后，毛囊随即出现在前额及头皮。在第4～5个月，毛囊出现在皮肤剩余部分（Billingham 1958；Montagna et al. 1992；Pinkus 1910；Pinkus 1927；Koelliker 1850；Pinkus 1958；Montagna et al. 1967，1974；Camacho et al. 2013）。

身体毛囊的发生是不同步的，因此可以在身体同一部位看到完全形成及处于不同分化阶段的毛囊。当皮肤扩展时，初级或次级毛囊出现在这些已经出现的毛囊中，甚至有可能观察到其他次级或三级毛囊即刻出现在这些已经出现的毛囊附近以形成三组或更多毛囊，如今称之为毛囊单位（follicular unit）。可观察到与之相邻的汗腺。为了观察初级、次级甚至三级毛囊的排列，在表皮及真皮之间使用了"准备分隔皮肤"的方法。如果我们破坏了真皮及皮下组织，可见毛球及毛囊朝向表皮，而当表皮

破坏时，这些毛囊开口来自于真皮。

Holbrook（1983）在他伟大著作中提醒我们，在 Montagna 与 Camacho 第2版的照片里（2013；图5）展现出表皮底部较小的膨胀部，称之为原始毛囊胚芽，表现为 CD10 阳性（Poblet and Jiménez 2008），CD34 阳性的真皮的间叶细胞聚集在其下，提示每个毛囊真皮乳头的出现（Poblet and Jiménez 2008）。

事实上，在基板上及乳头基质细胞聚集处分别可见 CD10、CD34 阳性。处于毛发生长期的毛囊提示这些蛋白在毛囊形成（follicular formation）初期阶段发挥作用。CD10 也能在基质细胞、内毛根鞘及毛发生长期的毛鞘表达的事实被证实，在退行期消失并且不能在休止期检测到。通过 CD34 免疫组化染色，可能证实其存在于处于生长期的外毛根鞘但不存在于胎儿的毛囊中，这让我们想起它能在真皮乳头细胞或在毛发退行期或休止期表达。

当皮脂腺的雏形可见时（Montagna et al. 2013），毛囊周围的间质细胞延长朝毛囊后部对齐。这些原始的立毛肌朝膨出处延伸。这时初级毛囊角化成实心的上皮结构（Langbein and Schweizer 2005；Schweizer et al. 2007；Langbein et al. 2013）被间质细胞鞘所包绕。随后，原始平滑肌细胞延长、厚度增加。

2.1.3 调控毛囊生长的分子机制

虽然解释毛囊形成所需要的所有分子机制不是这一章的内容，我们将参考 Sarah E. Millar（2002）发表于《研究性皮肤病学杂志》（*Journal of Investigative Dermatology*）的杰出论文。据今所知，在那里他解释了在小鼠及小鸡胚胎形成期，信号能发射至皮肤细胞及上覆的表皮细胞之间，该理论虽然并不完全适用于人类细胞，但解释了基板及毛发胚芽形成的开始，通过"棒状柱形结构"阶段直到最终形成的过程。毫无疑问，如今我们知道更多的抑制或促进的信号。

初级信号为在 β-catenin 所诱导下，真皮细胞在上皮样细胞下聚集以形成"原始毛囊胚芽"（见图3a 和图5a），虽然成纤维细胞也能影响，但至少它能通过上述途径导致成人皮肤毛囊再生

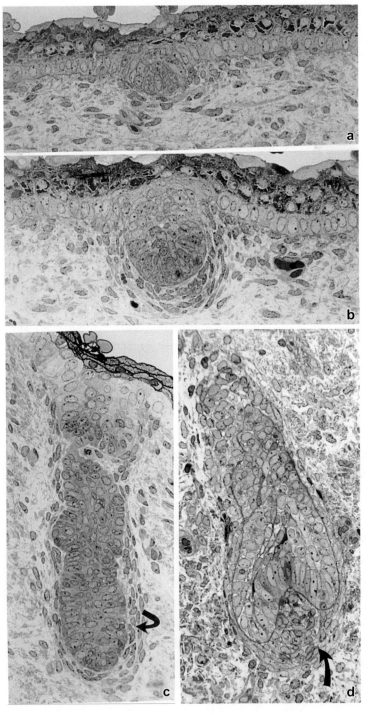

图5 （a）原始毛芽在周皮基底层生长。间质细胞聚集在胚芽的基底部。（b）在毛芽发育的高级阶段内能清楚看到构成真皮乳头开端的间质细胞。（c）原始的细长毛芽垂直于周皮生长。在左侧可见一突起。毛芽基底形成棒形。箭头所指为间叶细胞的聚集信号，代表早期真皮乳头细胞。（d）原始毛囊围绕将来的真皮乳头生长。（Courtesy Dr. K.Holbrook. From Montagna and Camacho 1997）

（Collins et al. 2012）。无论如何，具有转移信号能力使在该阶段单独发挥作用的关键分子（既然这样，β-catenin 即将成为 Wnt 信号通路的传导器）尚未明确（Collins et al. 2012）。目前已经清楚的是，在毛囊发生的初始阶段，位于基板的首个表皮信号可能成为启动子［Wnt，β-catenin（Myung et al. 2013；Ahn et al. 2013），表达升高的因子淋巴细胞 -1（LEF1）（Wang et al. 2012）、成纤维细胞生长因子、FGF 受体基因（FGF/FGFR2-IIIB）、MSX1、MSX2、外异蛋白 / 外异蛋白受体（EDA/EDAR）、NOGGIN 及 DELTA-1/NOTCH］与抑制剂在基板（BMP2，BMP4，DELTA-1/NOTCH1）周围细胞发挥作用。虽然已经知晓毛发生长期需要 Wnt/β-catenin 的活化（Myung et al. 2013），我们仍然不了解产物的来源。因此，综上所述，需要强调的是毫无疑问 Wnt 是首个激活毛囊生长的信号，但它来源于上皮细胞还是真皮细胞尚不能明确（Fu and Hsu 2012）。近期也明确神经营养因子受体 p75（p75NTR）在后来发展为真皮乳头的成纤维细胞中表达，虽然它的作用尚不明确，但作者认为它可能作为受体通过不同的途径对毛囊进行负调控。

后来，当上皮胚芽形成时，基板出现时能推动形成乳突细胞，Wnt 将作为上皮信号，而 PDGF-A 及 Shh（Sonic hedgehog）将作为真皮乳头形成的信号（Cui et al. 2011；见图 3b 和图 5b）。接下来，在棒状柱形结构形成阶段，当柱形结构扩大推动乳突细胞，HGF/MET 与可能存在的 ACTβA/FS、SOX18，毛囊上皮细胞（SHH）增殖、毛囊内两级细胞及毛囊（TGFα/EGFR 及 ETS2）相关的 3 个信号则诱发第 2 个真皮信号出现（Lindner et al. 2000）。最后，毛根鞘开始分化。一直到 2002 年，与内毛根鞘分化相关的信号并不清楚。而外毛根鞘分化被外界的信号 NOTCH1、BMP2、BMP4、Wnt3、LEF1、NOVO1、HOXC13、WHN 调控，可能与信号 MSX1 与 MSG2 有关。

Woo 等（2012）报道 Shh 通路调控真皮内毛囊的生长与成熟、维持真皮乳头，同时也促进 Noggin 毛囊的形态发生。最后，一旦毛囊形成，毛发需要长出。金属蛋白酶基质参与了毛发从其中伸出的导管形成，尤其是金属蛋白酶 9（MMP-9）。然而，尚不清楚的是是否其他金属蛋白酶（MMPs）如 MMP-2 可能会调控 MMP-9 的作用；也不清楚当与其他细胞类型同时存在时，MMP-9 的表达是否受 Wnt、TGF-β/BMP、HGF 及 EGF 信号通路的调控（Sharov et al. 2011）。近期，Cadau 等（2013）已经证实 4 种 Wnt 相关基因可能参与了毛囊启动，即 2 种活化剂 Wnt-2 及 Zic-1，2 种抑制剂 Dkk-2 及 Dact-1。即便如此，这一章节并不会尝试阐明毛囊形成过程中所接收的每一种信号；我们仅想申明分子机制参与它的发生发展，这有利于理解将来我们将采取的治疗方式（Li et al. 2013）。

3 毛囊解剖学

如前言中提及的，毛囊的远端毛球由毛基质及毛乳头所构成。在毛囊侧壁的下部，可见皮脂腺、顶泌汗腺及插入的由 Nagel 弹性肌腱构成的平滑肌。该肌腱由 elauninic 及羟醛的弹力纤维组成。膨胀部位于插入的平滑肌区域形成钝角，含有在每次毛发退行期后形成新毛囊的"毛囊胚芽细胞（follicular germ cell）"（Lavker and Sun 1983；Cotsarelis et al. 1990）。

在胚芽间隔部分的毛球基质细胞增殖形成分化良好的结构，即对应的毛发、内毛根鞘（inner root sheath，IRS）、其他被称为同伴层的单细胞层。在未分化及已分化基质之中，有一条分界线，称为"临界 Auber 水平"，如今称作"Auber 线"（见图 1）。

在毛发中央部分，有 3 个同心层，由内到外分别为：髓质、皮质、毛小皮或"毛表皮"。IRS 由 3 个垂直层组成：黏附在一起如同毛表皮拉链的鞘小皮、Huxley 层及 Henle 层。Huxley 层及 Henle 层有丰富的毛透明蛋白颗粒，与表皮的角质透明蛋白类似，但并不存在与黑素内（Langbein and Schweizer 2005；Schweizer et al. 2007；Langbein and Schweizer 2013）。Huxley 层含有部分细胞的侧边突出部分如翅膀形状，因此被称为"带翅膀细胞"。

这些细胞跨越 Henle 层到达同伴层，同伴层为单细胞层，位于 IRS 与外毛根鞘（ORS）之间（Camacho Martínez 2009）。

外毛根鞘或"毛鞘"是毛囊外上皮层。它从上皮细胞向下增殖至毛球，包绕在来源于基质细胞的两种结构周围。当包绕毛球时外毛根鞘（ORS）由一个单细胞层组成，但在毛球之上，细胞不断分层，当远超过其上时，在突起与狭部间有一无缝过渡。完全分层的外毛根鞘（ORS）有一栅栏细胞外层（ORSe）及其他细胞层，其中间层（ORSm）及内层（ORSi）有相同的鹅卵石样形态或形状不同，但无分化或角化的征象（图6）。

从此处开始仅剩下外面的外毛根鞘，它与毛囊来源处的表皮相伴。当毛囊存在于真皮时，它被一个结缔组织纤维鞘所包绕，形成毛囊基底膜，称之为"玻璃膜（vitreous membrane）"，通过一个结缔组织囊可见神经血管性结构（Rothnagel and Roop 1995）。

在外毛根鞘与内毛根鞘之间，有一单细胞层的垂直结构，称之为同伴层与外毛根鞘内层伴行，从毛球底部到达狭部上部。同伴层细胞包含了清晰不对称成束的中间丝结构，该结构包含了朝向毛囊中心的紧密角蛋白结构，称之为"Hoepke 圆形细丝（Hoepke circular filament）"。Pinkus（1910）认为同伴层是外毛根鞘的最内层，但目前认为是一种独立的毛囊结构（Montagna and Camacho 2013；Langbein and Schweizer 2013；Camacho Martínez 2009）。在 Montagna 与 Camacho 出版的书内（1997），Montagna 指出参考 6D 图，首次描述观察到的体积较大的黑素细胞及多毛的暗色细胞（Sp），把内毛根鞘从外毛根鞘外部中分隔开（图7；Montagna and Camacho 1997）。他描述了来自毛球基质细胞的同伴层的发育（Camacho Martínez 2009）。1995年，Rothnagel 与 Roop 提出 Hurler 层与外毛根鞘之间同伴层的存在（Rothnagel and Roop 1995），Winter 等在1998年提出新的人类细胞角蛋白Ⅱ型、K6hf 尤其在同伴层中表达（Winter et al. 1998）。

当毛囊进入休止期时，毛球基质细胞与毛乳头基质细胞一起共同形成次级胚芽细胞，上升至膨胀部胚芽细胞周围。

在通过静止期之后，立即发生物理相互作用或"膨胀部细胞的激活"，这样就开始了毛囊生长新的周期。当次级胚芽细胞以尾巴状或蛇形朝膨胀部移动时，一个富含残留毛囊的神经、血管的纤维结缔组织鞘的纤维结构形成（Forslind 2000；图8）。

同伴层的重要性

在前言中已经概述了毛囊皮脂腺的大体结构，

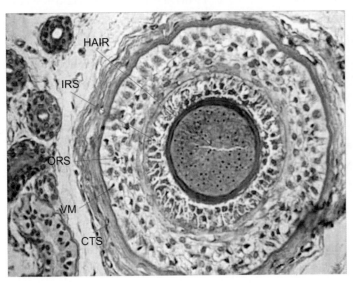

图6　毛囊横截面。在中心，是毛发的髓质、皮质及毛表皮。毛发（HAIR）周围，是内毛根鞘（IRS）、外毛根鞘（ORS）、玻璃膜（VM）及结缔组织鞘（CTS）外毛根鞘与毛发伴随到达毛囊区域，位于立毛肌与皮脂腺之间，称之为"Straile区"，在这里外毛根鞘开始崩解

Human eyelash characterization. Br J Dermatol. 2010;62:304–10.

Uno H, Montagna W. Anatomía del folículo piloso. Monogr Dermatol. 1988;1:3–32.

Wan J, Abuabara K, Kurd SK, et al. Reliability and validity of a photographic method for measuring facial hair density in man. Arch Dermatol. 2011; 147:1328–9.

Wang HD, Yang L, Yu XJ, He JP, Fan LH, Dong YJ, Dong CS, Liu TF. Immunolocalization of β-catenin and Lef-1 during postnatal hair follicle development in mice. Acta Histochem. 2012;114:773–8.

Wanitphakdeedecha R, Alster TS. Physical means of treating unwanted hair. Dermatol Ther. 2008;21:392–401.

Winter H, Langbein L, Praetzel S, Jacobs M, Rogers MA, Schweizer J. A novel human type II cytokeratin, K6hf, specifically expressed in the companion layer of the hair follicle. J Invest Dermatol. 1998;111:955–62.

Woo WM, Zhen HH, Ae O. Shh maintains dermal papilla identify and morphogenesis via a Noggin-Shh regulatory loop. Genes Dev. 2012;26:1235–46.

72

健康毛发

Philippe Assouly

内容

关键词

毛发·健康·头皮·种族·发旋·涡·生物
膜·风化

健康毛发（healthy hair）看似很容易定义，但
要明确地阐释健康与非健康的界线比较困难。这主
要是由于种族起源和年龄或性别相关的变化引起的
差异（表1）。基于上述原因，在区分正常（健康）
与病态毛发之前，应该熟知特定的毛发参数。

1 健康毛发的功能

毛发的功能至关重要：作为保护屏障显而易见
（机械的，热调节，紫外线辐射），在进化过程中人
类体毛的脱落可能是人类进化更为高级的表现。毛
发也是社会习俗和趋势的反映，我们可以说，当今
社会茂密的头发和稀疏的体毛更受欢迎。毛发，对
人类和动物，具有性别区分（二态性）和吸引的作
用，在宗教、神话中具有特殊的意义，例如作为
惩罚或放弃而实施的剃发，化疗所致毛发稀疏或
者全秃造成的心理影响，这些都证明了毛发的重
要性。

2 健康毛发

根据不同的解剖区域，身体上的毛发呈现结
构、形状、长度、周期和方向（角度植入）的特异
性（图1）。一个常见的例子，获得性卷发可以是
"非健康"雄激素性脱发的一个标志。

皮脂腺毛囊（pilosebaceous follicles）可分为
3个类型：①终末毛囊（terminal follicle）分布于
头皮和有毛区，有大量毛发和腺体；②毳毛毛囊
（vellus follicle），分布于四肢和躯干下部，较小
（毛发长度＜1cm，直径＜30μm）；③皮脂毛囊
（sebaceous follicle），毛发为毳毛形态，腺体大量
存在于无毛脂溢区（头部，肩部，胸部）。

表 1 不同种族的毛发差异

类型	平均直径 /μm	毛发数量 / 根
金色（起源于欧洲）	40 ～ 80	130 000
棕色至黑色（起源于欧洲）	50 ～ 90	110 000
红色（起源于欧洲）	50 ～ 90	90 000
非裔美国人	60 ～ 100	90 000
亚洲人（韩国）	80 ～ 120	90 000

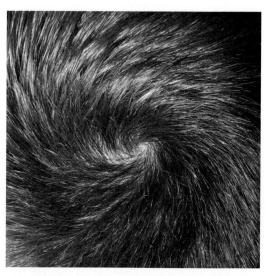

图 1 健康发旋

健康的正常头发数为 100 000 ～ 150 000 根（体
毛的十分之一），200 ～ 300 根 /cm²，相当于一个
长 20cm 面积为 6m² 的平面。生长期毛发的平均生
长速度为 0.35 ～ 0.44mm/d，持续 1 ～ 7 年。我们
将头发分为毛囊单位（follicular unit）：由 3 ～ 5 根
头发，皮脂腺，立毛肌，及常见为单个毛囊孔组
成。终毛 / 毳毛比率是 7∶1。终毛的平均直径为
0.07 ～ 0.09mm，平均直径小于 0.03mm 的为毳毛。

3 健康毛囊：差异和界定

3.1 种族差异

事实上，毛发的数量及直径因种族不同而不
同。毛发的横断面也有所不同：欧洲人的头发呈椭

圆形，亚洲人的呈（蒙古人）圆形，非洲人的呈高度椭圆形（有时为"肾状"）。这些特征导致外形（直的，卷曲的，扭结的）和柔韧性的差异，而且这也导致了抗张性的不同（毛发抗性黑人低于白人低于亚洲人）。

皮脂（sebum）对于非洲人群最为重要，因此头皮的菌群也随之改变。头发生长减慢（黑人为 $256 \pm 44\mu m/d$，而白人为 $396 \pm 55\mu m/d$）头发变白的平均发生年龄根据种族而不同（白种人在 30 岁中期，亚洲人在 30 岁后期，黑人在 30 岁中期）。白发出现的经典顺序为：两鬓，头顶，头皮的其他区域，胡须和体毛。

更多有关种族毛发、计量、强度和头发渗透性的细节将在 75 章和 76 章中介绍。

3.2 性别差异

女性毛发生长更快（Birch et al. 2001；Messenger 2011）。怀孕期间，生长期延长，但头发生长周期似乎不受月经周期影响。

3.3 季节影响

从 7 月份开始，休止期毛发数量增多，导致 9～10 月份毛发脱落增加。

3.4 年龄相关差异

值得注意的是在生命不同阶段，毛发大小或者数量会相应发生改变。22 岁至 30 或 35 岁的女性，头发生长期缩短，头发直径增加，而 35 岁后直径减小（Messenger 2011）。体毛随年龄而变化：从胎毛到青春期毛发增多，青春期后男性躯干的体毛及再后来眉部、耳朵、鼻孔出现浓密的毛发。头皮的厚度也在变化（Garn et al. 1954）（40～69 岁时为 4.8～5.6mm，黑人可能更厚）。毛发分布也在变化（包括青春期鬓角线的消失）。皮脂的数量在青春期前的童年后半期以及 60 或 70 岁之后的女性较低。如果头发退化或头发的衰老（生长期缩短，停滞期延长、毛发密度降低及纤度减小）被认为是一种自然现象，那么这种自然现象很难与雄激素性脱发精确界定。

4 头发的分布

头皮（scalp）上的头发分布形成不同的发旋（trichoglyphs）模式，一个涡（whorl），88.9% 为顺时针旋转。在黑种人这种涡很难见到，95% 的案例仅仅一个，在其余的 5% 中，有 2 个，甚至 3 个，再多者较少见［一个儿童有 14 个发涡（Ruiz-Maldonado 2002）］。发涡通常位于后囟前方。40.4% 出现在右侧，44.3% 出现中间，15.3% 在左侧（Samlaska et al. 1989）。它的发生模式仍在探讨中。

5 健康毛囊的菌群

"健康头皮"除了有占主导地位的痤疮丙酸杆菌外，还包含毛囊下部组成生物膜（biofilms）（Matard et al. 2012）——真菌特别是马拉色菌属，以及病毒和寄生虫（Demodex folliculorum）。对这个菌群仍然了解甚少。它与病毒群和真菌群组成微生物群，或许可以称为寄生生物群。

6 健康毛发的外观

毛小皮使头发柔顺，头发光泽的外观也是其健康的表现。除毛发生长期之外，毛发还能生长一定的长度。由于外部侵害（阳光照射，不当的重复氧化漂白，过度的梳理）会导致所谓的"风化（weathering）"，头发失去光泽尤其是在远端部分，并容易断裂。

（栾梅 译，张舒 校，吕小岩 审）

参考文献

Birch MP, Messenger JF, Messenger AG. Hair density, hair diameter and the prevalence of female pattern hair loss. Br J Dermatol. 2001;144:297–304.

Blume-Peytavi U, Tosti A, Whiting D, Truëb R, editors. Hair growth and disorders. Berlin: Springer; 2008.

Franbourg A, Hallegot P, Baltenneck F, Toutain C, Leroy F. Current research on ethnic hair. J Am Acad Dermatol. 2003;48:S115–9.

Garn SM, Selby S, Young R. Scalp thickness and the fat-loss theory of balding. AMA Arch Derm Syphilol. 1954;70:601–8.

Lee HJ, Ha SJ, Lee JH, Kim JW, Kim HO, Whiting DA. Hair counts from scalp biopsy specimens in Asians. J Am Acad Dermatol. 2002;46:218–21.

Matard B, Meylheuc T, Briandet R, Casin I, Assouly P, Cavelier-Balloy B, Reygagne P. First evidence of bacterial biofilms in the anaerobe part of scalp hair follicles: a pilot comparative study in folliculitis decalvans. J Eur Acad Dermatol Venereol. 2012 Jul 11. J Eur Acad Dermatol Venereol. 2013;27:853–60, doi:10.1111/j.1468-3083.2012.04591.x.

Messenger AG. Hair through the female life cycle. Br J Dermatol. 2011;165 Suppl 3:2–6.

Ruiz-Maldonado R. A previously unreported syndrome of multiple scalp whorls and associated anomalies. Clin Exp Dermatol. 2002;27:21–3.

Samlaska CP, James WD, Sperling LC. Scalp whorls. J Am Acad Dermatol. 1989;21:553–6.

Sperling LC. Hair density in African Americans. Arch Dermatol. 1999;135:656–8.

73

毛发的生长周期

Bruno A. Bernard

关键词

生长周期·人类毛囊·低氧·黑素单位·干细胞

人类毛发纤维由毛囊产生，这是一个独特且复杂的器官。从人胚胎发育的第三个月开始，在上皮-间叶细胞间的相互作用下形成10万～15万个毛囊。这些毛囊在头皮表面的空间分布受到反应-弥散过程的控制。毛囊具有同心结构，且每一个毛囊都有其独立的分化过程。

人毛囊的一个显著特征来自其动态变化，即生长周期，这一周期包括3个连续的阶段——生长期（anagen phase）、退行期（catagen phase）和休止期（telogen phase），它们的平均持续时间分别是3年、3周和3个月。此外，还有一个独立于其他生长周期的阶段，被称为"空毛囊期（exogen phase）"，在此期间，毛干纤维会主动脱落（Stenn 2005；Higgins et al. 2009），且不会直接影响下一生长期的开始（Higgins et al. 2009）。毛发脱落后，从空毛囊期到下一生长期开始（Higgins et al. 2009），80%的毛囊会进入一个延迟阶段（Courtois et al. 1994）。这个阶段被称为潜伏期（kenogen）（Rebora and Guarrera 2002），平均持续时间为2～5个月（Courtois et al. 1994）。在休止期-潜伏期末期，一个新形态产生的过程开始，形成新的毛囊。近来，我们把这一过渡阶段称为再生期（neogen phase）（Bernard 2012）。

如上所述，毛发的生长周期如同一个时钟周而复始，但是时钟频率的调控器一直未能找到（Paus et al. 1999）。事实上，我们已经证实人毛囊的生长周期并不是完全规律的周期性行为。每个毛囊都有其自主且独立的生长周期，由毛囊生长周期的一个阶段，到进入下一个阶段中间所间隔的时间，服从于一个由均值和方差确定的对数正态分布的数学模型（Halloy et al. 2000，2002）。从这个分析中可以得出结论，毛囊的生长并不存在一个固有的周期性规律，而更像遵循着一个双稳态模型，毛囊随机地从休眠稳态快速进入到活化稳态，反之亦然（Bernard 2012）（图1）。最近，这种在两个准稳态

以及激发态之间的自发性相互切换的规律，被建立成了一个数学模型（Al-Nuaimi et al. 2012）。毛囊的这种独特的行为，保证了头发在头皮表面持续存在。许多因素被认为会对毛发的生长产生正面或负面的影响（Paus and Foitzik 2004）。早在1994年就有报道（Philpott et al. 1994）胰岛素样生长因子-1（IGF-1）对毛发生长有正性作用，且得益于毛乳头分泌IGF-1（Itami and Inui 2005）。而在最近，IGF-1的益处又被认为与血小板衍生生长因子A和B诱导作用，以及阻止细胞凋亡的Bcl2/Bax比值增加有关（Ahn et al. 2012）。值得注意的是，研究发现1763MHz的无线电频率被能诱导促进毛乳头分泌IGF-1，在体外刺激毛发的生长（Yoon et al. 2011）。

虽然控制毛发生长阶段转化的分子和分子机制被广泛研究和认识（Sennett and Rendl 2012），然而直到最近，休止期还一直被认为是一个静息状态。而一些新的数据证明，休止期并非那么平静。事实上在该阶段，毛囊受到两种因子的影响，一种因子抑制毛囊再次进入生长期，另一种因子则触发毛囊进入生长期（Plikus 2012）。骨形态发生蛋白（bone morphogenetic protein，BMP）（Botchkarev et al. 2001）和成纤维细胞生长因子-18（fibroblast growth factor-18，FGF-18）（Kimura-Ueki et al. 2012）的强表达可引发毛囊不应期，抑制毛囊进入生长期。但BMP拮抗剂，Wnt/Fzz/bcatenin通路的激活，以及TGF-b2（Higgins et al. 2009；Oshimori and Fuchs 2012）含量的持续增长，会达到一个临界阀值，激发在休止期的毛囊进入一个能动状态，受由周边毛乳头（Greco et al. 2009）分泌的"成纤维细胞生长因子-7"（fibroblast growth factor-7，FGF-7）的影响，并且最终引发再生期阶段的开始。

毛囊的生长周期受到许多因素控制（Paus and Foitzik 2004；Sennett and Rendl 2012），有些会刺激毛囊进入生长期，有的会引发退行期或者延长休止期的时间。例如，降钙素基因相关肽（CGRP）神经肽（Samuelov et al. 2012）和香草素受体-1激动剂辣椒素（Bodo et al. 2005）都会引发退行期的

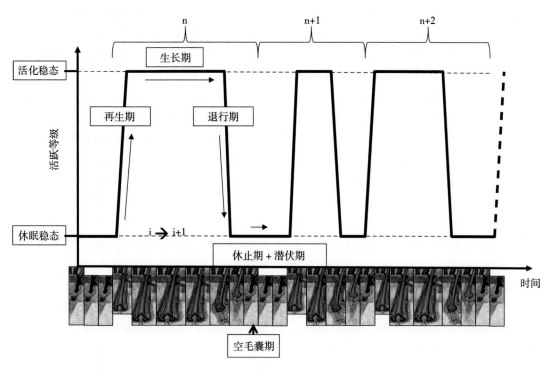

图1 毛囊的行为被重新定义为：一个毛发生长的活化稳态（生长期），以及一个休眠稳态（休止期和潜伏期）。这两个稳态阶段被两个持续时间较短的阶段间隔开，它们是毛囊的形成（再生期）和消退（退行期）。图示为毛囊生长的3个连续周期（n，n+1，n+2）

提早到来，而胸腺肽对毛囊生长的调节存在差异性。事实上，如果说胸腺九肽（thymulin，TYL）会提高毛发生长速率，则胸腺素 α1 和胸腺素 β4（thymosin β4，TB4）都会略微降低毛发毛干的生长速度。此外，TYL 还会延长生长期，而 TB4 则会缩短生长期（Meier et al. 2012）。

关于激素对毛发生长的控制，雄激素和雌激素都会对毛发生长有调节作用。人们已知道，TGF-β1 和 TGF-β2 是毛乳头中的雄激素诱导因子，都能诱发毛囊从生长期进入到退行期（Inui and Itami 2011）。最近的数据显示，睾酮的活性形式二氢睾酮（dihydrotestosterone，DHT）可诱导毛乳头产生白介素-6（IL-6），它作为一种抑制性旁分泌介质，IL-6 通过抑制毛母质细胞增殖，从而抑制毛干的生长（Kwack et al. 2012a）。DHT 还能诱导毛乳头细胞产生 DKK-1，它通过抑制信号通路（Wnt/b-catenin）的信号传导以及诱导毛囊角质细胞的凋亡，从而反过来促进退行期的进行（Kwack et al.

2012b）。所有以上结论都证明 DHT 是一个重要的退行期的诱导剂。然而，由于雄性激素可抑制毛乳头信号通路（Wnt/β-catenin）的信号传导，从而影响毛囊干细胞的分化和毛发再生的开始（Leiros et al. 2012），因此它也被认为是再生期的抑制剂。雌激素通过上调 TGF-β2 诱导退行期的提前到来，通过上调 BMP4 延长休止期阶段，从而导致可逆的毛发生长周期延迟（Hu et al. 2012）。

除了雄激素（androgens）和雌激素（estrogens）以外，前列腺素（prostaglandins）也被认为是毛发生长的关键调节剂。人类毛囊确实可以实现完整的内源性前列腺素代谢（Colombe et al. 2007；Michelet et al. 2008），以及表达各种前列腺素受体的错综复杂的网络，其中也包括 GPR44（PGD_2）受体（Colombe et al. 2008）。虽然拉坦前列素（一种前列腺素 $PGF_{2\alpha}$ 的类似物）和比马前列素（一种前列酰胺相关的前列腺素 $F_{2\alpha}$ 的类似物）都能刺激毛发的生长（Khidhir et al. 2013），但是最新研究证实前列腺素 D$_2$（PGD$_2$）可通过其与 GPR44 受体的结合而抑制毛发的生长（Garza et al. 2012）。值得注意的是，在脱发区域中 PGD$_2$ 的合成量是上升的（Garza et al. 2012）。这些结果表明，在 PGE2 和 PGF$_{2\alpha}$ 这些正向调节剂（Sasaki et al. 2005）和 PGD$_2$ 这类逆向调节剂之间存在着微妙的平衡，而这种平衡影响着毛发的生长。

总之，上述结论表明毛发的生长受到许多因素的严格调控，例如生长因子、细胞因子、神经肽、激素，以及一些环境诱因。然而，生长期、退行期、休止期以及再生期的存在，突出了一个毛囊的特性，即毛发的生长不是一个连续的过程，毛囊会被周期性地更新。毛囊的更新需要瞬时激活干细胞库。小鼠试验初步定位了一个慢循环的受体，位于隆突部的上皮干细胞，这是小鼠毛囊的外毛根鞘（outer toot sheath，ORS）的一个独特片段（Cotsarelis et al. 1990）。现在发现毛囊有许多干细胞受体，这些受体表达了不同的标志物，也似乎有着不同的功能（Jaks et al. 2010），早期研究表明，人类毛囊至少存在两个干细胞库（Lenoir et al. 1988）。与之一致的是，在 ORS 的上下区域都观察到了大量的 β1 整合素的表达（Commo and Bernard 1997）。此外，通过对 K19 标记，能够清楚地识别出毛囊的两组干细胞群（Commo et al. 2000）。然而，上下两个干细胞储库中的 K19+ 细胞不完全相同，可以通过 K15 和 CD200 的差异表达来区分，K15 和 CD200 在上库高表达，CD271、CD29 和 CD34 在下库高表达（Inoue et al. 2009）。这种表位差异定位似乎不限于 ORS，因为与两个储库相结合的结缔组织鞘（connective tissue sheath，CTS）也隐藏着两个不同的区室。例如，一种硫酸软骨素表位（4C3-CS）是专门用来标记上部的 CTS 的，而另一种硫酸软骨素表位（7D4-CS）和 N-sulfated glucosamine-rich heparan sulfate epitope（HepSS-1）却只在下部的 CTS 中被发现（Malgouries et al. 2008）。综上所述，人毛囊的特征是至少存在两个与特定微环境相互作用的上皮干细胞储库。这两个储库在退行期和休止期融合，又从再生期早期到生长期分离（Commo et al. 2000）。我们最近证明了下部储库干细胞表达了缺氧特异性标记物——碳酸酐酶 -9 和葡萄糖转运蛋白 -1（GLUT-1）（Rathman-Josserand et al. 2013），这证明上下干细胞储库处于非常不同的微环境。由于在一些干细胞和前体细胞群中，低氧状态被认为是有利于未分化状态的（Mohyeldin et al. 2010），所以我们提出适度的的低氧信号有助于维持毛囊干细胞功能，因此能防止脱发，或者至少有利于毛发新生。

以上所有结果都说明了调控人类毛发生长网络的复杂性，它控制着人类毛发的生长周期以及生长、退化、休止和再生各阶段的连续性。值得注意的是，负责毛发颜色的毛发色素单位也会有周期性变化。事实上，一个活跃的毛囊含有两个黑素细胞群体，一个在毛乳头顶部，也就是着色单位，另一个位于外毛根鞘的上部的基底层，这是毛囊的恒定部位（Commo and Bernard 2000）。前者持续性地含有活跃的生黑素细胞，在整个生长期都会产生黑素，并将负载色素的黑素体转移至附近的皮层细胞，而后者现在被认为是静止的黑素细胞祖细胞 / 干细胞的储库（Commo and Bernard 2000）。在退行期，黑素单位经过一次大规模的细胞凋亡，几乎完全消失，而黑素细胞祖细胞 / 干细胞（Melanocyte progenitors/stem cell）受体不会受到影响，在休止期依然可以被检测到（Commo and Bernard 2000）。在再生期开始的时候，一部分黑素细胞祖细胞被激活，迁移到新生的毛球，并且在短期内快速扩大，新生成一个功能完整的黑素单位。这种黑素细胞的行为，是描述人毛囊生长周期独特的细胞动力学和组织编排的另一个例子。

（蒋晴 译，叶成达、苏峰杰、周治君 校，张舒 审）

参考文献

Ahn S-Y, Pi L-Q, Hwang ST, Lee W-S. Effect of IGF-I on hair growth is related to the anti-apoptotic effect of IGF-I and up-regulation of PDGF-a and PDGF-B. Ann Dermatol. 2012;24:26–31.

Al-Nuaimi Y, Goodfellow M, Paus R, Baier G. A

prototypic mathematical model of the human hair cycle. J Theor Biol. 2012;310:143–59.

Bernard BA. The human hair follicle, a bistable organ? Exp Dermatol. 2012;21:401–3.

Bodo E, Bıro T, Telek A, Czifra G, Griger Z, Toth BI, et al. A hot new twist to hair biology: involvement of vanilloid receptor-1 (VR1/TRPV1) signaling in human hair growth control. Am J Pathol. 2005;166:985–98.

Botchkarev V, Botchkareva NV, Nakamura M, Huber O, Funa K, Lauster R, et al. Noggin is required for induction of the hair follicle growth phase in postnatal skin. FASEB J. 2001;15:2205–14.

Colombe L, Vindrios A, Michelet JF, Bernard BA. Prostaglandin metabolism in human hair follicle. Exp Dermatol. 2007;16:762–9.

Colombe L, Michelet JF, Bernard BA. Prostanoid receptors in anagen human hair follicles. Exp Dermatol. 2008;17:63–72.

Commo S, Bernard BA. The distribution of α2β1, α3β1 and α6β4 integrins identifies distinct subpopulations of basal keratinocytes in the outer root sheath of the human anagen hair follicle. Cell Mol Life Sci. 1997;53:466–71.

Commo S, Bernard BA. Melanocyte subpopulation turnover during the human hair cycle: an immunohistochemical study. Pigment Cell Res. 2000;13:253–9.

Commo S, Gaillard O, Bernard BA. The human hair follicle contains two distinct K19 positive compartments in the outer root sheath: a unifying hypothesis for stem cell reservoir? Differentiation. 2000;66:157–64.

Cotsarelis G, Sun TT, Lavker R. Label-retaining cells reside in the bulge area of pilosebaceous unit: implications for follicular stem cells, hair cycle, and skin carcinogenesis. Cell. 1990;61:1329–37.

Courtois M, Loussouarn G, Hourseau C, Grollier JF. Hair cycle and alopecia. Skin Pharmacol. 1994;7:84–9.

Garza LA, Liu Y, Yang Z, Alagesan B, Lawson JA, Norberg SM, et al. Prostaglandin D2 inhibits hair growth and is elevated in bald scalp of men with androgenetic alopecia. Sci Transl Med. 2012;4: 126ra34.

Greco V, Chen T, Rendl M, Schober M, Pasolli HA, Stokes N, et al. A two-step mechanism for stem cell activation during hair regeneration. Cell Stem Cell. 2009;4:155–69.

Halloy J, Bernard BA, Loussouarn G, Goldbeter A. Modeling the dynamics of human hair cycles by a follicular automaton. Proc Natl Acad Sci U S A. 2000;97:8328–33.

Halloy J, Bernard BA, Loussouarn G, Goldbeter A. The follicular automaton model: effect of stochasticity and of synchronization of hair cycles. J Theor Biol. 2002;214:469–79.

Higgins CA, Westgate GE, Jahoda CAB. From telogen to exogen: mechanisms underlying formation and subsequent loss of the hair club fiber. J Invest Dermatol. 2009;129:2100–8.

Hu M, Zhang S, Lei X, Deng Z, Guo W, Qiu Z, et al. Estrogen leads to reversible hair cycle retardation through inducing premature catagen and maintaining telogen. PLoS ONE. 2012;7, e40124.

Inoue K, Aoi N, Sato T, Yamauchi Y, Suga H, Eto H, et al. Differential expression of stem-cell-associated markers in human hair follicle epithelial cells. Lab Invest. 2009;89:844–56.

Inui S, Itami S. Molecular basis of androgenetic alopecia: from androgen to paracrine mediators through dermal papilla. J Dermatol Sci. 2011;61:1–6.

Itami S, Inui S. Role of androgen in mesenchymal epithelial interactions in human hair follicle. J Invest Dermatol Symp Proc. 2005;10:209–11.

Jaks V, Kasper M, Tofftgard R. The hair follicle – a stem cell zoo. Exp Cell Res. 2010;316:1422–8.

Khidhir KG, Woodward DF, Farjo NP, Farjo BK, Tang ES, Wang JW, et al. The prostamide-related glaucoma therapy, bimatoprost, offers a novel approach for treating scalp alopecias. FASEB J. 2013;27:557–67.

Kimura-Ueki M, Oda Y, Oki J, Komi-Kuramochi A, Honda E, Asada M, et al. Hair cycle resting phase is regulated by cyclic epithelial FGF18 signaling. J Invest Dermatol. 2012;132:1338–45.

Kwack MH, Ahn JS, Kim MK, Kim JC, Sung YK. Dihydrotestosterone-inducible IL-6 inhibits elongation of human hair shafts by suppressing matrix cell proliferation and promotes regression of hair follicles in mice. J Invest Dermatol. 2012a; 132:43–9.

Kwack MH, Kim MK, Kim JC, Sung YK. Dikkopf-1 promotes regression of hair follicles. J Invest Dermatol. 2012b;132:1554–60.

Leiros GJ, Attorresi AI, Balana ME. Hair follicle stem

cell differentiation is inhibited through cross-talk between Wnt/b-catenin and androgen signaling in dermal papilla cells from patients with androgenetic alopecia. Br J Dermatol. 2012;166:1035–42.

Lenoir MC, Bernard BA, Pautrat G, Darmon M, Shroot B. Outer root sheath cells of human hair follicle are able to regenerate a fully differentiated epidermis in vitro. Dev Biol. 1988;130:610–20.

Malgouries S, Thibaut S, Bernard BA. Proteoglycan expression patterns in human hair follicle. Br J Dermatol. 2008;158:234–42.

Meier N, Langan D, Hilbig H, Bodó E, Farjo NP, Farjo B, et al. Thymic peptides differentially modulate human hair follicle growth. J Invest Dermatol. 2012;132 (5):1516–9.

Michelet JF, Colombe L, Gautier B, Gaillard O, Benech F, Pereira R, et al. Expression of NAD+ dependent 15-hydroxyprostaglandin dehydrogenase and protection of prostaglandins in human hair follicle. Exp Dermatol. 2008;17:821–8.

Mohyeldin A, Garzon-Muvdi T, Quinones-Hinojosa A. Oxygen in stem cell biology: a critical component of the stem cell niche. Cell Stem Cell. 2010;7:150–61.

Oshimori N, Fuchs E. Paracrine TGF-b signaling counterbalances BMP-mediated repression in hair follicle stem cell activation. Cell Stem Cell. 2012;10:63–75.

Paus R, Foitzik K. In search of the "hair cycle clock": a guided tour. Differentiation. 2004;72:489–511.

Paus R, Müller-Röver S, Botchkarev VA. Chronobiology of the hair follicle: hunting the "hair cycle clock". J Invest Dermatol Symp Proc. 1999;4:338–45.

Philpott M, Sanders DA, Kealey T. Effects of insulin and insulin-like growth factors on cultured human hair follicles: IGF-I at physiologic concentrations is an important regulator of hair follicle growth in vitro. J Invest Dermatol. 1994;102:857–61.

Plikus MV. New activators and inhibitors in the hair cycle clock: targeting stem cells' state of competence. J Invest Dermatol. 2012;132:1321–4.

Rathman-Josserand M, Genty G, Lecardonnel J, Chabane S, Cousson A, Michelet JF, Bernard BA. Human hair follicle stem/progenitor cells express hypoxia markers. J Invest Dermatol. 2013;133:2094–7.

Rebora A, Guarrera M. Kenogen. A new phase of the hair cycle? Dermatology. 2002;205:108–10.

Samuelov L, Kinori M, Bertolini M, Paus R. Neural controls of human hair growth: calcitonin gene-related peptide (CGRP) induces catagen. J Dermatol Sci. 2012;67:153–8.

Sasaki S, Hozumi Y, Kondo S. Influence of prostaglandin F2alpha and its analogues on hair regrowth and follicular melanogenesis in a murine model. Exp Dermatol. 2005;14:323–8.

Sennett R, Rendl M. Mesenchymal-epithelial interactions during hair follicle morphogenesis and cycling. Semin Cell Dev Biol. 2012;23:917–27.

Stenn K. Exogen is an active, separately controlled phase of the hair growth cycle. J Am Acad Dermatol. 2005;52:374–5.

Yoon SY, Kim KT, Jo SJ, Jeon SI, Choi HD, Kim KH, et al. Induction of hair growth by insulin-like growth factor-1 in 1,763 MHz radiofrequency-irradiated hair follicle cells. PLoS One. 2011;6(12), e28474.

74

头皮皮脂生理学

Yahya Dowlati, Alireza Firooz, and Hamed Zartab

内容

关键词

头皮·毛囊·皮脂·皮脂的

1 皮脂腺

皮脂腺（sebaceous gland）为内陷于真皮的多小叶结构。在腺体的外围，上皮细胞被一层基底膜包围。通常，每个腺体的管道都与一个毛囊相连并形成毛囊皮脂腺单位（pilo-sebaceous unit）。没有毛囊附着的皮脂腺也可能独立存在，或者也可能像前额区域一样，与毳毛（vellus hair）直接相连（Kligman and Shelley 1958）。

大多数皮脂腺连同毛发本身构成皮脂腺单位的主要部分（Smith and Thiboutot 2008）。毛囊皮脂腺单位分化发生在妊娠期的第 2 和第 4 个月之间。真皮间充质细胞（dermal mesenchymal cell）和胚胎表皮（embryonic epidermis）之间产生复杂的信号通路，并诱导毛乳头形成，从而引发毛囊皮脂腺单位的最终分化（Tóth et al. 2011）。毛囊皮脂腺单元的分化依赖于 Sox9 信号传导（Nowak et al. 2008）。向毛囊分化或向皮脂腺谱系分化取决于 β- 连环蛋白的存在或抑制。印度刺猬信号刺激皮脂的进一步分化（Allen et al. 2003；Han et al. 2006；Niemann et al. 2003）。在皮脂腺的胚胎发育或它们的体内平衡中还涉及一些其他蛋白质 / 基因，包括在干细胞表达的一种被称为 B 淋巴细胞诱导成熟蛋白 1（B lymphocyteinduced maturation protein，Blimp 1）的转录因子和 c-myc（Horsley et al. 2006；Schneider and Paus 2010；Schneider et al. 2009）。

在新生儿体内，皮脂腺腺泡的细胞组织由未分化，分化中和已分化的成熟皮脂腺组成（Tosti 1974）。在成人体内，皮脂腺可分为 3 个区域：外周区（peripheral zone）、成熟区（maturation zone）和由已分化的皮脂腺细胞构成的中央坏死区（central necrosis zone）（Schneider and Paus 2010；Thody and Shuster 1989）。随着年龄增长，腺体数量几乎不变，而它们的体积可以增加，并且它们的更新速度随着衰老而减慢（Fenske and Lober 1986；

Zouboulis and Boschnakow 2001；Plewig and Kligman 1978）。

皮脂腺由皮脂腺细胞组成，皮脂是皮脂腺的产物。皮脂腺细胞由腺体周围上皮中的未分化的胚芽细胞形成。随着腺体成熟，新形成的细胞向腺体中心迁移（Clarys and Barel 1995）。皮脂细胞中的脂质合成和释放持续超过一周的时间（Plewig and Kligman 1978）。皮脂是由相对非极性脂质（Nikkari 1974）组成的、具有物种特异性的混合物，包括角鲨烯（squalene）、蜡酯（wax esters）、胆固醇酯（cholesterol esters）、甘油三酯（triglycerides），以及可能存在的一些游离胆固醇（Thody and Shuster 1989；Nikkari 1974；Ramasastry et al. 1970）。

2 皮脂腺和毛囊

毛囊可以分成不同的部分。毛囊上部至皮脂腺导管为漏斗部（infundibulum）。在这个区域，由于毛干和皮肤之间没有紧密连接，毛干可以移动。皮脂腺分泌物填充毛干和皮肤之间的空隙（Schaefer and Lademann 2001）。皮脂腺导管下方为峡部（isthmus）。它一直延续到立毛肌与毛囊连接的区域。峡部以上的毛囊不会随着毛囊的生长而分裂。在立毛肌附着处，是毛囊隆突部（bulge area），是头发生长的调节器（Viragh and Meuli 1995）。下毛囊区从隆突以下开始，此处有一个生角质生长区（keratogenous zone）。角质化是头发生长的重要过程，并可能在传输过程中发挥作用。皮脂腺导管充当着角质化的边界：在皮脂腺导管开口以下，外毛根鞘细胞几乎很少角质化，而在皮脂腺导管上方，外毛根鞘细胞发生角质化并更类似于表皮细胞。毛球是毛囊的最下面的部分，这是毛母质、基底膜和毛乳头所在位置。它们也是头发生长的调节器（Hashimoto and Shibazaki 1976）。在隆突以下，自外部到中心，可以观察到以下层：外毛根鞘、内毛根鞘，而内毛根鞘由内而外依次为亨勒层、赫胥黎层和毛小皮（毛干的最外层）。毛干包括毛小皮、皮质和髓质（此处照原文翻译，与其他书有所不同，译者

注）（Hashimoto and Shibazaki 1976; Bertolino et al. 1993）。

基于毛囊导管与皮脂腺之间存在着直接联系这一事实，皮脂可以作为外用药的靶点（Agarwal et al. 2000）。

头皮部位的皮脂腺对维持头发非常重要，瘢痕性脱发可能与其缺失有关（Schneider and Paus 2010; Sundberg et al. 2000）。毛囊皮脂腺单位的毛囊分为毳毛毛囊和终毛毛囊。毳毛直达真皮层，而终毛更深入至皮下脂肪层。毛囊密度最高的是头皮区域（Sperling 1991）。头皮和前额的皮脂腺密度很高。手掌和脚底没有皮脂腺，在身体的其他部位或多或少存在着皮脂腺（Smith and Thiboutot 2008; Elias 1983）。

3　头皮皮脂腺

人体中，头皮的毛囊密度最高（200根毛发/cm^2）。头皮有着一个密集且特定的微生物群。另外，头皮部位会产生大量的皮脂［随机水平测定（casual Level）为150μg/cm^2］（Pouradier et al. 2013）。使用洗发水或局部去油后，皮脂会立即开始并在几小时内重新覆盖头皮；而头皮上接近发干处皮脂的覆盖则要晚得多，可能需要3天时间（Pierard 1987）。前额和头皮上测定的随机皮脂水平最高（Pierard 1987; Greene et al. 1970）。低于50μg/cm^{2}的随机水平被认为是皮脂溢出过少（hyposerseborrhea）。皮脂溢出过多（hypersersebor-rhea）（油性皮肤）是指皮脂腺的分泌过多，其随机水平测定可以高达500μg/cm^2，并且通常会影响富含皮脂腺的区域如头皮。皮脂分泌增加和皮脂腺密度增高都会导致皮脂溢出过多（Pierard1987）。这是脂溢性皮炎的一个诱发因素（Smith and Thibou-tot 2008）。

20世纪80年代早期的报告记载了头皮和前额在皮脂分泌方面存在显著差异。这不能仅仅通过头皮和额头上的皮脂腺密度来确定，因为两者的皮脂腺密度范围相同（每平方厘米400～900）。头皮皮脂的在分泌的速度较慢，可能是由于毛囊贮库

（包含在毛囊皮脂腺单位内的脂质贮库）存在差异（Kligman and Shelley 1958; Saint-Léger and Levegue 1982）。头皮上的细毳毛会增加脂质贮库可用的有效容积。由于毛囊的存在，导致头皮和前额区域的排泄和分泌动力学之间的比例不同（Saint-Léger and Levegue 1982）。

头皮区域具有两种特征：具有丰富的皮脂腺，使得头皮富含皮脂，对雄激素敏感（Saint-Léger-andLevegue 1982; Piérard-Franchimont and Piérard 1988）。每天都有数克的皮脂传递到头皮和头发表面（Saint-Léger 2005）。皮脂腺产物是头皮生物群落的养分（Piérard-Franchimont et al. 2006）。据报告，雄激素性秃发患者的头皮中的皮脂分泌率要高于（Piérard-Franchimont and Piérard 1988）或等同于（Maibach et al. 1968）对照组。Maibach等表示脱发的男性头皮的皮脂随机水平测定并不高于对照组，并且提出头发通常是被用作使皮脂驻留的毛细管芯，在脱发的男性中，该机制不起作用，因此皮脂在皮肤上扩散并产生油性外观的光秃头皮（Maibach et al. 1968）。与有毛发头皮的皮脂腺相比，脱发的头皮皮脂腺对于雄激素类有着更强大的结合亲和力（Sawaya et al. 1989）。与正常毛发的头皮皮脂腺相比，雄激素源性脱发患者的皮脂腺的谷胱甘肽S-转移酶活性（glutathione S-transferase activity）以及活性氧（reactive oxygen species, ROS）水平的增加（Giral. et al. 1996）。

全身激素状态显著影响皮脂腺的分泌，因此，这些腺体的功能随着衰老而变化（Piérard-Franchimont and Piérard 2005）。最近的一项研究表明，随着年龄增长头皮上的皮脂水平没有显著差异。另一方面，额部的皮脂腺的功能在30岁后呈现平台期，然后逐渐减少，而更年期时更显著地减少（Nazzaro-Porroet al. 1979; Man et al. 2009）。

有人提出，由于皮脂的产生以及皮脂的活动可能受到若干外部因素如鳞屑、头皮屑、沿着毛干的迁移等的影响，以头皮评估皮脂腺的排泄并不是很可靠（Pouradier et al. 2013）。

皮脂腺的生物活性通过不同配体以及皮脂细胞表面上的受体调节，如雄激素和雌激素受体、过

氧化物酶体增殖物激活受体（ peroxisome prolifera-tor-activated receptors，PPARs）和肝 X 受体（liver X receptor，LXR）（Hong et al. 2008；Russel et al. 2007）、神经肽受体，还有类视黄醇和维生素 D 受体（Schmuth et al. 2007；Zouboulis 2000，2004）。配体和受体之间的相互作用导致了包括分化、增殖、脂肪生成、激素代谢和趋化因子和细胞因子释放在内的几种途径的激活（Zouboulis and Schagen 2008）。

4 影响皮脂细胞功能的因素

- 细菌刺激如痤疮丙酸杆菌（*Propionibacte-rium acnes*）和脂多糖（lipopolysaccharide，LPS）可影响 Toll 样受体 2、4 和 6 并可能增加 β-防御素、抗菌肽、肿瘤坏死因子-α（TNF-α）、白细胞介素-8（IL-8）和白细胞介素-1α（IL-1α）（Tóth et al. 2011；Lee et al. 2008a，2009；Nagy et al. 2006；Oeff et al. 2006）。

- 花生四烯酸（acid arachidonic）可能会增加脂质合成、细胞凋亡和分化，并增加白细胞介素-6（IL-6）、IL-8 和白细胞三烯 B4（LTB4）。其潜在作用目标并不明确；可能是蛋白激酶或 PPARs（Alestas et al. 2006；Tóth et al. 2009；Wrobel et al. 2003）。

- 亚油酸（linoleic acid）作用于 PPARs 并增加脂质合成，细胞分化以及睾酮到 5-α-二氢睾酮（5-α-DHT）的转化（Chen et al. 2003；Rosenfield et al. 1998，1999）。

- 睾酮（testostrone）和 5-α-DHT 在具有辅因子如 PPAR 激动剂的情况下作用于雄激素受体并增加增殖。它们也增加脂质合成和分化（Rosenfield et al. 1998，1999；Choudhry et al. 1992；Fritsch et al. 2001；Pelletier and Ren 2004）。

- 雌激素（estrogen）与雌激素受体 α 以及 β 结合，可能减少皮脂产生（sebogenesis），而黄体酮与其受体结合，其作用尚未明确（Pelletier and Ren 2004；Deplewski and Rosenfield 2000；Guy et al. 1996）。

- 类固醇皮质激素（corticosteroids）具有允许作用，也可以增加增殖并降低脂肪生成。它们的受体尚不清楚（Chen et al. 2006；Solminski et al. 1995；Zouboulis et al. 1998）。

- 维生素 D3 与维生素 D 受体（vitamin D receptor，VDR）结合，降低 IL-6 和 IL-8，并增加抗菌肽。它可以基于增殖速度增加或减少增殖并且还能降低脂质合成（Lee et al. 2008a；Kramer et al. 2009）。

- 生长激素与生长激素受体（growth hormone receptor，GHR）结合，增加分化而不影响增殖（Deplewski and Rosenfield 1999；Lobie et al. 1990）。

- 胰岛素样生长因子 1（insulin-like growth factor1，IGF-1）与 IGF-1 受体结合，增加增殖并对分化具有较小影响。它也增加脂肪生成（Deplewski and Rosenfield 1999；Makranto-naki et al. 2008）。

- 胰岛素（insulin）与胰岛素受体结合，增加增殖和分化，并且对 5α-DHT、GH 和 IGF-I 也有支持作用（Deplewski and Rosenfield 1999）。

- 表皮生长因子（epidermal growth factor，EGF）与 EGF 受体结合并增加增殖，同时降低分化（Guy et al. 1996）。

- 成纤维细胞生长因子 7（fibroblast growth factor 7，FGF-7）与 FGF 受体 2b 结合并增加痤疮的形成。相应的基因被敲除而不含受体的小鼠会发生皮脂腺萎缩（Grose et al. 2007；Zouboulis et al. 2002）。

- IL-1β 使 IL-8 增多，而其受体尚未在皮脂细胞中被描述（Melnik et al. 2009）。

- β-内啡肽（β-Endorphin）结合 μ 阿片样受体，增加脂质合成，并增加分化，减少增殖（Melnik et al. 2009）。

- 促肾上腺皮质激素释放激素（corticotro-pin-releasing hormone，CRH）与 CRH 受体

1 和 2 结合并增加脂质合成，增加 3-β- 羟基类固醇脱氢酶 / Δ 5-4 异构酶的表达（3-β-hydroxysteroid dehydrogenase/ Δ 5-4），并在增加分化的同时减少增殖。它还使 IL-6 和 IL-8 增 多（Melnik et al. 2009；Krause et al 2007；Slominski et al. 2004）。

- α- 黑素细胞刺激激素（α-melanocyte-stimulating hormone，α-MSH 或黑皮质素）与黑皮质素受体 1 和 5 结合并增加分化和脂质合成，同时减少 IL-8（Bohm 2009；Bohm et al. 2002；Thiboutot et al. 2000）。

- 促肾上腺皮质激素（adrenocorticotropin hormone，ACTH）与黑皮质素受体 2 结合并增加分化和脂质合成（Guo et al. 2010；Zhang et al. 2003）。

- P 物质（substance P）引起 IL-6，IL-8，TNF-α 和 PPARγ 脂质合成以及皮脂腺大小的增加和分化。迄今为止，它在皮脂细胞上的受体尚未被描述过（Lee et al. 2008b；Toyoda and Morohashi 2001）。

- 内源性大麻素（endocannabinoids）与大麻素受体 2 结合并增加分化、脂质合成和凋亡（Tóth et al. 2011；Dobrosi et al. 2008）。

- 辣椒素（capsaicin）与瞬态感受器电位香草素 1（transient receptor potential vanilloid 1，TRPV1）和类视黄醇 X 受体（retinoid X receptors，RXRs）结合，引起脂质合成和分化减少，并导致 IL-1 β 下降。它使增殖（TRPV1 特异性的）和坏死（大剂量情况下且无 TRPV1 依赖性的）增加（Toth et al. 2009）。

（刘履杰 译，苏峰杰、周治君 校，张舒 审）

参考文献

Agarwal R, Katare OP, Vyas SP. The pilosebaceous unit: a pivotal route for topical drug delivery. Methods Find Exp Clin Pharmacol. 2000;22:129–33.

Alestas T, Ganceviciene R, Fimmel S, Muller-Decker K, Zouboulis CC. Enzymes involved in the biosynthesis of leukotriene B4 and prostaglandin E2 are active in sebaceous glands. J Mol Med. 2006;84: 75–87.

Allen M, Grachtchouk M, Sheng H, Grachtchouk V, Wang A, Wei LB, et al. Hedgehog signaling regulates sebaceous gland development. Am J Pathol. 2003;163:2173–8.

Bertolino AP, Klein LM, Freedberg IM. Biology of hair follicles. In: Fitzpatrick TB, Eisen AZ, Wolff K, Freedberg IM, Austen KF, editors. Dermatology in general medicine. New York: McGraw Hill; 1993. p. 289–93.

Bohm M. Neuroendocrine regulators: novel trends in sebaceous gland research with future perspectives for the treatment of acne and related disorders. Dermatoendocrinology. 2009;1:136–40.

Bohm M, Schiller M, Stander S, Seltmann H, Li Z, Brzoska T, et al. Evidence for expression of melanocortin-1 receptor in human sebocytes in vitro and in situ. J Invest Dermatol. 2002;118:533–9.

Chen W, Yang CC, Sheu HM, Seltmann H, Zouboulis CC. Expression of peroxisome proliferator-activated receptor and CCAAT/enhancer binding protein transcription factors in cultured human sebocytes. J Invest Dermatol. 2003;121:441–7.

ChenW, Liao CY, Hung CL, Lin TK, Sheu HM, Zouboulis CC. Potent corticosteroids inhibit lipogenesis in sebaceous glands. Dermatology. 2006;213:264–5.

Choudhry R, Hodgins MB, Van der Kwast TH, Brinkmann AO, Boersma WJ. Localization of androgen receptors in human skin by immunohistochemistry: implications for the hormonal regulation of hair growth, sebaceous glands and sweat glands. J Endocrinol. 1992;133:467–75.

Clarys P, Barel A. Quantitative evaluation of skin surface lipids. Clin Dermatol. 1995;13:307–21.

Deplewski D, Rosenfield RL. Growth hormone and insulin-like growth factors have different effects on sebaceous cell growth and differentiation. Endocrinology. 1999;140:4089–94.

Deplewski D, Rosenfield RL. Role of hormones in pilosebaceous unit development. Endocr Rev. 2000;21:363–92.

Dobrosi N, Tóth BI, Nagy G, Dozsa A, Geczy T, Nagy

L, et al. Endocannabinoids enhance lipid synthesis and apoptosis of human sebocytes via cannabinoid receptor- 2-mediated signaling. FASEB J. 2008;22:3685–95.

Elias PM. Epidermal lipids, barrier function and desquamation. J Invest Dermatol. 1983;80:44S–9.

Fenske NA, Lober CW. Structural and functional changes of normal aging skin. J Am Acad Dermatol. 1986;15:571–85.

Fritsch M, Orfanos CE, Zouboulis CC. Sebocytes are the key regulators of androgen homeostasis in human skin. J Invest Dermatol. 2001;116:793–800.

Giralt M, Cercello I, Nogues MR, Puerto AM, Ortin F, Argany N, et al. Glutathione, glutathione S-transferase and reactive oxygen species of human scalp sebaceous glands in male pattern baldness. J Invest Dermatol. 1996;107:154–8.

Greene RS, Downing DT, Pochi PE, Strauss JS. Anatomical variation in the amount and composition of human skin surface lipid. J Invest Dermatol. 1970;54:240–7.

Grose R, Fantl V, Werner S, Chioni AM, Jarosz M, Rudling R, et al. The role of fibroblast growth factor receptor 2b in skin homeostasis and cancer development. EMBO J. 2007;26:1268–78.

Guo HW, Deng J, Yang XC, Zhong BY, Shen Z, Yang SY, et al. Melanocortin receptor type 2 (MC2R, ACTH receptor) expression in patients with alopecia areata. Exp Dermatol. 2010;19:1020–2.

Guy R, Ridden C, Kealey T. The improved organ maintenance of human sebaceous gland: modeling in vitro the effects of epidermal growth factor, androgens, estrogens, 13-cis retinoic acid, and phenol red. J Invest Dermatol. 1996;106:454–60.

Han GW, Li AG, Liang YY, Owens P, He W, Lu SL, et al. Smad7-induced beta-catenin degradation alters epidermal appendage development. Dev Cell. 2006;11:301–12.

Hashimoto K, Shibazaki S. Ultrastructural study on differentiation and function of hair. In: Kobori T, Montagna W, Toda K, Ishibashi Y, Hori Y, Morikawa F, editors. Biology and disease of the hair. Tokyo: University of Tokyo Press; 1976. p. 23–57.

Hong I, Lee M, Na T, Zouboulis CC, Lee M. LXRα enhances lipid synthesis in SZ95 sebocytes. J Invest Dermatol. 2008;128:1266–72.

Horsley V, O'Carroll D, Tooze R, Ohinata Y, Saitou M,

Obukhanych T, et al. Blimp1 defines a progenitor population that governs cellular input to the sebaceous gland. Cell. 2006;126:597–609.

Kligman AM, Shelley WB. An investigation of the biology of the human sebaceous gland. J Invest Dermatol. 1958;30:99–125.

Kramer C, Seltmann H, Seifert M, Tilgen W, Zouboulis CC, Reichrath J. Characterization of the vitamin D endocrine system in human sebocytes in vitro. J Steroid Biochem Mol Biol. 2009;113:9–16.

Krause K, Schnitger A, Fimmel S, Glass E, Zouboulis CC. Corticotropin-releasing hormone signaling is receptor-mediated and is predominant in the sebaceous glands. Horm Metab Res. 2007;39:166–70.

Lee DY, Yamasaki K, Rudsil J, Zouboulis CC, Park GT, Yang JM, et al. Sebocyte expression functional cathelicidin antimicrobial peptides and can act to kill propionibacterium acnes. J Invest Dermatol. 2008a;128:1863–6.

Lee WJ, Jung HD, Lee HJ, Kim BS, Lee SJ, do Kim W. Influence of substance-P on cultured sebocytes. Arch Dermatol Res. 2008b;300:311–6.

Lee DY, Huang CM, Nakatsuji T, Thiboutot D, Kang SA, Monestier M, et al. Histone H4 is a major component of the antimicrobial action of human sebocytes. J Invest Dermatol. 2009;129:2489–96.

Lobie PE, Breipohl W, Lincoln DT, Garcia-Aragon J, Waters MJ. Localization of the growth hormone receptor/binding protein in skin. J Endocrinol. 1990;126:467–71.

Maibach HI, Feldmann R, Payne B, Hutshell T. Scalp and forehead sebum production in male patterned alopecia. In: Biopathology of alopecia. Basel/New York: Karger; 1968, p. 171–6.

Makrantonaki E, Vogel K, Fimmel S, Oeff M, Seltmann H, Zouboulis CC. Interplay of IGF-I and 17 beta-estradiol at age-specific levels in human sebocytes and fibroblasts in vitro. Exp Gerontol. 2008;43:939–46.

Man MQ, Xin SJ, Song SP, Cho SY, Zhang XJ, Tu CX, et al. Variation of skin surface pH, sebum content and stratum corneum hydration with age and gender in a large Chinese population. Skin Pharmacol Physiol. 2009;22:190–9.

Melnik BC, Schmitz G, Zouboulis CC. Anti-acne agents attenuate FGFR2 signal transduction in acne. J Invest Dermatol. 2009;129:1868–77.

Nagy I, Pivarcsi A, Kis K, Koreck A, Bodai L, McDowell A, et al. Propionibacterium acnes and lipopolysaccharide induce the expression of antimicrobial peptides and proinflammatory cytokines/chemokines in human sebocytes. Microbes Infect. 2006;8:2195–205.

Nazzaro-Porro M, Passi S, Boniforti L, Belsito F. Effects of aging on fatty acids in skin surface lipids. J Invest Dermatol. 1979;73:112–7.

Niemann C, Unden AB, Lyle S, Zouboulis CC, Toftgard R, Watt FM. Indian hedgehog and beta-catenin signaling: role in the sebaceous lineage of normal and neoplastic mammalian epidermis. Proc Natl Acad Sci U S A. 2003;100:11873–80.

Nikkari T. Comparative chemistry of sebum. J Invest Dermatol. 1974;62:257–67.

Nowak JA, Polak L, Pasolli HA, Fuchs E. Hair follicle stem cells are specified and function in early skin morphogenesis. Cell Stem Cell. 2008;3:33–43.

Oeff MK, Seltmann H, Hiroi N, Nastos A, Makrantonaki E, Bornstein SR, et al. Differential regulation of Toll-like receptor and CD14 pathways by retinoids and corticosteroids in human sebocytes. Dermatology. 2006;213:266.

Pelletier G, Ren L. Localization of sex steroid receptors in human skin. Histol Histopathol. 2004;19:629–36.

Pierard GE. Rate and topography of follicular heterogeneity of sebum excretion. Dermatologica. 1987;175:280–3.

Piérard-Franchimont C, Piérard GE. Approche physiopathologique de la seborrhea du cuir chevelu. Ann Dermatol Vénér. 1988;115:451–3.

Piérard-Franchimont C, Piérard GE. Seborrhea. In: Bouillon C, Wilkinson J, editors. The science of hair care. 2nd ed. Boca Raton: Tailor and Francis; 2005. p. 583–607.

Piérard-Franchimont, Xhauflaire-Uhoda E, Piérard GE. Revisiting dandruff. Int J Cosmet Sci. 2006;28:311–8.

Plewig G, Kligman AM. Proliferative activity of the sebaceous glands of the aged. J Invest Dermatol. 1978;70:314–7.

Pouradier F, Céline C, D'arras MF, Flamant F, Panhard S, Diridollou S, et al. Functional and structural age-related changes in the scalp skin of Caucasian women. Skin Res Tech. 2013;0:1–10.

Ramasastry P, Downing DT, Pochi PE, Strauss JS. Chemical composition of human skin surface lipids from birth to puberty. J Invest Dermatol. 1970;54:139–44.

Rosenfield RL, Deplewski D, Kensis A, Ciletti N. Mechanisms of androgen induction of sebocyte differentiation. Dermatology. 1998;196:43–6.

Rosenfield RL, Kentsis A, Deplewski D, Ciletti N. Rat preputial sebocyte differentiation involves peroxisome proliferator-activated receptors. J Invest Dermatol. 1999;112:226–32.

Russel L, Harrison W, Bahta A, Zouboulis CC, Burrin J, Philpott M. Characterization of liver X receptor expression and function in human skin and the pilosebaceous unit. Exp Dermatol. 2007;16: 844–52.

Saint-Léger D. Dandruff (pityriasis capitis simplex): of yeasts and men. In: Bouillon C, Wilkinson J, editors. The science of hair care. 2nd ed. Boca Raton: Tailor and Francis; 2005. p. 609–31.

Saint-Léger D, Levegue JL. A comparative study of refatting kinetics on the scalp and forehead. Br J Dermatol. 1982;106:669–75.

Sawaya ME, Hnig LS, Hsia SL. Increased androgen binding capacity in sebaceous glands in scalp of malepattern baldness. J Invest Dermatol. 1989;92:91–5.

Schaefer H, Lademann J. The role of follicular penetration – a differential view. Skin Pharmacol Appl Skin Physiol. 2001;14 Suppl 1:23–7.

Schmuth M, Watson REB, Deplewski D, Durbac S, Zouboulis CC, Griffiths CEM. Nuclear hormone receptors in human skin. Horm Metab. 2007;39:96–105.

Schneider MR, Paus R. Sebocytes, multifaceted epithelial cells: lipid production and holocrine secretion. Int J Biochem Cell Biol. 2010;42:181–5.

Schneider MR, Schmidt-Ullrich R, Paus R. The hair follicle as a dynamic miniorgan. Curr Biol. 2009;19: R132–42.

Slominski A, Pisarchik A, Tobin DJ, Mazurkiewicz J. Differential expression of a cutaneous corticotropinreleasing hormone system. Endocrinology. 2004;145:941–50.

Smith KR, Thiboutot DM. Thematic review series: skin lipids. Sebaceous gland lipids: friend or foe? J Lipid Res. 2008;49:271–81.

Solminski A, Ermak G, Hwang J, Chakraborty A, Mazurkiewicz JE, Mihm M. Proopiomelanocortin, corticotrophin releasing hormone and corticotrophin releasing hormone receptor genes are expressed in human skin. FEBS Lett. 1995;374:113–6.

Sperling LC. Hair anatomy for the clinician. J Am Acad Dermatol. 1991;25:1–17.

Sundberg JP, Boggess D, Sundberg BA, Eilertsen K, Parimoo S, Filippi M, et al. Asebia-2J (Scd1(ab2J)): a new allele and amodel for scarring alopecia. AmJ Pathol. 2000;156:2067–75.

Thiboutot D, Sivarajah A, Gilliland K, Cong Z, Clawson G. The melanocortin 5 receptor is expressed in human sebaceous glands and rat preputial cells. J Invest Dermatol. 2000;115:614–9.

Thody AJ, Shuster S. Control and function of sebaceous glands. Physiol Rev. 1989;69:383–416.

Tosti A. A comparison of the histodynamics of sebaceous glands and epidermis in man: a microanatomic and morphometric study. J Invest Dermatol. 1974;62:147–52.

Tóth BI, Geczy T, Griger Z, Dozsa A, Seltmann H, Kovacs L, et al. Transient receptor potential vanilloid-1 signaling as a regulator of human sebocyte biology. J Invest Dermatol. 2009;129:329–39.

Tóth BI, Oláh A, Szöllősi AG, Czifra G, Bíró T. "Sebocytes' makeup" – novel mechanisms and concepts in the physiology of the human sebaceous glands. Pflugers Arch. 2011;416: 593–606.

Toyoda M, Morohashi M. Pathogenesis of acne. Med Electron Microsc. 2001;34:29–40.

Viragh PA, Meuli M. Human scalp hair follicle development from birth to adulthood: statistical study with special regard to putative stem cells in the bulge and proliferating cells in the matrix. Arch Dermatol Res. 1995;287:279–84.

Wrobel A, Seltmann H, Fimmel S, Muller-Decjer K, Tsukada M, Bogdanoff B, et al. Differentiation and apoptosis in human immortalized sebocytes. J Invest Dermatol. 2003;120:175–81.

Zhang L, Anthonavage M, Huang Q, Li WH, Eisinger M. Proopiomelanocortin peptides and sebogenesis. Ann N YAcad Sci. 2003;994:154–61.

Zouboulis CC. Human skin: an independent peripheral endocrine organ. Horm Res. 2000;54:230–42.

Zouboulis CC. The human skin as a hormone target and an endocrine gland. Hormones. 2004;3:9–26.

Zouboulis CC, Boschnakow A. Chrono- and photoaging of the human sebaceous gland. Clin Exp Dermatol. 2001;26:600–7.

Zouboulis CC, Schagen S. The sebocyte culture: a model to study the pathophysiology of the sebaceous gland in sebostasis, seborrhea and acne. Arch Dermatol Res. 2008;300:397–413.

Zouboulis CC, Xia L, Akamatsu H, Seltmann H, Fritsch M, Hornemann S, et al. The human sebocyte culture model provides new insights into development and management of seborrhea and acne. Dermatology. 1998;196:21–31.

Zouboulis CC, Seltmann H, Hiroi N, Chen W, Young M, Oeff M, et al. Corticotropin-releasing hormone: an autocrine hormone that promotes lipogenesis in human sebocytes. Proc Natl Acad Sci U S A. 2002;99:7148–53.

75

头皮和毛发的临床评估

Won-Soo Lee

关键词

毛发密度·脱发模式·脱发分级·基本型－特殊型分级法（BSAP）·种族差异·遗传因素

　　头发的临床评估主要包括评价毛发密度和脱发模式（如果有）。为达此目标，已经提出多种分级方法来描述毛发密度和脱发模式。模式型脱发（pattern hair loss，PHL，雄激素性脱发）典型表现是患区头发进行性变细、变短。

　　已经提出了多种分级方法来描述 PHL。1951 年，Hamilton（1951）首次对 PHL 进行系统性分级。他通过分析大量的不同性别、各种年龄人群所表现的脱发模式，依据发际线后移和顶区头发细化对秃发模式进行亚级的划分。1975 年，Norwood（1975）重新定义了 Hamilton 分级，他将脱发分为 7 级，包括仅头顶脱落的亚型和强调前额脱发的 A 型，并报道了白人成年男性不同年龄阶段男性型脱发的发生率。针对接受非那雄胺治疗的男性型脱发（male pattern hair loss，MPHL）患者，在 Hamilton-Norwood 分期法的基础上又增加了头顶 Ⅱ 型（Kaufman et al. 1998）。1992 年，Savin（1992）介绍了一种新的 MPHL 分级方法，这种方法是基于头皮中线显露的宽度衍生出的头发密度描述。Olsen（2003）首次发现对于不同的 MPHL 患者，头皮不同部位（颞部、前额、中部和顶部）的脱发程度是不同的。Olsen 等（2003）就此提出个体化的脱发分级方法，该方法对头皮的特定区域分别设有一个密度标度，并在后来发表的文章中被进一步细化。这种分级的患者就是 TFMV 分级（例如 T3F2M0V3）（Olsen et al. 2003）。1977 年，Ludwig（1977）描述的女性患者的脱发与 Hamilton 描述的大相径庭（1951）。他强调尽管顶部头发逐渐离心性脱落，但前额发际线位置不变，并自主将此类脱发分为 3 级。Olsen 在 1994 年和 2003 年提出了一种头皮前部优势型的女性型脱发（female pattern hair loss，FPHL）（圣诞树样脱发），并认为这种类型的脱发有助于鉴别女性的 PHL 与其他毳毛化脱发的疾病。

　　虽然已有前述多种脱发的分级方法，但是这些方法均具有一定的局限性（Lee et al. 2007）。Norwood-Hamilton 分级（Norwood-Hamilton classification）过于详细，在描述上也非循序渐进，日常使用很难记住。并且，没有包括一些特殊类型的脱发，例如女性型脱发（Lee et al. 2007）。此外，Ludwig 分级法（Ludwig classification）不适用于女性患者的男性型脱发（Olsen 2003；Olsen et al. 2003）。另外，对于大多数的分级方法，临床医生必须针对不同性别使用不同的方法，以便正确辨别脱发模式（Lee et al. 2007）。

　　Lee 等（2007）提出了一种新的分级方法——基本型-特殊型分级（basic and specific classification，BSAP），它是全面和系统的，无关种族或性别。

　　新的 PHL 分级根据脱发模式决定，包括前额发际线的形态、额部和顶部毛发密度。基本型代表前额发际线的形状，特殊型代表特定部位即前额和头顶的毛发密度。前额发际线的形状被分为 4 种类型：L、M、C 和 U 型。不同于基本型，特殊型可按实际情况选择。依据所见的特定部位的模式，有 2 种特殊型：F 型和 V 型。最终分级由基本型和特殊型组合决定。必须选择一种基本型，如果存在特殊型，则可以选取。依据严重程度，每一种类型又被分为 3 ～ 4 种亚型（Lee et al. 2007）。

　　在脱发的过程中，基本型所代表的发际线后退，常与头顶毛发的稀疏相伴随。然而，因为很多人发际线后退的程度可能与毛发密度并不一致，所以将这两种特征分开对于正确分级很重要。此外，PHL 两个特征相结合的方法更适合深入地描述秃顶表型（Lee et al. 2007）。

　　一项研究使用 BASP 对 2 213 名韩国人，包括 1 768 名男性和 445 名女性，进行脱发分级（Lee et al. 2007），无论男女，参与研究的大多数患者是 30 ～ 50 岁（65.1% 为男性，56.68% 为女性）。男性患者中，年长组和年轻组都更倾向于出现少量的发际线后退（M1 ～ 2 型）和头顶毛发弥漫稀疏（F1 ～ 2 型）。女性患者则更倾向发展为典型的女性型脱发。男性中，不管年龄差别，1 768 名中有 1 434 人为 M 型脱发，占 81.1%。依据秃发严重程度分级的各亚型中，50 岁以下主要表现为 M1 型，50 岁以上主要表现为 M2 型。L 型（9.3%）的发生率随年龄增加而降低，而 C 型（5.8%）和 U 型（3.8%）则随年龄增加而升高。女性中，L 型在各年龄组中均最为常见，445 人中有 210 人为 L 型（47.2%）。不管年龄差别，发生率从高到低依次为 M、C 和 U 型，445 人中分别占 121 人（27.2%）、111 人（25.0%）和 3 人（0.6%）。20 和 40 岁年龄组中，C0 型是第二常见的亚型，并且发生率随年龄增加而升高。男性脱发患者中，F 型——Ludwig 分级中的 FPHL 型——发生率为 42.4%（749/1 768），V 型发生率为 19.8%（350/1 768），这两种亚型的程度随年龄增加而轻度增加。女性 PHL 脱发患者中，F 型发生率为 70.6%（314/445）（Lee et al. 2007）。

虽然 Norwood-Hamilton 分级是最常用的分级法，但只适用于男性型脱发，而且，不能用于描述几种类型的男性毛发模式（Lee et al. 2007）。既往一些研究测试了 Norwood-Hamilton 分级的可靠性，即使是经验丰富的医师进行评估，其可靠性也不能令人满意（Taylor et al. 2004；Guarrera et al. 2009；Littman and White 2005）。Hong 等（2013）对比了 BASP 分级和 Norwood-Hamilton 分级的可靠性。在重复性方面，Norwood-Hamilton 分级的可重复性最差。此外，BASP 分级的组间重现性更高。综上所述，BASP 分级不仅可用于各种类型的脱发，无需考虑性别或种族差异，而且具有比 Norwood-Hamilton 分级更好的重现性和重复性（Hong et al. 2013）。

毛发密度和脱发模式是存在种族差异的。在先前一项研究中，韩国男性 PHL 脱发中 11.1% 为 FPHL（Paik et al. 2001）。在一项中国研究中，108 名女性 PHL 脱发患者中 13 人为 MPHL（12%），且年龄均大于 50 岁（Xu et al. 2009）。在一项印度的研究中，虽然可以将 80% 患者归为 PHL，Ⅱ（28%）和 Ⅲ（15%）的病例是最常见的 PHL 类型，但根据 Norwood- Hamilton 分级法，150 名男性患者中有 27 名（18%）不符合特定的模式。此外，20% 的病例为"a 型"的变异，清楚地显示此

分级方法的局限性。Norwood 分级法中Ⅳ、Ⅴ和Ⅵ期之间有一定的重叠，而"a"型可能进一步造成混淆（Sehgal et al. 2007）。

受遗传因素的影响，家族史在头发密度和脱发模式中也起着重要的作用。但是，确切的遗传机制尚不清楚。Lee 等（2011）最近的研究发现，BASP 分级可揭示男性和女性之间影响脱发形态的家族因素，以及每个 BASP 亚型之间的差异。父母因素里，对前额发际线形态的影响主要来自父系，而这些影响在女性中不显著。在没有脱发家族病史的患者中，男性较早发生脱发的概率更高，而女性则没有。无论结合哪种特殊型，基本型的脱发有较高程度的父亲遗传性。本研究详细阐述了 BASP 分级的每一种脱发模式所对应的不同的家族因素（Lee et al. 2011）。

（张舒 译，舒晓红 校，吕小岩 审）

参考文献

Guarrera M, Cardo P, Arrigo P, Rebora A. Reliability of Hamilton-Norwood classification. Int J Trichology. 2009;1:120–2.

Hamilton JB. Patterned loss of hair in man; types and incidence. Ann N YAcad Sci. 1951;53:708–28.

Hong H, Ji JH, Lee YH, Kang H, Choi GS, Lee W-S. Reliability of the pattern hair loss classifications: a comparison of the basic and specific and Norwood-Hamilton classifications. J Dermatol. 2013;40:102–6.

Kaufman KD, Olsen EA, Whiting D, Savin R, DeVillez R, Bergfeld W, et al. Finasteride in the treatment of men with androgenetic alopecia. Finasteride Male Pattern Hair Loss Study Group. J Am Acad Dermatol. 1998;39:578–89.

Lee WS, Ro BI, Hong SP, Bak H, Sim WY, Kim DW, et al. A new classification of pattern hair loss that is universal for men and women: basic and specific (BASP) classification. J Am Acad Dermatol. 2007;57:37–46.

Lee WS, Oh Y, Ji JH, et al. Analysis of familial factors using the basic and specific (BASP) classification in Korean patients with androgenetic alopecia. J Am Acad Dermatol. 2011;65:40–7.

Littman AJ, White E. Reliability and validity of selfre-ported male balding patterns for use in epidemiologic studies. Ann Epidemiol. 2005;15:771–2.

Ludwig E. Classification of the types of androgenetic alopecia (common baldness) occurring in the female sex. Br J Dermatol. 1977;97:247–54.

Norwood OT. Male pattern baldness: classification and incidence. South Med J. 1975;68:1359–65.

Olsen EA. Androgenetic alopecia. In: Olsen EA, editor. Disorders of hair growth: diagnosis and treatment. New York: McGraw-Hill; 1994. p. 257–83.

Olsen EA. Current and novel methods for assessing efficacy of hair growth promoters in pattern hair loss. J Am Acad Dermatol. 2003;48:253–62.

Olsen EA, Canfield D, Canfield W, Budris K. A novel method for assessing regional scalp hair density in male pattern hair loss. In: Van Neste D, editor. Hair science and technology. New York: McGraw-Hill; 2003. p. 251–4.

Paik JH, Yoon JB, Sim WY, Kim BS, Kim NI. The prevalence and types of androgenetic alopecia in Korean men and women. Br J Dermatol. 2001; 145:95–9.

Savin RC. A method for visually describing and quantitating hair loss in male pattern baldness. J Invest Dermatol. 1992;98:604.

Sehgal VN, Kak R, Aggarwal A, Srivastava G, Rajput P. Male pattern androgenetic alopecia in an Indian context: a perspective study. J Eur Acad Dermatol Venereol. 2007;21:473–9.

Taylor R, Matassa J, Leavy JE, Fritschi L. Validity of self reported male balding patterns in epidemiological studies. BMC Public Health. 2004;4:60.

Xu F, Sheng YY, Mu ZL, Lou W, Zhou J, Ren YT, et al. Prevalence and types of androgenetic alopecia in Shanghai, China: a community-based study. Br J Dermatol. 2009;160:629–32.

76

头皮皮脂功能的评估

Yahya Dowlati, Alireza Firooz, and Ali Rajabi-Estarabadi

内容

关键词

头皮·毛囊·皮脂·皮肤表面脂质·测量

头皮不仅具有最高密度的毛囊（200根头发/cm²），而且是皮脂产生的最主要的地方（随机水平：150μg/cm²）（Agache 2000）。头皮的皮肤常常暴露于许多局部因素之下，如药品、护发产品和化妆品。在正常情况下，大量头发的遮挡使得头皮成为一个仪器测量的盲区。正是基于这样的限制，包括皮脂腺功能在内的头皮皮肤的角质层功能的信息是比较缺乏的（O'goshi et al. 2000）。

皮脂腺毛囊能被鉴定为3种不同的类型，包括终毛毛囊（terminal hair follicle）、毳毛毛囊（vellus hair follicle），以及皮脂毛囊（sebaceous follicle）。这种分类是基于皮脂腺的体积和所连接毛发的尺寸来决定的。最大的皮脂腺存在于头皮中。终毛毛囊则存在于头皮和男性的胡须区，那里的毛干粗大而且，皮脂腺的尺寸中等至偏大（Uhoda et al. 2005；Pierard-Franchimont et al. 2010）。

在头皮上，皮脂显露于毛囊口，呈现出非连续的液滴；部分皮脂成为头皮表面的一层覆盖物。这些液滴非均匀的散布在头发上（Pierard-Franchimont et al. 2010）。

头皮的皮脂量需要和皮肤的皮脂量进行区分。头皮的皮脂量的估算需要一种微型取样方法，某些方法需要在测试前的24～30个小时内剔除一些头发。这样能使用光度分析法和脂类敏感性胶带法方便地测量皮脂的含量（如Sebumeter®）（Pierard-Franchimont et al. 2010；Pierard et al. 2000）。

1 有哪些评估参数？

类似于皮肤表面皮脂的评估（见第21章），皮肤表面脂质（skin surface lipid，SSL）的组成，可以通过测量头皮的表面皮肤获得皮脂分泌的量化参数和腺体参数（皮脂腺的密度和活性）。唯一的区别在于开始评估前的头皮皮肤的取样和准备。

2 头皮皮脂的采集方法

2.1 溶剂

从头皮（男性的头皮和胡子区域）收集SSL最理想的方法是通过溶剂来漂洗头发（例如：乙醚）。这种漂洗通过厄特曼纸的过滤来分离头发和鳞屑，并脱水。大部分常规使用的溶剂见表21.1（见第21章）。目前看来，最方便、有效的溶剂是乙醚。

这个方法的不足是，无法控制从毛囊里提取的皮脂的量，或许对研究结果有一定的影响。从另一个角度来看，这些溶剂的使用可能改变角质细胞的生理功能和组织结构；因此，已不再推荐用此方法进行皮肤表面脂质的量化评估（Pierard et al. 2000）。

2.2 光度分析法和脂类敏感性胶带法

2.2.1 Sebutape（脂带）

脂带Sebutape©（CuDerm，Corp.，Dallas，Texas）由一个疏水性的白色聚合物膜组成（Kligman et al. 1986），被用于皮脂分泌的测量（Dobrev 2007；Clays and Barel 1996）及评估皮肤毛孔的分布情况（Pierard 1986；Nordstrom et al. 1986）。它有无数微小的空气腔，表面覆盖了一层脂质能渗透的黏合剂，使得胶带可以封闭取样的皮肤区域。这层膜能够吸收源于毛囊开口处的皮脂。当皮脂到达皮肤的表面，被快速的吸收进入这层膜。由于微腔里的空气被皮脂取代，填满脂质体的微腔变得透光。每个毛囊的外部形成一个有棱有角的斑点；大小与液滴的体积一致。受黏合剂的影响，脂带吸附皮脂的速度比较慢，又不太完整（Saint-Leger and Cohen.1985）。

为了评估头皮的皮脂腺功能，首先需要提前24～30小时剔除头皮表面的毛发，并且在测量时，用肥皂和水清洗，去除头皮表面的杂质和脂质（Perkins et al. 2002）。根据Beach等的研究，洗发护发前，以及使用毛巾干燥头发15分钟以后，可使用胶带法采样（Sebutape sample）（Beach et al. 2012）。为了提高精确性，可以用浸过己烷的纱布擦拭脱脂。将这层膜放置于头皮表面大约 1 ～ 3 个小时，然后使用计算进行图像分析。当有分泌的皮脂被吸收，这层膜会变得通透。归因于膜安置区域的暗色背景，我们可以接收到毛孔分布图案（pore patterns）（Clarys and Barel 1995）。脂类也可以通过这种方法来检查和提取，并采用薄层色谱法（thin-layer chromatography）进行分析处理（Nordstrom et al. 1986；Sisalli et al. 2006）。

Sebutape 的这种自我黏合剂的应用，省略了一些其他方法里会遇到困难的步骤（第 21 章）。此外，测试的过程中覆盖了研究区域，形成一个更加标准化的样品采集。由于大部分参数可以在采集后的 1 小时内得到分析，Sebutape 拥有更短的采集周期；而且，大部分的评价方法可以按照与 Sebutape 相同的原理进行：采样时的动态颜色测量，采样后的图像分析，以及从胶带里提取脂类后的定量和定性分析。

2.2.2 Sebufix F16

Sebufix 仪器也得到了广泛使用。类似于 Sebutape，Sebufix 也使用一层聚合物膜测量皮脂腺的活性。当用于头皮上，需要提前把头发剃短（1cm²）。利用紫外摄影机（Visioscan VC 98® or Visioscope® PC 35，C + K Electronic，Cologne）对这层膜进行图像处理（Dobrev 2007）。因此，Sebufix 与 Sebutape 非常类似；唯一的区别在于：Sebutape 需要将膜放置于选定的区域大约 1 ～ 3 小时，Sebufix 只需要大约 30 秒（Clarys and Barel 1996）。因此，Sebufix 可以在很短的周期里测量皮脂的分泌。

这个方法并不是真正意义上的定量，因为一个斑点的表面与其所吸收皮脂的量之间的关系尚不明确，并且多个斑点能够迅速合并。因此，Sebufix 也无法完成皮脂的临时水平测定，但是它提供了一种估算复脂化率（refatting rate）的方法（见第 21 章）。它能够呈现出活性皮脂腺和每个腺体的单一复脂化率（Saint-Leger and Cohen 1985）。

2.2.3 Sebumeter SM 815（卡带，cassette）

这个设备有助于客观的测量皮肤表面的皮脂，同时，能够用于皮肤表面的皮脂含量的定量分析或者测量皮脂分泌的速率（Knaggs et al. Tagami 2003；Schaefer and Kuhn-Bussius 1970；Bergler-Czop and Brzezińska-Wcisło 2010；Biro et al. 2003）。然而，它却无法测定皮脂腺体的状态（Son et al. 2008）。Sebumeter 是一个简单的机器，操作简便，能够用于客观区分干性皮肤、正常皮肤或油性皮肤（Nouveau-Richard et al. 2007；Youn et al. 2005；Kim et al. 2006），也可以评估皮肤的"生物学年龄"（biological age）（Jacobsen et al. 1985；Marrakchi and Maibach 2007；Firooz et al. 2012）。该测量基于油斑光度法（grease-spot photometry）。Sebumeter 卡带包含一个 0.1mm 的亚光合成胶带。当这个特殊性胶带接触到头皮表面皮脂的时候会变得透明。测量皮脂时，将卡带的测量头插入仪器的圆孔中，胶带的透明度是由一束光束测量，该光束穿透胶带并被胶带后侧的镜子反射。光电管用于测量透明度。光的透射量代表了测试区域表面的皮脂含量，结果表达为 0 ～ 350 个单位。洗发后的 48 小时内进行测量（Pouradier et al. 2013）。探头在测量区域内使用一次，持续 30 秒，测量时间由仪器上的时钟来控制。卡带上的测量头显示一个胶带上 64mm² 的测试区域。测量时，胶带通过卡带一侧的触发器向前移动，以暴露胶带新的部分。使用过的胶带便重新绕回至卡带里。这个仪器的测试精准度大约为 5%。由于无需剃除毛发，这将是测量带有毛发的皮肤和头皮上的表皮脂类最佳的选择。

Sebumeter 的 应 用 包 括（Firooz et al. 2007；Davari et al. 2008；Seirafi et al. 2009；Davoudi et al. 2010）：

- 研究护发和护肤产品的功效性
- 研究在各种疾病中皮脂腺体的活性
- 评价皮肤疾病各种治疗手段的有效性

相较于 Sebutape 而言，Sebumeter 更易使用，既不需要在每次测量前清理探头，也不需要准备测试前剃除头发。由于其完整性、可重复性、商业化获取、容易把握和操作、较短测试时间，以及数字化数据，现在 Sebumeter 已用于大部分皮脂评估研究中（Yong et al. 2002；Ambroisine et al. 2007；Lee et al. 2006；Cheng et al. 2007，2009；Stinco et al. 2007；Akhtar et al. 2010)。

3 商业化设备

- Sebumeter（SM 815）: Courage+Khazaka electronic GmbH. Mathias-Brüggen-Str., Cologne，Germany. www.courage-khazaka.de
- Sebufix F16: Courage+Khazaka electronic GmbH. Mathias-Brüggen-Str., Cologne, Germany. www.courage-khazaka.de
- Visioscan VC98: Courage+Khazaka electronic GmbH. Mathias-Brüggen-Str., Cologne, Germany. www.courage-khazaka.de
- Visioscope® PC 35: Courage+Khazaka electronic GmbH. Mathias-Brüggen-Str., Cologne，Germany. www.courage-khazaka.de
- Sebutape: CUDERM Corp., Dallas, TX, USA. www.cuderm.com

（段诗悦 译，叶成达 校，张舒 审）

参考文献

Agache P. Physiologie de la peauet exploration fonctionnelles cutanees. Cachan: Editions Medicales Internationales; 2000.

Akhtar N, Khan BA, Mahmood T, et al. Formulation and evaluation of antisebum secretion effects of sea buckthorn w/o emulsion. J Pharm Bioallied Sci. 2010;2:13–7.

Ambroisine L, Ezzedine K, Elfakir A, et al. Relationships between visual and tactile features and biophysical parameters in human facial skin. Skin Res Technol. 2007;13:176–83.

Beach RA, Wilkinson KA, Gumedze F, Khumalo NPJ. Baseline sebum IL-1α is higher than expected in afrotextured hair: a risk factor for hair loss? J Cosmet Dermatol. 2012;11:9–16.

Bergler-Czop B, Brzezińska-Wcisło L. Assessment of the skin parameters – moisture, melanin content, pH and production of sebum in patients treated with oral isotretinoin: a preliminary report. Post Dermatol Alergol. 2010;27:83–9.

Biro K, Thaci D, Ochsendorf FR, et al. Efficacy of dexpanthenol in skin protection against irritation: a double-blind, placebo controlled study. Contact Dermatitis. 2003;49:80–4.

Cheng Y, Dong Y, Dong M, et al. Moisturizing and antisebum effect of cosmetic application on facial skin. J Cosmet Dermatol. 2007;6:172–7.

Cheng Y, Dong Y, Wang J, et al. Moisturizing and antisebum secretion effects of cosmetic application on human facial skin. J Cosmet Sci. 2009;60:7–14.

Clarys P, Barel A. Quantitative evaluation of skin surface lipids. Clin Dermatol. 1995;13:307–21.

Clarys PM, Barel AO. Sebumetry: a comparison between lipid collection techniques. Skin Res Technol. 1996;2:222.

Davari P, Gorouhi F, Jafarian S, Firooz A. A randomized investigator-blind trial of different passes of microdermabrasion therapy and their effects on skin biophysical characteristics. Int J Dermatol. 2008;47:508–13.

Davoudi SM, Sadr B, Hayatbakhsh MR, et al. Comparison of skin sebum and elasticity level in patients with sulfur mustard induced dermatitis and healthy controls. Skin Res Technol. 2010;16:237–42.

Dobrev H. Clinical and instrumental study of the efficacy of a new sebum control cream. J Cos Dermatol. 2007;6:113–8.

Firooz A, Gorouhi F, Davari P, et al. Comparison of hydration, sebum and pH values in clinically normal skin of patients with atopic dermatitis and healthy controls. Clin Exp Dermatol. 2007;32:321–2.

Firooz A, Sadr B, Babakoohi S, et al. Variation of biophysical parameters of the skin with age, gender and body region. Sci World J. 2012;2012:386936.

Jacobsen E, Billings JK, Frantz RA, et al. Age-related changes in sebaceous wax ester secretion rates in men and women. J Invest Dermatol. 1985;85:483–5.

Kim MK, Choi SY, Byun HJ, et al. Comparison of sebum secretion, skin type, pH in humans with and without acne. Arch Dermatol Res. 2006;298:113–9.

Kligman AM, Miller DL, Mcginley KJ. Sebutape: a device for visualizing and measuring human sebaceous secretion. J Soc Cosmet Chem. 1986;37:369–74.

Knaggs H, Bajor J, Becker W. The sebumeter and its

use. Mediscript 12/88.

Lee SM, Huh CH, Park KC, Youn SW. Effects of repetitive superficial peels on facial sebum secretion in acne patients. J Eur Acad Dermatol Venereol. 2006; 20:964–8.

Marrakchi S, Maibach HI. Biophysical parameters of skin: map of human face, regional and age-related differences. Contact Dermatitis. 2007;57:28–34.

Nordstrom KM, Schmus HG, McGinley KJ, et al. Measurement of sebum output using a lipid adsorbent tape. J Invest Dermatol. 1986;87:260–3.

Nouveau-Richard S, Zhu W, Li YH, et al. Oily skin: specific features in Chinese women. Skin Res Tech. 2007;13:43–8.

O'goshi KI, Iguchi M, Tagami H. Functional analysis of the stratum corneum of scalp skin: studies in patients with alopecia areata and androgenetic alopecia. Arch Dermatol Res. 2000;292:605–11.

Perkins MA, Cardin CW, Osterhues MA, et al. A noninvasive tape absorption method for recovery of inflammatory mediators to differentiate normal from compromised scalp conditions. Skin Res Technol. 2002;8:187–93.

Pierard GE. Follicle to follicle heterogeneity of sebum excretion. Dermatologica. 1986;173:61–5.

Pierard GE, Pierard-Franchimont C, Marks R, et al. EEMCO guidance for the in vivo assessment of skin greasiness. Skin Pharmacol Appl Physiol. 2000;13:372–89.

Pierard-Franchimont C, Quatresooz P, Pierard GE. Sebum production. In: Farage MA, Miller KW, Maibach HI, editors. Textbook of aging skin. Berlin: Springer; 2010. p. 343–52.

Pouradier F, Céline C, Marie-Florence D, et al. Functional and structural age-related changes in the scalp skin of Caucasian women. Skin Res Technol. 2013. doi:10.1111/srt.12057 [Epub ahead of print].

Saint-Leger D, Cohen E. Practical study of qualitative and quantitative sebum excretion on the human forehead. Br J Dermatol. 1985;113:551–7.

Schaefer H, Kuhn-Bussius H. A method for the quantitative determination of human sebum secretion. Arch Klin Exp Dermatol. 1970;238:429–35.

Seirafi H, Farsinejad K, Firooz A, et al. Biophysical characteristics of skin in diabetes: a controlled study. J Eur Acad Dermatol Venereol. 2009;23:146–9.

Sisalli S, Adao A, Lebel M, et al. Sorptive tape extraction a novel sampling method for the in vivo study of skin. LC-GC Europe. 2006;19:33–9.

Son T, Han B, Jung B, Nelson JS. Fluorescent image analysis for evaluating the condition of facial sebaceous follicles. Skin Res Technol. 2008;14:201–7.

Stinco G, Bragadin G, Trotter D, et al. Relationship between sebostatic activity, tolerability and efficacy of three topical drugs to treat mild to moderate acne. J Eur Acad Dermatol Venereol. 2007;21:320–5.

Tagami H. Development of instruments for measuring the skin. J Jpn Med Assoc. 2003;129:1405–8.

Uhoda E, Pierard-Franchimont C, Petit L, Pierard GE. The conundrum of skin pores in dermocosmetology. Dermatology. 2005;210:3–7.

Yong SW, Kim SJ, Hwang IA, Park KC. Evaluation of facial skin type by sebumeter secretion: discrepancies between subjective descriptions and sebum secretion. Skin Res Technol. 2002;8:168–72.

Youn SW, Na JI, Choi SY, et al. Regional and seasonal variations in facial sebum secretions: a proposal for the definition of combination skin type. Skin Res Technol. 2005;11:189–95.

77

头发生长的量化和摄影技术

Van Neste Dominique

内容

关键词

毛发测量·脱落期·脱发·毛发生长·毛发脱落·毛发图像分析技术·厚度·毛发生长周期

缩写词

CCD	Charge-coupled devices	电荷耦合器件
CE	Contrast enhancement	强化对比
CE-	Contrast-enhanced	强化的
PTG-EC	phototrichogram with exogen collection	收集脱落期的毛发图像分析技术
EC	Exogen collection	收集脱落期
FDA	Food and Drug Administration	食品药品管理局
MPHL	Mal. pattern hair loss	男性型脱发
PTG	Phototrichogram	毛发图像分析技术
SCS	Scal. coverage scoring	头皮覆盖度评分

1 简介

本章将重点介绍头发评估的基本原理，特别是毛发生长的测量。以往对头发的评价是相当主观的，通过大约 30 000 年的发展，最终形成了由分类系统和临床评分相结合的客观的随访方法（图 1，源自 Van Neste 2008）。随着毛发诊所数量的增加，尽管传统上认为主观方法可以满足皮肤科日常的临床工作，而这些分类方法不能支撑科研发展。有研究显示，即使是经过训练的临床医生的一致性和重复性也较差（Guarrera et al. 2009）。

20 世纪最后 25 年里，我们认为需要更精确的观察、医患理解和交流的时候就要到了。在毛发科学的早期（20 世纪 60 年代和 70 年代；Van Neste 2002；Dawber and Van Neste 1995），全部都是活体测量（毛细血管镜或立体显微镜观察），有公开数据，但是没有原始文档和客观数据可供我们查找。

究竟观察和测量了什么？为什么 FDA（美国）这样的机构会接受未经训练和 / 或没有经验的研究人员（无论是医生还是护士）所提供的活体毛发计数，并且在 80 年代和 90 年代的生发试验中，将这些奇特的数字作为证据？由于无法检索到图像，无人能够检查确认，这是主观测量法的弱点之一。

Saitoh（Saitoh et al. 1970）利用重复特写镜头技术做出了开创性的发明，为 20 世纪 70 年代以后的毛发分析技术的发展开辟了道路。20 世纪 90 年代末期，微型计算机和电荷耦合器件（charge-coupled devices，CCD）技术被应用到数码相机中，到 21 世纪早期，数码相机逐渐取代了传统摄影方法。这使得成像技术可以更多地使用。

然而在毛发诊所仍使用不多，因为这需要建立基本的条件，生成反映毛发生长测量相关的数字需要什么。有兴趣的读者可以阅读一些其他出版物（Van Neste 2005，2006a，2013），其中列举了一些达到这个目标的基本要点和先决条件。

如果熟悉毛发生长和毛囊生长周期，可以跳过以下简短的基础知识，继续下一节。

2 头发基本解剖结构与毛发全头皮分析成像程序

首先，我们简要回顾一些关于毛囊结构和功能的基础知识。要理解微调（fine-tuning）仍然是毛发成像技术方面的先决条件，必须了解这些基础知识（译者注：微调是机器学习的一种方式，在深度学习过程中，获取数据集后，在搭建自己的网络之前需要进行"微调"，通过别人现有的网络观察自己数据的实验结果，并在此基础上，初步确定自己网络的大体结构）。头皮毛发是一个恰当的例子，它在"放大"头发视野的同时，引入了全头皮分析成像技术（图 2）。头发看起来是一片稳定的状况，但实际上是许多单个毛囊的独立变化积累的最终结果：毛发一边脱落，一边又被不断新生的头发取代，从而维持了头发的稳定。评估患者脱发或 / 秃发，或评估发量恢复或维持情况，关键是要对头发周期（hair cycle）有一个全面的了解（Stenn and Paus 2001）。

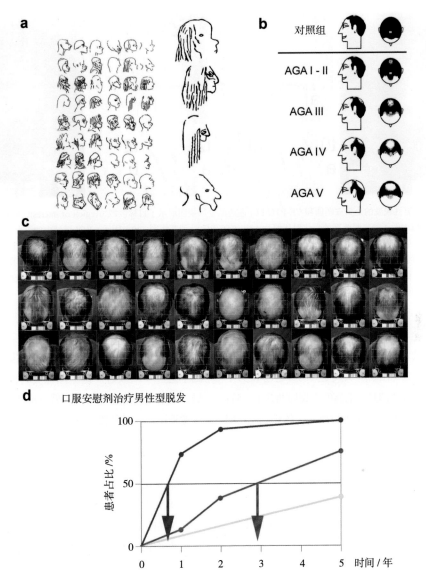

图1 头发模式：从3万年前的定性观察到现在的动态定量测量。早在史前时代，洞穴的墙壁上已经出现了记录从年轻到年老人的发型图案（a）（Modified after Van Neste 2008）。它们与最近根据Hamilton–Norwood分级画出的图案没有什么不同（b）。研究者很快发现简化30名男性群体（即真正的患者）所显示的模式谱是非常困难的（c），而在这些简化的分类方案中，将正确的人归于正确的位置也很困难。（d）是一组患者在5年期间服用安慰剂的结果。我们用图表估计了50%的受试者被认为比基线加重所需要的时间（箭头为回归线的交点）。安慰剂组大约需要9个月的时间（蓝线和箭头），图像分析需要3年（红线和箭头）。50%的受试者在服用安慰剂5年后头发脱落加重，而临床研究者/观察员（黄线）没有发现

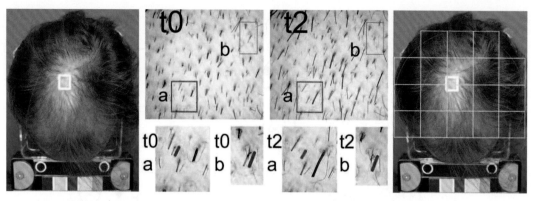

图2 高加索人男性脱发的全头皮图像和 CE-PTG-EC. 左边的全局视图展示了目标区域（region of interest，ROI；白色方框），我们在目标区域内做了收集脱落期的强化对比照片（CE-PTG-EC）。如基线图（t0）所示，ROI区域内的头发被剪短，背景颜色与发丝形成良好对比。48小时后，拔出脱落期的头发后再次摄影（t2）。下方展示的是两张 t0 和 t2 的放大照片，其中脱落期的头发被高光标注。T0 中，这些头发被标记划分为细（t0a 中的红色）和粗（t0b 中的蓝色）。标记显示脱落期的头发在 t2 的照片中消失了（t2a 和 t2b）。由于脱落发包埋在基质中，因此脱落期头发可用立体显微镜检查出来，并将经校准后毛发的脱落用单位面积上的数量表示。在右侧，同样的内容显示在网格图上；每一个方格都可以单独用于头皮覆盖评分（SCS），下文将详细说明

过去，我们提出了一个适用于解释单一毛囊的非常简化的理论（图3）。头皮上大约有超过10万个毛囊单位。更重要的是，毛囊的生长周期并不一致：有些在生长期，有些停止生长或完全休止。休止期（包括休止 - 脱落期的过渡阶段）结束后，这些头发程序化地进入下一个周期。旧发在脱落期（exogen）脱落，头皮内留下毛囊，这些旧毛囊将分化出新毛囊并长出新的毛发。每个毛囊的功能似乎都是独立于其邻近区域，即头发的生长过程通常是不同步的。然而，在遗传易感性个体中，一些头皮区域会表现出毛发再生缺陷的表型，例如模式化秃顶（图1和图2）。在其他部位（腋下、脸部、前胸和会阴部等）会表现其他"模式"：非常细小的毛囊生长出更长、更粗的毛发，与头发相比，这类毛发通常生长期较短，而休止期更长。因此，"毛发"的临床表现既取决于毛囊的数量，也取决于负责毛囊活动区域调节和每个周期阶段持续时间的系统因素。

3 从全头皮摄影到毛发生长分析评估

目前没有一种技术方式能够精确涵盖头发的多个维度（Sinclair et al. 2003；Van Neste et al. 2003a）。技术范围的一端是临床观察，已经对毛发

形态进行了分类，而且近来对全头皮图像的分类得到了进一步的改进。这些图像资料被交给卫生当局，或最终交给患者本人。另一端是研发更详细的成像程序，并对其数据进一步分析。

3.1 全头皮图像

标准化的全头皮摄影技术（global photography）是头发记录资料向前迈出的重要一步，它不仅是永久性的记录，更重要的是，全头皮摄影技术通过定义摄像的准备条件，规避了可能造成的从照片上看脱发问题减轻的视觉误差，即所谓的"摄影疗法"（Canfield 1996），见图4和图5。

最早的全头皮图像的处理和评价方式是：治疗前拍摄的图像放置在左侧，受试者接受了一段时间的药物治疗后，在相同条件下拍摄的治疗后图像被放置在右侧。专家们对两张图像进行观察，并用7分评价系统给图片评分，从明显减少（-3）到没有变化（0）再到明显增加（+3），通过比较两张照片的评分求出变化率（右比左或治疗后比治疗前）（Kaufman 2002）。还有方法是基于头发覆盖评分（scal. coverage scores，SCS；Van Neste et al. 2003b），其中头皮被分为任意亚单位区域，如图1c、图2、图5和图6。每个单位区域可单独进

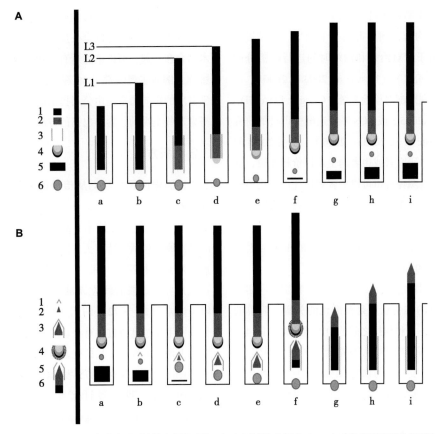

图3 毛发生长周期。(A)显示皮肤表面可见的生长期毛发,(B)显示休止期(telogen)毛发和新毛囊毛发再生。(A)从生长到休止,同一个毛囊在生长期末不同时间点的表现(第a~i天)。在皮肤表面,每天都有正常颜色的头发生长(第a~b天和b~c天测出长度分别增加L1和L2;L1大致等于L2)。随后,毛囊深部新合成毛干色素逐渐减少(第c天),如头发底部的阴影区域所示。这预示着毛囊的非永久部分退化,增殖部分的细胞终末分化(第d天)。这与凋亡相关并显示退行期最初形态变化。接着毛囊不可避免地进入休止期,形成典型杵状毛发。萎缩的毛乳头层(第d天)开始与毛干一起上移(第d~i天;约21天)。退行期的特征是毛发纤维(I)的延伸和毛干向外迁移(L3明显小于生长阶段的L1或L2)。这很容易测量,头发长度的增加率减缓或没有变化(详见后)。毛囊的非永久性部分的上皮细胞消失后留下了基底膜和真皮结缔组织,通常称为条纹或柱状组织,在图的底部显示为黑色残留物(第f~i天)。当毛球头紧贴于毛囊的永久部份时退行期结束,接着进入休止期。如果毛乳头和毛球之间没有物理相互作用,这个区域内的干细胞将不再被重新激活。也就无法进入下一个生发周期(见B),从而表面上看不到头发长出(第g~i天)。(B)从休止到生长。下方图框显示,在这一阶段皮肤表面(第a~e天)看不到头发的生长,但在头皮深处的毛囊部分却发生了显著的变化。毛球头扩张,吸引毛球部的上皮细胞(干细胞区)向下移动(第a~b天)。为了争取更多空间,先前遗留的组织被消化(第a~c天)。上皮细胞开始以有序的方式开始分化,从内根鞘开始(先在b处形成核心,然后在c处形成漏斗部),内根鞘角质层的镜像部位实际上是毛发角质层。在新形成的发轴的中心,头发皮层颜色较浅或无色。I(第c~e天)。休止期大约持续1~3个月(第a~e天),随即旧的休止期毛发可立即(第f天)或在一段时间后(第f~g天)转化为脱落期相。脱落的头发有光泽的根部就是毛囊。在头发脱落之前、期间或之后,可能会出现一根逐渐变厚、颜色更深的发干(e~g期)。的确,在一定条件下,毛囊可以立即生发,也可在一段时间后延迟生发(第b~g天;90多天)。在雄激素性脱发的情况下,在毛囊进入下一个生发周期,头皮长出头发之前,可能很长时间内旧的毛囊都是空的。值得注意的是,脱落期发长时间黏附在上皮结构上可能会增加外生毛发的毛囊内淤滞:由于不黏附或松散附着的成分异常积累导致毛发生长停滞。此外,脱落期并不总能立即进入下一生长周期,在头发重新长出之前可能会有更长的时间间隔。在最早可见阶段,即当新的生长期毛囊再次深入到真皮时,头皮表面首先会看到一个细的通常无色的发尖(第h天)。很快它会成为更粗、有色、快速生长的发干(第i天)。现在,所有头发生长周期的转变可以利用无创技术在体内记录。当然,这系列变化取决于许多系统性、区域性和局部调控因素,它们控制着毛囊置换过程中的活动

行评分（覆盖率为 0 到 5），相邻区域可以组合在一起并取平均值，例如得到一个 SCS，生成量化结果。适用于针对治疗和治疗时间进行随机分配和盲法的研究（Van Nest et al. 2003a，2006）。可通过全头皮视野配对检验系统（Google: FDA NDA 21-812/000，2005）或 SCS 系统追溯受训过的研究者（Van Neste et al. 2003b，2006）。过去 20 年的经验表明，与研究者或患者的主观评价相比较，标准化的全头皮图像分析可以更客观地评价药物治疗后的毛发生长效果。然而，全头皮图像分析需要很长时间来检测头皮状况的恶化（图 1）；这段时间最终可能导致临床上大量毛囊单位的不可逆丢失（Van Neste 2008）。

全头皮图像需要高度的标准化，特别是应用于人体时所有的准备程序是标准化的关键。简单的"光线错误"、头和相机之间的角度或距离（图 4），甚至是不同的发型或染发剂都会产生巨大的偏差。对于研究促毛发生长药物的临床试验中，标准化不足可能影响实验结果，甚至破坏整个研究！

即使达到高度标准化，全头皮图像还存在不能反映毛发生长周期变化的问题，但是在评估疗效方面，全头皮图像仍然具有临床意义。此外，它也有利于医患之间的沟通。简单来说：全头皮图像不能判断头发生长得更快或者毛发直径变粗，或生长周期得到改善！

除了客观资料和错误阐释的风险外，我们也说明了主观判断导致的挑战：每天都会有患者对我们的治疗方案感到满意或不满意。图 5 展示了 2 个主观和客观评估疗效差异的典型案例。一个悲观的患者治疗前后对比，从生理上和临床上都得到显著的改善，而另一个乐观的患者从生理上到临床上均进一步脱发加重！在与卫生当局（FDA、欧盟或卫生部）的讨论中，我们获知这些心理维度（例如满意度）常被误解或低估。一些主观性的评价，例如患者"觉得无效"或消费者"不觉得有效"，可以让治疗听上去似乎是无效的。回顾过去的 25 年，从在体毛发计数技术到更精确的非侵入性技术，这些技术帮助我们远离主观偏见。换句话说，研究者必须意识到，患者和医生的主观印象受到太多不受控

制的因素的影响，这种影响被称为"安慰剂效应"。我们认为，将标准化的全头皮图像与有效的分析技术结合在一起，可以消除所有不相关或无关因素的影响（例如主观因素）。心理社会因素和对感知和满意度的影响通常是由公司提出的，而本章中没有考虑这些主观的、容易出错的方面。

3.2 分析方法

3.2.1 历史回顾：我们从传统的 PTG 中学到了什么？

毛发图像分析技术（phototrichogram，PTG）的基本原则包括对特定头皮区域近距离摄影。头发剪短后立即拍摄第一张照片，然后在一段时间后再次照相，这段时间应该足够长，让头发长出一段（通常为 24～72 小时），但又不可太长，以防长头发生长过度或过多重叠。然后通过比较这两张照片来评价毛发的生长情况，生长的头发为生长期（anagen），而没有生长的头发为休止期。

1989 年，我们设计了头皮浸没式摄影术（scalp immersion photography）（Van Neste et al. 1989）或微距照相技术（proxigraphy）（Van Neste et al. 1992），并列举了与毛发相关的一系列问题，包括毛囊的开口、头皮背景和临近环境。所有这些困难都将在本章结尾处摘要叙述，我们将能够了解过去 20 年取得的进展。接着"荧光显微镜"一词被提出，值得注意的是，图像放大率（高达 200 倍或更多）并不完全对应于显微镜仪器中的光学设备。总之，具有特殊光源的高倍放大功能的皮肤镜显微术成为公认的检测方法。

下一步是通过与另一种更具侵入性的方法比较，评估检测方法的局限性（Rushton et al. 1993）。由于检测到一些不确定因素，我们仔细考虑了这些偏差因素，并开发出了对比增强毛发图像分析技术（contrast enhanced phototrichogram，CE-PTG）作为进一步的改进（Blume et al. 1991；Van Neste 2001）。CE-PTG 在分辨率上几乎与横向显微镜下头皮活检的连续切片相当，而在当时，只在少数几个切片被认为是金标准（Headington 1982；Headington and Novak 1984；Whiting 1990，1993，

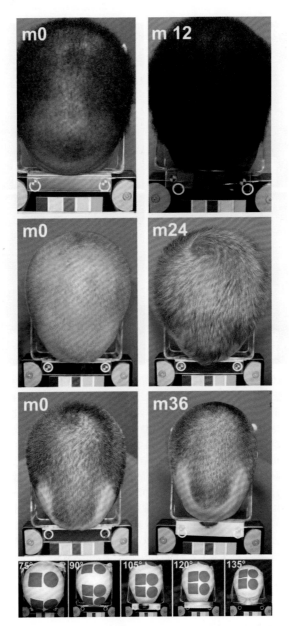

图4 3例男性型脱发患者全头皮标准化图像中出现的问题（MPHL）：非洲黑人女性（上图）和两个白人男性（中、下图）和一系列实验模型的图像。在3幅临床患者的图像中，左侧视图为治疗前头顶的基线图像（m0）。经过12、24和36个月的治疗（分别为m12、m24和m36），右侧治疗后的图像展示了一些技术错误，在缺乏数据支持的情况下，这些技术错误可能导致分析结果不可靠。图像分析者被要求对比背景颜色（左侧和右侧）和标准颜色（颜色标尺放在图像的底部），颜色标尺被固定在立体定向装置的前面板上，并被记录在图像中，光照的差异也一并记录下来。接着应该开始关注头发的长度、形态，以及头部在立体定向装置中的位置：这些因素只是众多变异因素中的一小部分，无论是不符合标准的图像（如这3种情况），还是标准的全头皮图像，在得出改善或是恶化的结论前，都应该有分析数据的支持（见图5）。在白人患者的图像中，发型的变化让人明显观察到治疗前后头发的差异，尽管经过治疗头发的生长比例有所提高，但是头发数量仍然是没有变化的。在图像模型中，距离和角度对视觉的影响都会干扰图像分析（最下方图片）。固定大小的标准化绿色幕布被固定在特定区域，这些位点——即临床医生所熟知的前额、顶侧和顶点——分别位于头皮前区、头顶、顶区和顶点之间。从不同的角度对模型进行拍摄（角度从75°到135°），测量这些二维图像中的表面积，测量数值为在90°拍摄的图像测量值的6%～224%（左起第二张图）

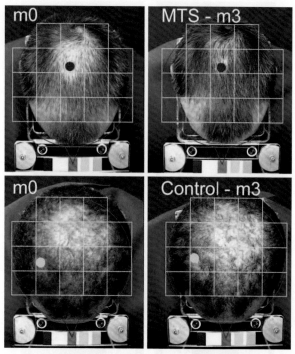

图5　一项利用标准化全头皮成像技术评价非那雄胺联合局部治疗 vs 非那雄胺联合安慰剂治疗男性脱发的疗效的研究。在本研究中，所有受试者都接受口服药物（非那雄胺 1mg/d）治疗，使用模拟局部治疗剂的乳液作为安慰剂。受试者被随机分配到 5% 米诺地尔组（MTS5%，每天一次）或对照组（其中乙醇 - 水和丙二醇的比例与 5% 米诺地尔溶液相同）。每月通过核查药片数量和称取药瓶重量核查依从性，依从性超过 98%。首先检查最上面的两个图像。与基线（m0）相比，第 3 个月 MTS5% 组（SCS 的变化更胜一筹，头皮毛囊点（dot）每平方厘米增加 26%（厚度 = 头发纤维厚度超过 40μm），此时头皮中部和顶区的头发覆盖度评分分别为 4.2 ± 0.8、4.7 ± 0.4，平均差值 0.5，表示 SCS 增加 12%。有趣的是，我们通过包含 5 个项目的调查问卷来探究主观满意度相对于基线的变化水平。图中这名患者的满意度相对于基线上升了 56%，这是相当低的。再检查下方的两个图片。对照组的受试者的 SCS（基线 4.1 ± 0.7 vs 3 个月 3.8 ± 0.9）客观的显示了脱发的情况恶化，对于参与 SCS 的研究者采用盲法。全头脱发加重 7.3%（SCS 评分），相当于每平方厘米生长期的终毛减少 20%（目标区域内厚度 > 40μm 的生长期毛发，蓝点）。使用相同的毛发问卷测试该患者，结果显示其对头皮整体情况的满意度为 72%。因此，从数学上估计，在上方的图片中患者虽然治疗有效但仍然表现出失望，是一个悲观主义者，而在下方的图片患者虽然客观上脱发加重，但主管上却表现出很大程度的满意，他可以被认为是一个乐观主义者！后者的典型代表是患者或消费者，他们更倾向于购买无用的护发或美发产品

1998；Headington 1993）。到目前为止，CE-PTG 仍然是唯一的非侵入性分析方法，它可以记录不同粗细毛囊从生长期到退行期到休止期的所有转变（Van Neste 2001）。

3.2.2　通过 CE-PTG 技术，我们可以测得什么？未来还有哪些可能的进展？

　　测评需要针对一处或多处具有代表性的头皮部位。在计算机输入源图像和进行人工干预后——最好在经过训练和校准的技术人员的帮助下——PTG 可分析：某一区域的毛发总数 [即毛发密度（hair density）（根 /cm²）]，生长阶段毛发的百分比（生长期 %），线性毛发生长率（linear hair growth rate，LHGR；μm/d），头发直径（μm），最近的发展增加了一个分项，生长和休止期毛发的度量，和休止期到生长期的转变。

　　毛发直径（hair thickness）可以通过剪发、头皮活检和头皮摄影等方法进行测量。当毛发纤维的横截面不是圆形的时候，显微镜下 3D 测量毛发直径会更加准确，但这种差异是微不足道的。有趣的是，当头发直径小于或等于 40μm 时，毛发横断面接近圆形，这个不受种族的影响。

　　最后，从一个开口处长出的头发的数量也是一

个难题，但这个问题最近也得到了解决。由于组成单个毛囊单元的不同毛囊的生成是随机的（即不同步），所以要跟踪单个毛囊周期里毛发细化的过程是很困难的！此外，如果想要评估单个毛囊从退化到永久性脱发的全过程，头皮影像分析的复杂性也会增加。

3.2.3 技术要求

在更详细地讨论毛发生长分析的可行性和由此产生的数据之前，回顾一下每一个接触新技术的研究者迟早会遇到的一些困难是很有用的。

为了保障分析技术的临床相关性和可接受的差异范围，我们建议"临床代表样本"区域包含约100根毛发是可以接受的（Van Neste 1993）。数字100本身不含有特殊意义，但这意味着"5根头发检测误差"可以保持在5%以下。还需要指出，样本发的抽样越"详尽"，图像分析越有价值，这意味着抽样时，不同生长阶段和不同厚度的所有头发都要考虑进去（Van Neste 1993, 2001）。此外，"无论头发下头皮的性质如何"，作为一种医学领域的技术，毛发图像分技术应被用在临床所遇到的所有类型的头皮上。自该文章发表以来，进行了内部的广泛的质量控制研究，并且证明CE-PTG在验证的范围内（Bircher et al. 1994）可以满足所有的标准，包括脱落期毛发的收集，这已得到临床研究的证实（Van Neste et al. 2007）。

我们可以讨论这个审计的结论（Hugh Rushton，个人交流）："所有资料均由外部审计独立修订"报告中提到"详细地检查了CE-PTG方法的准确性、灵敏度、重现性和重复性，并对所得结果仔细地查对，对获取照片的方法以及照片的分析结果检查并详细记录"，这些参数的变化小于3%（Van Neste 2015），统计细节本章不再进一步讨论。

因此，我们更喜欢结合全头皮摄影成像技术的分析方法来评估患者（图6），同时我们也与其他人保持一致，通过头皮活检（scalp biopsy）验证诊断（Pierard et al. 2004）。同时，活检是比较侵入性头皮活检连续切片（即彻底取样）以及对单个毛囊进行配对体视学分析以验证无创性方法的关键步骤（van Neste 2001）。然而，我们认为重复头皮活检不适合用于监测毛发生长。一个常用的4mm直径头皮活检标本大约含有15个毛囊单位或至少40个毛囊（Headington 1982；Whiting 1990）。这意味着一根头发的误差可以导致2.5%的误差率，而且随着头发密度的降低，例如男性型脱发（male pattern hair loss，MPHL），变异性增加。另外，应该明白由于活检的破坏性，并不能准确测量单个毛囊的药动学反应。因此，在对前后不同的样本进行统计评估时，即使是样本本身也可能存在偏倚（在皮肤科研究协会的个人交流，未发表的数据）。

最后，使用活检这种侵入性取样方法和统计评估会导致推测性的解释，MPHL患者服用非那雄

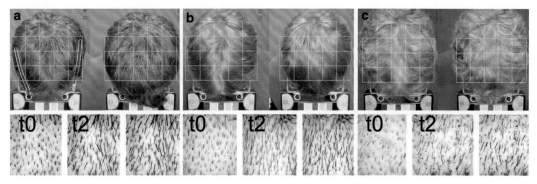

图6　结合全头皮摄影和CE-PTG-EC。a、b和c分别展示了3名脱发患者的头顶视图，头发从中线向两侧梳开（左侧图）和头发梳成轮辐状（右侧图）。可以看到从a到c头皮的暴露越来越明显，尤其是在中线处。然而，这几位都不是典型的Hamilton-Norwood型脱发，因此，我们将这类研究对象归类为亚临床脱发和轻度头发稀疏。对每一位患者使用毛发图像分析技术。从左到右分别显示基线图像（t0）、48小时后（t2）用于CE-PTG-EC分析的图像，计算机辅助图像分析的详细数据见表1。与男性对照相比，这些数据证实了毛囊的异常表现（见表2和表3）。患者被诊断为MPHL的亚临床或早期阶段，并接受治疗

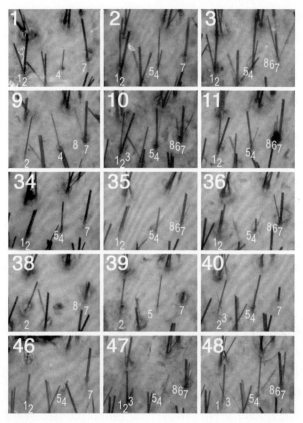

图7 CE-PTG-EC 研究在选定的时间点对头皮的特定区域进行为期 48 个月的随访。利用 CE-PTG 对头发生长周期进行观察研究（图示剪发后 48 小时，长发代表生长期的毛发，短发代表静止期头发）。虽然 CE-PTG 每月检测一次，但图片只显示部分时间点的照片，月份标注在图片左上角。1、2 和 3 个月（第一排）及 9、10 和 11 个月（第二排）为治疗前。后三排为口服非那雄胺治疗 34 ~ 48 个月后同一头皮区域的图片（24 ~ 48 个月，1mg/d）。每根头发从 1 到 8 编号，通过测量头发厚度和生长周期进展可以得到客观的评价。图片可见一个毛囊单位含有不止一根头发，那些含有 3 根以上头发的毛囊单位形成一个动态的复杂区域，难以能保证该毛囊周期的准确随访

胺可能挽救病变毛囊，使毳毛化的毛发恢复为终毛（Whiting et al. 2003），然而由于缺乏直接证据，这一假设仍未得到证实。（Van Neste 2006b；Van Neste et al. 2016），源文件见图7。

3.2.4 相对于头皮活检，无创技术在研究毛发周期方面的优势

虽然预测生长周期以及延迟阶段的持续时间是一项艰苦的任务，但在这方面已经出了一些成果（Courtois et al. 1994）。这项研究的复杂性被低估，由于一个毛囊单位含有不止一根头发，且每根头发的生长并非同步的，所以难以确认研究结果的精确性，在不确定因素没有完全明确的情况下，使用已公布的现有数据需要非常谨慎。

毛囊的生物动力学是非常活跃的，我们认识到，在长期研究中可能存在一些生理性差异。此外，毛发密度或每单位面积的毛发数量通常被报告为根 /cm²，因为密度可以反映功能活跃的毛囊单位的数量，无论生长（生长期）还是不生长（休止期）。由于这是可以产生的最大数字，它也可能变化最小。在生理条件下，即经过长时间的生长期，短时间的休止期和开始脱落期，头皮表面会长出长的清晰可见的毛发，而在一些导致脱发和秃顶的毛发疾病中这个过程可能会有显著的变化。

在一般情况下，生长期毛囊的百分比可反映此刻哪些毛囊处于生长活跃期。我们已经了解了这个领域的复杂性，让我们简要地回顾一下我们是如何

使用经典的毛发图像分析技术，并利用显微镜、照片图像或者计算机辅助图像分析技术测量毛发直径差异。

除了一些特例，我们可以说毛发越粗，生长期越长。头发被分为终发、细发和毳毛，但对于后者的定义并没有绝对的共识（有时被定义为直径小于40或30μm）。我们建议在这方面进行更精确的研究，并建立单个毛囊的定义标准，而不是像平均头发直径或头发厚度等模糊的统计数据，后者使临床医生更加困惑，因为它是头发数＋头发厚度的综合指数，这意味着它反映的是时多时少的发量，即生长期的持续时间和毛发直径。使用复合指数的系统有一些局限性（见下文），头发厚度经常被临床医生误译（Riedel baima and Riedel 2009），他们会使用这些数据用于描述与其无关的毛囊的表现。

有许多基于毛发厚度的假说，但是我们认为，过去没有对这些变量进行综合分析，如生长速度、色素沉着（Van Neste 2004），和其他因素如健康对照和功能紊乱的头皮位置。

事实上，在MPHL早期阶段，临床上还没出现明显的头发毳毛化，这种灵敏的方法（Van Neste 2013，2006c）可以检测到生长期明显缩短。这种临床前阶段逐渐形成模式，如全面表型（full-blown phenotype）与生长期缩短和头发变细有关（Van Neste et al. 2003a；Courtois et al. 1994，1995，1996；Tsuji et al. 1994；Ishino et al. 1997；Rushton 1999）。毛囊的退化过程伴随功能的变化［生长期缩短，空窗期延长，毛发生长速度减慢（Van Neste 2015 and Van Neste and Rushton 2015）］，最终形成不可见的毛发（Van Neste 2002；Dawber and Van Neste 1995）。

一些横向研究有相似发现，男性毛囊功能逐渐退化（Tsuji et al. 1994；Courtois et al. 1995，1996；Ishino et al. 1997；Rushton 1999），而女性脱发的过程则不同（Van Neste and Rushton 1997；Ueki et al. 2003；Van Neste 2006d）。

与圆形截面的最细头发相比，截面为椭圆形的高加索人头发则较厚。非洲人的头发为扁平的，并且有研究发现其生长特征与高加索人头发不同（Loussouarn 2001）。然而，患者和对照组的数据并没有分开，因此仍存在一些混淆。到目前为止，我们还没有发现任何关于头发厚度评估的数据，这些数据来自于选择正确的非洲黑人健康对照组和脱发患者的头皮照片。从技术的角度来看，CE-PTG能够测量所有类型的毛发，包括那些无色素的头发和有色头皮背景下的头发（图8）。同样CE-PTG也适用于评估身体其他部位的毛发，在这些部位毛发普遍是卷曲和扁平的。

综上所述，通过配对实验测量高加索人头发厚度，我们发现对于直径＜20μm到直径＞100μm

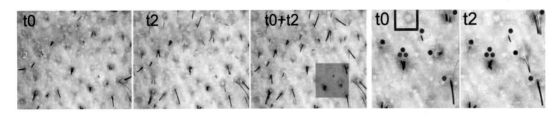

图8 非洲黑人头皮脱落期的强化对比照片（CE-PTG-EC）。如图所示，我们为高加索人头皮开发的方法可以对所有类型的毛发进行详尽的观察，包括非洲人黑色头皮上的毛发。第一张图是在剪发（t0）之后立即拍摄的，第二张图拍摄于剪发48小时（t2）。联合分析t0＋t2显示毛发密度很低，且毛发的生长很慢。目标区域（ROI）－着色方块－为t0和t2的放大图像（右侧两图），放大的ROI用于分析毛囊间表皮和毛发动力学。毛囊间表皮可见典型的蜂窝状网状结构和较亮的斑点，上皮细胞的色素勾勒出毛囊的顶端，形成了一个稍显突出的色素环。毛囊间头皮可见许多直径小于100μm的小淡斑点，这是汗腺的顶环或开口，而非瘢痕性秃发。除了空白的毛囊（t0的蓝色方框）之外，不同的头发类型也被标记出来：处于非脱落期的微小头发（红点）可以是孤立的或和终发一并出现在毛囊单位中。终发的生长周期也可以清楚地观察到（玫红点），通过观察毛发在t0和t2中的长度是否相同，它们被分成静息/休止期毛发或者生长期毛发，后者可为有色（绿点）或者无色（蓝点）。非洲人的头皮（以及许多其他头皮疾病）无法通过商用自动毛发分析程序进行分析

的头发，显微镜测量和图片测量具有显著相关性（对于合格的测试人员，参数的差异应不超过1%～3%；Van Neste 2014），因此可以减少其他方法的方法误差（Leroy and Van Neste 2002），值得我们继续研究先前的发现，即厚度与线性增长率之间存在相关性（Van Neste et al. 1991）。我们相信还有许多问题需要探讨，例如在衰老过程中头发生长率的变化（Ueki et al. 2003；Van Neste 2006d），其他与脱发有关的现象，包括但不限于雄激素性脱发，尤其是在临床试验中（Rushton et al. 2011）。再次强调，人工干预和人为处理应被严格控制更加凸显了在毛囊功能测量的科学研究和临床应用中的困难（Rushton et al. 2011）。

当装有特定镜头的视频或 CCD 相机取代 PTG 的照相机时，可能存在其他的差异。

事实上，早期的东方人和高加索人的研究基于一种假设，即认为任何的成像方法都不会受到头发和头皮之间对比的影响。因为头发密度的测量偏低可能与种族有关（Hayashi et al. 1991），验证了这些不使用强化对比（reinforcement contrast，CE）的方法后，需要更多的研究。如同之前提到的（Blume et al. 1991；Leroy and Van Neste 2002）CE 可以用于任何条件下，尤其是在出现秃发或老化的情况下。近年来，将皮肤镜和计算机在纺织纤维分析中的应用集成到头发识别中。由于一次性分析的头发数量少于 100 根，低于统计上可接受的最低样本量，该系统（Hoffmann 2001）需要设定一个主要的可变因素（面积小于 0.25cm² ）（Van Neste 1993）。近来通过增加头皮的可测量面积，这个问题已经得到解决，但是还有其他的问题有待解决，这将在本章后面讨论。此外，自动化系统产生的数字不能保证测量范围内的所有毛发得到了检测，自动化系统已有多个商业产品，例如 TrichoScan® （Hoffmann 2001），法国 CapilliCARE（data in file），俄罗斯 TrichoScience 系统（V. Tkachev，personal communication），韩国系统（Kang et al. 2009）。后两个品牌在开发初期均称其为完全自动化的系统，不久，他们不得不承认完全自动化不那么可靠，并决定在图像处理过程中加入人为观察。

因此，毛发简单而快速检测方法的梦想再次破灭了，而且很长一段时间里，毛发的测量都是一个耗时的工作。

由于自动化系统快速和好用，一些临床医生认为 CE-PTG 是"过时的技术"（Camacho-Martinez 2009）。TrichoScan® 可能是最便捷的技术，越来越多的深入研究认识到该系统存在一个不明来源的差异。虽然很早的文章中就有错误的证据（Hoffmann 2001；Hoffmann and Van Neste 2006），我们和其他研究者进一步确认了这些问题（Van Neste and Trüeb 2006，2008；Saraogi and Dhurat 2010；Tajima et al. 2007；Lopez et al. 2011），但是 TrichoScan® 的发明者和支持的临床医生提倡继续使用它（Camacho and Montagna 2013），尽管同一本书里也有很多证据表明其存在的误差（Van Neste 2013）。为了提供足够的证据以达成共识，还需要进行更多的研究。事实上，虽然 TrichoScan® 通过了专家委员会的批准，但并不意味着这些专家对该技术的鉴定或验证进行了审计或方法学评估（Pierard et al. 2004）。委员会提到，这项技术缺乏关于"提供对头发生长周期和脱落的复杂性洞察"的实验证据，该委员会的评论无证据支持，应视为与科学领域无关。

利用 TrichoScan® 搜索照片中可见的毛发数量时，可能存在部分头发遗漏或分析错误的可能，我们建议使用者自行检查这些误差是否具有临床意义，因为有的误差没有被自动化系统的研发者规避（Hoffmann and Van Neste 2006）。因此，在头发自动化测量方法方面，即使科学领域朝着方便和快速的方向发展，也应该花一些时间讨论自动化系统的局限性。

虽然该方法只能分析有限的临床情况，而且即便所有的临床情况都适合使用计算机分析，计算机也无法生成临床医生感兴趣的所有数据，包括诊断、预后、毳毛化进程、可逆性的阻止毛囊死亡以及其他临床相关信息。

即便对于头发细化但密度正常的头皮和头发密度降低的头皮，头发和头皮之间有较良好的对比时（Van Neste 2013），TrichoScan® 的定量评估一

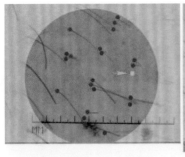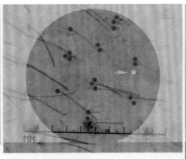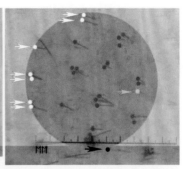

图9 低密度模型用于阐述什么是"变异"。在生物学评估中，总会存在一定程度的误差。为了演示极低密度，我们测试了毛发和皮肤有良好对比性的躯干部位的毛发数量（Van Neste, 2014）。在同一位置采取图像，分别为染发前（左）、染发后即刻（中）和剪发后（右）。人工干预后用计算机辅助CE-PTG-EC分析技术计算粗发（30μm）和细发（＜30μm）的数量。左侧点状图用不同颜色的点标记毛发（粗发＝红点，细发＝绿点），并且从左到右三幅图均维持点的位置不变。左图中细发的直径为25μm，染发后头皮角质层可见，增加了一些μm宽度，部分细发直径＞30μm（中图和右图）。因此，从左到右，我们测量到21、22和28根粗发，从21变到22是左图中唯一的细发变化所致，那么如何解释从22变到28呢？关键在于轻微的位移（右图），可以看到一根粗发移到了目标区域之外（黑点），同时7根粗发进入了目标区域（白点和箭头）。作为对照，使用TrichoScan®对相同的图片进行分析，从左到右，自动化软件发现6.5、7.5和4.5根细发，53、78.5和103根粗发，这些无法解释的测量误差，不能作为真正的头发计数

样容易出现误差。如图9所示，CE-PTG-EC的误差经过计算机辅助自动图像分析程序（CAIAMP）处理之后，可以很容易地通过自动分析追踪到"伪计数"。

这些情况与几年前临床观察者的学术观点一致（Chamberlain and Dawber 2003）："计算机辅助技术在这一领域的潜力尚未完全开发，目前可用的工具并不理想。"

3.2.5 计算机辅助方法的展望

20多年前，我们列出了自动计算机辅助图像分析（automated computerassisted image analysis, ACAIA）用于测量毛发生长范围时出现的各种问题，我们想再增加一些新的内容（Van Neste 1989）。之前的一些问题已经解决，但在图像的取样和处理过程中，为了获取精确的分析结果，仍然需要人工干预（图6～图10）。目前为止，我们可以很容易获取头发的3D图像，并且可以依据需求控制放大系数或像素、浸入式和偏振光，我们还消除了光的反向散射问题，以及其他与皮脂滴、汗水和毛鳞片有关的问题。近年来系统发展出可以清除背景中的杂质，例如脱落期毛发。在头皮和头发之间增加对比度有利于在单个病例观察中获取数据，或者使用高度标准化的操作和监测程序对毛发生长变化过程进行时间依赖性研究。作为技术手段解决问题的例子，我们最近发现衰老过程会出现毛发色素沉着，并且可能影响临床试验结果。在传统的PTG下，最初不可见的毛发可能会因为药物的作用而变得明显，如毛发色素增加、短粗的生长期毛发等等，毛囊的生理反应谱实际上被低估了，需要进一步的研究。

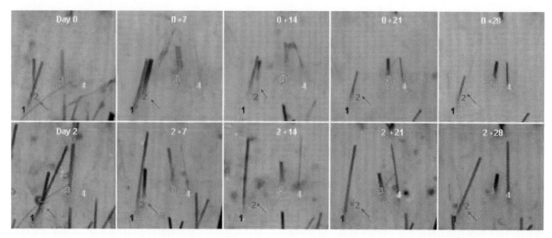

图 10 1 个月内，利用 CE-PTG-EC 显示头发生长周期变化，每周随访一次。有趣的是，一种简单的说法认为可以通过染发增强"皮肤和头发之间的天然对比"，且不影响毛发计数（左图和中图）。在 1 个月内，每隔一段时间对头皮进行监测，每周都用 CE-PTG-EC 进行重复访问，上排为剪发后即刻的照片（从左到右：0 天，0+7 天，0+14 天，0+21 天和 0+28 天），下排为剪发 2 天后采集的照片（如 0+2 天）。对头发进行单独编号，通过对比图像左上、左下和下一次剪发前的即刻照片（上图 +7），可以很容易地追踪随着时间的推移的对应毛发。1 号发：持续处于生长期头发。2 号发（箭头）：几乎没有变长提示处于非生长期，如退行期 - 休止期（0 天到 0+14 天）。14 天到 2+14 天之间，毛发处于脱落期，0+28 天时毛发的尖端非常细小提示从 2+28 天开始头发进入了生长期。3 号发：粗的退行期头发（0 天到 2 天，可能还有 0+7 天和 2+7 天）9 天后持续处于休止期。4 号发：在 0 天和 2 天之间的某个时间，出现的早期的生长期头发，在未来的几周内逐渐变粗，快速生长的细小尖端反映了毛囊深处的密集增生（从右到左重新审视图像）

表 1　计算机辅助 CE-PTG-EC 图像分析系统产生的分析数据

	A	B	C
粗发密度	215[*]	274	167[***]
粗发生长期比例 /%	66[**]	75[*]	57[***]
细发比例 /%	18	17	26[***]
毳毛密度	41[***]	39[***]	86[***]
脱落期毛发密度	3	2	11[**]

图 6 所示 3 个受试者的数据，达到或相对于对照组轻微、中度或严重不同（未发表的数据，表 2 和表 3），数量被分别标记以 *、** 或 ***。

粗发的宽度大于 40 μm，以粗发密度（根 /cm²）和粗发中处于生长期头发的比例（粗发生长期比例）表示。与对照组相比，较低的密度或粗发生长期比例下降，表明在所有 3 种情况下生长期均缩短。

头发变细表示成细发占总发量的比例（粗和细发的总和；数据没有展示），表明受试者 C 脱发的情况最严重，可能代表了脱发的晚期，随着毛囊的减少，粗发数量和生长期粗发率远远低于受试者 A 和受试者 B。

对于 3 位受试者，直径小于 20μm 的毳毛的比例明显增加。我们将这种现象看作是男性型脱发临床早期阶段的标志，即使"正常"的浓密的头发仍然存在（受试者 B）。

总之，受试者 C 表现出的头发密度和生长期比例降低，伴有毳毛和脱落期毛发数量的增加，这些现象说明他是 3 位受试者中脱发最严重的。我们推测，如果这种情况不给予治疗、继续发展下去，可能会导致不可逆的脱发。

表2　CE-PTG-EC 测量的对照组正常男女的结果（常用标准）

♂♀	毳毛∂	总发量∂	粗发∂	细发∂	脱落期∂
均值	6	295	241	54	2
标准偏差	5	50	41	22	2
P5	0	211	171	22	0
P95	17	370	301	89	7
♂	毳毛∂	总发量∂	粗发∂	细发∂	脱落期∂
均值	6	285	240	44	3
标准偏差	5	59	47	20	3
P5	0	198	172	20	0
P95	18	389	323	83	9
♂	毳毛∂	总发量∂	粗发∂	细发∂	脱落期∂
均值	6	309	242	67	2
标准偏差	5	30	33	18	2
P5	1	256	189	44	0
P95	17	351	293	96	5

对没有脱发问题的年轻志愿者（16～20岁）的头顶毛发进行4次反复观察（夏季2次，冬季2次），获取正常毛发的数据。根据毛发直径，我们把头发密度（∂，根/cm²）等常用指标进行分组：总发量（$\varnothing \geqslant 20\mu m$），细发（$20 \leqslant \varnothing < 40\mu m$），粗发（$\varnothing \geqslant 40\mu m$），以及由于具有不确定性，而在其他的毛发计数中没有考量的毳毛（$\varnothing < 20\mu m$）。

统计数据，比如平均值和标准偏差，与CE-PTG-EC（P5或P95）的"正常极限"数据（P5或P95）一起，以性别不同分别显示为男性和女性。

表3　CE-PTG-EC 测量的对照组正常男女的结果（不常用标准）

♂♀	生长期∂	生长期比例	粗发总比例	生长期粗发∂	粗发生长期比例	细发总比例	生长期细发∂	细发生长期比例
均值	248	84%	82%	214	89%	18%	33	60%
标准偏差	42	9%	7%	35	8%	7%	19	19%
P5	174	68%	73%	151	75%	9%	9	32%
P95	302	96%	91%	261	99%	27%	72	89%
♂♀	生长期∂	生长期比例	粗发总比例	生长期粗发∂	粗发生长期比例	细发总比例	生长期细发∂	细发生长期比例
均值	230	82%	85%	207	87%	15%	23	54%
标准偏差	44	9%	5%	38	8%	5%	11	17%
P5	160	67%	75%	147	74%	8%	9	23%
P95	296	95%	92%	265	98%	25%	42	83%
♂♀	生长期∂	生长期比例	粗发总比例	生长期粗发∂	粗发生长期比例	细发总比例	生长期细发∂	细发生长期比例
均值	271	88%	78%	224	93%	22%	47	69%
标准偏差	26	7%	6%	27	7%	6%	18	17%
P5	230	73%	67%	182	78%	15%	25	43%
P95	305	96%	85%	257	99%	33%	82	91%

本表列举的数据为不常用的标准，例如：生长期绝对密度（∂=密度；根/cm²）和生长期比例，粗发总比例（表1所示总发量），生长期粗发密度，粗发中处于生长期头发的比例（粗发生长期比例），细发总比例（表1所示总发量），生长期中细发的比例，细发中处于生长期的毛发的比例（细发生长期比例）。

统计数据，比如平均值和标准偏差，与CE-PTG-EC（P5 或 P95）的"正常极限"数据（P5 或 P95）一起，以性别不同分别显示为男性和女性。

和往常一样，当面对新技术时，临床医生偶尔会表达他们对这些新技术产生的新信息的恐惧，例如，即使毳毛化会被自动化工具低估也难以通过其他方式观察（图 2，Hoffmann and Van Neste 2006），依然将细化的毛发纳入可观察范围的考量（Olsen 2003）。近来（Van Neste and Rushton 2013），FDA 批准的用于毛发计数的技术，即使其结果被研究评价为"高质量"的数据，我们依然有证据表明其数据可能受局部因素的干扰：由于工具对皮肤和毛发生物物理性质的改变，一些基线上未检测到的毛发在后期会变得清晰可见，例如：非药物效应导致毛发数量的增加，或不只是纤细的头发变得可见（Olsen 2003）!

这清楚地说明，我们的信息并没有完全传达出去，希望我们今天的声明将成为一个里程碑：

1. 增强对比度不仅使稀疏的头发更加明显，还可以增加浓密的浅色头发的可见度。

2. 测量每一个患者的毛发时，他 / 她的遗传背景都必须加以考虑。

这样做有必要吗？有必要的! 理由如下：第一，为了在诊断程序中建立恰当的描述；第二，为了了解微型化的头发是否还存在逆转的可能，或者仅仅证明药物治疗无效；第三，为了了解正常头皮功能的表现（表 2 和表 3 的数据提示图 5 和表 1 中患者的状况）；第四，排除非药物相关影响。无论测量的底物是什么（我们案例中的头发），必须用科学的方法追查是否存在有效性的错觉! 其他的都应该看作是教条的陈述、错误的解释或投机问题有助于维持毛发学和毛发技术中的伪科学。

过去十年中我们所做的工作是否可以使这些系统更接近医学上可接受的诊断、预测和治疗监测工具的地位，将在未来得出答案。

4 结论

一个大胆的推论是，对脱发的评估需要掌握头发测量中涉及的所有变量，这要求经验和大量的技术支持。曾经有一段时间，一些同事争论说毛发测量是不必要的，因为患者可以分辨出头发的生长情况。这显然是不正确的，因为头发的更换是一个连续的过程，脱发的同时也有一些头发仍然存在。当人们承认安慰剂效应的重要性时，这种说法也显得过时了。的确，主观评价满意度达 60% 或更高的研究中，测量的头发数量显著减少，清楚的记录了脱发的自然恶化（Kaufman 2002）。我们的经验表明将高敏感性和精确的分析方法和全头皮校准方法相结合，在毛发诊所中用于毛发生长和脱发的动态监测是明智的，特别是推荐将来使用这种方法来分析临床试验中新的（和公认的）药物的有效性。

（张舒 译，舒晓红 校，吕小岩、李利 审）

参考文献

Bircher A, de Boer EM, Agner T, Wahlberg JE, Serup J. Guidelines for measurement of cutaneous blood flow by laser Doppler flowmetry. Contact Dermatitis. 1994;30:65–72.

Blume U, Ferracin I, Verschoore M, Czernielewski JM, Schaefer H. Physiology of the vellus hair follicle: hair growth and sebum excretion. Br J Dermatol. 1991;124:21–8.

Camacho FM, Tosti A (Editores), Randall VA, Price VH (Co-Editoras). Montagna – Tercera Edicion. Trichologia: Enfermedades del foliculo pilosebaceo, vols. I–II. Madrid: Aulamédica; 2013. p. 1–1297. ISBN978-84-7885-571-1.

Camacho-Martinez F. Hair loss in women. Semin Cutan Med Surg. 2009;28:19–32.

Canfield D. Photographic documentation of hair growth in androgenetic alopecia. Dermatol Clin. 1996;14:713–21.

Chamberlain AJ, Dawber RP. Methods of evaluating hair growth. Australas J Dermatol. 2003;44:10–8.

Courtois M, Loussouarn G, Hourseau C, Grollier JF. Hair cycle and alopecia. Skin Pharmacol. 1994;7:84–9.

Courtois M, Loussouarn G, Hourseau C, Grollier JF. Ageing and hair cycles. Br J Dermatol.

1995;132:86–93.

Courtois M, Loussouarn G, Hourseau S, Grollier JF. Periodicity in the growth and shedding of hair. Br J Dermatol. 1996;134:47–54.

Dawber R, Van Neste D. Hair and scalp disorders. Common presenting signs, differential diagnosis and treatment. 2nd ed. London: Martin Dunitz; 1995. Taylor & Francis group, 2004:1-294. ISBN 1 84 184 193 5.

Guarrera M, Cardo P, Arrigo P, Rebora A. Reliability of Hamilton-Norwood classification. Int J Trichology. 2009;1:120–2.

Hayashi S, Miyamoto I, Takeda K. Measurement of human hair growth by optical microscopy and image analysis. Br J Dermatol. 1991;125:123–9.

Headington JT. Histological findings in androgenic alopecia treated with topical minoxidil. Br J Dermatol. 1982;107 Suppl 22:20–1.

Headington JT. Telogen effluvium. New concepts and review. Arch Dermatol. 1993;129:356–63.

Headington JT, Novak E. Clinical and histologic studies of male pattern baldness treated with topical minoxidil. Curr Ther Res. 1984;36:1098–106.

Hoffmann R. TrichoScan: combining epiluminescence microscopy with digital image analysis for the measurement of hair growth in vivo. Eur J Dermatol. 2001;11:362–8.

Hoffmann R, Van Neste D. Recent findings with computerized methods for scalp hair growth measurements. J Investig Dermatol Symp Proc. 2006;10:285–8.

Ishino A, Uzuka M, Tsuji Y, Nakanishi J, Hanzawa N, Imamura S. Progressive decrease in hair diameter in japanese with male pattern baldness. J Dermatol. 1997;24:758–64.

Kang H, Kang TW, Lee SD, Park YM, Kim HO, Kim SY. The changing patterns of hair density and thickness in South Korean women with hair loss: clinical office-based phototrichogram analysis. Int J Dermatol. 2009;48:14–21.

Kaufman KD. Long-term (5-year) multinational experience with finasteride 1 mg in the treatment of men with androgenetic alopecia. Eur J Dermatol. 2002;12:38–49.

Leroy T, Van Neste D. Contrast enhanced phototrichogram pinpoints scalp hair changes in androgen sensitive areas of male androgenetic alopecia. Skin Res Technol. 2002;8:106–11.

Lopez V, Martin JM, Sanchez R, Ortega C, Ricart JM. Usefulness of Trichoscan professional in the evaluation of hair loss in females. Report of 180 cases. J Eur Acad Dermatol Venereol. 2011;25:1068–72.

Loussouarn G. African hair growth parameters. Br J Dermatol. 2001;145:294–7.

Olsen EA. Current and novel methods for assessing efficacy of hair growth promoters in pattern hair loss. J Am Acad Dermatol. 2003;48:253–62.

Pierard GE, Pierard-Franchimont C, Marks R, Elsner P. EEMCO guidance for the assessment of hair shedding and alopecia. Skin Pharmacol Physiol. 2004;17:98–110.

Riedel-Baima B, Riedel A. Use of the trichoscan to assess female pattern hair loss. Dermatol Surg. 2009;35:651–5.

Rushton DH. Chemical and morphological properties of scalp hair in normal and abnormal states. Cardiff: University of Wales; 1988. p. 1–247.

Rushton DH. Androgenetic alopecia in men: the scale of the problem and prospects for treatment. Int J Clin Pract. 1999;53:50–3.

Rushton DH, De Brouwer B, De Coster W, Van Neste D. Comparative evaluation of scalp hair by phototrichogram and unit area trichogram analysis within the same subjects. Acta Derm Venereol (Stockh). 1993;73:150–3.

Rushton DH, Gilkes JJH, Van Neste D. No improvement in male-pattern hair loss using LASER-hair-comb therapy: a 6-month, half-head, assessor-blinded investigation in two men. Clin Exp Dermatol. 2011;37:300–15. doi:10.1111/j.1365-2230.2011. 04208.x.

Rushton DH, Norris M, Van Neste D. Hair regrowth in male and female pattern hair loss does not involve the conversion of vellus hair to terminal hair. Exp Dermatol. 2016. doi:10.1111/exd.12945.

Saitoh M, Uzuka M, Sakamoto M. Human hair cycle. J Invest Dermatol. 1970;54:65–81.

Saraogi PP, Dhurat RS. Automated digital image analysis (Trichoscan®) for human hair growth analysis; ease versus errors. Int J Trichology. 2010;2:5–13.

Sinclair R, Jolley D, Mallari R, Magee J, Tosti A, Piracinni BM, Vincenzi C, Happle R, Ferrando J, Grimalt R, Leroy T, Van Neste D, Zlotogorski A, Christiano AM, Whiting D. Morphological approach to hair disorders. J Investig Dermatol Symp Proc. 2003;8:56–64.

Stenn KS, Paus R. Controls of hair follicle cycling. Physiol Rev. 2001;81:449–94.

Tajima M, Hamada C, Arai T, Miyazawa M, Shibata R, Ishino A. Characteristic features of Japanese women's hair with aging and with progressing hair loss. J Dermatol Sci. 2007;45:93–103.

Tsuji Y, Ishino A, Hanzawa N, Uzaka M, Okazaki K, Adachi K, Imamura S. Quantitative evaluations of male pattern baldness. J Dermatol Sci. 1994;7:136–41.

Ueki R, Tsuboi R, Inaba Y, Ogawa H. Phototrichogram analysis of Japanese female subjects with chronic diffuse hair loss. J Investig Dermatol Symp Proc. 2003;8:116–20.

Van Neste D. Dynamic exploration of hair growth: critical review of methods available and their usefulness in the clinical trial protocol. In: Van Neste D, Lachapelle JM, Antoine JL, editors. Trends in human hair growth and alopecia research. Lancaster: Kluwer Academic Publishers; 1989. p. 143–54.

Van Neste DJJ. Hair growth evaluation in clinical dermatology. Dermatology. 1993;187:233–4.

Van Neste DJJ. Contrast enhanced phototrichogram (CE-PTG): an improved non-invasive technique for measurement of scalp hair dynamics in androgenetic alopecia – validation study with histology after transverse sectioning of scalp biopsies. Eur J Dermatol. 2001;4:326–31.

Van Neste D. Assessment of hair loss. Clinical relevance of hair growth evaluation methods. Clin Exp Dermatol. 2002;27:358–65.

Van Neste D. Thickness, medullation and growth rate of female scalp hair are subject to significant variation according to pigmentation and scalp location during ageing. Eur J Dermatol. 2004;14:28–32.

Van Neste D. Hair. In: Barel AO, Paye M, Maibach HI, editors. Handbook of cosmetic science and technology. 2nd ed. New York: Marcel Dekker; 2005. p. 61–87.

Van Neste D. Photographic and computerized techniques for quantification of hair growth. In: Serup J, Jemec GBE, Grove GL, editors. Handbook of non-invasive methods and the skin. 2nd ed. Boca Raton: Taylor and Frances; 2006a. p. 883–94.

Van Neste D. Natural scalp hair regression in preclin-

ical stages of male androgenetic alopecia and its reversal by finasteride. Skin Pharmacol Physiol. 2006b; 19:168–76.

Van Neste D. Hair. In: Paye M, Barel AO, Maibach HI, editors. Handbook of cosmetic science and technology. 2nd ed. Boca Raton: Taylor and Frances; 2006c. p. 61–87.

Van Neste D. Female patients complaining about hair loss: documentation of defective scalp hair dynamics with contrast-enhanced phototrichogram. Skin Res Technol. 2006d;12:83–8.

Van Neste D. Placebo pills, lotions or potions and the natural progression of patterned hair loss in males: another step away from "trichoquakery"? Eur J Dermatol. 2008;18:373–5.

Van Neste D. Obtencion de imagenes del cuero cabelludo: percepcion global y metodos analiticos. El fototrichograma y otros metodos alternativos para medir el crecimiento del cabello. In: Camacho FM, Tosti A, Editores, Randall VA, Price VH, Co-Editoras. Montagna – Tercera Edicion. Trichologia: Enfermedades del foliculo pilosebaceo, vol. I. 2013. p. 159–71. ISBN978-84-7885-572-8.

Van Neste D. Why care about Linear Hair Growth Rates (LHGR)? A study using in vivo imaging and computer assisted image analysis after manual processing (CAIAMP) in unaffected male controls and men with male pattern hair loss (MPHL). Eur J Dermatol. 2014;24:568–76.

Van Neste DJJ. Body hair counts during hair length reduction procedures: a comparative study between Computer Assisted Image Analysis after Manual Processing (CAIAMP) and Trichoscan. Skin Res Technol. 2015;21:373–9. doi: 10.1111/srt.12207.

Van Neste DJJ, Rushton DH. Hair problems in women. Clin Dermatol. 1997;15:113–25.

Van Neste DJJ, Rushton DH. Gender differences in scalp hair growth rates are maintained but reduced in pattern hair loss compared to controls. Skin Res Technol. 2015. doi: 10.1111/srt.12274.

Van Neste DJJ, Rushton HD. What is the meaning of the "visible pigmented non-vellus hair count" in FDAapproved clinical trial reports? Abstract. 7th World Congress for Hair Research, Edinburgh; 2013.

Van Neste D, Trüeb R. Critical study of hair growth analysis with computer-assisted methods. J Eur

Acad Dermatol Venereol. 2006;20:578–85.

Van Neste D, Trüeb RM. An 'inconvenient truth' about Trichoscan claims? J Eur Acad Dermatol Venereol. 2008;22:101.

Van Neste D, Dumortier M, De Coster W. Phototrichogram analysis: technical aspects and problems in relation to automated quantitative evaluation of hair growth by computer-assisted image analysis. In: Van Neste D, Lachapelle JM, Antoine JL, editors. Trends in human hair growth an alopecia research. Lancaster: Kluwer Academic Publishers; 1989. p. 155–65.

Van Neste D, De Brouwer B, Dumortier M. Reduced linear hair growth rates of vellus and of terminal hairs produced by human balding scalp grafted onto nude mice. Ann N Y Acad Sci. 1991;642: 480–2.

Van Neste D JJ, Dumortier M, De Brouwer B, De Coster W. Scalp immersion proxigraphy (SIP): an improved imaging technique for phototrichogram analysis. J Eur Acad Dermatol Venereol. 1992; 1:187–91.

Van Neste D, Blume-Peytavi U, Grimalt R, Messenger A. Hair science and technology. Tournai: Skinterface; 2003a.

Van Neste D, Leroy T, Sandraps E. Validation and clinical relevance of a novel scalp coverage scoring method. Skin Res Technol. 2003b;9:64–72.

Van Neste D, Sandraps E, Herbaut D, Lelubre P, Leroy T. Validation of scalp coverage scoring methods for scalp hair loss in male pattern hair loss (androgenetic alopecia). Skin Res Technol. 2006; 12:89–93.

Van Neste D, Leroy T, Conil S. Exogen hair characterization in human scalp. Skin Res Technol. 2007;13:436–43.

Whiting DA. The value of horizontal sections of scalp biopsies. J Cutan Aging Cosm Dermatol. 1990; 1:165–73.

Whiting DA. Diagnostic and predictive value of horizontal sections of scalp biopsy specimens in male pattern androgenetic alopecia. J Am Acad Dermatol. 1993;28:755–63.

Whiting DA. Scalp biopsy as a diagnostic and prognostic tool in androgenetic alopecia. Dermatol Ther. 1998;8:24–33.

Whiting DA, Olsen EA, Savin R, Halper L, Rodgers A, Wang L, Hustad C, Palmisano J. Efficacy and tolerability of finasteride 1 mg in men aged 41 to 60 years with male pattern hair loss. Eur J Dermatol. 2003;13:150–60.

78

头皮共聚焦显微镜

Marina Agozzino and MarcoArdigò

内容

关键词

在体反射式共聚焦显微镜・无创诊断・无创治疗
后随访・头皮・脱发・炎症性疾病・皮肤肿瘤

1 简介

由于头皮部位具有特殊的解剖结构导致不同炎
症性皮病、肿瘤间的鉴别诊断较为困难，因此头皮
部位的疾病常常需要显微镜来帮助诊断。

为了寻求合适的治疗方法，常常对头部的皮肤
进行皮肤组织学检查。然而，由于采样的不足，组
织病理学难以得到证实（过于突出、疼痛、出血和
有时不够完整）。

为了更好地评估表皮附属器（adnexal struc-
ture）结构，头皮的光学组织学检查通常需要水平
切割，特别是针对脱发性疾病。毛发镜通常是临床
诊断和疗效评价的有效手段，但由于其缺乏必要的
微观详细信息，特别是在治疗疾病和随访过程中有
许多局限性。

为了解决这一问题，在体反射式共聚焦显微镜
（reflectance confocal microscopy，RCM）通过其无
创性、高分辨率的成像技术，证明了它对炎症性皮
病和肿瘤病变方面的诊断、治疗和随访的作用。

2 在体 RCM 技术

RCM Vivascope 1500（Lucid Technologies，
Henrietta，NY，U.S.A.）和 Vivascope 3000 是市
面上可用于临床常规检查的在体共聚焦显微镜
（confocal microscope）。这两个系统都采用 3A 级
激光二极管（欧洲版）进行操作，波长 830nm，
组织水平功率＜35mW。使用一个 30×0.9 口径
（NA）的浸水物镜。通过细胞质中存在的分子和
细胞器的大小以及细胞外组织结构的折射率差异
而产生的不同对比度（Rajadhyaksha et al. 1995；
Marghoob and Halpern 2005）。在 RCM 检查中，
用一种新的、直接的视角来观察不同皮肤层次的
单个微观变化。水平拼接图像（VivaBlock）由

单个 RCM 图像组成，范围 2～8mm，可以用
Viasocope 1500 版本进行，垂直的"微断层扫描"
（microtomographic）分析（ViVasac）可以在两个
系统中进行。

在头皮上，与 Vivascope 1500 不同，Vivascope
3000 由于其人体工程学设计，不需要通过黏合窗
口与皮肤连接，避免了头发切割和减少了伪影。
视频可以用于分析和记录真皮血管中的血流流动的
动态过程。垂直 VivaStack 软件成像（从同一区域
捕获的一系列图像，每个图像逐步下降 5ml）用于
附属器结构从起始到最大深度的评估。

3 头皮 RCM 特征

头皮应用 RCM，可以评估不同层面的皮肤结
构，如毛干（hair shaft）、附属器漏斗部上皮（着
重于开口）和基质等。

文献指出，RCM 已经被证明能够识别特应性
炎症的显微特征，并且与光学组织学保持高度的对
应性与相关性（Ardigò et al. 2011a，b）。近些年，
RCM 已被用于评估和治疗头皮的炎症性皮肤病
（Rudnicka et al. 2008），在诊断和治疗方面显示出
很高的潜力（Agozzino et al. 2011）。

RCM 可以对黑素细胞和非黑素细胞皮肤肿瘤
进行诊断，在头皮部位也可得到类似的诊断信息。

在头皮炎症性疾病中，RCM 已被证明有助
于临床微观图像的相关性支持（Moscarella et al.
2012；Ardigò et al. 2007，2009）。此外，这对于寻
找最佳的活检部位以获得病理诊断特征具有重要
价值。它可以被认为是毛发镜检和组织学之间获
得以下信息的中间步骤，包括：附属器结构分布
和密度，毛干的粗细和完整性，不同表皮层炎症
细胞的定位和半定量，以及皮肤瘢痕形成（dermal
scarring）和血管形成。

头皮 RCM 的一个主要缺点是，影像的深度局
限于真皮上部，而不能观察到真皮网状层（reticu-
lar dermis）、毛囊（hair follicle）、腺体和分化的白
细胞类型。此外，当 Viasocope 1500 的黏合窗必须
接触到头皮时，毛发的存在会引起伪影（气泡，下

面组织的模糊等），在这种情况下，Vivascope 3000的手持式共聚焦设备是首选，因为它不需要直接在头皮上进行共聚焦成像。手持式版本在无需剪发的前提下为临床提供了更大范围的组织可视化图像，但是缺少一个完整映射病灶的可能性，以便对整个过程进行概述。

3.1 正常头皮 RCM

在无病变的头皮上，RCM 可以显示末端毛干结构和角质层髓质呈高亮结构，也可以评估漏斗部上皮、毛囊和腺体的开口。

3.2 毛干的 RCM

在仅影响毛干的疾病（如毛发综合征、毛发扭转、毛发性营养不良）中，RCM 根据髓质毛干厚度和表皮角质层改变毛发或毛发周围炎症的过程得到诊断线索（Rudnicka et al. 2008）（LPP、LED 和 AGA 等）（Agozzino et al. 2011）。

3.3 非瘢痕性脱发的 RCM

在头皮的 RCM 中，可以评估主要和独特的显微镜特征，即炎症细胞的存在，以及瘢痕组织的存在或缺失。但在非瘢痕性脱发中，这些特征是不存在的。具体而言，在斑秃中，RCM 可观察到皮肤镜下黄点征的真皮组织结构，提示两者间具有相关性。

同样，在雄激素性脱发中，初步数据证实使用 RCM 可以更详细对毛囊微型化的分布和程度评估。特别是 RCM 可以让皮肤镜检查中的微型化毛囊（miniaturized follicle）的可视化变得不可见。此外，RCM 还体现了炎症细胞浸润和扩张的血管，涉及上皮细胞结构，其中存在的微型化毛囊，揭示了雄激素血症的炎症成分，随之对治疗产生影响。

3.4 瘢痕性脱发的 RCM

瘢痕性脱发（cicatricial alopecia）的 RCM 已在盘状红斑狼疮（discoid lupus erythematosus，DLE）、扁平苔藓样病变（lichen planopilaris，LPP）

中进行了测试，说明了该技术在与非瘢痕性脱发的鉴别诊断中的实际能力。对于可疑瘢痕性脱发的患者，可以用 RCM 进行活检取样和治疗随访。

在瘢痕性脱发中见到的主要共聚焦特征表现为真皮上部的真皮硬化。炎性过程主要集中在附属器表皮周围和表皮内，以及皮肤表皮交界处的炎性损伤（界面皮炎）（图1）。在整个 RCM 随访过程中，可以确定对治疗有用的显微镜特征（Agozzino et al. 2011）：在病例中，可以容易地观察到表皮和真皮炎症及附属器结构周围炎性细胞消失的 RCM 图像。

3.5 常见炎症性疾病的 RCM

从以往有关皮肤炎症的疾病［如银屑病（psoriasis）、接触性皮炎（contact dermatitis）等］的经验来看，RCM 可以应用于头皮。具体地说，已经证明 RCM 可以用来鉴别最常见和特异性的显微镜特征，对于海绵状皮炎（spongiotic dermatitis）和角化过度症（hyperkeratosis）的鉴别是有用的。通过这种方式，有可能区分过敏性或刺激性接触性皮炎，涉及头皮区域的银屑病或脂溢性皮炎（seborrheic dermatitis）。

在接触性皮炎中，与周围的表皮相比，通过 RCM 将扩张的真皮血管相关的囊泡，形成的中度至重度的海绵状水肿形成为黑暗区域，与周围表皮相比较，明亮的细胞对应于炎性细胞。不同的是，在银屑病中，使用 RCM，角质层增厚，表皮角化，表皮增厚（用垂直层析法对垂直的 VivaStack 进行评价），显示出在真皮乳头状突起上的垂直定向血管（Ardigò et al. 2009）（图2）。角质层增厚和角化不全是银屑病和脂溢性皮炎共同的微观特征，但后者与中、重度表皮海绵状皮炎及真皮炎症相关。此外，在脂溢性皮炎中，炎症被认为与真皮上部扩张的血管有关（未发表的观察）。

从接触性皮炎到银屑病的炎症疾病的临床诊断的实时显微确认，使临床医生有可能更好地选择治疗和更精确地治疗患有头皮病的患者。

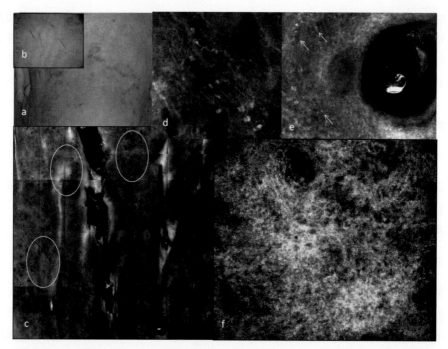

图1 （a，b）LPP 的临床和皮肤镜图像，显示位于颈背区的多个紫色丘疹；（c）DEJ 水平的 RCM 拼接图像。由炎性细胞浸润于真皮乳头边缘，局灶性界面改变（黄色圆圈）和附属器结构的炎性侵犯；（d）炎性细胞的 RCM 单一浸润图像，围绕着附属器结构，由许多明亮的折射、饱满、卵形的多角形细胞（polygonal cells）组成，对应于黑素细胞（红色箭头）；（e）在附属器周围的 RCM 特写，显示由黑素细胞（红色箭头）和小的、较少折射的圆形细胞组成的炎性细胞浸润，其可能与淋巴细胞（黄色箭头）相对应；（f）在真皮上部水平的 RCM 图像显示真皮硬化伴随着滤泡孔的遮蔽而增加和增厚的真皮纤维数目

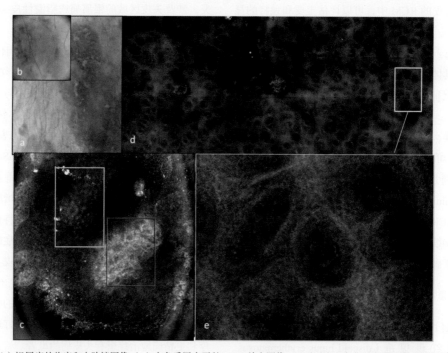

图2 （a，b）银屑病的临床和皮肤镜图像；（c）在角质层水平的 RCM 单个图像，显示对应于角化过度（红色方形）和 Munro 微脓肿（绿色方形）的折射性成核结构；（d）DEJ 水平的 RCM Vivablock 拼接图像显示真皮乳头状突起的数量和密度增加（乳头瘤样病）；（e）乳头瘤样病（papillomatosis）的 RCM 特写显示扩张的真皮乳头状突起，在乳头状突起内，在乳头状扩张血管内可见

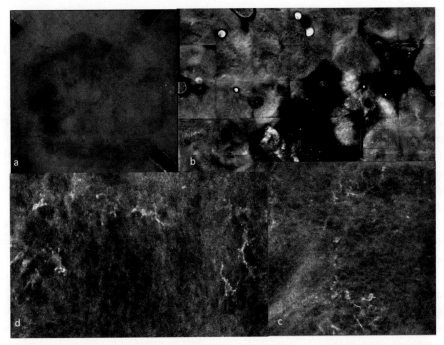

图3 （a）位于头皮上的色素病变的皮肤镜图像，诊断为黑素瘤；（b）在棘层的 RCM 拼接图像显示，存在非典型细胞，注意由于头发的存在，而出现伪影。（c，d）前一个 RCM 特写揭示了多个大细胞的存在，具有明亮的细胞质和暗核，可见清晰的树突连接到与树突样细胞（红箭头）相对应的细胞上

3.6 头皮皮肤肿瘤的 RCM

RCM 在良性和恶性皮肤肿瘤上的经验很容易转移到头皮上，以避免或至少限制在这种易出血和令人痛苦的解剖区的良性病变的活检。

痣的共聚焦显微镜独特特征（即保护的皮肤结构具有正常结构化的中性粒细胞的增生和 / 或规则的巢的大小和分布在真皮上部）或黑素瘤（melanoma）的特征（即向上迁移的圆形，树突状非典型黑素涉及头皮的细胞，表面排列紊乱和真皮炎性细胞）基本上与在其他解剖部位产生的损伤中所见相同（图 3）。所有最常见的恶性上皮性肿瘤（即基底细胞癌、鳞状细胞癌）和脂溢性角化病都发生了同样的情况。

头皮上的 RCM 检查的主要限制是头发的存在和头皮的凹凸性，限制了黏附窗的附着。一个有效的解决方案是使用手持式共焦显微镜，该显微镜可以检查 1mm 大的斑点，并且可以轻松解决前面所用的问题。

4 结论

综上所述，RCM 除了可以用于头皮黑素细胞以及非黑素细胞肿瘤的诊断和治疗，还可能对炎症性头皮疾病特别有用，如 RCM 鉴别脂溢性皮炎与银屑病，可以对患者进行更好的治疗。RCM 在头皮上最有意义的应用是脱发，因为它在瘢痕性和非瘢痕性脱发之间的鉴别诊断中具有高度敏感性。此外，由于对组织进行"准"组织学检查，已经证明使用与 RCM 相关的皮肤镜检查来治疗瘢痕性斑秃的后续治疗比仅使用皮肤镜检查更加精确。

（李艺鹏、孟晓 译，孟如松 校，刘玮 审）

参考文献

Agozzino M, Tosti A, Barbieri L, Moscarella E, Cota C, Berardesca E, Ardigò M. Confocal microscopic features of scarring alopecia: preliminary report. Br J Dermatol. 2011;165(3):534–40.

Ardigò M, Maliszewski I, Cota C, Scope A, Sacerdoti G, Gonzalez S, Berardesca E. Preliminary evaluation of in vivo reflectance confocal microscopy features of Discoid lupus erythematosus. Br J Dermatol. 2007;156:1196–203.

Ardigò M, Cota C, Berardesca V, Gonzàles S. Concordance between in vivo reflectance confocal microscopy and histology in the evaluation of plaque psoriasis. J Am Acad Dermatol. 2009;23:660–7.

Ardigò M, Torres F, Abraham LS, Piñeiro-Maceira J, Cameli N, Berardesca E, Tosti A. Reflectance confocal microscopy can differentiate dermoscopic white dots of the scalp between sweat gland ducts or follicular infundibulum. Br J Dermatol. 2011a;164(5):1122–4.

Ardigò M, Tosti A, Cameli N, Vincenzi C, Misciali C, Berardesca E. Reflectance confocal microscopy of the yellow dot pattern in alopecia areata. Arch Dermatol. 2011b;147(1):61–4.

Ardigò M, Longo C, Cristaudo A, Berardesca E, Pellacani G. Evaluation of allergic vesicular reaction to patch test using in vivo confocal microscopy. Skin Res Technol. 2012;18(1):61–3.

Guitera P, Menzies SW, Longo C, Cesinaro AM, Scolyer RA, Pellacani G. In vivo confocal microscopy for diagnosis of melanoma and basal cell carcinoma using a two-step method: analysis of 710 consecutive clinically equivocal cases. J Invest Dermatol. 2012;132(10): 2386–94.

Marghoob AA, Halpern A. Confocal scanning laser reflectance microscopy. Arch Dermatol. 2005;141:212–5.

Moscarella E, González S, Agozzino M, Sánchez-Mateos JL, Panetta C, Contaldo M, Ardigò M. Pilot study on reflectance confocal microscopy imaging of lichen planus: a real-time, non-invasive aid for clinical diagnosis. J Eur Acad Dermatol Venereol. 2012; 26(10):1258–65.

Pellacani G, Farnetani F, Gonzalez S, Longo C, Cesinaro AM, Casari A, Beretti F, Seidenari S, Gill M. In vivo confocal microscopy for detection and grading of dysplastic nevi: a pilot study. J Am Acad Dermatol. 2012;66(3):e109–21.

Pupelli G, Longo C, Veneziano L, Cesinaro AM, Ferrara G, Piana S,Moscarella E, Ricci C, Zalaudek I, Seidenari S, Argenziano G, Pellacani G. Small diameter melanocytic lesions: morphological analysis by means of in vivo confocal microscopy. Br J Dermatol. 2013;168(5): 1027–33.

Rajadhyaksha M, Grossmann M, Esterowitz D, et al. In vivo confocal scanning laser microscopy of human skin: melanin provides strong contrast. J Invest Dermatol. 1995;104:946–52.

Rajadhyaksha M, González S, Zavislan JM, et al. In vivo confocal scanning laser microscopy of human skin II: advances in instrumentation and comparison to histology. J Invest Dermatol. 1999;113:293–303.

Rudnicka L, Olszewska M, Rakowska A. In vivo reflectance confocal microscopy: usefulness for diagnosing hair diseases. J Dermatol Case Rep. 2008;2(4):55–9.

79

毛发镜检查

Lidia Rudnicka

斑秃·雄激素性脱发·皮肤镜·皮肤血管镜
检·女性型脱发·毛囊单位·毛发·毛干直
径·毛发镜检查·狼疮·休止期脱发

毛发镜（trichoscopy）是指用皮肤镜对头皮和头发进行检查（Rudnicka et al. 2008，2012）。该方法将生长的毛干及头皮可视化，并能进行多倍放大（图 1）。通常皮肤诊室中使用的手持皮肤镜放大倍数为 10 ～ 20 倍，70 倍及以上的更高放大倍数可以通过数码皮肤镜（video dermoscope）实现。

在皮肤镜中，有些设备利用浸液及偏振光（polarized light）来消除角质层的反射光。偏振光皮肤镜具有接触式或非接触式镜头。结合了接触式和非接触式属性的皮肤镜（混合式皮肤镜（hybrid dermoscopes））目前也已上市。皮肤镜的选择更多在于个人偏好，不同皮肤镜在使用和毛发检查方面并无太大差别。

毛发镜检查是对毛发的主要结构进行分析，并通过皮肤镜实现可视化。毛发主要结构可分为 4 个部分：①毛干（hair shaft）；②毛囊开口（hair follicle openings）；③毛囊周围表皮（perifollicular epidermis）；④血管。

1 毛干

经毛发镜检查的头发大多为正常的终毛（terminal hairs）。通常直径超过 55μm，粗度及颜色均一（图 2）（Rakowska 2009；Vogt et al. 2008）。毛发直径可以通过手持皮肤镜粗略估计（细，中，粗）。数码皮肤镜具有相应软件可以精确分析毛干的直径至微米级。针对毛干粗细的精确测量不是重要的诊断依据，而是在评估疗效和临床试验方面有价值（Olszewska and Rudnicka 2005）。头发可以根据 Rakowska 等使用的方法来测量（Rakowska 2009），即评估 20 个毛干的平均粗度，分别选取额部、顶部和枕部的毛发。毛发粗细的测量在评估男性型和女性型雄激素性脱发治疗效果时尤为重要。

正常人类头皮毛发有约 10% 为毳毛（vellus hairs）。毳毛为色素较少、无髓质的毛发，直径通常小于 30μm，长度小于 2 ～ 3mm（Rakowska 2009；Vogt et al. 2008）。毳毛比例增加是男性型雄激素性脱发的临床表现之一，即毳毛取代终毛并伴毛囊开口缩小（Inui et al. 2009；Van Neste 2006）。高比例的毳毛和中间性毛发可提升毛干粗细度的不均一性，是雄激素性脱发（androgenetic alopecia，AGA）的重要标记（Inui et al. 2009；Rakowska et al. 2009）。新生的健康再生毛发同样短而细，但不同于毳毛，它们较为竖直、坚实并有尖端。

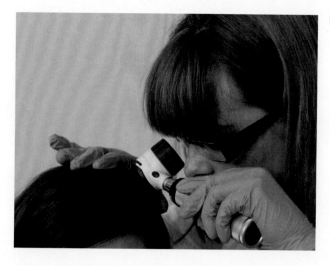

图 1 利用手持皮肤镜进行毛发检查

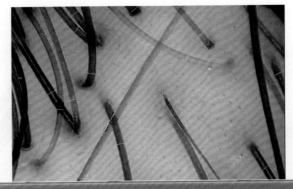

Measurement value										
Objekt-Typ	Length	Area	Text	Angle	Coord.	MaxDist	MinDist	AvgDist	Up	
Line1	,0979									
Line2	,0787									
Line3	,0825									
Line4	,1023									
Line5	,0779									
Line6	,0939									
Line7	,0855									
Line8	,0738									
Line9	,1107									
Line10	,0880									

图 2　利用数码皮肤镜分析毛干粗细度

多数毛干结构缺陷可通过毛发镜检查发现。Rudnicka 等 2012 年提出了一种毛发分类法，将毛发镜检查中观察到的毛干缺陷进行了分类。这种分类包括碎裂毛发（fractured hairs）、细窄毛发（narrowings）、结节状毛发（nodular structures）、卷曲（curls）及扭曲毛发（twists）、带状毛发（bands）和毛发缩短为 ≤ 1cm。

毛发镜检查中一个很重要的参数是毛囊单位中的毛发数量（图 3）。通常一个毛囊单位（follicular unit）中可生长 2 ~ 3 根毛发。偶尔也可发现毛囊单位中有 4 根新生毛发，但通常出现在深色皮肤患者中。在健康人群中，仅有 1 根毛发的毛囊单位比例一般小于 30%。不同类型的脱发中，尤其是休止期脱发（telogen effluvium，TE）和雄激素性脱发，毛囊单位的毛发数量均有下降。有效的治疗表现为含有 2 ~ 3 根毛发的毛囊单位比例升高，以及毛囊单位的平均毛发数量增多。为了评价治疗的有效性，建议按照额部、顶部和枕部分区计算毛囊单位的平均毛发数目（Rakowska 2009）。平均毛发数目一般计算 4 个测试区域皮肤镜的检测结果。

簇状毛囊炎（tufted folliculitis）中毛囊单位的毛发数目增加，小簇状毛发通常为 5 ~ 7 根。小簇状分布毛发可见于多种炎症性疾病，如头癣（tinea capitis）和毛发扁平苔藓（lichen planopilaris）。大簇状分布毛发可有 10 根或更多，为秃发性毛囊炎（folliculitis decalvans）的表现。大簇状毛发常伴有宽大、角化过度及鳞屑的毛囊开口。

2 毛囊开口

"点（dots）"一词用来描述皮肤镜观察的毛囊开口。黑点征（nlack dots）是毛干在皮肤表面水平离断后遗留的毛干征象。黄点征（yellow dots）是毛囊漏斗部的角化物及皮脂聚集的表现。纤维白点征（fibrotic white dots）是毛囊纤维变性的表现，针状白点征（pinpoint white dots）对应毛囊及汗腺导管表皮部的排空，常见于深肤色人群。红点征（red dots）用于描述盘状红斑狼疮（discoid lupus erythematosus）。粉红或棕点征（pink to pink-brown dots）是额部纤维性脱发（frontal fibrosing alopecia）在眉毛部位的特征性表现（Rudnicka et al. 2012；Ross et al. 2006）。点的数量可通过皮肤镜

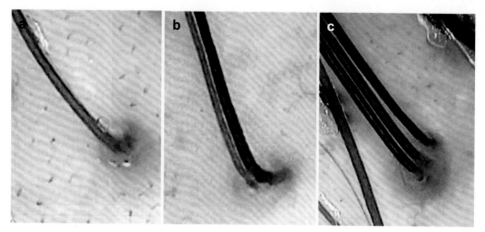

图 3 毛囊单位中毛发数量减少。（a）1 根毛发；（b）2 根毛发；（c）正常毛囊单位一般含有 3 根毛发

视野计算并用于评估治疗的有效性。例如，皮肤镜视野内黑点征的平均数量是斑秃（alopecia areata）活动性的重要指标（Inui et al. 2008）。

3 毛囊周围表皮

毛囊周围及毛囊内表皮可以提供许多重要信息，有助于毛发和头皮疾病的诊断。"毛发周围征（peripilar sign）"指毛囊周围的棕色，可通过测量定量，是淋巴细胞浸润的表现（Deloche et al. 2004；Wallace and de Berker 2010），可见于雄激素性脱发（Inui 2011）和休止期脱发，以及健康人10% 的毛囊开口（Rakowska 2009）。毛发周围征在脱发治疗有效时可消失。

表皮鳞屑（epidermal scaling）可见于许多头皮疾病和正常人。毛发镜可以评估头皮屑的严重程度，以半定量法评分，0 分（无头皮屑）至 4 分（严重头皮屑）。

毛发镜检查可用于毛发、头皮疾病的辅助诊断，是定量评价脱发及疗效的重要无创检测手段。

4 血管

毛发镜观测正常人头皮时可发现，枕部头皮有许多细分叉血管，额部头皮有点状血管（Pinpoint Vessels）（Rakowska 2009）。血管结构及数量的异常是许多炎症性头皮疾病的表现，如银屑病、盘状红斑狼疮和蜂窝织炎（Rudnicka et al. 2012）。

（黎安琪 译，张舒、周蓉颖 校，李利 审）

参考文献

Deloche C, de Lacharriere O, Misciali C, Piraccini BM, Vincenzi C, Bastien P, Tardy I, Bernard BA, Tosti A. Histological features of peripilar signs associated with androgenetic alopecia. Arch Dermatol Res. 2004;295(10):422–8.

Inui S. Trichoscopy for common hair loss diseases: algorithmic method for diagnosis. J Dermatol. 2011; 38(1):71–5.

Inui S, Nakajima T, Nakagawa K, Itami S. Clinical significance of dermoscopy in alopecia areata: analysis of 300 cases. Int J Dermatol. 2008;47(7):688–93.

Inui S, Nakajima T, Itami S. Scalp dermoscopy of androgenetic alopecia in Asian people. J Dermatol. 2009; 36(2):82–5.

Olszewska M, Rudnicka L. Effective treatment of female androgenic alopecia with dutasteride. J Drugs Dermatol. 2005;4(5):637–40.

Rakowska A. Trichoscopy (hair and scalp videodermoscopy) in the healthy female. Method standardization and norms for measurable parameters. J Dermatol Case Rep. 2009;3(1):14–9.

Rakowska A, Slowinska M, Kowalska-Oledzka E,

Olszewska M, Rudnicka L. Dermoscopy in female androgenic alopecia: method standardization and diagnostic criteria. Int J Trichology. 2009;1(2):123–30.

Ross EK, Vincenzi C, Tosti A. Videodermoscopy in the evaluation of hair and scalp disorders. J Am Acad Dermatol. 2006;55(5):799–806.

Rudnicka L, Olszewska M, Rakowska A, Kowalska-Oledzka E, Slowinska M. Trichoscopy: a new method for diagnosing hair loss. J Drugs Dermatol. 2008; 7(7):651–4.

Rudnicka L, Olszewska M, Rakowska A. Atlas of trichoscopy: dermoscopy in hair and scalp disease.

London: Springer; 2012.

Van Neste D. Natural scalp hair regression in preclinical stages of male androgenetic alopecia and its reversal by finasteride. Skin Pharmacol Physiol. 2006; 19(3):168–76.

Vogt A, McElwee K, Blume-Peytavi U. Biology of the hair follicle. In: Blume-Peytavi U, Tosti A, Whiting D, Trüeb R, editors. Hair; from basic science to clinical application. Berlin: Springer; 2008. p. 1–22. ISBN 3540469087.

WallaceMP, deBerkerDA. Hair diagnoses and signs: the use of dermatoscopy. Clin Exp Dermatol. 2010;35(1):41–6.

80

毛发显微图像分析

Alexandre Guichard and Ferial Fanian

关键词

毛发显微图像分析·拔发试验·斑秃·生长期·退行期·休止期·毛根·毛干·毛发生长周期

缩写词

AA	Alopecia areata 斑秃
AGA	Androgenic alopecia 雄激素性脱发
LAH	Loose anagen hair 疏松性毛发
N/A	Not available 无法使用（表1）或者not applicable 不适用（表2）

1 简介

毛发问题是皮肤科的常见病。脱发（alopecia）会对患者的心理造成严重的影响。因此，对于患者的管理必须是全面和可靠的。病理检查应该是一个完整的流程，包括：病史采集，临床和毛发检测，血检，毛发显微图像分析（trichogram），部分需要活检。

毛发显微图像分析或者拔发试验是一种半侵入性、定量和定性的研究方法，对处在生长周期（hair cycle）中的不同阶段的毛发的数量和比例进行描述。整个测试流程容易操作、可靠。通过显微镜对取样下来的毛发进行观测，来判断它们处在生长周期中的哪个阶段，具体包括生长期（anagen）、退行期（catagen）、休止期（telogen）。从而评估头发生长周期的动态现象。Van Scottet 等在1957年引入了毛发的图像检测方法。在20世纪60年代中期，Barman 和 Pecoraro 描述了几种图像特征，并且建立了正常值。

如今，由于患者已经变得更有耐心和理解，毛发的采样已经成为治疗的一部分了。事实上，采样的过程和测试结果同样的重要。

毛发显微图像能够让我们评估毛干的状况、直径以及一些异常的现象。

这项技术不仅用于毛发疾病的诊断、预后和治疗监测，还为医学和化妆品领域的临床试验提供了一套评估头发生长的有效方法。

2 毛发的拔取流程

2.1 材料

这些材料不贵并且容易准备（图1）：
- 镊尖有橡皮保护套的医用镊子
- 胶带或者封固剂，载玻片，盖玻片
- 剪刀
- 显微镜（放大倍率 ×10、×20 和 ×40）或者微缩阅读器（microfilm reader）（×48）

2.2 操作流程

建议测试前5天不要洗头也不要做治疗。事实上，在测试前的5天内不要对头皮进行任何机械性操作：包括洗头、梳理以及吹干。因为这些行为会使处在休止期的毛发脱落，进而减少这部分毛发的采集数量，导致人为降低休止期毛发比例，得到错误的结论。

采样区域的选择应该基于临床特征。弥散性脱发应分别选取病区以及作为参照的正常区域来进行采样。例如，对于雄激素性脱发（androgenic alopecia，AGA），第一个取样点应该位于发际线靠后2cm并且离中分线2cm的位置。第二个取样点应该位于枕部区域，在枕外隆凸旁边2cm的位置。局灶性脱发（focal alopecia）的第一个取样点应该

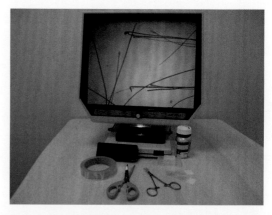

图1 毛发显微图像采集的准备材料：微缩阅读器，载玻片，盖玻片，胶带，剪刀，带橡皮保护套的医用镊子，测微

位于脱发区域的边缘，第二个取样点应该位于周边正常的区域。

首选，利用头皮镜检查决定拔发的合适区域。

- 把大约 30 根头发的发束仔细排列开。通常会多取一些毛发样品，不过由于疼痛感以及这些毛发代表了相当的数量，实际操作起来会有困难（Dhurat and Saraogi 2009）。根据我们的经验，30 根毛发已经足够提供给我们可靠的信息。

- 医用镊子夹紧毛发并且尽可能靠近头皮，以此避免采集到营养不良的和断裂的毛发，并且易于采集到微小化的毛发。

- 一只手绷紧头皮，另一只手顺着头发长出的方向快速地拔取毛发（图 2）。针对卷发、非洲人或者是超短毛发的取样，会更加困难，可以用镊子一根一根的取样。

- 取样结束后，需要对取样区域的头皮进行充分的按摩，以缓解取样带来的不适感。

- 把头发一字排开按压在载玻片上面，并用胶带粘贴住。也可以像 Eukitt® 或 Corbit-Balsam 之前做过的那样，用显微镜里用到的固封剂固定，并盖上盖玻片。固封剂里面含有防腐剂，价格比较贵并且容易形成气泡。这种操作是永久性的，由于需要干燥，操作时间也比较长。为了区分再生的毛发和微型化的毛发，通常不建议剪断胶带上的毛发以利于评估毛发长度和直径。

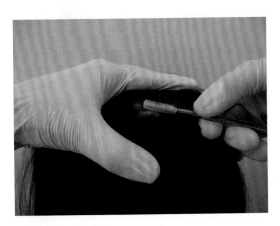

图 2 毛发的拔取流程

- 使用光学显微镜或者通过微缩胶片阅读器的屏幕，对毛囊进行低放大倍率的观测。后者能够帮助我们在更大的屏幕上对样品的整体进行实时快速的观测，也使得我们对于样品的计数更加容易。而且，通过屏幕更能够帮助我们向患者展示和解释毛发的脱落过程。

- 由于毛球能够保持其形态，采集下来的样本可以保存到取样后的数周之后再进行观测。测试结果和样品应该存档以备病人随访。

3 信息采集

为了加强结果的可靠性和重现性，需要对毛发的拔取过程和分析进行短时间的培训。事实上，如果这个过程进行得不恰当，会得到了很多营养不良的毛发和断裂的毛发，从而无法得到结果。

毛发显微图像分析的主要目的是评估发根的状态，但是显微观测同样可以帮助我们评估毛干的直径和形态。

由于缺少黑素，浅和白色头发的周期定相和计数评估更加困难。

3.1 毛根部的评估

3.1.1 毛根部在不同生长周期的形态特征

生长期，生长阶段

处在生长期的毛根部（hair root）表现为浅黑色的生角质区，毛母质含有黑素（图 3a ～ c）。可以见到双层半透明的上皮鞘，可以表现为完整的，或部分存在，或者有时候完全消失（裸生长期）。

依据生长期的不同阶段，毛根部的毛发显微图像显现出不同的形态。经过培训的检测者能够区分出生长期的不同阶段；不过，这需要经过相当长时间的培训。然而，这些阶段持续时间上的个体间和个体内差异并没有实际的临床意义。

在生长期早期，毛根部的近端最宽而远端比较窄（梯形状）。在生长期的后期，整个发根的直径更加均匀（矩形状）。

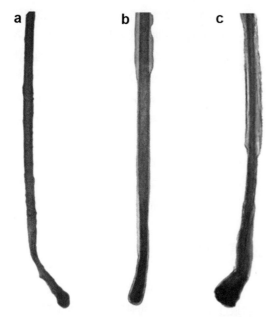

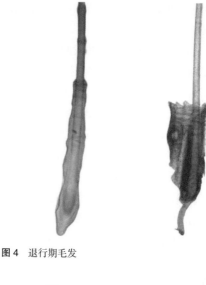

图4 退行期毛发

图3 生长期中的毛发。(a)生长期的裸发;(b)生长期中具有上皮鞘和矩形根部的毛发;(c)生长期中具有上皮鞘和梯形根部的毛发

通常情况下,可以观察到毛根和/或毛干间的角度。

儿童生长期毛发,或成年人浅色或红色的头发会更细,有时候髓质会消失,这使得区分毛发的生长周期变得更加复杂。

退行期,细胞凋亡的退化阶段

处在退行期的毛发较少,大概不超过总量的2%。有时候很难和休止期区分(图4)。退行期的毛发根部相对更加细;上皮鞘仍然存在,但是相比处在生长期的毛发更短更窄。

退行期早期的毛发粗细均匀,并且会有一个轻微角质化的尖部。

退行期后期的毛发会呈现出棒状的、更少角质化的发尖(之后的休止期毛发),会有连接着毛乳头的"尾巴",对应残留的上皮鞘。如果退行期毛发的比例高,往往意味着脱发的过程。

休止期,休眠的阶段

休止期的毛发具有典型的棒状根部,近端较粗且伴有角质化,大部分透明但部分着色("棉签"形状)(图5)。虽然没有内毛根鞘或者外毛根鞘,但是其棒状的根部被一层上皮囊包围着,这层上皮

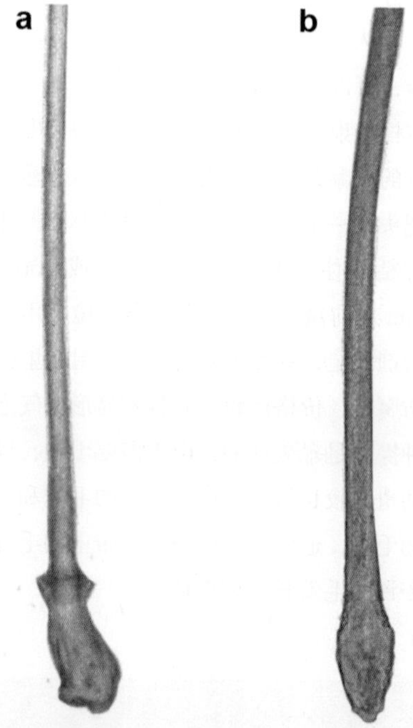

图5 (a)休止期毛发被一层上皮囊覆盖;(b)休止期中的裸发

鞘有时候也会消失。上皮鞘的出现表明紧密结合,提示早期休止期。上皮鞘的消失意味着弱结合伴脱发(Piérard-Franchimont and Piérard 2001)。

休止期的毛发根部和毛干之间没有角度。

3.1.2 观察到的其他的形态特征

营养不良的毛发(dystrophic hair)

文献中,术语"营养不良的"和"发育不

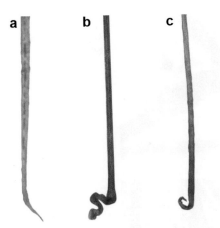

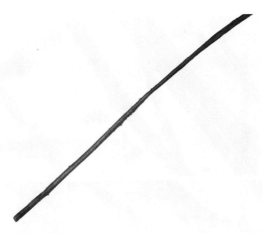

图6 营养不良的毛发。(a)锥形毛根部的营养不良的裸发;(b)毛干卷曲的营养不良的裸发;(c)根部成弯钩状的营养不良的没有上皮鞘的毛发(dystrophic naked hair with a hook-shaped root)

图7 断裂的毛发

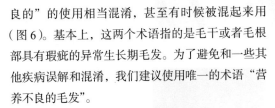

现一个不包含根部的断裂面。

由于断裂的毛发提示其在头皮表面有较强的附着性,因此有必要把它们算作健康的生长期毛发。但是,脆弱易断可能意味着病变或者缺陷;因此,必须和拉伸测试结合起来判断。如果断发的比例小于10%,同时拉伸测试的结果是阴性的,它们会被算作生长期中的毛发。如果断发比例大于10%,毛发显微图像就无法解释了。

人为因素(artifacts)

- 假性念珠状发,由Bentley-Phillips在1973年提出(Bentley-Phillips and Bayles 1973),指的是毛干异常,上面有球状凸起(节点)或者是不规则的扁平的,直径明显大于正常的毛干病变(图8)。这些异常特征通常出现在脆弱的或者是病态的毛发上,不过也会出现在正常的毛发上。事实上,假性念珠状发来自于人为因素,是在准备制备用于显微观测的毛发的过程造成的外部创伤,而非毛干本身的病理缺陷(Ferrando et al. 1990)。

良的"的使用相当混淆,甚至有时候被混起来用(图6)。基本上,这两个术语指的是毛干或者毛根部具有瑕疵的异常生长期毛发。为了避免和一些其他疾病误解和混淆,我们建议使用唯一的术语"营养不良的毛发"。

这种损伤可能来自于拔毛过程当中的人为因素(拔取得太慢了),或者来自于本身的疾病,如生长期头发松动综合征中的角质化缺陷,或者是缘于"斑秃"和"银屑病"中毛球和毛乳头发炎。不过,在健康的头皮上也可以观察到营养不良的毛发(大约比例小于5%)。

营养不良的毛发可以有以下几种特征:

- 上皮鞘消失
- 毛发的直径减小;营养不良的毛发更细
- 显著的毛干收缩
- 毛乳头的上三分之一处破裂,导致锥形的根部
- 毛干的尾部常常形成螺旋状
- 毛球形变,表现为肿胀,被拉长,没有颜色
- 通常毛根部和毛干间的夹角大于20°:"弯钩状毛发"

断裂的毛发(broken hairs)

它们通常指生长期毛发的毛干由于自身的脆弱或者不恰当的拔取操作发生断裂(图7)。毛干呈

这些人为结果可能被误读或者混淆为先天性的毛干缺陷,包括念珠状发(monilethrix)、结节性脆发(trichorrhexisnodosa)、套叠性脆发(trichorrhexisinvaginata)、卷曲(pili torti)或者羊毛状发(wooly hair)。这种人为影响可以避免,比如通过在取样镊子上套上橡皮套使得拔取毛发的过程更加温和,用更小的压力把头发通过胶带压在载玻片上。

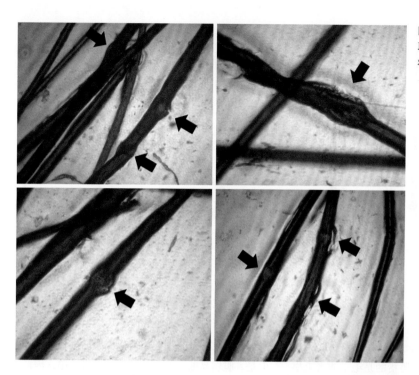

图8 假性念珠状发缘于毛发拔取过程。蓝色的箭头代表了球状凸起（"节点"）

如果镊子没有夹紧，在毛干上滑动，会给毛干带来损伤（图9）。

3.2 毛发直径的评估

3.2.1 雄激素性脱发（androgenic alopecia，AGA）

除了对发根的评估之外，毛发的图像分析也可以用来评估毛干的直径。在毛发的生长过程中，生长期的新生毛发有它们确定的直径；因此，一根变细的毛发意味着雄激素会减少生长期的持续时间，最终导致毛发的长度和直径都减少。发干直径的异质性增高的现象被称作毛发的微小化，是雄激素源性脱发的重要标志。通常认为，在毛发的图像检测中，如果微小化毛发的比例超过整个头皮区域的20%，可被高确定性地诊断为雄激素源性脱发。另一方面，如果在前额区微小化的比例超过10%，同样能够高确定性地诊断为雄激素源性脱发（Miteva and Tosti 2012）。

为了精确地测量拔取的毛干直径，可以使用类似于显微镜物镜测微校准载玻片上的测微模块。

正常的终毛直径为50μm（金色毛发）至120μm

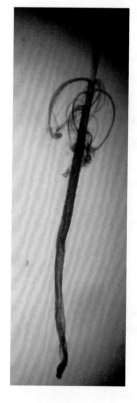

图9 由镊子毛干上滑动引起的损伤

厚（亚洲人的毛发）。微小化毛发定义为细短、直径小于40μm、没有颜色的毛发（Rushton et al. 1983）。

虽然毛发的图像分析有助于定性地去测量毛发的微小化，但是它只是一个半定量的表征。事实上，一些微小化的毛发太细而不能被采集，因此定量会既不详尽也不准确。如果毛发的图像分析中微小化毛发的比例高于20%，则说明头皮上至少有20%的微小化毛发，从而诊断为雄激素源性脱发。

3.2.2 营养缺乏

毛发的图像检测也能够用来强调一些严重的营养缺乏症（nutritional deficiency）。在严重的节食过程中，蛋白质缺乏（恶性营养不良）或者严重的伴有营养吸收不良的消化疾病，会使毛干（hair shaft）的直径和黑素的比例减少，导致毛发变细和颜色变浅。在间歇性缺乏（intermittent deficiency）的情况下，毛干的直径会发由细到正常的变化。这种临床表现被称为旗帜征（flag sign），对应于由于间歇性蛋白质缺乏导致的沿单个头发纤维的明暗交替的连续带。

3.3 毛干的评估

头发长度可能与毛干直径有关，这是可以区分再生头发和微小化头发之间差异的原因。休止期后的新生毛发是直径正常（50～120μm）的短发，而微小化毛发是直径很细（＜40μm）、色素沉着的短毛，这是雄激素源性脱发的标志。

此外，头发长度是一个时间指标，它可以作为衡量病理变化开始的证据。了解毛发生长的速度（每月约1.3cm），可以估计休止期脱发的开始，并通过测量再生长毛发的长度（追溯2～4个月）来找到诱发因素。

最后，毛发的图像分析是一种显微检测的手段，相应地能够帮助我们检测到毛干异常，诊断出一些先天性的毛干缺陷，包括念珠形发、结节性脆发、套叠性脆发、卷曲发和羊毛状发等。

4 结果

1. 表1中是在正常情况下毛发显微图像观测的结果（Hillmann and Blume-Peytavi 2009；Agache et al. 2004；Peereboom-Wynia et al. 1993；Martinez

and Montagna 1997；Blume-Peytavi 2008）和一些常见的头皮疾病（Galliker and Trueb 2012；Rakowska et al. 2009；Tosti et al. 1997；Trueb 2009；Bleiker 2005；Paus et al. 2013；Cantatore-Francis and Orlow 2009；Dhurat and Deshpande 2010；Lachapelle and Pierard 1977；Oranje et al. 1986；Stanimirović et al. 1998）的概述。

2. 采集表格的示例（表2）

在健康的头皮上，生长期毛发与上休止期毛发的比例应该是稳定的，且应大于5。如果这个比例小于5则是异常的，但是也不会提供任何的额外数据。例如，在休止期脱发的过程中，处在休止期中毛发的比例和脱发的严重程度没有联系（Guarrera et al. 1997）。

3. 生理变化

各个周期阶段在头皮上的分布是不均匀的并且取决于个体间和个体内的差异：

（a）头皮上的位置：在男性和女性中，休止期的毛发数量在前额和头顶区域都比枕部区域更高。

（b）性别：在整个头皮中，处于休止期的毛发数量在男性中比在女性中高（Barman et al. 1965）。

（c）年龄（见表1）：基本上，在新生儿的头皮上，生长期毛发占绝大多数（65%～90%），但是相对于成年人，在新生儿中可以更多地观察到退行期中的毛发。休止期的毛发最主要存在于前额区域，而退行期中的毛发更多地出现在头顶区域（Pecoraro et al. 1964a）。

在青春期之前的童年，通常有90%或更多的毛发处于生长期。而且，在休止期阶段毛发的数量低于成年人。最后，前额和头顶区域的休止毛发比例高于枕部区域（Pecoraro et al. 1964b）。

成年阶段，毛发大多处于生长期；尽管如此，随着年龄的增长，每个头皮区域的休止期毛发数量也随之增加（Barman et al. 1965）。此外，由于雄激素的作用和促进毛发周期的真皮乳头的渐进性生理变性，微小化毛发的数量随着年龄而增加。

（d）季节因素：在夏季，处在休止期中毛发的百分比增加，而处在生长期中的毛发的百分比减少，这就解释了秋季脱发的现象。春季出现同样的

表 1　考虑个体间和个体内、季节、性别和照片类型的变化，白种人头皮不同毛发状况的毛发图像特征

条件	评估区域	生长期 /%	休止期 /%	退行期 /%	损坏 /%	营养不良 /%	具体特征
正常成年人（Hillmann and Blume-Peytavi 2009; Agache et al.2004; Peereboom-Wynia et al.1993; Martinez and Montagna 1997; Blume-Peytavi 2008）	整个头皮	70～90	10～20	<2	<10	<5	
正常的新生儿（Pecoraro et al. 1964a）	前额 头顶 后脑	65 75 90	32 8～9 2～3	2～3 16 6～7	N/A	N/A	生长期中营养不良的毛发的比例在毛发比较细的儿童、青少年和成年人中偶尔会比较高
正常的儿童（Pecoraro et al. 1964b）	前额 头顶 后脑	90 92 97	10 8 3	N/A	N/A	N/A	
休止期脱发	整个头皮	-	++	=或+		=或+	在急性代谢紊乱或者障碍的情况下，营养不良的毛发会增加
雄激素源性脱发（Rushton et al. 1983; Galliker and Trueb 2012; Rakowska et al. 2009）	前额	-	+	=或+		=或+	微型化的毛发素源性脱发 微型化的毛发10%～20%：高度倾向判断为雄激素源性脱发
	后脑	=	=	=		=	微型化的毛发<10%：不排除雄激素源性脱发 需要和毛发检查相联系
斑秃（Peereboom-Wynia et al.1993; Tosti et al.1997）	病变区域的边界 对策的健康区域	- =	+ =	=或+ =		++ =或+	营养不良的毛发的增加是斑秃开始的信号
生长期脱发（Trueb 2009; Bleiker et al. 2005; Paus et al. 2013）	整个头皮	-	=或+	=	+	+	轻度到中度毛化疗引起的损伤：营养不良的退化期毛发 重度的由化疗引起的损伤：受损的头发脆弱易断，营养不良的退化期毛发数量增加
头发松动综合征（Tosti et al. 1997; Cantatore-Francis and Orlow 2009; Dhurat and Deshpande 2010）	整个头皮	=	+	=或+		++（>70% LAH）	在头发松动综合征（营养不良的毛发）中，正常的生长期中的毛发会发生转变，这种毛发是没有内根鞘的裸露的毛干，具有畸形的鳞茎和皱褶的毛小皮
拔毛发癣（Cantatore-Francis and Orlow 2009; Lachapelle and Pierard 1977; Oranje et al. 1986）	额颞或额顶 有时候在年幼的儿童头上位于头枕部区域	=	-	=或+		+	断裂的休止期中的毛发
银屑病（Stanimirovi et al. 1998）	健康区域	=	=	=	=	=	
	银屑病斑块区域	-	=或+	=	=	+	根鞘被保留
	正常区域	=	=	=	=	=	无根鞘的营养不良的发干

灰色，正常值，正常值。"-"，低于正常值；"="，正常值；"+"，高于正常值。"a"在本研究中，Pecoraro 等将退行期毛发纳入静止期组。